Psychotherapie: Praxis

Die Reihe Psychotherapie: Praxis unterstützt Sie in Ihrer täglichen Arbeit – praxisorientiert, gut lesbar, mit klarem Konzept und auf dem neuesten wissenschaftlichen Stand.

Günter Reich • Michael Stasch
Joachim Walter • Manfred Cierpka
Hrsg.

Handbuch der Familiendiagnostik

4., vollständig überarbeitete Auflage

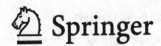

Hrsg.

Günter Reich
Klinik für Psychosomatische Medizin
und Psychotherapie
Universitätsmedizin Göttingen
Göttingen, Deutschland

Joachim Walter
Abteilung für Psychiatrie, Psychosomatik
und Psychotherapie im Kindes- und
Jugendalter
Kath. Kinderkrankenhaus Wilhelmstift
Hamburg, Deutschland

Michael Stasch
Praxis für Psychotherapie, Psychoanalyse,
Paar- und Familientherapie
Heidelberg, Deutschland

Manfred Cierpka
Institut für Psychosoziale Prävention
Universitätsklinikum Heidelberg
Heidelberg, Deutschland

ISSN 2570-3285   ISSN 2570-3293   (electronic)
Psychotherapie: Praxis

ISBN 978-3-662-66878-8   ISBN 978-3-662-66879-5   (eBook)
https://doi.org/10.1007/978-3-662-66879-5

Die Deutsche Nationalbibliothek verzeichnet diese Publikation in der Deutschen
Nationalbibliografie; detaillierte bibliografische Daten sind im Internet über https://portal.dnb.de
abrufbar.

Planung/Lektorat: Monika Radecki
Springer ist ein Imprint der eingetragenen Gesellschaft Springer-Verlag GmbH, DE und ist ein
Teil von Springer Nature.
Die Anschrift der Gesellschaft ist: Heidelberger Platz 3, 14197 Berlin, Germany

Wenn Sie dieses Produkt entsorgen, geben Sie das Papier bitte zum Recycling.

Vorwort zur vierten Auflage

Familienformen verändern sich – Familie bleibt. Der bisweilen postulierte Untergang der Familie erwies sich bisher stets als Übergang. Morphostase und Morphogenese als Grundprinzipen alles Lebendigen, die Dialektik von Beständigkeit und Veränderung, das Beständige im Veränderten und das Veränderte im Beständigen – das kennzeichnet auch Familie.

Manfred Cierpka hat uns kurz vor seinem Tod die Aufgabe übertragen, das von ihm ins Leben gerufene und über drei Auflagen innovativ gestaltete Handbuch der Familiendiagnostik fortzuführen. Wir hoffen, dass wir dieser Aufgabe gerecht geworden sind.

Wir freuen uns, dieses Standardwerk nun in bewährter veränderter Form wieder vorlegen zu können. Einiges ist geblieben, steht nun eventuell in einem neuen Kontext, einiges ist verändert, einiges ist ganz neu hinzugekommen.

Unser Handbuch richtet sich wie die vorhergehenden Auflagen an Praktikerinnen und Praktiker und an Forscherinnen und Forscher. Zugleich möchten wir, wie die Vorgängerauflagen, ermutigen, beide Perspektive miteinander zu verbinden, z. B. Fragebögen, Beobachtungsmethoden oder standardisierte Interviews in der Praxis einzusetzen, die eigene Praxis über den Einzelfall hinaus auch aus dieser Perspektive zu beleuchten, die Forschung zudem an Fragen auszurichten, die sich in der Praxis stellen. Viele der therapeutischen, beraterischen und präventiven Maßnahmen zur Behandlung und Unterstützung von Familien benötigen auch nach der wissenschaftlichen Anerkennung der Systemischem Therapie durch den Wissenschaftlichen Beirat Psychotherapie und die Aufnahme der Systemischen Therapie in die Richtlinien-Psychotherapie der begleitenden Prozess- und Ergebnisevaluation. Dies, zumal viele dieser Maßnahmen eher psychodynamische (Säuglings-/Kleinkind-Eltern Psychotherapie, bindungsbasierte Maßnahmen, mentalisierungsbasierte Ansätze), verhaltenstherapeutische oder integrativ orientierte Ansätze sind und wir Vieles über die Effektivität und Effizienz von Interventionen noch nicht wissen. Zudem sind Mehrpersonen-Settings auch in der psychodynamischen und der Verhaltenstherapie möglich und üblich.

Die *Einführung und Synopsis* geben einen Überblick über die Gliederung des Buches.

Im *Abschnitt I* werden einige *Grundlagen und Definitionen* dargestellt. Das wegweisende Kap. 2 von Manfred Cierpka aus der dritten Auflage *Über Familiendiagnostik* haben wir ohne Änderung übernommen. *Das Drei-Ebenen-Modell der Familiendiagnostik* (Kap. 3) wurde aufgrund neuer Entwicklungen und entsprechend veränderter Literaturbasis überarbeitet.

Im *Abschnitt II* geht es um das *Familienerstgespräch*. Vorschläge zur Vorbereitung, Durchführung und Dokumentation des Erstgesprächs in unterschiedlichen Kontexten sowie zu Zielen und Indikationsfragen werden durch ein ausführliches, u. a. durch Operationalisierte Psychodynamische (OPD) Diagnostik erweitert kommentiertes Fallbeispiel „abgerundet".

Im *Abschnitt III* werden wie im Vorgängerband wesentliche *diagnostische Fenster* vorgestellt, wobei die Kapitel *Familiendiagnostik im Kontext* (Kap. 9), *Familiäre Lebenszyklen* (Kap. 10), *Systemische Diagnostik – eine integrative Perspektive* (Kap. 13) und neu verfasst wurden; *Verhaltenstherapeutische Familiendiagnostik* (Kap. 16) kommt zudem ganz neu hinzu. Die anderen Kapitel wurden überarbeitet und ergänzt, z. B. durch die OPD für Beziehungssysteme (*Psychodynamische Diagnostik*, Kap. 15). Die *Mehrgenerationen-Perspektive* (Kap. 14), im aktuellen Sprachgebrauch transgenerationale Perspektive, erfreut sich wachsender empirischer Fundierung. Die Genogramm-Anleitung aus der Vorgänger-Band haben wir beibehalten – Ergänzungen sind in verschiedener Hinsicht und Form im Internet zu finden, z. T. auch kostenlos. Dass angesichts sozialer Veränderungen und der gewachsenen Migrationsströme der letzten Jahre der *kulturelle Kontext von Familien* (Kap. 12) und die Bedeutung unterschiedlicher *Lebenswelten* (Kap. 11) gewachsen ist, bedarf keiner besonderen Betonung.

Aufgrund der Entwicklungen der letzten Jahre werden im *Abschnitt IV besondere Aspekte der Familiendiagnostik* beschrieben. Diese tragen der gewachsenen Bedeutung der *Bindungstheorie* (Kap. 18), der zunehmenden Verbreitung *mentalisierungsorientierter Vorgehensweisen* in der Paar- und Familientherapie (Kap. 19) sowie der hohen therapeutischen und präventiven Relevanz der *Eltern-Säugling/Kleinkind-Psychotherapie* (Kap. 20) Rechnung. Ein Kapitel zu *Elternschaft und Erziehungsverhalten* (17) wurde neu erstellt.

Im *Abschnitt V* kommt zu den besonderen zu dem Kapitel über *Skulpturverfahren und andere nicht -verbale Methoden* (22) eines über *Familiennarrative – Erzählen und Familiendiagnostik* (Kap. 22) hinzu, das der immer schon gegebenen Bedeutung des Erzählens und der Erzählungen in Familien Rechnung trägt. Die bisherigen Kapitel Systemisches Interviewen (16) und System- und Strukturdiagnose (18) sind in dem neuen Kapitel Systemische Diagnostik (13) aufgegangen.

Im *Abschnitt VI* werden *empirisch-diagnostische Methoden* vorgestellt, *Standardisierte Formen des Familieninterviews* (Kap. 23), *Familiendiagnostische Beobachtungsmethoden* (Kap. 24), *Prozessmodelle und Ratingskalen* (Kap. 25) sowie *Deutschsprachige Fragebogeninventare* (Kap. 26).

Wir freuen uns, dass wir für alle Abschnitte des Werkes neue Autorinnen und Autoren gewinnen konnten, in nahezu alle Kapitel neue Perspektiven, Konzepte und Forschungsergebnisse Eingang gefunden haben, wir so hoffentlich dem anspruchsvollen Niveau der Vorgängerbände gerecht werden und das Interesse einer breiten Leserschaft von Praktikerinnen und Praktikern sowie Forscherinnen und Forschern finden.

Göttingen, Deutschland   Günter Reich
Heidelberg, Deutschland   Michael Stasch
Hamburg, Deutschland   Joachim Walter
April 2024

Inhaltsverzeichnis

1 Einführung und Synopsis 1
Manfred Cierpka, Günter Reich, Michael Stasch
und Joachim Walter

Teil I   Definitionen und Grundlagen

2 Über Familiendiagnostik 9
Manfred Cierpka

3 Das Drei-Ebenen-Modell in der Familiendiagnostik 21
Manfred Cierpka, Michael Stasch und Günter Reich

Teil II   Das Familienerstgespräch

4 Erstkontakt und Vorbereitung des Erstgesprächs 41
Manfred Cierpka und Joachim Walter

5 Durchführung des Erstgesprächs 51
Astrid Riehl-Emde

6 Ziele und Indikationsüberlegungen 65
Manfred Cierpka, Günter Reich, Michael Stasch
und Joachim Walter

7 Dokumentation des Erstgesprächs 95
Günter Reich und Cornelia von Wallmoden

8 Erstgespräche am Beispiel einer Familie 103
Günter Reich, Cornelia von Wallmoden, Britta Zander,
Manfred Cierpka und Lili Seide

Teil III   Die diagnostischen Fenster und deren Grundlagen

9   Familiendiagnostik im Kontext 127
Christina Hunger-Schoppe, Chawwah Grünberg
und Tobias Knoll

10   Familiäre Lebenszyklen 147
Inge Seiffge-Krenke

11   Familiäre Lebenswelten 167
Günter Reich, Achim Kraul und Manfred Cierpka

**12   Die Bedeutung von Kultur in der Behandlung
von Familien mit Migrations- oder Fluchthintergrund** 195
Joachim Walter und Hubertus Adam

13   Systemische Diagnostik – eine integrative Perspektive 213
Rüdiger Retzlaff

**14   Mehrgenerationenperspektive (transgenerationale
Perspektive) und Genogramm** 233
Günter Reich, Almuth Massing und Manfred Cierpka

15   Psychodynamischer Befund 271
Günter Reich, Manfred Cierpka und Michael Stasch

16   Verhaltenstherapeutische Familiendiagnostik 303
Michael Borg-Laufs

Teil IV   Besondere Aspekte der Familiendiagnostik

17   Familie, Elternschaft und Erziehungsverhalten 317
Heidi Bistritzky und Hubertus Adam

18   Diagnostik der Bindungsstrategien 327
Gerhard J. Suess

19   Diagnostik des Mentalisierens 341
Peter Rottländer

**20   Diagnostik in der Eltern-Säuglings/
Kleinkind-Psychotherapie** 353
Inken Seifert-Karb

Teil V   Besondere Techniken der Familiendiagnostik

21   Familiennarrative – Erzählen und Familiendiagnostik 367
Brigitte Boothe und Joachim Walter

22   Skulpturverfahren und andere nichtverbale Methoden 381
Stephan Arnold, Peter Joraschky und Astrid Cierpka

Teil VI   Empirisch-diagnostische Methoden

**23   Standardisierte Formen des diagnostischen
        Familieninterviews** 409
Christina Hunger-Schoppe, Niels Braus, Johanna Wichmann
und Robin Gräfenkämper

**24   Familiendiagnostische Beobachtungsmethoden – die
        Analyse der familiären Interaktion (deutschsprachig)** 421
Christoph de Oliveira Käppler und Michael Stasch

25   Prozessmodelle und Ratingskalen 441
Christina Hunger-Schoppe, Nina Immel, Constance Boyde
und Silvia Scholz

**26   Deutschsprachige Fragebogeninventare im Kontext
        Paar- und Familiendiagnostik** 459
Corina Aguilar-Raab und Friederike Winter

Stichwortverzeichnis 483

Autorenverzeichnis

Hubertus Adam Klinik für Psychiatrie, Psychotherapie und Psychosomatik, des Kindes und Jugendalters, Eberswalde, Deutschland

Corina Aguilar-Raab Institut für Medizinische Psychologie, Universitätsklinikum Heidelberg, Heidelberg, Deutschland

S. Arnold Heroldsbach, Deutschland

Heidi Bistritzky Abteilung Inklusive Bildung, Behörde für Schule und Berufsbildung in Hamburg, Hamburg, Deutschland

Brigitte Boothe Psychotherapie Bellevue, Zürich, Schweiz

Michael Borg-Laufs FB Sozialwesen, Hochschule Niederrhein, Mönchengladbach, Deutschland

Constance Boyde Fakultät für Gesundheit, Lehrstuhl für Klinische Psychologie und Psychotherapie, Universität Witten/Herdecke, Witten, Deutschland

Niels Braus Fakultät für Gesundheit, Lehrstuhl für Klinische Psychologie und Psychotherapie, Universität Witten/Herdecke, Witten, Deutschland

A. Cierpka Heidelberg, Deutschland

Manfred Cierpka Institut für Psychosoziale Prävention, Universitätsklinikum Heidelberg, Heidelberg, Deutschland

Robin Gräfenkämper Fakultät für Gesundheit, Lehrstuhl für Klinische Psychologie und Psychotherapie, Universität Witten/Herdecke, Witten, Deutschland

Chawwah Grünberg Fakultät für Gesundheit, Lehrstuhl für Klinische Psychologie und Psychotherapie, Universität Witten/Herdecke, Witten, Deutschland

Christina Hunger-Schoppe Fakultät für Gesundheit, Lehrstuhl für Klinische Psychologie und Psychotherapie, Universität Witten/Herdecke, Witten, Deutschland

Nina Immel Fakultät für Gesundheit, Lehrstuhl für Klinische Psychologie und Psychotherapie, Universität Witten/Herdecke, Witten, Deutschland

P. Joraschky Bubenreuth, Deutschland

Tobias Knoll Fakultät für Gesundheit, Lehrstuhl für Klinische Psychologie und Psychotherapie, Universität Witten/Herdecke, Witten, Deutschland

Achim Kraul Private Praxis, Göttingen, Deutschland

Almuth Massing Psychoanalytikerin, Paar- und Familientherapeutin, Göttingen, Deutschland

Christoph de Oliveira Käppler TU Dortmund, Dortmund, Deutschland

Günter Reich Klinik für Psychosomatische Medizin und Psychotherapie, Universitätsmedizin Göttingen, Göttingen, Deutschland

Rüdiger Retzlaff Helm Stierlin Institut, Heidelberg, Deutschland

Astrid Riehl-Emde Institut für Medizinische Psychologie, Zentrum für Psychosoziale Medizin (ZPM), Universitätsklinikum, Heidelberg, Deutschland

Peter Rottländer Praxis für Paartherapie, Frankfurt am Main, Deutschland

Silvia Scholz Fakultät für Gesundheit, Lehrstuhl für Klinische Psychologie und Psychotherapie, Universität Witten/Herdecke, Witten, Deutschland

Lili Seide Private Praxis, Göttingen, Deutschland

Inken Seifert-Karb Psychoanalytische Paar-Familien- und Sozialtherapeutin (BvPPF) u. Eltern-Säuglings/Kleinkind-Psychotherapeutin (GAIMH) in eigener Praxis in Kronberg, Kronberg, Deutschland

Inge Seiffge-Krenke Psychologisches Institut der Universität Mainz, Deutschland

Michael Stasch Praxis für Psychotherapie, Psychoanalyse, Paar- und Familientherapie, Heidelberg, Deutschland

Gerhard J. Suess Ehemals Dpt. of Social Work, Hamburg University of Applied Sciences, Hamburg, Deutschland

Cornelia von Wallmoden Diplompsychologin, Analytische Kinder- und Jugendlichenpsychotherapeutin, Private Praxis, Göttingen, Deutschland

Joachim Walter Abteilung für Psychiatrie, Psychosomatik und Psychotherapie im Kindes- und Jugendalter, Kath. Kinderkrankenhaus Wilhelmstift, Hamburg, Deutschland

Johanna Wichmann Fakultät für Gesundheit, Lehrstuhl für Klinische Psychologie und Psychotherapie, Universität Witten/Herdecke, Witten, Deutschland

Friederike Winter Institut für Medizinische Psychologie, Universitätsklinikum Heidelberg, Heidelberg, Deutschland

Britta Zander Beratungsstelle für Kinder, Jugendliche und Eltern, Emden, Deutschland

Manfred Cierpka, Günter Reich, Michael Stasch und Joachim Walter

▶ Diese Synopsis erläutert die Gliederung des Handbuchs. Zunächst wird die Durchführung der Erstgespräche dargestellt, darauf folgen die Kapitel, die aus unterschiedlichen Perspektiven („diagnostischen Fenstern") die Familie, ihre Probleme und Ansätze zu deren Lösung diskutieren. Danach werden besondere Aspekte und Techniken der Familiendiagnostik dargestellt. Am Schluss des Handbuchs finden sich die empirisch gestützten diagnostischen Verfahren.

Manfred Cierpka ist vor der Veröffentlichung dieses Buches verstorben.

M. Cierpka (Verstorben)
Institut für Psychosoziale Prävention,
Universitätsklinikum Heidelberg,
Heidelberg, Deutschland
e-mail: author@noreply.com

G. Reich (✉)
Klinik für Psychosomatische Medizin und
Psychotherapie, Universitätsmedizin Göttingen,
Göttingen, Deutschland
e-mail: greich@gwdg.de

M. Stasch
Praxis für Psychotherapie, Psychoanalyse, Paar- und
Familientherapie, Heidelberg, Deutschland
e-mail: praxis@psychotherapie-stasch.de

J. Walter
Abteilung für Psychiatrie, Psychosomatik und
Psychotherapie im Kindes- und Jugendalter,
Kath. Kinderkrankenhaus Wilhelmstift,
Hamburg, Deutschland
e-mail: j.walter@kkh-wilhelmstift.de

Klinische Familiendiagnostikerinnen und -diagnostiker sind – wie in der Einzeltherapie – teilnehmende Beobachter, d. h.:

- Sie beobachten die „Familie" im Therapieraum und beurteilen sie anhand ihrer theoretisch-klinischen Konstrukte.
- Gleichzeitig sind sie in die Interaktion mit der Familie entscheidend involviert.

Diagnostikerinnen und Diagnostiker beurteilen also ein Beziehungssystem, das von ihnen selbst mitkonstituiert wird. Die Interaktion zwischen den beteiligten Systemen ist ein zirkuläres, sich gegenseitig beeinflussendes Geschehen. Dies gilt auch für die der Diagnostik folgende therapeutische Phase. Angestrebt werden Veränderungen des Patientensystems durch die Interventionen des Therapeutensystems innerhalb des gemeinsam konstituierten und sich verändernden Therapeuten-Familien-Systems.

▶ **Wichtig** Die Aktivität der Therapeuten ist in der Familientherapie größer als in der Einzeltherapie. Insofern ist davon auszugehen, dass der Beitrag der Therapeuten an der Beeinflussung der Beziehungsdynamik und der zu beurteilenden „familiären Konstruktion der Wirklichkeit" zu einem Zeitpunkt X als noch stärker zu veranschlagen ist. Es geht um „Begegnung" und ein Verstehen in diesem Rahmen. Dies ist bei allen Interaktionen und

© Springer-Verlag Berlin Heidelberg 2024
G. Reich et al. (Hrsg.), *Handbuch der Familiendiagnostik*, Psychotherapie: Praxis,
https://doi.org/10.1007/978-3-662-66879-5_1

den sich daraus ableitenden diagnostischen Hypothesen zu bedenken.

Einem Handbuch der Familiendiagnostik müssen grundlegende Überlegungen zur Diagnostik vorangestellt werden. Diese befinden sich in **Teil I.** Im dortigen ersten Kap. 2 werden einige Definitionen angeführt. Kap. 3 enthält das grundlegende Modell für dieses Handbuch, das „Drei-Ebenen-Modell".

Diagnostiker verwenden Theorien, Konzepte und Modelle

Diagnostiker sind Familientherapeutinnen und -therapeuten, die neben ihren familientheoretischen Konzeptbildungen mit ihren persönlichen Theorien, Lebens-, Wissenschafts- und Weltanschauungen auf eine Lebensgemeinschaft, z. B. eine Partnerschaft oder eine Familie, treffen. Dies bedeutet:

- Die diagnostischen Beobachtungen, Beschreibungen und Beurteilungen erfolgen immer durch die „Brille"der Familientherapeuten. Eine reflektierend-akzeptierende Haltung gegenüber den verschiedenen Lebensformen und den Lebensgestaltungen ist wesentlich.
- Die Diagnostikerinnen stellen der Familie ihre eigene „Brille" zur Verfügung. Die Konstruktionen der Therapeutinnen und Therapeuten über die Familiendynamik und die Zusammenhänge mit dem präsentierten Problem können durch diese Brille von der Familie betrachtet werden.
- Möglicherweise kann sich die Familie durch die angebotenen Konstrukte ein Problemverständnis erarbeiten, ihre Schwierigkeiten anders wahrnehmen und dadurch zu neuen Lösungen kommen. Es liegt jedoch an der Familie, ob sie die neuen Informationen aufgreifen kann und will, um sich zu verändern.

Diagnostikerinnen und Diagnostiker verwenden Theorien, Konzepte und Modelle, um klinische Phänomene oder Daten erkennen, verstehen, zusammenfassen und interpretieren zu können. In einem multimethodalen familiendiagnostischen Ansatz werden mithilfe von unterschiedlichen Methoden das präsentierte Problem, der Problemkontext, die Familiendynamik und das Therapeuten-Familien-System betrachtet. Der Blick durch unterschiedliche diagnostische „Fenster" zeigt die Phänomene in immer neuer Gestalt und mit verschiedenen Facetten. Die Wahl des Fensters, durch das Diagnostikerinnen schauen, entscheidet darüber, welche Aspekte der Familienbeziehungen in den Vordergrund treten. Der Auswahl und damit der Begrenzungen des Blickwinkels müssen sich die Diagnostikerinnen und Diagnostiker bewusst sein. Zwischen den Fenstern bleibt in einem Gebäude sehr viel Wandfläche, d. h., dass der Blick auf einen Großteil dessen, was die zu untersuchende Familie ausmacht, versperrt bleibt.

Das Bild vom „Haus der Familie", welches viele Fenster unterschiedlicher Größe in unterschiedlichen Stockwerken (Multisystem-Multimethod-Ansatz; Cromwell und Peterson 1983) hat, die den Blick ins Innere der Familie erlauben, ist nicht sehr veränderungssensibel. Familien konstituieren sich ständig neu in der Auseinandersetzung mit den Vorstellungen aller Mitglieder und dem sozialen Kontext. Was die Familie letztendlich als Lebensform charakterisiert, ist kein statisches Gebäude. Es sind also dynamischere Modelle für die Diagnostik gefragt. Familien und die Interaktion mit dem Therapeutensystem müssen im Prozess der Beziehungsgestaltung erfasst werden.

Eine umfassendere Familiendiagnostik greift auf mehrere „Fenster" zurück, um klinische Phänomene beurteilen zu können. Nur so kann der Komplexität von Familien und anderen Lebensgemeinschaften Rechnung getragen werden. Dabei gilt es zu berücksichtigen, dass beobachtungsnahe Informationen weniger theorielastig sind. Diese Informationen sind insofern reliabler, als unterschiedliche Diagnostikerinnen zur selben Beurteilung kommen können. Wenn in klinischen Urteilsbildungen theoretische „Sprachen" für die erfassten Phänomene verwendet werden, wird die Übereinstimmung zwischen den Diagnostikern entsprechend geringer.

Konzeption für die Erstgesprächsdiagnostik

Für die Konzeption der klinischen Diagnostik in der Phase der Familienerstgespräche ergibt sich die in Abb. 1.1 veranschaulichte Dreischichtung in der klinischen Urteilsbildung.

Abb. 1.1 Die diagnostischen Fenster in der Familiendiagnostik

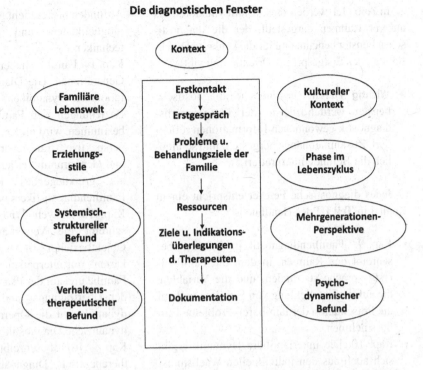

Wichtig Im Kern der Abbildung finden sich die beobachtungsnah formulierten diagnostischen Fenster, die bei der Durchführung der Erstgespräche und den klinischen Beobachtungen eine wesentliche Rolle spielen.

Im zentralen Teil der Abbildung wird die Chronologie in der Diagnostik als Ordnungskriterium zugrunde gelegt. Die Kapitel in **Teil II** des Handbuchs sind so angeordnet, dass der diagnostische Prozess vom ersten Kontakt (meistens einem Telefongespräch) mit der Familie bis zur abschließenden Dokumentation der Familiendiagnostik Schritt für Schritt möglichst praxisnah nachgezeichnet wird:

- Kap. 4: „Erstkontakt und Vorbereitung des Erstgesprächs" beschreibt die Kontaktaufnahme zwischen Familien- und Therapeuten-System.
- Kap. 5: „Durchführung des Erstgesprächs" enthält einen Leitfaden zur Gestaltung des Gesprächs
- Kap. 6: In der Auseinandersetzung mit den Vorstellungen der Familie sowie der Therapeutinnen und Therapeuten werden die Behandlungs-

ziele formuliert. Das diagnostische Fenster heißt: „Ziele und Indikationsüberlegungen".

- Kap. 7: Die klinische „Dokumentation des Erstgesprächs" und Problemdefinition muss die gewonnenen Informationen erfassen und ordnen. Ziel der Dokumentation ist, dass die Informationen immer wieder verfügbar sind und die Entwicklungen in einer Therapie evaluiert werden können.
- In Kap. 8 wird ein Familienerstgespräch dargestellt. Im Verlauf der beispielhaften Darstellung zweier Erstgespräche wird das konkrete Vorgehen der Therapeutin erläutert. Außerdem wird in den Kommentaren zum Interview die Familiendynamik „durch die einzelnen diagnostischen Fenster" betrachtet und diskutiert.

Die diagnostischen Fenster

Wichtig Die familientheoretischen Konzeptbildungen und die persönlichen Theorien der Diagnostikerinnen und Diagnostiker, deren wissenschaftliche Konzepte und der gesellschaftliche Kontext, in denen die Familiendiagnostik stattfindet, beeinflussen die Beobachtungen und die klinische Urteilsbildung.

In Abb. 1.1 werden diese Einflussfaktoren als äußerer Rahmen dargestellt, der die diagnostischen Fenster benennt und für die konkrete Durchführung des Erstgesprächs Orientierung gibt.

▶ **Wichtig** Durch verschiedene diagnostische Fenster werden die in der Erstgesprächsdiagnostik gewonnenen Informationen reflektiert, Zusammenhänge hergestellt und schließlich die Befunde interpretiert.

Jedes diagnostische Fenster entspricht einem Kapitel in **Teil III** des Handbuchs.

- Kap. 9: „Familiendiagnostik im Kontext" beschreibt den Rahmen, in dem die Familienerstgespräche stattfinden, und die Variablen, die auf die Entwicklung von Familien und auf die Präsentation der familiären Probleme Einfluss nehmen.
- Kap. 10: Die innerfamiliäre Dynamik ergibt sich auch aus den individuellen Wachstumsprozessen und den damit verbundenen Anpassungsleistungen im Lebenszyklus der Familie. Familien durchlaufen lebenszyklische Phasen, die den Rahmen und die Aufgaben, die das Zusammenleben von Familien charakterisieren, ganz wesentlich mitbestimmen: „Familiäre Lebenszyklen" heißt das entsprechende diagnostische Fenster.
- Kap. 11: Das soziale Umfeld der Familie bzw. der Lebensgemeinschaft hat Auswirkungen auf den diagnostischen und therapeutischen Prozess. Das Kap. 11 erläutert die Diagnostik der sozialen Wirklichkeit von Familien.
- Kap. 12: Die europäischen Länder verändern sich in den letzten Jahrzehnten in multikulturelle Gesellschaften. Wegen der zunehmenden Relevanz des Themas wird der kulturelle Einfluss auf die Familiendynamik von Migranten- und Flüchtlingsfamilien und die Entstehung von Problemen in einem gesonderten Kapitel dargestellt.
- Kap. 13 erläutert die „Systemische Diagnostik". In diesem Kapitel geht es um systemische und strukturelle Konzepte familiärer Dynamiken, um die Ressourcen der Familie, das

Auffinden bisher nicht gesehener Beziehungsmöglichkeiten und systemische Fragetechniken.
- Kap. 14: Familien haben eine Geschichte über Generationen. Die Diagnostik der transgenerationalen Dynamiken, welche die aktuellen Beziehungen der Familie maßgeblich mitbestimmen, wird im Kap. „Mehrgenerationenperspektive (transgenerationale Perspektive) und Genogramm" erläutert. Das Genogramm als grundlegendes Handwerkszeug des Familiendiagnostikers wird dargestellt.
- Kap. 15: „Psychodynamischer Befund" beschreibt die Verschränkung von inneren Objektbeziehungen und „Beziehungslandkarten" mit interpersonellen Prozessen in der Familie und auf der Paarebene, die Diagnostik der Übertragungs- und Gegenübertragungsdynamik und die Operationalisierte Psychodynamische Diagnostik von Familien.
- Kap. 16 beschreibt die verhaltenstherapeutische Diagnostik von Familien, vor allem als Analyse von sich verstärkenden Verhaltens- und Wahrnehmungskreisläufen im Beziehungssystem.

Zum Abschluss der klinischen Diagnostik werden die verschiedenen Informationen als „Befund" zusammengefasst. Der Begriff des „Befundes" weist medizinische Konnotationen auf. Aggregierende Festlegungen zwingen die Therapeuten, die familiendynamischen Informationen noch einmal zu reflektieren und möglichst präzise zu formulieren, auch wenn diese diagnostischen Einschätzungen immer nur hypothetischen Charakter haben können und im Verlauf oft modifiziert werden.

Für eine zusammenfassende Betrachtung ist das Spannungsverhältnis zwischen den individuellen Interessen und der Aufrechterhaltung der Familie als Ganzes eine Richtschnur. Je besser es einer Familie gelingt, die individuelle und die familiale Entwicklung gleichermaßen zu fördern, umso besser kann sie in wesentlichen Bereichen Halt und Konstanz einerseits sowie wünschenswerte und notwendige Veränderungen andererseits gewährleisten.

▶ **Wichtig** Familiendiagnostikerinnen und -diagnostiker müssen das Wechselspiel und das Spannungsverhältnis zwischen den „inneren Bühnen" der Familienmitglieder, ihren Bedürfnissen, Fähigkeiten und Grenzen und den interpersonalen familiären Beziehungen beobachten und beschreiben.

In der Familiendiagnostik verstehen die Therapeutinnen und Therapeuten die zu einem bestimmten Zeitpunkt gefundenen Zusammenhänge zwischen dem präsentierten Problem und der Familiendynamik vor dem Hintergrund des Ineinandergreifens der strukturell-horizontalen mit den longitudinal-vertikalen Aspekte der Dynamik:

1. Die transaktionalen Muster verdeutlichen die Struktur der Familie. Der Diagnostiker kann sich ein Bild vom habituellen Beziehungsverhalten machen, wenn er z. B. die Rollenzuweisungen und -übernahmen und die Angemessenheit der Rollen in Bezug auf Bündnisse, Generations- und Geschlechtsgrenzen beobachtet und erfasst. Er muss die wechselseitigen Beziehungen zwischen den Subsystemen und der Gesamtfamilie mit anderen Systemen beobachten und diese in Relation mit dem gegenwärtigen Entwicklungsstand der einzelnen Familienmitglieder und den für die Familie aktuellen lebenszyklischen Phasen und ihrer sozialen Realität setzen.
2. Die bewussten und unbewussten Wünsche und Befürchtungen der einzelnen Familienmitglieder und die Dynamik der „Familie als Ganzes" bilden die Beziehungsdynamik. Die „Objektbeziehungen" der einzelnen Familienmitglieder ergeben ein Netzwerk von bewussten und unbewussten Wünschen und Ängsten, die sowohl die Familiendynamik der Gesamtfamilie als auch das innere Bild der Familie bei jedem Einzelnen beeinflussen.

Diagnostikerinnen müssen sich klar darüber werden, wie konstruktiv oder destruktiv die Spannungsverhältnisse zwischen der individuellen inneren Welt der einzelnen Familienmitglieder, die mit erheblichen Erwartungen an

andere verbunden sein können, und den tatsächlich bestehenden familiären Beziehungsmustern sind. Die Flexibilität der Familie, also das Ausmaß an möglicher Veränderung, wird entscheidend von diesen Parametern abhängig sein.

In **Teil IV** werden besondere Aspekte der Familiendiagnostik beschrieben, welche die bisherigen diagnostischen Ansätze („Fenster") ergänzen, die bisherigen Beobachtungen vertiefen und hierdurch neue therapeutische Optionen eröffnen können.

- Kap. 17: Das Erziehungsverhalten spielt bei vielen Familienproblemen eine wichtige Rolle. Das eigenständige Kapitel „Familie, Elternschaft und Erziehungsverhalten" soll diesem diagnostischen Fenster mehr Gewicht in der Familiendiagnostik verleihen.
- In Kap. 18 werden die die Bindungsstile, ihre Bedeutung für die Entwicklung in Beziehungen, ihre transgenerationale Vermittlung sowie verschiedene Typisierungen dargestellt.
- Kap. 19: In interpersonellen Beziehungen spielt die Fähigkeit zum Mentalisieren eine wesentliche Rolle. Dieses Konzept ist für die Einschätzung von Familien- und Paardynamiken und der therapeutischen Möglichkeiten sehr bedeutsam geworden.
- Kap. 20: Die Eltern-Säuglings-Therapie als „neues" Gebiet der Familientherapie erfordert einen spezifischen diagnostischen Blickwinkel, der in diesem Kapitel vorgestellt wird.

In **Teil V** werden über die bisherigen Aspekte hinausgehende besondere Techniken der Familiendiagnostik dargestellt.

- In Kap. 21 werden Familiennarrative, also familiäre Erzählungen, die nicht selten mehrgenerational (transgenerational) tradiert sind, in den Blick genommen.
- In der erweiterten Familiendiagnostik spielen zudem schon lange Skulpturtechniken eine wichtige Rolle. Diese Techniken, ihre Entwicklung und ihre Anwendung werden in Kap. 22 erläutert.

Teil VI enthält Übersichten über die empirischen Verfahren der Familiendiagnostik.

- In Kap. 23 werden standardisierte Formen von Familieninterviews vorgestellt.
- Kap. 24 gibt einen Überblick über die wichtigsten Beobachtungsverfahren. Bei der Zusammenstellung wurde insbesondere darauf geachtet, welche Verfahren im deutschsprachigen Raum eine Rolle spielen.
- Kap. 25 geht auf die theoriegeleiteten Prozessmodelle und die darauf basierenden Ratingskalen ein.
- Die Übersicht über die Fragebogeninventare in der Familiendiagnostik findet sich schließlich in Kap. 26.

▶ **Wichtig** Es hat sich als sinnvoll erwiesen, Familienerstgespräche durch standardisierte diagnostische Verfahren, z. B. Interviews, Interaktionsbeobachtungen oder Fragebogen, zu ergänzen. Diese geben oft weitere wertvolle Hinweise auf Probleme und Stärken von Familien.

Literatur

Cromwell RE, Peterson GW (1983) Mutisystem - multimethod family assessment in clinical contexts. *Fam Process 22*, 147–163

Teil I

Definitionen und Grundlagen

Manfred Cierpka

▶ Die Familie und andere Lebensformen werden in diesem Buch als besondere Beziehungsformen beschrieben, die durch die gemeinsamen Aufgabenstellungen, die Intimität der Beziehungspartner und ihre gemeinsamen Lebensentwürfe gekennzeichnet werden können. Die familiendiagnostischen Perspektiven und die davon abgeleiteten Beurteilungsdimensionen orientieren sich an dieser Auffassung von Familie. Die in diesem Handbuch maßgebende Definition der Familiendiagnostik betont, dass das aktuelle Interaktionsverhalten der Familienmitglieder und die damit verbundenen Konflikte im Schnittpunkt von mehrgenerationalen Beziehungen und gegenwärtigen Beziehungsmustern zu verstehen sind.

Das Problem der Etikettierung

In der Medizin gibt das „körperlich Gesunde" den Standard für alle Menschen vor. Bei seelischen Problemen, Störungen und Erkrankungen sind die Grenzen zwischen krank und gesund jedoch fließender und problematischer. Einerseits entscheidet oft der Kontext, was als gesund und was als krank bezeichnet wird, und andererseits wird gesund und krank allzu schnell mit normal und nicht normal vermischt. Diagnostik im psychosozialen Feld gerät häufig in den Verdacht der Etikettierung und Stigmatisierung des Anderen, des Ungewohnten oder Fremden. Die Vorsicht gegenüber der Beurteilung durch andere ist sicher nicht ganz unbegründet, weil sich die Diagnostik in der Gesellschaft als ein mächtiges Instrument erweisen kann, wenn es um die Abgrenzung oder sogar Ausgrenzung von psychisch Kranken oder behinderten Menschen geht. Totalitäre Regime neigen dazu, sich dieser etikettierenden Diagnostik zu bedienen. Mit Recht bedarf es der gesellschaftlichen demokratischen Kontrolle, wenn eine Diagnose mit weitreichenden Konsequenzen verbunden ist.

Vorteile der Klassifikation

Die Festlegung von internationalen psychiatrischen Klassifikationsschemata erfolgt während der letzten Jahrzehnte in einem demokratischen (mehr oder weniger) transparenten Prozess durch eine große Gruppe von Psychiaterinnen, die versuchen, möglichst ideologiefrei und beobachtungsnah zu Unterscheidungen und zur Klassifikation von psychischen Phänomenen zu kommen. Egal wie man zu diesen standardisierten und operatio-

---

Dieser Beitrag wurde unverändert aus der Vorauflage übernommen.

Manfred Cierpka ist vor der Veröffentlichung dieses Buches verstorben.

M. Cierpka (Verstorben)
Institut für Psychosoziale Prävention,
Universitätsklinikum Heidelberg,
Heidelberg, Deutschland
e-mail: author@noreply.com

© Springer-Verlag Berlin Heidelberg 2024
G. Reich et al. (Hrsg.), *Handbuch der Familiendiagnostik*, Psychotherapie: Praxis,
https://doi.org/10.1007/978-3-662-66879-5_2

nalisierten Klassifikationssystemen steht – die Familiendiagnostik kann noch nicht auf einen solchen demokratischen Prozess der Konsensfindung zurückgreifen. Was etwa als zwischenmenschliche Störung gilt, wird zwischen den Familientherapeutinnen und zwischen den Schulorientierungen sehr unterschiedlich diskutiert. Insofern sind die in diesem Buch vorgelegten familiendiagnostischen Konzepte auch mit der ·gebotenen Vorsicht zu betrachten, weil sie noch vorläufigen Charakter haben und noch Abstimmungen in der „scientific community" vermissen lassen.

Beurteilung der Beziehung
Zu einer Urteilsbildung in der Familiendiagnostik kommt man – genauso wie in allen anderen medizinischen und psychotherapeutischen Bereichen – mithilfe der Untersuchung und des Vergleichs. Die Diagnostik erfüllt viele Aufgaben wie Beschreibung, Klassifikation, Erklärung, Prognose, Dokumentation u. a. (Laireiter, 2001). Das vorrangige Ziel der Familiendiagnostik ist die Beschreibung und Erklärung funktioneller und weniger funktioneller Prozesse in Familien. Es geht in den Klassifizierungen nicht um den Unterschied zwischen normaler und nicht normaler Familie, sondern um das Erfassen von dysfunktionellen (also unteroptimalen) Prozessen und ressourcenorientierten Kräften, die die angestrebten Entwicklungen und Veränderungen von Individuen, der Partnerschaft oder der Familie anstoßen und zum Durcharbeiten der Probleme beitragen können.

Handlungsorientierte Diagnostik
Die Diagnostik steht im klinischen Bereich immer im Dienst der Therapie. Dieses Buch basiert auf der Hypothese, dass die Familiendiagnostik auch für die Familientherapie und andere Psychotherapieformen sehr wertvoll sein kann. Letztendlich wird die Anwendung der diagnostischen Möglichkeiten darüber entscheiden, ob die Familientherapie sich der Familiendiagnostik annimmt. Das wissenschaftlich begründete Wissen hat sich in den letzten Jahrzehnten in der Familiendiagnostik enorm vermehrt. Eine Bilanzierung und Diskussion der vorhandenen diagnostischen Möglichkeiten soll

in diesem Buch – mit der gebotenen Vorsicht – erfolgen.

2.1 Familiendiagnostik als theoriegeleitete Diagnostik

Familiendiagnostik als psychotherapeutische Diagnostik
Familiendiagnostik wird im Folgenden im Kontext der klinisch psychotherapeutischen Diagnostik diskutiert. Insofern gehört sie zum Spektrum der psychotherapeutischen Diagnostik (Cierpka, 2000). Laireiter (2000, S. 6) nennt vier Diagnostikkonzepte, die für die moderne Psychotherapie nützlich sind: die klinisch-psychiatrische, die somatisch-medizinische, die psychologische und die schulen- bzw. orientierungsbezogene Diagnostik. Die Familiendiagnostik in diesem Band ist überwiegend eine theorienbezogene (Baumann & Stieglitz, 1994) oder eine theoriengeleitete (Bastine, 1992) Diagnostik auf der interpersonellen Ebene. Auf der Grundlage von elaborierten familientheoretischen Modellen werden die Störungen Einzelner oder von Beziehungssystemen mithilfe von diagnostischen Kriterien beschrieben und erfasst sowie anhand der theoretischen Konstrukte erklärt.

Das Ziel dieser interpersonellen Diagnostik ist die Identifikation, Beschreibung und Quantifizierung von zwischenmenschlichen Prozessen, die sich für die Entwicklung des Einzelnen bzw. des Beziehungssystems als funktional bzw. dysfunktional kennzeichnen lassen. Die interpersonelle Diagnostik wird im Kontext der Psychotherapie zur **klinischen Familiendiagnostik,** weil die verschiedenen familientherapeutischen Schulen davon ausgehen, dass im Hinblick auf die Entstehung und Aufrechterhaltung individueller Probleme, Beschwerden und Symptome auch die interpersonalen Beziehungen und spezifischen Konflikte bzw. Störungen in Dyaden, Triaden und in der Gesamtfamilie beteiligt sind oder sogar ursächlich dafür verantwortlich gemacht werden können. In der Familientherapie wird versucht, diese an der Manifestation und Aufrechterhaltung beteiligten gestörten Beziehungen zu verändern.

Psychologische Diagnostik

Familiendiagnostik ist dann der **psychologischen Diagnostik** zuzurechnen, wenn durch reliable und valide Instrumente wie Ratingskalen oder Fragebögen familiäre Dimensionen erfasst werden, um Stärken und Schwächen von bestimmten Familien z. B. mit einer Stichprobe sog. Normalfamilien zu vergleichen. Im vorliegenden Buch wird diese Psychodiagnostik, die meistens am Anfang einer Therapie eingesetzt wird, unter klinischen Gesichtspunkten vorgestellt. Sie dient der Identifikation und Quantifizierung von familiären (Dys-)Funktionalitäten, die weitere Aussagen über den Zusammenhang von individueller Symptomatik und zwischenmenschlicher Beziehungsstörung erlauben.

Statusdiagnostik und Veränderungsdiagnostik

Familiendiagnostik dient sowohl zur **Status-diagnostik** als auch zur **Veränderungs-diagnostik.**

- Statuserfassungen sind zu einem bestimmten Zeitpunkt, meistens zu Beginn und am Ende der Therapie, hilfreich, um die Probleme bzw. Symptome zu identifizieren und in ihrer Schwere einzuschätzen. Dazu gehört auch eine Erfassung aller Faktoren, die zur Aufrechterhaltung, aber auch zur Auflösung der Symptome beitragen könnten. Auch die Klassifikation der Beschwerde, des Problems oder des Symptoms in ein übergeordnetes Klassifikationssystem wird zur Statusdiagnostik gerechnet.
- In der Veränderungsdiagnostik wird therapiebegleitend der Prozess beschrieben, der zu Veränderungen beim Einzelnen und/oder im Familiensystem führt. In der Psychotherapieforschung wird die Frage immer dringlicher, wie Effekte der Veränderung erfasst und beschrieben werden können, um die Wirkmechanismen der Psychotherapie zu identifizieren. Die Erkenntnisse über den Prozess gehen in die adaptiven Indikationsüberlegungen über das Zusammenspiel des Familien- und Therapeutensystems ein. Geeignete Interventionen können auf diesem Hintergrund erwogen werden. Ziel ist es, den therapeutischen Prozess voranzubringen.

Verlaufsdiagnostik

Vom Erstgespräch bis zum Abschluss der Therapie ergibt sich für jede Familientherapie ein spezifischer Verlauf. Eine **Verlaufsdiagnostik** kann in der Familientherapie – genauso wie in anderen psychotherapeutischen Verfahren – im Sinne des von Schacht u. Strupp (1984) benannten Prinzips der „Problem-Treatment-Outcome-Kongruenz" erfolgen. Mit dieser generellen heuristischen Leitlinie ist gemeint, dass eine Ähnlichkeit, ein Isomorphismus oder eine Kongruenz zwischen der Beurteilung des klinischen Problems, der Konzeptualisierung des Prozesses der therapeutischen Veränderung und der Beschreibung des klinischen Erfolgs bestehen muss. Das, was als Erfolg charakterisiert wird (und auch z. B. mit verschiedensten objektivierenden Fragebögen gemessen werden kann), sollte also in den Einheiten der Analyse des klinischen Problems formuliert sein (vgl. Strupp et al., 1988). Allein die gemeinsame Sprache ermöglicht dann die theoretische Verbindung zwischen dem Problem, dem Interventionsprozess und dem, was nach der familientherapeutischen Behandlung herauskommt. Deshalb greifen wir über die im klinischen Erstgespräch stattfindende Problemdefinition hinaus gelegentlich auf den Einsatz von „Problemlisten" (Kap. 6 und 7) zurück. Mithilfe dieser Listen können Probleme im Verlauf der Behandlung in ihrer Ausprägung quantifiziert werden. Außerdem gibt es inzwischen eine ganze Reihe von Ratingskalen und von Selbstberichtsinstrumenten, die als reliabel und valide gelten können, um in der objektivierenden Verlaufsdiagnostik eingesetzt zu werden (Kap. 25 und 26).

2.2   Diagnostik und Therapie

Im diagnostischen Prozess entsteht eine Beziehung zwischen dem Therapeut*innen- und dem Familiensystem. Die klinische Familiendiagnostik ist Beziehungsdiagnostik und erfolgt im Kontext zwischenmenschlicher Beziehungen – nicht nur der intrafamiliären Beziehungen, sondern auch der Beziehung zwischen der Therapeut*in und der Familie. Die Interaktion zwischen der Therapeut*in und der Familie kann als Berührung zweier größerer Systeme, dem Therapeut*innensystem und dem Familiensystem, beschrieben werden. Die für die Therapeut*innen und die Familie zum Verständnis des Problems notwendigen Informationen werden innerhalb dieses Familien-Therapeut*innen-Systems erhoben.

► **Wichtig** Das Therapeut*innensystem besteht aus der Therapeut*in und allen beteiligten Systemen, die an der Behandlung der Familie teilhaben. Statt vom Familiensystem spricht man besser vom **Problemsystem.** Das Konzept des Problemsystems ermöglicht die Berücksichtigung der psychotherapeutischen Frage, welche Mitglieder des Systems an welchem Punkt der Diagnostik und später der Behandlung auf welche Art einbezogen werden können, um spezifische Informationen zu gewinnen oder bestimmte Veränderungsprozesse zu erreichen. Das Problemsystem umfasst alle Individuen, die zur Aufrechterhaltung oder Lösung des momentanen Problems beitragen.

Drei Informationsquellen

In der psychodynamischen Beziehungsdiagnostik verfügt man über drei Informationsmöglichkeiten:

1. Die Familienmitglieder berichten der Therapeut*in über ihre Beziehungen innerhalb oder außerhalb der Familie.
2. Die familiären Beziehungen können im Hier und Jetzt der Gesprächssituation beobachtet werden.
3. Diagnostisch kann auf die sich entwickelnde aktuelle Beziehung zwischen der Therapeut*in und der Familie geachtet werden. Mit der dritten Informationsquelle ist die Dynamik der Übertragung und Gegenübertragung zwischen den beiden Systemen gemeint (Kap. 15).

Die Entwicklung einer Beziehung zwischen dem Therapeut*innen- und Familiensystem führt u. a. zu der Schwierigkeit, einen klaren Trennstrich zwischen Diagnostik und Therapie zu ziehen. Dadurch, dass sich zwischen der Therapeut*in und der Familie vom ersten Moment der Kontaktaufnahme an eine Beziehung aufbaut und so eine von der Familie als supportiv empfundene Beziehung bereits therapeutisch wirksam wird, kann die Unterscheidung von diagnostischer und therapeutischer Phase nur künstlich gezogen werden. Allein eine testpsychologisch ausgerichtete Familiendiagnostik, in der die Familie in einem Labor vorgegebene Interaktionsaufgaben zu lösen oder Fragebögen auszufüllen hat, ohne dass eine tragende Beziehung zu den Therapeut*innen zustande kommt, könnte als Beispiel für eine abgegrenzte Diagnostik herangezogen werden.

Nicht nur die Beziehung wird im Therapeut*innen-Familien-System von Anfang an als therapeutischer Faktor wirksam. Die Fragen der Therapeut*innen regen die Reflexion der Familie an, führen zu Einsichten und zu Veränderungsüberlegungen. Oft wird innerhalb der Familie zum ersten Mal über die Entstehungs- und Aufrechterhaltungsbedingungen eines Symptoms nachgedacht. Allein das offene Gespräch unter dem Schutz der Therapeut*innen stärkt die Familie und motiviert zur Veränderung.

Diagnostik kommt vor der Therapie

Es gibt gute Gründe, an der Unterscheidung zwischen Diagnostik und Therapie festzuhalten. Die eigentliche **klinische Familiendiagnostik** ist der familientherapeutischen Behandlung vorgeschaltet, damit die Therapeut*innen und die Familie entscheiden können, ob sie in einen gemeinsamen Prozess einsteigen möchten. Die Familie erhält die Möglichkeit nachzuspüren, ob sie die anstehenden Entwicklungen zusammen mit dieser Familientherapeut*in machen möchte. Möglicherweise will die Familie noch eine andere Institution aufsuchen. Die Familie hat auch die Chance zur Reflexion, ob sie sich den im Erstgespräch formulierten Veränderungsmöglichkeiten wirklich annähern möchte. Einzelne in der

Familie können entscheiden, ob sie dies mit der Familie zusammen in Angriff nehmen wollen oder eher eine Einzeltherapie oder gar keine Therapie machen möchten. Der Einstieg in den therapeutischen Prozess erhält durch die Vorschaltung der Diagnostik mehr Verbindlichkeit. Die Verantwortlichkeit der Familie, die Veränderungen selbst anzustreben, wird gesteigert.

Transparenz

In einem partnerschaftlichen Verständnis bestimmen die Familien maßgeblich, was in der Diagnostik und in der Therapie erfolgen sollte. Nach einer Phase der Diagnostik können die Therapieziele zwischen der Familie und den Therapeuten abgesprochen werden (vgl. Kap. 5 und 6). Stierlin (2001) betont die Demokratisierung in diesem Prozess, wenn die Therapeut*innen offen über ihre Sichtweisen des Problems der Familie und die therapeutischen Möglichkeiten sprechen und damit ihre Karten auf den Tisch legen. Ein zwischen den Therapeut*innen und der Familie erarbeiteter Auftrag führt zu einer Transparenz im diagnostischen Prozess.

Eine Trennung zwischen Diagnostik und Therapie ist auch für die Therapeuten hilfreich, weil sie sich über die Indikation zur Psychotherapie Gedanken machen können. Klinische Familiendiagnostik ist kein Selbstzweck, sie sollte immer **als Handlungsanweisung für die Therapie** verstanden werden. Dies gilt sowohl für die Statusdiagnostik als auch für die Veränderungsdiagnostik. Als Statusdiagnostik verstanden, fällt den Therapeut*innen nach der Phase der Familiendiagnostik die Aufgabe der Indikationsstellung anheim.

Vorbehalte gegenüber der Diagnostik

Vorbehalte gegenüber der Familiendiagnostik kommen aus den Reihen der systemischen Therapeut*innen. Eine Gruppe dieser Therapeut*innen bezweifelt den klinischen Nutzen der Diagnostik überhaupt. Ihre Argumentation folgt der durchaus nachvollziehbaren Unterscheidung von Problemmustern und Lösungsmustern bei der Behandlung von Familien. Um Veränderungen im Prozess anzuregen, müssen Problemzustände nicht im Detail analysiert werden, manchmal könne sich dies

sogar für die Therapie entwicklungshemmend auswirken (Schiepek et al., 2000). Diese Überlegungen sind prozessorientiert und im Hinblick auf die Anregung eines Systems als Voraussetzung zur Veränderung schlüssig. Die **Analyse der Problemmuster** erlaubt jedoch eine genauere Beschreibung der Dysfunktionalitäten, sodass für die Indikationsentscheidungen ausreichend Informationen zur Verfügung stehen. Da die Psychotherapie heutzutage über viele Verfahren, Methoden, Techniken und Settingvarianten verfügt, ist eine Problemanalyse unserer Meinung nach unumgänglich. Freilich sind die Lösungsmuster gleichwertig zu behandeln und pathologisierende Fokussierungen zu vermeiden.

In der **indikationsorientierten Diagnostik** kommt nach der Erfassung und Erklärung der Problematik die Frage nach der geeigneten Methode oder des geeigneten Settings, also der differenziellen Indikationsüberlegungen. Neben der (manchmal sehr persönlichen) Frage, ob die Therapeut*innen meinen, mit dieser Familie arbeiten zu können, ist die Unterbrechung zwischen Diagnostik und Therapie aus diesen indikativen Überlegungen heraus sehr sinnvoll.

2.3   Der Diagnostiker – ein Brillenträger

Ähnlich wie in der organischen Medizin werden in der Psychiatrie Symptomen Krankheitsentitäten zugeordnet, woraus sich wiederum therapeutische Interventionen ergeben. Die deskriptiv-phänomenologische Diagnostik klassifiziert Krankheiten bzw. psychische Störungen nach vorgegebenen Kriterien, wie sie z. B. im ICD-10 oder DSM-IV (Anmerkung der Herausgeber: jetzt natürlich ICD-11 bzw. DSM-5) zusammengestellt sind. Die Diagnostik erfolgt dort innerhalb eines eindeutig konturierten Beziehungsmusters: Die Psychiater*in ist die Beurteiler*in, die zu Beurteilende ist die Patient*in. Die psychopathologischen Befunde sollen möglichst objektiv erfasst werden – die Patient*in und ihre psychischen Schwierigkeiten werden zum Gegenstand, den es möglichst vollständig zu erfassen gilt. Diese Aufspaltung in Betrachter*in und Gegenstand findet sich überall in der somatisch-medizinischen Diagnostik.

Diagnostik basiert nicht auf objektiver Realität

Um ein solches klassifikatorisch an der objektiven Realität orientiertes **topografisch diagnostisches Modell** geht es in der klinischen Familiendiagnostik nicht. Die Therapeut*innen betrachten die Familie nicht nur von außen wie einen Gegenstand, um das Problem zu beurteilen und eine Diagnose zu stellen. Die Diagnostiker*innen werden Mitglied des Systems, um diagnostische Überlegungen aus dem eigenen Fühlen, Denken und Verhalten als Mitglieder des Therapeut*innen-Familien-Systems ableiten zu können. Diagnostiziert wird also von den Diagnostiker*innen ein Prozess zu einem bestimmten Zeitpunkt, der von ihnen selbst mitkonstituiert wurde und der sich in ständiger Veränderung befindet. Die in der Diagnostik gewonnenen Informationen basieren auf den Konstruktionen der Therapeut*innen und der Familie, die den Beteiligten erlauben, die Familiendynamik zu verstehen.

Urteilsbildungen sind Arbeitshypothesen

Alle Urteilsbildungen sind **Arbeitshypothesen,** die im dialogischen Prozess zu überprüfen oder zu verwerfen sind. Dies bedeutet:

- Alle diagnostischen Informationen können nicht objektiv sein, sondern sie unterliegen immer den Einflüssen der Beurteiler*innen und deren Kontexten.
- Die innerhalb eines diagnostischen Prozesses erhobenen Informationen über die Familiendynamik wirken zwar statisch, weil die Daten zu einem „Gegenstand Familie" zusammengesetzt werden, aber tatsächlich stellt die diagnostizierte Familienstruktur, -organisation, und -dynamik nur den querschnittartigen Befund in einem prozesshaft sich entwickelnden Therapeut*innen-Familien-System dar.

2.4 Spezifität versus Unspezifität

Eine Typologisierung der Familien entlang der psychiatrischen Diagnosen scheint für die Familiendiagnostik wenig geeignet zu sein. Der Einfluss von gestörten Paar- und Familienbeziehungen auf die Entstehung von spezifischen Erkrankungen wird spätestens seit der Veröffentlichung des Buchs über die „Psychosomatische Familie" von Minuchin u. Mitarbeiterinnen (1983) kontrovers diskutiert. Die Debatte war danach geprägt von der Auseinandersetzung über spezifische familiäre Dysfunktionalitäten, die die „psychosomatischen" Familien charakterisieren sollen. Mit dem Begriff der Spezifität wurden dabei theoretische Vorstellungen bezeichnet, die eine enge kausale Beziehung zwischen spezifischen Familieninteraktionen bzw. -konfigurationen und einem definierten Krankheitsbild des Patienten postulieren.

Begriff der Spezifität

Der Begriff der Spezifität stammt aus der somatischen Medizin. Die Infektion mit einem spezifischen Erreger, z. B. dem Tuberkelbakterium, führt zu einer bestimmten morphologischen Gewebeveränderung im Sinne der Tuberkulose. Auch wenn davon auszugehen ist, dass weitere Bedingungen erfüllt sein müssen, damit es zur Infektion kommt, kann das Tuberkelbakterium als spezifische Ursache gelten. Bei der Erörterung der Entstehung von seelischen Erkrankungen wies Freud darauf hin, dass man nur dann von einer spezifischen Ursache sprechen könne, wenn diese „... in keinem Falle von Verwirklichung des Effekts vermisst wird ..." (Freud, 1985, S. 372). Für die psychosomatischen Erkrankungen wurde die Spezifitätshypothese von Alexander und Mitarbeiterinnen (1968) formuliert. Es wurde postuliert, dass bei jeder der seinerzeit untersuchten sieben Erkrankungen (dem Asthma bronchiale, der rheumatoiden Arthritis, der Colitis ulcerosa, der essenziellen Hypertonie, der

Hyperthyreose, dem Magenulcus und der Neurodermitis) neben dem prädisponierenden, somatischen X-Faktor und der auslösenden, subjektiv bedeutsamen Lebenssituation, eine spezifische psychodynamische Konfiguration anzunehmen ist, die sich in der Kindheit einschließlich der dazugehörigen Abwehrvorgänge gebildet hat. In der Folge entwickelte sich eine heftige, bis heute anhaltende Auseinandersetzung um Spezifität vs. Unspezifität bei psychosomatischen Erkrankungen.

Keine krankheitsbezogene Spezifität

Im Verlauf der Entwicklung der familientherapeutischen Modelle lassen sich drei Konzepte von Spezifitätsannahmen über die Zusammenhänge zwischen dem Krankheitsbild eines Familienmitglieds und einer bestimmten Störung der Familieninteraktion identifizieren (Cierpka, 1989). Den linearen Vorstellungen folgten zirkuläre Modelle und zuletzt Konzepte, die auf dem Konstrukt der „Expressed Emotions" basierten. Eine Spezifität ließ sich in keinem der Konzepte nachweisen. Die empirischen Untersuchungen zur Typologie von Familien, z. B. die „psychosomatischen" (Wirsching & Stierlin, 1982), die „schizopräsenten" (Stierlin, 1975), die „manisch-depressiven" Familien (Stierlin et al., 1986), sind methodisch zu fragwürdig, um Gültigkeitsanspruch erheben zu können (Cierpka, 1989).

Das dimensionale Modell

In diesem Handbuch wird das „dimensionale Modell" (Abschn. 3.3) vertreten. Das dimensionale Modell verzichtet auf eine krankheitsbezogene Kategorisierung der Familien. Stattdessen werden die Familien entlang einem Kontinuum in verschiedenen Dimensionen beschrieben, die über die Stärken und Schwächen der Familien Auskunft geben.

2.5 Pathologiezentrierte versus ressourcenorientierte Diagnostik

Statt kausaler Linearität: Zirkularität

Die medizinische Diagnostik ist pathologiezentriert. Der Begriff Diagnostik leitet sich aus dem griechischen Wort „diagnoskein" ab, das untersuchen bzw. unterscheiden bedeutet. Mit der Unterscheidung von gesund und krank und der Forschung nach Krankheitsursachen folgt diese Diagnostik dem naturwissenschaftlichen Modell, das Ursache und Wirkung in einen kausal-linearen Zusammenhang bringt. Weil ein Tuberkelbakterium bei jeder Tuberkulose vorhanden sein muss, versuchen die Mediziner*innen konsequenterweise in der Diagnostik, das Tuberkelbakterium zu identifizieren, wenn sie dem Verdacht auf diese Infektionserkrankung nachgehen. Auch wenn andere Krankheitsbilder diesen einfacheren linearen Zusammenhang vermissen lassen, bleibt der Blick der medizinischen Diagnostiker*in auf einen Erreger, ein pathologisches Substrat oder eine Funktionsstörung gerichtet, die die Symptomatik und die Krankheit auslösen.

Erst in jüngster Zeit beschäftigt sich die Medizin verstärkt mit der Frage, wie ein Zustandsbild mit den vorhandenen Ressourcen des Körpers verändert werden kann, einer Frage also, der sich die Homöopathie schon seit Jahrhunderten annimmt. Bei der Erforschung von Krebs zielt die Medizin mehr und mehr auf die Stärkung der körpereigenen Abwehrkräfte, um die pathologisch veränderten Zellen zu bekämpfen. Die Ressourcen der immunologischen Abwehr und Autoregulation werden genutzt.

Hypothesenbildung

Eines der vorrangigen Ziele in der klinischen Familiendiagnostik ist die Hypothesenbildung, wie man sich den Zusammenhang zwischen Symptom/Problementstehung und den intrafamiliären Beziehungskonflikten erklären kann. Insofern ist auch der Blick der Familientherapeut*innen zwangsläufig defekt- oder pathologieorientiert, wenn er dysfunktionelle Muster identifiziert. Um zielgerechte Veränderungsprozesse anstoßen zu können, ist eine Störungsorientierung in gewissem Umfang unerlässlich, um Wegweiser für den therapeutischen Prozess zu erhalten. Ansonsten läuft man Gefahr, im Verlauf des Prozesses orientierungslos zu werden.

Kontextuelle Zusammenhänge

Familiendiagnostiker*innen beachten aber auch die systemischen Wechselwirkungsprozesse der vielen Faktoren, die zu einer Stagnation im Entwicklungsprozess einer Familie führen. Gerade die kontextuellen Zusammenhänge bei der Symptomentstehung und -aufrechterhaltung erlauben keine eindeutigen kausal-linearen Zusammenhänge. Ein pathologiezentrierter und damit auf Ursachen ausgerichteter Blick greift zu kurz. Eine praxisrelevante Diagnostik muss deshalb die kontextuellen Zusammenhänge beachten, die z. B. einen Entwicklungsprozess in einer Familie auch wieder anstoßen können. Dies führt zur Beachtung der Ressourcen im diagnostischen Prozess. Symptome haben immer auch eine stabilisierende Funktion und sollten deshalb für die Familie auch wertgeschätzt werden. Für die Familie ist das Herausheben dieser positiven Seite behandlungstechnisch viel hilfreicher, weil die Wirkmächtigkeit der systemimmanenten Kräfte angesprochen wird und die Familie sich dann eher kompetent als krank und hilflos erlebt. Viel stärker als in der Medizin und in allen anderen psychotherapeutischen Verfahren richtet sich der Blick der Familiendiagnostiker*in deshalb auf die Ressourcen, um mit ihrer Hilfe die selbstregulatorischen Kräfte der Familie zu aktivieren.

Ressourcen

▶ **Definition** In der ressourcenorientierten Familiendiagnostik sollten vor allem die Kräfte identifiziert werden, die zu einer Veränderung – im von der Familie intendierten Sinn – beitragen könnten. Familiendiagnostik ist dann prozessual an den Entwicklungsmöglichkeiten der Familie ausgerichtet und benutzt die Ressourcen, um Entwicklungsschritte einleiten zu können.

Das halb volle Wasserglas

In diesem Buch wird davon ausgegangen, dass sich die pathologie- und die ressourcenorientierte Diagnostik ergänzen. Das berühmte halb volle Wasserglas ist eben auch halb leer und umgekehrt. Problematisch ist die alleinige Berücksichtigung einer Orientierung. Wenn die Perspektiven flexibel verändert werden können, erlaubt jeder Fall aufs Neue ein Wechseln der Brille für die Diagnostiker*in, um die Informationen für die Familie zu optimieren.

2.6   Definition der Familie

Soziologischer, rechtlicher, genealogischer, psychotherapeutischer Familienbegriff

Die klinischen Phänomene, die in der Familiendiagnostik erfasst werden sollen, sind u. a. davon abhängig, was unter Familie verstanden wird. Eine Definition des sozialen Gebildes Familie ist alles andere als einfach. Familie stellt nämlich für jede wissenschaftliche Disziplin etwas anderes dar. Diese grundlegende Schwierigkeit – auch für dieses Buch – zeigt sich in den unterschiedlichen normativen Definitionen der Familie.

- Die **Familiensoziolog*innen** helfen sich in ihren Definitionsansätzen in der Regel damit, dass sie den Sozialisationsprozess der Kinder als Kristallisationspunkt der Familie herausstellen. Familie bezeichnet dann soziale Beziehungen zwischen Eltern und Kindern, die als solche sozial anerkannt werden. Hier wird die Tatsache berücksichtigt, dass Menschenkinder, um zu überleben, während längerer Zeit der Fürsorge, Pflege und Erziehung bedürfen. Für die psychische Entwicklung der Kinder kommt dabei den innerfamiliären Beziehungen und den Identifizierungen mit diesen Beziehungen eine herausragende Bedeutung zu.

- Auch der **rechtliche Familienbegriff** stellt für die Definition von Familie das Filiationsprinzip zusammen mit dem Sorgerechtsprinzip in den Vordergrund. Von einer Familie kann dann gesprochen werden, wenn „zwei Generationen durch biologische oder rechtliche Elternschaft miteinander verbunden werden und eine Klärung des Sorgerechts für die nachwachsende Generation erfolgt ist" (Schneewind, 1988, S. 972).
- Im Vergleich zum rechtlichen Familienbegriff umfasst der am Verwandtschaftsprinzip orientierte **genealogische Familienbegriff** eine größere Vielfalt von Familienformen. Für den Einzelnen stellt sich seine Familie dar als „die Gruppe von Menschen …, die miteinander verwandt, verheiratet oder verschwägert sind, gleichgültig, ob sie zusammen oder getrennt leben, ob die einzelnen Mitglieder noch leben oder – bereits verstorben – ein Glied in der Entstehung von Familie sind" (Wissenschaftlicher Beirat für Familienfragen beim Bundesministerium für Jugend, 1984, S. 27).
- Psychotherapeut*innen definieren die Familie als intimes Beziehungssystem. Frevert (1992, S. 8) definiert in Anlehnung an Schneewind (1988) die Familie „als intimes Beziehungssystem von zwei oder mehr Personen, die einen gemeinschaftlichen Lebensvollzug vornehmen. Der gemeinsame Lebensvollzug wird durch die Kriterien der Abgrenzung, Privatheit, Dauerhaftigkeit und Nähe bzw. Intimität und Emotionalität bestimmt".

Für die klinische Familiendiagnostik ist eine Definition der Familie notwendig, die sich am „Zusammenleben" von Individuen in einer besonderen Kleingruppe – der Familie – orientiert. Die besonderen Beziehungen in der Familie kennzeichnen die Lebensform.

▶ **Definition** In einer (Ein- oder Zweieltern-) Familie leben mehrere, meistens die zwei Generationen der (leiblichen, Adoptiv-, Pflege-, Stief-) Eltern und der (leiblichen, Adoptiv-, Pflege-, Stief-) Kinder, zusammen. Das Zusammenleben in der Familie ist charakterisiert durch gemeinsame Aufgabenstellungen, durch die Suche nach Intimität und Privatheit und durch die Utopie der Familie. Bei der Familiengründung bringt jede Partner*in ihre persönliche Utopie von Familie ein, die sich in der Auseinandersetzung mit den Vorstellungen der Partner*in und der sozialen Wirklichkeit als Lebensform realisiert. Dadurch wird ein Rahmen für das geschaffen, was die Familie oder eine andere Lebensform an Lebens- und Entwicklungsaufgaben erfüllt.

Diese Definition der Familie dient als Grundlage und Richtlinie für die familiendiagnostischen Perspektiven und die daraus abgeleiteten Beurteilungskriterien in den verschiedenen Teilen dieses Handbuchs, mit denen familiäre Beziehungen, Strukturen und Prozesse beurteilt werden können.

Neben dem Zusammenleben mehrerer Generationen, in der Regel also der Eltern und der Kinder, muss der Schwerpunkt der Definition auf den aktuellen Beziehungen und Interaktionen in der Familie liegen. Demoskopische Umfragen zeigen, dass Familie als Ort der Emotionalität gesucht wird, wo Privatheit und Intimität „gelebt" werden kann (Emnid-Institut, 2007).

Multilokäre Mehrgenerationenfamilie
Nur noch selten leben heute mehr als zwei Generationen in einem Haushalt. Kaufmann (1994) beschreibt die aktuelle, idealtypische Lebensform als „multilokäre Mehrgenerationenfamilie". In dieser Definition kommt zum Ausdruck, dass die Familienbeziehungen über mindestens drei Generationen erhalten sind. Die drei Generationen leben aber nicht mehr unter einem Dach zusammen, sondern in der Regel in verschiedenen Häusern an verschiedenen Orten.

Lebensentwürfe der Einzelnen führen zu Konflikten
Neben dem Zusammenleben von mindestens zwei Generationen und der Suche nach Intimität und Privatheit kommt ein drittes Kriterium für die Definition der Familie hinzu: ihre Vorstellungen von der gemeinsamen Zukunft – die Utopie der Familie und deren Lebensentwürfe. Wenn junge

Menschen Kinder planen, möchten sie eine Familie gründen, die man – im Lebensentwurf – getrost als die herkömmliche Familie bezeichnen darf. Untersuchungen über die Lebensplanungen junger Menschen zeigen, dass sie in Familien leben wollen. So rangiert die Familie für 52 % der Deutschen nach einer Emnid-Umfrage im Jahr 2007 ganz oben auf der Werteskala, weit vor der persönlichen Freiheit. (Anmerkung der Herausgeber: Dies hat sich seither kaum verändert, vgl. Kap. 11). Dieses Ziel wird mit der persönlichen Utopie einer meist harmonischen, idealtypischen Familie verfolgt. Die persönlichen Vorstellungen von Familie gehen in die Familiengründung ein. Die Lebensentwürfe der Partner*innen basieren auf gemeinsamen, aber eben auch zum Teil sehr unterschiedlichen historischen Folien der eigenen Herkunftsfamilien. In der Realisierung wird ein neuer Rahmen hervorgebracht, unter dem zunächst die Partner*innen und, falls Kinder hinzukommen, die Familie zusammenlebt. Die Diskrepanz zwischen dem, was sich die einzelnen Partner*innen als Familie vorgestellt hatten, und zwischen dem, was tatsächlich realisiert werden konnte, gehört zu dem, was Familie ausmacht.

Pluralität der Lebensformen

Da unsere Gesellschaft die Möglichkeit verschiedener Lebensformen bietet, können sich unterschiedliche Rahmenbedingungen konstituieren, die das Zusammenleben in Intimität und Privatheit ermöglichen. Die Pluralität der Lebensformen gilt überwiegend für die kinderlose Zeit (Bertram et al., 1993). Betrachtet man die Scheidungsraten, zeigen sich Gipfel nach der Geburt des ersten Kindes und nach der Ablösung des letzten Kindes. Während der Zeit der Kindersozialisation weist also die traditionelle Kernfamilie die größte Stabilität auf.

Für die unterschiedlichen Lebensformen gilt im besonderen Maße, dass hier Beziehungsformen gesucht werden, die in der Auseinandersetzung mit den persönlichen Utopien entstehen. Oftmals bieten andere Lebensformen als die traditionelle Familie für die Einzelnen größere Möglichkeiten zum Ausbalancieren der persönlichen Bedürfnisse, zum Beispiel zwischen Autonomie und Abhängigkeit von einer Partner*in. Manche Paare können oder wollen zum Beispiel nicht zusammenwohnen, die Partner*innen leben dann in verschiedenen Städten und treffen sich nur an den Wochenenden. Unsere heutige Welt erlaubt Paar- und Familienkonstellationen, die früher nicht realisierbar gewesen wären. Obwohl solche Lebensformen größere Unsicherheiten mit sich bringen können, versprechen sie doch mehr Entwicklungschancen und Befriedigungen der Bedürfnisse in den Beziehungen.

2.7 Definition der Familiendiagnostik

Auf dem Hintergrund der bisherigen Aussagen wird die Familiendiagnostik folgendermaßen definiert:

▶ **Definition** Die Familiendiagnostik untersucht und beschreibt Interaktionen und ihre Veränderungen zwischen den Familienmitgliedern, den Subsystemen, und analysiert die Dynamik der Familie als systemisches Ganzes. Sie untersucht die unbewussten Fantasien, Wünsche und Ängste der Familie auf dem Hintergrund der Familiengeschichte und der Lebensentwürfe für die Zukunft, um zu einem Verständnis für die bedeutsamen Interaktionssequenzen und deren Funktionalität zu kommen (Cierpka, 1987, S. 2).

Diese Definition beinhaltet verschiedene Prämissen, die für die klinische Familiendiagnostik eine wichtige Rolle spielen:

1. Interaktion

Gegenstand der Untersuchung ist die Interaktion der Familienmitglieder und deren Veränderung nach einer Intervention. Im klinischen Erstgespräch diagnostiziert man ein charakteristisches Netzwerk von Beziehungen, das im sog. Strukturbild der Familie querschnittartig (horizontale Perspektive) festgehalten werden kann. Die Familienstruktur ergibt sich aus den individuellen, persönlichen Bedürfnissen einerseits und den Anforderungen der Familie andererseits.

2. Mehrgenerationale Perspektive

Familien sind jedoch nicht nur querschnittartig durch ihre aktuellen Beziehungen zu erfassen. Familien haben eine Vergangenheit, die mehrere Generationen zurückreicht. Wir sprechen von der Tradition der Familie und deren kulturellem Kontext. Die Untersuchung des Hintergrunds der Familiengeschichte und der Lebensentwürfe für die Zukunft findet im Längsschnitt statt (vertikale Perspektive). Dies ist mit der Mehrgenerationenfamilienperspektive gemeint.

3. Vertikale und horizontale Schnittstelle

Die aktuelle Familiendynamik ist gekennzeichnet durch die Schnittstellen der strukturellen, horizontalen mit der longitudinalen, vertikalen Perspektive. Jede Interaktion wird durch die Struktur der Familie und ihre Geschichte zu einem Zeitpunkt X bestimmt, genauso wie die Interaktionen in ihrer Redundanz die Struktur der Familie und ihre Zukunft beeinflussen.

Carter u. McGoldrick (1988) verdeutlichen in einer Grafik (Abb. 3.2, Kap. 9, 11 und 12), wie sich die entwicklungsbedingten Anforderungen, denen Familien vor allem am Übergang von lebenszyklischen Phasen ausgesetzt sind, sowohl aus vertikalen (longitudinalen) als auch aus horizontalen (strukturellen) Stressoren zusammensetzen. Dieses Stressmodell ist lediglich eine Explikation der Grundannahme, dass alle familiendynamischen Prozesse sowohl strukturell als auch historisch determiniert sind.

4. Hypothesengenerierung

Die Diagnostiker*in sucht nach einer Begründung, die das Verhalten der Familienmitglieder und das Entstehen eventueller Krisen in der Familie verständlich macht. Die Diagnostik der bewussten und unbewussten Fantasien, der Wünsche, aber auch der Ängste ist notwendig, um die Beziehungsdynamik und die sich daraus ableitenden Verhaltensprozesse zu erklären. Auch hier treffen sich Längs- und Querschnitt.

5. Drei Ebenen: Individuum, Dyade, Familie

Die Familiendiagnostik muss auf mindestens drei Ebenen durchgeführt werden: auf der Ebene der Individuen, der Ebene der Dyaden bzw. Triaden und der Ebene des Familiensystems. Erst die Berücksichtigung dieser Ebenen ermöglicht Aussagen über die unterschiedliche Gewichtung der individuellen, dyadischen und familiären Faktoren. Die Familiendiagnostiker*in sollte diese verschiedenen Ebenen vor Augen haben, weil er jede Ebene für sich und die Interaktionen derselben mit den anderen Ebenen beurteilen muss.

6. Soziokultureller Kontext

Darüber hinaus muss sich die Diagnostiker*in einen Eindruck von der Einbettung der Familie in den soziokulturellen Kontext machen, um die das Familiensystem beeinflussenden Werte und Normen kennenzulernen. Er muss sein Augenmerk auf die soziale Vernetzung der Familie, die soziokulturellen und die ökonomischen Rahmenbedingungen richten.

Literatur

Alexander, F., French, T. M., & Pollock, G. H. (1968). *Psychosomatic specificity*. Univ Chicago Press.

Bastine, R. (1992). Klinische Psychodiagnostik. In R. Bastine (Hrsg.), *Klinische Psychologie* (Bd. 2, S. 1–55). Kohlhammer.

Baumann, U., & Stieglitz, R. D. (1994). Psychodiagnostik psychischer Störungen: Allgemeine Grundlagen. In R. D. Stieglitz & U. Baumann (Hrsg.), *Psychodiagnostik psychischer Störungen* (S. 3–20). Enke.

Bertram, H., Bayer, H., & Bauerei, R. (1993). *Familien-Atlas. Lebenslagen und Regionen*. Leske & Budrich.

Carter, B., & McGoldrick, M. (1988). *The changing family life cycle* (2. Aufl.). Gardner.

Cierpka, M. (Hrsg.). (1987). *Familiendiagnostik*. Springer.

Cierpka, M. (1989). Das Problem der Spezifität in der Familientheorie. *System Familie, 2*, 197–216.

Cierpka, M. (2000). Diagnostik in der Familientherapie. In A. R. Laireiter (Hrsg.), *Diagnostik in der Psychotherapie* (S. 217–234). Springer.

Emnid-Institut. (2007). *Repräsentativerhebung*. Bielefeld.

Freud, S. (1985). *Zur Kritik der Angstneurose* (Bd. 1, S 357–376). GW.

Kaufmann, F. X. (1994). Die ökonomische und soziale Bedeutung der Familie. Referat auf dem Symposium des BmFSFJ. *Zukunft der Familie*.

Laireiter, A. R. (Hrsg.). (2000). *Diagnostik in der Psychotherapie*. Springer.

Laireiter, A. R. (2001). Diagnostik in der Psychotherapie. *Psychotherapeut, 46*, 90–101.

Minuchin, S., Rosman, B., & Baker, L. (1983). *Psychosomatische Krankheiten in der Familie*. Klett-Cotta.

Schacht, T. E., & Strupp, H. H. (1984). Psychotherapy outcome. Individualized is nice, but intellegible is beautiful. Vortrag SPR-Conference Lake Louise, Canada.

Schiepek, G., Ludwig-Becker, F., Helde, A., et al. (2000). Synergetik für die Praxis. *System Familie, 13*, 169–177.

Schneewind, K. A. (1988). *Familienberatung und -therapie*. Forschungsbericht der Universität München, Institut für Psychologie.

Stierlin, H. (1975). *Von der Psychoanalyse zur Familientherapie*. Klett-Cotta.

Stierlin, H. (2001). Welche Rolle spielt die Diagnostik in der systemischen Psychotherapie. *Psychotherapeut, 46*, 134–139.

Stierlin, H., Weber, G., & Simon, F. B. (1986). Zur Familiendynamik bei manisch-depressiven und schizoaffektiven Psychosen. *Familiendynamik, 11*, 267–282.

Strupp, H. H., Schacht, T., & Henry, W. (1988). Problem-treatment-outcome-congruence: A principle whose time has come. In H. Dahl, H. Kächele, & H. Thomä (Hrsg.), *Psychoanalytic process research strategies* (S. 1–14). Springer.

Wirsching, M., & Stierlin, H. (1982). *Krankheit und Familie*. Klett-Cotta.

Wissenschaftlicher Beirat für Bundesfragen beim Bundesministerium für Jugend. (1984). Bonn, Bundesmaterialien.

Das Drei-Ebenen-Modell in der Familiendiagnostik

Manfred Cierpka, Michael Stasch
und Günter Reich

▶ **Trailer** Das Drei-Ebenen-Modell in der Familiendiagnostik unterscheidet die Ebenen des Individuums, der Dyaden bzw. Triaden und des Familiensystems. Ebenen sind Funktionssysteme, die sich mithilfe relevanter Dimensionen (Funktionen) organisieren und beschreiben lassen. In der Familiendiagnostik sind mehrere Schritte notwendig, um den Zusammenhang zwischen dem Problem bzw. Symptom und den zwischenmenschlichen Störungen in der Familie zu erfassen:

1. Jede Ebene muss für sich beurteilt werden. Der Blick durch die diagnostischen Fenster wird durch unterschiedliche Brillen der theoretischen Modelle geleitet.

2. Die für die Familiendiagnostik relevanten Dimensionen werden für jede Ebene im Hinblick auf Funktionalität bzw. Dysfunktionalität beurteilt.

3. Es muss geklärt werden, welche Wechselwirkungsprozesse zwischen den Ebenen zu Abschwächungen bzw. zu Verstärkungen der dysfunktionalen Prozesse auf einer oder mehreren Ebenen führen.

4. Für jedes Beschwerde-/Problem-/Symptom-/Krankheitsbild sollten Schlüsselkonzepte für die „interfaces" (Verbindungsstellen) zwischen den individuellen, familiären und sozialen Faktoren identifiziert und beschrieben werden.

3.1 Grundannahmen zu den Funktionsebenen der Familie

Drei Ebenen: Individuúm, Dyade, Familie
Es hat sich klinisch bewährt, Phänomene auf verschiedenen Systemebenen zu erfassen. Für die Familiendiagnostik sind zumindest drei Ebenen relevant: die Ebene der Individuen, der Dyaden und der gesamten Familie. Für die Eingrenzung auf nur wenige Betrachtungsebenen ist die klinische Erfahrung maßgebend, dass komplexe Situationen vereinfacht werden müssen, um sie beschreiben zu können. Allerdings muss man sich darüber im Klaren sein, dass bei diesem Vorgehen Unterschiede zwischen Systemen

Manfred Cierpka ist vor der Veröffentlichung dieses Buches verstorben.

M. Cierpka (Verstorben)
Institut für Psychosoziale Prävention,
Universitätsklinikum Heidelberg,
Heidelberg, Deutschland
e-mail: author@noreply.com

M. Stasch (✉)
Praxis für Psychotherapie, Psychoanalyse, Paar- und Familientherapie, Heidelberg, Deutschland
e-mail: praxis@psychotherapie-stasch.de

G. Reich
Klinik für Psychosomatische Medizin und Psychotherapie, Universiätsmedizin Göttingen, Göttingen, Deutschland
e-mail: greich@gwdg.de

© Springer-Verlag Berlin Heidelberg 2024
G. Reich et al. (Hrsg.), *Handbuch der Familiendiagnostik*, Psychotherapie: Praxis,
https://doi.org/10.1007/978-3-662-66879-5_3

markiert werden, die eigentlich nicht zu trennen sind, weil sie in ständiger Wechselwirkung miteinander stehen. Das Leben in der Familie spielt sich parallel auf mehreren Ebenen ab. Diese Parallelität erfordert von der Diagnostiker*in eine unterschiedliche Einstellung der erkennenden Linse (Hoffmann, 1990; Retzer, 1996). Wenn der Therapeut in einer individuumszentrierten Betrachtung z. B. die Aufmerksamkeit auf die Persönlichkeitsstrukturen legt, geschieht dies vor dem Hintergrund der Zusammenhänge mit übergeordneten Systemen, etwa mit familiären oder gesellschaftlichen Prozessen. Konzentriert sich die Therapie in der systemzentrierten Betrachtung auf die familiären Beziehungsmuster, stellt sich auch die Frage, wie die einzelnen Familienmitglieder zur Aufrechterhaltung des Systems beitragen. Die Entscheidung, welche Ebenen in der Beratung oder Therapie fokussiert werden, ist für den Indikationsprozess und die Settingentscheidung von hoher Relevanz (Kap. 6).

Definition der Ebene als Funktionssystem

Was ist mit „Ebene" gemeint? Gemeint sind Integrationsebenen oder -stufen, die im systemtheoretischen Paradigma Systeme unterschiedlicher Komplexität voneinander unterscheiden. Das Universum kann als eine Vielzahl von hierarchisch gegliederten Systemen beschrieben werden, wobei jede höhere oder weiter fortgeschrittene Ebene aus Systemen niedriger oder weniger fortgeschrittener Komplexität (Subsystemen) besteht. Der Begriff der Ebene klingt statisch und den Wechselwirkungsprozessen in menschlichen Systemen wenig angemessen.

▶ **Definition** Eigentlich handelt es sich bei den Ebenen um Funktionssysteme, die durch ihre Funktionen in Abgrenzung zu anderen Funktionssystemen beschrieben werden können und wechselseitig ineinandergreifen. Das Familiensystem ist z. B. einerseits Teil eines größeren Systems (der umgebenden Gemeinde, Gesellschaft, Kultur), andererseits ist es im hierarchischen Sinne den verschiedenen Untersystemen (Triade, Dyade, Individuum) übergeordnet.

Allgemeine Systemtheorie: Kybernetik 1. Ordnung als Ausgangspunkt

Für das Drei-Ebenen-Modell in der Familiendiagnostik sind die theoretischen Überlegungen der Systemtheorie, insbesondere die Kybernetik 1. Ordnung, nützlich. Diese Theorie ist in besonderem Maße dazu in der Lage, Einzelelemente (Ebenen) zu bestimmen und sie in ihren Wechselwirkungen in einem übergreifenden, integrativen Ansatz zu erfassen. Die Grundannahmen basieren auf der allgemeinen Systemtheorie, die von Bertalanffy (1956, 1962; vgl. Carr, 2016) für lebende Organismen formuliert wurde. Er beschreibt den Menschen und andere soziale Institutionen als offene und im Austausch mit der Umwelt stehende dynamische Systeme. Soziale Gebilde unterliegen, im Sinne der modellhaften hinreichenden Analogie, denselben Organisationsprinzipien wie einfache Organismen.

Grundannahmen der GST (General-System-Theory)

1. Das Leben spielt sich in organismischen Entitäten ab, d. h., es wird ein holistisches Prinzip verfolgt: Das System als Ganzes ist ein Zusammenwirken aufeinander bezogener Teile bzw. Subsysteme, die in ihrer jeweiligen Umgebung aufeinander bezogen sind, um die Funktionen auszuüben, die zum Erreichen der jeweiligen Ziele notwendig sind. Ein System hat vielfache Bedingungsfaktoren. Demnach haben es Biologie, Verhaltenswissenschaften und Soziologie mit multivarianten Systemen zu tun. Systeme unterscheiden sich durch ihre jeweilige Organisation, das Muster ihrer Beziehungen von der Umwelt, sind hierdurch von dieser abgegrenzt.

2. Komplexe Phänomene sind mehr als die Summe ihrer Teile bzw. von isolierten Kausalketten. Dieses Ganzheitsprinzip wurde aus der Gestaltpsychologie übernommen.

3. Folge davon ist, dass nicht nur die einzelnen Teile eines organismischen Systems, sondern auch die Beziehungen zwischen diesen Komponenten zu untersuchen sind. Diese Beziehungen werden als systemkonstitutiv betrachtet. Sie sind zirkulär-rekursiv.
4. Lebende Organismen sind „offene Systeme", d. h., sie stehen im Informations- und Energieaustausch mit der Umwelt. Nur offene Systeme sind auch in der Lage, sich an Veränderungen in der Umwelt anzupassen und funktionsfähig zu bleiben.

Diese ursprünglich eher biologische Theorie fand dann unter dem Einfluss interdisziplinärer, insbesondere philosophischer Gedanken im Laufe der 1950er-Jahre Eingang in die Definition sozialer Systeme, wurde schließlich in den 1960er-Jahren in Amerika von der familientherapeutischen Forschung in Palo Alto (u. a. Bateson, Watzlawick) aufgegriffen und von da ausgehend in verschiedene Richtungen weiterentwickelt (Carr, 2016)

Definition des Systems

Hall u. Fagan (1956) definieren jedes System als eine Gruppe von Elementen, die durch Relationen mit anderen Elementen verbunden sind. Das Verhalten der Elemente wird eher aus den Relationen als aus den inhärenten Eigenschaften der einzelnen Elemente erklärt (Kap. 13, Carr, 2016). Diese charakteristischen Relationen zwischen den Elementen eines Untersystems führen zu Grenzziehungen (Unterscheidung) gegenüber anderen Elementen. Die Grenzziehung bedeutet, dass die Relationen zwischen den Elementen innerhalb einer Gruppe enger sind als die Relationen zu den Elementen außerhalb der Grenze (Luhmann, 1984). Diese Grenzziehungen zwischen den Gruppen von Elementen demarkieren die Ebenen.

Eine Gliederung der unterschiedlichen Funktionssysteme von Familien in drei Ebenen ist aus verschiedenen Gründen zu rechtfertigen:

Soziologische Perspektive

In der soziologischen Forschung hat bereits Simmel darauf hingewiesen, dass der Familie zwischen dem Individuum und der Gesellschaft eine wichtige Mittlerrolle zukommt. So spricht er in diesem Zusammenhang von einem dreigliedrigen Aufbau – Individuum, Familie, Gesellschaft. Simmel (1922, S. 537) führt auch die Doppelrolle der Familie aus: Einmal sei sie eine Erweiterung der eigenen Persönlichkeit, eine Einheit, andererseits stelle sie einen Komplex dar, in dem der Einzelne sich von allen anderen unterscheide. Familiensoziologen sehen Familien, ihre Entwicklungen, Probleme und Spannungen zudem immer in größeren Systemzusammenhängen (Gesellschaft, Politik, Ökonomie, Kultur, Kap. 9, 10, 11 und 12). Einen anderen Ansatz verfolgte Luhmann (Luhmann & Bednartz, 2005), der Kommunikation als wesentlichen Baustein sozialer Systeme betrachtet, Systeme als Produkt einer durch einen Betrachter getroffenen Unterscheidung zwischen System und Umwelt definiert sieht und bei menschlichen Systemen drei „Systemklassen" unterscheidet: Leben (biologische Systeme), Bewusstsein (psychische Systeme) und Kommunikation (soziale Systeme) (s. auch v. Schlippe & Schweitzer, 2012). Diese Positionen sind dem sozialen Konstruktivismus (Kap. 9 und 13) verwandt.

Psychodynamische Perspektive

In der psychoanalytischen Literatur beschreibt Balint (1957) in seiner Arbeit „Die drei seelischen Bereiche" auf drei Ebenen die sich aus der Dualunion zwischen Mutter und Kind notwendigerweise entwickelnde Abgrenzung. In einer individuumszentrierten Sichtweise folgt er einer Idee Rickmans (1951) und gelangt zu Vorstellungen über eine Dreiteilung der menschlichen Seele. Diese Dreiteilung gründet auf der Zahl der Beziehungen der Seele zur Objektwelt:

- die Ein-Personen-Beziehung oder der intrapsychische Bereich,
- die Zwei-Personen-Beziehungsschicht, also die dyadische Ebene,
- die Schicht der Drei- und Mehr-Personen-Beziehung.

Die interpersonell orientierte Psychoanalyse betonte schon früh die relationalen Dependenzen individueller psychischer Prozesse (Sullivan, 1950; vgl. Beutel et al., 2020).

Familientherapeutische Perspektive

In der Familientherapie betont vor allem die strukturelle Familientherapie (Minuchin, 1977; Minuchin & Fishman, 1983; Colapinto, 2016), dass die familiäre Struktur durch eine hierarchische Gliederung gekennzeichnet ist. Dies gilt für die Unterschiedlichkeit von elterlichen und kindlichen Rollen und der damit zusammenhängenden Regeln in der Familie. Die unterschiedlichen Regeln, die z. B. im Umgang mit Autorität und Einfluss offenkundig werden, tragen zur Differenzierung dieser Ebenen bei. Auch die Unterschiede in der Rollenzuweisung und im Rollenverhalten diskriminieren die drei Ebenen. Aus der Wiederkehr bestimmter Interaktionsmuster schließen wir auf Regeln, die dieser Struktur innewohnen und durch ihre Redundanz die Struktur der verschiedenen Ebenen bestimmen.

In der Familienforschung hat sich die Annahme einer Dreiteilung der Familienorganisation im Sinne von unterschiedlichen hierarchischen Ebenen ebenfalls als nützlich erwiesen (Steinhauer et al., 1984; Cierpka, 1987, 1990, 2005).

▶ **Wichtig** Das Drei-Ebenen-Modell in der Familiendiagnostik ist als heuristische Leitlinie gut begründet und bildet unterschiedliche Funktionssysteme ab. Unterschieden werden das Individuum, die dyadische bzw. triadische Ebene und die Dynamik des Gesamtsystems, die sich hierarchisch gliedern lassen. Bei einem solchen die Komplexität reduzierenden Modell ist immer zu beachten, dass die Familie in einen soziokulturellen Kontext eingebettet ist und diese Umgebungsbedingungen (eigentlich als weitere Funktionssysteme) mit zu berücksichtigen sind.

3.2 Koevolutive Entwicklung in Beziehungssystemen

Entwicklungspsychologische Betrachtung

Beziehungssysteme sind ganz wesentlich durch das individuelle Wachstum und die seelische Reifung der Entwicklung unterworfen. Der Lebenszyklus bestimmt z. B. das menschliche und häufig auch das familiäre Leben. Individuelle, erfahrungsabhängige Entwicklung ist nur als kontextuelle Entwicklung möglich. Gerade die Erfahrungen in der eigenen Familie prägen den Eindruck von unserer Kindheit. Diese Erfahrungen beeinflussen das, was man auch das Familiengefühl nennen kann (Cierpka, 1992; Reich, 2019). Durch die Verinnerlichung von Familienerfahrungen entstehen Familienrepräsentanzen als intrapsychische Strukturen, die mit dem Erwerb des Familiengefühls einhergehen. Diese verinnerlichten Erfahrungen mit der Herkunftsfamilie leiten uns unbewusst bei der Gründung der späteren eigenen Familie. Die Theorie zum Erwerb des Familiengefühls bedient sich auch der Systemtheorie, z. B. um die Kontextualisierung in der Entwicklung des Beziehungsraums für das Kind wie in einem offenen System zu beschreiben.

Das Individuum sucht sich intuitiv jene Kontexte, die es für seine Entwicklung benötigt. Die Forschung belegt, dass die für die Entwicklung des Kindes notwendigen Erfahrungen vorwiegend in den frühen Lebensjahren mit den primären Bezugspersonen, meistens der Familie, gemacht werden (Dornes, 2006). Allein wegen dieser Entwicklungen muss sich das Familiensystem in jedem Moment neu organisieren und ist deshalb ebenfalls spezifischen Entwicklungsaufgaben unterworfen. Auch umgekehrt beeinflussen Veränderungen in der Familie die erfahrungsabhängige individuelle Entwicklung einschließlich der neurobiologischen Reifung des kindlichen Gehirns (Roth, 2018; De Koven Fishbane, 2016).

Autopoiesis und Koevolution

Die Organisationsprozesse in Familien, Partnerschaften und Individuen können mit der Theorie der Autopoiesis (Maturana & Varela, 1980) und den Modellen der Koevolution (Willi, 1985) beschrieben werden. Nach Maturana besteht zwischen der Umwelt (Außenwelt) und der Psyche (Innenwelt) insofern eine „strukturelle Kopplung", als diese Bereiche wechselseitig miteinander interagieren. In einem zirkulären Verständnis werden die wechselseitigen Beeinflussungen dieser Funktionsabläufe zwischen den Systemen betont. Auch die Familie kann als Koevolution mehrerer Familienmitglieder in struktureller Kopplung mit dem soziokulturellen Kontext als ein selbstorganisierendes System verstanden werden. Zur Veranschaulichung des Prozesses der Koevolution des Lebens wird häufig das Bild einer Spirale gewählt. Die Spirale soll symbolisieren, dass sich die Vorgänge gegenseitig hervorrufen, wechselseitig beeinflussen und vor allem die Eigenschaft der ständigen Selbsterneuerung aufweisen. Diese Charakteristik ist mit dem Begriff Autopoiesis verbunden (griechisch „Selbsterschaffung").

Veränderung und Wandel

Lebende Systeme unterliegen auch durch Rhythmisierungen und nichtlineare Prozesse der Veränderung und dem Wandel, wobei das System immer versucht, sich zu organisieren, und zu Stabilität tendiert. Ein Charakteristikum nichtlinearer Prozesse ist es, dass eine kleine Veränderung einer Variablen – besonders in deren Ausgangszustand – eine unproportionale und unvorhersehbare Auswirkung auf die anderen Variablen in deren zeitlichen Veränderungen haben kann. Nichtlineare Prozesse kommen außerdem durch die Interaktionen multipler Variablen zustande. Diese Interaktionen können die Funktion der ersten Variablen amplifizieren oder sie abschwächen bzw. auslöschen.

Wechselwirkung zwischen Biologie und Beziehung

Die biologischen Prozesse des Organismus sind ein eigenständiges, aktives System, das die Umgebung entsprechend beeinflusst und seine Kontextbedingungen mitgestaltet. Historisch betrachtet wurden die Wechselwirkungsprozesse zwischen dem Organismus und den psychosozialen Prozessen in der Familientherapie lange Zeit vernachlässigt. Minuchins Theorie über die „psychosomatische Familie" zählt zu den einflussreichsten, am häufigsten zitierten Werken der Familientherapie. In ihrem Buch entwickelten der Kinderpsychiater Minuchin, die Psychologin Rosman und der Psychiater Baker ihre Erfahrungen in der Behandlung von Kindern mit einem Diabetes mellitus, einem Asthma bronchiale und dann später mit einer Anorexia nervosa weiter zu einem Modell der Familie mit einem psychosomatisch erkrankten Jugendlichen (Minuchin et al., 1983). In anschließenden konzeptuellen und empirischen Arbeiten stellte Wood (2008, 2015; vgl. Reich, 2020) das Modell der psychosomatischen Familie in einen breiteren Rahmen, sie nennt ihr Konzept das „biopsychosoziale Entwicklungsmodell". Hier ist die Trennung zwischen Seele und Körper im ursprünglichen Begriff Psychosomatik aufgehoben. Das Modell ist weniger krankheitsorientiert und beinhaltet relevante individuell-entwicklungspsychologische Faktoren sowie andere soziale Kontextvariablen wie beispielsweise die Schule. All diese Faktoren beeinflussen in Wechselwirkungsprozessen das Wohlbefinden des Kindes und der Familie.

Die Modelle der Psychosomatik nehmen sich dem Problem der Beziehung zwischen dem Organismus und der Umgebung an. Modelle wie Freuds Triebkonzept oder Pawlows Verhaltenskonditionierung zeigen, wie seelische mit organismischen Phänomenen gekoppelt sein können. Das Konzept der verschiedenen Ebenen erhält dann Relevanz, wenn nach dem Zusammenspiel zwischen den biologischen, den psychologischen und den sozialen Vorgängen gefragt wird. Die Wechselwirkungsprozesse in diesen Mehr-Ebenen-Modellen werden bei der Entstehung von Krankheit bzw. dem Erhalt von Gesundheit etwa in dem von Engel (1977) entwickelten biopsychosozialen Modell (s. Egle et al., 2020) oder im Ansatz des Situationskreises (von Uexküll, 1986) berücksichtigt. In diesen Modellen ist der biopsychosoziale Mensch Teil umfassender Systeme und selbst wiederum ein System aus vielen Subsystemen.

▶ **Wichtig** Die diagnostischen Konzepte und die therapeutischen Ansätze in der biopsychosozial orientierten Medizin sind entsprechend multifaktoriell angelegt und in einem integrativen Ansatz miteinander verbunden. Die biologischen, psychologischen und sozialen Faktoren sind in Bezug auf menschliche Reifungs- und Wachstumsprozesse, aber auch im Hinblick auf die Pathogenese von Störungsbildern als synergetisch zu betrachten.

Kliniker*innen, die dem biopsychosozialen Modell folgen, versuchen relevante dysfunktionale Prozesse auf der biomedizinischen, der psychologischen und der sozialen Ebene zu erfassen. Wenn sich Dysfunktionalitäten auf diesen unterschiedlichen Ebenen wechselseitig verstärken, sodass Störungen bzw. Krankheiten entstehen bzw. aufrechterhalten bleiben, handelt es sich um koevolutive Prozesse. Allerdings kodeterminieren sich nur diejenigen Komponenten zu einem koevolutiven Prozess, die wie Schlüssel und Schloss zusammenpassen – wir sprechen insofern von Schlüsselkonzepten (Cierpka et al., 1998). Die durch die Interaktion der dysfunktionalen Komponenten und den koevolutiven Prozess entstehenden Muster verändern die Struktur des Systems, was sich z. B. am Übergang von einer akuten zu einer chronischen Erkrankung beobachten lässt. Die neuen biopsychosozialen Muster bekommen mit der Zeit und durch Wiederholung eine andere Bedeutung, was zu ihrer Stabilisierung beiträgt. Für jedes Problem oder für jedes Symptom benötigen die Therapeuten ein Entwicklungsmodell der Störung, das sich durch ganz unterschiedliche dysfunktionale Prozesse charakterisieren lässt.

3.3 Die Funktionsebenen der dimensionalen Familiendiagnostik

Das dimensionale Modell
Strauss (1973) hat für die individuelle Diagnostik dem topografisch diagnostischen Modell das dimensionale Modell gegenübergestellt. Die dimensionale Betrachtung erlaubt der Familiendiagnostiker*in eine vom Individuum (und seiner Symptomatologie) weitgehend unabhängige Beurteilung der Familie. Die Familien werden entlang einem Kontinuum hinsichtlich ihrer Stärken und Schwächen auf verschiedenen Dimensionen eingestuft. Die Stärken und Schwächen ergeben über die verschiedenen Ausprägungen der Dimensionen quasi ein Profil, mit dem jede Familie oder auch Gruppen von Familien beschrieben werden können. Eine Klassifikation der Familie erfolgt auf der Basis der multidimensionalen Betrachtung. In Untersuchungen von Gruppen von Familien führt die Kategorisierung der Funktionalitäten bzw. Dysfunktionalitäten der Dimensionen zu Familientypen. In einer Arbeit von Fisher (1977), in der die dimensionale Erfassung von Stärken und Schwächen in Familien versucht wurde, zeigte dieser, dass die so entstandenen Familientypologien unabhängig von diagnostischen medizinischen Klassifikationssystemen sind.

In diesem Handbuch der Familiendiagnostik wird auch dieses dimensionale Modell verwendet. Das Problem der Klassifizierung von gesund und krank wird allerdings dadurch nur ansatzweise gelöst, es wird eher verlagert. Meistens müssen in einem zweiten Schritt Cut-off-Werte festgeschrieben werden, die den Übergang der Funktionalität zur Dysfunktionalität auf den Dimensionen markieren.

Funktionale Perspektive
Die relevanten Dimensionen sind diejenigen Funktionen, die zur Selbstorganisation auf jeder Ebene beitragen und das Funktionssystem charakterisieren. Das Paradigma der Selbstorganisation ist für das Verständnis dieser Prozesse besonders geeignet (Schiepek, 1999). Für die Diagnostik ist die funktionale Perspektive entscheidend. Die entsprechenden diagnostischen Fragen lauten:

- Welche Funktionen sind auf jeder Ebene notwendig, um das jeweilige Funktionssystem aufrechtzuerhalten?
- Wie lassen sich diese Funktionen im Hinblick auf Funktionalität und Dysfunktionalität qualifizieren und quantifizieren?

Für die Familiendiagnostik bedeutet dies, dass zunächst die relevanten Funktionen auf jeder Ebene identifiziert, beschrieben, eingeschätzt und dann im Hinblick auf Funktionalität bzw. Dysfunktionalität beurteilt werden müssen. Im Drei-Ebenen-Modell leiten sich daraus vier größere diagnostische Fragenkomplexe ab:

1. Wie organisiert sich das Individuum innerhalb seiner Beziehungssysteme?
2. Wie organisieren sich die dyadischen bzw. triadischen Beziehungen in der Familie?
3. Wie organisiert sich die Familie als Familie?
4. Wie organisiert sich die Familie innerhalb des sozialen und gesellschaftlichen Kontextes?

Im Folgenden wird dieses Vorgehen für jede Ebene getrennt beschrieben. In einem weiteren Schritt werden dann die Wechselwirkungsprozesse an den Verknüpfungsstellen zwischen den Ebenen untersucht, die für die Entstehung, Aufrechterhaltung und Auflösung eines Problems bzw. eines Symptoms verantwortlich gemacht werden können.

3.3.1 Wie organisiert sich das Individuum innerhalb seiner Beziehungssysteme?

Austauschprozesse des Individuums
Das Individuum steht immer sowohl körperlich als auch seelisch im Austausch mit seiner Umgebung. Mehr als jedes andere Lebewesen ist der Mensch über eine lange Zeit der psychischen und körperlichen Reifung von seinen Bezugspersonen abhängig. Jedes Individuum bringt aber auch seine spezifischen Charakteristika (z. B. sein Temperament) in die Familie ein und trägt zur Gestaltung der Familiendynamik bei. Die organismischen Bedingungen (z. B. körperliche Stabilität und Gesundheit oder die Plastizität der neuronalen Vernetzung im Gehirn) spielen eine ganz wesentliche Rolle. Der Interaktion zwischen „nature" and „nurture" wird heutzutage wesentlich mehr Relevanz eingeräumt als früher. Die genetische Ausstattung scheint zwar festgeschrieben zu sein – welche Gene wann und wie wirksam werden –, wird allerdings durch Umweltreize und Umgebungsbedingungen getriggert, sodass der Interaktion zwischen dem In-

dividuum und seiner unmittelbaren und wichtigsten Umgebung, der Familie, hohe Bedeutung für die Entwicklung des Organismus, z. B. auch für die neuronale Vernetzung und die Strukturen des Gehirns, zukommt (Roth & Strüber, 2012).

Individuelle Entwicklungstheorien
Die individuellen Entwicklungstheorien beschreiben die kognitiven (Intelligenzniveau, Begabung, Aufmerksamkeit, Konzentration, Fantasien etc.), emotionalen (z. B. emotionale Belastbarkeit, Affektmuster, Angstausmaß etc.) und motivationalen (Zukunftsvorstellungen, Ziele, Erwartungen, Werthaltungen, Wünsche, Interessen) Aspekte des Individuums. Die Individuen in einer Familie unterscheiden sich in diesen Dimensionen. Mithilfe der unterschiedlichen Theorien (z. B. Lerntheorie, Verhaltenstheorie, Kognitionspsychologie, Affekttheorie) können die Dimensionen auf der individuellen Ebene diagnostiziert werden.

Psychoanalytischer Ansatz
Der psychoanalytische Ansatz beschreibt die psychische Innenwelt des Individuums, die sich in der Kindheit in den Interaktionen mit den primären Bezugspersonen, meistens den Eltern, herausbildet und ein Leben lang im Austausch mit der Umgebung steht. Mithilfe der Entwicklung von Repräsentanzen als Verinnerlichungen der zwischenmenschlichen Erfahrungen und aller Lernprozesse macht sich das Kind die Welt zu eigen und wird gleichzeitig ein Teil der Welt. Die Psychoanalyse stellt die Frage, wie die Struktur der intrapsychischen Welt dieser Repräsentanzen, die in ihrer Gesamtheit auch als Selbst bezeichnet werden kann, in der Interaktion mit der Umwelt (den Objekten) funktioniert.

3.3.2 Wie organisieren sich die dyadischen bzw. triadischen Beziehungen in der Familie?

Affekte induzieren Interaktion
Zeitlupenfilme, die man von einem dialogischen interaktiven Verhalten in der Partnerschaft anfertigen kann, verdeutlichen die intuitiven Ab-

stimmungsprozesse innerhalb einer Dyade. Solche Filme zeigen einen subtilen Tanz zwischen Sprecher*in und Zuhörer*in, ein rhythmisches Vor und Zurück, als sei eine präzise Choreografie am Werk. Am deutlichsten sehen wir vielleicht diese Choreografie zwischen Mutter und Kind, wie sie Daniel Stern (Stern, 1985, 1998, 2000) für die Dyade und Fivaz-Depeursinge u. Corboz-Warnery (2001) für die familiäre Triade beschrieben haben. Der Betrachter hat den Eindruck, einem einzigen Organismus gegenüberzustehen, zwei oder drei unterschiedlich autonomen Individuen, die im höchsten Maße voneinander abhängig sind und dadurch wie ein Ganzes wirken. Die Forschung zeigt, wie bedeutsam die Affekte der Interaktionspartner für die interpersonelle Abstimmung sind (Krause, 2001).

Verinnerlichung der zwischenmenschlichen Erfahrungen

Obwohl die Affektsysteme wie der Bindungsapparat bei der Geburt des Kindes bereits biologisch angelegt sind, entwickeln sich die affektiv gesteuerten interaktiven Strategien, die überwiegend unbewusst ablaufen, zunächst im Kontext der frühen Eltern-Kind-Beziehung. Szander (1985) spricht von einem Kind-Bezugsperson-System, das seine eigene einzigartige Konfiguration und Regulation beinhaltet. Der Zugang des Kindes zum Bewusstsein seiner inneren Zustände – innere Erfahrungen und Aktivitäten, um selbstregulatorisches Verhalten zu organisieren – wird durch dieses Kind-Bezugsperson-System gestaltet. Diese Konfigurationen werden dann zu einem Repertoire von andauernden Koordinations- und Anpassungsstrategien, die wiederum in Beziehungen mit anderen wiederholt und erkannt werden können.

Zentrale interpersonelle Muster

Innerseelische Repräsentanzen stehen in Zusammenhang mit den verinnerlichten Erfahrungen dieser Beziehung (sog. RIGs, „Representations of Interactions that have been generalized"; Stern, 1985) und werden im episodischen Gedächtnis gespeichert. Diese RIGs werden für das Beziehungsverhalten und -erleben des Erwachsenen insofern bedeutsam, als das Individuum seine zentralen Beziehungsthemen mit anderen Beziehungspartnern in der Übertragung zu wiederholen sucht (Luborsky & Crits-Christoph, 1990; Stasch et al., 2002). Frühkindliche Erfahrungen werden somit durch kontinuierliche andere Erfahrungen wiederholt und bestätigt oder modifiziert. Solche Muster können über die Lebensspanne hinweg das Verhalten eines Individuums kennzeichnen. Zahlreiche Forscher und Kliniker bemühen sich seit Anfang der 1970er-Jahre, systematische Formulierungen für die Beschreibung bzw. Abbildung von interpersonellen Problemen, insbesondere für die einzelpsychotherapeutische Therapeut-Patient-Konstellation, zu erarbeiten. Alle Verfahren gehen von der Existenz eines oder evtl. mehrerer zentraler interpersoneller Muster in überdauernden Beziehungen aus (Kap. 15.)

Einschätzung von Dyaden

Die Einschätzung von Dyaden und Triaden ist in der Familiendiagnostik von hohem Interesse. Die Familientherapie kann in diesem Bereich auf viele Konzepte zurückgreifen. Die klinische Beurteilung der Dyaden erfolgt vor dem Hintergrund der familientherapeutischen Schulorientierung und reicht entsprechend von der Kommunikationsanalyse bis zur Suche nach unbewussten Kollusionen (Kap. 15).

Partnerschaft und Elternschaft

Die Beurteilung der Partnerschaft bzw. der Elternschaft ist in der Familiendiagnostik zentral. Erziehungsstile und -ziele lassen sich bei den Eltern identifizieren und im Hinblick auf Übereinstimmung zwischen den Eltern untersuchen (Kap. 17). Auf die diagnostischen Untersuchungsmöglichkeiten der Partnerschaft kann an dieser Stelle nicht ausführlich eingegangen werden, weil hierfür ein eigenes Handbuch geschrieben werden müsste. Zusammenfassende Arbeiten finden sich bei Schindler, Hahlweg u. Revenstorf (2017) für die Verhaltenstherapie, bei Willi (1995) für die systemisch-ökologische Psychotherapie, bei von Schlippe u. Schweitzer (2012; Retzer, 2012) für die systemische Therapie und für die psychodynamisch-integrative Perspektive (Cierpka et al., 2012) und in diesem Buch (Kap. 15).

Geschwisterdyade

Aber auch die Geschwisterdyaden (Cierpka, 2015) und die Dyaden zwischen einem Elternteil und einem Kind (Mutter-Kind bzw. Vater-Kind) sind zu beachten, weil sie sich signifikant von der Dyade dieses Elternteils mit einem anderen Kind unterscheiden können. Die Untersuchungen aus der Verhaltensgenetik (Übersichten bei Joraschky & Cierpka, 1990; Hetherington et al., 2016; Reiss et al., 2003) befassen sich mit den genetischen und psychosozialen Faktoren bei der Entstehung von Krankheiten. Es konnte gezeigt werden, dass ein großer Teil der Varianz bei den Umgebungsfaktoren auf nicht gemeinsame Erfahrungen (Nonshared-Environment-Variablen) der Kinder zurückzuführen ist. Dyadische Erfahrungen eines Kindes mit einem Elternteil sind offenbar hochspezifisch. Dyadische Erfahrungen sind als entscheidend dafür anzusehen, wie sich Kinder in einer Familie entwickeln. Diese Erfahrungen führen dazu, dass die Dyaden in einer Familie fast so verschieden sind wie diejenigen zwischen unterschiedlichen Familien.

Die ödipale Theorie – von der Dyade zur Triade

Wie organisieren sich Triaden in Familien? Menschliche Beziehungen haben eine „trianguläre Grundform", weil bereits wenige Wochen alte Säuglinge Beziehungen zu beiden Elternteilen und anderen Personen aufnehmen und voneinander unterscheiden können und in der ihnen zur Verfügung stehenden Form des Gedächtnisses „speichern". Diese Repräsentanzen von triadischen Mustern steuern maßgebend die Beziehungsstrategien in Mehr-Personen-Beziehungen. Psychodynamisch orientierte Familientherapeut*innen untersuchen triadische Beziehungsmuster und die Bewältigung von Drei-Personen-Konflikten vor dem Hintergrund der ödipalen Theorien (Kap. 15; Bauriedl et al., 2002).

Beziehungsfaktoren außerhalb der Kernfamilie

Wenn als „Familie" lediglich die Kernfamilie im Dreieck Vater-Mutter-Kind gesehen wird, werden die Geschwisterbeziehungen, die Beziehungen zu den Gleichaltrigen, der Einfluss sekundärer Sozialisationsinstanzen, wie Schule oder berufliche Ausbildungssituation, sowie weitere soziale und ökonomische Faktoren ausgeklammert. Gerade jene Lebensbereiche und Beziehungskontexte bleiben eher unberücksichtigt, die den Austauschprozess zwischen Gesellschaft und Familie betreffen. Die gesellschaftliche Einbettung droht verloren zu gehen, die Fokussierung auf die Kernfamilie wirkt manchmal wie ein ausgestanztes Konstrukt in der Konzeptbildung (Kap. 9, 11 und 12).

3.3.3 Wie organisiert sich die Familie als Familie?

Zentrale Funktionen

Um die zentralen Dimensionen und ihre Funktionen zu identifizieren, die die Organisation der Familie als Familie ermöglichen, ist zunächst nach den Aufgaben der Familie zu fragen. Wie funktioniert eine Familie? Was sollte eine Familie leisten? Verschiedene Aufgaben sind zu bewältigen:

Alltagsbewältigung

Die basalen Aufgaben garantieren die materielle Versorgung, etwa von Essen, Schutz, Gesundheit etc. Die Familie verschafft dem Kind in der Regel den Kontext für die somatische Integrität ("nature") und die emotionale Einbettung ("nurture"). Die Familie verschafft sich die Gruppen- bzw. Familienatmosphäre, die das Zusammenleben der Familienmitglieder erst ermöglicht.

Entwicklung des Einzelnen bei Aufrechterhaltung des Ganzen

Ganz überwiegend ist es die Aufgabe der Familie, dem Kind die angemessenen Bedingungen zur Verfügung zu stellen, damit die notwendigen Reifungsschritte und die adäquate psychische Entwicklung erfolgen können. Dem Familienmitglied werden jene fördernden Umweltbedingungen geschaffen und bereitgehalten, die es für seine optimale Reifung benötigt (Winnicott, 1974; Cierpka & Windaus, 2007). Für das Kind günstige psychologische Entwicklungs- und Wachstumsprozesse tragen in erheblichem

Maße zur psychischen Stabilität des Erwachsenen bei (Egle & Hardt, 2012,
Kap. 17, 18, 19 und 20).

Mit Erikson (1976) geht man heute von einer
lebenslangen Entwicklung des Individuums aus.
Die Familie muss diesen Veränderungen Rechnung tragen können. „Funktionale" Familien erfüllen dann ihre „Funktion", wenn sie ihre Entwicklungsaufgaben erfüllen, d. h. dem Kind oder
Jugendlichen die Reifung und das psychische
Wachstum an den Schwellensituationen (erste
Selbstständigkeit in Kindergarten und Schule,
Veränderungen in der Pubertät, Ablösung vom
Elternhaus) ermöglichen. Wenn „dysfunktionale"
Familien diese Aufgaben nur ungenügend er-
füllen, werden den Familienmitgliedern keine
altersentsprechenden Entwicklungsmöglichkeiten geboten (Kap. 10).

Intimes Zusammenleben der Familienmitglieder

Familien sind durch das Miteinander von Generationen charakterisiert. Das Zusammenleben
von – in der Regel – Eltern und Kindern ist
idealerweise ein intimes, jedoch die Integrität des
Einzelnen respektierendes Miteinander. Keine
andere Lebensform erlaubt so viel Sicherheit,
Affekttoleranz und Regressionsmöglichkeiten.

Prozessmodelle der Familie

Die Aufgabenerfüllung lässt sich durch unterschiedliche Dimensionen operationalisieren. Verschiedene Prozessmodelle konzipieren vor dem
Hintergrund unterschiedlicher familien-
theoretischer Vorstellungen Kategorien, die Aussagen über die Funktionalität dieser Dimensionen erlauben (Kap. 25 und 26).

Das **Familienmodell** (Steinhauer et al., 1984;
Cierpka, 1990; Abb. 3.1) beispielsweise operationalisiert in sieben Dimensionen, wie sich eine Familie als Familie organisiert und damit die Entwicklung der Einzelnen gewährleistet, ohne die
Aufrechterhaltung der Familie zu gefährden. Eine
erfolgreiche **Aufgabenerfüllung** erfordert die Differenzierung von Rollen in einer Familie und die
entsprechende Bereitschaft der Familienmitglieder,
die ihnen zugeteilten Rollen zu übernehmen. Für
das Verständigen über **Rollenzuweisungen
und -übernahmen** ist eine möglichst effektive

Abb. 3.1 Familienmodell in Anlehnung
an Steinhauer et al. (1984)

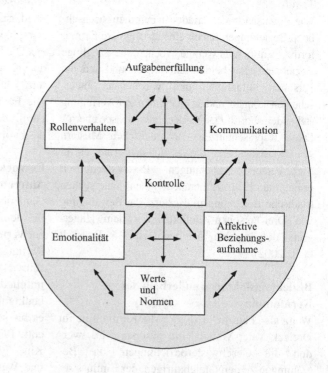

Kommunikation notwendig. Die Intensität der Gefühle, die **Emotionalität,** kann die Kommunikation entweder stören oder erleichtern und zur erfolgreichen Rollenerfüllung beitragen. Das emotionale Interesse der einzelnen Familienmitglieder füreinander ist in der Dimension „**Affektive Beziehungsaufnahme**" enthalten. Als **Kontrolle** wird der Prozess bezeichnet, mit dem sich die einzelnen Familienmitglieder untereinander beeinflussen. Die Familienmitglieder sollten fähig sein, bestimmte Funktionen zuverlässig aufrechtzuerhalten, andere in eher flexibler Weise zu verändern. Die gesellschaftlich vermittelten **Werte und Normen** werden von der Familie übernommen und gehen in alle diese Dimensionen ein.

Gibt es ein „Strukturniveau" der Familie?
Lassen sich die Funktionalitäten bzw. Dysfunktionalitäten in diesen Funktionen quantifizieren? Kann man Störungsgrade oder ein Strukturniveau in diesen Funktionssystemen bestimmen?

Die Funktionalität des Familiensystems kann an der Frage festgemacht werden, wie die Entwicklung und Reifung des Einzelnen in der koevolutiven Entwicklung mit der Familie gewährleistet wird. An dem Grad der Gewährleistung elementarer Funktionen, die einerseits ein psychisches Wachstum bzw. eine psychische Reifung des Einzelnen ermöglichen und andererseits das Familienleben entwickeln, lassen sich Störungsgrade oder Strukturniveaus ablesen und somit quantifizieren. Das Strukturniveau ergibt sich aus dem Verhältnis von Funktionalität versus Dysfunktionalität. Die Frage, wie z. B. das Bedürfnis nach Bindung und einem affektiven Miteinander in größtmöglicher Sicherheit in der Familie gewährleistet wird, lässt sich mithilfe der Dimensionen des Familienmodells beantworten. Das Strukturniveau leitet sich dann davon ab, wie gut, wie effizient, wie angemessen die Familie etwa in den Dimensionen „Emotionalität" und „Affektive Beziehungsaufnahme" funktioniert. Durch das Bestimmen von Stärken und Schwächen auf jeder Dimension wird das Ausmaß quantifiziert und grafisch z. B. in einem Profil dokumentiert. Im Familiengespräch und in der Forschung kann mithilfe verschiedener Verstehensansätze (z. B. Kap. 15, Operationalisierte Psychodynamische

Diagnostik für Beziehungssysteme) und Einschätzungsinstrumente (Kap. 25 und 26) der Grad der Funktionalität bzw. Dysfunktionalität erfasst werden.

3.3.4 Wie organisiert sich die Familie innerhalb des sozialen und gesellschaftlichen Kontextes?

Sozialer Kontext
Familien sind in den sozialen Kontext der Nachbarschaft, der Gemeinde, der Stadt und in übergreifende kulturelle und gesellschaftliche Kontexte eingebettet. Die Familie muss sich an die Umgebung anpassen können, oder sie sucht sich die für ihre Entwicklung günstigen Umgebungsbedingungen, damit es zu einem fruchtbaren Austauschprozess kommen kann. Die Familie selbst ist aber auch eine „Keimzelle" der Gesellschaft und entwickelt Werte und Normen, die von der Gesellschaft assimiliert werden.

Werte und Normen
Werte und Normen werden über die Generationen der Familie tradiert. Dies gilt z. B. für die moralischen und religiösen Maßstäbe, welche festlegen, was moralisch akzeptabel oder im ethischen Sinne vertretbar ist. Die Zielvorstellungen und die Standards der Familie leiten sich daraus ab. Viele dieser moralischen oder religiös beeinflussten Wertvorstellungen finden sich in den (explizit oder implizit formulierten) Regeln der Familie wieder. Die Normen einer Familie beschreiben querschnittsmäßig die Summe der Wertvorstellungen, die in derselben als akzeptabel gelten. Sie legen die Minimalanforderungen hinsichtlich der Standards für die einzelnen Familienmitglieder fest. So sind Individuationsprozesse insofern von diesen Normvorstellungen beeinflusst, als z. B. der Zeitpunkt der Loslösung in den Familien sehr verschieden verhandelt werden kann. Auch der Zeitpunkt der Heirat ist von familiären und gesellschaftlich-kulturellen Vorstellungen abhängig. Dies erinnert an die wechselseitigen Identifizierungen und die damit in Zusammenhang stehenden Gefühlsbindungen,

wie sie von Freud (1923) beschrieben wurden. Wechselseitige Identifizierungen setzen gemeinsame Ideale in der Familie voraus, die von den Familienmitgliedern anerkannt und geteilt werden (Cierpka, 1992; Reich, 2019). In einer multikulturellen Gesellschaft sind die Werte und Normen der Familie in der Familiendiagnostik immer zu reflektieren (Kap. 12).

Familiengeschichte

Familien sind Teil der Gesellschaft, sie sind aber auch eigenständig. Die Ebene der „Familie als Ganzes" umfasst die Organisation der familiären Funktionen, die jeder Familie zur Eigenständigkeit verhilft und diese von anderen Familien abgrenzt. Familien sind soziologisch gesehen Kleingruppen. Soziologische und sozialpsychologische Theorien beschreiben das Rollenverhalten oder die Organisation von Kleingruppen (s. d. Thomae, 1972). Familien unterscheiden sich von den anderen Kleingruppen durch die sog. Mehrgenerationenperspektive und die damit implizierten biologischen Gemeinsamkeiten. Familien haben eine eigene Geschichte, die mit Ideologien, bestimmten Werten und Normen, aber auch Familienmythen verbunden ist. Die Familienmitglieder sind natürlich nicht nur über ihre Vergangenheit, sondern auch über den gegenwärtigen gemeinsamen Lebenskontext miteinander verbunden.

Prozess der Selbstorganisation

Systemisch arbeitende Therapeut*innen untersuchen den Kommunikationsprozess, familiäre Regeln, Selbstorganisationsprozesse oder die Konstruktionen der familiären Wirklichkeit im jeweiligen Kontext (Kap. 13). Sie betonen, dass Familien niemals unabhängig von ihren Umgebungsbedingungen gesehen werden können. Je nach zugrunde liegender Familientheorie beschreiben sie die für diese Ebene relevanten Dimensionen. Sie fragen sich, wie sich eine Familie innerhalb des sozialen und gesellschaftlichen Kontextes organisiert und wie sie sich von ihrer Umgebung unterscheidet.

Kohäsion und Adaptabilität

Das familiäre System kann gegenüber der Umwelt sehr offen (zentrifugal, losgelöst) oder sehr verschlossen (zentripetal, rigide verstrickt) sein. Andere eher empirisch orientierte Familiendiagnostiker beschreiben den Zustand dieser Systemmerkmale mit den familiären Dimensionen Kohäsion und Adaptabilität. Olson (Olson & Gorall, 2003) definiert in seinem Modell (Kap. 25) Kohäsion als emotionale Bindung der Familienmitglieder.

- Die extrem hohe Ausprägung von Kohäsion bezeichnet Olson als Verstrickung, die eine Überidentifikation mit der Familie beinhaltet und eine Individuation der Familienmitglieder verhindert.
- Extrem niedrige Kohäsion ist durch Beziehungslosigkeit der Familienmitglieder untereinander gekennzeichnet und wird Losgelöstheit genannt.
- Dazwischen liegen die Bereiche der Getrenntheit und Verbundenheit, in denen mehr oder weniger angemessene emotionale Bindungen der Familienmitglieder zueinander registriert werden.

Adaptabilität wird von Olson (Olson et al. 1983; Olson & Gorall, 2003) als die Fähigkeit eines Paar- bzw. Familiensystems bezeichnet, seine Machtstrukturen, Rollenbeziehungen und Beziehungsregeln entsprechend den situativen und entwicklungsbedingten Belastungen zu verändern. Diese Dimension basiert also im Wesentlichen auf dem Konzept der „dynamischen Veränderung" (Olson et al., 1983, S. 77), welche sich auf einem Kontinuum von Morphogenese (allmähliche Veränderung) nach Morphostase (keine Veränderung, Stabilität) bewegt.

Vertikale und horizontale familiäre Stressoren

Carter und McGoldrick (1988) diskutieren die Wirkung von familiären außerfamiliären Stressoren, wobei sie die mehrgenerationale (transgenerationale) Perspektive („vertikale Stressoren") mit der aktuellen Familiendynamik im Lebenszyklus (Kap. 10) („horizontale Stressoren") sowie den außerfamiliären Einflüssen (Kap. 9, 11 und 12) verbinden. Abb. 3.2 verdeutlicht diese Zusammenhänge.

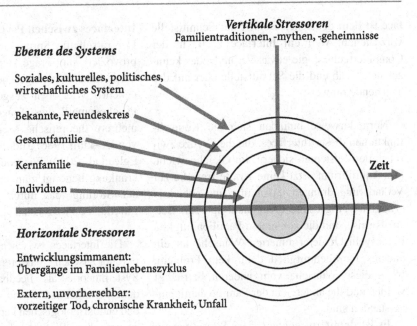

Abb. 3.2 Auf die Familie einwirkende Anforderungsbereiche. (Mod. nach Carter & McGoldrick, 1988)

Ebenen des Systems

Soziales, kulturelles, politisches, wirtschaftliches System

Bekannte, Freundeskreis

Gesamtfamilie

Kernfamilie

Individuen

Vertikale Stressoren
Familientraditionen, -mythen, -geheimnisse

Zeit

Horizontale Stressoren

Entwicklungsimmanent:
Übergänge im Familienlebenszyklus

Extern, unvorhersehbar:
vorzeitiger Tod, chronische Krankheit, Unfall

3.3.5 Schnittstellen und Verknüpfungen der Ebenen

Auf die Wechselwirkungsprozesse zwischen den Ebenen wurde bislang noch nicht eingegangen. Durch die Konzeptualisierung der theoretischen Verknüpfungen zwischen der individuellen, dyadischen, der familiären und der außerfamiliär/gesellschaftlichen Ebene wird der Schwerpunkt von der Beschreibung der Ebenen selbst auf deren Interaktion ausgeweitet. Um Aussagen über diese Schnittstellen machen zu können, ist es notwendig, unterschiedliche theoretische Ansätze heranzuziehen und teilweise zu integrieren. Nur ein solch pluralistischer Ansatz ist in der Lage, der Komplexität der Familie gerecht zu werden und das wechselseitige Verhältnis zwischen den Ebenen zu berücksichtigen.

Psychoanalyse und Systemtheorie
Einige Psychoanalytiker *innen versuchten, die individuumszentrierte psychoanalytische Theorie mit systemischen Konzepten zu verbinden und das Individuum im Kontext der Beziehungssysteme zu verstehen, in dem es lebt. Vor allem Bowen (1965) und danach z. B. Slipp (1980), Framo (1981) und Steinhauer und Tisdall (1984)

sowie Lebow (2014) fordern einen einheitlichen konzeptuellen Rahmen, in dem die unterschiedlichen theoretischen Vorstellungen Platz haben sollten. In Deutschland haben Fürstenau (2007, 2017) Buchholz (z. B. 1993) und Reich (1990, 2010; Reich & v. Boetticher, 2020) dazu beigetragen, dass die Vorteile einer integrativen Sichtweise für die psychotherapeutische Behandlung gesehen werden. Durch die mentalisierungsbasierte Familien- und Paartherapie (Kap. 19, Asen & Fonagy, 2014; Lebow, 2017) ergaben sich in den letzten Jahren weitere Verbindungen zwischen psychodynamischen und systemischen Konzeptionen, zudem z. B. durch die bindungsbasierte Familientherapie (Diamond et al., 2016) oder die emotionsfokussierte Paartherapie (Johnson & Brubacher, 2016).

Interfaces – Schnittstellen bzw. Verbindungsstellen zwischen den Ebenen
Steinhauer (1985) spricht von einem Interface an der Verbindungsstelle zweier verschiedener Ebenen. Er nennt z. B. Interfaces im intrapsychischen Bereich zwischen Ich und Über-Ich, auf der interpersonalen Ebene zwischen Mann und Frau, Eltern und Kindern oder zwischen Familie und Umwelt. Der englischsprachige Begriff des Inter-

face ist dem deutschen Begriff der Schnittstelle vorzuziehen, weil ein Interface z. B. in der Computertechnologie etwas Verbindendes kennzeichnet, während die Schnittstelle eher auf das Trennende hinweist.

Normalerweise befinden sich die Kontrollfunktionen dieser Interfaces, die die Grenze zwischen den Systemen sichern, im Gleichgewicht. Das Äquilibrium setzt keine Kräfte frei, die zur Veränderung drängen. Spannung und subjektiv erfahrbare Angst sind dann nicht spürbar. Beispielsweise sind die von einem Familienmitglied intrapsychisch determinierten Wünsche an ein anderes Familienmitglied dann kein Problem, wenn diese Wünsche vom anderen befriedigt werden und die anderen in der Familie damit einverstanden sind.

Es ist damit zu rechnen, dass Störungen im Gleichgewicht in einem System, die zu Spannungen an den Interfaces mit anderen Systemen und zu Veränderungen im Gleichgewicht der Kontrollfunktionen führen, sich als Belastungen in den angrenzenden Systemen auswirken können (Steinhauer & Tisdall, 1984). Diese Störungen müssen, wenn sie nicht korrigiert werden, von den hierarchisch übergeordneten Systemen kompensiert werden. Ein schwer depressiv erkrankter Vater, bei dem genetische Krankheitsursachen vermutet werden, wird mit seinem vorwiegend individuellen Problem andere Subsysteme in der Familie (z. B. die Ehe) schwer belasten. Solche funktionellen Störungen können, falls sie lange andauern und schwerwiegend sind, im Sinne einer Anpassungsleistung zu Veränderungen in der Familienstruktur, also einer weiteren, komplexeren Ebene, führen.

Das Modell der Interfaces zwischen den Ebenen erlaubt klinische Aussagen hinsichtlich der Indikationsstellung, denn für die Therapieplanung ist die Identifizierung der Dysfunktionalitäten auf den einzelnen Ebenen im Hinblick auf die Festlegung des Settings maßgebend (Kap. 6).

Interfaces zwischen Psyche und Soma

Der rätselhafte Sprung im Leib-Seele-Problem provoziert die Frage, wie sich seelische und körperliche Vorgänge beeinflussen und umgekehrt. Wie oben ausgeführt, untersucht die Psychosomatik diese Fragestellung und hat dazu mehrere theoretische Modelle vorgelegt (z. B. von Uexküll, 1986; Rudolf & Henningsen, 2017; Egle et al., 2020). Für jede psychosomatische Erkrankung benötigt man ein Entwicklungsmodell der Störung, das durch unterschiedliche dysfunktionale Prozesse zu charakterisieren ist.

Die Interfaces zwischen den biologischen und psychologischen Faktoren sind mithilfe der Systemtheorie als Feedbackprozesse zwischen dem Familiensystem und den immunologischen und endokrinologischen Parametern des Menschen zu verstehen. Einflüsse der Familiendynamik auf den Immunstatus zeigen sich z. B. als Auswirkungen von belastenden Lebensereignissen in der zellulären Immunreaktion, mit der Folge einer erhöhten Inzidenz von Infektionserkrankungen und Neoplasien (Ramsey, 1989; Cierpka et al., 2001; Schubert, 2020). In den endokrinen Feedback-Kreisläufen wirkt sich die Familiendynamik als Stimulus im Informationsprozess über das Gehirn bis in die humoral gesteuerten Endorgane aus. Familiäre Konflikte beeinflussen als Stressstimuli z. B. Metabolismus, Wachstum und Reproduktionsprozesse (Egle et al., 2020).

Symptomkontext

Wesentlich ist die Berücksichtigung des Symptomkontextes bei diesem mehrschrittigen Vorgehen. Es interessieren vor allem die Determinanten, die zu einem bestimmten Zeitpunkt in der individuellen und familiären Entwicklungsgeschichte und unter bestimmten situativen und kontextuellen Bedingungen die körperliche Symptomatik auslösen, aggravieren oder auch auflösen. Nur so wird der Blick auf die Schlüsselkonzepte für den Diagnostiker handlungsleitend, weil die problemauslösenden Faktoren identifiziert und bearbeitet werden können.

Atopische Erkrankung

Am Beispiel der atopischen Erkrankungen des Kleinkinds kann gezeigt werden, wie psychologische Parameter Einfluss auf die biologischen Faktoren nehmen (Egle & Cierpka, 1991). Da die Erstmanifestation der atopischen Dermatitis zu einem hohen Prozentsatz bereits im Säuglingsalter auftritt, muss die Familie bereits zu Beginn des familiären Lebenszyklus erhebliche Probleme bewältigen, die mit der Symptomatik des Kindes interferieren. Die Familie ist zu einem Zeitpunkt betroffen, in dem (beim ersten Kind) der Übergang von der Partnerschaft zur Familiengründung höchste Anforderungen an die Adaptabilität des Systems stellt. Die Durchführung der Behandlungsmaßnahmen bei einem erkrankten Kind erfordert relativ viel Aufmerksamkeit durch die Erziehungspersonen. Die Verordnung von Medikamenten muss eingehalten, Cremes müssen regelmäßig aufgetragen werden. Oft sind diätetische Maßnahmen durchzuführen oder das Kind ist von allergenen Substanzen fernzuhalten. Für die manchmal noch jungen Eltern bedeutet dies eine hohe Verantwortung und Stress. Vermutlich gewährleisten funktionale, ansonsten wenig belastete Familien die medizinische Behandlung besser.

In Studien konnte verifiziert werden, dass emotionale Belastungen und familiärer Stress zu vermehrtem Kratzen führen, was wiederum zu einer Exazerbation der Erkrankung beitragen kann (Faulstich et al., 1985; Peters & Gieler, 2020). Wenn sich beispielsweise das autonome Erregungsniveau verändert, führt dies zu Störungen der vaskulären Mikrozirkulation, was sich wiederum auf den Juckreiz und das Kratzen auswirkt. Die chronische Erkrankung und die zunehmende Symptomatik des Kindes stellen wiederum eine Belastung für die Familie dar, was über die o. g. familiären Einflussnahmen zu einem Teufelskreis führen kann. ◄

Übersicht

Das vorgestellte mehrschrittige Modell der Familiendiagnostik beinhaltet mehrere Aussagen, die für die Gewichtung der verschiedenen Faktoren bei der Entstehung bzw. Aufrechterhaltung von Problemen/Symptomen relevant sind:

- Der individuelle psychologische und/oder der biologische Faktor können bei der Beurteilung von Dysfunktionalitäten auf den Ebenen im Vordergrund stehen, während die familiären Dimensionen eher als Stärken imponieren. Die Familie kann in solchen Fällen bei der individuellen Krankheitsbewältigung helfen. Die ressourcenorientierte familienmedizinische Strategie (Cierpka et al., 2001) stützt sich auf den Modus der Abschwächung individueller biomedizinischer Pathologie, indem die Partnerschaft oder die Familie neue Lösungen für den Patienten bereitstellt oder ermöglicht.
- Die dysfunktionelle Familiendynamik kann aber auch im Vordergrund stehen, das Individuum selbst jedoch viele „gesunde" Anteile aufweisen. Die Indikation für familienmedizinische Familiengespräche oder eine Familientherapie ist dann zu stellen, um dem Individuum neue Entwicklungsmöglichkeiten bereitzustellen.
- Individuelle, partnerschaftliche, familiäre und soziale Faktoren können sich in Eskalationsprozessen gegenseitig verstärken. Die Interventionen sollten in diesen Fällen möglichst viele Faktoren auf unterschiedlichen Ebenen ansprechen, um Synergieeffekte zu erreichen.

Literatur

Asen, E., & Fonagy, P. (2014). Mentalisierungsbasierte therapeutische Interventionen für Familien. *Familiendynamik, 39*, 234–249.

Balint, M. (1957). *Problems of human pleasure and behaviour*. Hogarth.

Bauriedl, T., Reich, G., Cierpka, M., & Neraal, T. (2002). Psychoanalytische Paar- und Familientherapie. In M. Wirsching (Hrsg.), *Paar- und Familientherapie* (S. 79–105). Springer.

v Bertalanffy, L. (1956). General system theory. In *General systems yearbook I*, Society for General Systems Research.

v Bertalanffy, L. (1962). General system theory – A critical review. In *General systems yearbook VII*, Society for General Systems Research.

Beutel, M., Doering, S., Leichsenring, F., & Reich, G. (2020). Psychodynamische Psychotherapie. Störungsorientierung und Manualisierung in der therapeutischen Praxis (2., überarb. u. erw. Aufl.). Hogrefe.

Bowen, M. (1965). Family psychotherapy with schizophrenia in the hospital and private practice. In I. Boszormenyi-Nagy & J. Framo (Hrsg.), *Intensive family therapy* (S. 213–243). Harper & Row.

Buchholz, M. B. (1993). *Dreiecksgeschichten*. Vandenhoeck & Ruprecht.

Carr, A. (2016, 01). The evolution of systems theory. In T. L. Sexton & J. Lebow (Hrsg.), *Handbook of family therapy* (S. 120–133). Routledge.

Carter, B., McGoldrick, M. (1988). The changing family life circle, 2. Aufl. Gardner, New York.

Cierpka, M. (Hrsg.). (1987). *Familiendiagnostik*. Springer.

Cierpka, M. (1990). *Zur Diagnostik von Familien mit einem schizophrenen Jugendlichen*. Springer.

Cierpka, M. (1992). Zur Entwicklung des Familiengefühls. *Forum Psychoanal, 8*, 32–46.

Cierpka, M. (2005). The three-level model of family assessment. In M. Cierpka, V. Thomas, & D. Sprenkle (Hrsg.), *Family assessment – Integrating multiple clinical perspectives* (S. 15–33). Hogrefe.

Cierpka, M. (2015). Warum sind Geschwister so verschieden? *Psychoanalytische Familientherapie, 16*, 9–24.

Cierpka, M., & Windaus, E. (Hrsg.). (2007). *Psychoanalytische Säuglings-Kleinkind-Eltern-Psychotherapie. Konzepte – Leitlinien – Manual*. Brandes & Apsel.

Cierpka, M., Reich, G., & Kraul, A. (1998). Psychosomatic medicine and family psychopathology. In G. L'Abate (Hrsg.), *Handbook of family psychopathology* (S. 311–332). Guilford Press.

Cierpka, M., Krebeck, S., & Retzlaff, R. (2001). *Arzt, Patient und Familie*. Klett-Cotta.

Cierpka, M., Frey, B., Scholtes, K., & Köhler, H. (2012). Von der Partnerschaft zur Elternschaft. In Cierpka M (Hrsg.), *Frühe Kindheit. 0–3 K Jahre* (S. 115–126). Springer.

Colapinto, J. (2016). Structural family therapy. In T. L. Sexton & J. Lebow (Hrsg.), *Handbook of family therapy* (S. 120–133). Routledge.

De Koven Fishbane, M. (2016). The neurobiology of relationships. In T. L. Sexton & J. Lebow (Hrsg.), *Handbook of family therapy* (S. 48–65). Routledge.

Diamond, G., Russon, J., & Levy, S. (2016). Attachment-based family therapy: A review of the empirical support. *Family Process, 55*, 595–610.

Dornes, M. (2006). *Die Seele des Kindes. Entstehung und Entwicklung*. Fischer.

Egle, U. T., & Cierpka, M. (1991). Die Bedeutung von sozialer Situation und familiärer Interaktion für Ätiopathogenese, Verlauf und Prognose atopischer Erkrankungen bei Kleinkindern. Unveröffentlichter Forschungsantrag, Universität Mainz.

Egle, U. T., & Hardt, J. (2012). Gesundheitlich Folgen von Missbrauch, Misshandlung und Vernachlässigung in der Kindheit. In M. Cierpka (Hrsg.), *Frühe Kindheit. 0–3 Jahre* (S. 103–114). Springer.

Egle, U. T., Heim, C., Strauß, B., & von Känel, R. (2020). Das bio-psycho-soziale Krankheitsmodell revisited. In U. T. Egle, C. Heim, B. Strauß, & R. von Känel (Hrsg.), *Psychosomatik. Neurobiologisch fundiert und evidenzbasiert. Ein Lehr- und Handbuch* (S. 39–48). Kohlhammer.

Engel, G. L. (1977). The need for a new medical model: A challenge for biomedicine. *Science, 196*, 129–136.

Erikson, E. H. (1976). *Identität und Lebenszyklus* (3. Aufl.). Suhrkamp.

Faulstich, M. E., Williamson, D. A., Duchmann, E. G., Conerly, S. C., & Brantley, P. J. (1985). Psychophysiological analysis of atopic dermatitis. *Journal of Psychosomatic Research, 29*, 415–417.

Fisher, L. (1977). On the classification of families. *Archives of General Psychiatry, 34*, 424–433.

Fivaz-Depeursinge, E., & Corboz-Warnery, A. (2001). *Das primäre Dreieck. Vater, Mutter und Kind aus entwicklungstheoretisch-systemischer Sicht*. Auer. Heidelberg.

Framo, J. L. (1981). The integration of marital therapy with sessions with family of origin. In A. S. Gurman & D. P. Kniskern (Hrsg.), *Handbook of family therapy* (S. 133–158). Brunner Mazel.

Freud, S. (1923). *Das Ich und das Es* (Bd. 13, S. 235–289). GW.

Fürstenau, P. (2007). *Psychoanalytisch verstehen, systemisch denken, suggestiv intervenieren*. Klett-Cotta.

Fürstenau, P. (2017). *Entwicklungsförderung durch Therapie: Grundlagen psychoanalytisch-systemischer Therapie*. Psychosozial.

Hall, A., & Fagen, R. (1956). Definition of systems. In L. v Bertalanffy & A. Rapaport (Hrsg.), *General systems yearbook*. University of Michigan Press.

Hetherington, E. M., Reiss, D., & Plomin, R. (2016). *Separate social world of siblings: Impact of shared and nonshared environment*. Taylor & Francis.

Hoffmann, L. (1990). Constructing realities: An art of lenses. *Family Process, 29*, 1–12.

Johnson, S. M., & Brubacher, L. L. (2016). Emotionally focused couple therapy: Empiricism and art. In T. L. Sexton & J. Lebow (Hrsg.), *Handbook of family therapy* (S. 326–347). Routledge.

Joraschky, P., & Cierpka, M. (1990). Von der geteilten zur nichtgeteilten Konstruktion der Realität. *Familiendynamik, 15,* 43–61.

Krause, R. (2001). Emotion und Interaktion. In *Psychodynamische Konzepte* (S. 317–320). Springer.

Lebow, J. L. (2014). *Couple and family therapy. An integrative map of the territory.* American Psychological Association.

Lebow, J. L. (2017). Editorial: Mentalization and psychoanalytic couple and family therapy. *Family Process, 565,* 3–5.

Luborsky, L., & Crits-Christoph, P. (1990). *Understanding transference.* Basic Books.

Luhmann, N. (1984). *Soziale Systeme. Grundriss einer allgemeinen Theorie.* Suhrkamp.

Luhmann, N., & Bednarz, J. (2005). *Social systems.* University Press.

Maturana, H. R., & Varela, F. J. (1980). Autopoiesis. The organization of the living. In Maturana HR, Varela FJ (Hrsg.), *Autopoiesis and cognition. The realization of living* (S. 59–140). Reidel

Minuchin, S. (1977). *Familie und Familientherapie.* Lambertus.

Minuchin, S., & Fishman, H. C. (1983). *Praxis der Familientherapie.* Lambertus.

Minuchin, S., Rosman, B., & Baker, L. (1983). *Psychosomatische Krankheiten in der Familie.* Klett-Cotta.

Olson, D., & Gorall, D. (2003). Circumplex model of marital and family systems. In F. Walsh (Hrsg.), *Normal family process* (3. Aufl., S. 514–547). Guilford.

Olson, D. H., Russell, C. S., & Sprenkle, D. H. (1983). Circumplex model of marital and family systems: IV. Theoretical update. *Family Process, 22,* 69–83.

Peters, E., & Gieler, U. (2020). Dermatologische Erkrankungen. In U. T. Egle, C. Heim, B. Strauß, & R. von Känel (Hrsg.), *Psychosomatik. Neurobiologisch fundiert und evidenzbasiert. Ein Lehr- und Handbuch* (S. 499–515). Kohlhammer.

Ramsey, C. N. (1989). The science of family medicine. In C. N. Ramsey (Hrsg.), *Family systems in medicine* (S. 3–17). Guilford Press.

Reich, G. (1990). Psychoanalytische und systemische Familientherapie – integrative Aspekte und Differenzen in Theorie und Praxis. In A Massing (Hrsg) *Psychoanalytische Wege der Familientherapie* (S. 97–144). Springer, Berlin.

Reich, G. (2010). Zwischen Psychoanalyse und systemischer Therapie. *Psychotherapie im Dialog, 11,* 215–221.

Reich, G. (2019). Das Familiengefühl – Entwicklungslinien und Probleme. *Prax. Kinderpsychol. Kinderpsychiat, 68,* 359–375.

Reich, G. (2020). Paar- und Familientherapie in der Psychosomatik. In U. T. Egle, C. Heim, B. Strauß, & R. von Känel (Hrsg.), *Psychosomatik. Neurobiologisch fundiert und evidenzbasiert. Ein Lehr- und Handbuch* (S. 701–707). Kohlhammer.

Reich, G., & v Boetticher, A. (2020). *Psychodynamische Paar- und Familientherapie.* Kohlhammer.

Reiss, D., Plomin, P., Neiderhiser, J. M., & Hetherington, E. M. (2003). *The relationship code. Deciphering genetic and social influences on adolescent development.* Harvard University Press.

Retzer, A. (1996). *Familie und Psychose.* Fischer.

Retzer, A. (2012). *Systemische Paartherapie* (3. Aufl.). Klett-Cotta.

Rickman, J. (1951). *Psychoanalysis and culture.* Int Univ Press.

Roth, G. (2018). Fühlen, Denken, Handeln. Wie das Gehirn unser Verhalten steuert (6., neue u. vollst. überarb. Aufl.). Suhrkamp.

Roth, G., & Strüber, N. (2012). Pränatale Entwicklung und neurobiologische Grundlagen der psychischen Entwicklung. In M. Cierpka (Hrsg.), *Frühe Kindheit. 0–3 Jahre* (S 3–20). Springer.

Rudolf, G., & Henningsen, P. (2017). *Psychotherapeutische Medizin und Psychosomatik* (8. Aufl.). Thieme.

Schiepek, G. (1999). *Die Grundlagen der Systemischen Therapie. Theorie, Praxis, Forschung.* Vandenhoeck & Ruprecht.

Schindler, L., Hahlweg, K., & Revenstorf, D. (2017). *Partnerschaftsprobleme. So gelingt Ihre Beziehung – Handbuch für Paare* (5. Korr. Aufl.). Springer.

Schubert, C. (2020). Psychoimmunologie. In U. T. Egle, C. Heim, B. Strauß, & R. von Känel (Hrsg.), *Psychosomatik. Neurobiologisch fundiert und evidenzbasiert. Ein Lehr- und Handbuch.* Kohlhammer.

v. Schlippe, A., & Schweitzer, J. (2012). *Lehrbuch der systemischen Therapie und Beratung I. Das Grundlagenwissen.* Vandenhoek & Ruprecht.

Simmel, G. (1922). *Soziologie. Untersuchungen über Formen der Vergesellschaftung.* Duncker & Humblot.

Slipp, S. (1980). Interactions between the interpersonal in families and individual intrapsychic dynamics. In J. K. Pearce & L. J. Friedmann (Hrsg.), *Family therapy.* Grune & Stratton.

Stasch, M., Cierpka, M., Hillenbrand, E., & Schmal, H. (2002). Assessing re-enactment in inpatient psychodynamic therapy. *Psychotherapy Research, 12,* 355–368.

Steinhauer, P. D. (1985). Beyond family therapy – Towards a systemic and integrated view. *Psychiatric Clinics of North America, 8*(4), 923–945.

Steinhauer, P. D., & Tisdall, G. W. (1984). The integrated use of individual and family psychotherapy. *The Canadian Journal of Psychiatry, 29,* 77–88.

Steinhauer, P. D., Santa-Barbara, J., & Skinner, H. A. (1984). The process model of family functioning. *The Canadian Journal of Psychiatry, 29,* 89–97.

Stern, D. (1985). *The interpersonal world of the infant. A view from psychoanalysis and developmental psychology.* Basic Books.

Stern, D. (1998). *Die Mutterschaftskonstellation.* Klett-Cotta.

Stern, D. (2000). *Mutter und Kind, die erste Beziehung*. Klett-Cotta.

Strauss, J. S. (1973). Diagnostic models and the nature of psychiatric disorder. *Archives of General Psychiatry, 29*, 445–449.

Sullivan, H. S. (1950). The illusion of individual personality. *Psychiatry, 13*, 317–332.

Szander, L. W. (1985). Toward a logic of organization in psychobiological development. In H. Klar & L. Siever (Hrsg.), *Biologic response styles: Clinical implications* (The monograph series). American Psychiatric Press.

Thomae, H. (1972). Familie und Sozialisation. In C.F. Graumann (Hrsg.), *Handbuch der Psychologie* (Bd. 7/2, S. 778–824). Hogrefe.

Uexküll, T. (1986). *Psychosomatische Medizin*. Urban & Schwarzenberg.

Willi, J. (1985). *Koevolution. Die Kunst gemeinsamen Wachsens*. Rowohlt, Hamburg.

Winnicott, D. W. (1974). *Reifungsprozesse und fördernde Umwelt*. Kindler.

Wood, B. L., Lim, J., Miller, B. D., Cheah, P. A., Zwetsch, T., Ramesh, S., et al. (2008). Testing the biobehavioral family model in pediatric asthma: Pathways of effect. *Family Process, 47*, 21–40.

Wood, B. L., Miller, B. D., & Lehmann, H. K. (2015). Review of family relational stress and pediatric asthma: The value of biopsychosocial systemic models. *Family Process, 54*, 376–389.

Erstkontakt und Vorbereitung des Erstgesprächs

Manfred Cierpka und Joachim Walter

▶ Es werden unterschiedliche Formen beschrieben, wie sich der erste Kontakt mit der Familie gestalten kann, von der Szene und dem Umfeld der telefonischen Anmeldung bis zur Vorbereitung auf das erste Familiengespräch. Der Umgang mit früh auftretenden Widerständen wir dabei aufgegriffen

4.1 Kontaktaufnahme

Der Erstkontakt als Vorbereitungsgrundlage für das Familienerstgespräch

Der erste Kontakt zwischen der Familie und dem Familientherapeuten bzw. der Institution bildet die Grundlage für die Vorbereitung des ersten Familiengesprächs. Die im Erstkontakt gewonnenen Informationen dienen ersten Über-

legungen und Hypothesenformulierungen. Wenn die Familie Vertrauen zu dem Therapeuten bzw. der adressierten Institution gewinnt, kann bereits während des Erstkontakts die Basis für ein günstiges Arbeitsbündnis entstehen. Oft steht im Beginn einer Familientherapie ein einzeltherapeutischer Kontakt und die Indikation wird mit dem (Index-)Patienten entwickelt.

Anmeldung

Bevor eine Familie zu einem gemeinsamen Gespräch kommt, hat in der Regel mindestens ein Kontakt, in Form der Anmeldung durch ein Familienmitglied, stattgefunden. Die Anmeldung wird gewöhnlich telefonisch vorgenommen, aber jede Praxis/Institution hat dabei ihre Regeln – Anmeldezeiten, Anmeldung im Sekretariat, Rückrufe auf Online-Terminanfragen etc. Sehr häufig ergibt sich die Indikation aber aus Erstgesprächen oder Therapien. Bei Kinder- und Jugendlichentherapien finden zumindest Elterngespräche statt, Familiengespräche und -therapien sollten jedoch die Regel sein. Die Integration von Vätern und Geschwistern ist meist sehr hilfreich.

Anmeldung durch Dritte

Es kann auch vorkommen, dass nicht der Familie zugehörige Personen, etwa Expatienten, Freunde, Nachbarn, Lehrer, Sozialpädagogen oder vorbehandelnde Therapeuten, Ärzte oder Institutionen wie Jugendämter und psychiatrische Kliniken die Familie zu einem Familiengespräch anmelden wollen. In diesem Fall sollte dem Anrufenden mit-

---

Manfred Cierpka ist vor der Veröffentlichung dieses Buches verstorben.

M. Cierpka (Verstorben)
Institut für Psychosoziale Prävention,
Universitätsklinikum Heidelberg,
Heidelberg, Deutschland
e-mail: author@noreply.com

J. Walter (✉)
Abteilung für Psychiatrie, Psychosomatik und Psychotherapie im Kindes- und Jugendalter,
Kath. Kinderkrankenhaus Wilhelmstift,
Hamburg, Deutschland
e-mail: j.walter@kkh-wilhelmstift.de

© Springer-Verlag Berlin Heidelberg 2024
G. Reich et al. (Hrsg.), *Handbuch der Familiendiagnostik*, Psychotherapie: Praxis,
https://doi.org/10.1007/978-3-662-66879-5_4

geteilt werden, dass ein Mitglied der Familie die Anmeldung persönlich vornehmen muss, aber der Familie bei Bedarf Hilfestellung bei der Anmeldung gegeben werden kann. Trotzdem beinhaltet „die Bugwelle der Anmeldung" wichtige szenische Informationen und verweist auf das involvierte Helfersystem (Kap. 9).

Sozialpädagogische Familienhilfe

Die Erstkontaktaufnahme kann auch vom Familientherapeuten selbst ausgehen. Als Beispiel sei hier die sozialpädagogische Familienhilfe genannt. Hier initiiert der Therapeut die Kontaktaufnahme mit der Familie und sucht die Familie in der Aufsuchenden Familientherapie (AFT) in ihrer häuslichen Umgebung auf, in der Regel nach dem Jugendhilfegesetz (SGB VIII) finanziert. Beratungsstellen bieten sehr oft Familientherapie an, ohne dass unbedingt ein Antrag auf Hilfen zur Erziehung beim Jugendamt gestellt werden muss.

Angesichts der Heterogenität familientherapeutischer Orientierungen und Arbeitsfelder werden die folgenden Ausführungen eher idealtypisch und schematisch wirken. Es ist daher sicher notwendig, das Beschriebene dem eigenen Handlungsspielraum und Setting gemäß zu modifizieren, Prioritäten zu setzen und evtl. Kompromisse zu finden.

4.2 Gestaltung des Erstkontakts

Initiative zur Kontaktaufnahme durch die Familie oder ein Einzelmitglied

Wendet sich die Familie aus eigener Initiative mit dem Wunsch nach einem Familiengespräch an eine Institution bzw. familientherapeutische Praxis, können wir annehmen, dass in der Familie bereits über bestehende Probleme und deren Auswirkungen auf die Familienmitglieder gesprochen wurde. Wird hingegen ein einzelnes Familienmitglied zu einer Familientherapie überwiesen oder besteht nur bei einem Familienmitglied der Wunsch nach gemeinsamen Gesprächen, so kommt diesem häufig die Aufgabe zu, die Familie zu informieren und zu einem Familiengespräch zu motivieren. Dabei kommt es vor, dass das betreffende Familienmitglied allein zum Erstgespräch erscheint und darauf hofft, dass der Therapeut die Familie zu einem gemeinsamen Gespräch bewegen kann. Oft empfiehlt es sich, schriftlich getrennt lebende Familienteile oder Geschwister wertschätzend einzuladen – Einladungen durch Patienten oder (getrennte oder konflikthaft verbundene) Elternteile führen oft nicht zum Ziel.

Beispielbrief getrennt lebender Vater

Sehr geehrter Herr …

Ihr/e Sohn/Tochter ist, wie sie wissen, bei uns in Behandlung. Er/Sie wünscht sich, mit seinen/ihren … (Ängsten, Depressionen etc.) besser zurechtzukommen und sich entsprechend positiv weiterzuentwickeln. Unsere Erfahrung ist, dass auch Familienmitglieder, die nur begrenzten Kontakt haben, sehr hilfreich auf diesem Weg sein können. Wir nehmen Väter immer sehr ernst und halten sie für wesentliche Familienteile. Wachsendes gegenseitiges Verständnis, Entwirrung und Beruhigung von Konflikten und gemeinsame Weiterentwicklung können oft durch familientherapeutische Gespräche gefördert werden. Oft teilen uns Familienmitglieder mit, dass die Gespräche auch für sie hilfreich waren. Gern würden wir Sie zu Familiengesprächen begrüßen!

Brief an eine Schwester*

Deine Schwester… ist, wie du weißt, bei uns in psychotherapeutischer Behandlung. Wir haben gelernt, welch wichtige Beiträge gerade Geschwister zu Therapien in Familiengesprächen leisten können. Oft haben sie besondere Blickwinkel als Beobachtende oder Teilnehmende von Konflikten und Ressourcen in Familien. Oft ist es auch wichtig, die anderen verstehen zu lernen – mit oder ohne psychische Krankheiten. Wir würden es sehr wertschätzen, wenn du es möglich machen könntest, an den Familiengesprächen bei uns teilzunehmen!

*Ab 16 ziehen wir es vor zu siezen!

Formen der Erstkontaktgestaltung

Es kann zwischen einer ausführlichen und einer kurzen Form der Erstkontaktgestaltung unterschieden werden. Zwischen diesen Polen gibt es natürlich eine Vielzahl an Variationsmöglichkeiten. Welche Form des Erstkontakts der Familientherapeut wählt, wird in der Regel von seiner familientherapeutischen Orientierung und damit von seinem Arbeitskonzept bestimmt.

Wir selbst schätzen es sehr, mit jeder Familie zumindest ein „Kennenlerngespräch" zu führen, um das Problemsystem kennenzulernen um dann Gedanken zur familientherapeutischen Indikation zu entwickeln.

Familientherapeutische Orientierung als Einflussfaktor

Eine vorwiegend psychoanalytisch arbeitender Familientherapeutin wird vielleicht zugunsten der Beobachtung von relativ ungestörten Übertragungs- und Gegenübertragungsphänomenen im ersten Familiengespräch auf umfangreiche Vorinformationen verzichten. Ziel ist es einen spontanen szenischen Eindruck der Familienbeziehungen zu. Vorannahmen werden bewusst vermieden. Demgegenüber wird eine primär systemtherapeutisch ausgerichteter Familientherapeutin im Hinblick auf die Hypothesenformulierung vor dem ersten Gespräch eher vielfältige Vorinformationen über die Familie zu schätzen wissen. Eine verhaltenstherapeutischer Familientherapeutin ist es oft gewohnt, schon Vorinformationen aus Frage-/Anmeldebögen zu sammeln.

Arbeitskontext als Einflussfaktor

Darüber hinaus ist der Arbeitskontext des Therapeuten für die Kontaktgestaltung bedeutsam (Kap. 9). So hat der niedergelassene Familientherapeut, im Gegensatz zu seinem institutionell beschäftigten Kollegen (und auch dieser verfügt oft nicht über genügend Spielraum), schon aufgrund ökonomischer Sachzwänge häufig nicht die Möglichkeit, a priori eine relativ ausführliche Familienanamnese zu erstellen. Insbesondere bei tiefenpsychologisch arbeitenden Therapeuten ist jedoch eine transgenerationale biografische Anamnese insbesondere bei Kindern und Jugendlichen oder Indikationsstellungen aus Einzeltherapien heraus schon vorhanden. Diese muss jedoch um weitere Blickwinkel und Narrative (Kap. 21) ergänzt werden.

Senkung der Angstschwelle

Unabhängig von der Art und Weise des Vorgehens ist es entscheidend, bereits in der Erstkontaktphase die Angstschwelle des Anrufers sowie die mögliche Beschämung, als Familie therapeutische Hilfe in Anspruch nehmen zu müssen, so niedrig wie möglich zu halten. Hierfür haben sich grundlegende Elemente der Gesprächsführung wie Betonung der Wichtigkeit des Einbezugs der Umwelt, um Entwicklungen nachhaltig zu ermöglichen, einfühlendes Verstehen und die Akzeptanz und Wertschätzung des Gegenübers bewährt.

Auch bei Therapeutinnen besteht oft eine Angstschwelle, die die Indikationsstellung hemmt: Erwachsenentherapeuten und Berufsanfänger fürchten oft Kontrollverlust oder Hilflosigkeit bei Einbezug von Kindern und fühlen sich nicht hinreichend mit entsprechenden spielerischen (Be-)Handlungsmöglichkeiten vertraut. Kindertherapeutinnen fühlen sich oft überfordert, sich auf die Komplexität und die Kommunikationsstile einer ganzen Familie einzulassen.

4.2.1 Ausführliche Erstkontaktgestaltung

Den Anmeldungskontext berücksichtigend wird anschließend skizziert, wie eine ausführliche Erstkontaktgestaltung aussehen könnte. Das beschriebene Vorgehen ist aus ökonomischen Gründen häufig nicht durchführbar, bietet jedoch eine Vielzahl von Anregungen, die den unterschiedlichen Tätigkeitsspielräumen entsprechend ausgewählt und modifiziert werden können.

Anmeldung

Meldet ein Familienmitglied die Familie bei einer Institution zu einem Gespräch an, so kann der Anrufende direkt mit der Familientherapeutin verbunden werden oder es werden ihr telefonische Sprechzeiten mitgeteilt. In Variation hierzu kann auch die Anschrift und Telefonnummer des Anrufers sowie die wichtigsten soziodemografischen Familiendaten (Name, Alter und Beruf der Familienmitglieder) und die Art und Dauer des Problems kurz geschildert und notiert werden. Dann teilt der Mitarbeiter dem Anrufer mit, dass, sobald entschieden ist, welcher (Familien-)Therapeut die Familie übernimmt, dieser zunächst ein Telefongespräch zur Erhebung weiterer Informationen mit der Familie führen wird. Sollte spürbar werden, dass die Hürde eines erneuten Anrufs für das Familienmitglied zu hoch ist, kann – mit seinem Einverständnis – evtl. auch der Therapeut bei der Familie zurückrufen.

In einer Praxis wird der Anrufende in der Regel auf Anmeldezeiten/Telefonzeiten verwiesen oder zurückgerufen. Zunehmend finden Anmeldungen mit kurzer Problemschilderung auch heute online statt und es erfolgt ein Rückruf.

Erster telefonischer Kontakt

Hierfür sollte man zumindest einen Zeitraum von 15 Minuten reservieren. Während des ersten telefonischen Kontakts mit der Familie versucht der Therapeut, die gegenwärtige Zusammensetzung der Familie zu erfassen, das Problem und die bisherigen Lösungsversuche kennenzulernen sowie erste Hinweise auf problemauslösende Momente zu erhalten. Er gibt der Familie Informationen über das familientherapeutische Behandlungssetting und vereinbart ein erstes Familiengespräch. Darüber hinaus achtet er u. a. darauf, wie der Anrufer mit seinen Fragen, Informationen und Überlegungen umgeht. Aus den Mitteilungen bildet der Therapeut auf der Grundlage eines Genogramms (vgl. Kap. 14) erste Hypothesen und bereitet das Familienerstgespräch vor. Ein Beispiel eines systemisch ausgerichteten des standardisierten telefonischen Erstkontaktes (TEK) und eine entsprechende Führung des Erstgesprächs (EG) werden in Kap. 23 dargestellt.

Nachfolgend sind die einzelnen Schritte anhand der „Checkliste für den ersten Telefonkontakt" dargestellt:

Checkliste für den ersten Telefonkontakt

- Die Familientherapeutin stellt sich vor und nimmt gegebenenfalls Bezug auf den ersten Anruf in der Institution bzw. Praxis und die überweisende Stelle oder Person.
- Sie informiert sich über den Überweisungsvorgang. (Welche Therapeuten/Institutionen wurden schon eingeschaltet? Weshalb wurde jetzt Familientherapie vorgeschlagen?)
- Sie erkundigt sich nach Art und Dauer des Problems, welches die Familie beschäftigt, und fragt nach problemauslösenden Situationen.
- Sie fragt nach der Betroffenheit der einzelnen Familienmitglieder, wie die einzelnen Familienmitglieder mit dem Problem umgehen, was die Familie bereits unternommen und welche Lösungsmöglichkeiten sie schon selbst gesucht hat.
- Sie bringt in Erfahrung, was die einzelnen Familienmitglieder gegenwärtig tun (Beruf, Schule, Freizeit), und fragt nach Schul- und Berufsausbildung.
- Sie richtet ihr Interesse von der Kernfamilie auf die erweiterte Familie. (Gibt es z. B. jemanden – Großmutter, Onkel, Tante, Patchworkfamilienmitglieder –, der mit der Familie zusammenwohnt oder für die Familie besonders wichtig ist? Gibt es Menschen, die nicht zur Familie gehören, aber in der gegenwärtigen Situation eng mit ihr verbunden sind?)
- Sie fragt nach Veränderungen in der Familienstruktur während der letzten ein bis zwei Jahre (z. B. durch Geburten, Eheschließungen, Trennungen, Scheidungen, Todesfälle oder Auszug von Familienmitgliedern aus dem gemeinsamen Haushalt).
- Sie erkundigt sich nach schweren Krankheiten und/oder Behinderungen von Familienmitgliedern und fragt nach den behandelnden Ärzten.

- Sie fragt, ob sich Familienmitglieder bereits in psychotherapeutischer oder psychiatrischer Behandlung befinden bzw. befanden und weshalb und von wem die Behandlung vorgenommen wird bzw. wurde. Möglicherweise bittet der Therapeut schon jetzt um eine schriftliche Schweigepflichtentbindung durch die Familie.
- Sie erläutert dem Anrufer entscheidende Dinge des familientherapeutischen Settings (z. B. den zeitlichen Rahmen und das Arbeiten im Team mithilfe von Einwegscheibe und Video) und informiert ggf. über das Abrechnungsverfahren. Kann die Behandlung ggf. über den Indexpatienten von der Krankenkasse finanziert werden, gibt es staatliche Finanzierungsmöglichkeiten oder muss die Familie die Kosten selbst tragen?
- Sie legt mit dem Anmelder Datum und Uhrzeit des Familienerstgesprächs fest und beschreibt den Weg in die Institution bzw. Praxis. Dabei betont sie nochmals die Wichtigkeit des Erscheinens möglichst aller Familienmitglieder zum ersten Gespräch.
- Während die Therapeutin Informationen erfragt bzw. an den Anrufer weitergibt, beachtet sie u. a.:
  - Wer aus der Familie nimmt die Anmeldung vor, und auf welche Art stellt die Person das Problem dar? Ist der Anrufer z. B. nervös, zögernd, ängstlich, klagend, fordernd oder ärgerlich?
  - Wird die Darstellung auf der „Ich-" oder der „Wir-Ebene" gegeben; wird das Problem als Familienproblem oder als Individualproblem eines Familienmitglieds definiert? Es hat sich gezeigt, dass die „Wir-Zuschreibung" bei der Anmeldung ein besserer Prädikator für eine erfolgreiche Behandlung darstellt als die „Individual-Zuschreibung" (Cierpka & Frevert, 1995).

Voreinstellungen und Motivation

Ziel dieses ersten Telefongesprächs ist es nicht nur, sich ein Bild von der Konstellation der Familie und ihrem Problem zu machen, sondern auch eine Vorstellung über bisherige Erfahrungen der Familie oder einzelner Familienmitglieder mit Helfersystemen zu erhalten. Ebenso können erste Hypothesen notiert werden. Anderson u. Stewart (1983) empfehlen, folgende Überlegungen zu berücksichtigen, wenn es abzuschätzen gilt, mit welchen Voreinstellungen und mit welcher Motivation eine Familie den ersten Kontakt aufnimmt.

- Wie viel wusste die überweisende Person von Familientherapie? Konnte sie der Familie die Gründe für eine Familientherapie nennen und das schildern, was wahrscheinlich auf die Familie zukommen wird?
- Wie viele Zwischenschritte und welche Zeit liegen zwischen dem ersten Anlauf der Familie, therapeutische Hilfe zu suchen, und dem jetzigen Kontakt zum Familientherapeuten?
- Welche Erfahrungen hat die Familie mit früheren therapeutischen Kontakten gemacht?
- Welchen Einfluss wird der kulturelle Hintergrund der Familie (Kap. 12), ihre Art, den ersten Kontakt aufzunehmen, und ihre „Realität" auf den therapeutischen Prozess haben?

Am Ende des Telefongesprächs kann die Familie, je nach Behandlungskontext und -setting, noch gebeten werden, einen ihr in Kürze zugehenden Aufnahme- oder Behandlungsbogen der Institution bzw. Praxis sowie eine Einverständniserklärung für audiovisuelle Aufnahmen (Video) ausgefüllt bzw. unterschrieben zum Erstgespräch mitzubringen. Wie mit audiovisuellen Aufzeichnungen umgegangen werden kann, wird in Kap. 7 erläutert.

4.2.2 Kurze Erstkontaktgestaltung

Datenerfassung

Analog wird nachfolgend eine Möglichkeit der kurzen Erstkontaktgestaltung beschrieben. Das hier als „kurz" beschriebene Vorgehen mag vielen Familientherapeuten immer noch als relativ ausführlich erscheinen. Natürlich ist es möglich, auch sehr viel weniger Informationen als die jetzt skizzierten einzuholen.

Es wird kurz nach der Art, Intensität und Dauer der Problematik, nach der problemauslösenden Situation, nach dem Anlass der Kontaktaufnahme zum gegenwärtigen Zeitpunkt und (ggf.) nach dem Überweiser bzw. der überweisenden Institution gefragt. Außerdem wird der Anrufer darauf angesprochen, ob sich bereits Familienmitglieder in ärztlicher und/ oder psychotherapeutischer bzw. psychiatrischer Behandlung befinden. Schließlich wird der Anmelder darüber informiert, dass es wichtig ist, dass möglichst alle Familienmitglieder beim ersten Familiengespräch anwesend sind. Im Kontext einer Institution wird dem Familienmitglied dann mitgeteilt, dass, sobald feststeht, welcher Therapeut das Familiengespräch führen wird, eine schriftliche oder telefonische Einladung mit einem Terminvorschlag erfolgt. Um wiederholte Terminabsprachen zu vermeiden, kann in diesem Zusammenhang gefragt werden, welche Uhrzeit und welcher Wochentag für die Familie besonders günstig sind. Sollte der Anrufer z. B. nicht einsehen oder sich ganz offensichtlich weigern, die ganze Familie mitzubringen, kann der entgegennehmende Mitarbeiter ihn mit einem Therapeuten verbinden, der kurz die diesbezüglich notwendigen Informationen gibt und ggf. wertschätzend einlädt (s. o.). Die Familie sollte ebenfalls früh zum Nachdenken über eine Videoaufzeichnung und deren Vorteile angeregt werden.

Aus zeitökonomischen Gründen erheben auch viele Familientherapeuten die wichtigsten Sozial- und Familiendaten mittels eines Formblattes, welches von der Familie selbst ausgefüllt wird. Das Familiendatenblatt wird der Familie mit der Bitte um rechtzeitige Rücksendung vor dem ersten Familiengespräch zugesandt oder online ausgefüllt.

4.3 Berücksichtigung von „frühen" Widerständen

In der Phase des Erstkontakts fühlen sich die Familienmitglieder besonders verletzlich. Sie sind in Not und erleben sich häufig schwach und hilfsbedürftig. Im Falle negativer (z. B. beschämender, beschuldigender, kränkender oder ängstigender) Vorerfahrungen ist die Familie darüber hinaus u. U. nur wenig zu einem Gespräch motiviert und tritt dem Therapeuten misstrauisch entgegen. Der Erstkontakt sollte gerade dann besonders behutsam und wertschätzend gestaltet werden.

Einführung einer interpersonellen Sicht

Weder aus psychodynamischer noch aus systemischer Perspektive werden Widerstände als Zeichen einer mangelnden Kooperation der Familie aufgefasst. Sie gelten als Ausdruck von Ängsten vor Veränderung und Konfrontation mit schmerzlichen oder schambesetzten Vorstellungen und Erinnerungen. Während allerdings die Deutung und Bearbeitung von Widerständen in der psychoanalytisch orientierten Familientherapie ein zentrales Therapieprinzip darstellt, versucht die systemische Familientherapie, Widerstände z. B. durch Festlegung eines therapeutischen Auftrags gering zu halten (Schiepek, 1999, Kap. 13). Für die Widerstände sind u. a. die Fragen verantwortlich, die schon in der ersten Kontaktphase gestellt werden und für viele Familien überraschend und irritierend sind. Der Familientherapeut erkundigt sich nämlich nicht nur nach der betreffenden „Problemperson" in der Familie, sondern stellt auch Fragen über die anderen Familienmitglieder. Er geht damit auf die Systemebene ein und legt der Familie so eine veränderte Problemsicht nahe. Durch die systemorientierten Fragen wirkt der Familientherapeut darauf hin, dass die Rolle des Indexpatienten (IP) in der Familie nicht weiter gestützt wird (Stierlin et al., 1977, 2001). Man kann etwa bemerken, dass es tragisch wäre, wenn man gar nichts mit den Problemen des Indexpatienten zu tun hätte – dann wäre man ja viel hilfloser.

Formen des Widerstands
Verschiedenste Widerstände können auftreten. So kann der Anrufer deutlich machen, dass das Problem nicht bei ihm selbst liegt, sondern bei einem anderen Familienmitglied, z. B. bei dem Partner oder bei einem Kind. Eine andere Form des Widerstands besteht darin, dass der Anrufer bei sich selbst das Problem zwar wahrnimmt, jedoch meint, dass der Partner oder andere Familienmitglieder eine Zusammenarbeit mit dem Therapeuten ablehnen werden. Manchmal wird ein Familienmitglied sozusagen als Pfadfinder vorgeschickt. Manche Familienmitglieder versuchen, andere von der Therapie fernzuhalten, oder sie lehnen eine Familientherapie rundweg ab. Anderson u. Stewart (1983) gehen in ihrem Buch ausführlich auf diese Widerstände ein und geben entsprechende Empfehlungen.

Abwesenheit eines Familienmitglieds
Natürlich gibt es oft gute Gründe für die Abwesenheit eines Familienmitglieds, und diese sollte nicht immer als Widerstand aufgefasst oder gedeutet werden (multilokuläre Familien, Migration, Auslandsaufenthalte und nicht zuletzt die Notwendigkeiten der Berufstätigkeit). Ggf. geben uns die heutigen Online-Kommunikationsmöglichkeiten aber die Chance, etwa weit weg wohnende Familienmitglieder zu integrieren. Lehnt eine Familie ab, vollzählig zu erscheinen, sollte das Familiengespräch trotzdem stattfinden. Es kann davon ausgegangen werden, dass die abwesende Person bei der Betrachtung der Beziehungsverhältnisse von den anderen Familienmitgliedern mit dargestellt wird oder z. B. durch zirkuläres Fragen mentalisierend auftauchen kann. Die Überlegungen der Familie, weshalb dieses Familienmitglied nicht kommen konnte, geben u. U. wichtige Hinweise auf seine Rolle innerhalb des Familiensystems. Es könnte z. B. sein, dass gerade der Abwesende derjenige ist, der Familienmythen oder Geheimnisse preisgeben könnte, oder dass die Familie ihn z. B. schützt, weil er ein Garant für

das Gleichgewicht der Familie ist. Oft wurden sie nur halbherzig eingeladen: „Du kannst auch ja auch mitkommen"; „der Therapeut will, dass du mitkommst (ich aber nicht)". Manchmal handelt es sich um die beschuldigten schwarzen Schafe in der Familie mit ihrer stabilisierenden Funktion.

Terminplanung
Auch bei der Terminplanung empfiehlt es sich, der Familie nach Möglichkeit entgegenzukommen, um nicht an äußeren Fakten bereits einen Widerstand aufzubauen bzw. durch die Schwierigkeiten der Koordinierung und äußerer Umstände die inneren Widerstände zu verwischen.

Wenn sich eine Familie in einer Krisensituation anmeldet, sollte zwischen Anruf und erster Familiensitzung keine lange Wartezeit bestehen.

Teilnahme von Kindern
Ist das Familiengespräch nicht wegen einer Krankheit oder einer Verhaltensstörung bei einem Kind oder Jugendlichen indiziert, sondern wegen einer Krankheit eines Elternteils (z. B. Depression, Alkoholabusus etc.), ist die Heranziehung der Kinder für die Eltern oft nicht primär verständlich und entsprechend schwierig. Eltern fragen häufig, ob Kinder nicht zu sehr belastet werden, sie haben Bedenken, dass sie zu wenig davon verstehen, und meinen auch, dass sie nicht wissen sollten, was die Eltern beschäftigt. Werden die Bedenken der Eltern aufgenommen und wird ihnen vermittelt, dass Kinder häufig bereits mehr wissen, als Eltern im Allgemeinen annehmen, und die Therapeuten Sorge dafür tragen, dass die Belastung für die Kinder nicht zu groß wird, ist es in der Regel nicht schwierig, die Eltern zum Mitbringen der Kinder zu motivieren.

Sind kleinere Kinder oder gar Säuglinge in der Familie, wird immer wieder die Frage gestellt, ob diese am Familiengespräch teilnehmen müssen. Die Familie sollte ermuntert werden, alle Kinder mitzubringen, u. U. mit dem Hinweis, dass genügend Raum und Spielzeug für diese zur Verfügung stehen und dass nonverbale Beiträge ebenso wichtig sind wie verbale Äußerungen – etwas, was sehr für die Arbeit auch mit Video spricht.

Behandlungsrichtlinie

Grundsätzlich gilt als Behandlungsrichtlinie, dass versucht werden sollte, den therapeutischen Kontakt aufrechtzuerhalten und das therapeutische Bündnis zu festigen. Erst wenn die Familie in ihrer Beziehung zum Therapeuten über genügend Sicherheit verfügt, sollte auf das eigentliche Problem der Familie eingegangen werden. Allein dadurch lässt sich der Widerstand der Familie verringern.

4.4 Vorbereitung des Erstgesprächs

Die Vorbereitung auf das erste Familiengespräch findet am besten in einem (gut kooperierenden) Therapeutenteam statt. Dort wird, z. B. vor unterschiedlichsten Erfahrungshintergründen, eine Vielzahl von Überlegungen, Eindrücken und Bildern zu der Familie und ihrem Problem zusammengetragen. Aus zeitlichen und/oder ökonomischen Gründen ist dieser Idealzustand jedoch nur selten – etwa im Ausbildungskontext – realisierbar, sodass viele Familientherapeuten das Erstgespräch entweder mit ihrem Kotherapeuten oder, was wahrscheinlich am häufigsten vorkommt, allein vorbereiten. Supervision und Intervision sind hier besonders sinnvoll.

Hypothesenbildung als Vorbereitungsgrundlage

Grundlage dieser Vorbereitung ist die Bildung erster expliziter oder impliziter Hypothesen, die während des Interviews „verifiziert" bzw. „falsifiziert" werden und, je nach Ergebnis der Gültigkeitsprüfung, zu neuen Hypothesen führen (Kap. 5, 6 und 13) oder den Therapieverlauf begleiten. Nur von expliziten Hypothesen kann man sich auch distanzieren!

Worauf bauen die Hypothesen auf?

Nicht nur die Informationen, etwa hinsichtlich soziodemografischer Familiendaten oder zum Problem bzw. den Beschwerden des IP, sondern auch die Art und Weise, wie und durch wen die Familie Kontakt zum Therapeutensystem aufgenommen hat, mit welchen Voreinstellungen dies erfolgte und die Anmelde- und Initialszenen führen zu ersten Hypothesen. Dabei löst gewöhnlich bereits ein Minimum an Informationen über das Problemsystem und die Problempräsentation zumindest eine Reihe „assoziativer Ideen" aus. Darüber hinaus beeinflussen das Theoriemodell des Familientherapeuten, seine therapeutischen Erfahrungen und nicht zuletzt seine Persönlichkeit den Vorgang des Hypothetisierens.

Ziele der Hypothesenbildung

„Für die Familienmitglieder wollen Hypothesen neue Sichtweisen eröffnen, die für Veränderungen und die Lösungssuche hilfreich sind: Die (in die Hypothesen verpackten) Informationen beziehen sich vorzugsweise auf neue Erklärungs-, Denk- und Handlungsmöglichkeiten, die sich von den bisherigen Sichten und Erklärungsgewohnheiten der Klienten unterscheiden" (Weber & Stierlin, 1991, S. 80). Sie sollten sich aber auch nicht allzu sehr von den Erklärungen der Familienmitglieder unterscheiden, da sie sonst nicht „ankopplungsfähig" und sinnstiftend wirksam werden (vgl. Reich et al., 2007; Reich & v. Boetticher, 2020).

Die Hypothesenbildung in der Familientherapie ist ein unverzichtbarer Bestandteil, der alle Phasen des therapeutischen Prozesses begleitet. Das Hypothetisieren dient vor allem:

- der Strukturierung und Fokussierung des Gesprächs,
- der Systematisierung der Informationsfülle,
- der Erfassung der Problemsicht der Familienmitglieder,
- der Erfassung der Erwartungshaltungen der Familienmitglieder,
- der Erfassung der Konstruktion der Familie, d. h. ihrer Interaktionsmuster, ihrer individuellen und familiären Prämissen, ihrer Werte, Normen, Mythen etc.,
- der Entwicklung eines schlüssigen Erklärungsmodells der Funktion und Bedeutung des Problems für die Familie bzw. für das relevante Problemsystem,

- der Entwicklung von Gedanken über Übertragungs- und Gegenübertragungsvorgänge innerhalb der Familie und des Familien-Therapeuten-Systems.

Explizite Hypothesen

Verfügt der Familientherapeut vor dem ersten Familiengespräch über ein relativ großes Maß an Informationen, so kann er mithilfe eines Familiengenogramms explizite Hypothesen (schriftlich) formulieren. Er kann planen, welchen Fokus er setzen, welche Fragen er stellen und welche familiären Interaktionen er beachten will.

Implizite Hypothesen

Besitzt der Familientherapeut vor dem ersten Familiengespräch wenig Informationen, so kann er implizite Hypothesen bilden. Diese impliziten Hypothesen, die als eine Art assoziative Ideensammlung bezeichnet werden können, leiten den Aufmerksamkeitsfokus des Untersuchers in eine bestimmte Richtung. Er weiß z. B., was ihn interessiert und wonach er im Gespräch unbedingt fragen möchte.

4.5 Wenige oder ausführliche Vorinformationen

Abschließend werden, losgelöst von einem theoretischen Standpunkt, mögliche Pro- und Kontraargumente einer intensiven bzw. weniger intensiven Vorbereitung auf das erste Familiengespräch genannt.

Wenig Vorinformation

Verfügt der Familientherapeut nur über spärliche Vorinformationen, geht er u. U. in verschiedener Hinsicht „offener" in das erste Familiengespräch. Denkbar ist beispielsweise die geringere Beeinflussung durch jenes Familienmitglied (und seine subjektive Problemsicht), welches den Kontakt zum Therapeuten aufgenommen hat. Diese Tatsache könnte auch für die nicht mit dem Anmelder identischen Familienmitglieder von Bedeutung und für die Entwicklung eines tragfähigen Arbeitsbündnisses förderlich sein. Dies gilt insbesondere für Familienmitglieder, die

nicht freiwillig zum Familiengespräch kommen. Bei Settingwechsel aus der Einzel- in eine Familientherapie ist dabei ein Kotherapeutensystem aus Einzeltherapeut (Gefahr der Überidentifikation mit dem Patienten) und Kotherapeut mit wenig Vorinformationen, geringerer Voreingenommenheit und mehr Identifikationsspielraum mit anderen Familienmitgliedern sehr hilfreich.

Viel Vorinformation

Demgegenüber kann auf der Basis einer hohen Vorinformationsdichte inklusive möglicherweise eines Familien-Kennenlerngesprächs a priori intensive Genogramm- bzw. Hypothesenarbeit geleistet werden. Explizite A-priori-Hypothesen können von großer diagnostischer Bedeutung sein. Sie erleichtern eine zielgerichtete Gesprächsführung und erweisen sich häufig als besonders konstruktiv für den therapeutischen Prozess. Darüber hinaus kann es für die Familie im Hinblick auf eine Scham-, Angst- oder Verunsicherungsreduktion sinnvoll sein, bereits vor dem ersten Familiengespräch einen intensiveren Kontakt zu „ihrem Therapeuten" gehabt zu haben und sich ein Bild über das familientherapeutische Setting machen zu können („Kennenlerngespräch"). Der intensive Erstkontakt zwischen der Familie und dem Therapeuten hat auch die Funktion eines „Joinings", mit dem sich der Therapeut auf den „Familientanz" einstellt. Hierbei kann er mit seinen Fragen und Überlegungen evtl. schon jetzt eine erste „Verstörung" des familialen Systems im Sinne der Einführung einer interpersonellen Sichtweise des Problems in Gang setzen, zumindest aber die Motivation kennenlernen und ggf. fördern.

Vorinformation als Hilfestellung

Gerade dem noch relativ unerfahrenen Therapeuten bietet die intensive Vorbereitung auf das erste Familiengespräch anhand ausführlicher Vorinformationen eine große Hilfestellung und Sicherheit.

Die Familie wird für ihn überschaubarer und die Gesprächsführung zielgerichteter. Durch die hypothesengeleitete Strukturierung und Fokussierung fällt es ihm leichter, das Gespräch „in der Hand zu behalten", die eigene Rollenautorität zu bewahren und damit gleichzeitig zu einer Rollendifferenzierung beizutragen. Eine kompetente Haltung des Interviewers kann zudem, z. B. bei sehr verunsicherten Familien, das Vertrauen und damit das therapeutische Arbeitsbündnis fördern.

4.6 Der Therapeut im interaktionellen Sog der Familie •

Insbesondere für wenig erfahrene Therapeuten ist es manchmal schwierig, mit rasch einsetzenden Übertragungsprozessen der Familie zurechtzukommen oder die eigene Gegenübertragung als Instrument zu benutzen. Es besteht dann die Gefahr, die „beobachtende Rolle" zu verlassen und sich in den Interaktionsmustern der Familie zu verfangen (Kap. 7, 8 und 15). Hier helfen Videokontrolle und Supervision.

Das Prinzip der therapeutischen Allparteilichkeit wird nicht zuletzt durch persönliche Vorerfahrungen, z. B. mit der eigenen Familie, herausgefordert. Whitaker et al. (1975) sprechen in diesem Zusammenhang von der „Möglichkeit der Wiederansteckung", der der Therapeut in der Familientherapie ausgesetzt sei. Das Familiensystem könne verinnerlichte Beziehungsmuster beim Therapeuten „aktivieren", sodass der Therapeut Gefahr laufe, in den interaktionellen Sog der Familie zu geraten. Zu Verzerrungen in der Beziehung zur Familie komme es insbesondere durch eine positive Identifikation mit dem IP.

Literatur

Anderson, C. M., & Stewart, S. (1983). *Mastering resistance*. Guildford.

Cierpka, M., & Frevert, G. (1995). Die Familienbögen. Ein Inventar zur Einschätzung von Familienfunktionen Hogrefe, Göttingen.

Reich, G., & v Boetticher, A. (2020). *Psychodynamische Paar- und Familientherapie*. Kohlhammer.

Reich, G., Mssing, A., & Cierpka, M. (2007). *Praxis der psychoanalytischen Familien- und Paartherapie*. Kohlhammer.

Schiepek, G. (1999). *Die Grundlagen der Systemischen Therapie. Theorie, Praxis, Forschung*. Vandenhoeck & Ruprecht.

Stierlin, H., et al. (1977). Familientherapeutische Aspekte der Übertragung und Gegenübertragung. *Familiendynamik, 3*, 182–197.

Stierlin, H., Rücker-Embden, I., Wetzel, N., & Wirschung, M. (2001). *Das erste Familiengespräch* (8. Aufl.). Klett-Cotta.

Weber, G., & Stierlin, H. (1991). *In Liebe entzweit*. Rowohlt.

Whitaker, C. A., Felder, R. E., & Warkentin, J. (1975). Gegenübertragung bei der Familienbehandlung von Schizophrenie. In I. Boszormenyi-Ngy & J. L. Framo (Hrsg.), *Familientherapie – Theorie und Praxis* (Bd. 2, S. 90–109). Rowohlt.

Astrid Riehl-Emde

▶ Im Erstgespräch mit einer Familie werden sowohl die Anliegen und die aktuell bestehenden Probleme als auch die bisher unternommenen Lösungsversuche und die vorhandenen Ressourcen im Hinblick auf ein Verständnis der Familiendynamik und eine Problemlösung besprochen. Die Beziehungsdynamik innerhalb der Familie sowie zwischen Familie und Therapeutin sind wesentlich für die Entwicklung eines Arbeitsbündnisses. Der im Folgenden dargestellte Gesprächsleitfaden ist unterteilt in Einleitungsphase, Mittel- bzw. Problemphase und End- bzw. Konklusionsphase. Der Leitfaden soll helfen, Ziele, Hypothesen und mögliche Themen zu formulieren, die im Rahmen des Erstgesprächs hilfreich sein können.

5.1 Komplexität des ersten Familiengesprächs

„Erstes Familiengespräch" oder auch „Familienerstgespräch" sind feststehende Begriffe in der Familientherapie. Es handelt sich dabei nicht nur um ein einziges, sondern meist um zwei bis drei Gespräche mit der Familie, die sowohl der Diagnostik als auch der Indikationsstellung bzw. der „Auftragsklärung" dienen. In den ersten Gesprächen kristallisieren sich in der Regel die wichtigen Themen der Familie heraus, welche die weitere therapeutische Arbeit bestimmen.

Das Erstgespräch dient auch der Entwicklung der therapeutischen Beziehung. Es geht darum, ob es der Therapeutin gelingt, mit den einzelnen Familienmitgliedern in einen guten Kontakt bzw. in eine kooperative Beziehung zu kommen. Praxiserfahrung, Beziehungsbereitschaft und der Rückgriff auf ein breites Repertoire an klinischem und theoretischem Wissen, aber auch technisches Handwerkszeug stellen die Variablen dar, die das „Fallverstehen in der Begegnung" (Hildenbrand & Welter-Enderlin, 1996) fördern. Beim Erstgespräch mit einer Familie mit kleinen Kindern sind zusätzlich kreative und spielerische Techniken einzusetzen (Retzlaff, 2008).

Viele Familientherapeuten können davon berichten, dass sie zu Beginn ihrer Ausbildung in der Arbeit mit Familien zunächst einmal überrascht waren von der Komplexität des Mehrpersonen-Settings. Verglichen mit der dyadischen Situation zwischen einem Therapeuten und einem Patienten stellt das Erstgespräch mit mehreren Personen tatsächlich andere Anforderungen an den Therapeuten. Denn es gilt,

- die Sichtweise jedes einzelnen Familienmitglieds kennenzulernen, dabei aber möglichst „allparteilich" zu bleiben;
- Gelegenheit zu geben, dass sich die Kommunikation innerhalb der Familie entfaltet, dabei

A. Riehl-Emde (✉)
Institut für Medizinische Psychologie, Zentrum für Psychosoziale Medizin (ZPM), Universitätsklinikum, Heidelberg, Deutschland
e-mail: astrid.riehl-emde@med.uni-heidelberg.de

aber gleichzeitig zu führen und zu strukturieren;

- Fragen zu stellen, aus denen sich für die Familie neue Informationen ergeben, dabei aber auch nicht zu viele neue Aspekte einzuführen;
- einen Eindruck davon zu bekommen, inwieweit die Familiendynamik an der Entstehung und Aufrechterhaltung von Symptomen und Problemen beteiligt ist;
- mögliche Ressourcen kennenzulernen;
- die Familie anzuregen, ein gemeinsames Anliegen an etwaige Familiengespräche zu formulieren.

5.2 Therapeutische Basisfertigkeiten im Familiengespräch

Mit Basisfertigkeiten im Familiengespräch sind Gesprächstechniken gemeint, die sich grundlegend von den Gesprächstechniken im Einzelsetting unterscheiden. Familientherapeuten bemühen sich um aktives Verstehen, Offenheit und Transparenz, sie greifen lenkend ein und zeigen modellhaft, wie kommuniziert werden kann. Da die Familienmitglieder im Erstgespräch häufig unter Druck stehen oder angespannt sind, empfiehlt es sich, weder gegenseitiges Verständnis füreinander noch große Einsichtsfähigkeit vorauszusetzen. Im Interesse der „Allparteilichkeit", eine wesentliche Haltung im Mehrpersonen-Setting, und um jedes Familienmitglied zu Wort kommen zu lassen, sind Familientherapeuten in der Regel aktiver und strukturieren stärker als Einzeltherapeuten. Sie sind Regisseur und teilnehmender Beobachter zugleich (Stierlin et al., 2001). Die Sichtweisen aller Familienmitglieder werden angeregt bzw. erfragt, allen wird möglichst gleich viel Raum und Bedeutung zugemessen, kein Mitglied soll übermäßig belastet werden, und es werden auch Stellungnahmen untereinander eingeholt. Dadurch vermitteln die Therapeuten, dass alle Ansichten grundsätzlich gleichwertig und gleich wichtig sind (**Reihum-**technik). Durch einfühlsames und zusammenfassendes Wiederholen von Aussagen können sie allen Beteiligten das Gefühl geben, verstanden worden zu sein (**Spiegeltechnik**).

„Allparteilichkeit" – „vielgerichtete Parteilichkeit" – „Neutralität"
Allparteilichkeit wird als Fähigkeit des Therapeuten verstanden, sich die Position eines jeden Familienmitglieds aneignen zu können. Es bedeutet nicht, dass jedem Familienmitglied schon im ersten Gespräch genau dasselbe Maß an Aufmerksamkeit und Zeit zukommt (Stierlin et al., 2001). Das wäre oft eine Überforderung. Wohl aber ist jedem Familienmitglied zu vermitteln, dass auch sein Anliegen und seine Sichtweise zählen und dass diese im Laufe gemeinsamer Gespräche angemessenen Raum einnehmen dürfen. Boszormenyi-Nagy und Mitarbeiterinnen (1973, dt 1981) sprechen von „vielgerichteter Parteilichkeit" („multidirectional partiality", s. auch Reich &. v. Boetticher, 2020).

Systemische Therapeutinnen und Therapeuten verwenden den Begriff der Neutralität, der ebenfalls bedeutet, dass Therapeuten sich im Familiengespräch nicht auf eine Seite schlagen sollen, aber durchaus streckenweise besonderen Anteil an einzelnen Familienmitgliedern, deren Schicksal oder Befindlichkeit nehmen können und der Gesprächsrahmen nicht destruktiv entgleist. Sie unterscheiden zwischen Neutralität gegenüber Personen, gegenüber Problemen und Symptomen sowie gegenüber Ideen, z. B. gegenüber der Idee der Veränderung oder Nicht-Veränderung. So verstandene Neutralität soll eine „Haltung respektvoller Neugier" (v. Schlippe & Schweitzer, 2012, S 207) begünstigen.

Ganz allgemein lassen sich eine sternförmige und eine netzförmige Kommunikation unterscheiden.

- Die **sternförmige Kommunikation**, bei der alle Interaktionen über den Therapeuten laufen, ist dann sinnvoll und angezeigt, wenn direkte Auseinandersetzungen destruktiv zu verlaufen drohen. Destruktive Muster sollten sich nicht – auch nicht aus diagnostischen Gründen – über längere Zeit fortsetzen, sondern unterbrochen werden.
- Die **netzförmige Kommunikation** , bei der direkte Interaktionen auch zwischen den Familienmitgliedern stattfinden, ist anzuregen, wenn basale Kommunikationsregeln eingehalten werden, d. h., wenn die Familienmitglieder einander zuhören und andere ausreden lassen können.

Fragetechniken und Strukturierung
Es ist günstig, im Gespräch zwischen direkten und zirkulären Fragen variieren zu können. **Techniken des systemischen Interviewens** (Kap. 13) stellen ein unverzichtbares Handwerkszeug im diagnostischen und therapeutischen Gespräch dar.

Dadurch, dass die Therapeutin im Erstgespräch strukturiert und führt, wird der Raum für ein spontanes Inszenieren von Konflikten seitens der Familie reduziert. Angesichts der besonderen Komplexität des Erstgesprächs überwiegen die Vorteile dieser Reduktion:

- Die Strukturierung des Gesprächs trägt in der Regel zur Entspannung der Familienmitglieder bei und vermittelt das Gefühl, an einem Ort zu sein, an dem sich Hilfestellungen erarbeiten lassen.
- Die Übernahme der Gesprächsführung durch die Therapeutin vermindert die Wahrscheinlichkeit für destruktive Eskalationen. Dies ist wichtig, denn die Wiederholung destruktiver bzw. konflikthafter Beziehungsmuster in Anwesenheit von Dritten wirkt sich oftmals demotivierend und beschämend für die Familie aus, insbesondere im Erstgespräch.

- Die aktive Art der Exploration und des systemischen Fragens erzeugt in der Regel bisher unbekannte und überraschende Informationen für die Familienmitglieder, womit bereits neue Optionen für die Zukunft gebahnt werden können.

Insgesamt stehen der Therapeutin drei Informationsquellen zur Verfügung: das von den Familienmitgliedern Erzählte; das von der Therapeutin Beobachtete; das von der Therapeutin im Gespräch selbst Erlebte.

5.3 Rahmenbedingungen des Erstgesprächs

Bei Familiengesprächen liegen Diagnose und Therapie in der Regel in einer Hand, Diagnostiker und Therapeut sind ein und dieselbe Person. Es empfiehlt sich jedoch, weitere Fachpersonen am Erstgespräch zu beteiligen und so der Komplexität gerecht zu werden. Die Einbeziehung weiterer Perspektiven oder Sichtweisen (Außenperspektiven) stellt einen zentralen Bestandteil des Mehrpersonen-Settings dar.

Je nach Arbeitskontext bieten sich folgende Varianten an:

- Zwei Therapeuten arbeiten mit einer Familie. Es ist günstig, wenn Mann und Frau als Therapeutenpaar vertreten sind. Beide sollten sich absprechen, wer von beiden mehr im Vordergrund arbeitet bzw. direkt mit der Familie spricht und wer von beiden sich mehr im Hintergrund hält bzw. eine beobachtende Rolle einnimmt.
- Ein Therapeut arbeitet mit der Familie, weitere Beobachter verfolgen das Gespräch entweder im selben Raum, über Video oder – wie früher üblich – hinter der Einwegscheibe und stehen zum Gedankenaustausch mit dem Therapeuten zur Verfügung.
- Ein Therapeut arbeitet mit der Familie, das Gespräch wird aufgezeichnet (Audio-, besser Videoaufnahme) und anschließend im Kollegenkreis (Intervision) oder im Rahmen einer Supervision besprochen.

5.4 Phasen des Erstgesprächs

Im Folgenden wird der idealtypische Ablauf eines Erstgesprächs dargestellt, das formal in Anfangs-, Mittel- und Endphase eingeteilt wird (Stierlin et al., 2001; Minuchin, 1974, dt. 1977; Minuchin et al., 2007). Jedes Erstgespräch hat aber auch seine eigene Dynamik, weshalb der Gesprächsablauf, die Themen und ihre Reihenfolge sowie die Art des Fragens immer an die spezifische Situation der jeweiligen Familie anzupassen sind.

Die **Anfangsphase**, auch Eröffnungs- oder Anwärmphase genannt, dient vor allem der Herstellung des Kontakts und der Kontextklärung des Gesprächs. Der von Minuchin geprägte Begriff **Joining** („sich anschließen") bezeichnet, worum es in dieser Anfangsphase geht: Die Therapeuten wollen in einen guten Kontakt bzw. Rhythmus mit den Anwesenden kommen. Alle Familienmitglieder werden begrüßt, der Therapeut stellt sich vor und erläutert die Räumlichkeiten, das Setting und ggf. die Technik. Er stellt zumeist auch seine Vorinformationen aufgrund der Anmeldung dar und versucht dann, mit jedem Familienmitglied in Kontakt zu kommen und eine Atmosphäre des Vertrauens zu schaffen. Die Anfangsphase ist in der Regel kürzer als die folgende Mittelphase.

In der **Mittelphase,** auch Problemphase genannt, geht es um das spezifische Anliegen der Familie, um Probleme, Schwierigkeiten, Sorgen und ggf. Symptome einzelner Familienmitglieder. Der Therapeut kann diese Phase z. B. damit einleiten, dass angesichts familiärer Schwierigkeiten die Beteiligten in der Regel unterschiedliche Sichtweisen haben und es deswegen wichtig sei, die Sichtweise eines jeden zu erfahren. Jedes Familienmitglied erhält also die Gelegenheit, sich zum Anliegen bzw. zum Problem zu äußern. Dabei wird versucht, Zusammenhänge zwischen dem Problem und der Familiendynamik herauszuarbeiten und die bisherigen Versuche der Familienmitglieder im Umgang mit der Problematik und bei deren Lösung zu erkunden. Auch die von den betroffenen Familien oftmals als provokativ empfundene Frage, ob die Problematik eventuell bestimmte Vorteile in sich birgt, kann sehr fruchtbar sein, um Hypothesen über die Funktion der Problematik zu generieren. Darüber hinaus gilt es, sich sachkundig zu machen über die Ressourcen und Möglichkeiten der einzelnen Personen im Hinblick auf das Anliegen bzw. im Hinblick auf eine Problemlösung.

Die **Endphase**, auch Konklusionsphase genannt, bildet den Abschluss des Gesprächs. Hier vermittelt der Therapeut seine Sichtweise von der aktuellen Situation der Familie in einer möglichst konstruktiven, beschreibenden Sprache, in der auch die Ressourcen sowie das bisher von der Familie Geschaffene und Erreichte betont wird. Es wird anerkannt, dass die Familienmitglieder zum Gespräch erschienen sind. In der Regel wird ein zweiter Termin vereinbart, um das weitere Vorgehen mit der Familie zu besprechen. Es ist günstig, wenn die teilnehmenden Personen den Inhalt des Gesprächs auf sich wirken lassen und sich darüber austauschen können und erst beim zweiten oder noch weiteren Termin ein Konsens über das weitere Vorgehen und – bei Vorliegen der Indikation zur Familientherapie – eine Therapievereinbarung erarbeitet wird.

5.5 Leitfaden für das erste Familiengespräch

Der folgende Leitfaden ist nach der jeweiligen Phase, nach allgemeinen Hypothesen zum Verständnis des Problems sowie nach möglichen Themen und kritischen Situationen gegliedert. Generell gilt:

Das Ziel des Erstgesprächs besteht darin, in einen guten Kontakt mit den Familienmitgliedern zu kommen, familiendynamisch relevante Informationen und Hinweise für das weitere Prozedere zu erhalten und der Familie neue Optionen zu eröffnen.

▶ **Der Leitfaden ist eine Anregung**
- Trotz Leitfaden handelt es sich nicht um ein strukturiertes oder halbstrukturiertes Interview. Es ist immer erforderlich, den Gesprächsablauf, die Themen und ihre Reihenfolge sowie die Art der Fragen an die spezifische Situation der Familienmitglieder anzupassen.

- Die hier formulierten Themen und Fragen veranschaulichen nur einen möglichen Stil. In der Regel werden jede Therapeutin und jeder Therapeut einen eigenen Stil und damit auch ein eigenes Repertoire an Fragen entwickeln.
- Dabei sind die unterschiedlichen Kontexte kultur- und subkultursensitiv (Kap. 11 und 12) zu berücksichtigen.

5.5.1 Leitfaden für die Anfangsphase

Die Therapeutin stellt sich, ihre Funktion und ggf. die Funktion der anderen anwesenden Teammitglieder vor; sie beschreibt die Dauer und den Rahmen des Erstgesprächs.

Einführende Erläuterung
Passend zu unserem institutionellen Kontext sage ich zum Beispiel:

> **Beispiel**

„Dieses erste Gespräch wird etwa 1½ Stunden dauern, es dient dem gegenseitigen Kennenlernen. Sie können mich und die Bedingungen in unserem Institut kennenlernen und danach entscheiden, ob Sie bei Bedarf wiederkommen wollen. Ich werde mir einen Eindruck von Ihrem Anliegen machen, um dann zu entscheiden, was ich Ihnen anbieten kann. Sie sehen hier im Raum Kameras an den Wänden. Ich bin Ihnen dankbar, wenn Sie mit der Videoaufzeichnung unseres Gesprächs einverstanden sind, aber es besteht kein Zwang dazu. Diese Aufzeichnung würde unseren Gesprächen zugutekommen. Es bewährt sich, wenn ich einzelne Ausschnitte nochmal anschauen oder mit Kollegen nachbesprechen kann. Manchmal übersieht oder überhört man als Therapeut etwas Wichtiges, was Kolleginnen und Kollegen dann bemerken. Zudem sind bei Familiengesprächen immer unterschiedliche Sichtweisen wichtig. Diese kann ich dann in unsere weiteren Gespräche einbringen. Die Aufzeichnung soll also vor allem

Ihrer Therapie, also Ihnen nützen. Wären Sie mit diesem Vorgehen einverstanden, oder haben Sie noch Fragen dazu?" ◀

Wird das Gespräch in Kotherapie oder mit Beobachtern geführt, wird die Einführung entsprechend angepasst:

> **Beispiel**

„In unserer Einrichtung arbeiten wir oft im Team. Herr X. und ich führen das Gespräch mit Ihnen. Zwei weitere Mitarbeiterinnen beobachten unser Gespräch (per Video/durch die Einwegscheibe). Wenn Sie möchten, können Sie die Kolleginnen auch persönlich kennenlernen. Dieses erste Gespräch dauert etwa 1½ Stunden. Etwa eine Viertelstunde vor Ende werden wir das Gespräch kurz unterbrechen, um uns mit den Kolleginnen auszutauschen und über Ihr Anliegen zu beraten. Danach kommen wir zurück und werden Ihnen unsere Sichtweise und unseren Vorschlag mitteilen. Sind Sie damit einverstanden? Haben Sie dazu noch Fragen?" ◀

Den Rahmen den Bedingungen anpassen
Der Gesprächsrahmen ist natürlich dem jeweiligen Kontext anzupassen. In einer Klinikambulanz oder bei Familiengesprächen im stationären Rahmen sieht er anders aus als in einer Beratungsstelle, einer Praxis für Kinder- und Jugendlichenpsychotherapie oder einer Universitätsambulanz für Familien- und Paartherapie. Oft gibt es keine Einwegscheibe und es kann niemand hinter dem Video sitzen, weil alles in einem Raum stattfinden muss oder nur ein Therapeut vorhanden ist. Umso wichtiger ist dann die Intervision bzw. Supervision. Nicht selten ergeben sich Familiengespräche auch im Kontext einer ambulanten oder stationären Einzeltherapie.

Rahmen transparent machen
Die ausführliche Erläuterung des Gesprächsrahmens trägt dazu bei, mögliche Spannungen, Unsicherheiten und Ängste der Familienmitglieder zu mildern. Hierzu gehört auch ein transparenter Umgang mit etwaigen Vor-

informationen. In vielen Familien werden insgeheim Fragen gestellt wie „Wer ist schuld?", „Wer hat etwas falsch gemacht?", „Was denken die Therapeuten über uns als Familie?" Oftmals gibt es aber auch den Wunsch, die Verantwortung für ein offensichtlich schwieriges oder problematisches Familienmitglied einfach abzugeben bzw. an Therapeuten zu delegieren.

Joining der Familienmitglieder und Überweisungskontext

Nach der einführenden Erklärung kommen die einzelnen Familienmitglieder zu Wort: Sie werden nach ihrem Alter, ihrer Beschäftigung, ihrer Freizeit bzw. nach Hobbys befragt. Außerdem werden die derzeitige Situation der Familie, ihre Wohnwelt, ihre Lebensumstände und ihre Einbettung in die soziale Umwelt erfragt. Mithilfe dieser Themen macht sich die Therapeutin kundig im familiären Kontext und lädt gleichzeitig dazu ein, über befriedigende Bereiche zu sprechen. Dann werden der Weg in die Behandlung und der Kontext der Überweisung rekonstruiert: Wie oder durch wen wurde die Familie auf die Einrichtung oder auf die Therapeutin aufmerksam? Welche Ideen haben die Familienmitglieder zum Grund einer etwaigen Empfehlung oder Überweisung? Was möchten die Familienmitglieder besprechen oder klären?

Bereits in dieser Anfangsphase richtet sich das Interesse der Therapeutin auf mögliche Zusammenhänge zwischen dem präsentierten Problem und den aktuellen Lebensereignissen bzw. derzeitigen Belastungen der Familie.

Allgemeine Hypothese zum Zustandekommen des Gesprächs

Die Person, die den Anstoß zum Familiengespräch gab (oder die den Anstoß einer überweisenden Fachperson bzw. eine sonstige Empfehlung aufnahm) und die sich verantwortlich fühlt für das Zustandekommen des Erstgesprächs, leidet möglicherweise am meisten oder ist besonders loyal. Sie könnte anderen Familienmitgliedern einen Dienst erweisen.

Mögliche Themen/Fragen zum Überweisungskontext

- Wer hat den Anstoß gegeben, hierher zu kommen?
- Was meinen die Einzelnen, weshalb Dr. X. sie hierher überwiesen hat? Wie hat er die Überweisung erklärt?
- Wer aus der Familie hat die Verantwortung zur Vereinbarung dieses Termins übernommen?
- Wie hat es diese Person erreicht, dass alle Familienmitglieder mitgekommen sind?
- Wem ist es am leichtesten (am schwersten) gefallen, hier zu erscheinen? Weshalb?
- Wie sollte dieses Gespräch verlaufen, damit sich das Kommen für Sie gelohnt hat?

Reihenfolge des Ansprechens bzw. der Befragung

In dieser ersten Phase richtet die Therapeutin ihre Aufmerksamkeit darauf, welche Arrangements die Familie trifft, z. B. wie die Sitzordnung entsteht oder wer diese bestimmt, ob sich das emotionale Klima im Wartezimmer und im Behandlungsraum unterscheidet, wer auf welche Art zur Therapeutin in Kontakt tritt etc. Im Gespräch ist es möglich, die Familienmitglieder in spontaner Reihenfolge antworten zu lassen, wodurch gleichzeitig Informationen über Abstimmungsprozesse bzw. über die Hierarchie in der Familie gegeben werden. Insbesondere bei chaotischer Kommunikation bietet es sich an, die normative familiäre Hierarchie einzuhalten oder umzukehren (1. Eltern oder andere Erwachsene, 2. Kinder und vice versa). Eine weitere Möglichkeit besteht darin, reihum nach der Sitzordnung vorzugehen.

Kritische Situationen

Eine Gefahr der Anfangsphase besteht darin, sich zu schnell auf ein Problem auszurichten bzw. zu schnell ein Familienmitglied zum sog. Index-patienten zu deklarieren. Kommt die Familie allerdings in einer Krisensituation oder steht aktuell unter Druck, empfiehlt es sich, die Anfangs-phase abzukürzen und schnell in medias res zu gehen. Nicht selten steht der Indexpatient allerdings schon fest, z. B. bei stationären Behandlungen oder bei expliziten Überweisungen, z. B. wegen Anorexie oder anderer Störungen.

5.5.2   Leitfaden für die Mittelphase

In Zusammenhang mit der Erkundung familiärer oder partnerschaftlicher Interaktionsmuster rund um das Problem kann es günstig sein, die Familie spontan antworten zu lassen. Währenddessen kann die Therapeutin die Interaktion beobachten: Wer bestimmt den Inhalt? Wie einig sind sich die Familienmitglieder? An welchen Punkten sind sie unterschiedlicher Meinung? Gibt es mögliche Zusammenhänge zwischen dem präsentierten Problem und der familiären Interaktion?

Die Mittelphase besteht aus vier Abschnitten:

- Exploration des Problems,
- Exploration möglicher Zusammenhänge zwischen dem Problem und familiären Kommunikationsmustern sowie Lebensereignissen,
- Exploration möglicher Zusammenhänge zwischen dem Problem und der Paardynamik,
- Exploration von Ausnahmen, z. B. von Zeiten, in denen das Problem im Hintergrund steht oder gar keine Rolle spielt,
- Exploration von Ressourcen und Möglichkeiten der Problemlösung.

Zirkuläre Fragen
Insbesondere in der Mittelphase des Gesprächs ist es empfehlenswert, nicht nur direkt, sondern auch zirkulär zu fragen. Mithilfe zirkulärer Fragen, einer systemischen Fragetechnik zur Erkundung familiärer Kommunikationsmuster (Kap. 13), wird eine Person über die Beziehungen zwischen anderen anwesenden Familienmitgliedern befragt. Zum Beispiel:

- „Wie hat sich die Beziehung deiner Eltern verändert, seit deine Schwester sich entschlossen hat, nicht mehr zu essen?"
- „Was macht Ihr Sohn, wenn Ihr Mann wütend wird?"
- „Wie reagiert dein Bruder, wenn deine Mutter sich so intensiv um dich kümmert?"

Durch zirkuläre Fragen werden gleichzeitig Informationen gesammelt und Informationen in die Familie hineingegeben. Die Art dieser Fragetechnik wird auch als „Klatschen in Anwesenheit" bezeichnet. Meist hören die anwesenden Personen dabei viel aufmerksamer zu, als wenn jeder nur von sich spricht. Diese Fragetechnik kann die gewohnte Art, wie in der Familie bestimmte Dinge gesehen werden, unterbrechen, sodass neue Sichtweisen und Optionen entstehen.

Kritische Situation
Eine Gefahr der Mittelphase besteht darin, dass gegenseitige Vorwürfe und Entwertungen zunehmen oder dass einzelne Familienmitglieder zu Schuldigen deklariert werden und sich deswegen rechtfertigen müssen. Diese Interaktionen sollten aktiv unterbrochen werden. Es geht hier nicht darum, andere zu beschuldigen und abzuwerten, sondern erst einmal zu klären, worum es geht, und die Positionen der einzelnen Familienmitglieder kennenzulernen (zur Gesprächsführung s. z. B. die Kap. 13 und 19 sowie Reich & v. Boetticher, 2020; Reich et al., 2007)

Exploration des Problems
Die Überleitung zum Anliegen der Familie wird zumeist aktiv von der Therapeutin initiiert. Sie signalisiert damit, dass man jetzt „zur Sache" kommt. Es geht dabei um die Schilderung des Problems, die auslösende Situation für die Anmeldung („Weshalb kommen Sie gerade jetzt?") und um den Kontext, in dem das Problem aktuell auftritt und erstmals auftrat. Hinzu kommt der

Umgang mit dem Problem. Dabei ist von Interesse, wer zuerst antwortet und wer sich in welchem Ausmaß beteiligt. Im Sinne einer Strukturierung könnte die Therapeutin das Familienmitglied ansprechen, das den ersten Kontakt hergestellt hat. Meist empfiehlt es sich jedoch, jemand von den anderen zu fragen, weil die Person, die den Kontakt hergestellt hat, in der Regel bereits zu Wort gekommen ist. Es gilt, das Hauptproblem und ggf. weitere Schwierigkeiten herauszuarbeiten und diese mit familiären Beziehungsmustern zu verknüpfen. Es ist im Rahmen der Diagnostik und für die spätere Indikationsstellung entscheidend, ob es sich beim Anliegen der Familie eher um ein familiäres Problem handelt – bei dessen Entstehung bzw. Aufrechterhaltung alle beteiligt sind oder zu dessen Bewältigung bzw. Lösung mehrere motivierbar sind – oder ob es sich eher um eine individuelle Problematik handelt bzw. um eine Symptomatik, die in Zusammenhang mit anderen Kontexten wie Arbeit oder Schule entstanden ist.

Ziel dieses Schritts ist es, das Problem bzw. Anliegen der Familie herauszuarbeiten und die Sichtweisen der Einzelnen zu erfragen. Das Augenmerk liegt darauf, wie die einzelnen Familienmitglieder mit dem Problem umgehen, welche Erklärungs- und Lösungsmöglichkeiten bereits ausprobiert wurden. Angestrebt wird die Formulierung einer **entwicklungsorientierten Hypothese**, welche die Familie möglichst wenig pathologisiert.

Allgemeine entwicklungsorientierte Hypothese zur Entstehung des Problems

Das präsentierte Problem könnte darauf hinweisen, dass die Entwicklung der Familie blockiert ist bzw. dass ein Entwicklungsschritt ansteht, der innerhalb der bisherigen Beziehungsmuster erschwert ist. Die Problematik oder Symptomatik könnte also auf eine anstehende Veränderung hinweisen.

Mögliche Themen/Fragen zur Erkundung des Problems

- In welcher lebenszyklischen Phase befindet sich die Familie? Welche Entwicklungsaufgaben stellen sich für die Einzelnen, für die Subsysteme, für die Familie?
- Warum kommt die Familie gerade jetzt? Gab es Veränderungen unmittelbar vor oder nach Auftreten des Problems?
- Worin besteht das Problem und wann hat es begonnen (aus Sicht jedes Familienmitglieds)?
- Wie erklärt sich jedes Familienmitglied die Entstehung des Problems?
- Wann tritt das Problem auf und wann nicht?
- Wer hat es zuerst bemerkt? Wer hat am längsten nichts davon bemerkt oder erfahren?
- Wird über das Problem gesprochen? Innerhalb oder außerhalb der Familie? Wer spricht mit wem? Wie? Worüber?
- Was wurde bereits unternommen zur Lösung des Problems? Wurden bereits andere Fachpersonen einbezogen?
- Angenommen, wir führten einige Gespräche und diese wären erfolgreich, wie sähe Ihre Situation dann am Ende der Therapie aus?

Zusammenhänge zwischen Problem und Beziehungsdynamik bzw. Kommunikationsmustern

Wenn der Therapeut die Entstehungsbedingungen und die Auswirkungen des Problems erkundet, ist sein Blick insbesondere auf die Beziehungsdynamik und auf Kommunikationsmuster innerhalb der Familie gerichtet: auf Koalitionen und Allianzen, auf Grenzen innerhalb der Familie und gegenüber der Außenwelt, auf mögliche Hierarchien und Subsysteme und auf die Regulierung von Nähe und Distanz innerhalb der Familie.

Der Therapeut arbeitet Zusammenhänge zwischen dem präsentierten Problem und der familiären Interaktion heraus bzw. erkundet die Wechselwirkung zwischen der Problematik und der familiären Beziehungsdynamik.

Unter entwicklungsorientierter Perspektive gilt es, die mit der aktuellen Konstellation einhergehenden Ambivalenzen zu beachten.

- Einerseits: Welche Ängste und Fantasien blockieren die weitere Entwicklung der Familie? Wer ist davon am meisten betroffen? Wer empfindet diese Ängste mehr, wer weniger?
- Andererseits: Welche Vorstellungen und Fantasien begünstigen den anstehenden Entwicklungsschritt? Welche Familienmitglieder stehen auf der Seite der Veränderung?

Es ist hilfreich und meist auch entlastend für die Familie, wenn der weitere Kontext z. B. mithilfe eines Genogramms (Kap. 14) erkundet wird.

Allgemeine Hypothese zur Entstehung oder Aufrechterhaltung des Problems

Beziehungsstörungen oder Konflikte, die mehr oder weniger bewusst und sogar über Generationen tradiert sein können, führen in einer Schwellensituation zu einer Entwicklungshemmung. Eine solche Konstellation birgt sowohl die Chance zu einer progressiven weiteren Entwicklung als auch das Risiko eines regressiven Verlaufs. In der Regel gibt es innerhalb des familiären Systems Tendenzen in die eine und in die andere Richtung.

Fragen zur Wechselwirkung zwischen Problem und anderen Ereignissen

- Gibt es Zusammenhänge zwischen der derzeitigen Symptomatik und äußeren Ereignissen bzw. familiären Veränderungen (z. B. Arbeitsplatzwechsel, Arbeitslosigkeit, Umzug, Krankheit, Scheidung, Tod)?
- Welche Konsequenzen ergeben sich durch die Symptomatik (Beschwerden, Probleme) für die Familie und für jedes einzelne Familienmitglied? Sind auch Personen außerhalb der Familie betroffen?
- Welche Veränderungen hat die Problematik für die Familie und für jeden Einzelnen bewirkt? Für die Erwachsenen? Für die Kinder (z. B. neue Aufgaben, Rücksichtnahme)?
- Wer ist am meisten belastet, wer am wenigsten?
- Sind ähnliche Probleme aus den jeweiligen Herkunftsfamilien bekannt? Wie wurde damit umgegangen?
- Angenommen, die derzeitige Problematik (Schwierigkeit, Symptomatik, Belastung) wäre gelöst, was wäre dann anders in der Familie? Was stünde an?
- Angenommen, die Problematik hätte irgendetwas Positives, einen Vorteil oder Nutzen für die Familie oder einzelne Familienmitglieder, worin könnte das Positive bestehen?
- Wer oder was spricht am ehesten für mögliche Veränderungen, wer oder was spricht am ehesten dagegen?

- Gibt es Anzeichen für bestimmte Loyalitäten? Teilen einzelne Familienmitglieder Geheimnisse, von denen andere ausgeschlossen sind?

Bei der Gesprächsführung ist zu beachten, dass alle zu Wort kommen. Häufig ist es erforderlich, die intrafamiliären Grenzen, z. B. die Abgrenzung zwischen Eltern und Kindern, zu stärken. Deswegen sollen die Eltern bei Fragen an die Kinder nicht anstelle der Kinder antworten, und Kinder sollen sich nicht in das Gespräch zwischen den Eltern einmischen.

Zusammenhänge zwischen Problem und Paarkonflikten

Die Zufriedenheit des Paares, die Qualität und Stabilität der Paarbeziehung beeinflussen ganz wesentlich die Familiendynamik und gehören zur Diagnostik. Um die Grenzen zwischen dem Subsystem des Paares und dem der Kinder zu wahren, werden in der Regel die Themen, die das Paar betreffen (z. B. Intimität, Sexualität, spezifische Elternfunktionen), nicht mit der gesamten Familie, sondern – wenn erforderlich – separat mit dem Paar besprochen.

Einzuschätzen ist außerdem die Fähigkeit der Eltern, mit unterschiedlichen Altersphasen der Kinder umgehen zu können. Falls das Anliegen der Familie die Symptomatik eines Kindes betrifft, könnte dieses z. B. aufgrund von Paarproblemen Schwierigkeiten haben, bestimmte Entwicklungsphasen zu durchlaufen. Das Kind könnte auch die Rolle eines Partnerersatzes innehaben oder parentifiziert sein. Letzteres bedeutet, dass das Kind Elternfunktion für einen oder sogar beide Elternteile übernimmt. Folgende allgemeine Hypothese kann hilfreich sein:

Allgemeine Hypothese zum Zusammenhang von Problem und Paarkonflikt

Ein Kind reagiert mit seiner Symptomatik auf einen Konflikt des Paares oder eines Elternteils. Es macht auf diesen aufmerksam und „neutrali-

siert" ihn gleichzeitig, weil die Aufmerksamkeit auf das Kind fokussiert wird.

Mögliche Themen/Fragen zur Paar- und Elternbeziehung

- Wie sehen die Partner die jetzt aufgetretenen Schwierigkeiten?
- Welche Privatsphäre steht dem Paar zur Verfügung?
- Worüber können Mann und Frau miteinander reden, worüber nicht?
- Was hält das Paar zusammen?
- Halten die Eltern die Entwicklung der Kinder für normal oder für auffällig?
- Welche Hoffnungen und Erwartungen verbinden die Eltern mit der Entwicklung ihrer Kinder?

Ein Paargespräch, dessen Themen vorwiegend um das Paar- und Elternsystem kreisen, ist – zumal bei kindlichen Symptomträgern – in der Erstgesprächsphase nicht zwangsläufig indiziert. In der Regel werden Paarkonflikte sogar erst im Verlauf, wenn das Arbeitsbündnis zwischen Therapeut und Familie gefestigt ist, benannt. Falls es bereits in einer früheren Phase zu einem Paargespräch kommt, geht es dabei häufig um Verständnis für das Paar bzw. für die Eltern und die mit der aktuellen Konstellation verbundenen Herausforderungen und Chancen.

Kritische Situation

Veränderungen des Settings, z. B. der Wechsel von Familien- zu Paargesprächen oder Gespräche mit Subsystemen, sollten immer zusammen mit allen Familienmitgliedern besprochen und nicht einseitig von Einzelnen oder vom Therapeuten bestimmt werden.

Exploration von Ressourcen und Möglichkeiten der Problemlösung

Zur Mittelphase gehört das Augenmerk auf den Ressourcen und Lösungsmöglichkeiten der Familie. Mit Ressourcen sind nicht nur vorhandene

Quellen an Geld und positiver Unterstützung, eigene Bewältigungsfähigkeiten und Selbstvertrauen gemeint; Ressourcen beinhalten auch die Fähigkeit zu Trauer, zu Verzicht, zu Humor und die gegenseitige Anteilnahme in schwierigen Situationen. Ressourcen lassen sich auch an der Bewältigung von früheren Schwierigkeiten und Krisen ablesen. Es gilt, die Stärken der Familie, ihre Fähigkeit zur Krisenbewältigung und zur gegenseitigen Anteilnahme herauszuarbeiten. Der aktuellen Problemsituation können auf diese Weise bereits vorhandene Bewältigungsmöglichkeiten gegenübergestellt werden, zu denen Einzelne möglicherweise den Zugang verloren haben. Die Bewältigung bisheriger Schwierigkeiten ist anzuerkennen. Wie wurden Krisen früher – in der aktuellen und in der Herkunftsfamilie – bewältigt? Lassen sich frühere Bewältigungsmöglichkeiten auf den Umgang mit der aktuellen Problematik übertragen? Derartige Fragen können den Weg für neue Optionen in die Zukunft bahnen. Wenn es gelingt, an bestehende Ressourcen anzuknüpfen, gewinnen die Familienmitglieder in der Regel wieder mehr Vertrauen in die eigenen Fähigkeiten und werden motiviert, nach eigenen Lösungsmöglichkeiten zu suchen.

Es ist wichtig, allgemeine Fragen und spontane Reaktionen abzuwarten, die einzelnen Familienmitglieder ihre impliziten Wünsche explizit formulieren zu lassen und die gemeinsamen sowie die unterschiedlichen Sichtweisen aller zu verdeutlichen. Ängste und Fantasien im Rahmen der Konfliktlösung können für die therapeutische Arbeit wegweisend werden. Es gilt, die Stärken der Familie, ihre Fähigkeit zur Krisenbewältigung und zur gegenseitigen Anteilnahme herauszuarbeiten.

Mögliche Themen/Fragen zur Problemlösung

- Was haben die Einzelnen bislang versucht, um mit dem Problem fertig zu werden?
- Was war hilfreich? Was nicht?
- Gibt es Hilfen von außerhalb für die Familie?
- Gab es früher Personen innerhalb oder außerhalb der Familie, die geholfen haben? Stehen diese jetzt auch noch zur Verfügung? Wurden sie schon einbezogen?
- Gab es in Ihrer Familie schon einmal ein Ereignis, das für Sie alle so schlimm oder sogar schlimmer war als die augenblickliche Situation? Können Sie etwas von damals auf die heutige Situation übertragen?
- Gab es schon früher einmal ähnliche Schwierigkeiten? Wie wurde damit umgegangen? Wie wurden diese gelöst?

Die Themen sind je nach Zusammensetzung der Familie und in Abhängigkeit von der vorliegenden Problematik zu modifizieren. Beispielsweise wird eine Familie mit einem Kind in der Ablösungsphase andere Probleme zu bewältigen haben als eine Familie mit Säuglingen, Kleinkindern oder Schulkindern. Eine Familie, deren Eltern sich mit Trennung auseinandersetzen, ist mit anderen Themen konfrontiert als eine Einelternfamilie nach Scheidung oder eine Patchworkfamilie. Wiederum andere Themen stehen an, wenn ein Elternteil erkrankt oder arbeitslos ist.

Unterbrechung des Familiengesprächs

Wenn man im Team arbeitet, empfiehlt es sich, vor der Endphase das Gespräch für einige Minuten zu unterbrechen, um Gelegenheit zur Verständigung zwischen Therapeut und Kotherapeut zu haben oder um die beobachtenden Kollegen in den Austausch einzubeziehen. Auch wenn man ein Familiengespräch allein und ohne Kollegen im Hintergrund (z. B. Video) durchführt, empfiehlt sich eine Gesprächspause, um Abstand zu gewinnen und das Gespräch zu reflektieren. Dabei werden auch erste Überlegungen zur Diagnostik und zur Indikation angestellt und Weichenstellungen für das weitere Vorgehen erwogen.

5.5.3 Leitfaden für die Endphase

Das Ziel der Endphase besteht darin, ein zusammenfassendes Verständnis der Problementstehung zu erlangen und Hypothesen über die Bedeutung und die Funktion der Problematik im aktuellen familiären oder weiteren Kontext zu formulieren. In diese Phase gehören auch erste Überlegungen zur Indikation (Kap. 6), zur Motivation der einzelnen Familienmitglieder für eine familientherapeutische Arbeit sowie die Reflexion der Therapeutin über die eigenen Möglichkeiten, ein Arbeitsbündnis mit den Einzelnen herzustellen.

Zu Beginn der Endphase teilt die Therapeutin der Familie ihre Sichtweise bzw. die Sichtweise des Teams über das Anliegen der Familie mit. Im Sinne der Allparteilichkeit bzw. vielgerichteten Parteilichkeit sollte sich jedes Familienmitglied verstanden und wertgeschätzt fühlen. Falls die familiäre Dynamik mitbeteiligt ist an der Entstehung oder Aufrechterhaltung der Problematik, falls es sich also überwiegend um ein familiäres Problem handelt, sollte der Familie dieser Zusammenhang taktvoll deutlich gemacht werden und um Mitarbeit in der etwaigen Familientherapie geworben werden. Bisweilen lässt sich die Anwesenheit der Familienmitglieder bereits als Zeichen einer beginnenden Veränderung begreifen. Angestrebt wird eine Formulierung der Problematik, die z. B. als Vorbote einer anstehenden Entwicklung wertgeschätzt wird, unter Anerkennung der Ressourcen und Stärken der Familie. Handelt es sich hingegen eher um ein individuelles Problem, sollten auch andere Behandlungsmöglichkeiten besprochen werden.

Familie und Therapeutin sollte zum Abschluss des Erstgesprächs genügend Zeit bleiben, eventuell Ausgelassenes nachzutragen oder falsch Verstandenes zu korrigieren. Falls die Familienmitglieder zwischenzeitlich Gelegenheit zu einem Gespräch „unter sich" hatten, haben sich möglicherweise auch von ihrer Seite weitere Fragen oder Perspektiven ergeben. Insgesamt sollte der Prozess offengehalten, vorzeitige Schlüsse und die damit oft verbundenen „Schließungen" sollten vermieden werden.

Tragfähiges Arbeitsbündnis

Wie die Familienmitglieder auf die Mitteilung der Therapeutin reagieren, wie sie mit unterschiedlichen Sichtweisen umgehen, ob sie also motivierbar sind für weitere Familiengespräche oder eine Familientherapie, zeigt, ob ein tragfähiges Arbeitsbündnis zustande kommen kann.

Kritische Situation

In dieser Erstgesprächsphase ist es unangemessen und eher schädlich, die Familienmitglieder mit affektiv hoch besetztem Material zu konfrontieren oder unbewusste Motive zu benennen. Stattdessen sollte die Therapeutin sich zunächst einmal sachkundig machen über die Lebenssituation der Familie, sie sollte unterstützend wirken und die Interaktion innerhalb der Familie fördern; darüber hinaus sollten die Familienmitglieder angeregt werden, über Gefühle nachzudenken (Gurman et al., 1986). Allgemein und besonders dann, wenn ein Therapeut über wenig Erfahrung mit Familiengesprächen verfügt, ist es empfehlenswert, sich im ersten Gespräch vor allzu schnellen Interventionen zu hüten. In jedem Fall ist es günstig, auf positive Veränderungen und Selbsthilfemöglichkeiten innerhalb des alltäglichen Lebenskontextes der Familie hinzuweisen.

Eine häufige Gefahr der Endphase besteht in vorschnellen Deutungen und in der Vermittlung einer pathologisierenden Sichtweise. Nicht zu unterschätzen ist allerdings auch die Gefahr, der Familie eine Therapie anzubieten, ohne dass ein Auftrag von der Familie vorliegt.

Behandlungsziele und Therapievereinbarung
Es ist vorteilhaft, wenn die Besprechung des weiteren Vorgehens im Rahmen eines zweiten Gesprächs stattfinden kann, weil dann das Setting und die Therapeutin bereits bekannt sind und die Reaktionen der einzelnen Familienmitglieder auf das erste Gespräch einbezogen werden können. Darüber hinaus können weitere Sichtweisen oder Themen ergänzt und Ambivalenzen gegenüber einer möglichen Familientherapie besprochen werden.

Um zu einer Therapievereinbarung zu kommen, erfragt der Therapeut die Gedanken der einzelnen Familienmitglieder bezüglich des bisherigen Gesprächsablaufs und bezüglich des weiteren Vorgehens. Worum könnte es in weiteren Gesprächen gehen? Ist es möglich, ein gemeinsames Anliegen zu definieren? Gibt es gemeinsame Ziele? Wie ginge es ohne Familientherapie weiter?

Ist eine Familientherapie angezeigt, sollte die Anzahl der Sitzungen flexibel geplant werden. In der Regel ist der zeitliche und organisatorische Aufwand für Familiengespräche groß, und Familien haben einen „kürzeren Atem" als Einzelpersonen. In Anbetracht dessen und auch in Anbetracht der Arbeitsweise und Ziele einer Familientherapie bewährt es sich, zunächst einmal drei bis fünf Gespräche anzubieten, Anschließend erfolgt eine Standortbestimmung über das bis dahin Erreichte, und es wird besprochen, ob bzw. wie die Therapie fortgesetzt werden soll (s. hierzu auch Kap. 6 Ziele und Indikationsüberlegungen).

Honorar
Zur Therapievereinbarung gehört die Honorarfrage. Dies wird oft schon vor dem Erstgespräch im Rahmen der Anmeldung oder durch die institutionellen Bedingungen geklärt. In Ehe-, Lebens- und Erziehungsberatungsstellen erfolgen die Gespräche in der Regel kostenfrei oder mit geringer Eigenbeteiligung der Familien. In Klinikambulanzen erfolgt die Abrechnung im Rahmen der jeweiligen Pauschalen. Im Rahmen der Psychotherapievereinbarungen und Psychotherapierichtlinienwurde es für die tiefenpsychologisch fundierte Psychotherapie und die Verhaltenstherapie möglich, im Rahmen einer Einzeltherapie Angehörige im Sinne eines paar- oder familientherapeutischen Settings intensiv einzubeziehen und hierbei Doppelstunden durchzuführen (Reich & v. Boetticher, 2021). Mit der Zulassung der Systemischen Therapie als Kassenleistung für Erwachsene im Jahr 2019 können hier regelhaft bei der Behandlung eines Indexpatienten Doppelstunden im „Mehrpersonen-Setting" durchgeführt und abgerechnet werden. Darüber hinaus ist es mit der Leistungsbeschreibung „Aufsuchende Familientherapie" möglich, eine Form der systemischen Familientherapie als Hilfsangebot nach § 27,3 SGB VIII finanzieren zu lassen (Conen, 2017).

Literatur

Boszormenyi-Nagy, I., & Spark, G. (1973). *Invisible loyalities*. Harper & Row. (Dt Boszormenyi-Nagy I, Spark G (1981) Unsichtbare Bindungen. Die Dynamik familiärer Systeme. Klett-Cotta, Stuttgart).

Conen, M.-L. (Hrsg.). (2017). *Wo keine Hoffnung ist, muss man sie erfinden. Aufsuchende Familientherapie.* Carl Auer.

Gurman, A. S., Kniskern, D. P., & Pinsof, W. M. (1986). Research on the process and outcome of marital and family therapy. In S. Garfield & A. Bergin (Hrsg.), *Handbook of psychotherapy and behavior change* (S. 565–626). Wiley.

Hildenbrand, B., & Welter-Enderlin, R. (1996). *Systemische Therapie als Begegnung*. Klett-Cotta.

Minuchin, S. (1974). *Families and family therapy*. Harvard University Press. (Dt: Minuchin S (1977) Familie und Familientherapie. Lambertus, Freiburg im Breisgau).

Minuchin, S., Nichols, M. P., & Lee, W.-Y. (2007). *Assessing families and couples. From symptom to system.* Pearson Education Inc.

Retzlaff, R. (2008). *Spiel-Räume. Lehrbuch der systemischen Therapie mit Kindern und Jugendlichen*. Klett-Cotta.

Reich, G., & v Boetticher, A. (2020). *Psychodynamische Paar- und Familientherapie*. Kohlhammer.

Reich, G., & v Boetticher, A. (2021). Familientherapie in der psychodynamischen Psychotherapie. *Psychotherapie im Dialog*, 22, 33–37.

Reich, G., Massing, A., & Cierpka, M. (2007). *Praxis der psychoanalytischen Familien- und Paartherapie*. Kohlhammer.

von Schlippe, A., & Schweitzer, J. (2012). *Lehrbuch der systemischen Therapie und Beratung I. Das Grundlagenwissen*. Vandehoeck & Ruprecht.

Stierlin, H., Rücker-Embden, I., Wetzel, N., & Wirsching, M. (2001). *Das erste Familiengespräch* (8. Aufl.). Klett-Cotta.

6

Ziele und Indikationsüberlegungen

Manfred Cierpka, Günter Reich, Michael Stasch und Joachim Walter

▶ Im Erstgespräch sollen die familiäre Dynamik auf den relevanten Ebenen erfasst und eine Arbeitsbeziehung mit einer vertrauensvollen Gesprächsgrundlage entwickelt werden. Es geht in dieser Phase um die Erfassung der Themen, die für die Familie relevant sind, und um die Erarbeitung von Hypothesen, mit denen die geschilderten Schwierigkeiten verstanden werden können. Mögliche Veränderungen, Lösungen und Hindernisse für therapeutische Entwicklungsschritte sollen eruiert werden.

Manfred Cierpka ist vor der Veröffentlichung dieses Buches verstorben.

M. Cierpka (Verstorben)
Institut für Psychosoziale Prävention,
Universitätsklinikum Heidelberg,
Heidelberg, Deutschland
e-mail: author@noreply.com

G. Reich (✉)
Klinik für Psychosomatische Medizin und
Psychotherapie, Universitätsmedizin Göttingen,
Göttingen, Deutschland
e-mail: greich@gwdg.de

M. Stasch
Praxis für Psychotherapie, Psychoanalyse, Paar- und
Familientherapie, Heidelberg, Deutschland
e-mail: praxis@psychotherapie-stasch.de

J. Walter
Abteilung für Psychiatrie, Psychosomatik und
Psychotherapie im Kindes- und Jugendalter,
Kath. Kinderkrankenhaus Wilhelmstift,
Hamburg, Deutschland
e-mail: j.walter@kkh-wilhelmstift.de

© Springer-Verlag Berlin Heidelberg 2024
G. Reich et al. (Hrsg.), *Handbuch der Familiendiagnostik*, Psychotherapie: Praxis,
https://doi.org/10.1007/978-3-662-66879-5_6

Sowohl ein problem- als auch ein lösungsorientiertes Vorgehen wird vorgeschlagen. Vor der Therapievereinbarung steht die Indikationsfrage: Ist Familientherapie für dieses Problem angezeigt? Sollte sie im Sinne der adaptiven Indikation mit anderen Settings oder Maßnahmen parallel oder sequenziell kombiniert werden? Ist ein anderes Vorgehen indiziert?

6.1 Ziele der Familientherapeutinnen und Familientherapeuten für die Erstgesprächsphase

Therapieziele und Problemverständnis

Die Ziele, die Familientherapeutinnen und Familientherapeuten im Erstgespräch verfolgen, leiten sich zum Teil aus den konzeptuellen Vorstellungen über die Entstehung von familiären Problemen, Beschwerden und Symptomen und deren Aufrechterhaltung ab. Dies trifft insbesondere für das wichtigste Ziel zu, das Problem der Familie zu verstehen und über Lösungen nachzudenken. Bei allen Unterschieden zwischen den Psychotherapieverfahren verfolgen Therapeuten in der Arbeit mit Familien auch ähnliche Ziele. Möglicherweise ist diese Ähnlichkeit oft größer als die nach außen dokumentierte Unterschiedlichkeit.

Gemeinsamkeiten: „Vom Symptom zum System"

Gemeinsam sind u. a. folgende Aspekte:

- Die Linderung oder Beseitigung von Symptomen und anderen belastenden Problemen ist bei allen Ansätzen ein wesentliches Therapieziel.
- Probleme und Symptome werden im Rahmen eines Beziehungskontextes gesehen.
- Dieser kann verursachend und (zugleich) aufrechterhaltend/stabilisierend sein.
- Von Veränderungen der Beziehungsmuster wird eine Veränderung der Probleme/Symptome oder zumindest eine Unterstützung hierbei erwartet.
- Der Beziehungskontext wird in die Entwicklungsaufgaben, z. B. im Lebenszyklus, in der besonderen Familienform, und in den sozialen und kulturellen Kontext eingeordnet.
- Die Ressourcen des Beziehungssystems werden besonders beachtet und aktiviert.
- Die System- und Subsystem-Grenzen in der Familie (z. B. Generationsgrenzen) und die Koalitionen (z. B. über die Generationen) werden besonders beachtet.
- Die Auswirkungen von Veränderungen in einem Subsystem (z. B. Eltern) auf andere Subsysteme werden besonders beachtet.
- Die sich entwickelnden Kommunikationsmuster, z. B. symmetrische Eskalationen, werden besonders beachtet.
- Die Haltung ist die einer aktiven Beziehungsaufnahme zu allen Anwesenden und das Vermeiden von Regression.
- Der mögliche Einfluss von Nicht-Anwesenden (z. B. Geschwister, geschiedene oder verstorbene Elternteile, Großeltern) wird reflektiert und exploriert.
- Der Umgang mit dem Setting ist flexibel und orientiert sich stärker am Prozess als in anderen Therapieformen.
- Diagnostische Familiengespräche sind oft ein Auftakt für weitere Therapie in Subsystemen und anderen Settings.
- Therapieziele werden prozessorientiert formuliert.

Psychodynamisch orientierte Behandlung

Die psychodynamisch orientierte Familientherapie ist vermutlich am stärksten prozessorientiert. Die emotionale Einsicht in unbewusste Konflikte und die transgenerationale (mehrgenerationale) Dynamik der Familie sowie die damit zusammenhängenden Verstrickungen in den Beziehungen soll die Selbstreflexion und entsprechende Veränderungen bei den Familienmitgliedern im Umgang mit einander und bei diesen persönlich fördern. Die unbewussten Konflikte werden meist erst im Verlauf der Therapie erkennbar, sodass sie über Klärung, Konfrontation und Deutung bewusster gemacht werden können. Die Reinszenierung der unbewussten Konflikte im Übertragungs-Gegenübertragungs-Geschehen erfolgt im Prozess der Behandlung. Die Erwartungen der Familienmitglieder zu Beginn der Therapie sind verständlicherweise oft kurzfristiger und auf die unmittelbare Lösung von Symptomen und Problemen ausgerichtet. Die Perspektive der Therapeuten und deren Hypothesen sind in der Regel weitreichender. Der familientherapeutische Prozess ist von daher eine Ko-Evolution der beiden Subsysteme Familie-Therapeuten im gemeinsamen therapeutischen System mit einem Abgleich und wechselseitiger Entwicklung der Perspektiven, die je nach Strukturniveau, Abwehr und Bedürfnissen der Beteiligten unterschiedlich weit geht (s. Kap. 14 und 15).

Verhaltens- und problemorientierte Behandlung

Das Formulieren von Zielen ist bei verhaltens- und problemorientierten Verfahren eher symptom- oder problemzentriert und damit zunächst beobachtungsnäher. Die Therapieziele sind oft an einem zu definierenden Ziel, z. B. an einer bestimmten Verhaltens- oder Kognitionsänderung, orientiert. In der verhaltenstherapeutischen Behandlung werden die Beschwerden einer Person oder der gesamten Familie als Verhaltensprobleme und zu lösende Probleme aufgefasst, auf der Ebene konkreter Verhaltensweisen formuliert und in einer Verhaltensanalyse diagnostiziert. Sie werden als dysfunktional für die Wünsche und Ziele des Patienten oder der Familie bewertet. Der Therapeut nimmt dazu Stellung, ob die gewünschten Zielzustände des Patienten oder der Familie für ihn akzeptabel sind. In der Verhaltenstherapie werden historisch-genetische Bedingungen, die zur Entstehung eines Problems geführt haben, und Bedingungen, die das Problem aufrechterhalten, als Problemursachen unterschieden. Hierbei werden zunehmend differenzierte Modelle wie die Plananalyse und die Schemaanalyse (s. Kap. 16) verwendet.

Systemische Behandlung

Die Formulierung der Therapieziele in der systemischen Familientherapie wird als ein dynamischer Prozess betrachtet. Die Erörterung von Zielen wird zudem als notwendig erachtet, um zu verhindern, dass unreflektierte Idealbilder von Veränderung das tatsächlich in der Therapie Erreichte zunichtemachen (von Schlippe & Schweitzer, 2012). Der kritischen Haltung zu traditionellen psychiatrischen Diagnosen und deren möglicher Probleme verfestigender Wirkung wird durch das Auflösen in konkret beschreibbare Verhaltensweisen und deren Beziehungskontext Rechnung getragen. Das Herausarbeiten von positiven, möglichst konkret und spezifisch formulierten Zielen und Absprachen darüber, welcher Zustand in der Therapie erreicht werden sollte, die Anregung von inneren Suchprozessen und die Lösungsfindung sind zentrale Elemente. Zirkuläre Fragen und andere Interventionen flexibilisieren das Verständnis familiärer Prozesse,

fördern die Mentalisierungsfähigkeit und verändern Interaktionen, wobei die Bedeutungswelt der Familien und die Resonanz des Therapeuten zunehmende Wichtigkeit gewinnen (Kap. 13).

Ziele für Erstgespräche bzw. die Erstgesprächsphase

Das Erstgespräch bzw. die Erstgesprächsphase ist zu trennen von der weiteren Behandlung. Die Indikation für eine längere Behandlung und das angemessene Setting stellt sich in der Regel erst in dieser Phase heraus. Gegen ein diagnostisches Familienerstgespräch und dessen Erweiterung spricht zunächst wenig.

Ziele für diese Phase sind:

- Klärung des Kontextes und Erläuterung der Zielsetzung des Erstgesprächs.
  Hierzu gehören: In welchem Rahmen findet das Gespräch statt (Klinik, Praxis, Beratungsstelle …)? Mit welcher Motivation kommen die Beteiligten (z. B. Eigen- oder Fremdmotivation)? Welches ist der kulturelle, subkulturelle und sozioökonomischen Kontext der Familie? Erläuterung des Rahmens für das Gespräch (Kotherapie, Zeit, Aufzeichnungen); was soll geklärt werden: Probleme und Ressourcen der Familie? (s. Kap. 9, 10, 11 und 12)
- Herstellung eines Kontaktes zu allen Familienmitgliedern, Beziehungsaufbau.
- Vorstellung der Therapeuten und der Familienmitglieder; Beschreibung der Lebenssituation der Familie.
- Entwicklung einer tragfähigen **Arbeitsbeziehung** für die Erstgespräche und eine mögliche Behandlung.
- Herstellung eines gemeinsamen Verständnisses zwischen Familie, Indexpatienten (IP) und den Therapeutinnen bzw. Therapeuten, was die Probleme der Familie sind und wie sie das Leiden der/ der IP und eventuelle weitere Probleme der Familie beeinflussen. Welches sind die Hypothesen der Familie? Welche Hypothesen entwickeln die Therapeuten?
- Einschätzung der individuellen und familiären **Ressourcen** und des „**Social Support**", um Hilfsangebote in der Familie und aus der weiteren Umwelt in Betracht ziehen zu können.

- Überlegungen zur **Indikation** von verschiedenen Therapiemöglichkeiten. Diese sind in der Regel adaptiv, orientieren sich an der Problementwicklung und dem Prozess.
- Falls eine Indikation zur Familientherapie oder zu weiteren Familiengesprächen besteht, ist das nächste Ziel die vorläufige **Therapievereinbarung.** Die **Therapieziele** werden am Ende der Erstgespräche bzw. in der ersten therapeutischen Sitzung bestimmt.

6.2 Aufbau einer tragfähigen Arbeitsbeziehung

Eine vertrauensvolle Beziehung ist überaus wichtig. Dem Erstgespräch kommt daher nicht nur für die Diagnostik, sondern auch für die weiterführende Behandlung eine wesentliche Bedeutung zu. Oft ist es maßgebend, ob schon zu Beginn des Kontaktes eine Atmosphäre geschaffen werden kann, die größtmögliche Offenheit und ein Vertrauen in den Gesprächen zulässt, damit die Familie ihre relevanten Themen einbringt. Insofern ist auf den Aufbau und die Pflege einer tragfähigen Arbeitsbeziehung zu achten.

Komponenten der Arbeitsbeziehung
Die sich entwickelnde Arbeitsbeziehung setzt sich aus verschiedenen Komponenten zusammen:

- Im professionellen Kontext wird die Beziehung durch die Ratsuche der Familie geprägt, die sich mit ihrem Problem an die Experten wendet. Die besondere Beziehung der Therapeuten mit der Familie ist insofern über die therapeutisch angebotene Hilfestellung definiert.
- Über die Sicherstellung der sachlichen Mitarbeit hinaus gilt es, die persönliche und damit emotionale Arbeitsbeziehung als Grundlage für die weitere Zusammenarbeit herzustellen. Die Psychotherapieforschung konnte zeigen, dass die „helping alliance" zwischen dem jeweiligen Therapeuten-Patienten-Paar als unspezifisch wirksame Variable für die therapeutische Effektivität entscheidend ist (Beutel et al., 2020). Auch in

der Familientherapie ist die Qualität dieser Beziehungsbereitschaft ein guter Prädiktor für therapeutische Effektivität (Datchi & Sexton, 2016; Pinsof et al., 2008; Russel et al., 2016). Dabei spielen das Sicherheitsgefühl der Familie und das Ausmaß, in dem die einzelnen Beteiligten sich trauen können, Differenzen anzusprechen, eine wesentliche Rolle (Datchi & Sexton, 2016). Pinsof et al. (2008, 2019) unterscheiden die Ebenen: „Therapeut und ich", Therapeut und die anderen Familienmitglieder", „Therapeut und wir als Familie", „Andere Familienmitglieder und ich", die hier relevant werden.

Gleichzeitig wird die sich zwischen dem Therapeuten- und Familiensystem entwickelnde Beziehung schon im Erstgespräch zum Instrument, an dem sich Hinweise auf unbewusste Prozesse, wie Übertragung, Gegenübertragung und Widerstand, ablesen lassen. Der affektive Austausch im Rahmen der Beziehung zwischen der Familie und den Therapeuten ermöglicht so Hinweise auf die Beziehungsmuster in der Familie.

„Eintritt" der Therapeuten in das Familiensystem
Beim Aufbau einer emotional tragfähigen Beziehung versuchen die Therapeuten, „Anschluss" an das Familiensystem zu bekommen, sodass sich ein „therapeutisches System" bildet. Minuchin (1974, s. auch Minuchin et al., 2007) z. B. beschreibt, wie er mit der Methode des „Joining" in der Familie Fuß fasst und im Rahmen eines solchen Bündnisses Möglichkeiten erhält, die Struktur der Familie zu verändern. Er betont, dass „das Auftreten des Therapeuten in sich eine massive Intervention darstellt" (Minuchin 1977, S. 166) und „die Familie nur in Bewegung gerät, wenn der Therapeut in der Lage gewesen ist, so in das System einzutreten, dass der Gleichklang bewahrt bleibt" (S. 158). Wenn Selvini-Palazzo et al. (1981) vorschlagen, dass der Therapeut sich vom Feedback der Familie in seinen Fragen leiten lassen soll, so ist damit ebenfalls der Anschluss an das Familiensystem gemeint. Der Therapeut ist in die „Feedbackschleife" mit einbezogen. Er ist der Auslöser der Information, die

allem, was sich in der Schleife befindet, zu Veränderungen und Neustrukturierung verhilft.

Falsche Anpassung der Therapeuten und Systemkonformität

Anschluss an die Familie zu bekommen darf nicht Anpassung an deren Interaktionsmuster und Systemkonformität bedeuten. Der Therapeut tritt in Beziehung zur Familie, verfolgt aber auch durchaus seine eigenen Ziele im Gespräch, um diagnostisch und therapeutisch relevante Informationen zu bekommen. Das kann auch heißen, dass ein Therapeut vorübergehend Koalitionen eingeht – im Sinne einer sondierenden Maßnahme (Minuchin et al., 2007). Er muss flexibel genug sein, sich wieder zu lösen und die Auswirkungen seiner Interventionen zu beobachten.

In der psychoanalytisch orientierten Paar- und Familientherapie wird die Beziehungsaufnahme zwischen Familie und Therapeuten auch auf der Ebene der Übertragungs-Gegenübertragungs-Dynamik analysiert. Die Therapeuten sollen Teil des Systems werden, deren „interaktionellen Sog" spüren, um diagnostische Überlegungen aus dem eigenen Fühlen, Denken und Verhalten als Mitglieder des Therapeuten-Familien-Systems ableiten zu können.

Fördern der Arbeitsbeziehung durch die Gesprächsführung

Einige Besonderheiten in der Gesprächsführung sind von großem Nutzen, um die Arbeitsbeziehung zu fördern:

- Da der psychotherapeutische Zugang hauptsächlich über die Sprache erfolgt, ist es erforderlich, das Sprachniveau und den Sprachstil zu reflektieren, z. B. sollten Fremdwörter oder Fachtermini vermieden werden.
- Kinder müssen altersentsprechend behandelt werden. Eltern beobachten meistens sehr genau, wie der Therapeut mit den Kindern umgeht. Zeichnen, Umgang mit Bausteinen oder Puppen können hier hilfreich sein.
- Durch die Zuziehung von weiteren Therapeuten hinter dem Einwegspiegel, durch die Video-

kamera, die angestrebte Videoaufzeichnung und die Intervision stellt sich für das Familienerstgespräch das Problem der Diskretion in besonderem Maße. Die Ängste der Familienmitglieder hinsichtlich des Datenschutzes und der Schweigepflicht können gar nicht, ernst genug genommen werden. Die Diskretion und die Schweigepflicht tragen zur Schaffung der Vertrauensgrundlage zwischen Familie und Therapeuten bei. Diese Ängste können bekanntermaßen am besten durch Information und offenes Ansprechen der Probleme reduziert werden.

6.3 Formulierung eines familiendynamischen Problemverständnisses

Das Hauptziel im Erstgespräch ist, ein Verständnis für das Problem der Familie zu erarbeiten und nach Lösungsmöglichkeiten zu suchen. Dieser Bereich nimmt im Erstgespräch den meisten Raum und die meiste Zeit in Anspruch. Die Mittelphase des Interviews bleibt für diesen Teil reserviert (Kap. 5).

▶ **Wichtig** Das präsentierte Problem (Wynne, 1988) wird auf der Familienebene als „Lösungsversuch" verstanden. Das Hauptziel der Problemerkennung und -lösung lässt sich in drei Bereiche untergliedern: Zuerst strebt Untersucher eine möglichst präzise Beschreibung und Erfassung des präsentierten Problems an, dann versuchen sie, die Zusammenhänge zwischen dem Problem und der Familiendynamik herauszuarbeiten, und schließlich geht es ihnen um die Erkundung von Möglichkeiten zur Problemlösung.

Problembeschreibung

Ein erstes Teilziel ist es, eine genaue Beschreibung des Problems zu erhalten. Meistens wird von der Familie ein Problem präsentiert, z. B. der 7-jährige Junge, der einnässt, die anorektische Tochter, die geschiedene Frau, die nicht mit der Sorgerechtsregelung einverstanden ist. Die Therapeuten interessiert:

- worin das Problem besteht,
- wann es zum ersten Mal auftauchte,
- wie es sich auswirkte bzw. wie bisher damit umgegangen wurde,
- unter welchen Umständen es aktuell auftritt und
- was das Auftreten verhindert.

Übereinstimmung in der Familie

Ist die Familie zum ersten Mal mit dieser Schwierigkeit konfrontiert, kennen die Eltern diese aus ihrer eigenen Herkunftsfamilie? Weiter fragen die Therapeuten danach, wer in der Familie mit dieser Sichtweise der Problemdefinition übereinstimmt und wer das Problem ganz anders wahrnimmt. Nicht nur über das Problem selbst, sondern auch über die Intensität einer Beschwerde oder über die Schwere eines Symptoms gibt es oft ganz unterschiedliche Sichtweisen.

Vorder- und hintergründige Probleme

Familien kommen zunächst mit „personalen" Problemen, z. B. körperlichen Symptomen, Ängsten, depressiven Verstimmungen von Familienmitgliedern, in die Gespräche. Darüber hinaus werden oft Beziehungsprobleme, z. B. Trennungen und Scheidungen sowie daraus entstandene Schwierigkeiten, genannt (Cierpka et al., 2000; Wiegand-Grefe et al., 2002). Dementsprechend werden die Effektivität und die Effizienz von Paar- und Familientherapie in RCT-Studien an der Veränderung von Symptomen festgemacht. Oft stellt sich im weiteren Gespräch heraus, dass andere Familienmitglieder auch andere Probleme in der Familie sehen. Nicht das einnässende Geschwister, sondern die sich streitenden Eltern oder die eifersüchtige Schwester werden als Problem genannt. Manches Problem kommt im Erstgespräch überhaupt nicht zur Sprache. Erst im Verlauf weiterer Gespräche stellt sich z. B. heraus, dass die Eltern noch über den Verlust eines Kindes trauern oder dass ein Elternteil eine außereheliche Beziehung hat. Die Probleme ändern sich also auch während der Therapie, was wiederum Einfluss auf die Ziele nimmt.

▶ **Wichtig**

Die Hypothesen der Familienmitglieder

Die Erklärungen der Familienmitglieder zu der Entstehung und Aufrechterhaltung von Problemen und Symptomen sind ein zentraler Ausgangspunkt für weitere diagnostische und therapeutische Überlegungen. Viele Familien haben sich hierüber schon Gedanken gemacht bzw. greifen Überlegungen und Beurteilungen anderer Beteiligter und Informationsquellen (Lehrer, Kinderarzt, Psychiater, Hausarzt, Medien) auf. Diese Überlegungen zeigen, ob die Familie selbst schon beziehungsdynamische Gedanken entwickelt hat, ob sie genetische Hypothesen verfolgt und wo sie für familiendynamische Überlegungen und Hypothesen „abgeholt" werden kann.

Die konzeptuelle „Brille" der Diagnostiker

Für alle Erstgespräche gilt, dass das Erarbeiten eines Verständnisses der Probleme von der jeweiligen therapeutischen Ausrichtung der Interviewer abhängt. Diese bestimmt letztlich, in welche Richtung das Gespräch gelenkt wird und welche Informationen benötigt werden. Dies gilt gerade für den Zusammenhang der Problementstehung und dessen Aufrechterhaltung im familiären Kontext. „Diagnosen" sollen die Familie nicht „festhalten", wie sie sind, sondern eine Interpretation anbieten, mit deren Hilfe sie sich anders wahrnehmen, besser verstehen und allmählich Ansatzpunkte für Veränderungen finden kann.

Entwicklungshemmung

Eine Erarbeitung der Zusammenhänge gelingt z. B. oft mithilfe des Konstrukts der Entwicklungshemmung in der Familie, die mit dem präsentierten Problem eingetreten ist. Wo besteht in der Familie eine Entwicklungshemmung, und welcher Art ist sie?

- Kann sich die Familie die Ablösung der jüngsten Tochter deshalb nicht „erlauben", weil ein neuer Verlust (nach dem Tod eines Kindes) nicht verkraftet werden würde? Dann wäre die Entwicklungshemmung die nicht verarbeitete Trauer, die hinter dem Ablösekonflikt verborgen bleibt.
- Dürfen die Streitereien der Eltern nicht offenbart werden, weil eine Scheidung der Eltern befürchtet wird? Dann würde die Enuresis des 7-Jährigen möglicherweise die Angst aller ausdrücken oder dazu führen, dass sich die Eltern in der Sorge um das Kind vereinen und die gefürchtete Trennung verhindert wird. ◄

Was beseitigt die Entwicklungshemmung?
Die Beschreibung der Entwicklungshemmung wäre dann maßgebend für die Therapieziele. Oft wünschen sich die Eltern zunächst lediglich die Lösung des präsentierten Problems. Wenn der Zusammenhang mit dem abgewehrten intrafamiliären Konflikt und die daraus resultierende Entwicklungshemmung sichtbar werden, können weiter gefasste Therapieziele definiert werden. Dies ist v. a. auch deshalb notwendig, damit die Therapieziele der Therapeuten mit denen der Familie übereinstimmen.

Manchmal erscheint das Problem selbst als nicht so schwerwiegend. Das Problem ist eher die „Unzeitgemäßheit" des präsentierten klinischen Phänomens. Ein für eine bestimmte Entwicklungsperiode „normales" Verhalten wird über diese hinaus verlängert, oder es wird bereits in dieser Periode als „abweichend" oder „belastend" erlebt.

- Ein 28-jähriger Erwachsener kann sich nicht von zu Hause lösen.
- Eine Mutter beklagt sich, dass ihr 1-jähriges Kind noch immer in die Windel macht. ◄

Inadäquater Entwicklungsstand
Manchmal entsprechen die Aufgabenerfüllungen der Familie nicht mehr dem Entwicklungsstand und der aktuellen lebenszyklischen Phase (Kap. 10). Die Rollenzuweisungen müssen sich über die Zeit verändern. Ältere Kinder werden mehr in den familiären Entscheidungsprozess hineingenommen als jüngere, damit sie im Sozialisationsprozess lernen, Verantwortung zu übernehmen. Wenn z. B. die Erziehungspraktiken dem Entwicklungsstand der Kinder nicht entsprechen, kann es bei diesen zu Trotz, Rückzug, Auflehnung kommen, um auf ihren Entwicklungsstand auf andere Weise aufmerksam zu machen. Hinter „unzeitgemäßem" Erziehungsverhalten der Eltern (Kap. 17) stehen oft Einstellungen, die aus einer problematischen Auseinandersetzung mit den Erziehungspraktiken der eigenen Eltern stammen. Diesen Phänomenen gemeinsam ist, dass die früher durchaus adäquaten Beziehungsmuster in der derzeitigen Situation nicht mehr entwicklungsfördernd sind.

Unbewusste Konflikte entziehen sich naturgemäß der Aufmerksamkeit der Familie. Oft ist ein Fortschreiben eines unbewussten Konflikts über die Generationen hinweg in die aktuellen Familienbeziehungen hinein erst im Verlauf mehrerer Erstgespräche oder einer Behandlung zu erkennen.

Das Bedürfnis nach Wiedergutmachung und eine damit verbundene Aggressionshemmung im Umgang mit einem bestimmten Kind lassen sich manchmal in der Eltern-Großeltern-Interaktion wiederfinden, wenn die Mutter z. B. in ihrer Beziehung zur eigenen Mutter mit Schuldgefühlen wegen einer Geschwisterrivalität in Abhängigkeit steht. In solchen Fällen kann das eigene Kind unbewusst an die Stelle des früheren Geschwisters der Mutter gesetzt werden (Kap. 14 und 15). ◄

Unbewusste Szene im Erstgespräch
Unsagbares inszeniert sich manchmal in einer unbewussten Szene im Erstgespräch: ein Ehemann, der nur die Kinder vorstellt und seine Frau „versehentlich vergisst", oder ein Kind, das sich von Beginn an die Ohren zuhält, ein Ehepaar, das

sich weit auseinander und die Kinder zwischen sich setzt.

Es liegt dann an der Therapeutin, die Szene und die darin zum Vorschein kommenden Übertragungen als Material anzunehmen, zu analysieren und hiermit umzugehen (Kap. 15). Die hierin zum Ausdruck kommenden Konflikte können erst dann zu einem gemeinsamen Therapieziel von Therapeutin und Familie führen, wenn sie auch der Familie bewusst sind.

6.4 Exploration der Ressourcen zur Problemlösung

Ein weiteres Ziel des Erstgesprächs bzw. der Erstgesprächsphase besteht im Einschätzen der Ressourcen der Familie für die Problemlösung. Wenn mit der Familie die aktuelle Entwicklungshemmung und hier zugrunde liegende Konflikte bestimmt worden sind, die zur Problementstehung beitrugen und eine unmittelbare Problemlösung im aktuellen Beziehungsgeflecht verunmöglichen, müssen die Therapeuten mit der Familie nach Ressourcen suchen, die eine Konflikt- und Problemlösung erleichtern könnten.

Unklare Begriffsbestimmung: Was sind eigentlich Ressourcen?
Was sind die Ressourcen in einer Familie? Was ist überhaupt mit dem Begriff „Ressourcen" gemeint? In der Familientherapie wird dieser Begriff ausgesprochen häufig verwendet (z. B. von Schlippe & Schweitzer, 2012). In der Theoriebildung findet man jedoch kaum Ansätze, die das behandlungstheoretische Konstrukt näher erklären würden. Jeder scheint zu wissen oder zumindest zu ahnen, was damit gemeint ist. Tatsächlich werden verschiedene Aspekte der Ressourcen vermischt. Psychoanalytiker verweisen auf die ich-strukturellen Fähigkeiten, zwischen den Anforderungen der intrapsychischen Instanzen und denen der Umwelt zu vermitteln. Systemtheoretiker bemühen die autopoietischen Kräfte, um die Tendenz zur Selbstregulation des Systems zu erklären. In der angloamerikanischen Literatur wird der Begriff nicht verwendet. Stattdessen

wird von Stärken („strengths") gesprochen (z. B. Walsh, 2018).

Differenzierung der Ressourcen
In der familienbezogenen Resilienzforschung (Walsh, 2018) zählen zu den Ressourcen u. a.: gemeinsame Glaubenssysteme, eine positive Blickrichtung unter Anerkennung des nicht Veränderbaren, Transzendenz und Spiritualität, Flexibilität, Verbundenheit, die Fähigkeit, soziale und ökonomische Ressourcen zu mobilisieren, klare, konsistente Kommunikation, offenes Teilen von Gefühlen, z. B. Trauer, gemeinschaftliche Suche nach Problemlösungen.

Für die Familiendiagnostik ist zunächst eine Differenzierung der Ressourcen notwendig, damit die klinischen Phänomene besser zu erfassen und zu beurteilen sind. Diese Differenzierung erfasst u. U. ganz unterschiedliche Phänomene, die oft einer einheitlichen Theorie nicht entsprechen. Ressourcen, die eventuell in der Symptombildung selbst enthalten sind, können von Ressourcen, die im System Familie zu finden sind, unterschieden werden. Darüber hinaus können die Familie und das soziale Netz weitere Bewältigungsmöglichkeiten zur Verfügung stellen, die helfen können, Probleme und Beziehungskonflikte zu lösen und dadurch Entwicklungshemmungen zu beseitigen.

6.4.1 Das Problem/das Symptom als bestmögliche innerseelische/ intrafamiliäre Kompromissbildung

Symptombildung als Ressource

▶ **Wichtig** Probleme oder Symptome haben nicht nur negative Seiten. Die positiven Aspekte stabilisieren die Systeme oft in einem Gleichgewichtszustand, der für die Familie die größtmögliche Funktionalität bei den bestehenden Konflikten garantiert. Zugleich drückt das Symptom bzw. das Problem die Notwendigkeit von Veränderung aus. In der Diagnostik muss dieser konstruktive Aspekt der Problementstehung oder der Symptombildung herausgestellt werden, um u. a. hierdurch auf die bestehenden Selbstheilungskräfte des Systems hinzuweisen.

Die Familie bekommt so den Eindruck vermittelt, dass sie selbst aktiv an Veränderungen teilhaben kann. Die Frage an die von Anorexie betroffene Patientin (Weber & Stierlin, 1991), wann sie sich zum ersten Mal entschieden hat zu hungern, gründet darauf, dass in der Symptomentstehung ein aktiver Schritt zu sehen ist. Daraus kann man folgern, dass die Auflösung der Symptomatik ebenfalls aktiv vom Individuum und von der Familie angegangen werden kann.

In vielen Fällen lässt sich erarbeiten, dass das Problem oder das Symptom die aktuell bestmögliche Kompromissbildung im System darstellt. Weit dysfunktionalere Zustände werden befürchtet und durch die Kompromissbildung abgewehrt.

Beispiele

- Eine bulimische Symptomatik ermöglicht der Patientin, beispielsweise das Alleinsein abends besser zu ertragen. Die zu frühzeitige Loslösung der Betroffenen erspart der Familie die aggressive Auseinandersetzung um die Trennung. Der Versuch der Patientin, sich unabhängiger von der Familie zu machen und gleichzeitig die eigenen Abhängigkeitsgefühle zu verleugnen, um das Gefühl des Alleinseins nicht spüren zu müssen, wird mithilfe des Symptoms „gelöst".
- Die Lernstörung des Kindes bindet die Mutter bei den täglichen Hausaufgaben, die dadurch möglicherweise die allzu häufigen Abwesenheiten des Vaters und die Wut bzw. Enttäuschung darüber verdrängen kann. ◀

6.4.2   Die Familienbeziehungen als Ressource

Beziehungsressourcen
Familienmitglieder helfen einander, um das Gesamt des Familienverbands zusammenzuhalten und die Entwicklung Einzelner zu ermöglichen. In den Beziehungen zu den anderen Familienmitgliedern liegen viele Ressourcen, auf die zurückgegriffen werden kann. Diese Ressourcen werden idealtypischerweise nach dem Solidarprinzip geregelt: Das, was ich gebe und einbringe, darf ich auch von den anderen erwarten. Dieses Gleichgewicht ist sehr sensibel, es wird bewusst oder unbewusst genau Buch geführt (Kap. 14). Diese Verbundenheit ist neben kommunikativen, Problemlöse- und kollaborativen Fähigkeiten sowie der Möglichkeit, „positive" und „negative" Gefühle zu äußern, ein wesentlicher Resilienzfaktor (Walsh, 2018, s. oben).

Protektive Funktion
Funktionale Familienbeziehungen sind ein protektiver Faktor gegen Krankheitsentstehungen. Die groß angelegten Studien der Arbeitsgruppe um Tienari in Finnland konnten zeigen, dass Kinder schizophrener Mütter – nach der Adoption durch eine andere Familie – in funktionalen Familien signifikant weniger häufig erkranken als in dysfunktionalen Familien (Wynne et al., 2006). Dieser protektive Faktor ist nicht nur für die Ätiopathogenese anzunehmen, sondern auch für den Verlauf der Erkrankungen, wie die Expressed-Emotions-Forschung eindrucksvoll nachweist (Reich & Klütsch, 2014 u. die dort zitierte Literatur). Zahlreiche Forschungsergebnisse belegen inzwischen, dass die Qualität von Familien- und Paarbeziehungen einen erheblichen Einfluss auf den Verlauf nicht nur von seelischen, sondern auch von körperlichen Erkrankungen hat (Ditzen et al., 2019; Frisch et al., 2017; Reich, 2020). Die

Wiener Herztransplantationsstudie (Cierpka et al., 2001) zeigt z. B., dass partnerschaftliche Unterstützung nach einem Jahr der bedeutsamste Prädiktor für den klinischen Erfolg der Operation war. In einer 15-Jahre-Katamnese zeigten Patienten aus einer zufriedenen Partnerkonstellation eine 3,5-fach höhere Überlebensrate nach einer Bypass-OP (King & Reis, 2012).

▶ **Wichtig** Probleme können besser gelöst werden, wenn Ressourcen in den Familienbeziehungen herausgearbeitet werden können und auf diese zurückgegriffen werden kann.

Ressourcen werden aus Abwehrgründen nicht wahrgenommen

In einer Reihe von Fällen stehen Beziehungsressourcen in der Familie zwar zur Verfügung, sie werden jedoch aufgrund von individuellen intrapsychischen und/oder familiendynamischen Konflikten nicht wahrgenommen.

Beispiele

- Ein depressiver Patient z. B. sieht seine Möglichkeiten immer pessimistischer, weil er das Scheitern seiner Problemlösungsversuche aufgrund seiner Versagensgefühle antizipiert. Er „darf" die Hilfestellungen durch die Ehefrau nicht sehen, weil er sich dadurch u. a. in seiner „Männlichkeit" bedroht fühlt.
- Zur Verschreibung einer Klingelhose oder einer Klingelmatratze bei einem Kind mit Enuresis kommt es manchmal wegen der typischen Schamängste nicht: Die Familie traut sich beispielsweise lange nicht zu einem Arzt. Die Familien kann erst dann auf bestimmte Hilfsmittel, die sie unterstützen, zurückgreifen, wenn sie die Therapeuten als unterstützend und damit Teil „ihres Systems" akzeptiert. Was die Scham zunächst an Veränderung verhindert, wird im Verlauf der Therapie zur Herausforderung, sich mehr und mehr mit den Problemen zu zeigen und sie nicht zu verstecken. Die allmähliche Bearbeitung der Schamabwehr kann die familiären Konfliktspannungen deutlicher werden lassen und die Bereitschaft erhöhen, externe Hilfen zu nutzen. ◀

Die Bearbeitung von Abwehrmustern, darunter liegenden unbewussten Konflikten und damit zusammenhängenden dysfunktionalen Beziehungsmustern kann über neue Einsichten zu größerer interpersoneller Flexibilität und damit zu anderen Handlungsstrategien führen.

Neue Verhaltensmöglichkeiten

Auch durch das Aufzeigen von neuen Verhaltensmöglichkeiten kann auf das Veränderungspotenzial, das jedem familiären System inhärent ist, zurückgegriffen werden.

Beispiel

Wenn man Eltern eines anorektischen Kindes den Teufelskreis zwischen den elterlichen Kontrollmaßnahmen beim Essen, dem daraus resultierenden Rückzug der Tochter, ihrer verstärkten eigenen Gewichtskontrolle und schließlich der verstärkten Essenskontrolle durch die Eltern verdeutlicht, kann zum ersten Mal auf neutralem, therapeutischem Boden über Kompromisslösungen diskutiert werden, um mehr Sicherheit für den Rahmen der angestrebten Therapie zu erhalten. Der Hinweis, dass zu viel Kontrolle die Autonomie von Kindern untergräbt, ist für die Familien natürlich nichts Neues. Durch das Aussprechen des Problems und die Unterstreichung des Erziehungsverhaltens als Problem durch eine fachliche Autorität können manchmal Verleugnungen nicht mehr aufrechterhalten werden, sodass es tatsächlich zu ersten Veränderungen kommt. ◀

▶ **Wichtig** Die Therapeuten bauen in all diesen Fällen auf den Wunsch der Familie, aus der Sackgasse herauszukommen, die mit der Entwicklungshemmung beschrieben werden kann.

Veränderungsmöglichkeiten einer Familie

Auf einer tieferen Ebene geht es bei den familiären Beziehungsressourcen um das Potenzial zur Konfliktbewältigung in der dialektischen Spannung zwischen der Selbstverwirklichung der einzelnen Familienmitglieder und ihrem Beitrag für die Aufrechterhaltung der Familienkohäsion. Da sich dieses Gleichgewicht in jeder Phase im Lebenszyklus einer Familie verändert (Kap. 10), ist dies für die Analyse der Familiendynamik in Rechnung zu stellen.

- Welche Veränderungsmöglichkeiten hat die Familie in einer bestimmten lebenszyklischen Schwellensituation?
- Auf welche günstigen Vorerfahrungen in der jetzigen Familie oder auch in den eigenen Herkunftsfamilien kann sie zurückgreifen?
- Wenn die Familie aus mehr oder weniger bewussten Gründen die Ablösung eines weiteren Kindes verhindert, muss – wie weiter oben besprochen – in erster Linie nach den Gründen für diese Entwicklungshemmung geforscht werden. Darüber hinaus suchen die Therapeuten aber auch nach jenen Hinweisen, die die Ablösung aktuell oder später fördern könnten. Wie sieht die Zukunft der Eltern nach der Ablösung aus? Welche Wünsche wären plötzlich erfüllbar, die mit Kindern nicht realisierbar waren? Welche Wünsche in der Partnerschaft wurden wegen der Kinder zurückgestellt? Könnten sich die Eltern nach dem Auszug wieder näherkommen? Wie ist es mit dem lange erträumten beruflichen Wiedereinstieg der Frau oder dem Umzug in eine größere Stadt?

Bei all dem sollte man bedenken, dass viele dieser individuellen Entwicklungsmöglichkeiten durch das Problem selbst verdeckt werden. So kommen diese Ressourcen oft erst im Verlauf von mehreren Familiensitzungen ins Gespräch, auch wenn sie bereits im Erstgespräch von den Therapeuten wahrgenommen wurden.

6.4.3 Bewältigungsmöglichkeiten

Social Support
Die Fähigkeit zur Krankheitsbewältigung ist in der Medizin und in der Rehabilitationspsychologie ein relevantes Thema. Das „Copingverhalten" nimmt Einfluss auf den Verlauf der Erkrankung. Da die Familie in weitere soziale Beziehungen eingebunden ist, stellt nicht nur der Familienverband selbst, sondern auch das soziale Netzwerk Bewältigungsmöglichkeiten zur Verfügung. Für das Beurteilen der Ressourcen ist es wichtig, dass sich die Therapeuten eine Vorstellung davon machen, wie die Familie in ihre psychosoziale Umwelt eingebettet und wie sie in der Nachbarschaft und in der Gemeinde verankert ist. In der Regel kann man davon ausgehen, dass das soziale Netzwerk (Verwandtschaft, Freunde, Bekannte) Bewältigungsmöglichkeiten („Social Support") zur Verfügung stellt, auf die die Familie im Notfall zurückgreifen kann (Kap. 9).

6.4.4 Ressourcen und davon abgeleitete Handlungsstrategien

Die Motivation einer Familie und das Ausmaß des Widerstands, also das Festhalten am Status quo, hängen ganz entscheidend von den Ressourcen ab.

Beispiel

Wenn ein Mitglied der Familie an Krebs erkrankt ist oder mit einer Psychose in ein Krankenhaus eingewiesen wird, wirkt dies wie ein Schock auf alle Familienmitglieder. Alle Kräfte der Familie müssen zur Verarbeitung dieses Traumas vereint werden. ◄

Das „gesättigte" System
Kaufmann (1985) spricht in diesem Stadium der Einweisung von Psychotikern von einer Art Sättigung des Familiensystems, das keine freien Valenzen mehr hat. Die Beobachtungen von Wirsching et al. (1981) bei Familien mit Krebserkrankungen gehen in dieselbe Richtung. Die Motivationslage einer Familie für eine konfliktaufdeckende Familientherapie muss deshalb niedrig sein, weil das ohnehin gefährdete Gleichgewicht nicht zusätzlich strapaziert werden darf. Der Widerstand gegen weitere Veränderungen ist entsprechend hoch, weil die Erkrankungen selbst und deren Folgen schon massive Einbrüche in

das gemeinsame Leben sind. Abwehr hat immer auch positive Aspekte und stellt in bestimmten Phasen das psychische Überleben einer Familie sicher. In diesen Phasen ist eine stützende Arbeit indiziert, hierauf aufbauend kann in späteren Phasen auf weitere Veränderungen hingearbeitet werden.

▶ **Wichtig** Diagnostik und therapeutisches Vorgehen sind an die Situation und die Möglichkeiten der Familie anzupassen.

Motivation und Abwehrsituation

Bei der Beurteilung der Motivationslage und der Abwehrsituation der Familie sind solche Überlegungen konstruktiv, die neben der Beurteilung dieser Parameter Wege aufzeigen können, wie die Familie für ein Behandlungsarrangement gewonnen werden kann. Dies setzt eine große Flexibilität im Denken und im Handlungsrepertoire der Familientherapeuten voraus.

6.5 Indikationsüberlegungen

Die Trennung von diagnostischen und therapeutischen Dimensionen im Erstgespräch bzw. in den Erstgesprächen hat hauptsächlich konzeptuelle Vorteile: Die Unterscheidung zwischen einer diagnostischen und einer therapeutischen Phase zwingt uns, nach den in den Erstgesprächen diagnostizierten Problemen die indizierten Veränderungen zu reflektieren und uns über die Ziele der Therapie – zusammen mit der Familie – klar zu werden. In vielen Fällen ist das Erstgespräch der erste Schritt in eine weiterführende Therapie, deren Therapieziele, Dauer und Sitzungsfrequenz noch zu bestimmen sind.

Zunehmende Indikation für eine Familientherapie

▶ **Wichtig** In den letzten Dekaden haben sich zahlreiche familien- und paartherapeutische Behandlungsmethoden entwickelt, deren Wirksamkeit bei verschiedenen Störungsbildern belegt ist (Sexton & Lebow, 2016). Familientherapien (und Paartherapien) sind bei vielen Störungsbildern effektiv.

Familientherapien (und Paartherapien) haben sich bei vielen Störungsbildern als alleinige Behandlungen und als wesentliche Therapiekomponenten sowohl bei Kindern und Jugendlichen als auch bei Erwachsenen als effektiv erwiesen, z. B. bei Depressionen, Angststörungen, Zwangsstörungen, Essstörungen, Autismus, ADHS und Psychosen. Bei Essstörungen sind sie z. Zt. die effektivste Therapieform (vgl. Eisler et al., 2016; Sexton & Lebow, 2016; Reich & v. Boetticher, 2017; von Sydow et al., 2010, 2013). Dies hat u. a. zur Folge, dass die Systemische Therapie in Deutschland inzwischen als Verfahren der sog. Richtlinien-Psychotherapie im Erwachsenenbereich und für den Kinder- und Jugendlichenbereich anerkannt ist. Auch in der Verhaltenstherapie und in der psychodynamischen Psychotherapie sind Paar- und Familiengespräche und längerfristige Therapien eine mögliche Settingvariante (Reich & v. Boetticher, 2020). Die empirische Evidenz von Verfahren führt allerdings nicht dazu, dass diese auch angewendet werden. Häufig halten Therapeuten das für indiziert, was sie gelernt haben, und erleben die Einbeziehung von Beziehungssystemen als „kompliziert" (Reich & v. Boetticher, 2021), obwohl sie sehen, dass sie um die Angehörigen „irgendwie nicht herumkommen". Keine spezifische Form von Paar -oder Familientherapie hat sich bisher als nicht wirksam gezeigt (Lebow & Sexton, 2016).

Variablen für die differenzielle Indikationsstellung

▶ **Definition** Unter einer differenziellen Indikationsstellung verstehen wir die Frage nach dem geeigneten Verfahren, der geeigneten Methode, dem geeigneten Setting für das jeweilige Problem der Familie.

Paul (1967) unterscheidet fünf Gruppen unabhängiger Variablen, die sich auf jede Therapie auswirken können und die grundsätzlich für eine differenzielle Indikationsstellung relevant sind:

- Behandlungsvariablen
- Patientenvariablen

- Therapeutenvariablen
- Störungsvariablen
- Randbedingungen

Die Behandlungsvariablen umfassen etwa die Dauer, die Stundenfrequenz, die Behandlungskonzeption etc. Mit den Patientenvariablen untersucht man den Einfluss der Patienten auf die Indikationsentscheidung. Man fragt nach den Persönlichkeitsvariablen, den Diagnosen, den Konflikten und strukturellen Problemen bzw. Stärken, um nach Zusammenhängen mit der Indikationsentscheidung zu suchen. Der Anteil der Therapeuten spielt eine gewichtige Rolle: deren theoretische Orientierung, Persönlichkeit etc. Wahrscheinlich sind die Unterschiede zwischen Therapeuten für den Therapieerfolg entscheidender als die zwischen Therapieformen (Allen, 2013). Zudem ist die „Passung" zwischen Therapeuten und Patienten ein zentrales Agens für den Behandlungserfolg (Beutel et al., 2020). Die Störungsvariablen beschreiben die Schwere der Störung. Randbedingungen sind z. B. die institutionellen und die Praxisbedingungen. Letztere sind oft entscheidend für die Wahl der Methode und des Settings.

Insgesamt zeigt die Vielzahl der Einflüsse, dass Indikationsentscheidungen relative Entscheidungen sind. In der Regel halten Therapeutinnen und Therapeuten das bzw. die Verfahren für indiziert, das/die sie gelernt haben. Das hat seinen guten Grund darin, dass sich bei vielen Störungsbildern mehrere Therapieverfahren empirisch als ähnlich effektiv erwiesen haben (vgl. Beutel et al., 2020). Dabei ist zu bedenken, dass jede Psychotherapie immer auch ein Eingriff in ein Beziehungssystem ist, der sich sehr unterschiedlich auswirken kann: entlastend, verstörend, Klärungen fördernd oder behindernd, stabilisierend, dekompensierend. Diese Auswirkungen auf Angehörige (Partner, Ursprungsfamilien, Kinder) werden selten berücksichtigt, geschweige denn systematisch untersucht (Hoffmann et al., 2008; Strauß et al., 2012). In Familien- und Paargesprächen können sie deutlich werden. Massing (1994) hat einige Beobachtungen hierzu zusammengefasst und schildert zudem Indikationsbeispiele für Familiengespräche in psychoanalytischen Einzeltherapien.

Vom Familiengespräch zur Familientherapie: adaptive Indikationsstellung

Familiendiagnostik zielt darauf ab, den Beziehungskontext von Patientinnen und Patienten kennenzulernen und weitere Folgerungen für die Behandlung zu ziehen. Hieraus können sich weitere Familiengespräche, oft in unterschiedlichen Subsystemen, und im Endeffekt auch umfangreichere Familientherapien ergeben. Familiengespräche sind also zunächst ein „Auftakt". Die weitere Indikationsstellung erfolgt adaptiv (Baumann & Wedel, 1981) im dynamischen Prozess zwischen Familie und Therapeutin. In vielen Kontexten werden Einzelpatientinnen behandelt und Angehörige hinzugezogen, z. B. in der Kinder- und Jugendpsychiatrie, in Erziehungsberatungsstellen oder psychosomatischen, manchmal auch psychiatrischen Kliniken. Oft werden hier Einzeltherapien von Patientinnen und Patienten mit Familiengesprächen kombiniert. Im ambulanten Bereich sind Familientherapien oft „lange Kurztherapien". Sie umfassen im Vergleich zu anderen Behandlungen häufig nur wenige Sitzungen, diese aber in vergleichsweise niedriger Frequenz. Das „Durcharbeiten" von Problemen findet in der Regel zwischen den Sitzungen im häuslichen Rahmen statt. Systemisch und kognitiv-behavioral orientierte Familientherapeutinnen und -therapeuten arbeiten oft mit „Hausaufgaben"; psychodynamisch orientierte nicht selten ebenfalls (Reich & v. Boetticher, 2020).

▶ **Wichtig** Gegen Familiengespräche zur Familiendiagnostik spricht zunächst einmal wenig. Sind vom Behandlungsteam vermutlich nicht steuerbare destruktive Interaktionen oder eine Überlastung von Familienmitgliedern sowie deren Dekompensation (vgl. oben, „gesättigte Systeme") zu erwarten, spricht dies gegen gemeinsame Gespräche, jedenfalls zum gegebenen Zeitpunkt. Hier sind eventuell getrennte Gespräche diagnostisch hilfreich. Dies gilt auch für den Fall, dass Patienten oder Angehörige keine Familiengespräche wünschen.

Viele Familien kommen zunächst mit der Einstellung, dass die Symptome bzw. die Symptomträgerin oder der Symptomträger das Problem seien. Sie möchten, dass die Symptome „weggehen", verorten deren Ursprung und Aufrechterhaltung oft nicht im familiären Beziehungssystem, sondern außerhalb, z. B. in Schule, Ausbildung, Medien, Peergroup.

Aufgaben der Familiendiagnostik

Aufgabe der Familiendiagnostik ist u. a. zu prüfen,

- inwieweit die Symptomatik und deren Aufrechterhaltung vermutlich mit familiären Interaktionen und Problemen verknüpft ist und wie stark diese Verbindung ist,
- inwieweit sie chronifiziert und verselbstständigt, durch innere Konflikte der IP und deren ich-strukturelle Probleme (mit-) bedingt ist,
- welche Ressourcen die Familie zur Bewältigung und Veränderung mitbringt,
- inwieweit sich die Familie für eine interaktionelle familiendynamische Sichtweise gewinnen lässt,
- inwieweit sich eine therapeutische Allianz mit der Familie zu weiteren Gesprächen aufbauen lässt.

Gerade die Akzeptanz einer beziehungsdynamischen Sichtweise ist oft ein Problem, da sie mit Schuld-, Scham-, Versagens- und Angstgefühlen verbunden ist (Kap. 15) und manchmal von einem längeren Prozess abhängig ist, insbesondere wenn mehrgenerationale (transgenerationale) Prozesse eine Rolle spielen.

Eine allgemeine Orientierung für die Indikation von Familien(und Paar-)gesprächen liefert das Schema in Abb. 6.1.

Neben der wissenschaftlichen Perspektive sind die der Therapeuten und der Familie (Bommert et al., 1990) relevant.

Indikationsüberlegungen der Therapeuten für Familientherapie

- Die Symptome des IP erscheinen (auch) wesentlich als Manifestationen von Familienproblemen oder interpersonellen Schwierigkeiten bzw. Systemdysfunktionalitäten der Familie.
- Der IP ist Kind, Jugendlicher oder junger Erwachsener. Die Unterstützung der Familie für Veränderungen im Verhalten, in den Beziehungen und im Leben des IP wird vom Therapeuten für notwendig erachtet (Ablösung von zu Hause, Berufswechsel, Wegzug vom Wohnort etc.).
- Die Familie befindet sich in einer aktuellen Krise, die alle Mitglieder betrifft.
- Mehrere Familienmitglieder weisen Störungen auf bzw. berichten über Probleme („Multiproblemfamilien"). Oft sind unterschiedliche Helfersysteme aktiviert. Hier ist häufig eine Behandlung der Familie mit einer Sicht auf das gesamte System parallel zu anderen Maßnahmen indiziert. Familientherapeutinnen sind dann wie Allgemeinärzte, die den Überblick über die gesamte System- und Behandlungsdynamik haben und eventuell auch in Abstimmung mit den anderen Akteuren koordinieren.
- Die Familientherapie bzw. -beratung übernimmt Unterstützungsfunktion bei anderweitig durchgeführten (psycho-) therapeutischen Maßnahmen, z. B. bei einer stationären psychotherapeutischen Behandlung (Reich & Rüger, 1994), aber auch z. B. bei medizinischen Eingriffen bei einem Familienmitglied (Cierpka et al., 2000).
- Die Familientherapie bzw. -beratung soll eine andere psychotherapeutische Maßnahme vorbereiten (z. B. zu einer Suchtbehandlung motivieren).

Abb. 6.1 Indikation/ Kontraindikation zur Paar- und Familientherapie

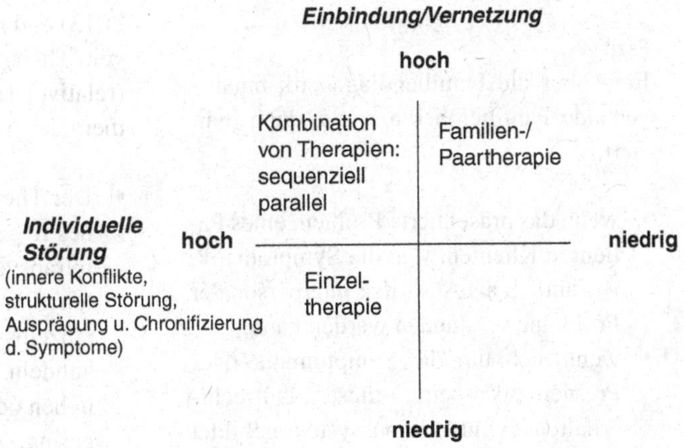

Einbindung/Vernetzung

hoch

| | Kombination von Therapien: sequenziell parallel | Familien-/ Paartherapie |

Individuelle Störung hoch ─────────────────────── niedrig
(innere Konflikte, strukturelle Störung, Ausprägung u. Chronifizierung d. Symptome)

Einzel- therapie

niedrig

- Die Familie misstraut der Einzel-behandlung des IP und mischt sich hier ein. Hier ist es günstig, die ganze Familie temporär zur Behandlung dazuzu-bitten, um Unsicherheiten und Ängste zu besprechen und die zugrunde lie-gende Dynamik zu klären.

► Wichtig
Jede Familie ist neu
Für die Entwicklung der Familiengespräche ist eine „adaptive Haltung" der Therapeuten förderlich.

Es gilt: „Flirte mit deinen Hypothesen, aber heirate sie nicht." Eine offene, vorurteilsfreie Haltung unter Reflexion der Gegenübertragung und eigener normativer Vorstellungen und Konzepte ist hier hilfreich.

Für die Familie können folgende Faktoren eine Rolle spielen:

- Die Familie selbst definiert ihr Problem als Familienproblem und möchte an den Familien-beziehungen arbeiten.

- Das Problem, die Störung, das Symptom eines Familienmitglieds hat Auswirkungen auf die Interaktion und das Zusammenleben in der Familie. Die Familie sucht Rat.
- Der IP wünscht eine Therapie/Beratung zu-sammen mit der Familie, um seine Probleme in der Familie zu klären.
- Eine Familientherapie bzw. -beratung wird nach einer anderen psychotherapeutischen Maßnahme bei einem Familienmitglied ge-wünscht, um mit den therapeutisch induzierten Veränderungen in der Familie zurechtzu-kommen.

Eine Pilotuntersuchung (Zander et al., 1995) bestätigte, dass diese Kriterien für den In-dikationsprozess maßgebend sind. Am häufigsten wurden als Indikationsgrund für die Familien-therapie von den Therapeuten Manifestationen dysfunktionaler Interaktionssequenzen und Be-ziehungsmuster genannt, genauso häufig war aber auch die Einschätzung der Therapeuten, dass die Familie ihre Probleme als Familien-problem sieht. Alle anderen Gründe spielten auch eine Rolle, wurden jedoch seltener als ausschlag-gebend angegeben.

Fazit

Eine über die Familiendiagnostik hinausgehende Familientherapie v. a. dann indiziert,

- wenn das präsentierte Problem eines Patienten/Klienten, v. a. die Symptomatik, wesentlich als Ausdruck interpersonaler Probleme verstanden werden kann,
- wenn sich um die Symptomatik oder Problematik ein diese aufrechterhaltendes Interaktionssystem gebildet hat,
- wenn die Familienmitglieder allmählich motiviert werden können, dieses Problem auch als gemeinsames zu sehen.

Empirische Untersuchungen zur Differenzialindikation

Familientherapie ist im Hinblick auf die Veränderung der individuellen Symptomatik ebenso erfolgreich wie einzeltherapeutische Behandlungsformen, bei Veränderungen von innerfamiliären Beziehungsproblemen jedoch erfolgreicher (Grawe et al., 1994; von Sydow et al., 2007). Dabei erscheint der Anteil der Beziehungsprobleme an der jeweiligen Symptomatik bzw. Störung als maßgebend für den Erfolg von Familientherapie. Konsequenterweise verspricht man sich gegenüber der Einzeltherapie in der Familientherapie dann bessere Ergebnisse, wenn die familiäre Problematik im interpersonalen Beziehungsfeld überwiegt.

Kontraindikationen

Psychotherapien können auch schädigen, bei Erwachsenen in 5–10 %, bei Kindern in 14–14 % der Fälle (Lambert, 2013). Für Familientherapie wurden negative Effekte bei 5 % der Behandlungen angegeben (Gurman et al., 1986). Generell führen ein hohes Maß an interpersonellen Problemen und die Schwere der Problematik auf Patientenseite sowie auf Therapeutenseite Mangel an Empathie, Unterschätzung der Schwere der Probleme der Patienten, Schwierigkeiten zu fokussieren (Allen,

2013) und negative Gegenübertragung zu negativen Therapieergebnissen (Lambert, 2013). Als (relative) Kontraindikationen für eine Familientherapie sind zu nennen:

- Der Therapeut nimmt an, dass die Symptome des IP ganz überwiegend Manifestationen von intrapsychischen Konflikten oder strukturellen Störungen sind, die am effektivsten im einzelpsychotherapeutischen Setting zu behandeln sind. Der Anteil der partnerschaftlichen oder familiären Interaktionen hieran ist gering, z. B. weil der Patient äußerlich von seiner Familie abgelöst ist.
- Bestimmte Störungsbilder (z. B. Patienten mit narzisstischen oder antisozialen Persönlichkeitsstörungen) gehen mit der Tendenz beim IP einher, alle Schuld auf die Familie und/oder die Gesellschaft zu projizieren. Eine Familientherapie könnte den IP in dieser Ansicht bestärken.
- Manchmal möchten sich Patienten in einer Einzeltherapie von ihren Schuldgefühlen entlasten, wenn sie spüren, dass die anstehenden Veränderungen zu Schwierigkeiten in der Paar- bzw. den Familienbeziehungen führen werden. In solchen Fällen können sie den Therapeuten drängen, doch die Angehörigen mit einzubestellen. In dieser Situation ist es zunächst ratsam, die Spannung in der Einzeltherapie aufrechtzuerhalten und den Wünschen des Patienten nicht nachzugeben (Thomä & Kächele, 2006).
- Wenn massive Vorwürfe bis hin zu gewaltbereiten Handlungen zwischen Familienmitgliedern oder das Abstreiten von aggressiven Handlungen und Übergriffen zu erwarten sind, besteht keine Aussicht auf eine fruchtbare familientherapeutische Arbeit.
- Ebenso nicht, wenn Familien sich nicht zu gemeinsamen Gesprächen motivieren lassen.

Diagnostische Familiengespräche und Familientherapien werden oft nicht durchgeführt, obwohl sie indiziert wären. Dies liegt neben mangelnder Weiterbildung in Familien- und Paartherapie oft an der Komplexität des Settings und den damit verbundenen multiplen emotionalen

Herausforderungen (u. a. Kap. 15, Übertragung und Gegenübertragung). Familien- und Paargespräche können im Rahmen der Richtlinien-Psychotherapie bei tiefenpsychologisch fundierter und bei Verhaltenstherapie durchgeführt werden (Reich & v. Boetticher, 2020, 2021), bei der kürzlich für die Kassenabrechnung zugelassenen Systemischen Therapie sowieso (von Sydow & Retzlaff, 2021).

Fragen, die sich der Therapeut stellen sollte
Wir empfehlen Therapeuten nach einem Familienerstgespräch die Klärung folgender Fragen, die für eine Indikationsentscheidung wichtig sind:

- Lokalisierung des gegenwärtigen Problems: Ist das Problem hauptsächlich entweder in zwischenmenschlichen Systemen (d. h. in der Gesamtfamilie oder in Teilen davon) oder in einem Menschen begründet, dessen Schwierigkeiten auch unabhängig von der Familiensituation bestehen würden? Dies führt zur Frage nach dem Setting der Behandlung.
- Kann das Problem unmittelbar im Zusammenhang mit einer dysfunktionalen Beziehungsdynamik gesehen werden oder handelt es sich um rigide, dysfunktionale Interaktionssequenzen, die sich relativ unabhängig vom Symptomkontext des IP verselbstständigt haben? Dies führt zur Frage nach der Methode der Behandlung.
- Kann angenommen werden (und kann es der Therapeut auch gewährleisten), dass in einem familientherapeutischen Setting nicht nur der IP, sondern alle Familienmitglieder durch die Behandlung profitieren? In suizidalen Krisen können in einer Familientherapie alle Familienmitglieder angemessene Unterstützung finden.
- Kann davon ausgegangen werden, dass durch ein bzw. mehrere Familiengespräche eine Einzeltherapie vorbereitet werden kann? Möglicherweise gelingt es z. B. in Familiengesprächen, die schwankende Motivation eines alkoholabhängigen Patienten zu verbessern. Kann die Familie zur Unterstützung motiviert werden?
- Besteht die Indikation für kombinierte oder sequenzielle Therapiemodalitäten? Die kombinierte Therapie ergibt sich aus der positiven Indikation für zwei psychotherapeutische Verfahren. In der sequenziellen Therapie bauen therapeutische Schritte aufeinander auf.
- Welche Kräfte und Schwächen in der Familie müssen wir berücksichtigen, die eine mögliche Behandlungsweise im Hinblick auf die zu einem bestimmten Zeitpunkt direkt einbezogenen Personen fördern oder modifizieren?
- Können wir uns vorstellen, mit den Familienmitgliedern im Sinne der „Allparteilichkeit", „vielgerichteten Parteilichkeit" oder „Neutralität" längerfristig zu arbeiten?

6.5.1   Wahl des Settings

Einzeltherapie

Einzeltherapie ist in der ambulanten Psychotherapie die Regel. Sie erscheint oft als am wenigsten komplex. Die interpersonellen Vernetzungen und Verstrickungen sind für den Therapeuten nicht sichtbar, ebenso wenig die Konsequenzen der Behandlung für das Beziehungsumfeld. Lege artis durchgeführte Therapien sind alle in der großen Mehrzahl der Fälle wirksam. Eine Einzeltherapie kann auch dann indiziert sein, wenn die Angehörigen unter dem Problem/der Symptomatik des IP leiden. Ist hier das Problem des Patienten vorwiegend intrapsychischer Natur, darf man annehmen, dass die Schwierigkeiten auch unabhängig von der Familiensituation bestehen würden. Meistens verbessern sich die Beziehungen wieder, wenn sich das Problem des Patienten verbessert. Bei interpersonellen Arrangements, die vorwiegend auf der Konfliktvermeidung basieren, würde man dies nicht erwarten.

Familientherapie

Für die Verbesserung des Problems bedarf es (auch) einer Änderung im Beziehungssystem. Eine Familientherapie ist dann indiziert, wenn ein gemeinsames Problem der Familie vorliegt, aber auch dann, wenn die Familie noch um eine gemeinsame Fragestellung ringt und dabei Verantwortung für gemeinsame Gespräche übernimmt. Nicht selten ist mit einem längeren Einsichtsprozess zu rechnen, bis das präsentierte Problem eines IP als interpersonales Problem verstanden werden kann und die Familienmitglieder wahrscheinlich motiviert werden können, dieses Problem auch als gemeinsames, familiäres Problem zu sehen. Erst dann ist die Familie bereit, eine Veränderung der Beziehungsdynamik anzustreben. In diesen Fällen nimmt man also an, dass durch Veränderungen im System individuelle Veränderungen induziert oder zumindest erleichtert werden. Man kann dann auch annehmen, dass das individuelle Problem ohne eine Veränderung des Systems nicht dauerhaft gelöst werden würde. Deshalb sind Gespräche mit den Familienmitgliedern angezeigt. Relevant für die Entscheidung zur Familientherapie ist also ebenfalls die Überlegung, dass dieses Setting nicht nur einem einzelnen, sondern mehreren Mitgliedern zugutekommt. Gerade bei Multiproblemfamilien spielt diese klinische Erkenntnis eine große Rolle.

Spannungsverhältnisse an den Systemschnittstellen

Bei der Entscheidungsfindung, welches Setting – Einzel, Paar, Familie – in der Therapieplanung gewählt wird, spielt die Diagnostik des wechselseitigen Zusammenspiels dieser Ebenen eine entscheidende Rolle. Steinhauer et al. (1984) sprechen von einem Interface an der Verbindungsstelle zweier verschiedener Ebenen (Kap. 3). Normalerweise befinden sich diese Interfaces im Gleichgewicht. Spannungsverhältnisse sind dann nicht spürbar. Mit Spannungen ist dann zu rech-

nen, wenn Imbalanzen in einem System nicht innerhalb der jeweiligen Systemgrenzen aufgefangen werden können. Diese Störungen müssen, wenn sie nicht kompensiert werden, von einem anderen, übergeordneten System ausgeglichen werden (Steinhauer & Tisdall, 1982).

Beispiel

Ein seit Jahren, d. h. schon vor der Heirat und Familiengründung, immer wieder rezidivierend schwer depressiv erkrankter Vater wird mit diesem vorwiegend individuellen Problem andere Subsysteme in der Familie (Ehe, Kinder) schwer belasten. Ein individuelles Problem wird zum Paar- und Familienproblem. ◄

Familiensyntone Probleme

Dies verweist auf das Problem, dass es oft dysfunktionale Gleichgewichtszustände gibt (z. B. durch die Einbeziehung anderer Subsysteme), die von der Familie nicht als dysfunktional erlebt werden, also ich-synton oder „familiensynton" sind. So werden beim Phänomen des „Spillover" Spannungen zwischen den Eltern auf physiologischer und psychischer Ebene auf Kinder übertragen (Reich, 2020).

Indikation zur Paartherapie

Wenn die dyadische Interaktion das individuelle Problem verstärkt oder aufrechterhält, muss zusätzlich zur Einzeltherapie die Indikation zur Paartherapie gestellt werden. Solche funktionellen Störungen können, falls sie lange andauern und schwerwiegend sind, zu Veränderungen in der Familienstruktur führen. Dann ist die Indikation für eine Familientherapie gegeben.

Therapieempfehlung

Obwohl jede Familie mit dem Wunsch nach Veränderung der bestehenden schwierigen Situation zum Erstgespräch kommt, bedeutet dies nicht, dass in jedem Fall ein Kontrakt mit der Familie zustande kommt. Ergebnis familiendiagnostischer Gespräche kann durchaus die Empfehlung zu einer Einzeltherapie sein, wenn z. B. der intrapsychische Konflikt, die strukturelle Störung oder die Symptome des Einzelnen so gravierend und/oder chronifiziert sind, dass sie auch unabhängig von Veränderungen in den Familienbeziehungen weiter bestünden. Empfehlungen für eine Paarbehandlung oder zu einer stationären Therapie können sich ebenfalls ergeben.

6.5.2 Welche familientherapeutische Methode bei welchem Problem?

Die einzelnen Richtungen der Paar- und Familientherapie weisen große Überschneidungen auf. Eine Reihe von Ansätzen wie z. B. die sich eigentlich zur Humanistischen Psychotherapie zählende Emotionsfokussierte Therapie oder die sehr aktive und zum Teil auch wertende Strukturelle Familientherapie (Minuchin et al. 2014) werden in Deutschland der Systemischen Therapie zugerechnet. Die ursprünglich psychodynamische Mentalisierungsbasierte Therapie hat in die Paar- und Familientherapie Einzug gehalten (Kap. 19) und verbindet sich mit systemischen Elementen (Lebow, 2017). Die in Göttingen entwickelte psychoanalytisch-interaktionelle Methode (Streeck, 2018) lässt sich als aktive Behandlungsmethode gut in Paar- und Familientherapien verwenden (Reich & v. Boettischer, 2020), die Wirkung transgenerationaler (mehrgenerationaler) Prozesse in Familien (Kap. 14) ist empirisch inzwischen so gut belegt, dass sie auch von Verhaltenstherapeuten nicht mehr bestritten wird, psychoanalytische Familientherapeuten arbeiteten, wie in Göttingen (Massing et al., 2006), schon immer mit Genogrammen etc. Alle Richtungen beziehen das soziale Umfeld mit ein und berücksichtigen die „Ressourcen" (traditionell psychodynamisch: „Ich-Stärken").

Psychiatrische Diagnosen helfen bei der Entscheidungsfindung nur begrenzt. Sie sind für die von der Familie präsentierten Probleme oft zu grob. Wesentlicher sind Prozesskriterien: Welche Erkenntnisse über die Möglichkeiten der Familie zur Öffnung und zu Veränderungen ergeben sich im Verlauf der ersten Gespräche?

Schwer gestörte Beziehungssysteme
Ganz unabhängig von der theoretischen Grundorientierung wird man bei schwerer gestörten Beziehungssystemen eher aktiv vorgehen. Die Interventionen sind dann strukturierend und stützend, manchmal auch konfrontativ und klärend. Interventionen, die durch das Hervorbringen von unbewusstem Material und heftigen Affekten die Kapazität des Systems noch mehr belasten, wird man vermeiden.

Darüber hinaus werden Therapeuten das anwenden, was sie gelernt haben. Bei allen „Schnittmengen" zwischen den Richtungen werden systemisch arbeitende Therapeuten eher rasch auf mögliche Lösungen von Problemen hinarbeiten, kognitiv-verhaltenstherapeutisch orientierte Therapeuten eher Hausaufgaben und Übungen verschreiben, psychodynamisch orientierte Therapeuten eher klären, konfrontieren, ihre Gegenübertragung dosiert zur Verfügung stellen und eventuell auch Deutungen im engeren Sinne geben. Sie werden sich eher für die mehrgenerationalen Prozesse interessieren und eventuell auch die Mehrgenerationengespräche durchführen (Kap. 14). Im Durchschnitt ist zu erwarten, dass Familien von all diesen Vorgehensweisen profitieren. Kommt mit dem praktizierten Vorgehen kein Arbeitsbündnis zustande, ist eine andere Therapieform oder auch ein anderes Setting zu erwägen und offen mit der Familie zu besprechen.

Der Abschlusskommentar bzw. die Schlussinterpretation als „diagnostischer Prüfstein"
Eine gute Möglichkeit, eine Antwort auf die „Indikationsfrage" zu erhalten, stellt die Reaktion der Familie auf die Schlussinterpretation der Therapeuten, den abschließenden Kommentar am Ende des Erstgesprächs bzw. der Erstgesprächsphase dar.

▶ **Wichtig** Da die zusammenfassende Schlussinterpretation in ihrer Aussage alle Familienmitglieder einschließen sollte, wird das Problem des Indexpatienten als Problem der Familie formuliert.

Umformulierung – das Problem des Indexpatienten wird zum Problem der Familie

Wesentlich für die weitere Weichenstellung ist, ob die Familie diese Umformulierung im Ansatz versteht und für sich nutzbar machen kann. Dieses behandlungstechnische Mittel der Umformulierung (auch: „Umdeutung" bzw. „Reframing") spielt eine herausragende Rolle. Eine der grundlegendsten Schwierigkeiten ist, dass für das Erleben der Familie oft lediglich ein Familienmitglied „krank" ist oder durch sein Verhalten „auffällt" bzw. „stört". Die Therapeuten versuchen, den bestehenden „frame" zu analysieren und so zu interpretieren, dass das Problem des IP vor dem Hintergrund der äußeren Landkarte (der Struktur der Familie) als gemeinsames Problem der Familie umformuliert werden kann.

Die Umdeutung von der individuumzentrierten zur familiendynamischen Problemstellung ist eines der therapeutisch am wirksamsten Agenzien. Deshalb ist von Anfang an darauf zu achten, dass der IP in der Position als „Patient" nicht mehr gestützt wird. Die als Intervention oftmals am Schluss einer Sitzung formulierte Umdeutung ist also von Beginn an wirksam, sie wird aber erst später verbalisiert. Dem Familienerstgespräch kommt insgesamt die Funktion zu, diese erweiterte Sichtweise zu erarbeiten.

Wirkungen auf die Schlussinterpretation

Die am Ende des Erstgesprächs von den Therapeuten mitgeteilte Interpretation erlaubt es nun, ihre Wirkung auf die Familie zu studieren. Hierdurch können die eigenen Hypothesen der Therapeuten, das spontane Verständnis und die Introspektionsfähigkeit der Familienmitglieder, ihre „Mentalisierungsfähigkeit" und ihre Kooperationsbereitschaft eingeschätzt werden. Manchmal wird der Kommentar von einem bestimmten Familienmitglied abgelehnt, das sich im Verlauf der Therapie als Träger des Widerstands herausstellt.

Flexibilität der Familie

Das Maß der Flexibilität der Familie, d. h. ihre Möglichkeiten zur affektiv-kognitiven Veränderung bei den einzelnen Familienmitgliedern und der Organisation der Gesamtfamilie als System, kann an den Reaktionen auf die Umdeutungen und die von den Therapeuten initiierten Interaktionen ansatzweise erfasst werden.

Agieren, Abbruch

Schließlich lässt sich an der Reaktion auf die Probedeutung auch das Potenzial an „Ausagieren" von einzelnen Mitgliedern ablesen, z. B. ob mit einem Therapieabbruch der Familie oder mit dem Wegbleiben eines Familienangehörigen (allgemein oder in einer bestimmten Situation) zu rechnen ist. Ähnlich wie die Einschätzung des Arbeitsbündnisses gehört die Beurteilung des „Ausagierens" zu den familiendiagnostischen Erfordernissen im Erstgespräch.

6.5.3 Kombinierte und sequenzielle Therapiemodalitäten

Die Abb. 6.1 gibt Hinweise auf die Indikation von sequenziellen und kombinierten Behandlungen.

Sequenzielle Therapien

Hier werden zunächst Familiengespräche durchgeführt, die später in eine Paartherapie oder in eine Einzeltherapie für die/den IP oder ein anderes Familienmitglied übergehen. In den Familiengesprächen sollen das Ausmaß der familiären Verstrickung, die die Symptomatik fördernden und aufrechterhaltenden Interaktionen und Ressourcen des Beziehungssystems eruiert sowie die Motivation zu weiterer Behandlung gefördert werden. Für diese Entscheidung ist dann z. B. relevant, dass der IP zunächst durch die Familiengespräche für eine Einzeltherapie motiviert wird. Manchmal wird Eltern erst im Verlauf der gemeinsamen Gespräche klar, dass sie erheblich zu

den Verhaltensauffälligkeiten ihres Kindes beitragen, und sie gewinnen Einsichten zu einer Veränderung ihrer Paarbeziehung.

Kombinierte Therapien

In der kombinierten Therapie werden parallel
eine Familientherapie und eine andere Therapie-
modalität begonnen. Im Gegensatz zur sequenziellen Kombination wird beispielsweise nach
der Erstgesprächsphase eine Empfehlung zur
Gruppentherapie für den IP gegeben, gleichzeitig jedoch eine Therapievereinbarung mit der
Familie getroffen. Dies setzt eine ausreichende
Motivation bei den Betroffenen für weitere gemeinsame Gespräche voraus. Bei allen schwere-
ren Störungen, z. B. Essstörungen, Zwangsstörungen, depressiven Störungen und Persönlichkeitsstörungen, bei denen gleichzeitig eine
hohe Einbindung in das Paar- und Familiensystem vorliegt, ist die kombinierte Behandlung
das optimale Vorgehen, weil es das Problem von
den beiden relevanten Seiten her angeht, der individuellen und der Beziehungsseite. Dies gilt
natürlich insbesondere für Kinder, Jugendliche
und junge Erwachsene, aber nicht nur für diese
(Beispiele hierfür finden sich in Massing, 1994;
Cierpka & Reich, 2010; Reich et al., 2007;
Reich & Cierpka, 2011; Reich & v. Boetticher,
2017).

Einflüsse auf die Therapiewahl

Cierpka und Frevert (1995) konnten zeigen, dass
die Art der Behandlung (Einzel- oder Familientherapie) und die Art der Durchführung (allein,
kombiniert oder sequenziell) von Parametern des
Patienten oder der Familie abhängt. Schon die
Anmeldung, ob sich eine Familie als Familie zur
Behandlung meldet oder ein Patient für sich allein, scheint für den Therapievorschlag und die
nachfolgende Therapievereinbarung bahnend zu
sein. Wenn sich ein Patient mit dem Wunsch nach
einer Familienbehandlung anmeldete, wurde in
der Regel diese Behandlung nach den diagnostischen Einzelgesprächen und einer Familiendiagnostik als indiziert angesehen und später
auch durchgeführt. Dies gilt natürlich vorwiegend für den ambulanten Bereich. Im stationären Bereich, vor allem bei Kindern, Jugend-

lichen und jungen Erwachsenen, gelten andere
Voraussetzungen.

6.5.4   Berücksichtigung von anstehenden Entwicklungen in der Familie

Indikationsentscheidungen zur Familientherapie
erfolgen im Spannungsfeld der bezogenen Individuation (Kap. 14), d. h. der Individuations-
tendenz der einzelnen Mitglieder und der Bemühungen zur Aufrechterhaltung des gesamten
Familiensystems. Eine Entscheidung für oder
gegen Einzel- bzw. Familientherapie beeinflusst
dieses Spannungsfeld zwischen den beiden Vek-
toren und verändert möglicherweise die Richtung
der Resultate.

Beispiele

- Eine Indikationsentscheidung bei einem Ab-
  löseproblem eines Adoleszenten für eine
  Einzeltherapie unterstreicht z. B. die Auto-
  nomietendenz eines Jugendlichen und seine
  zunehmende Selbstverantwortung.
- Die Einbeziehung der Familie bei der Therapie einer Patientin mit Anorexie zentriert auf
  das innerfamiliäre Beziehungsnetz und die
  Auflösung der Verstrickung. ◄

Diese therapeutische Einflussnahme auf das
Gleichgewicht und die zu vermutenden Veränderungen und entsprechenden Widerstände gilt
es bei den Indikationsentscheidungen zu berücksichtigen.

In einer katamnestischen Untersuchung nach
der familientherapeutischen Behandlung von ess-
gestörten Patientinnen und deren Familien
(Seide, 1992) zeigte sich eine erfolgreiche Therapie als davon abhängig, ob die Beziehungsgestalt
des Symptomkontextes von der Familie angenommen wurde. In diesen Fällen scheint die
Umformulierung des individuellen Problems auf
die interpersonale Ebene der Familie gelungen zu
sein.

Wenn die Familie sich zu einem gemeinsamen
Gespräch anmeldet, ist es – wie bereits be-

richtet – wahrscheinlicher, dass die Familienmitglieder ein interaktionelles Problem in ihrer
Familie sehen, für dessen Diskussion sie offen
sind. Eine familientherapeutische Behandlung
wird in einem solchen Fall entsprechend häufiger
für indiziert angesehen.

Bei anderen, in der Motivation eher ambivalenten oder misstrauischen Familien bleibt das
Augenmerk der Familie auf den IP gerichtet,
während die Therapeuten auf die familialen
Transaktionen schauen und deren Veränderung
anstreben. Besonders Familien mit starren Systemen (sehr losgelöste und verstrickte Familien)
können oft nicht zulassen, dass die gesamte Familie „Patient" wird bzw. dass familiäre Beziehungsmuster in Frage gestellt werden (Minuchin, 1977; Andolfi, 1982, s. auch Minuchin
et al., 2007). Diese Familien halten lange am IP
fest (z. B. „Wir als Ehepaar haben keine Probleme, das Problem ist unsere Tochter"). Hier hat
es sich bewährt, diese Sichtweise zunächst zu akzeptieren und die Familie zu bitten, bei der Lösung des Problems zu helfen. Ähnlich wird auch
oft bei der Behandlung von Essstörungen vorgegangen (Lock & Le Grange, 2013). Minuchin
et al. (2007) zeigen Wege auf, wie vom Symptom
ausgehend über die Exploration der damit verbundenen Interaktionen und (oft vergeblichen,
das Problem verstärkenden) Lösungsversuche
eine Veränderung der Sichtweise auf das Problem, deren Aufrechterhaltung und die tieferen familiären Beziehungsmuster gelingen kann. Das
(zunächst) patientenorientierte Herangehen hat
sich auch bei Familientherapien von depressiven
und psychotisch Erkrankten bewährt (Gurman
et al., 1986).

6.6 Therapieziele und Therapievereinbarung

Die **Therapieziele** werden am Ende der Erstgespräche bzw. in der ersten therapeutischen Sitzung besprochen. Falls eine Indikation zur
Familientherapie besteht, ist ein weiteres Ziel die
Therapievereinbarung.

6.6.1 Bestimmung der Therapieziele

In Kap. 5 wurde die Vereinbarung von Therapiezielen mit der Familie im Erstgespräch beschrieben. Die Familientherapeuten fragen danach, welche Ziele bei dem Patienten bzw. der
Familie – mit den spezifischen persönlichen Bedingungen und in der besonderen Lebenssituation
unter diesen institutionellen Rahmenbedingungen
und mit diesen Therapeuten – möglich sind.
Dabei ist es wichtig, den Prozesscharakter von
Familienbehandlungen zu berücksichtigen. Wie
bereits in Kap. 4 und 5 ausgeführt, ist allein der
organisatorische Aufwand für Familiengespräche
groß. Bereits Sprenkle und Fisher (1980) stellten
fest, dass die *empirisch* erfassten Therapieziele
von Familientherapeuten relativ „schulenübergreifend" waren: sich fürsorglich, verantwortlich
und kreativ im Aushandeln von Differenzen aufeinander zu beziehen. Das dürfte sich nicht sehr
verändert haben, auch wenn diese Ziele dann
„schulspezifisch"   ausformuliert   werden
(z. B. Gurman et al., 2015; Sexton & Lebow,
2016).

Individuelle und gemeinsame Ziele und Teilziele
Bei der Bestimmung der Ziele fragen die Therapeuten am Ende der Erstgespräche alle Familienmitglieder nach ihren Zielen und Erwartungen.
Man achtet darauf, welche Therapieziele **gemeinsam** von den Familienmitgliedern vereinbart werden können. Dies erscheint deshalb so
wichtig, weil die gemeinsam zu erarbeitenden
Ziele die Arbeit auf der interpersonellen Ebene
garantieren. Dieser Aushandlungsprozess führt
zur Bestimmung des Auftrags der Familie an die
Therapeuten. Dabei ist der Prozesscharakter im
Sinne der adaptiven Indikation zu berücksichtigen. Oft ist die Formulierung von Teilzielen
„zielführender" als die weitreichende Festlegung
von „großen Zielen". Das Besprechen realisti-
scher Teilziele und der Austausch hierüber hat
sich als ein wirksames Agens in Familientherapie
erwiesen (Lebow, 2014). Ein Phasenmodell für

Veränderungsziele wird z. B. in der behavioral orientierten „Functional Family Therapy" (Sexton & Lebow, 2016) vorgestellt, wobei mögliche Teilziele für die frühe (Engagement und Motivation), die mittlere (Verhaltensänderung) und die Abschlussphase (Generalisierung) angepasst an die jeweilige Familie und deren Entwicklung in der Therapie formuliert werden.

Beispiele für Zielformulierungen in der Erstgesprächsphase

„Wir sehen bei Ihnen am Ende dieses Gespräches viel Besorgnis, aber auch viele Fragezeichen. In den nächsten Stunden möchten wir erstmal gern mit Ihnen gemeinsam verstehen, worum es bei der Magersucht von Veronika eigentlich geht, was Sie bisher versucht haben, um die Situation zu verändern, was geholfen hat und was nicht, und aus welchen vermutlichen Gründen das jeweils der Fall ist. Dafür möchten wir Ihnen drei weitere Gespräche im Abstand von vier Wochen anbieten. Dann können wir gemeinsam weiter planen."

„Wir möchten gern mit Ihnen gemeinsam verstehen, in welchen Situationen das gewalttätige Verhalten von Robert auftritt und in welchen nicht, und was bisher eventuell dazu beigetragen hat, dass er sich anders verhält. Dazu sind die Beobachtungen von Ihnen allen, auch die unterschiedlichen Einschätzungen, wichtig. Dann können wir gemeinsam sehen, wie wir die Situation für Sie alle verbessern können." ◄

Zielerreichungsskalen

Die Etablierung von Zielerreichungsskalen ("goal attainment scales", GAS) hat sich in der Familientherapie bisher nicht durchgesetzt (Balck & Cierpka, 2008), wird aber für die weitere Forschung gefordert (Datchi & Sexton, 2016).

Diskrepanzen in den Erwartungen

Die einzelnen Familienmitglieder haben meistens persönliche Therapieziele und Erwartungen, die sie in der Behandlung realisieren möchten.

Bei erheblichen Diskrepanzen in diesen Erwartungen ist mit Spannungen im Verlauf der Behandlung zu rechnen. Wenn man bereits zu Beginn der Therapie von diesen Konflikten weiß, kann man sie benennen, sodass es später nicht zu Überraschungen bis hin zum Therapieabbruch kommen muss. Die Berücksichtigung von Einzelinteressen kann unter Umständen das Arbeitsbündnis garantieren, weil die Motivation von einzelnen Familienmitgliedern, an der Behandlung teilzunehmen, gestärkt wird. Die Klärung von Diskrepanzen in den Therapiezielen ist oft ebenfalls ein wertvolles (Teil-)Ziel, in dem viele Aspekte der familiären Beziehungen, deren Zusammenhänge mit der Symptomatik und familiäre Ressourcen exploriert werden können.

▶ **Wichtig** Das **Besprechen**, **Aushandeln** und **Definieren von Zielen** zu Beginn der Therapie hat ohne Zweifel sowohl für den Behandler als auch für die Familie Vorteile. Der Therapeut kann sich an den zu erarbeitenden Zielen orientieren, sodass er nicht in der Komplexität des Geschehens verloren geht. Für die Familie werden realistische Erwartungen mit den Zielformulierungen verbunden, sodass der Erfolg und die Zufriedenheit mit der Behandlung an diesen ersten Zielen gemessen werden können.

Änderung des Behandlungsziels während der Therapie

Die anfänglichen Ziele verändern sich oft während der Therapie. Man sollte sich während der Behandlung der gegenwärtigen Ziele bewusst sein, sodass man über das therapeutische Vorgehen Rechenschaft ablegen kann. Die entscheidende Frage ist immer, ob die gegenwärtige Behandlungspraxis und die damit verbundenen Behandlungsziele mit den zu lösenden Problemen in einem engen Zusammenhang stehen. Das STIC-System (Pinsof et al., 2015, Näheres in Kap. 7) ermöglicht ein „Monitoring" des therapeutischen Prozesses durch Feedback von Familienmitgliedern über die Familienentwicklung auf unterschiedlichen Ebenen und aus unterschiedlichen Perspektiven. Das SCORE-System (Carr & Stratton, 2018; Hamilton &

Carr, 2016, Näheres in Kap. 7) erlaubt ebenfalls die Ableitung von Therapiezielen aus den Problemnennungen der Familienmitglieder.

Das Verändern der Therapieziele während einer Familientherapie wird durch das folgende Fallbeispiel illustriert. Dabei handelt es sich um ein Beispiel, bei dem verschiedene Behandlungsmethoden integriert wurden (ausführlich in Cierpka et al., 2001; Reich et al., 2007).

Beispiel

Anlässlich einer allergischen Reaktion nach einem Wespenstich wurde bei Herrn B. auf der Notfallstation ein EKG geschrieben. Es stellte sich eine erhebliche Reizleitungsstörung am Herzen heraus, die von den Kardiologen auf eine 25-jährige Lithiumeinnahme wegen einer Zyklothymie zurückgeführt wurde. Der jetzt 53-jährige Patient hatte zwischen seinem 22. und 30. Lebensjahr mehrere depressiv-manische Phasen, die seinerzeit 10-mal die stationäre Einweisung in psychiatrische Kliniken erforderlich machten. Mit seinem 30. Lebensjahr wurde die Lithiumtherapie begonnen.

Die Kardiologen drängten den Patienten wegen der Möglichkeit eines Herzstillstands durch die Reizleitungsstörung zu einer Implantation eines Herzschrittmachers. Gegen den Rat des behandelnden Psychiaters und des Internisten entschied der Patient sich für das langsame Absetzen des Lithiums ohne eine entsprechende Absicherung durch einen Herzschrittmacher. In dieser Phase wandte er sich an unsere Institution, weil er sich von den Familientherapeuten die notwendige Stabilität für sein Seelenleben und einen entsprechenden Schutz gegen ein erneutes Ausbrechen seiner früheren Erkrankung versprach. Zu diesem Schritt trug wesentlich bei, dass er sich in seinem 30. Lebensjahr gemeinsam mit seiner Frau zum ersten Mal an unsere Institution wegen einer Familientherapie gewandt hatte und rückblickend der Meinung war, dass nicht nur das Lithium, sondern ganz wesentlich die Familientherapie dazu beitrug, dass er keine weiteren Rückfälle seiner depressiv-manischen Erkrankung erlitten hatte. Jetzt fühlte er sich so weit, dass er diese Stabilität in seinem Leben und in seiner Gesundheit auch ohne die Lithiumbehandlung hinbekommen wollte.

Als Therapieziel formulierte er für sich, dass er den Schutz und den Rat der Therapeuten benötigt, um aktuelle Konflikte verarbeiten zu können, damit „sein Erregungsniveau – und eben nicht nur am Herzen – kontrolliert bleibt".

Seine Ehefrau fühlte sich durch die medizinischen Entscheidungen und durch die Konflikte ihres Mannes mit den Ärzten überfordert. Auch sie suchte Rückhalt bei den Familientherapeuten, einen Rückhalt, der ganz offensichtlich die Sicherheit der Lithiumtherapie kompensieren sollte. Als weiteres Therapieziel formulierte Frau B. für sich, dass die familiäre Situation in naher Zukunft durch den Auszug der beiden Söhne (20 und 16 Jahre) verändert würde. Die Erziehung der Söhne und das Zusammenleben in der Familie waren für Frau B. bislang lebensbestimmend, sie war sich sehr unsicher darüber, welche Lebensziele ihr selbst nach dem Auszug der Kinder blieben.

Als gemeinsames Therapieziel wurde vereinbart, dass in 2-wöchigem Abstand, begleitend zum Absetzen der Lithiumtherapie, über 6 Monate Paargespräche durchgeführt werden sollten, mit dem Ziel, die Ängste im Zusammenhang mit den anstehenden Veränderungen zu besprechen und nach alternativen „Sicherheiten" für beide Partner zu suchen.

Nach ca. 9 Monaten Therapie zeichnete sich ab, dass durch das Absetzen der Lithiumtherapie die Erregungsstörungen am Herzen zurückgingen, sodass eine Schrittmacherimplantation nicht mehr erforderlich war. Im Therapieverlauf wurde erkennbar, dass das bisherige familiäre Gleichgewicht ganz entscheidend dadurch bestimmt war, dass die Ehefrau des Patienten in der Sorge um ihn und auch in der Sorge um die Kinder in ihrer mütterlichen Rolle gestützt und „gebraucht" wurde.

Nachdem Herr B. die letzten Anzeichen für seine frühere schwere manisch-depressive Erkrankung, nämlich die medikamentöse Prophylaxe, abstreifte und die beiden älteren Kinder viel Zeit schon außer Haus verbrachten, kam ein für das Paar altbekanntes Problem in neuem Gewand auf sie zu – die Sexualität. Bereits während der früheren manisch-depressiven Phasen hatte die Ehefrau die Überzeugung vertreten, dass die sexuelle Erregung ihres Ehemanns als Triggerphänomen für die Auslösung einer Phase fungieren könnte. Vor dem Hintergrund der Familiengeschichte, auf die hier nicht weiter eingegangen werden kann, war für den Patienten Sexualität immer konflikthaft gewesen. Über viele Jahre versuchte das Ehepaar deshalb, ein sexuelles Beziehungserleben zu vermeiden, immer wegen der Angst, eine psychische Entgleisung beim Patienten zu provozieren. Nachdem sich Herr B. nicht mehr krank fühlte und die Partnerschaft bei der anstehenden Ablösung der Kinder neu formuliert werden musste, wollte das Ehepaar das Problem Sexualität erneut angehen. Eine Umformulierung der Therapieziele wurde notwendig.

In der vertiefenden Diagnostik der Sexualstörungen berichtete Frau B. über ihre sexuelle Frigidität. Frau B. war mit dem Gefühl aufgewachsen, dass Sexualität „schmutzig" und im Grunde überflüssig sei. Dieses Gefühl habe ihr die Mutter vermittelt, die sich 10 Jahre zuvor unter dramatischen Umständen suizidiert hatte, nachdem Frau B. sie bat, in ein Heim zu gehen. Sie fühlte sich damals nicht in der Lage, ihre Mutter zu Hause aufzunehmen. Allein an der Überlebensschuld hatte Frau B. schwer zu tragen, Sexualität hieß für sie darüber hinaus, lustvoll eine Partnerschaft zu leben, was das mütterliche strenge Introjekt ihr verbat. In einer zweiten Therapiephase vor dem Hintergrund der Neuformulierung der Therapieziele gelang es, den Trauerprozess um die verstorbene Mutter noch einmal anzustoßen, sodass sich Frau B. innerlich wesentlich freier und entlasteter fühlte. Gleichzeitig wurden mit dem Ehepaar verhaltens-

therapeutische Übungen nach Singer-Kaplan (1987) durchgeführt, die beide Partner langsam an das sexuelle Erleben wieder heranführten. ◀

6.6.2 Therapievereinbarung

Wer sollte an der Therapie teilnehmen?
„Gesamtsystem", „Subsystem", „Problemsystem"

Je nach Kontext und Ausgangspunkt der Patientinnen und Patienten, der Familie, der Behandlerinnen und Behandler sowie des institutionellen Rahmens (Praxis, Erziehungsberatungsstelle, Klinikambulanz, stationäre Reha oder Therapie) werden Familienmitglieder zu gemeinsamen Gesprächen gebeten. Sinnvoll ist es, im Rahmen der Erstgespräche alle zusammenlebenden Familienmitglieder in der Interaktion zu sehen, um sich ein Gesamtbild von den Beziehungen zu machen, und in dieser Zeit auch andere relevante Akteure, z. B. den anderen sorgeberechtigten Elternteil, kennenzulernen. Wenn das „Gesamtsystem" im Blick ist, werden Familienmitglieder, die sonst gern übersehen werden, z. B. „gesunde" und daher „pflegeleichte" Geschwister und deren eventuelle Parentifizierung, ins Gespräch einbezogen oder Ressourcen, z. B. Geschwisterbeziehungen, Großeltern, neue Partner von Elternteilen, leichter erkannt.

Meistens sieht man in der Phase der Erstgespräche die ganze Familie, danach jenes System, das durch dysfunktionale Beziehungen gekennzeichnet ist, die in Verbindung mit den Problemen der Familie gebracht werden können, als „Problemsystem". Es kann aber auch sinnvoll sein, zunächst durch Aktivierung von „Subsystemen" Gegengewichte zum „Problemsystem" zu schaffen, z. B. die Vater-Sohn-Allianz oder die Geschwisterbeziehungen durch gemeinsame konstruktive Aktivitäten zu stärken.

▶ **Wichtig** Dabei sollte man jeweils das kleinste „System" zur Therapie einladen, um die Komplexität möglichst gering zu halten.

Festlegung der teilnehmenden Personen

Die an der Behandlung teilnehmenden Personen sollten nach dem Erstgespräch für die nächsten Gespräche festgelegt werden. Im Verlauf der Behandlung kann es immer wieder notwendig werden, die in Subsystemen erarbeiteten Veränderungen in die Gesamtfamilie einzubringen und somit alle Familienmitglieder zum Gespräch einzuladen.

Übergang von der Familien- zur Paartherapie

Viele Familientherapien gehen entweder in einer bestimmten Phase der Behandlung oder zum Schluss der Therapie in eine Paartherapie über. Dies ist konsequent, wenn man bedenkt, dass Beziehungsstörungen der Eltern ganz wesentlich zu Entwicklungs- und Anpassungsstörungen bei den Kindern beitragen. Kommt eine Vereinbarung für die Behandlung mit der ganzen Familie zustande, so muss diese auf die Familie abgestimmt sein und so gestaltet werden, dass die Familie zur Mitarbeit gewonnen wird. Der „informed consent" umfasst dann auch die Kinder.

Dauer der Therapie und Frequenz der Sitzungen

Kurztherapie Familientherapien und in geringerem Maße auch Paartherapien sind in der Regel Kurztherapien von der Anzahl der Sitzungen her, Langzeittherapien von der Dauer her. Bei eher niedriger Frequenz, oft vierwöchentlich, erstrecken sich 5 bis 25 Sitzungen von einem halben Jahr bis hin zu zwei Jahren („lange Kurztherapien"). Es empfiehlt sich, mit der Familie einen Block von Sitzungen (z. B. 5 Sitzungen) zu vereinbaren, um danach zu entscheiden, ob noch einmal ein weiterer Block von Sitzungen notwendig ist. Dieses Vorgehen zwingt alle Beteiligten, die bislang erreichten Veränderungen zu reflektieren. Dabei sollte ein Fokus formuliert werden, an dem gearbeitet wird. Zumindest sollten die Therapeuten eine stringente Hypothese haben, die ihr Vorgehen leitet.

Langzeittherapie

Bei einer über diesen Rahmen hinausgehen Langzeittherapie lässt man die Dauer offen, um der Familie oder dem Paar zu signalisieren, dass Zeit für die Behandlung zur Verfügung steht. Um das Vertrauen in die Therapeuten zu stärken, sind in bestimmten Fällen solche zeitlich „offenen" Behandlungen die adäquate Empfehlung.

Behandlungsfrequenz

Die Frequenz der Behandlung wird in der Regel immer noch intuitiv von den Behandlern in Abstimmung mit der Familie festgelegt. In diesem Bereich gibt es weiterhin erstaunlich wenig durch empirische Forschung begründetes Wissen. Oft entscheidet mehr die Schulzugehörigkeit, als es patienten- oder familienorientierte Variablen tun. Als kurzer Abstand gilt eine Behandlungsfrequenz von einmal pro Woche, ein mittlerer Abstand sind 2 bis 4 Wochen, ein großer Abstand sind 4 und mehr Wochen.

Gesprächsdauer

Die Dauer der Gespräche beläuft sich selten unter 1 h, am häufigsten sind 90-minütige Sitzungen, manchmal sind jedoch auch Sitzungen von mehr als 1,5 h notwendig, z. B. wenn die Großeltern mit zum Gespräch kommen und mehr Zeit für alle Beteiligten benötigt wird.

▶ **Wichtig** Wichtig ist, dass die für das Gespräch zur Verfügung stehende Zeit der Familie vorher mitgeteilt wird, damit sie sich darauf einstellen kann.

Vereinbarungen zum Setting

Die Therapievereinbarung beinhaltet auch das Besprechen des geplanten Behandlungssettings, ob also die Therapie mit einem Kotherapeuten durchgeführt wird, ob im Teamansatz gearbeitet wird und dabei das Team am Gespräch über den Einwegspiegel oder das Video teilnimmt. Manchmal sitzt das Team auch mit im Behandlungsraum, um als „reflecting team" über die Eindrücke von dem Familiengespräch zu diskutieren und diese Diskussion als „Abschlusskommentar" zu nutzen.

Honorar

Zu Beginn der Therapie muss die Familie wissen, welche Kosten auf sie zukommen. Die Besprechung dieser ökonomischen Frage gehört zu den Rahmenbedingungen einer Therapie, ohne deren genaue Regelung eine partnerschaftliche Beziehung im Therapieverlauf nicht erreicht werden kann (Abschn. 5.5.3).

Literatur

Allen, J. G. (2013). *Restoring mentalizing in attachment relationships. Treating trauma with plain old therapy*. American Psychiatric Publishing.

Andolfi, M. (1982). *Familientherapie. Das systemische Modell und seine Anwendung*. Lambertus.

Balck, F., & Cierpka, M. (2008). Problemdefinition und Behandlungsziele. In M. Cierpka (Hrsg.), *Handbuch der Familiendiagnostik* (3. Aufl., S. 93–106). Springer.

Baumann, U., & Wedel, B. v. (1981). Stellenwert der Indikationsfrage im Psychotherapiebereich. In U. Baumann (Hrsg.), *Indikation zur Psychotherapie. Perspektiven für Praxis und Forschung* (S. 1–36). Urban & Schwarzenberg.

Beutel, M., Doering, S., Leichsenring, F., & Reich, G. (2020). *Psychodynamische Psychotherapie. Störungsorientierung und Manualisierung in der therapeutischen Praxis* (2., überarb. u. erw. Aufl.). Hogrefe.

Bommert, H., Henning, TH., & Wälte, D. (1990). *Indikation zur Familienthrapie*. Kohlhammer. Stuttgart.

Carr, A., & Stratton, P. (2018). Score. In J. Lebow, A. Chambers, & D. Breunlin (Hrsg.), *Encyclopedia of couple and family therapy*. Springer International Publishing. https://doi.org/10.1007/978-3-319-15877-8_403-1

Cierpka, M., & Frevert, G. (1995). Die Indikation zur Familientherapie an einer psychotherapeutischen Universitätsambulanz. *Prax Kinderpsychol Kinderpsychiatr, 44*, 250–254.

Cierpka, M., & Reich, G. (2010). Familien- und paartherapeutische Behandlung von Anorexie und Bulimie. In G. Reich & M. Cierpka (Hrsg.), *Psychotherapie der Essstörungen* (3., völlig neu bearbeitete Aufl., S. 164–198). Thieme.

Cierpka, M., Wiegand-Grefe, S., & Zander, B. (2000). Mit welchen Problemen kommen Paare und Familien zu uns? *Familiendynamik 25*, 70–94.

Cierpka, M., Krebeck, S., & Retzlaff, R. (2001). *Arzt, Patient und Familie*. Klett-Cotta.

Datchi, C., & Sexton, T. L. (2016). Integrating research and practice through intervention science. In T. L. Sexton & J. Lebow (Hrsg.), *Handbook of family therapy* (S. 434–453). Routledge.

Ditzen, B., Eckstein, M., Fischer, M., & Aguilar-Raab, C. (2019). Partnerschaft und Gesundheit. *Psychotherapeut, 64*, 482–488.

Eisler, I., Le Grange, D., & Lock, J. (2016). Treating adolescents with eating disorders. In T. L. In Sexton & J. Lebow (Hrsg.), *Handbook of family therapy* (S. 387–406). Routledge.

Frisch, J., Aguilar-Raab, C., Eckstein, M., & Ditzen, B. (2017). Einfluss von Paarinteraktion auf die Gesundheit. Implikationen für die Psychotherapie. *Psychotherapeut, 62*, 59–76.

Gehart, D. R. (2018). Indication and contraindication of CFT. In J. Lebow, A. Chambers, & D. Breunlin (Hrsg.), *Encyclopedia of couple and family therapy*. Springer. https://doi.org/10.1007/978-3-319-15877-8_1152-1

Grawe, K., Donati, R., & Berrnauer, F. (1994). *Psychotherapie im Wandel. Von der Konfession zur Profession*. Hogrefe, Göttingen.

Gurman, A. S., Kniskern, D. P., & Pinsof, W. M. (1986). Research on the process and outcome of marital and family therapy. In S. Garfield & A. Bergin (Hrsg.), *Handbook of psychotherapy and behavior change* (S. 565–626). Wiley.

Gurman, L. S., Lebow, J. L., & Snyder, D. K. (2015). *Clinical handbook of couple therapy* (Fifth. Aufl.). The Guilford Press.

Hamilton, E., & Carr, A. (2016). Systematic review of self-report family assessment measures. *Family Proc, 55*, 16–30.

Hoffmann, S. O., Rudolf, G., & Strauß, B. (2008). Unerwünschte und schädliche Wirkungen von Psychotherapie. Eine Übersicht mit dem Entwurf eines eigenen Modells. *Psychotherapeut, 53*, 4–16.

Kaufmann, L. (1985). Schizophrenie und Familie. In M. Ermann & T. Seifert (Hrsg.), *Die Familie in der Psychotherapie* (S. 72–84). Springer.

King, K. B., & Reis, H. T. (2012). Marriage and long-term survival after coronary artery bypass-grafting. *Health Psychology, 31*, 55–62.

Lambert, M. J. (2013). The efficacy and effectiveness of psychotherapy. In M. J. Lambert (Hrsg.), *Bergin and Garfield's handbook of psychotherapy and behavior change* (Sixth. Aufl., S. 169–218). John Wiley & Sons.

Lebow, J. (2006). *Research for the psychotherapist: From science to practice*. Routledge/Taylor & Francis Group.

Lebow, J. L. (2014). *Couple and family therapy. An integrative map of the territory*. American Psychological Association.

Lebow, J. L. (2017). Editorial: mentalization and psychoanalytic couple and family therapy. *Fam Process, 56*, 3–5.

Lebow, J. L., & Sexton, T. L. (2016). The evolution of family and couple therapy. In T. L. Sexton & J. Lebow (Hrsg.), *Handbook of family therapy* (S. 1–10). Routledge.

Lock, J., & Le Grange, D. (2013). *Treatment manual for anorexia nervosa. A family-based approach*. The Guilford Press.

Massing, A. (1994). Die unbequemen Angehörigen oder: Veränderungen der unbehandelten Dritten während der Psychotherapie. *Die Psychotherapeutin, 1*, 37–55.

Massing, A, Reich, G, & Sperling, E (2006). *Die Mehrgenerationen-Familientherapie* (5., überarb. Aufl.) Vandenhoeck & Ruprecht.

Minuchin, S. (1977). *Familie und Familientherapie*. Lambertus.

Minuchin, S., Nichols, M. P., & Lee, W.-Y. (2007). *Assessing families and couples. From symptom to system*. Pearson Education Inc.

Minuchin, S., Reiter, MD., Borda, C. (2014). *The craft of family therapy. Challenging certainties*. Routledge.

Paul, G. L. (1967). Strategy in outcome research in psychotherapy. *J Consult Psychol*, 31, 109–118.

Pinsof, W., Goldsmith, J., & Quirk, K. (2019). Integrative psychotherapy alliance in family, couple, and individual therapy. In J. Lebow, A. Chambers, & D. Breunlin (Hrsg.), *Encyclopedia of couple and family therapy*. Springer. https://doi.org/10.1007/978-3-319-15877-8_1152-1

Pinsof, W. M., Zinbarg, R., & Knobloch-Fedders, L. M. (2008). Factorial and construct validity of the revised short form integrative psychotherapy alliance scales for family, couple and individual therapy. *Family Process, 47*, 281–301.

Pinsof, W. M., Zinbarg, R., Shimokawa, K., Lebow, J., Knobloch-Fedders, L., Chambers, I., Goldsmith, J., Latta, T. (2015). Confirming and norming the factor structure of the STIC Initial and Intersessions. *Fam Proc, 54*, 464–484.

Reich, G. (2020). Paar- und Familientherapie in der Psychosomatik. In U. T. Egle, C. Heim, B. Strauß, & R. von Känel (Hrsg.), *Psychosomatik – neurobiologisch fundiert und evidenzbasiert. Ein Lehr- und Handbuch* (S. 701–707). Kohlhammer.

Reich, G., & Cierpka, M. (2011). Familientherapie bei Patienten mit Borderline-Persönlichkeitsstörungen. In B. Dulz, S. Herpertz, O. F. Kernberg, & U. Sachsse (Hrsg.), *Handbuch der Borderline-Störungen* (2. vollständig überarbeitete und erweiterte. Aufl., S. 794–804). Schattauer.

Reich, G., & Klütsch, V. (2014). Familiendynamik und juvenile Psychose. In B. G. Schimmelmann & F. Resch (Hrsg.), *Psychosen in der Adoleszenz. Entwicklungspsychopathologie, Früherkennung und Behandlung* (S. 103–118). Kohlhammer.

Reich, G., & Rüger, U. (1994). Die Einbeziehung der Familie in die stationäre Psychotherapie. *Nervenarzt, 65*, 313–322.

Reich, G., & v. Boetticher, A. (2017). *Hungern um zu leben. Die Paradoxie der Magersucht. Psychodynamische und familientherapeutische Konzepte*. Psychosozial Verlag.

Reich, G., & von Boetticher, A. (2020). *Psychodynamische Paar- und Fmailientherapie*. Kohlhammer, Stuttgart.

Reich, G., & v Boetticher, A. (2021). Familientherapie in der psychodynamischen Psychotherapie. Psychotherapie im Dialog, *22*, 33–37.

Reich, G., Massing, A., & Cierpka, M. (2007). *Praxis der psychoanalytischen Familien- und Paartherapie*. Kohlhammer.

Retzlaff, R., v Sydow, K., Beher, S., Haun, M. W., & Schweitzer, J. (2013). The efficacy of systemic therapy for Internalizing and other disorders of childhood and adolescence: A systematic review of 38 randomized trials. *Family Process, 52*, 619–652.

Russel, W. P., Pinsof, W., Breunlin, D. C., & Lebow, J. (2016). Integrative problem-centered metaframeworks (IPCM) therapy. In T. L. Sexton & J. Lebow (Hrsg.), *Handbook of family therapy* (S. 530–544). Routledge.

von Schlippe, A., & Schweitzer, J. (2012). *Lehrbuch der systemischen Therapie und Beratung I. Das Grundlagenwissen*. Vandehoeck & Ruprecht.

Seide, L. (1992). *Konstruktion eines kategorialen Beobachtungssystems. Ansätze zur Evaluation des Therapieprozesses in der systemischen Familientherapie*. Peter Lang.

Selvini-Palazzoli, M., Boscolo, L., Cecchin, G., & Prata, G. (1981) Hypothetisieren - Zirkularität - Neutralität. Drei Leitlinien für den Leiter einer Sitzung. *Familiendynamik, 6*, 123–139.

Sexton, T. L., & Lebow, J. (Hrsg.). (2016). *Handbook of family therapy*. Routledge.

Singer-Kaplan, H. (1987). *The illustrated manual of sex therapy* (2. Aufl.). Brunner/Mazel.

Sprenkle, D. H., & Fisher, B. L. (1980). An empirical assessment of the goals of family therapy. *Journal of Marital and Family Therapy, 6*, 131–139.

Steinhauer, P. D., Santa-Barbara, J., & Skinner, H. A. (1984). The process model of family functioning. *Can J Psychiatry, 29*, 77–88.

Steinhauer, P. D., & Tisdall, G. W. (1982). How to mobilize a frozen system. Vortrag beim World Congress of International Association of Child and Adolescent Psychiatrists and Allied Professions, Dublin.

Strauß B, Linden M, Haupt, M-L., & Kacsmarek, S. (2012). Unerwünschte Wirkungen, Nebenwirkungen und Fehlentwicklungen. Systematik und Häufigkeit in der Psychotherapie. *Psychotherapeut, 57*, 385–394.

Streeck, U. (2018). *Psychoanalytisch-interaktionelle Therapie struktureller Störungen*. Vandenhoeck & Ruprecht.

von Sydow, K., & Retzlaff, R. (2021). Aktueller Stand der Systemischen Therapie. Wirksamkeitsforschung und Implementierung in das deutsche Gesundheitssystem. *Psychotherapeut, 66*, 469–477.

von Sydow, K., Beher, S., Retzlaff, R., & Schweitzer-Rothers, J. (2007). Systemische Therapie bei Störungen des Erwachsenenalters. *Psychotherapeut, 52*, 187–211.

von Sydow, K., Beher, S., Schweitzer, J., & Retzlaff, R. (2010). The efficacy of systemic therapy with adult patients: A meta-content analysis of 38 randomized controlled trials. *Family Process, 49*, 457–485.

von Sydow, K., Retzlaff, R., Beher, S., Haun, M. W., & Schweitzer, J. (2013). The efficacy of systemic therapy for childhood and adolescent externalizing disorders: A systematic review of 47 RCTs. *Family Process, 52*, 576–618.

Thomä, H., & Kächele, H. (2006). *Psychoanalytische Therapie. Grundlagen* (3., überarb. u. erw. Aufl.). Springer.

Walsh, F. (2018). Resilience in couples and families. In J. Lebow, A. Chambers, & D. Breunlin (Hrsg.), *Encyclopedia of couple and family therapy*. Springer. https://doi.org/10.1007/978-3-319-15877-8_1152-1

Weber, G., & Stierlin, H. (1991). *Liebe entzweit*. Rowohlt.

Wiegand-Grefe, S., Zander, B., & Cierpka, M. (2002). Paar- und Familientherapie – ein effektives Behandlungsverfahren? *Familiendynamik, 27*, 130–145.

Wirsching, M., Stierlin, H., Haas, B., & Weber, G., & Wirsching, B. (1981). Familientherapie bei Krebsleiden. *Familiendynamik, 6*, 2–23.

Wynne, L. C. (1988). The presenting problem and theory based family variables: Keystones for family therapy research. In L. C. Wynne (Hrsg.), *The state of the art in family therapy research* (S. 89–108). Family Process Press.

Wynne, L. C., Tienari, P., Nieminen, P., Sorri, A., Lahti, I., Moring, J., Naarala, M., Läksy, K., Wahlberg, K. E., & Miettunen, J. (2006). Genotype-environment interaction in the schizophrenia spectrum: Genetic liability and global family ratings in the Finnish adoption study. *Family Process, 45*, 419–434.

Zander, B., Strack, M., & Wallmoden, C. v. et al. (1995). Kurzbericht über die Pilotphase der Multizentrischen Studie zur Versorgungsrelevanz und Effektivität der Familientherapie. *Kontext, 26*, 60–66.

Günter Reich und Cornelia von Wallmoden

▶ Die Dokumentation des Familienerstgesprächs wird im Allgemeinen durch den Erstinterviewbericht und häufig durch audiovisuelle Aufzeichnungen vorgenommen. Weniger etabliert ist die Verwendung von Dokumentationssystemen, formalisierten diagnostischen Einschätzungen und Selbstberichten. Im Weiteren werden die verschiedenen Dokumentationsformen beschrieben.

7.1 Der Erstinterviewbericht

Nach Abschluss der Erstgesprächsphase, die häufig ein zweites bzw. ein drittes Erstgespräch umfasst und u. U. mit einer Beratungs- oder Behandlungsvereinbarung endet, fertigt der Familientherapeut den Erstinterviewbericht an.

Inhalt
Der Erstinterviewbericht beinhaltet alle bedeutsamen Informationen, über die der Therapeut zum gegenwärtigen Zeitpunkt verfügt und die er für bedeutsam hält. Welche Angaben dies in der Regel

sind, zeigt die folgende Übersicht. Je nach Schwerpunkt und Erfordernissen der Institution (z. B. Klinik, Beratungsstelle) oder Praxis, deren konzeptueller Ausrichtung sowie der persönlichen Orientierung des Therapeuten/Beraters kann diese Übersicht variiert werden, im Sinne der Familiendiagnostik als Kunst, durch unterschiedliche „Linsen" zu schauen und diese zusammenzufassen (Hoffmann, 1990). Anregungen und Hinweise hierzu bieten die Kapitel zu den diagnostischen Fenstern, z. B. zum systemisch-strukturellen Befund, der Mehrgenerationenperspektive, dem kulturellen Kontext, der kognitiv-behavioralen Perspektive oder der Bindung. Eine zusammenfassende Übersicht der gewonnenen Informationen in einem Genogramm (Kap. 14) empfiehlt sich in jedem Fall. Mit dem DSM-5 ist das bisher häufig verwendete Global Assessment of Relational Functioning (GARF) des DSM-IV, das eine globale Einschätzung des Funktionsniveaus von Familien ermöglichte, leider nicht mehr international relevant. Das im DSM-5 nun empfohlene World Health Organisation Disability Assessment Schedule 2.0 (WHODAS) ist individuumszentriert und ersetzt das GARF nicht (American Psychiatric Association, 2015). Von daher ist das GARF-System (Group for the Advancement of Psychiatry (GAP) 1996) weiterhin empfehlenswert.

G. Reich (✉)
Klinik für Psychosomatische Medizin und Psychotherapie, Universitätsmedizin Göttingen, Göttingen, Deutschland
e-mail: greich@gwdg.de

C. von Wallmoden (✉)
Diplompsychologin, Analytische Kinder- und Jugendlichenpsychotherapeutin, Private Praxis, Göttingen, Deutschland

© Springer-Verlag Berlin Heidelberg 2024
G. Reich et al. (Hrsg.), *Handbuch der Familiendiagnostik*, Psychotherapie: Praxis,
https://doi.org/10.1007/978-3-662-66879-5_7

Inhalt des Erstinterviewberichts

- Familiendaten:
  - Name, Alter, Beruf bzw. Ausbildungsstatus und Wohnort der Familienmitglieder
  - Nationalität, religiöse und ggf. ethnische Zugehörigkeit
  - Anschrift, Telefonnummer und Krankenkasse des IP
  - ggf. Gründe für das Ausbleiben von Familienmitgliedern
- Gesprächsdaten:
  - Gesprächstermin(e)
  - anwesende Familienmitglieder
  - (vorläufige) Diagnose des IP (kontextabhängig)
- Gesprächsanlass:
  - Problembeschreibung
  - Überweisungskontext
- Vorgeschichte des Problems:
  - Entwicklung der Problematik
  - problemauslösende Situationen
  - beteiligte Helfersysteme
  - Problemlösestrategien der Familie
- Aktuelle Familiensituation:
  - Betroffenheit der Familie und einzelner Familienmitglieder im Umgang mit dem Problem
  - familiäre Ressourcen
  - Paarbeziehung der Eltern
  - Beziehungen Eltern-Kind(er)
  - Lebenszusammenhänge der Familie bzw. einzelner Familienmitglieder (wie z. B. soziales Netzwerk, kulturelle, ethnische oder religiöse Besonderheiten, Partnerschaften, Freizeitgestaltung, berufliche Situation, Krankheiten/Behinderungen, psychotherapeutische/psychiatrische Parallelbehandlungen)
- Familiengeschichte:
  - Mehrgenerationenperspektive
  - Entwicklung der Paarbeziehung der Eltern
  - lebenszyklische Perspektive
  - soziales Netzwerk
- Gesprächsverlauf:
  - Familieninteraktion
  - Auftreten der einzelnen Familienmitglieder
  - Auffälligkeiten (z. B. Terminverschiebungen oder Missverständnisse bei Terminabsprachen, Zuspätkommen, Besonderheiten im äußeren Erscheinungsbild von Familienmitgliedern)
- Zusammenfassung:
  - familiendynamische Hypothesen (systemisch-strukturell, psychodynamisch, mehrgenerational, lebenszyklisch ...)
  - Einschätzung des Strukturniveaus (z. B. OPD, Mentalisierung)
  - Genogramm
- Weiteres Vorgehen:
  - Beratungs- bzw. Behandlungsauftrag, Anzahl und zeitliche Abstände der vereinbarten Gespräche sowie teilnehmende Familienmitglieder
  - Überweisung, Behandlungsablehnung

Kurzbericht an die überweisende Person

Je nach Arbeitskontext wird eventuell der überweisende Psychotherapeut, Arzt oder Berater in Form eines Kurzberichts über das Erscheinen der Familie zum Erstgespräch, über die Einschätzung des Problems sowie über die mit der Familie getroffenen Vereinbarungen oder Empfehlungen informiert.

7.2 Audiovisuelle Aufzeichnungen (Video)

Audiovisuelle Aufzeichnungen der Familiengespräche werden bereits in vielen Institutionen und Praxen routinemäßig angefertigt. Das Einverständnis aller Familienmitglieder ist Voraussetzung. Die Aufnahmen unterliegen, genau wie die Kranken- und Familiengeschichte, der Schweigepflicht und den Bestimmungen der Datenschutzgrundverordnung in Abstimmung mit dem jeweiligen Datenschutzbeauftragten.

Die **Handhabung audiovisueller Aufzeichnungen** erfolgt von Institution zu Institution höchst unterschiedlich. Dies beginnt bereits bei der Frage, ob Videoaufnahmen obligatorisch oder fakultativ angefertigt werden, d. h., ob sie von therapeutischer Seite eine notwendige Behandlungs- bzw. Beratungsvoraussetzung darstellen oder nicht. Im Folgenden wird eine mögliche Form des Umgangs mit Videoaufzeichnungen vorgestellt.

Einverständniserklärung

Es ist günstig, der Familie zusammen mit dem Terminvorschlag für das Erstgespräch ein ausführliches Informationsblatt zu den Videoaufnahmen und ein Einverständniserklärungsformular zuzusenden. In diesem Anschreiben sind die Zwecke der Aufzeichnung zu erläutern und die Familie zu bitten, über das Einverständnis zur Videoaufnahme gemeinsam zu sprechen, Fragen im ersten Gespräch zu klären bzw. die Erklärung unterschrieben zum Erstgespräch mitzubringen.

Verwendung von Aufzeichnungen

Die Aufzeichnungen sind je nach Aufgaben der Institution bzw. des Therapeuten (Praxis) für folgende Zwecke vorgesehen:

- für die Diagnostik und Therapie, Supervision und Intervision,
- für Fachfortbildungen und berufliche Weiterbildungen,
- für universitären Unterricht,
- für die Therapieforschung innerhalb der Institution sowie in Kooperation mit anderen Institutionen im Rahmen gemeinsamer Projekte.

Die Familie hat die Möglichkeit, Einschränkungen für die genannten Verwendungszwecke vorzunehmen, sich ganz gegen die Auf-

zeichnungen zu entscheiden oder ihr Einverständnis jederzeit zu widerrufen. Die von uns verwendete Einverständniserklärung für Videoaufnahmen ist nachfolgend in ihrem Wortlaut wiedergegeben.

> **Beispiel**
>
> ### Einverständniserklärung für audiovisuelle Aufzeichnungen (Video)
>
> Unsere Einrichtung hat die Möglichkeit, audiovisuelle Aufnahmen von Therapiegesprächen anzufertigen. Dabei handelt es sich um Bild- und Tonaufzeichnungen (Video).
>
> Diese Aufnahmen sind nur für unsere Einrichtung bestimmt und unterliegen wie alle anderen Sie betreffenden Unterlagen der ärztlichen und psychotherapeutischen Schweigepflicht und der Datenschutzgrundverordnung.
>
> Wir machen solche Aufnahmen ausschließlich zu den folgenden Zwecken:
>
> 1. Diagnostik und Therapie, Supervision und Intervision. Durch die nachträgliche genaue Untersuchung einer solchen Aufnahme lassen sich das Erkennen und die Behandlung von Problemen und Krankheiten verbessern. Der Austausch mit Kolleginnen und Kollegen (Supervision, Intervision) gibt Hinweise hierzu und zur Verbesserung des therapeutischen Vorgehens. Dies kommt Ihnen unmittelbar zugute.
> 2. Aufzeichnungen in der Fachfortbildung und beruflichen Weiterbildung von Ärzten, Psychologischen Psychotherapeuten, Kinder- und Jugendlichenpsychotherapeuten und Angehörigen anderer psychotherapeutisch und beraterisch tätiger Berufsgruppen.
> 3. Universitärer Unterricht: Aufzeichnungen von Gesprächen mit Patienten helfen uns, unseren Unterrichtsverpflichtungen als Universitätsklinik nachzukommen, die wir gegenüber zukünftigen Ärzten und den psychotherapeutisch tätigen Mitarbeiterinnen und Mitarbeitern haben.

4. Forschung: In unserer Einrichtung wird eine intensive Forschung zur Verbesserung diagnostischer und therapeutischer Verfahren betrieben. Wir arbeiten mit anderen Einrichtungen innerhalb wie außerhalb unserer Institution sowie auch niedergelassenen Psychotherapeutinnen und Psychotherapeuten zusammen. Hierbei kann die Auswertung von Videoaufzeichnungen für wissenschaftliche Zwecke sinnvoll und hilfreich sein.

Für alle vier angesprochenen Bereiche gilt, dass diejenigen, die das Material anschauen, selbstverständlich die Schweigepflicht wahren.

Wir möchten nun auch von Ihnen eine solche Aufnahme anfertigen und Sie dazu um Ihr Einverständnis bitten. Wir möchten Sie noch darauf hinweisen, dass Sie Ihr Einverständnis jederzeit widerrufen können.

Darüber hinaus besteht die Möglichkeit, Einschränkungen für die Verwendung vorzunehmen. Wir hoffen, mit unseren Erläuterungen Ihr Einverständnis und Ihre Unterstützung gefunden zu haben, und bitten Sie, die umseitige Erklärung zu unterzeichnen.

Ich bin damit einverstanden, dass die von mir/uns angefertigten audiovisuellen Aufnahmen von … (Name der Einrichtung) für die folgenden Zwecke benutzt werden:

1. Diagnostik, Therapie, Supervision, Intervision
2. Fachfortbildungen und berufliche Weiterbildungen
3. Universitärer Unterricht
4. Forschung
   a)   innerhalb der … (Name der Einrichtung)
   b)   in Zusammenarbeit mit anderen Einrichtungen oder Praxen im Rahmen gemeinsamer Forschungsprojekte

(Nichtzutreffendes bitte streichen)
Ort/Datum
Vorname und Name der Familienmitglieder
Unterschriften der Familienmitglieder ◀

Entscheidung für audiovisuelle Aufzeichnungen

Einige Familien treffen bereits zu Hause ihre Entscheidung für bzw. gegen die Aufnahmen. Für andere Familien ist die Frage bei ihrem Erscheinen zum Erstgespräch noch offen. In jedem Fall hat es sich bewährt, die Aufzeichnungen der Familie ausdrücklich als eine Unterstützung von Diagnostik und Therapie – und damit als den Familiengesprächen unmittelbar förderlich – und natürlichen Bestandteil des Settings zu erläutern. Bedenken der Familie oder einzelner Familienmitglieder können u. U. durch einen erneuten Hinweis auf die Schweigepflicht und die Möglichkeit der Einschränkung des Verwendungszwecks zerstreut werden. Manchmal genügt allein die Feststellung, dass für viele Familien der Gedanke an eine Videoaufzeichnung zunächst unangenehm sei, die Aufzeichnung aber erfahrungsgemäß im Laufe des Gesprächs vergessen und als selbstverständlich erlebt werde.

Anhaltende Bedenken gegen die Aufzeichnungen

Sollten sich alle bzw. einzelne Familienmitglieder gegen die Aufnahmen entscheiden, ist dies selbstverständlich zu respektieren. Für das Arbeitsbündnis ist es nicht konstruktiv, über diese Frage des Settings in einen Machtkampf zu geraten und Ängste sowie Misstrauen in der Familie aufzubauen oder zu verstärken.

Archivierung

Für die datengeschützte Archivierung sollten die Aufzeichnungen mit fortlaufenden Codenummern versehen und kennwortgeschützt aufbewahrt werden. Die Möglichkeiten und Erfordernisse sind mit dem jeweiligen Datenschutzbeauftragen abzustimmen.

7.3   Basisdokumentationssysteme

Ziele

Es gibt für die familientherapeutische Praxis und Forschung mehrere Dokumentationssysteme. Ein Basisdokumentationssystem kann im Routinebetrieb der jeweiligen therapeutischen Arbeit (Klinik, Beratungseinrichtung, Praxis; z. B. Erfassung der Inanspruchnahme, Zusammensetzung der Klientel) und zu Forschungszwecken eingesetzt werden.

Eine weitere Anwendungsmöglichkeit besteht in der Qualitätssicherung. Die **Strukturqualität** bezieht sich auf die Voraussetzungen der Leistungserbringung wie finanzielle und personelle Ressourcen, Ausbildung und Qualifikation der Mitarbeiter, Ausstattung und Organisation der Einrichtung, Struktur der interdisziplinären Kooperation oder die Einbindung in außerinstitutionelle Versorgungseinrichtungen. Unter **Prozessqualität** wird die sachgerechte Durchführung diagnostischer und therapeutischer Maßnahmen verstanden. Zu den typischen Aspekten der **Ergebnisqualität** gehören z. B. Heilung bzw. Besserung, Kosten-Nutzen-Relation der diagnostischen oder therapeutischen Maßnahme und Zufriedenheit mit dem Behandlungsergebnis (u. a. Laireiter, 2010).

7.3.1 Das STIC-System

Ein international verwendetes System ist das STIC-System (Systemic Therapy Inventory of Change; Hamilton & Carr, 2016; Pinsof, 2017; Pinsof et al., 2015), das auch als Feedback-System im Therapieprozess eingesetzt werden kann (Zahl-Olsen & Jensen Oanes, 2017). Dieses System beruht auf den "Integrative Problem Centered Metaframeworks" (IPCM) und erfasst multisystemisch und multidimensional wesentliche Aspekte von Familien-, Paar- und Einzeltherapie.

Es besteht aus folgenden Fragebögen (Pinsof et al., 2015; eigene Übersetzung):

- Individuelle Probleme und Stärken: Flexibilität/Resilienz, Funktionieren im Leben, Offenheit (der Äußerungen), Selbstakzeptanz, Probleme mit der Impulssteuerung (Enthemmung), negativer Affekt, Selbst-Missverstehen, Substanzmissbrauch
- Ursprungsfamilie: Wechselseitigkeit der Erwartungen (klare Erwartungen), positive

Beziehungen, Missbrauch und Misshandlung, Intrusivität, Negativität, Substanzmissbrauch
- Partnerbeziehung: wechselseitige Verpflichtung und Engagement, positive Beziehung zum Partner, sexuelle Befriedigung, Vertrauen; Zorn/Ungerechtigkeit, körperliche Misshandlung, Substanzmissbrauch
- Familie/Haushalt: Klarheit der Grenzen, Entscheidungsfindung, Familienstolz, positive Beziehungen, Misshandlung/Missbrauch, Sich-missverstanden-Fühlen, Negativität
- Probleme und Stärken der Kinder: Eltern-Kind-Allianz, prosoziale Einstellung und Verhalten, soziale/berufliche Entwicklung, antisoziale Entwicklung, Essens- und Gewichtssorgen, Impulsivität, negativer Affekt
- Beziehung zum Kind: Wirksamkeit (als Eltern), positive Beziehung, Negativität
- Therapeutische Allianz: individuelle/dyadische/familiäre Ebene, die auf vier weitere Ebenen (Innerhalb, Gruppe, Andere, Selbst) bezogen werden kann

Die Fragebögen können zwischen den Sitzungen in verkürzter Form und ohne das Modul Ursprungsfamilie sowie online ausgefüllt werden (Pinsof, 2017).

7.3.2 Die Module des Basisdokumentationssystems

Im deutschen Sprachraum wurde eine Basisdokumentation für den Bereich der Paar- und Familienberatung und -therapie im Rahmen einer Multicenter-Studie zur Versorgungsrelevanz und Effektivität der Familien- und Paartherapie entwickelt (Cierpka, 2003). Es umfasst sieben Grundmodule, die entweder von dem Paar bzw. den Familienmitgliedern oder den Therapeuten bzw. Beratern ausgefüllt werden. Diese Module können frei dem jeweiligen Arbeitskontext angepasst verwendet werden. Sie entstanden noch vor der Etablierung der Systemischen Therapie als Richtlinien-Psychotherapie und sind „schulenübergreifend". Es folgten mehrere Studien mit diesem System (Wiegand-Grefe et al., 2002, 2003). Mit der Veröffentlichung 2003 wurde das Modulsystem von der Gruppe der Autorinnen und Autoren den interessierten Paar- und Familientherapeuten zur weiteren Verwendung und Entwicklung – entsprechend der jeweiligen Präferenz – überreicht (Cierpka, 2003, S. 325). Es kann über Dipl.-Psych. Michael Stasch praxis@psychotherapie-stasch.de angefordert werden.

Modul 1: Institution Institutionsart und -träger; Struktur der Inanspruchnahmeklientel; Behandlungssetting (Einzel, Paar, Familie, Gruppe); Finanzierungs- bzw. Abrechnungsmodi; Mitarbeitende (Altersstruktur, Berufsausbildung und -erfahrung); therapeutische Orientierung/Therapieverfahren.

Modul 2: Berater/Therapeut Arbeitsweise (Team, Kotherapie, Video, Einwegspiegel, Supervision etc.); Orientierung des Paar- und Familienberaters/-therapeuten; berufliche Qualifikation (Grundberuf, therapeutische Ausbildung) und Berufserfahrung).

Modul 3: Grunddaten Soziodemografische Daten des Paares bzw. der Familie: z. B. Alter, Geschlecht, Schul- und Berufsausbildung, berufliche Tätigkeit, Familienstand und Lebensform.

Modul 4: Erstgespräch(e) Wesentliche Variablen des konkreten therapeutischen Settings (Arbeitsweise, Gesprächsdauer); Anmeldungs- und Überweisungskontext; TeilnehmerInnen der Gespräche; Vereinbarungen zum weiteren Ablauf, Beendigung oder Abbruch; zusätzlich Maßnahmen (z. B. Psychopharmaka, Familienhilfe).

Modul 5: Aktuelle Beratungs-/Therapiesituation Ermöglicht erstmalige Datenerhebung in einer bereits laufenden Beratung/Therapie analog zu Modul 4; zur Zwischenmessung einsetzbar; Verlaufsbeobachtungen (etwa Veränderung der Beschwerden) und eingesetzte therapeutische Interventionen können dokumentiert werden.

Modul 6: Problembeschreibung durch Familienmitglieder Von jedem Familienmitglied zum Anfang und zum Ende der Beratung/Therapie auszufüllen. Zu Beginn maximal 5 in der Beratung/Therapie zu besprechende Probleme, Rangreihe entsprechend ihrer Wichtigkeit; vorausgehende psycho- oder sozialtherapeutische sowie medizinische Maßnahmen; Erklärungsmodelle, Erfolgserwartungen, Motivation; zum Ende der Beratung/Therapie: Veränderung der zu Beginn aufgeführten Probleme; evtl. neu hinzugekommene Schwierigkeiten; Erfolg der bzw. Zufriedenheit mit den Gesprächen; Bedarf nach weiteren psychotherapeutischen Maßnahmen; Begründung für Beendigung. Für Kinder und Jugendliche zwischen 12 und 17 Jahren existiert eine vereinfachte Kinder- und Jugendversion des Moduls 6.

Modul 7: Problembeschreibung durch Berater/Therapeut Analog zu Modul 6 zu Beginn und zum Abschluss der Therapie/Beratung; Probleme und Beschwerden werden anhand einer Problemliste markiert. Zusätzlich zwei weitere Listen: Diagnosekategorien nach ICD-10 (demnächst zu ersetzen durch ICD-11) zur Diagnosebestimmung der/des Indexpatientin/en. Die GARF-Skala (Global Assessment of Relational Functioning, Group for the Advancement of Psychiatry (GAP) 1996) kann optional verwendet werden (s. o.).

Verlaufsdokumentation und Beurteilung

Anhand der zu Beginn geschilderten Probleme werden der Grad der Veränderung bestimmt und mögliche neu hinzugekommene Probleme erfragt. Darüber hinaus wird u. a. Auskunft über die Erfolgsbeurteilung und die Zufriedenheit mit der Behandlung sowie über Gründe für die Beendigung der Maßnahmen gegeben. Der Therapeut bzw. Berater dokumentiert Anzahl und zeitliche Abstände der Gespräche und führt die jeweiligen Teilnehmer auf. Abschließend werden die in der Beratung/Therapie eingesetzten Interventionen genannt und auf ihren Erfolg hin beurteilt.

Abb. 7.1 Einsatz der Basismodule

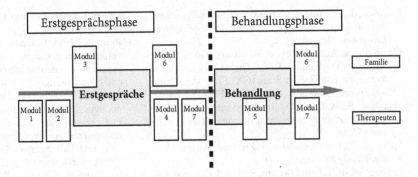

Einsatzbereich

Abb. 7.1 veranschaulicht den Einsatz der Basismodule anhand einer Zeitstrahlgrafik.

Das Basisdokumentationssystem wurde zur Verwendung im gesamten Bereich der Paar- und Familientherapie bzw. -beratung konzipiert. Hinsichtlich der therapeutischen oder beratenden Orientierung, evtl. Schwerpunktsetzungen in der Arbeit oder der Art der Institution gibt es keinerlei Einschränkungen. Dies gilt auch z. B. für die Arbeit mit unvollständigen Familien oder außergewöhnlichen Settings.

7.3.3 Der SCORE-15-Fragebogen

Ein weiteres deutschsprachiges Instrument zum Einsatz beim Erstgespräch mit Paaren und Familien und zur Verlaufsevaluation ist der von Stratton et al. (2010) entwickelte SORE-15-Fragebogen (Systemic Clinical Outcome Routine Evaluation) (Borcsa & Schelenhaus, 2011), der ursprünglich 40 Items umfasste.

Der SCORE erfasst folgende Indikatoren:

- Stärke/Widerstandsfähigkeit und Adaptabilität
- Überforderung/Überwältigung durch Schwierigkeiten
- Unterbrochene Kommunikation

Hinzu kommen eine freie Beschreibung der Familie durch die Mitglieder, die Nennung eines Hauptproblems sowie die Einschätzung von deren Stärke, eine allgemeine Einschätzung der Familie („Wie kommen Sie als Familie zurecht?") sowie der Erwartung an Beratung/Therapie („Glauben Sie, dass eine Familientherapie/Beratung für Ihre Familie hilfreich sein wird?") auf einer zehnstufigen Likert-Skala. Im deutschen Sprachraum wurden die Items durch den Allgemeinen Familienbogen (Cierpka & Frevert, 1995, s. auch Kap. 26) ergänzt.

7.4 Problemdefinition, Ressourcen

Den Abschluss der Dokumentation sollte eine Beschreibung der Probleme und Stärken der Familie auf der individuellen, der dyadischen und der Gesamtfamilienebene bilden, aus der Sicht der Familienmitglieder und der Therapeutinnen.

Ein Fokus für weitere Familiengespräche sollte zumindest aus Therapeutinnensicht formuliert werden, ebenso ist die Vereinbarung mit der Familie über das weitere Vorgehen festzuhalten (s. Kap. 5).

Literatur

American Psychiatric Association. (2015). Diagnostisches und Statistisches Manual Psychischer Störungen DSM-5. Deutsche Ausgabe herausgegeben von Peter Falkai und Ulrich Wittchen. Hogrefe.

Borcsa, M., & Schelenhaus, S. (2011). Der Fragebogen zur Erfassung der Wirksamkeit von systemischer Therapie SCORE 15 – Ein Werkstattbericht. *Systeme, 25*, 137–140.

Cierpka, M. (2003). Die Konzeption einer Basisdokumentation für Beratungen oder Therapien von Paaren und Familien. *Kontext, 34*, 309–350.

Cierpka, M., & Frevert, G. (1995). *Die Familienbögen. Ein Inventar zur Einschätzung von Familienfunktionen*. Hogrefe.

Group for the Advancement of Psychiatry (GAP), Committee on the Family (1996). Global Assessment of Relational Functioning Scale (GARF): I Background and rationale, *Fam Process, 35*, 155–172.

Hamilton, E., & Carr, A. (2016). Systematic review of self-report family assessment measures. *Family Process, 55*, 16–30.

Hoffmann, L. (1990). Constructing realities: An art of lenses. *Family Process, 29*, 1–12.

Laireiter, A.-R. (2010). Dokumentation, Evaluation und Qualitätssicherung von Psychotherapien. In W. Hiller, E. Leibing, F. Leichsenring, & S. Sulz (Hrsg.), *Lehrbuch der Psychotherapie Bd 1. Wissenschaftliche Grundlagen* (2., Neu bearb. Aufl., S. 385–404). CIP-Medien München.

Pinsof, W. M. (2017). The Systemic Inventory of Change – STIC: A multi-systemic and multi-dimensional system to integrate science into therapeutic practice. In T. Tilden & B. E. Wampold (Hrsg.), *Routine outcome monitoring in couple and family therapy. The empirically informed therapist* (S. 85–102). Springer.

Pinsof, W. M., Zinbarg, R. E., Latta, T. A., Goldsmith, J. Z., Knobloch-Fedders, L. M., Chambers, A. L., & Lebow, J. L. (2015). Conforming, validating, and norming the factor structure of Systemic Therapy Inventory of Change initial and intersession. *Family Process, 54*, 464–484.

Stratton, P., Bland, J., Janes, E., & Lask, J. (2010). Developing an indicator of family functioning and a practicable outcome measure for systemic family and couple therapy: The SCORE. *Journal of Family Therapy, 32*, 232–258. (Dt.: Entwicklung eines Indikators zur Einschätzung des familiären Funktionsniveaus und eines praktikablen Messinstruments zur Wirksamkeit systemischer Familien- und Paartherapie: Der SCORE. In Ochs M, Schweitzer-Rothers J (2012) *Handbuch Forschung für Systemiker*. Vandenhoeck & Ruprecht, Göttingen, S. 355–377).

Wiegand-Grefe, S., Zander, B., & Cierpka, M. (2002). Paar- und Familientherapie – ein effektives Behandlungsverfahren? *Familiendynamik, 27*, 129–145.

Wiegand-Grefe, S., Zander, B., Balck, F., Wirsching, M., & Cierpka, M. (2003). Präsentierte Probleme in der Familientherapie: Spektrum im Familienzyklus, Klassifizierung und Effektivität ihrer Behandlung. *Kontext, 34*, 351–371.

Zahl-Olsen, R., & Jensen Onaes, C. (2017). An anthill of questions that made me prepare the first session: A clinical vignette of the usage of STIC feedback system. In T. Tilden & B. E. Wampold (Hrsg.), *Routine outcome monitoring in couple and family therapy. The empirically informed therapist* (S. 189–210). Springer.

Erstgespräche am Beispiel einer Familie

8

Günter Reich, Cornelia von Wallmoden, Britta Zander, Manfred Cierpka und Lili Seide

▶ **Trailer** Eine anhand des Interviewleitfadens (Kap. 5) strukturierte Erstgesprächsphase wird in Ausschnitten aus zwei Gesprächen mit einer Familie dargestellt. Für die Auswahl der Gesprächssequenzen war entscheidend, bestimmte Schritte des diagnostischen Vorgehens in den verschiedenen Phasen zu verdeutlichen.

Der Text wurde gekürzt. Den transkribierten Dialogen folgen zusammenfassende Passagen. Das Vorgehen der Therapeutin wird durch hinzugefügte Interpretationen oder Überlegungen zur Psychodynamik der Familie erläutert (kursiv).

Die Kennungen der teilnehmenden Personen lauten: Frau P (Mutter), Herr P (Vater), F (Tochter Friederike), Th (Therapeutin). Die Daten der Familie wurden aus Diskretionsgründen verändert.

Manfred Cierpka ist vor der Veröffentlichung dieses Buches verstorben.

G. Reich (✉)
Klinik für Psychosomatische Medizin und Psychotherapie, Universitätsmedizin Göttingen, Göttingen, Deutschland
e-mail: greich@gwdg.de

C. von Wallmoden
Diplompsychologin, Analytische Kinder- und Jugendlichenpsychotherapeutin, Private Praxis, Göttingen, Deutschland

B. Zander
Beratungsstelle für Kinder, Jugendliche und Eltern, Emden, Deutschland
e-mail: zander@emden.de

M. Cierpka (Deceased)
Institut für Psychosoziale Prävention, Universitätsklinikum Heidelberg, Heidelberg, Deutschland
e-mail: author@noreply.com

L. Seide
Private Praxis, Göttingen, Deutschland

8.1 Telefonischer Erstkontakt

Frau P meldet die Familie zu den Gesprächen in der familientherapeutischen Ambulanz an. Dieser erste Kontakt besteht in einem ausführlichen Telefongespräch, das die Therapeutin mit Frau P führt (Kap. 4). Der Therapeutin wird das Hauptproblem der Familie geschildert. Sie erfährt etwas über den Überweisungskontext sowie über die psychotherapeutischen Vorerfahrungen der Familie und kann wesentliche soziodemografische Daten der Kernfamilie und teilweise der Herkunftsfamilien erfragen.

Problembeschreibung

Der Anlass für Frau P, ihre Familie zu Familiengesprächen anzumelden, ist die langanhaltende schwere Belastung des gesamten Familienlebens durch das Verhalten ihrer 10-jährigen Tochter Friederike. Das Mädchen nässe tagsüber ein und kote zeitweise auch ein. Seit ca. zwei Jahren nässe sie in der Nacht nur noch selten ein. Das symptomatische Verhalten zeige Friederike auch in der Schule und beim Spielen mit den Freun-

© Springer-Verlag Berlin Heidelberg 2024
G. Reich et al. (Hrsg.), *Handbuch der Familiendiagnostik*, Psychotherapie: Praxis,
https://doi.org/10.1007/978-3-662-66879-5_8

dinnen. Das Problem bestehe bereits seit sieben bis acht Jahren, denn Friederike sei bisher noch nie trocken gewesen. Frau P schildert die familiäre Situation als extrem angespannt. Sie wirkt ratlos, verzweifelt und sucht Hilfe für eine dringende Veränderung. Dass die Familiengespräche zum jetzigen Zeitpunkt veranlasst werden, geht u. a. auf eine Empfehlung der Einzeltherapeutin von Frau P zurück.

Lebensdaten von Frau P.

Frau P ist 37 Jahre alt und seit sechs Jahren halbtags als Bürokauffrau tätig. Seit zehn Jahren leide sie an einer Angststörung mit Agoraphobie, zeitweise verbunden mit einem Alkohol- und Sedativamissbrauch. Sie ist seit fünf Jahren in Einzeltherapie. Aufgrund ihrer Ängste verlässt sie wenig die Wohnung, hat kaum Kontakt nach außen und kann keinen Hobbys nachgehen. Vor zwei Jahren habe sich die Symptomatik nach einer längeren psychosomatischen Kur erheblich verbessert.

Sie ist das dritte von vier Kindern eines Radio- und Fernsehtechnikers und einer Einzelhandelsverkäuferin. Gegenüber der nächstälteren Schwester, die verheiratet ist und zwei Kinder hat, besteht anscheinend eine starke Rivalität. Die Spannungen zwischen den Schwestern werden, so deutet Frau P es an, jedoch nicht direkt ausgetragen. Zum zwei Jahre jüngeren Bruder, der in Süddeutschland lebt, ist die Beziehung unproblematisch, aber distanziert. Zur alleinstehenden ältesten Schwester, die in der Nähe lebt, sei das Verhältnis „neutral".

Lebensdaten von Herrn P

Herr P. ist 39 Jahre alt und arbeitet als Büroangestellter in einer Baufirma. Zeitweise leide er an einem „Reizmagen" und hat sich bereits mehrmals in ärztliche Behandlung begeben. In seiner Freizeit geht er einer Vielzahl von Hobbys nach (z. B. Segelfliegen, Tauchen, Camping). Er ist das älteste von drei Kindern, hat noch einen vier Jahre jüngeren Bruder und eine sieben Jahre jüngere Schwester. Der Vater war als Angestellter beruflich besonders eingespannt und verstarb im Alter von 45 Jahren an einem Herzinfarkt, als Herr P 11 Jahre alt war. Nach dem Tod des Vaters war die Mutter halbtags beim Finanzamt tätig. In dieser Zeit musste er sich vermehrt um seine jüngeren Geschwister kümmern, zu denen ein gutes, enges Verhältnis besteht. Frau P berichtet, dass sich ihr Mann damals zeitweise überfordert gefühlt habe und unter seinen Pflichten, die ihm sehr wenig Freizeit ließen, gelitten hätte.

Paarbeziehung

Das Ehepaar P lernte sich vor 13 Jahren kennen und heiratete im selben Jahr, in dem auch die Tochter Friederike geboren wurde.

Mit der Großmutter väterlicherseits hat die gesamte Familie P, besonders auch die IP, einen engen, mit den Großeltern mütterlicherseits einen regelmäßigen Kontakt.

Beiden Elternteilen ist sehr an Familiengesprächen gelegen, da sich die Symptomatik der Tochter auch nach mehreren Einzelgesprächen und einer „Spieltherapie" nicht wesentlich verbesserte. Beide sind nach den bisherigen Erfahrungen der Meinung, dass Friederikes Symptomatik eher psychische Gründe habe und vermutlich keine organischen Ursachen vorliegen.

Überweisungskontext

Für die Therapeutin sind zwei Aspekte für den Überweisungskontext wichtig. Einerseits empfiehlt die Einzeltherapeutin der Mutter Familiengespräche, andererseits haben die bisherigen therapeutischen Kontakte offensichtlich nur wenig Veränderung bewirken können. Die Familiengespräche könnten für die anderen Helfersysteme wie für die einzelnen Familienmitglieder ein „letzter Versuch" und mit großen Erwartungen und Hoffnungen verbunden sein. Zugleich stellt sich die Frage, woran die bisherigen therapeutischen Bemühungen scheiterten. Implizit mag zudem die Empfehlung der Einzeltherapeutin der Mutter dadurch begründet sein, dass sie einen Zusammenhang zwischen der Angstsymptomatik von Frau P sowie der Enuresis und Enkopesis der Tochter vermutet.

Erste Vereinbarungen

Frau P werden zunächst zwei bis drei diagnostische Erstgespräche in Aussicht gestellt. Ein erster

Termin soll in drei Wochen stattfinden. Darüber hinaus werden ihr kurz der grobe Rahmen der Gespräche und das Setting mit Videoaufnahmen erklärt. Sie wird gebeten, eine entsprechende schriftliche Einverständniserklärung, die ihr in den nächsten Tagen zugesandt wird, von allen Familienmitgliedern unterzeichnet zum Erstgespräch mitzubringen bzw. diesbezügliche Fragen in das erste Gespräch einzubringen. Außerdem wird ein Aufnahmeformular der Ambulanz beigefügt, das ebenfalls ausgefüllt werden soll. Die Therapeutin bittet sie zudem um einen Überweisungsschein.

Erstellung eines Genogramms
Im Anschluss an das Telefonat erstellt die Therapeutin anhand der gewonnenen Informationen folgende Genogramme (Abb. 8.1 und 8.2; vgl. Kap. 14). Das erste stellt die Familienstruktur mit ihren Daten dar, das zweite die aus den Vorinformationen gewonnenen Hypothesen über die Beziehungsmuster der Familie.

Erste Hypothesen
Auf der Grundlage des Genogramms und des Telefonats bereitet sich die Therapeutin auf das Erstgespräch vor. Mit der Unterstützung des Behandlungsteams werden erste Hypothesen aufgestellt:

Bisherige Therapien
In den bisherigen Therapien sind möglicherweise Konflikte angesprochen worden, die Widerstände in der Familie auslösen und mit einer Abbruchtendenz verbunden sind.

Unterschiedliche Lebensgestaltung der Eltern
Vermutlich war die Symptomatik der Tochter (und eventuell auch die der Mutter) für die Familie über lange Zeit der bestmögliche Kompromiss, um andere „Dysfunktionen" abwehren zu können, die eventuell auf der Paarebene bestehen. Es fallen die Unterschiede in der Lebensgestaltung ins Auge, die problematisch sein könnten. Frau P ist in erster Linie an das Haus gebunden, während Herr P durch seine vielfältigen Interessen vorwiegend außer Haus ist, sodass der Raum für gemeinsame Aktivitäten gering zu sein scheint und auf diese Weise Nähe vermieden wird.

Die differierende Lebensgestaltung der Partner könnte auch auf eine unterschiedliche Bewältigung der familiären Situation hinweisen. Während Herr P für sich Rückzugsmöglichkeiten gefunden hat, verstärkt sich für Frau P der Druck in der Familie, sodass sie besonders dringend Entlastung benötigt und die Familiengespräche initiiert.

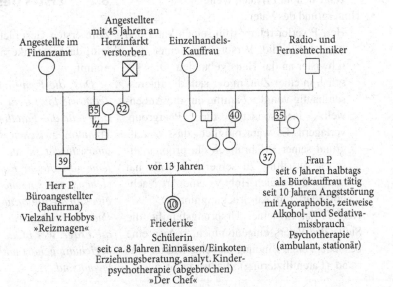

Abb. 8.1 Genogramm der Familie P

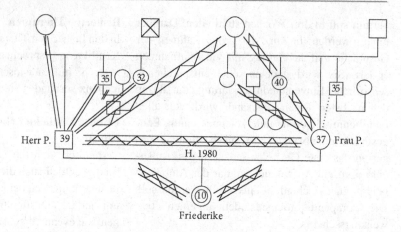

Abb. 8.2 Hypothetische Beziehungsmuster im Genogramm (Kap. 14, Genogrammzeichen)

Mehrgenerationale Konflikte

Folgende Aspekte sind zu berücksichtigen:

- Hintergrund der Mutter:
    - Die Symptome der Mutter und der Tochter könnten mit mehrgenerationalen Konflikten verbunden sein. Diese deuten sich zwischen Frau P und ihrer nächstälteren Schwester durch die angesprochene Rivalität an, die auch das Verhältnis zwischen Frau P und ihrer Tochter beeinflussen könnte. Zudem scheinen Kontrolle, Selbstkontrolle und Regulierung von Affekten (Substanzmissbrauch) eine Rolle zu spielen, eventuell auch Scham. Sie lebt nach wie vor sehr eingeengt und zurückgezogen, zeigt sich im Privaten wenig.
- Hintergrund des Vaters:
    - Herr P verlor relativ früh seinen Vater und war durch die Versorgung seiner Geschwister an das Haus gebunden. Dies geschah in einer Zeit, in der sich die Interessen häufig von der Familie auf die Außenwelt, insbesondere die Peergroup, verlagern. Es wäre möglich, dass er aufgrund seiner Erfahrungen ein problematisches Verhältnis zu seiner Vaterrolle hat und in den vielen Hobbys eine Art Nachholbedarf zum Ausdruck kommt.
- Herr P hat in seiner Ursprungsfamilie die Stelle des Vaters eingenommen, sodass eine besonders enge Bindung an seine Mutter entstand (Parentifizierung). Es ist nicht auszu-

schließen, dass er sich zeitweise überfordert oder eingeengt gefühlt hat und daher eine engere Beziehung zu seiner Frau vermeidet.

Alle drei Familienmitglieder weisen eine Symptomatik auf

Nicht nur die Tochter allein weist Symptome auf, sondern bei der Mutter hat sich eine schwere Symptomatik (Angststörung) entwickelt, auch der Vater leidet zeitweise an Magenbeschwerden. Reagieren alle Familienmitglieder auf Konflikte mit Symptomen, und verhindert dies eventuell andere Formen der Auseinandersetzung?

8.2 Erstes Gespräch

Zum ersten Gespräch kommt das Ehepaar P allein, da Friederike an einer Jugendfreizeit teilnimmt.

Dass die Familie nicht vollzählig ist, wird im Team wie folgt interpretiert: In dieser Konstellation teilt die Familie unbewusst mit, dass eine Trennung zwischen der IP und den Eltern nicht unerwünscht zu sein scheint und dass es Probleme gibt, die die Eltern lieber allein mit Außenstehenden besprechen möchten. Sie sind es, die eigentlich Hilfe brauchen und als Eltern oder als Paar unterstützt werden wollen. Daher stellt sich die Frage, wer in die Zweier- bzw. in die Dreierbeziehung gehört und welche Themen jeweils relevant sind.

Es könnte sich hier allerdings auch ein Widerstand manifestieren: Vielleicht war es den Eltern ganz recht, dass Friederike nicht mitkommt, da sie eventuell etwas mitteilen könnte, was die Eltern nicht gegenüber außenstehenden Dritten veröffentlicht sehen möchten. Vielleicht wollen sie zunächst allein die Vertrauenswürdigkeit der neuen Situation und der unbekannten Therapeutin prüfen.

In beiden Möglichkeiten wird die Frage der Grenzen innerhalb der Familie und nach außen thematisiert.

8.2.1 Anfangsphase

Die Therapeutin stellt sich und ihre Tätigkeit vor und schildert kurz das Setting. Sie versichert sich, ob das Ehepaar mit den Videoaufnahmen einverstanden ist, und teilt mit, dass außerdem zwei Kollegen zuschauen, mit denen sie in der Pause über den Gesprächsverlauf Rücksprache halten wird. Anschließend beschreiben Herr und Frau P ihre äußere Lebenssituation und ihre berufliche Tätigkeit.

Durch die Frage nach dem Anlass für das Kommen der Familie leitet die Therapeutin über zur Mittel- oder Problemphase.

8.2.2 Problemphase – Kennenlernen der Probleme

Frau P berichtet über die Problematik ihrer Tochter und die bisherigen Problemlösungsversuche.

Psychotherapeutische Vorerfahrungen

Frau P: Vor drei Jahren sind wir zu der Erziehungsberatungsstelle gegangen, dort fand ein halbes Jahr eine Behandlung statt, dann wurden wir weitergeschickt. Friederike bekam zweimal die Woche eine Spieltherapie, und mit uns wurden Gespräche geführt, aber das hat so gut wie nichts gebracht (beginnt stark zu weinen). Ich bin auch in Behandlung, weil ich Panikattacken habe. Mit Frau G (Therapeutin der Tochter) kam ich überhaupt nicht zurecht. Wir haben uns nur gegenseitig Vorwürfe gemacht. Als sie dann noch vorschlug,

dass Friederike stationär behandelt werden sollte, haben wir die Therapie beendet. Ich war sehr wütend, und Friederike wollte nicht von zu Hause weg. Sie kam mit Frau G eigentlich gut zurecht.

Enttäuschung und Abbruch vorhergehender Therapien

In den ersten Sätzen wird bereits deutlich, dass Frau P besonders unter der Situation leidet, sie beginnt das Gespräch und weint. Trotz mehrerer Therapieversuche konnte bisher keine Verbesserung erreicht werden. Frau P vermittelt, dass sie sich hin- und hergeschoben fühlte und entwertet die bisherigen Bemühungen der Therapeutin. Es ist denkbar, dass sie mit ihr um die Rolle der „besseren Mutter" rivalisierte und sich entwertet und als inkompetent empfand. Trotz ihrer eigenen positiven Erfahrung mit stationärer Psychotherapie führt der Vorschlag zum Abbruch der Behandlung. Wollen die Eltern und Friederike nun durch Familiengespräche eine Trennung vermeiden?

Aufgrund der für das Paar enttäuschenden Vorerfahrungen ist es für die Therapeutin zunächst wichtig, mehr über die Motivation und Erwartungen an die Familiengespräche zu erfahren. Gibt es in der Familie Themen, die besondere Aufmerksamkeit hervorrufen und mit Reaktionen verbunden sind, die bis zum Abbruch der Gespräche führen könnten?

Erwartungen an die Familiengespräche

Th: Nachdem Sie schon mehrere Therapieversuche unternommen haben, was denken Sie, was Ihnen Familiengespräche bringen könnten?

Frau P: Unser Verhalten zueinander soll sich verbessern. In unserer Familie geht zurzeit nichts mehr: Es ist eine Katastrophe, es gibt nur Streit und Zank mit Friederike.

Th: Herr P, stimmen Sie mit Ihrer Frau überein?

Herr P: Na ja, schon so ähnlich, ich kann ja auch ein bisschen flüchten. Ich hab' da eine Menge Hobbys, Segelfliegen, Tauchen, Camping. Aber Friederike belastet das schon, sie gibt sich die Schuld und fragt sich, ob die Ängste der Mutti daher kommen, dass sie in die Hose macht. Bei uns wird vielleicht auch zu viel gesagt, um alles zu erklären.

Frau P: Noch mehr Gespräche hier könnten bei Friederike auch mehr Schuldgefühle hervorrufen.

Lösungsversuche mit Schuldgefühlen

Die gesamte Familie befindet sich in einer akuten Krise. Nicht allein die Symptomatik der Tochter, sondern sowohl die Angstzustände der Mutter als auch das ausgeprägte Freizeitverhalten des Vaters bestimmen die familiäre Problematik. Beide Eltern denken, dass ihre Tochter Schuldgefühle hat, die sich durch ihre Wahrnehmung des familiären Lebens aufbauen und sich durch Familiengespräche noch verstärken könnten. Für die Therapeutin bleibt jedoch offen, ob die angenommenen Schuldgefühle nur von Friederike aufgebaut und wie sie im Einzelfall begründet werden. Herr P hat durch seine Hobbys eine Art Konfliktlösung gefunden. Er scheint jedoch auch Schuldgefühle zu haben, sich diesen Raum zu nehmen, und deutet es als Fluchtverhalten. Die Therapeutin möchte im nächsten Schritt mehr über die vermuteten Zusammenhänge zwischen dem Symptom der Tochter und der Familiendynamik erfahren.

Wie erklären die Familienmitglieder sich das Problem?

Th: Sie haben ja nun schon Therapieerfahrung, wie Sie eben ja ausgeführt haben. Und Sie werden sich ja auch Ihre Gedanken gemacht haben, wie die Schwierigkeiten und besonders die Symptome von Friederike zustande gekommen sein könnten und was dazu beiträgt, dass sie nicht aufhören. Uns interessiert immer, was Sie meinen, was so Ihre Gedanken und Ideen waren und sind, nicht, was psychologisch oder medizinisch oder pädagogisch oder sonstwie „richtig" ist (zeichnet die Anführungszeichen mit ihren Händen in der Luft). Also Ihre Gedanken.

Frau P: Na ja, ich denke tatsächlich schon, dass das mit Spannungen zu tun hat, bei uns. Es ist ja alles mit einander verwoben. So ein Knäuel. Das hat sich in den vielen therapeutischen Gesprächen ja schon ergeben. Aber wir bekommen es nicht auseinander. Da fehlt irgendwie Hilfestellung.

Herr P: Keine Ahnung. Es ist über die Jahre gewachsen, ein Problem kam zum anderen. Wir haben einen Superanspruch an die Erziehung von Friederike gestellt, der war nicht mehr zu halten. Wir waren ja beim Urologen, aber alle Therapeuten sagen, es liegt in der Familie.

Th: Alle bisherigen Therapeuten sind sich einig?

Frau P: Ja, irgendwie. Ich fühle mich für das alles verantwortlich, deshalb bin ich so verzweifelt.

Th: „Es liegt in der Familie", das klingt ja erst mal sehr allgemein. Was soll das genauer sein? Können Sie damit was anfangen?

Frau P: Irgendwie schon, aber irgendwie auch nicht. Wir merken ja die Spannungen und dass wir aus dem Teufelskreis nicht rauskommen. Wir verhaken uns immer wieder.

Herr P: Ja genau, wir kommen da nicht raus.

Th: Wenn ich Friederike fragen würde, was würde sie meinen?

Frau P: Mmh, das weiß ich nicht, kann ich mir jetzt auch nicht so richtig vorstellen.

Th: Und Sie, Herr P?

Herr P: Ich auch nicht, ich weiß nicht, was Friederike denkt. Das müssten Sie sie schon selber fragen. Nächstes Mal.

Familiäre Erklärungsmodelle

In dieser Passage zeigt sich der Umgang des Elternpaares mit den bisherigen Therapiegesprächen. Sie haben als Erklärung übernommen, dass die Symptomatik der IP ihre Ursache „in der Familie" habe. Für sich selbst können sie dies nicht in einen direkten Zusammenhang mit der Symptomatik bringen, sondern fühlen sich zunächst mit einem allgemeinen Vorwurf auf der Anklagebank, insbesondere die Mutter.

Der „Fehler" scheint in der früheren Erziehung zu liegen, in der Vergangenheit also, die jedoch nicht rückgängig gemacht werden kann, sodass sich für die aktuelle Lösung der Probleme zunächst nur wenige Ansatzpunkte finden lassen. Auf der anderen Seite übernimmt die Mutter die Rolle der Schuldigen, sodass man verführt ist, Beweise und Gegenbeweise zu erbringen. Schon vorher wurde deutlich, dass sich auch die IP an der Problematik der Mutter schuldig zu fühlen scheint.

Die Therapeutin soll in der initialen Übertragung anscheinend die Rolle einer Richterin übernehmen, die über Fehler, Schuld und Unschuld befindet. Die Eltern pendeln zwischen Selbstbeschuldigung und Beschuldigung anderer (frühere Therapeuten) hin und her. Durch diese Muster könnte die Lösung der Konflikte weiter in den Hintergrund rücken. Die Therapeutin fragt sich, ob durch die genannten Erklärungsansätze und das Schuldmuster des Paares Veränderungsmöglichkeiten bisher gar nicht wahrgenommen werden konnten oder sollten.

Unterschiedliche Erwartungen an die Familiengespräche

Herr P: Frau G (Therapeutin der Tochter) meinte auch, dass eine Möglichkeit sei, dass Friederike es bewusst macht. Sie verweigert sich, auf die Toilette zu gehen. Aber das ist nicht die Ursache, wir brauchen eine Hilfestellung, um besser damit umgehen zu können.

Th: Möchten Sie so eine Art Anweisung, sich so oder so zu verhalten, besser reagieren zu können?

Herr P: Ja, mmh, so kann man das sagen.

Frau P (nach langem Zögern): Ich kann das nicht so hinnehmen, ich habe da ein anderes Anliegen, mit Ihrer Hilfe zu dritt herauszufinden, warum sie das macht, die Ursache finden. Und natürlich auch, was wir ändern können.

Reaktionen auf die Symptomatik

Herr P: Sie reagiert mit Trotz, wenn man das Einnässen bemerkt, sie wird dann stinksauer.

Frau P: Die schnauzt uns dann an.

Th: Und wie reagieren Sie?

Frau P: Wir ziehen uns dann zurück. Vor allem ich. Es bringt ja nichts, etwas zu sagen. Sie regt sich dann noch mehr auf, wird dann noch lauter.

Herr P: Sie liegt manchmal abends im Bett und weint, sie weiß gar nicht, warum das passiert. Bei jedem Versuch kommt das Gleiche heraus. Es ist alles ausgenudelt, immer dasselbe. Es ist alles verhärtet. Jeder zieht seine Register, aber es kommt nichts in Bewegung, immer die gleichen Prozesse. Man müsste etwas Neues finden.

Die Macht der Indexpatientin

Beide Eltern fühlen sich offensichtlich hilflos und sind verärgert über die Reaktionen der Tochter, ziehen sich aber permissiv zurück, in eine Art Opferrolle, nehmen die „Elternrolle" nicht gemeinsam wahr. Es kommen ihnen Zweifel, ob Friederike sich nicht anders verhalten kann oder aber bewusst nicht will. Auch hier klingt wieder die Schuldfrage an. Es wird deutlich, dass Friederike eine machtvolle Position innerhalb der Familie einnimmt. Wenn sie wütend ist, bestimmt sie das Geschehen, und die Mutter gehorcht. Das Verhältnis der Generationen zueinander hat sich umgekehrt. Die Frage ist, inwieweit die IP zum Substitut für abgewehrte, „negative", d. h. in diesem Fall aggressive Selbstanteile der Eltern wird. Sie bringt eventuell die aggressive Konfliktspannung zum Ausdruck, die beide nicht zeigen können, die sie aber als Zuschauer der Ausbrüche der Tochter identifikatorisch miterleben. Es ist zu vermuten, dass insbesondere das sehr passive Verhalten des Vaters eine wichtige Rolle spielt, als „Einladung", die Grenzen mehr „auszutesten". Er drückt sich z. T. sehr allgemein aus („etwas Neues finden"). Wenn es so sein sollte, dann verstehen die Eltern die Not der Tochter bei der vergeblichen Suche nach einem festen Halt, zu dem auch klare Grenzen und Positionen gehören, nicht. Es haben sich offensichtlich vor allem negative Affekte entwickelt, positive Gefühle oder Sorge werden nicht geäußert, scheinen in den Konflikten „verschwunden" zu sein.

Beide formulieren den Therapieauftrag, nach den Ursachen zu suchen und die eingefahrenen Teufelskreise zu durchbrechen.

Vom „Wunschkind" zum „Sorgenkind" – die Sicht der Eltern

Im Folgenden berichtet in erster Linie Herr P über die Geburt und die ersten Lebensjahre der Tochter.

Friederike sei ein Wunschkind gewesen, die Schwangerschaft sei unproblematisch verlaufen. Aber nach der Geburt stellten sich erste Sorgen ein. Die Mutter berichtet, dass Friederike aufgrund einer Unterernährung „ziemlich mickerig"

gewesen sei. Der Vater bemerkt, nicht ohne Vorwurf, dass sie „eben ein Raucherkind" gewesen
sei. Frau P betont hingegen, dass die Sorgen vor
allem aus dem unklaren Gesundheitszustand re-
sultierten. Es bestand der Verdacht eines Herz-
fehlers, der erst mit drei Jahren ausgeschlossen
werden konnte. Darüber hinaus schielte Friederike, was besonders die Mutter als „ungerecht"
empfindet und mit großer Wut als von ihrer ältesten Schwester „auf Friederike vererbt" ansieht.

Konflikte mit der Ursprungsfamilie der Mutter

Frau P: (verzweifelt, anklagend) Stillen ging
auch nicht. Es hat irgendwie nicht geklappt, ich
hab' es nicht hingekriegt, wir haben es nicht geschafft. Schon während der Schwangerschaft hat
meine älteste Schwester so 'ne blöde Bemerkung
gemacht: „Du und ein Kind, das kann ich mir gar
nicht vorstellen. Du bist doch immer so verwöhnt
worden. Ich bin gespannt, wie ihr zurecht-
kommt!" Das hat mich wahnsinnig geärgert. Ich
war immer die Kleine.

Herr P (enttäuscht): Vorher ging alles so gut,
aber dann mit der Geburt war alles schlagartig
anders. Wir haben uns etwas ganz anderes als
Kind vorgestellt.

Konflikte um den Erziehungsstil

Frau P: Wir wollten doch Friederike nicht einengen, ihr eine möglichst freie Entwicklung gön-
nen, haben keine hohen Forderungen an sie gestellt, z. B. wollten wir bei der Sauberkeitserziehung keinen Druck ausüben. Wir dachten,
dass sie es schon wissen würde, wann sie trocken
sein möchte. Darum gab es auch schon Streit mit
meiner Mutter und meinen Schwestern, besonders der, die auch hier in der Nähe wohnt. „Ihr
müsst konsequent sein", hieß es immer, „sonst
lernen Kinder es nie". Diese Einmischungen
haben uns gestunken, besonders meinem Mann.
Er findet, dass meine Familie zu streng ist. Später
haben wir dann alles versucht, aber jetzt können
wir nichts mehr bewirken.

Entwicklungshemmungen

*Die Entwicklung und die Erziehung von Friede-
rike sind anscheinend von Beginn an mit ambiva-*

*lenten Gefühlen verbunden. Beide Eltern fühlen
sich in ihren Erwartungen enttäuscht und stehen
unter einem hohen Anspruch, sehr gute Eltern
sein zu wollen, der sie unter Leistungsdruck stellt
und überfordert. Das „Wunschkind" entwickelt
sich nicht zum „Idealkind", sondern wird zum
Abbild des „Versagens". Hierüber wirken beide
gekränkt. Zudem nehmen sie Ursachen-
zuschreibungen vor. Herr P hält seine Frau für
mitschuldig an den Problemen („Raucherkind").
Frau P macht sogar ihre nächstältere Schwester
verantwortlich; von ihr soll Friederike das Schie-
len „geerbt" haben. Das Schlechte, das Schwierige, der Makel wird zum Teil nach außen verlagert.*

Narzisstische Kränkung

*Zudem wird der mehrgenerationale Kontext deut-
licher: Herr und Frau P möchten der Ursprungsfamilie von Frau P beweisen, dass sie ebenfalls
kompetente, vielleicht sogar kompetentere Eltern
sind als Mutter und Schwestern von Frau P. Von
diesen Frauen fühlt sich insbesondere Frau P ab-
gewertet („die verwöhnte Kleine"). In diesem
Zusammenhang stehen auch Konflikte zum Erziehungsstil. Aus dem geschilderten Verhalten
der Eltern ist zu ersehen, dass es beiden ausgesprochen schwerfällt, Anforderungen an die
Tochter zu stellen und diese auch konsequent
durchzusetzen.*

Das Symptom als Versagen – die mehrgenerationale Perspektive

*Es wurden keine expliziten Erziehungsziele
oder -vorstellungen in der Sauberkeitserziehung
formuliert und keine Anforderungen gestellt. In
ihrem als Laissez-faire zu bezeichnenden Erziehungsverhalten ordnen sich die Eltern den
Wünschen und Interessen der Tochter unter („…
sie würde schon wissen, was gut für sie sei …").
Erzieherisches Handeln, insbesondere das Setzen
von Grenzen, wird als Ausübung elterlicher
Macht abgelehnt.*

Therapie als Kränkung

*Vor diesem Hintergrund könnten auch die bis-
herigen Behandlungen als Kränkung erlebt worden sein, die zeigten, dass „etwas nicht in Ord-*

nung" ist. Positive Veränderungen in Therapien konnten nur schwer angenommen werden, da sie indirekt mit der Wahrnehmung verbunden waren, als Eltern versagt zu haben, und damit quasi den Beweis für elterliche Inkompetenz erbrachten. Der bisherige Gesprächsverlauf lässt den Eindruck entstehen, als sei die Situation hoffnungslos verfahren. Um andere Perspektiven zu eröffnen und Hinweise zu bekommen, die gegen eine Veränderung der Situation sprechen könnten, stellt die Therapeutin hypothetische Fragen.

Hypothetische Fragen zum „Symptomkomplex"

Th: Stellen Sie sich mal vor, Sie gehen hier raus und, obwohl Ihre Tochter als Betroffene nicht dabei ist, geschieht ein Wunder. Eine Fee küsst Sie alle, und das Einnässen hört ab morgen auf. Was meinen Sie, was wäre dann in Ihrer Familie anders?

Frau P: Da wüssten wir wahrscheinlich erst mal gar nicht, was los ist.

Paarkonflikte

Herr P: Ja, dann würden die ganz normalen Alltagsprobleme – Eheprobleme, Sexualprobleme im Vordergrund stehen.

Th: Probleme, die Sie beide betreffen?

Herr P: Ja, Haushalt, eben alles, was so an Frust ablaufen kann.

Th: Mmmh, ja, gibt es noch andere Dinge?

Herr P: Ja, auch im Freizeitbereich. Ich mache gerne Camping, und früher hat meine Frau das auch gerne mitgemacht. Aber seit sie diese Angst hat, geht sie nicht mehr mit, weil sie das Gewusel und das Chaos nicht aushalten kann. Ich fahre dann häufig mit Friederike alleine.

Th: Also Probleme um Gemeinsamkeiten. Es kämen Unterschiede zutage. Was wäre, wenn das hochkäme, würden Sie sich eher streiten oder eher aus dem Weg gehen?

Frau P: Streiten tun wir uns nicht, ganz selten.

Umgang mit Konflikten

Es stellt sich die Frage, wie das Paar mit Konflikten umgeht. Welche Problemlösungen haben sich bewährt, werden Konflikte eher vermieden oder ausgetragen?

Bisherige Lösungsversuche von Partnerschaftskonflikten

Th: Würden Sie Ihrem Mann zustimmen, was er eben zu seinen Hobbys gesagt hat?

Frau P: Ja, das schon, ich habe kein Interesse am Segelfliegen, und ich habe auch keinen Spaß am Tauchen.

Th: Und wie würden Sie damit umgehen? Was glauben Sie?

Frau P: Ja, irgendwie versuchen, doch auf einen Nenner zu kommen.

Th: Wie würde das aussehen?

Frau P: Na ja, wir würden versuchen, darüber zu reden. Na ja, so viel werden wir wahrscheinlich auch nicht reden. Also, ich würde meinen Mann seine Hobbys machen lassen und mich mit einer Freundin treffen. Da gibt es ja dann eigentlich keine Probleme.

Th: Also, das scheint lösbar zu sein, gibt es aus Ihrer Sicht momentan unlösbare Probleme?

Frau P: Aus meiner Sicht steht mir eben oft die Angst im Wege, mit ihm irgendwas zu machen, z. B. würde ich gern mal mit ihm ins Konzert gehen.

Th: Wie stehen Sie zu den anderen Konflikten, die Ihr Mann genannt hat, z. B. den Sexualproblemen?

Frau P: Ja, das ist natürlich schwieriger, weil das doch schon länger besteht. Da wüsste ich auch nicht, was wir da machen sollten (lange Pause). Ich hoffe eigentlich, dass sich das irgendwann mal löst (lange Pause), diese Art der Verweigerung, die manchmal von mir ausgeht.

Th: Das heißt, dass Sie eigentlich darüber nicht zu reden brauchen?

Frau P: Geredet haben wir darüber ja schon, aber es ist wie beim Einnässen, es hilft nichts.

Th: Wie sehen Sie das, Herr P?

Herr P: Für mich ist die Vorstellung, dass das Einnässen und Einkoten von Friederike aufhören, so unwahrscheinlich, dass ich wirklich Schwierigkeiten habe, aus meinen bisherigen Vorstellungen herauszukommen. Jetzt habe ich ja so meine Fluchtmöglichkeiten, meine Hobbys. Wenn es zu Hause Krach gibt, dann gehe ich eben raus. Und wenn ich mich dann sozusagen ausgetobt habe, mit Freunden zusammen war, dann habe ich auch wieder Kraft für zu Hause.

Konfliktvermeidung und Balance in der Paarbeziehung

Obgleich Herr P das Problem selbst genannt hat, geht er nicht auf die Äußerung seiner Frau zu den sexuellen Problemen in ihrer Beziehung ein, sondern kehrt zur Symptomatik der Tochter zurück. Es entsteht der Eindruck, dass beide Eltern sich zurzeit nicht mit Problemen in ihrer Partnerbeziehung beschäftigen wollen. Beide ziehen es vor, Auseinandersetzungen über Differenzen oder Konflikte zu vermeiden. Sie benennen einige Probleme, als würde die Therapeutin dies erwarten.

Ihre Darstellung der vermutlichen Konflikte, die bei einer Symptombeseitigung in den Vordergrund treten würden, wirkt distanziert und rational. Sie scheinen mit dem jetzigen Arrangement zufrieden zu sein, das ihnen Distanzierungsmöglichkeiten bietet, und streben keine Intensivierung der Paarbeziehung an. Möglicherweise entspricht diese Distanz ihrem inneren Modell von Beziehungen. Auf der anderen Seite hat Frau P starke Symptome, die nicht für eine ausbalancierte Paarbeziehung sprechen, sondern die Notwendigkeit von Veränderung signalisieren.

Herr P scheint durch seine Hobbys und Außenkontakte über wichtige Ressourcen für sich selbst zu verfügen, die ihn im familiären System stabilisieren.

Möglicher Zusammenhang zwischen den Symptomen der Mutter und dem Verhalten der Tochter

Th: In dieser Weise können Sie es zu Hause ganz gut aushalten?

Herr P: Ja, ich kann jetzt besser damit umgehen. Schwieriger finde ich es aber mit den Ängsten meiner Frau, die eigentlich noch über Friederikes Sache stehen. Als sie vor zwei Jahren die Kur gemacht hat, war alles wie weggeblasen, aber seit drei Monaten ist es wieder so bergab gegangen, dass sie manche Tage nicht zur Arbeit gehen kann. Wenn meine Tochter nicht mehr einnässt, dann geht es meiner Frau sicher besser.

Th: Frau P, würden Ihre Ängste dann weniger?

Frau P: Ich bin mir nicht sicher.

Schuldfrage

Herr P: Vieles würde ich nicht sagen, wenn Friederike jetzt hier wäre. Ich gebe ihr aber doch die Schuld für die ganze Misere, zu viel Schuld, wie meine Frau sagt.

Die zu Beginn des Gesprächs genannten Schuldgefühle von Friederike stellen sich nun auch als Schuldzuweisungen des Vaters heraus. Zudem steht er den Ängsten seiner Frau mindestens so ratlos gegenüber wie den Problemen mit seiner Tochter, und seine „Fluchtmöglichkeiten" scheinen nicht mehr auszureichen, um ihn zu stärken.

Trennungsangst

Frau P weist darauf hin, dass die Ängste bereits während der Schwangerschaft begonnen haben und der Aufenthalt in der psychosomatischen Klinik ihr gut getan habe, weil sie ohne Familie war.

Frau P: Es war gut, ohne Familie zu sein, eigentlich müsste ich meine Familie verlassen, aber das will ich auch wieder nicht.

Auf die Therapeutin wirkt besonders Frau P sehr unter Druck stehend. In dieser letzten Äußerung wird deutlich, dass mit einer möglichen Trennung von der Familie eine Verbesserung der Angstsymptomatik eintreten könnte. Gleichzeitig kann sie sich jedoch ein Leben ohne den Mann und die Tochter nicht vorstellen, sodass sie sich in einer starken Ambivalenz befindet. Offen bleibt, wie schwer hier der normative Druck wiegt und wie fest die Bindung durch positive Gefühle ist. Fürchtet Frau P, durch eine Scheidung zu dokumentieren, dass sie in den Funktionen der Ehefrau und der Mutter versagt hat? Dieses Dilemma kann dazu beigetragen haben, dass die Vortherapien nur recht begrenzte Erfolge hatten.

8.2.3 Endphase

Zum Schluss kommen nochmals Ärger und Hilflosigkeit beider Eltern dem Verhalten von Friederike gegenüber deutlich zum Ausdruck.

Mögliche Zusammenhänge des Symptoms mit der Familien- und Paardynamik und der Konfliktvermeidung

Im bisherigen Gespräch zeigt sich, dass die Symptomatik der Tochter sowohl mit Problemen in der Paarbeziehung als auch mit Konflikten von Frau P mit ihrer Ursprungsfamilie zusammenhängt. Die Familie hat trotz des Leidens und der scheinbaren Ausweglosigkeit stabile Muster im Umgang mit den präsentierten Problemen entwickelt. Bisherige Hilfeversuche haben wenig Veränderung bewirkt.

Die Sorge um die Symptomatik der Tochter und Frau P steht im Vordergrund des Gesprächs und ist vermutlich zur größten Gemeinsamkeit des Paares geworden. Dadurch kann die Auseinandersetzung mit den offenen Paarkonflikten vermieden werden, die mit der Furcht vor einer weiteren Distanzierung oder gar Trennung voneinander verbunden zu sein scheint.

Initialszene: Thematisierung der Grenzen

Schon in der Konstellation des ersten Gesprächs wird die Frage der Grenzen thematisiert. Die sonst anscheinend sehr durchlässige Grenze zwischen der elterlichen Dyade und dem Kind wird gezogen, da die Eltern zu zweit kommen. Gleichzeitig wird jedoch die IP immer wieder ins Spiel gebracht. Zudem wirkt die Kernfamilie gegenüber der Ursprungsfamilie der Mutter, vielleicht auch der des Vaters, wenig abgegrenzt.

Mehrgenerationale Konflikte

Mehrgenerational scheint es einen tiefgehenden Konflikt um elterliche Kompetenz zwischen dem Ehepaar P und der Mutter sowie den Schwestern von Frau P zu geben. In der Auseinandersetzung mit Mutter und Schwester fühlt sich Frau P grundsätzlich als Frau und in ihrer Fähigkeit als Mutter in Frage gestellt, was zu einer generellen Selbstwertproblematik gegenüber ihrer Familie beiträgt. Vermutlich ist auch die Angstsymptomatik von Frau P, die erstmals während der Schwangerschaft auftrat, mit diesem Konflikt verknüpft. (Zu den Beziehungsmustern vgl. das Strukturbild des Genogramms, Abb. 8.2.)

Delegation an die Indexpatientin

Die Delegation an Friederike könnte in diesem Kontext darin bestehen, Substitut des idealen Selbst der Mutter, vielleicht beider Eltern, gegenüber der Ursprungsfamilie zu sein. Diese Erwartung wurde enttäuscht. Jetzt repräsentiert sie negative Selbstanteile.

Die Schwierigkeit, Eltern zu sein

Den Eltern gelingt es bisher nicht, die Wutausbrüche ihrer Tochter zu begrenzen. Als Zuschauer nehmen sie vermutlich zeitweise auch identifikatorisch an diesen teil und in ähnlicher Weise am Beschmutzen, Einnässen und Einkoten. Um das Symptom herum hat sich ein Streit um Erziehungsstile zwischen der Ursprungsfamilie von Frau P und dem Ehepaar entwickelt, wobei Herr und Frau P sich ausdrücklich gegen den Stil der Mutter von Frau P wenden. Eventuell wird die IP hier auch zur Delegierten der Eltern im mehrgenerationalen Konflikt.

Herr P scheint aufgrund seiner Vorgeschichte (früher Tod des Vaters, Verantwortung gegenüber den Geschwistern) ein ambivalentes Verhältnis zur Vaterschaft zu haben. Beide Eltern trauen sich nicht, die Elternrolle konsequent einzunehmen. Die Tochter dominiert die Interaktion und hat in einigen Bereichen das Sagen.

Paarkollusion

Auf der Paarebene handelt es sich um eine stabile Kollusion, in der sich beide verweigern und entziehen, wenn das Austragen aggressiver Konflikte ansteht. Es scheint unterschwellig um Selbstbehauptung und Dominanz zu gehen. Gleichzeitig wirken beide rational und einsichtig. Klassisch psychoanalytisch formuliert: eine „anale Kollusion" (vgl. Kap. 15). Offen bleibt, welche Rolle Friederike in diesem Konflikt spielt.

In der familiären Interaktion sowie im Umgang mit Außenstehenden haben Schuld- und Schamgefühle einen großen Einfluss. Diese und die hiermit verbundene Konkurrenz um gute, richtige Elternschaft scheinen auch die vorhergehenden Behandlungen mitbestimmt zu haben

*und die Richterübertragung auf die Therapeutin
zu beeinflussen.*

**Zusammenfassung und
Abschlussinterpretation**

Um zu einem weiteren diagnostischen Gespräch
gemeinsam mit den Eltern und Friederike
einzuladen und zu erkunden, inwieweit das Paar
sein bisheriges Beziehungsarrangement in Frage
zu stellen bereit ist, fasst die Therapeutin nach
einer Pause von gut zehn Minuten ihren Eindruck
vom Gespräch zusammen:

Th: Sie verfügen über sehr viel Erfahrung im
Umgang miteinander und mit ihren Sorgen. Ich
frage mich daher, ob Therapeuten Ihnen helfen
können und ob Familientherapie sinnvoll ist.
Vielleicht könnten wir gemeinsam neue Formen
finden, wie Sie anders miteinander umgehen
könnten, um den Schwierigkeiten, unter denen
Sie offensichtlich leiden, besser begegnen zu
können. Ich habe auch den Eindruck, dass Ihre
Kräfte, verständlicherweise, in den vielen Jahren
nachgelassen haben. Darüber hinaus zeigten sich
auch Unterschiede zwischen Ihnen, z. B. in der
Bewertung ihrer Sexualität und der gemeinsamen
Aktivitäten, aber auch im Umgang mit der
Symptomatik von Friederike. Eine große Stärke
von Ihnen sehe ich darin, dass Sie nicht aufgeben
und es weiter versuchen wollen, Lösungen für
Ihre Probleme gemeinsam zu finden. Familiengespräche könnten nützlich sein, um besser zu
verstehen, was sich im Dreieck Mutter-Vater-
Friederike abspielt, und dies zu verändern. Paargespräche könnten nützlich sein, um ihre jeweiligen Bedürfnisse und Schwierigkeiten besser
kennenzulernen und nach Lösungen zu suchen.
Auch dafür könnten wir Raum und Zeit zur Verfügung stellen. Dies ist aber nur eine Anregung
meinerseits, die Sie sich in der nächsten Zeit
überlegen können. Auf jeden Fall sollte noch ein
Gespräch zu dritt zusammen mit Friederike stattfinden, um auch ihre Sicht kennenzulernen.

8.3   Zweites Gespräch

Drei Wochen später findet das zweite Gespräch
statt. Zu Beginn wird Friederike der Gesprächsverlauf erklärt. Sie wird befragt, ob sie weiß, worüber die Eltern das letzte Mal gesprochen haben.
Sie weiß natürlich, dass es sich um ihr Einnässen
und Einkoten gehandelt hat, signalisiert gleichzeitig, dass sie zwar „keine Lust auf bohrende
Fragen" habe, aber dass sie auch wolle, „dass die
Hose trocken bleibt und nicht riecht". Auf die
Frage, was ihrer Meinung nach zu einer Lösung
beitragen könnte, entwickelt sich der folgende
Dialog.

8.3.1   Fortsetzung der
            Problemphase

Die Therapeutin erkundigt sich nach Problem-
lösungsansätzen und nach Entstehungsbedingungen und Auswirkungen des Problems
aus der Sicht der IP.

**Problemlösungsansatz aus der Sicht der
Indexpatientin**

F: Also, ich glaube, wir müssen uns alle mehr
Mühe geben. Ich muss mir mehr Mühe geben,
nicht in die Hose zu machen. Aber meine Mutter
muss sich auch mehr Mühe geben, dass sie sich
nicht immer so schnell über alles aufregt.

**Wann tritt die Symptomatik
normalerweise auf?**

Th: Schaffst du es, dass die Hose trocken bleibt?
Gibt es irgendeine Situation, in der du es besser
als sonst schaffst?

F: Ja, wenn ich bei der Oma bin, dann passiert
es nicht so oft.

Th: Frau P, was denken Sie, macht Ihre Mutter
etwas anders, sodass Friederike es schafft, dort
nicht einzunässen?

Frau P: Sie ist viel strenger als ich, was sie sagt, wird gemacht. Sie erinnert Friederike immer wieder daran, auf die Toilette zu gehen, bleibt konsequent, und bei ihr traut sie sich dann nicht. Das war schon früher so, sie hatte immer alles im Griff. Nur, wenn ich so streng bin, hilft das gar nichts. Bei uns macht Friederike, (an diese gewandt) machst du das einfach nicht.

Weitere Situationen, in denen das Symptom auftritt

Th: Friederike, wie ist es eigentlich in der Schule mit deinen Freundinnen, wissen sie von dem Einnässen?

F: Ja, ich mach' mir ja oft beim Spielen in die Hose, wenn ich dann so dabei bin und alles um mich herum vergesse. Meinen Freundinnen habe ich gesagt, was los ist. Vor Freundinnen soll man ja keine Geheimnisse haben.

Th: Und in der Schule?

F: Ja, meine Lehrerin weiß das auch. Allerdings gibt es eine, die lässt einen während der Stunde manchmal nicht raus. Und dann ist es eben schon passiert.

Th: Gibt es noch andere Situationen, in denen du nicht einnässt?

F: Nun, es ist doch schon ein bisschen besser geworden, wenn wir uns nicht so streiten. Einmal, da war die Hose fast zehn Tage trocken, manchmal ist es nur ein Tag oder auch zwei.

Was geht dem Symptom voraus?

Th: Was ist zuerst da, der Streit oder die nasse Hose?

F: Das ist auch verschieden, manchmal der Streit, manchmal die Hose.

Th: Was ist anders, wenn die Hose zehn Tage trocken bleibt?

F: Ja, wir sind dann zueinander freundlicher und verstehen uns auch besser, wir alle drei, meine Mutter, mein Vater und ich.

Therapieerwartung

Th: Das klingt erst mal ganz einfach. Ihr seid freundlicher miteinander, alle drei, jeder gibt sich ein bisschen Mühe, wo er eben sollte, und dann ist das Problem weg oder zumindest weniger.

Denkst du, dass die Gespräche hier dabei helfen könnten?

F: Ja, weil man vielleicht auch beraten wird, dass man besser redet und es nicht in sich drin behält, und dann nicht immer gleich streitet. Es ist auch besser, dass man das zusammen macht, damit jeder hört, was der andere sagt.

Kontext der Symptomatik

Friederike formuliert ihre Erwartung an Familiengespräche, die u. a. mehr Offenheit und Direktheit auch im Konflikt ermöglichen sollen. Der Therapeutin fällt auf, wie rational und differenziert sich Friederike, gemessen an ihrem Alter, ausdrücken kann. Sie argumentiert fast fachlich, warum alle Familienmitglieder in der Therapie zusammenkommen sollen. Man merkt ihr eine gewisse Therapieerfahrenheit an. Das Symptom ist nicht an den familiären Kontext gebunden, sondern tritt auch beim Spielen und in der Schule auf, selten jedoch bei der Großmutter mütterlicherseits. Demnach hat sich das Symptom bereits verselbstständigt. Darüber hinaus fällt auf, dass das Einnässen und Einkoten nicht zur sozialen Isolation geführt hat und Friederike über Beziehungsfähigkeiten verfügt, sodass sie bisher nicht ausgeschlossen wird.

Folgen für die familiäre Interaktion

Th: Würden Sie Ihrer Tochter zustimmen, Herr P?

Herr P: Mmmh, du machst in die Hose, Helga ärgert sich, und den Ärger kriege ich ja nun auch ab, und dann ärgere ich mich, die Möglichkeit gibt es doch auch. Ich rege mich aber auch auf, weil Friederike doch schon fast 11 Jahre alt ist und noch immer in die Hose macht, das geht doch nun wirklich nicht mehr. Da ist irgendein Knoten, der sich eben nicht löst. *Herr P äußert sich vorwurfsvoll und gibt seiner Tochter die Schuld für den ablaufenden Teufelskreis, in den er sich auch durch die Reaktion seiner Frau mit hineingezogen fühlt.*

Th: Was ist das für ein Knoten? Was verknotet sich?

Herr P: Ja, bildlich gesprochen, verknoten sich Friederikes Beine, bei mir verknotet sich der Magen vor Wut und Ärger, und meiner Frau geht es dabei auch so schlecht.Friederike beschreibt nun, dass die Mutter ihren Ärger immer in schlechter Laune zeige, was sie wiederum traurig stimme oder wütend mache. Es gebe dann regelmäßig Streit. Der Vater fluche vernehmlich und gehe zum Segelfliegen. Herr P ist über die Darstellung der Zusammenhänge aus der Sicht seiner Tochter sehr verwundert. Es sei ihm nicht „geheuer", und er bezweifele, dass dies ihre eigenen Gedanken seien, sondern doch eher die seiner Frau. Frau P dagegen bestätigt die Meinung ihrer Tochter und fühlt sich von ihr unterstützt.

Die Indexpatientin als umstrittene Bundesgenossin

Hier wird deutlicher, wie Friederike in den Konflikt der Eltern einbezogen ist, nämlich als umstrittene Bundesgenossin. Wenn sie ihren Vater kritisiert, kann dies nur von der Mutter stammen. Friederike gewinnt hierdurch Macht, gleichzeitig wird ihr jedoch eine eigene Meinung abgesprochen.

Interessant ist die Metapher der „verknoteten Beine". Im vorhergehenden Gespräch erwähnte Frau P, dass sie sich sexuell verweigere. Es ist zu bedenken, dass Friederike im Laufe der Jahre zu einem partiellen Partnerersatz für den Vater geworden ist. Sie fährt mit dem Vater zum Camping, während die Mutter zu Hause bleibt. Zudem kann sich auch eine erotisierte Beziehung zwischen Vater und Tochter entwickelt haben (Parentifizierung). Beide Aspekte sind Hinweise auf interpersonale Grenzstörungen in der Familie.

Wann tritt das Symptom nicht auf?

Th: Friederike, es gibt doch auch Situationen, in denen es Streit gibt, ohne dass du zuvor in die Hose gemacht hast?

F: Kann sein, dass Sie jetzt denken, dass ich in die Hose mache, weil es Streit gab, sozusagen, weil ich meine Eltern bestrafen will. Aber das will ich nicht, aber manchmal hab ich doch das Gefühl, dass sie sich keine Mühe geben.

Th: Und was sagst du dir dann?

F: Warum soll ich mir dann Mühe geben, wenn die sich keine Mühe geben?

Th: Was denken Sie, Frau P?

Parentifizierung und Triangulierung

Frau P: Also, Friederike kümmert sich schon um Probleme, die sie eigentlich nichts angehen. Wenn mein Mann und ich uns streiten, fühlt sie sich dafür verantwortlich. Sie will, dass wir uns sofort wieder vertragen, denn sie hat dann Angst, dass wir uns trennen könnten.*In diesem Zusammenhang stellt sich noch einmal deutlich heraus, dass die Generationsgrenzen zwischen dem Elternsystem und der Tochter nicht klar gezogen sind. Friederike nimmt sich der Sorgen ihrer Eltern an und übernimmt Verantwortung für die Konflikte in der Ehe. Sie ist offensichtlich von dieser Rolle überfordert (Triangulierung).*

Th: Wie siehst du das, Friederike?

F: Ja, manchmal hab' ich dann schon Angst, dass sie sich scheiden lassen. Das ist wie bei zwei Freundinnen, ich weiß nicht, zu wem ich halten soll. Ich hab' auch oft Wut, die ich dann nicht rauslassen darf.

Zusammenhänge zwischen Symptom und Familieninteraktion

Die Eltern schildern, dass die Streitereien meistens zwischen Mutter und Tochter eskalieren. Friederike habe immer das letzte Wort und knalle mit den Türen. Sie berichten, dass sie nicht mehr gegen ihre Tochter ankommen. Anforderungen oder Verboten setze sie ständig etwas entgegen, wolle alles mitbestimmen und unter ihre Kontrolle bringen. Friederike sei der „Chef" in der Familie. Frau P fühlt sich durch Friederike ständig provoziert und steht ihr ohnmächtig gegenüber, sodass sie ihre Tochter abzulehnen beginnt. Sie habe sogar daran gedacht, das Mädchen fortzugeben.

Hier wird eine weitere Parentifizierung der Indexpatientin deutlich: Sie scheint von der Mutter mit der strengen Großmutter mütterlicherseits oder mit der Schwester der Mutter identifiziert zu werden. Beide Personen werden von Frau P als sehr starke, fast übermächtige Figuren erlebt. Die Therapeutin versteht die Reaktion der Mutter auf das geschilderte Verhalten von Friederike als Angst, sich mit den konfliktbesetzten Beziehungen auseinanderzusetzen. Im Folgenden wird sie genauer auf Auseinandersetzungen in der Kernfamilie eingehen, da sie einen Zusammenhang zur Symptomatik vermutet.

Interaktive Sequenzen bei Streitigkeiten

Th: Friederike, was macht dein Vater, wenn er die Streitereien zwischen deiner Mutter und dir mitbekommt?

F: Er zieht mich in mein Zimmer und geht zu Mama, um sie zu beruhigen.

Herr P: Ich gerate dann auch mit Friederike aneinander, sie tritt dann gegen die Tür, das macht mich wütend, aber ich versuche dann, ruhig mit ihr zu reden. Meine Frau will, dass ich mich immer so einmische, ich soll der Vermittler zwischen den beiden sein, aber ich will meine Ruhe haben. Es ändert sich doch nichts dadurch.

F: Ich will meine Mutter nicht ärgern, aber ich weiß nicht, wohin mit meiner Wut. Ich knalle dann die Tür, wenn ich schreie, dann schimpfen die auch. Das ist ungerecht, denn ich habe auch Wut, meine Eltern lassen die raus, aber ich darf das nicht.

Th: Friederike, wie sähe das eigentlich genau aus, wenn sich deine Eltern mehr Mühe geben würden?

F: Bei meiner Mutter, da würde ich mir wünschen, dass sie sich nicht so schnell aufregt, aber trotzdem auch ihre Meinung sagt. Sie soll nicht nur ja sagen, nicht alles erlauben, obwohl sie das gar nicht will, bloß damit ich oder er vielleicht zufrieden sind. Mein Vater regt sich nicht so auf, mit dem geht das besser.

Umgang mit Aggressionen

In diesem Abschnitt zeigen sich die Schwierigkeiten der Familie, mit Aggressionen umzugehen. Die Mutter zieht sich zurück, wenn Friederike wütend wird, und „regt sich auf". Beide Eltern schimpfen nur, ohne konstruktive Lösungen anzustreben. Als Hauptursache der Konflikte wird Friederike gesehen, die sich einerseits schuldig fühlt, andererseits vehement protestiert. Denn aus ihrer mächtigen parentifizierten Position heraus klagt sie gleiches Recht auf aggressives Verhalten ein. Es könnte jedoch auch sein, dass sie eher die Funktion eines Katalysators für nicht geführte Auseinandersetzungen übernimmt. Gleichzeitig fordert das familiäre Ich-Ideal, dass sich alle „Mühe geben" sollen. Das bedeutet, keine Ag-gressionen zu äußern und sich nicht zu verletzen. Friederike beklagt sich außerdem über fehlende Positionen und klare Grenzen der Mutter und fordert diese ausdrücklich ein. Ähnlich äußert sich Frau P ihrem Mann gegenüber. Sie erwartet von ihm eine klare Grenzsetzung zwischen ihnen als Eltern und dem Kind.

Motivation für Veränderungen

Am Ende dieser Problemphase steht erneut die Frage, was Familiengespräche verändern sollen. Herr P betont nochmals, dass die alten Mechanismen verändert werden sollten, es darum gehen könnte, anders miteinander umzugehen, bleibt dabei eher allgemein. Frau P ist skeptisch, fürchtet jedoch, dass sie weglaufen könnte, wenn sich nicht bald etwas verändere. Friederike wünscht sich, dass sich ihre Eltern „mehr Mühe" geben, offen miteinander umzugehen. Sie erhofft sich, dass die Therapeutin in diesem Sinne neue Wege aufzeigen kann.

Ressourcen

Die Therapeutin thematisiert in der zweiten Stunde zum Schluss mögliche Ressourcen der Familie.

Th: Jetzt haben wir ganz viel darüber gesprochen, was schwierig ist in der Familie und bei jeder bzw. jedem einzelnen von euch bzw. Ihnen. Mich interessiert aber auch: Was läuft denn gut? Was soll so bleiben, wie es ist, oder sogar noch ausgebaut werden? Immerhin bekommt Familie P ja Vieles hin. Du, Friederike hast Freundinnen, kommst in der Schule gut mit, machst gern Sport. Sie, Frau P, gehen Ihrem Beruf nach, sind da anerkannt, haben auch einige Freundinnen, mit denen Sie zumindest telefonieren. Sie, Herr P, haben anscheinend auch einen guten Stand im Beruf, finden Vergnügen in der Freizeit. Also: Was sollte so bleiben miteinander?

F (antwortet als erste): Manchmal sitzen wir abends beim Essen zusammen. Das finde ich gut. Dann können alle erzählen, was sie am Tag so gemacht haben, das ist dann gemütlich, weil alle Zeit haben. Manchmal sitzen wir auch einfach so auf dem Sofa und sehen uns was im Fernseher an, „Rares für Bares" oder so. Das finde ich interessant und Mama wohl auch. Was die Leute da so anschleppen. Papa vielleicht nicht so. Er guckt aber mit. Papa hilft mir auch bei der Schule, erklärt mir Mathe. Mit Mama hab ich das Theaterstück geübt, das wir neulich aufgeführt haben. Das war richtig witzig. Mama und ich haben viel gelacht. Und wir haben manchmal Kochshows geguckt, auch mal selber was probiert. Papa hat mal mit mir zusammen Nudeln selbst gemacht mit so 'ner Maschine. Haben wir die eigentlich noch?

Frau P: Ja, das stimmt, das mit dem Theater war lustig. Hat mich an meine Schulzeit erinnert. Ich habe auch gern Theater mitgespielt. Auch wenn wir so sitzen und einfach erzählen und zuhören. Das entspannt. Früher sind wir auch mal in den Zoo gefahren. Könnten wir eigentlich mal wieder machen, mal zusammen raus. Nicht immer in derselben Umgebung. Oder mal wieder zusammen Urlaub. Haben wir uns ja gar nicht mehr getraut. Wegen mir und Friederike. Auch mit dem Kochen oder Backen, haben wir mal zusammen gemacht, ist alles irgendwie eingeschlafen.

Herr P: Ja, mal alle zusammen raus wäre gut. Mit Segelflugplatz in der Nähe noch besser. Ich finde auch, die Zeit zusammen tut uns allen gut. Auch wenn mich Fernsehen nicht so interessiert. Ich bleib jetzt einfach mal dabei. Ich würd' auch mal einen Sonntag für den Zoo opfern. Oder mal wieder was zusammen kochen.

Frau P: Ich glaub es erst, wenn ich es sehe …

Th (unterbricht): Bevor jetzt wieder Einwände kommen. Da ist doch bei Ihnen viel mehr da, als ich aufgezählt habe. Da kommt doch schon einiges zusammen. Manchmal scheint es Ihnen doch zu gelingen, ohne Streit ins Gespräch zu kommen. Da könnten wir ja schauen, was dabei anders ist als sonst. Und Sie haben Ideen für Gemeinsamkeiten. Vielleicht müssen Sie auch üben, das Gute stehen zu lassen. Ich möchte die Sitzung jetzt mal unterbrechen und mit den Kollegen draußen über meine Eindrücke diskutieren. In ca. 10 bis 15 Minuten werde ich dann abschließend mit Ihnen sprechen, was wir denken

und wie es weitergehen soll. *(Sitzung wird unterbrochen).*

8.4 Klinische Diskussion

Unter Berücksichtigung der verschiedenen diagnostischen Dimensionen auf der individuellen, der interpersonellen und der gesamtfamiliären Ebene werden die Eindrücke der beiden Erstgespräche zusammengefasst (Kap. 1 und Strukturbild des Genogramms, Abb. 8.2).

Individuelle Beschreibungsebene

Im Familieninterview waren alle Familienmitglieder bemüht, ihre Situation und Gefühle darzulegen. Besonders bei Friederike fiel der vernünftige, affektabwehrende Redestil auf.

Die Tochter

Die Symptome des Einnässens und Einkotens sind nicht auf eine konkrete, auslösende Situation zurückzuführen und haben sich im Laufe der Entwicklung z. T. verselbstständigt. Friederike wirkt im Hinblick auf die Auseinandersetzung mit ihren aggressiven Impulsen, Autonomiebedürfnissen und ihrer Selbstbehauptung besonders gegenüber der Mutter in ihrer Entwicklung beeinträchtigt. Dabei scheint sie enger an den Vater gebunden zu sein. Einerseits regrediert und protestiert sie möglicherweise auch mithilfe ihrer Symptomatik, andererseits hat sie ausgeprägte Schuldgefühle. Sie betont aber auch als erste die positiven Seiten im Familienleben, trägt hier lebendig zum Gespräch bei. Im Umgang mit Gleichaltrigen scheint Friederike keine Schwierigkeiten zu haben und ist gut in den Klassenverband integriert. Ihre Konflikte scheinen hauptsächlich um Kontrolle versus Unterwerfung nach der Operationalisierten Psychodynamischen Diagnostik (OPD, s. Kap. 15) zentriert zu sein.

Frau P

Frau P leidet besonders unter den bereits seit vielen Jahren bestehenden Belastungen des Familienlebens. Sie fühlt sich für die Schwierigkeiten verantwortlich und führt sie in erster Linie auf ihr „Versagen" zurück. Sie hat sich sehr auf Friederike gefreut, entwickelt jedoch während der Schwangerschaft multiple Ängste, die sie stark einengen und auch die Tochter binden. Sie ist enttäuscht, dass sich keine ihren Idealen entsprechende Entwicklung von Friederike und Beziehung zu dieser einstellt. In den Gesprächen wird deutlich, dass das Verhältnis zu Friederike durch bisher nicht gelöste Ambivalenzen geprägt ist. Frau P ist in Konfliktsituationen verunsichert und überfordert, sodass sie grundsätzlich versucht, Streit aus dem Weg zu gehen. Besonders gegenüber Friederike kann sie keine mütterliche Autorität entwickeln und notwendige Grenzen setzen. In aggressiven Auseinandersetzungen mit Friederike kehrt sich das Generationenverhältnis zeitweise sogar um. Die Tochter wird zur mächtigen Elternfigur, die Mutter nimmt die Position des Kindes ein und ist ohnmächtig. In der Exploration der Ressourcen werden ihre lebendigen Seiten deutlicher (Theater, Zoobesuch, Kochen), auch ihre diesbezüglichen Wünsche formuliert sie deutlich. Nach OPD liegt hier ein Konflikt "Kontrolle versus Unterwerfung" vor, dem vermutlich ein Selbstwertkonflikt zugrunde liegt.

Herr P
Herr P wirkt ebenfalls ratlos und bedrückt wegen der Probleme in der Familie. Er meint, dass in erster Linie Friederike für die Schwierigkeiten verantwortlich sei, vermutet jedoch auch einen Zusammenhang mit den hohen Ansprüchen, die beide Eltern an ihre Erziehung gestellt haben. Die Angstzustände seiner Frau erlebt er als sehr belastend und überfordernd, da sie sich verstärken, statt abzunehmen. Ihm selbst schlägt der Stress und Ärger zeitweise auf den Magen, und ohne seine vielfältigen Hobbys könnte er die familiäre Situation wohl kaum ertragen. Herr P steht seiner Vaterrolle ambivalent gegenüber. Gegenüber Friederike nimmt er eher die Rolle des älteren Bruders ein. Ähnlich seiner Frau vermeidet er Konflikte und übernimmt nicht die väterliche Autorität, um Friederike gegenüber Grenzen zu setzen. Es entsteht der Eindruck, dass er in den heftigen Auseinandersetzungen weder seiner Frau noch seiner Tochter die notwendige Unterstützung bie-

ten kann. Seine Bindung an seine Ursprungsfamilie ist weiterhin eng. Es wird weiter zu explorieren sein, inwieweit er eher Sohn seiner Mutter geblieben als der Mann seiner Frau und Vater seiner Tochter geworden ist. Vielleicht sucht er in seiner Freizeit auch vorwiegend männliche Gesellschaft, um hier sein Identitätsgefühl zu stärken. Nach OPD liegt auch hier ein Konflikt "Kontrolle versus Unterwerfung" vor, dem vermutlich ein Selbstwertkonflikt oder ein Identitätskonflikt zugrunde liegt.

Das Paarsystem
Das Paar scheint sich in einer stabilen, um Verweigern und Entziehen, Dominanz und Anpassung zentrierten analen Kollusion zusammengefunden zu haben. Aggressive Konflikte werden durch Isolierung und Verschiebung auf andere Themen oder Rationalisierung gemeinsam abgewehrt. Die jetzige Form der Paarbeziehung ermöglicht als Kompromissbildung vermutlich so viel Befriedigung, dass es nicht zur Trennung aufgrund von Enttäuschung kommt. Gleichzeitig halten die Partner so viel Distanz, dass es keine heftigen Streitigkeiten gibt, die ernsthaft mit der Gefahr einer Trennung verbunden sein könnten. Das System macht einen stabilen Eindruck.

Die Symptome von Frau P und von Friederike binden das Konfliktpotenzial. In dieser Beziehung scheint die IP als umstrittene Bundesgenossin und als Ersatzpartnerin zu fungieren. Es scheint sich um eine „Ehe zu dritt" zu handeln. Die Kommunikation zwischen den Eheleuten wirkt reduziert auf die Sorgen um Friederike, sodass wenig Raum für andere Gemeinsamkeiten bleibt, die darüber hinaus durch die Erkrankung von Frau P erheblich erschwert sind. Beide haben offensichtlich Schwierigkeiten, ihre Elternrolle zu übernehmen. Inwieweit sie einander Partner sein können, ist fraglich.

Es deutet sich an, dass sich Frau P mehr Unterstützung von ihrem Mann wünscht, beispielsweise in den Auseinandersetzungen mit Friederike. Aber auch Herr P ist möglicherweise von seiner Frau enttäuscht, die für ihn keine Sexualpartnerin mehr ist (Kap. 15, 18 und 19).

Struktur der Kernfamilie

Die Kernfamilie wirkt in ihrer Struktur sehr eng miteinander verstrickt, die intrafamiliären Grenzen sind verwischt. Besonders die Grenze der elterlichen Dyade gegenüber der Tochter ist nicht gefestigt. Die drei Personen interagieren eher wie Geschwister als wie Eltern und Kind miteinander (Kap. 13 und 15), eine Art „Ehe zu dritt". Auf der anderen Seite erscheinen alle als „unverbunden". Jede(r) scheint „ihre bzw. seine eigene Suppe zu kochen". Empathie für den jeweils anderen, sich probeweise in deren oder dessen Schuhe zu stellen, scheinen zu fehlen. Die Mentalisierungsfähigkeit erscheint als eingeschränkt (Kap. 19). Die Bindung zwischen Mutter und Tochter erscheint als unsicher-ambivalent, zwischen Vater und Tochter tendenziell ebenfalls, zwischen den Eltern als unsicher-vermeidend (Kap. 18). Die Ressourcen erscheinen als verschüttet, sind aber „abrufbar" und können vermutlich aktiviert werden.

Lebenszyklische Perspektive

Unter dem Aspekt des familiären Lebenszyklus befindet sich die Familie zwischen der Kindheit und beginnender Adoleszenz (Kap. 10). Die notwendige Öffnung der Familienumweltgrenze ist erschwert und wird von den Eltern sehr unterschiedlich gezogen. Während Frau P relativ rigide abgegrenzt zur Außenwelt lebt, sind die Grenzen von Herrn P zur Umwelt sehr durchlässig. Insgesamt scheint für die Familie nicht nur ein Druck, sondern auch ein durch die Konflikte und Schwierigkeiten verschütteter Wunsch nach mehr Gemeinsamkeit und Zusammenhalt zu bestehen, wodurch jedoch die Autonomie der Familienmitglieder eingeschränkt werden könnte. Veränderungsimpulse von außen oder von innen werden vermutlich z. T. auch als Bedrohung des unbefriedigenden, aber über längere Zeit erstaunlich stabilen Gleichgewichts wahrgenommen.

Durch diese Familienstruktur ergeben sich Konflikte mit der Autonomieentwicklung von Friederike, die sich mit der zunehmenden Ablösungstendenz der nächsten Jahre noch verstärken könnten. Darüber hinaus mangelt es in der Paarbeziehung an einer festen Koalition, und die Balance zwischen Liebe und Kontrolle ist

nicht gegeben. Die Eltern verfügen nur über sehr geringe Einflussmöglichkeiten und begünstigen die geringe Impulskontrolle von Friederike, sodass die notwendige Entwicklung der Selbststeuerung erschwert wird. Auch die Balance zwischen Eltern- und Paarfunktionen scheint nicht ausgeglichen, sodass die Familie nicht gut auf die „Sturm und Drang"-Periode der Adoleszenz vorbereitet ist, denn die Eltern stehen nicht zusammen, und eine Neuformulierung der Paarbeziehung erscheint aufgrund der bisherigen rigiden Muster schwierig (Kap. 11). Allerdings werden ebenfalls Ressourcen und Lebendigkeit deutlich, die mit der zunehmenden depressiven Problemfixierung und der Betonung der Defizite verschüttet worden sind. Die Familie hatte offensichtlich immer wieder auch „gute Phasen".

Mehrgenerationale Perspektive

In der Mehrgenerationenperspektive wirken die Symptome von Frau P und von Friederike eng mit den Konflikten verwoben, die Frau P mit ihrer Ursprungsfamilie verbinden (Kap. 13 und 14). Sowohl die Schwangerschaft als auch die Geburt von Friederike sollten die Gleichwertigkeit von Frau P gegenüber ihrer Mutter sowie ihren Schwestern und damit ihre Kompetenz als Frau und Mutter „beweisen". In diesem Ablösungskonflikt und dieser Rivalität fungierte Friederike vermutlich als Delegierte im Dienst des Ich-Ideals von Frau P, um deren narzisstisches Gleichgewicht wiederherzustellen. Die Symptome von Frau P (Agoraphobie, Panikattacken) könnten die ohnmächtige Wut gegenüber den Entwertungen von der Ursprungsfamilie und Schamgefühle ausdrücken („Kann ich mich als Schwangere sehen lassen und es mit den anderen aufnehmen, oder bin ich weiterhin die Kleine"?). Hier ist offen, inwieweit Frau P Unterstützung von ihrem Mann bekam, oder ob sie sich von ihm im Stich gelassen fühlte.

Erziehungsstil

In diesem Zusammenhang steht der seit Friederikes Geburt bestehende Streit um den „richtigen" Erziehungsstil zwischen dem Ehepaar P und der Ursprungsfamilie von Frau P, der sich u. a. mit der Frage der Sauberkeitserziehung entwickelt hat. Mit der Entscheidung für einen Laissez-faire-Stil (Kap. 17) wollte sich das Paar von der strengen Mutter von Frau P positiv abgrenzen. Friederike steht somit als Delegierte im Dienst der Individuation bzw. des Protestes der Eltern.

Mit ihrem Anspruch, bessere Eltern sein zu wollen und auf die Formulierung von expliziten Erziehungszielen zu verzichten, haben sich Herr und Frau P offensichtlich übernommen. Die Tatsache, dass Friederike bei der Großmutter kaum einnässt, weist darauf hin, dass die Sauberkeitserziehung der Tochter konsequenterer elterlicher Positionierung bedurft hätte. Durch das Einräumen von weitgehender Entscheidungsfreiheit bekommt die Tochter quasi einen Status als gleichberechtigte Erwachsene („Sie entscheidet, wann sie sauber sein möchte."), der sie jedoch weit überfordert. Ihre Bedürfnisse nach Halt und Grenzsetzung werden nicht oder nur inkonsistent beantwortet. („Sie soll nicht nur ja sagen, nicht alles erlauben, obwohl sie das gar nicht will.")

Auf der einen Seite fordert Friederike mit ihrer Symptomatik die Wahrnehmung und Erfüllung ihrer kindlichen Bedürfnisse. Auf der anderen Seite verteidigt sie bei dem Versuch der Eltern, Grenzen zu setzen, vehement ihre Machtposition („Später haben wir dann alles versucht, aber jetzt können wir nichts mehr bewirken.") (Kap. 17).

Psychodynamische Perspektive

Dadurch, dass sich Frau P nicht mit ihrer strengen Mutter identifizieren wollte, sondern mit ihrem eher nachgiebigen Mann quasi ein Gegenbild wählte und beide der IP keine Grenzen setzten, kam Friederike in die Rolle der Mächtigen und der Aggressiven. Diese Position entspricht auf der „inneren Bühne" von Frau P vermutlich ihrer Mutter, eventuell auch der Schwester (Kap. 15).

Sie drückt zudem vermutlich die von den Eltern aufgrund ihrer Normen („sich Mühe geben") abgewehrte Aggressivität in ihrem Verhalten aus. Die Eltern nehmen wiederum eine Rolle als Zuschauer oder als Opfer, seltener als Mitwirkende ein. Die strenge Über-Ich-Bildung, insbesondere

der Mutter, lässt die Probleme der Patientin als schuldhaftes und schambesetztes Versagen erscheinen. Anklagen werden entweder gegen die eigene Person, andere Familienmitglieder oder gegen Außenstehende (Ursprungsfamilie der Mutter, vorhergehende Behandler) gerichtet.

In der Operationalisierten Psychodynamischen Diagnostik der Familie (Familien-OPD, Kap. 15) dominieren auf der Konfliktachse der Konflikt um Kontrolle versus Unterwerfung sowie Selbstwertkonflikte, die vermutlich bei den Eltern die tieferliegenden Konflikte sind. Auf der Strukturachse erscheint das Niveau insgesamt als gering (Wechsel zwischen chaotischen und rigide-tyrannischen Kontrollbemühungen. Interpersonelle Grenzen fluktuieren zwischen durchlässig und starr. Vorherrschen von distanzierter Unbezogenheit bzw. Grenzverletzungen. Übersteuerung von Affekten und Untersteuerung i.S. von Affektausbrüchen) mit Anteilen von mäßiger Integration. (Die Kommunikation ist relativ klar, jedoch von konfliktbedingten Wünschen und Ängsten geprägt. Die interpersonelle Kontrolle zur Sicherstellung einer „guten" Atmosphäre wirkt übermäßig und dysfunktional. Affekte wie Ärger, Angst und Depressivität stehen im Vordergrund. Auf Ambivalenz wird mit Repression reagiert.)

Übertragung

Die Bedeutsamkeit der Schuldfrage für die Psychodynamik zeigt sich auch in der initialen Übertragung, in der der Therapeutin subtil die Rolle der Richterin zugedacht wird. Phasenweise entstehen in ihr Gefühle der Ohnmacht und Ausweglosigkeit. Die Familie könnte diese Gefühle induzieren, weil es die Eltern kränken und beschämen würde, wenn es durch die Therapeutin zu Veränderungen käme, die herbeizuführen bisher weder ihnen noch den Vorbehandlern gelungen ist (Kap. 15). Von der Therapeutin wird allerdings auch Hilfe bei der Suche nach Auswegen erwartet. Die Familie wünscht in ihrer Verstrickung jemanden, die „von außen" schaut und eventuell mehr Möglichkeiten sieht als sie, eine positive triangulierende Figur. In der Gegenübertragung empfindet die Behandlerin oft Ohnmacht, auch Wut, kann aber auch die Verzweiflung der Familie, aus der malignen Verstrickung nicht mehr herauszufinden, nachfühlen. Sie möchte die Familienmitglieder nicht beschämen, um das Arbeitsbündnis nicht zu gefährden, sucht immer wieder nach passenden Formulierungen. Dabei fällt ihr auf, dass ihre Sprache manchmal „gestelzt", „erwachsen" (parentifiziert?) wirkt. Ist sie hier mit Friederike identifiziert?

Verhaltenstherapeutische Diagnostik

Eine kognitiv-behaviorales Erklärungsmodell (Kap. 16) würde ebenfalls bei den biografischen Erfahrungen der Eltern (Selbstwertproblematik, Parentifizierung, Konfliktvermeidung) und der Paarproblematik (keine Übereinstimmung bezüglich des Umgangs mit dem Symptom, mangelnde Abgrenzung des Paarsystems) ansetzen. Dies führt zu einem Druck bei der IP, die mit Einnässen und Einkoten reagiert, was die Eltern wiederum kränkt. Der Vater zieht sich zunehmend zurück, die Mutter versucht, das problematische Verhalten zu verändern, scheitert, zieht sich auch zurück. Alle verstricken sich in schlechter Laune, fühlen sich machtlos. Positive gemeinsame Interaktionen unterbleiben zunehmend auf der Paar- wie auf der Familienebene, was den Erwartungsdruck und die Ohnmachtsgefühle noch verstärkt.

8.5 Endphase

Um diese Überlegungen zu prüfen und den Bewegungsspielraum der Familie auszuloten, teilt die Therapeutin der Familie nach der klinischen Diskussion folgende Eindrücke mit:

Abschlussintervention

Th: Ich möchte Ihnen und Dir, Friederike, zunächst fünf weitere Gespräche vorschlagen, um gemeinsam zu schauen, ob Sie bzw. Ihr andere Lösungsmöglichkeiten für die Probleme finden können bzw. könnt als bisher. Wir sollten gemeinsam schauen, ob neue Ansätze schlechter, genauso gut oder wirklich besser sind als die bisherigen Lösungen.

Sie sind alle sehr bemüht und besorgt um einander. Das ist gut und unterstützend. Es ist ganz wichtig, dass alle darauf achten, was in der Familie gut läuft, was sich nicht ändern soll. Sie haben dazu schon einiges gesagt. Auch was Sie früher an gemeinsamen guten Aktivtäten hatten, was alle gern machten. Wir sollten überlegen, ob und wie man das wieder aktivieren kann. Sie alle versuchen, eine Balance, zwischen Gemeinsamem und Eigenem zu finden, zwischen dem, was Sie zusammen machen und dem, was jede und jeder für sich macht. Das Gemeinsame scheint der Streit geworden zu sein. Das Gegengewicht ist irgendwie verloren gegangen. Bezogen auf das gemeinsame Leben zu dritt scheint vorrangig zu sein, neue Umgangsformen zu finden oder alte zu aktivieren, die Gemeinsamkeit zu ermöglichen, aber auch, die eigene Position zu vertreten, ohne sich gegenseitig zu verletzen.

Darüber hinaus fiel mir auf, dass einzelne Bereiche in der Familie nicht eindeutig voneinander zu trennen sind. Du, Friederike kümmerst dich beinahe mütterlich wie eine Erwachsene um die Belange der Eltern. Gleichzeitig nässt und kotest du ein. Das machen eigentlich viel jüngere Kinder. Die Eltern kümmern sich dann sehr um dich und es gibt immer wieder Streit. Alle haben ein schlechtes Gefühl. Alle fühlen sich als Versager. Gleichzeitig machen Sie, Frau und Herr P, als Ehepaar wenig zusammen und ziehen oft wenig an einem Strang. Was sollten die Eltern in Zukunft versuchen, allein zu regeln, ohne Friederike mit einzubeziehen? Was möchten Sie als Paar miteinander gemeinsam unternehmen und was will jede bzw. jeder weiterhin für sich machen?

Schließlich stellt sich die Frage, welche Rolle Ihre Ursprungsfamilien in Ihrer Beziehung spielen sollen. Da ist für mich noch eine Reihe von Fragen offen, die ich gern mit allen besprechen möchte.

Dies sind einige Gedanken zu Ihren Problemen, die sich im Verlauf der Gespräche ergeben haben.

Therapievorschlag

Th: Zum Abschluss möchte ich Ihnen und Dir vorschlagen, dass alle an jedem Tag bis zur nächsten Sitzung aufschreiben, was sie gut in der Familie fanden, was gut lief. Zudem sollten Sie, Herr und Frau P, in den folgenden Wochen besprechen, welche gemeinsamen Themen Sie beide haben, wie wollen Sie Eltern sein, wie wollen Sie ein Paar sein? Dazu sollten Sie dreimal zusammen ausgehen, so wie es Ihren Wünschen gerade entspricht. Friederike, Du kannst dann in der Zeit mehr an Dich denken, Dich verabreden oder allein etwas unternehmen. Unser nächster Termin wäre dann am …

Reaktionen

Herr P sorgt sich nach diesem Vorschlag, dass Friederike sich jetzt bestraft und schuldig fühlen könnte, weil die Eltern aufgefordert sind, etwas allein zu klären und zu unternehmen. Friederike allerdings fühlt sich offensichtlich entlastet und negiert dies prompt. Sie fragt sogar, warum die Eltern nur dreimal fortgehen sollen statt an mehreren Tagen.

Teil III

Die diagnostischen Fenster und deren Grundlagen

Familiendiagnostik im Kontext

Christina Hunger-Schoppe, Chawwah Grünberg und Tobias Knoll

▶ Die Familiendiagnostik und -therapie ist stark von den Rahmenbedingungen (Kontext; lat.: zusammenweben) geprägt, in denen sie stattfindet. Der Kontextualismus als Denkrichtung der Geistes- und Sozialwissenschaften beschreibt die Auffassung, dass jede Entscheidung, Handlung oder Äußerung in einem bestimmten Zusammenhang erfolgt und nur durch Rahmung, d. h. Bezugnahme zu diesem Kontext, verständlich erscheint. Daher ist der Einbezug des Kontextes in die Familiendiagnostik essenziell, um familiäre Konflikte sowie individuelle Störungen innerhalb einer Familie zu verstehen.

9.1 Familie als soziales System

Ein System, z. B. eine Familie, beschreibt ein aus mehreren Einzelteilen, z. B. Familienmitgliedern, zusammengesetztes Ganzes, in dem die einzelnen Elemente, d. h. die familiären Mitglieder, reziprok in Verbindung stehen und das sich in seiner Charakteristik von anderen sozialen Systemen in seiner Umwelt unterscheidet (Schweitzer & Hunger, 2020). Historisch werden Familien über biologische oder legale Verwandtschaftsverhältnisse kontextualisiert (Kannegießer

& Rotax, 2016). Dabei variieren die Beschreibungen dessen, was als Familie zu verstehen ist, je nach wissenschaftlicher Disziplin (Cierpka, 2008, 2012). Systemische Familiendiagnostik definiert Familie als intimes Beziehungssystem, welches einem gemeinschaftlichen Lebensvollzug folgt und durch Kriterien der Abgrenzung, Privatheit, Dauerhaftigkeit, Nähe und Emotionalität von anderen sozialen Systemen unterschieden werden kann (Schneewind, 1999). Eine solche Definition ist offener für auch alternative Familienkonstellationen bis hin zu erweiterten sozialen Bezugssystemen (Holland & Crowley, 2013) und berücksichtigt die Vielfältigkeit interpersonaler Zusammensetzungen dyadischer und triadischer Beziehungen innerhalb einer Familie als auch der Familie zu ihrer sozialen Umwelt.

9.2 Pluralität von Familienformen

Der Begriff der Kernfamilie unterliegt starken Diversitätstendenzen und macht deutlich, wozu wir inzwischen von einer Pluralität der Familienformen sprechen. Diese Vielfältigkeit ist an sich kein neuzeitliches Phänomen. Jedoch haben sich die familienhervorbringenden Umstände über die vergangenen Jahrzehnte und Jahrhunderte sehr verändert. Historisch bedingten vor allem hohe Sterblichkeitsraten in Folge von Kriegen,

C. Hunger-Schoppe (✉) · C. Grünberg · T. Knoll
Fakultät für Gesundheit, Lehrstuhl für Klinische Psychologie und Psychotherapie,
Universität Witten/Herdecke, Witten, Deutschland
e-mail: christina.hunger-schoppe@uni-wh.de

© Springer-Verlag Berlin Heidelberg 2024
G. Reich et al. (Hrsg.), *Handbuch der Familiendiagnostik*, Psychotherapie: Praxis,
https://doi.org/10.1007/978-3-662-66879-5_9

Tab. 9.1 Strukturelle Pluralität von Familienformen (in Anlehnung an Gerlach, 2021; Bodenmann, 2016)

Bezeichnung	Beschreibung
Strukturelle Aspekte	
Klein- oder Nuklearfamilie	Familien mit 2 Kindern; historisch auch größere Familien, da trotz hoher Geburtenraten von 12–14 Geburten pro Familie nur 3–5 Kinder überlebten und zum Haushalt beitrugen
Großfamilien	Familien ab 3 Kindern; Mehrgenerationenfamilien in einem Haushalt
Ein-Eltern-Familie	Abwesenheit eines Elternteils
Patchworkfamilie	Mehr oder weniger zufällig angeordnete biologische und psychosoziale Beziehungen nach der Trennung/Scheidung
Adoptiv-, Pflegefamilie	Familien mit mind. einem Kind, unabhängig von der biologischen Abstammung. Die familienrechtlichen Beziehungen gehen bei Adoptivfamilien vollständig und bei Pflegefamilien eingeschränkt von der Herkunfts- auf die adoptierende bzw. pflegende Familie über
Regenbogenfamilie	Vielfalt an Familienmodellen, in denen lesbische, schwule, bisexuelle, trans*, inter* und queere (LGBTIQ*) Eltern Verantwortung für ein oder mehrere Kinder übernehmen
Kleeblattfamilie bzw. Queerfamily	Ein lesbisches und ein schwules Paar bzw. eine Singleperson und ein gleichgeschlechtliches Paar ziehen gemeinsam ein Kind groß und leben eine aktive Mehrelternschaft
Funktionale Aspekte	
Nähe	Physische, geistige, emotionale und räumliche Nähe der Familienmitglieder zueinander und der Familie als Ganzes
Abgrenzung	Physische, geistige, emotionale und räumliche Distanz unter den Familienmitgliedern, innerhalb der Familie als Ganzes sowie gegenüber ihren Umwelten
Privatheit	Umgrenzter familiärer Lebensraum zur Wahrung familiärer Intimität
Dauerhaftigkeit	Längerfristige familiäre Gemeinsamkeit durch wechselseitiges Bindungserleben, Übernahme familiärer Verantwortung, Loyalitätserleben, Orientierung an gemeinsam geteilten familiären Normen, Werten und Zielen

Hungersnöten, Seuchen und ungünstigen ökonomischen Zuständen verschiedene koexistierende Familienformen. Heutige familiäre Pluralität hingegen beruht vor allem auf hohen Scheidungsraten und einer Offenheit für alternative Lebens- und Familienformen (Bodenmann, 2016). Pluralität bezieht sich hierbei vor allem auf strukturelle Aspekte familiärer Beziehungsgefüge, wobei funktionale Aspekte wie Nähe, Abgrenzung, Privatheit und Dauerhaftigkeit gleichfalls bedeutsam erscheinen (Tab. 9.1).

9.3 Familiäre (Sub-)Systeme

Die auf dem *Drei-Ebenen-Modell* der Familiendiagnostik basierenden vier Betrachtungsweisen beschreiben Familie als Ganzes („wir"), ihre Subebenen der dyadischen und triadischen Beziehungen („ich-du/ihr") und des Individuums („ich-innerhalb-der-Familie") ebenso wie Familie als Sub-Ebene des gesellschaftlichen Systems ("wir-ihr"). Besonders zu beachten sind in letzterem Zusammenhang andere helfende Systeme (z. B. Hausarzt, Jugendamt,

Gesundheitswesen) und größere Systeme (z. B. Schule, Arbeitsplatz) (Abb. 9.1).

▶ **Wichtig** Jede (Sub-)Ebene bzw. jedes (Sub-)System kann als Funktionssystem verstanden werden, das sich in Abgrenzung und reziproker Wechselwirkung zu anderen Funktionssystemen beschreiben lässt. Insofern erscheint es ratsam, kontextsensibel das Beziehungsgefüge der betroffenen Familie zu erfragen (Tab. 9.2).

Treffen Familien auf gesundheitsbezogene Kontexte, orientieren sich diese vor allem an dem, was in der Familie schon oder immerhin noch gut gelingt (Funktionen: „Muster des Gelingens"). Klinische Kontexte adressieren eher das, was (noch) nicht oder nicht mehr gelingen mag (Dysfunktionen: „Muster des Nichtgelingens"). Da beide Ansätze auch an der jeweils anderen Perspektive interessiert sind, ergeben sich stets zwei kontextabhängige Zugangswege zur Lebenswirklichkeit der betroffenen Familie in der Familiendiagnostik (Tab. 9.2) (Hunger, 2018).

Abb. 9.1 Vier Betrachtungsweisen im
Drei-Ebenen-Modell (Cierpka, 2008;
Hunger, 2018): (**a**) Ebene des Individuums
(„ich-innerhalb-des-sozialen Systems");
(**b**) Ebene der dyadischen und triadischen
Beziehungen („ich-du/ihr"); (**c**) Ebene des
sozialen Systems als Ganzes („wir"); (**d**)
Ebene des sozialen Systems im Kontext
anderer sozialer Systeme („wir-ihr")

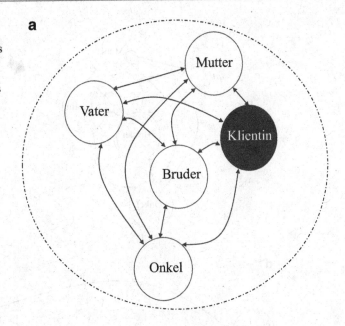

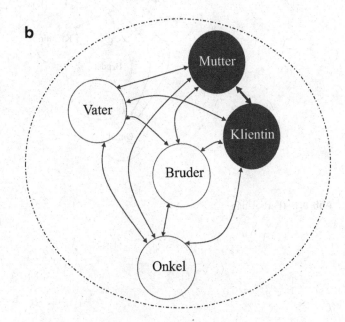

c

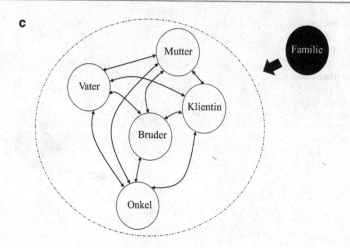

d

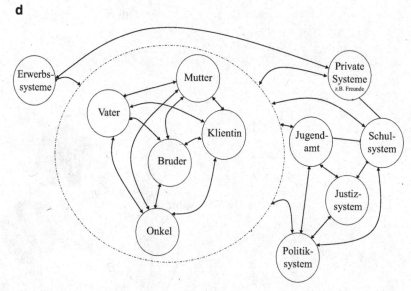

Abb. 9.1 (Fortsetzung)

Tab. 9.2 Kontextsensibilität und Zugangswege in der Familiendiagnostik zur Orientierung im Drei-Ebenen-Modell (Hunger, 2018)

Konsequenz kontextsensiblen Denkens für die Familiendiagnostik
• Erfrage: „Wer gehört dazu, wenn etwas zu einem Problem wird?", „Wer beschreibt das Problem wie?" Oder allgemeiner: „In welchem sozialen System macht das Problem Sinn?" Dabei gilt es, alle subjektiv als bedeutsam wahrgenommenen sozialen Bezugspersonen in die Diagnostik einzubinden.
• Erfrage: „Wer hat die Familie vermittelt?", „Welche offenen bzw. verdeckten Hoffnungen, Wünsche und Befürchtungen sind mit der Vermittlung verbunden?"
• Erfrage: „Welchen Unterschied macht es, und was wird anders erzählt, je nachdem, ob das Diagnostiksystem, d. h. Familie und zu Diagnostizierende, freiwillig oder im Zwangskontext agiert?"

Übergeordnete Zugangswege	Spezifizierende Zugangswege
A) Welche Funktionen und Dysfunktionen zeigen sich bei Betrachtung der (Sub-)Systeme mit Blick auf die Entstehung, Aufrechterhaltung und Veränderung des Erscheinungsbildes dieser (Sub-)Systeme? B) Wie lassen sich die beobachteten Funktionen und Dysfunktionen beschreiben, erklären und bewerten, wenn wir qualifizierende und quantifizierende Aussagen zugrunde legen?	1. Wie organisiert sich das Individuum innerhalb des familiären Beziehungsgefüges? 2. Wie organisieren sich die dyadischen und triadischen Beziehungen innerhalb der Familie? 3. Wie organisiert sich die Familie als Ganzes? • Welche anderen Systeme haben eine wichtige Bedeutung für die Familie bzw. Familienmitglieder? Wie prägen Sie das familiäre Selbst-/Systembild? • Welche Erwartungen und Hindernisse für die Familientherapie entspringen hieraus? • Welche Bedeutung hat die Arbeit mit einer Familie für ihren Umgang mit anderen sozialen Systemen? 4. Wie organisiert sich die Familie in ihrer sozialen und gesellschaftlichen Umwelt?

9.4 Auftragsdreieck und Auftragsfeldanalyse

9.4.1 Suggestibilität

Gerade im Erstkontakt befindet sich ein Diagnostiksystem, inkl. Familie und Diagnostiker:innen, als ein sich neu formierendes soziales System im Zustand hoher Suggestibilität und Offenheit für neue Informationen und Beeinflussungen (Abb. 9.2). Die Familie hat den Tiefpunkt einer Krise bereits verlassen: Sie hat es geschafft, auswärts Hilfe zu suchen, versus (scheinbar) tatenlos an ein und demselben (Tief-)Punkt zu verweilen. Wer sich für eine Familientherapie interessiert, hat zumeist einen längeren Entscheidungsweg, meist auch innerhalb der Familie, durchlaufen und bestimmte Vorstellungen von dem, was Hilfreiches erwartet wird (Prior, 2010). Diese Beeinflussbarkeit gilt es vor allem zur Zielaktualisierung zu nutzen: Wenn Ziele klar erscheinen, dann steigt die Wahrscheinlichkeit eines erfolgreichen Gesprächs beidseitig signifikant.

9.4.2 Auftragskonstruktion

Die Auftragskonstruktion umfasst drei Perspektiven: Anlass, Anliegen und Auftrag können als aufeinanderfolgende Phasen verstanden werden, vermischen sich jedoch oftmals prozessorientiert im Gespräch. Der Anlass bezieht sich auf die *Problemaktualisierung ("Ortsbegehung")*, wo so lange verweilt wird, bis die Problemlage genügend detailliert beschrieben wurde. Das Anliegen verkörpert die Vorstellungen von einem Leben ohne das Problem i. S. der *Lösungsaktualisierung ("Zukunftsbegehung")*. Im Vermeidungsmodus formulierte Ziele, z. B. „Wir wollen uns nicht mehr so arg um die Kinder sorgen!", gilt es über alternative Fragen, z. B. „Was machen Sie [dann] stattdessen?", in Annäherungsziele zu transformieren, z. B. „Wir vertrauen unseren Kindern [dann], dass sie uns im Notfall von sich aus aktiv anrufen!". Der Auftrag erfragt die Ressourcen und Kompetenzen der Familie in ihrer *Mitwirkung ("Beiträge")* zur Zielerreichung. Abschließend wird die *Stimmigkeit* der Auftragskonstruktion aus Sicht der Familie

Abb. 9.2 Leitidee Suggestibilität
(in Anlehnung an Prior, 2010)

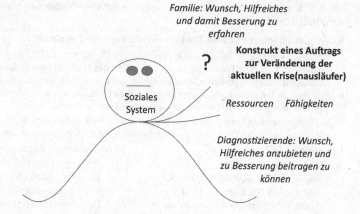

Familie: Wunsch, Hilfreiches
und damit Besserung zu
erfahren

**Konstrukt eines Auftrags
zur Veränderung der
aktuellen Krise(nausläufer)**

Soziales
System

Ressourcen   Fähigkeiten

Diagnostizierende: Wunsch,
Hilfreiches anzubieten und
zu Besserung beitragen zu
können

als auch der Diagnostizierenden überprüft (Hunger, 2021). Das *Steuerungsdreieck* (Kannicht & Schmid, 2015) gibt eine gute Orientierung mit Perspektive auf den Problemfokus, die Setting-Eigenschaften und Interventionen: „Überzeugt der gewählte *Problemfokus* die Familie und die Diagnostizierenden?", „Ist die Wahl der *Zusammensetzung* des Settings (z. B. Familie, Paar, Einzel; private und professionelle Dritte) passend?", „Stimmen die gewünschten *Vorgehensweisen* mit dem konstruierten Anliegen überein?". Entsteht der Eindruck, dass Anlass, Anliegen und Auftrag nicht zueinander passen, empfiehlt sich ihre erneute Verhandlung, bis sich für alle Beteiligten ein stimmiges Bild ergibt (Kap. 6).

▶ **Wichtig** Eine besondere Herausforderung stellt die Art und Weise dar, auf welchen unterschiedlichen Wegen Familien in die Diagnostik und Therapie gelangen: z. B. eigenmotiviert, auf Druck von (nicht anwesenden) Familienmitgliedern und/oder

Institutionen (z. B. Hausarzt, Schule, Jugendamt, Jobcenter, richterliche Anordnung). Die Art der Überweisung beeinflusst in vielfacher Weise die Motivation, Erwartungen und Ziele der Familie ebenso wie der überweisenden Kontexte. Je differenziertere Angebote eine Institution eröffnet und eine Familie sich wünscht, desto bedeutsamer ist die genaue Klärung der Erwartungen an die Institution sowie nicht anwesender Dritter, (z.B. Familienmitgliedern, wichtigen Bezugspersonen, professionellen Helfer:innen) insbesondere im Kontext unfreiwilliger Vorstellungen (Tab. 9.3).

So ist z. B. in der Jugendhilfe das Jugendamt zumeist nicht nur Auftraggeber, sondern zahlender Kunde und Kontrollinstanz, vor allem bei (potenzieller) Kindeswohlgefährdung. Die Familie hingegen ist inhaltliche Kundin. Dadurch erhöhen sich die Komplexität der Auftragskonstruktion und der diagnostische Spannungsgrad. Das Auftragsdreieck verdeutlicht diese Konstellation (Epple, 2018).

Tab. 9.3 Diagnostische Fragen zu Erwartungen gegenüber der Institution seitens nicht anwesender Dritter und bzgl. Erwartungen bei Unfreiwilligkeit

---

Erwartungen an die Institution

- *Was* erwarten/befürchten Sie (nicht) mit Blick auf unsere Gespräche in unserer Institution? Was, als Sie unsere Homepage bzw. unser Türschild lasen? Was begeisterte Sie (nicht), und was schreckte Sie (nicht) ab?
- *Welchen Unterschied* könnte es machen, wenn wir unsere Gespräche über die Krankenkasse versus privat abrechnen?
- *Was* würde sich ändern, je nachdem, mit wem Sie sprechen: mit anderen Familienangehörigen (als die Anwesenden), Psycholog:innen, Ärzt:innen, Sozialarbeiter:innen, Richter:innen?
- *Wie* beeinflusst unsere Zusammensetzung als hetero- bzw. homosexuelles Diagnostizierenden- bzw. Therapiepaar Ihr Denken, Fühlen und Verhalten?

Erwartungen nicht anwesender Dritter (z. B. Familienmitglieder, insbesondere Familienoberhaupt; Hausarzt; Schule; Jugendamt; Jobcenter; Gericht)

- *Was* genau wird gewünscht: Soll die Familienhelferin vor allem auf die Kinder schauen? Benötigen die Eltern auch Unterstützung? Umfasst die Finanzierung der Fördermaßnahme alle Beteiligten?
- *Von wem* wird es gewünscht: Liegt der Veränderungswunsch vor allem auf Seiten (einzelner Personen in) der Familie? Oder eher auf Seiten der Gesellschaft, z. B. in Vertretung durch das Gericht? Oder ist es ein geteilter Veränderungswunsch?
- *Wie viel* und *wann* wird es gewünscht: Wer denkt, dass welche Dosis mindestens ausreichend erscheint? Wie lange soll die Intervention dauern und in welchen Abständen soll sie wahrgenommen werden?
- *Wozu* wird es gewünscht: Ist die angedachte Intervention letzter Ausweg vor deutlich drastischeren Maßnahmen wie Inobhutnahme oder Freiheitsentzug? Geht es um die Wiederherstellung von Funktionsfähigkeit und/oder seelischer Gesundheit – und wie ergänzt sich das (nicht)?

Erwartungen bei Unfreiwilligkeit

- Wessen Idee war es, dass Sie hierher kommen?
- Was möchte er/sie, was hier (nicht) geschehen soll? Ist das auch das, was Sie (nicht) wollen? Und wenn nein, was wünschen Sie sich stattdessen?
- Wie würde diese Zielverfolgung Ihre Beziehung zu der überweisenden Person verändern und wie die Beziehung zwischen uns?
- Was wäre der kleinste gemeinsame Nenner, auf den wir uns gemeinsam einlassen könnten?

9.5 Kulturelle und gesellschaftliche Kontexte

Familie kann als „eigen-sinniger Bildungsort" (Funcke & Bachmann, 2020)S. 134) verstanden werden, der eingebunden ist in vielschichtige sozialisatorische und Sinngebungskontexte. Sie begründet sich transgenerational in der Weitergabe von Werten sowie Normen, die kulturell geformt und gesellschaftsbildend in die Familie hineinwirken und die anhand von alltäglichen Routinen sowie Ritualen in individuellen Denk-, Fühl- und Verhaltensweisen erfahrbar werden. Gleichfalls gilt Familie als Ort individueller wie gemeinschaftlich-sozialer Identitätsbildung und wirkt reziprok auf Veränderungen gesellschaftlicher Prozesse und kultureller Bedeutungszuschreibungen. Familie kann als Mittlerin zwischen kulturellen, gesellschaftlichen und individuellen Anforderungen verstanden werden (Abb. 9.3). Besonders deutlich wird dies im Zu-sammenhang mit globalisierten Familien (Kap. 12).

9.5.1 Globalisierte Familien

Veränderungen in den politischen, wirtschaftlichen, technologischen und sozialen Rahmenbedingungen der letzten Jahre bedingen, dass Familien zunehmend globalisierter leben. Sie zeigen sich in einer ausgeprägten Mobilität als Konsequenz (un-)freiwilliger Flucht und Vertreibung, oder durch ein (un-)gewolltes arbeits- oder privatbezogenes Pendeln: eng verwandte Menschen leben räumlich weit entfernt, zugleich sind sie durch verbesserte Informations- und Kommunikationstechnologien eng miteinander verbunden (Kap. 11). Beispiele von Transmigration sind Expatriates als zumeist männliche, hoch qualifizierte Fach- und Führungskräfte, die über Entsendungsaufträge inter-

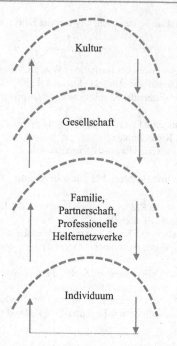

Abb. 9.3 Verhältnis von Kultur, Gesellschaft, Familie sowie Partnerschaft, Individuum

national tätiger Organisationen zunehmend auch mit ihren Familien global unterwegs sind. Sie zeigen sich ebenso bei zumeist weiblichen Haushaltshilfen, die als Niedriglohnarbeiterinnen aus armutsgefährdeten Gebieten in wohlhabenderen Familien in anderen Ländern angestellt leben und ihre Familien im Heimatland zurücklassen (Beck & Beck-Gernsheim, 2011).

Die Normalfamilie, wie sie lange Zeit in Europa bestand, zeichnete sich durch Personen mit derselben Sprache, demselben Pass, wohnhaft im selben Land oder gar Ort aus. Globalisierte Familien bilden eine neuartige Mischung aus Personen mit z. T. sehr unterschiedlichen Muttersprachen und Herkunftsfamilien, die über die Welt verstreut leben und existenziell bedeutsame Beziehungen dauerhaft über geografische, kulturelle und politische Grenzen hinweg aufrechterhalten (Beck & Beck-Gernsheim, 2011). Es handelt sich um Familien, die eine Perspektive der kulturellen Vieldeutigkeit und Ambivalenzen leben, mit bestenfalls akzeptierender Koexistenz verschiedener Wahrheiten und Identitäten (Borcsa, 2019; Falicov, 2011). Bedeutsamer als die lokale wird die relationale Zugehörigkeit erlebt (Tab. 9.4) (Borcsa & Hille, 2016).

Tab. 9.4 Diagnostische Fragen zur relationalen Zugehörigkeit und zu Informations- sowie Kommunikationstechnologien (KITs) im Genogramm-Interview mit globalisierten Familien (Borcsa & Hille, 2016)

Relationale Zugehörigkeit

- *Orte*: „Was bedeutet Ihnen Ihr Heimat-/ Herkunftsland bzw. derzeitiges Aufenthaltsland?", „Welchen Einfluss haben diese Orte auf Ihr familiäres Leben?"
- *Kohäsion*: „Was bedeutet Ihre kulturelle Zugehörigkeit für Sie und Ihre Familien?", „Welche Alltagshandlungen machen Ihnen wichtige kulturelle Werten deutlich?"
- *Sprache*: „Welche Sprache sprechen Sie innerhalb/ außerhalb Ihrer Familie?"
- *Heimat*: „Was bedeutet für Sie und Ihre Familie ‚Heimat'?", „Welche (transgenerationalen) Unterschiede erleben Sie auf diese Frage innerhalb Ihrer Familie?"
- *Religion bzw. Spiritualität*: „Welche Bedeutung hat Religion bzw. Spiritualität in Ihrer Familie?", „Welche Alltagshandlungen machen Ihnen wichtige religiöse bzw. spirituelle Werte deutlich?"

Informations- und Kommunikationstechnologien (KITs)

- *Nutzung*: „Wie nutzen Sie KITs, und welchen Stellenwert haben KITs in Ihrem familiären Alltag?", „Wer nutzt KITs in Ihrer Familie wie zur privaten und/oder öffentlichen und/oder beruflichen Kommunikation?"
- *Regeln*: „Welche Regeln und Rituale in der Nutzung von KITs gelten in Ihrer Familie, und wer hatte die Idee zu welchen Regeln und Ritualen?"
- *Familiärer Einfluss*: „Welchen Einfluss hat das auf Ihr familiäres Zusammenleben?"

9.5.2 Familiäre Gewalt und Resilienz

In 2018 starben in Deutschland 122 Frauen und 26 Männer infolge häuslicher Gewalt, und in 2018 berichteten ca. 26 % der 18- bis 29-jährigen Frauen einer repräsentativen deutschen Stichprobe, als Kind sexuell missbraucht worden zu sein (Bundeskriminalamt, 2019). Am massivsten betroffen sind Frauen mit Behinderungen: sie sind zwei- bis viermal häufiger von (Partner-)Gewalt betroffen als Frauen im Bevölkerungsdurchschnitt (Bundesministerium für Familie, 2013). Zu Gewalt in Familien- und Paarbeziehungen gegenüber lesbischen Frauen, schwulen Männern und Menschen mit hybrider geschlechtlicher Identität gibt es bisher keine repräsentativen deutschen Daten (Schröttle, 2020). *Erkennen lassen sich Gewaltkontexte jedoch nur, wenn man sich vor Augen führt, dass es sie gibt!* (Büttner, 2020, S. 3).

▶ **Wichtig** Häusliche Gewalt umfasst alle körperlichen, sexuellen, seelischen oder wirtschaftlichen Gewalttaten innerhalb einer Familie (Europarat, 2011). Es werden zwei Arten häuslicher Gewalt unterschieden: Gewalt zwischen Beziehungspartner:innen und generationenübergreifende Gewalt.

Dabei hat häusliche Gewalt vielgestaltige Beziehungskontexte: in Paarbeziehungen, vor allem bei Trennungssituationen; gegenüber Kindern und Jugendlichen; unter Geschwistern; in jugendlichen Paarbeziehungen; gegenüber Älteren. Kinder, die Gewalt zwischen ihren Eltern erleben, werden häufig direkt oder indirekt misshandelt (Tucker et al., 2020) und zeigen erhöhte Gewaltneigung in ihren eigenen Paarbeziehungen (Jung et al., 2019). Häusliche Gewalt ist also ein Phänomen, das sich meist über die gesamte Lebensspanne sowie über Generationen erstreckt (Abb. 9.4). Erklärungsmodelle für Gewalt gegenüber Kindern und Partner:innen favorisieren dabei multifaktorielle Ansätze im Zusammenspiel individueller, umgebungsbezogener und gesellschaftlicher Einflussbereiche (Tab. 9.5). Erste Anlaufstelle bei Anzeichen von häuslicher Gewalt, sowohl für Betroffene wie auch Professionelle, bieten die Internetseite „Stärker als Gewalt" des Bundesministeriums für Familie, Senioren, Frauen und Jugend (www.staerker-als-gewalt.de) und die politische Interessenvertretung behinderter Frauen (www.weibernetz.de).

9.5.3 In Armut(sgefährdung) lebende Familien

In 2016 zählte Deutschland zu den 11 reichsten Ländern, und gleichzeitig waren in 2018 ca. 19 % der Menschen armutsgefährdet oder von Armut direkt betroffen. Armutsgefährdung liegt vor, wenn das Einkommen weniger als 60 % des Bundesmedians der Privathaushalte umfasst (Statistica, 2019) (vgl. Kap. 11). Gründe für Armutsgefährdung sind vielfältig: soziale Benachteiligung durch Arbeitslosigkeit, Flucht, Vertreibung, schlechte Wohnverhältnisse, unzureichende Gesundheitsversorgung, dysfunktional verlaufene Lernbiografien und eingeschränkter Zugang zur Teilhabe an demokratischen Strukturen (Kuhnert, 2017). Staatliche Unterstützungsleistungen (Hartz-IV, „Arbeitslosengeld (ALG) II", Bürgergeld) dienen zwar offiziell der Reintegration, die Mindestsicherungsleistungen liegen jedoch im Armutsgefährdungsbereich, auch wenn der überwiegende Anteil der Erwerbslosen schon über einen Realschulabschluss verfügt (Kraußer, 2011). Überproportional häufig sind mit ca. 38 % Alleinerziehende und mit ca. 19 % Kinder von diesen Maßnahmen abhängig.

Die soziopsychobiologische Vulnerabilität von Familien steigt signifikant mit einer Hartz-IV-Antragstellung aufgrund ihrer schwerwiegenden Auswirkungen auf das gesamte Familiensystem: Ausbildungsgehälter jugendlicher Familienangehöriger, Erlöse aus Ferientätigkeiten der jungen Heranwachsenden, Rentenbezüge der Großeltern ebenso wie das Kinder- und Elterngeld werden direkt abgezogen.

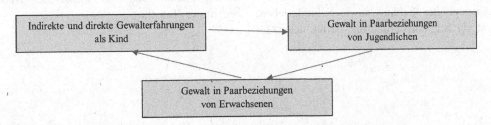

Abb. 9.4 Transgenerationaler Kreislauf der Gewalt. (Modifiziert nach Büttner, 2020)

Tab. 9.5 Entstehungsfaktoren von Gewalt gegenüber Kindern und Partner:innen. (Modifiziert nach Bender & Lösel, 2015; Bodenmann, 2016)

Individuelle Risikofaktoren	Individuelle Resilienzfaktoren
• Weibliches Geschlecht • Erlebter emotionaler und/oder physischer Missbrauch • Verminderte Selbstbehauptungsfähigkeiten • Enge emotionale Beziehung zum Täter • Keine Kontakte zu erwachsenen Vertrauenspersonen	• Positives Temperament: Offenheit, Kontaktfreudigkeit, Flexibilität • Sicheres Bindungserleben • Gute Durchsetzungsfähigkeit, positives Selbstwertgefühl • Gute Beziehung zu mind. einer primären Bezugsperson
Umgebungsbezogene Risikofaktoren	**Umgebungsbezogene Resilienzfaktoren**
• Familiäre Isolation: Abschottung der Familie nach außen, starke Loyalitäten nach innen • Sozial ungünstige Bedingungen: niedriges Einkommen, Brennpunkt-Wohnviertel, große Familie auf engem Wohnraum • Psychische Störungen der Eltern: vor allem Probleme der Impulskontrolle, Substanzkonsum • Konflikthaftes, aversives Familienklima • Abwesenheit schützender Vertrauenspersonen • Grenzüberschreitungen, Verstrickungen; unklare Rollen- und Aufgabenverteilung; widersprüchliche Botschaften, Tabuisierungen	• Familiäre Einbindung: positives soziales Netzwerk • Sozial günstige Bedingungen: geregeltes und ausreichendes Einkommen, passende Lebensbedingungen • Familiäre Gesundheit • Kohäsion und Adaptabilität förderndes Familienklima • Anwesenheit schützender Vertrauenspersonen • Grenzwahrungen; klare Rollen- und Aufgabenverteilung; kongruente Botschaften; Selbstöffnung und Transparenz
Gesellschaftliche Risikofaktoren	**Gesellschaftliche Resilienzfaktoren**
• Ungünstige Rechts-, Wirtschafts- und Gesellschaftslage • Billigung von Gewalt, geringe rechtliche Sanktionen gegenüber Tätern • Soziale Rechtlosigkeit von Kindern • Armut • Erosion sozialer Netzwerke • Männlichkeitsbild, das durch Dominanz gekennzeichnet ist	• Günstige Rechts-, Wirtschafts- und Gesellschaftslage • Ausdrückliche Sanktionierung von Gewalt • Soziale Rechte von Kindern • Gesellschaftlicher Zusammenhalt durch u. a. schnelle und niederschwellige Verfügbarkeit von Hilfsangeboten (z. B. Frauenhäuser, Kinderschutzzentren, Beratungsangebote)

▶ **Wichtig** Ziel der Familiendiagnostik muss es daher sein, zunächst den sozioökonomischen Status der Familie genau festzustellen und bei armutsgefährdeten Familien frühzeitig ein professionelles Netzwerk durch Einbindung der Familie, Integrationshelfer:innen des Jobcenters, Schul-/Jugendhilfemitarbeiter:innen, gesetzlichen Vertreter:innen, Praktikumsanleiter:innen, Arbeitgeber:innen und Systemischen Berater:innen aufzubauen.

Ausgeprägtes Scham- sowie Schulderleben, Angst vor Stigmatisierung und gefürchteter Ge-

sichtsverlust verhindern jedoch häufig die familiäre Selbstöffnung hinsichtlich der armutsgefährdenden Lebensumstände. Dies wird als kognitiver Schock verstanden, der eine Nichtverfügbarkeit höherer psychischer Funktionen wie Vernunft, Gedächtnis, Sprachvermögen oder Affektregulation bedingt (Kuhnert, 2017). So schließt sich ein Kreislauf, aus dem es scheinbar kein Entrinnen gibt (Abb. 9.5) und der „Wendezeitenarbeit" (Kuhnert, 2017, S. 58) notwendig macht, ganz i. S. klassischer Trauerbegleitung (Tab. 9.6).

Abb. 9.5 Schamkreislauf von Armut und Erwerbslosigkeit (Kuhnert, 2017)

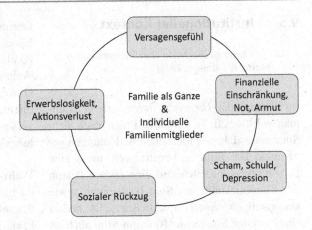

Tab. 9.6 Kreislauf der Arbeitslosigkeit (Kuhnert, 2017, S. 59, adaptiert durch die Autorin)

Trauerphase	Phase der Verarbeitung von Arbeitslosigkeit	Arbeitsansätze systemischer Familienarbeit	
Fähigkeitenanalyse			
Verleugnen	„Schockwirkung" (Zeisel et al., 1975, S. 93) bedingt Verheimlichen der Arbeitslosigkeit	Respektvolle Begleitung, vor allem Joining und Aufbau einer vertrauensvollen Beziehung	Stabilisierungsangebote durch Vertrauen aufbauende Beziehungsarbeit und sicheres Setting, v.a. auch mit analogen und szenischen Methoden
Ärger und Wut	Gerichtet gegen die Umwelt, Familie sowie eigene Person	Mitaushalten der Emotionen, Würdigung der Gefühlslage, analoge Arbeit zum Konzept klagender Beziehungsangebote	
Verhandeln	Ziele z. T. unrealistisch, daher häufig zunehmende Frustration; dennoch Ressourcen und Kreativität sichtbar	Aktivierende Interventionen, z. B. Auftragskonstruktion und Zielrahmung	
Trauer und Depression	Hoffnungslosigkeit: „Es ändert sich ja doch nichts!"	Hilfreiche Perspektive: Wo keine Hoffnung ist, muss man sie erfinden! (Conen, 2011). Respektvolle Begleitung in Demut vor Schicksalsschlägen	
Akzeptanz	Annehmen und realistische Einschätzung der aktuellen Situation, inkl. Zielsetzung passend zu Ressourcen	Aktivierende Interventionen, z. B. Auftragskonstruktion und Zielrahmung	
Neuorientierung	Zuversicht und Mut für (weitere) Veränderungsschritte	Aktivierende Interventionen, z. B. Auftragskonstruktion und Zielrahmung; Beginn Familientherapie, v.a. auch mit szenischen Methoden	**Beginn Familienarbeit**

Fähigkeitenanalyse
- Bisher gelungene Lösungsversuche
- Gelingende Beziehungen; vorhandene soziale Netzwerke
- Überstandene Krisenzeiten
- Erfolgreiche Grenzsetzungen
- Kräftigende Zukunftsvisionen

9.6 Institutioneller Kontext

„Es gibt keine Beobachtung ohne Beobachter."
(v. Förster & Ollrogge, 2008)

Im Zentrum der *Theorie sozialer Systeme* (Luhmann, 1984, 2017) steht die Frage nach dem Sinnbezug, d. h. wie Menschen Bedeutungen generieren. Um Sinn zu konstruieren, muss eine Person etwas mitteilen und eine andere Person das Kommunizierte als Sinn beobachten sowie kommunikativ daran anschließen: „Es bedarf eines zweiten Sinnelements, damit Sinn als Sinn identifiziert wird: [Insofern] ist Sinn nur systemisch zu haben" (Emlein, 2010, S. 171). Die Sinn-Konstruktion ist dabei stark vom institutionellen Kontext abhängig, in dem Familiendiagnostik stattfindet, und andressiert an dieser Stelle die Personen der Diagnostizierenden.

9.6.1 Radikaler Konstruktivismus, sozialer Konstruktionismus: KybernEthik

Zentraler Fokus des *radikalen Konstruktivismus* ist die Frage, *wie* in sozialen Systemen Wirklichkeit erzeugt wird (v. Schlippe & Schweitzer, 2016). Statt der Annahme scheinbar objektiv gegebener Fakten wird davon ausgegangen, dass Wirklichkeit in der Person selbst „konstruiert" wird: durch die Wahrnehmung von Elementen und Reaktionen auf diese im Kontakt mit einer nur scheinbar objektiven äußeren Realität. Unser Wissen entsteht nicht, indem wir der Natur etwas direkt entnehmen, sondern indem wir es ihr sozusagen auferlegen (Gadenne, 2018). Das Fundament bildet die Annahme eines Netzwerks dynamischer Beziehungen zwischen den Sinnen der beobachtenden Person, seien es Familienmitglieder oder Diagnostiker:innen bzw. Therapeut:innen, und dem, was sie beschreiben (v. Schlippe & Schweitzer, 2016). Eine Gewissheit der Erkenntnis existiert nicht und Lernen aus der Erfahrung bleibt stets begrenzt auf den Kontext, der diese Erfahrung hervorbringt. So rückt ins Zentrum der Betrachtung die Frage nach der Nützlichkeit („Viabilität", „Passung") der Erfahrung bzw. des Angeeigneten in Bezug auf die Lebenswirklichkeit der beobachtenden Person (Gadenne, 2018). Die Trias der Wahr-Nehmung, Wahr-Gebung und KybernEthik (v. Foerster & Ollrogge, 2008) macht dies deutlich und gilt mit ihrem Imperativ zur Verantwortungsübernahme versus Beliebigkeit (Gadenne, 2018) als handlungsleitend für die Familiendiagnostik.

Wahr-Nehmung Im Prozess der Familiendiagnostik wählt das menschliche Gehirn zur Komplexitätsreduktion aus einer Fülle möglicher Erklärungen einige wenige Erklärungen aus (Wahr-Nehmung). Ein Beispiel mag das bewusst sichtbare elektromagnetische Spektrum (Licht) zwischen 380 und 780 nm (Nanometer) sein, Ultraviolett- oder Infrarotstrahlung nehmen wir hingegen nicht bewusst wahr. Filter in der Auswahl von Wahr-Nehmungen bilden ganz allgemein soziokulturelle, individuell-familiäre, professionelle bis hin zu (epi-)genetischen und psychobiologischen Prägungen.

Konsequenz von Wahr-Nehmungsprozessen für die Familiendiagnostik
- Wenn wir uns ein Urteil über eine Familie bilden, ist es hilfreich zu denken, dass wir sie immer auch anders beschreiben könnten.
- Wir müssen uns überlegen, ob eine von uns favorisierte Beschreibung hilfreich ist oder eine andere Beschreibung der Familie ggf. mehr Handlungsmöglichkeiten eröffnet.

Wahr-Gebung Reaktionen einer Person stellen für eine andere Person einen Reiz dar, sich auf eine bestimmte Art und Weise zu verhalten (Reziprozität). In der Diagnostik versuchen Familien i. S. ihres Grundbedürfnisses nach Kohärenz und sozialer Einbindung, die Beschreibungen ihrer Welt und wie diese auf sie reagiert zu bestätigen. Erst in zweiter Instanz stellt sich die Frage, ob diese sich selbst erfüllende Prophezeiung (Madon et al., 2011) gesundheitsbezogen funktional oder dysfunktional erscheint.

Konsequenz von Wahr-Gebungsprozessen für die Familiendiagnostik

- Machen wir uns ein Bild von einer Familie, erhöht sich die Wahrscheinlichkeit, dass sie sich unseren Annahmen entsprechend verhält.
- Wenn wir mit einer Familie Probleme haben, können wir uns fragen, wie wir es geschafft haben, eine „problematische Familie" zu erzeugen.

KybernEthik Die KybernEthik ist ein Kunstbegriff (v. Foerster & Ollrogge, 2008), folgt den Prozessen der Wahr-Nehmung und Wahr-Gebung und hat zur Folge, dass ethische Standpunkte nicht mehr im (scheinbaren) Sosein der Welt begründet werden können, sondern jede Weltsicht einer Verantwortungsübernahme bedarf. Damit wird auch deutlich, dass radikal konstruktivistisches Denken im Prozess systemtherapeutischer Familiendiagnostik nicht Beliebigkeit, sondern ein Denken in Konsequenzen mit Bezug auf die Ethik unseres Denkens, Fühlens und Handelns impliziert.

Konsequenz von kybernethischem Denken, Fühlen und Handeln für die Familiendiagnostik

- Wir müssen begründen, wozu wir die Welt auf die eine oder andere Weise wahrnehmen und an ihr teilhaben, und die Verantwortung für die Konsequenzen dieser Sicht- und Reaktionsweisen übernehmen!
- An die Stelle der Wahrheit („eine Familie ist so") tritt das Kriterium der Nützlichkeit („es ist hilfreich für den weiteren Prozess, die Familie auf diese Art und Weise zu verstehen")!

Der *soziale Konstruktionismus* ist in seinem Grundgedanken dem radikalen Konstruktivismus eng verwandt: statt eine Realität zu entdecken, liegt ihm die Vorstellung zugrunde, dass Realität erst durch soziale Interaktionen erzeugt wird. Mit anderen Worten: Bedeutung wird ausgehandelt. Insofern betont er deutlich stärker die sozialen und gesellschaftlichen Prozesse in der Erzeugung von Wirklichkeit, inklusive des jeweils spezifischen historischen Kontexts: Selbstverständlichkeiten entstehen durch (unausgesprochene) soziale Übereinkunft (McNamee, 2017). Statt in der Kategorie von Menschen, die sprechen, zu denken, geht es darum, in der Kategorie von Texten und Geschichten zu denken (vgl. Kap. 21), die Wirklichkeit unabhängig von der sprechenden Person entstehen lassen: Konversation, der *Dialog*, wird als Ort gesehen, wo „Wirklichkeit" entsteht (v. Schlippe & Schweitzer, 2016). Erneut verliert die Sache selbst an Bedeutung und es geht mehr um die Konsequenzen, die sich aus den unterschiedlichen Betrachtungen („Multiperspektivität") ergeben (Gergen, 1990). In einer Welt von multiplen Wahrheiten zu leben bedeutet – auch in der Familiendiagnostik –, die Vielfalt der Bedeutungsgebungen zu koordinieren, und nicht, diese Vielfalt zugunsten eines scheinbaren „Richtig" versus „Falsch" durch Einsatz der eigenen Autorität oder der Autorität anderer zu beseitigen (McNamee, 2017) (vgl. Kap. 9).

Zirkuläre Fragen zur sozialen Konstruktion von Wirklichkeit

- Es wird weniger danach gefragt, was ist!
- Es wird stärker danach gefragt, wem, wann, in welchem Kontext etwas aufgefallen ist und wem nicht, wann nicht sowie in welchem Kontext nicht!
  - „Wer beschreibt die Symptomatik wie?", „Zu welcher Zeit, und bei wem, verändern sich diese Beschreibungen?"
  - „Wem ist die Symptomatik zuerst aufgefallen – und wer war alles noch dabei; wem als zweites, drittes etc.?"
  - „Wann ist die Symptomatik erstmalig aufgetreten – und wer war alles (nicht) dabei?"

– „Wer macht sich am meisten und wer am wenigsten Sorgen?"
– „Wer leidet am meisten (mit) und wer am wenigsten?"
– „Gesetzt den Fall, die Symptomatik könnte auch auf Chancen und (Wachstums-)Potenziale hinweisen: Welche wären das – und wer würde diese wie (nicht) unterstützen?"
– „Wie könnte wer, wann und unter welchen Bedingungen diese symptomatische Geschichte auch anders beschreiben?"

9.6.2 (Nicht-)Störungsorientierung

Je nach institutionellem Kontext wird die Frage, wie sehr und ob überhaupt (Nicht-)Störungsorientierung für die Familiendiagnostik eine Rolle spielt, vielfach unterschiedlich ausgehandelt. Die Nachteile einer zu einseitigen Favorisierung, Ablehnung oder auch einer Weder-noch-Haltung gegenüber einer Störungsorientierung und die Vorteile einer Sowohl-als-auch-Haltung diskutiert (Lieb, 2013). Eine *einseitige Favorisierung* geht mit dem Problem der Einengung des therapeutischen Handlungsraums auf spezifische Kodierungen einher, inklusive des Vorzugs von F-Diagnosen gegenüber Z-Diagnosen in der International Statistical Classification of Diseases and Related Health Problems (ICD): Störungsbilder erhalten ontologischen Status, als gäbe es sie „tatsächlich". Die Ablehnung einer Störungsorientierung ist mit dem Problem einer Identitätsbildung durch Negation und dem Verbrauch von viel Energie zu dieser Negation (Vermeidung) verbunden. Eine Weder-noch-Haltung hat das *Problem der augenscheinlichen* „Gleich-Gültigkeit" von doch scheinbar „tatsächlichem" Leid: Es entsteht die Gefahr, weder störungsspezifisch noch störungsrelevant zu arbeiten. Eine Haltung, die hingegen beides aufnimmt, Störungsorientierung ebenso wie Nicht-Störungsorientierung, vereinigt die positiven Aspekte der anderen Positionen und er-

möglicht einen konstruktiven Diskurs auch mit Expert:innen dieser anderen Positionen. Diagnosen dienen in diesem Sinne der Kopplung familiärer Systeme an Gesellschaftssysteme, die mit klinischen Kodierungen arbeiten, und ermöglicht eine direkte Kommunikation mit Professionellen, die solche Diagnosen verwenden. In ihrer von Respekt und Wertschätzung geprägten Art verhält sich die Familiendiagnostik gegenüber den Störungsphänomenen jedoch neutral: Sie bezeichnet diese nicht als gut oder schlecht, sondern als sinnstiftend und erfragt bzw. erprobt auch andere Arten der Sinnstiftung (Schweitzer & v. Schlippe, 2016).

9.7 Kontext Versorgungsformen

Familiendiagnostik und -therapie findet in vielfältigen Versorgungsformen, kassenfinanziert sowie privatfinanziert, statt. Je nach Kontext verfügen die Familien über mehr oder weniger Freiheitsgrade. Damit ist der Grad gemeint, zu dem „Heimvorteile" auf Seiten der Familie liegen (Abb. 9.6).

9.7.1 Aufsuchende Hilfen

In den aufsuchenden Hilfen *(Home Treatment)* und der bedürfnisangepassten Diagnostik und Behandlung (Seikkula & Arnkil, 2007) (Kap. 4 und 6) liegen die Freiheitsgrade vor allem auf Seiten der Familie, wenn es um eine stationsäquivalente Akutbehandlung psychisch kranker Menschen in der häuslichen Umgebung im Rahmen psychiatrischer Angebote geht (Hepp & Stulz, 2017). Gleichfalls existiert eine Vielzahl an aufsuchenden Jugendhilfeformen, Erziehungs- und Eheberatungsmaßnahmen sowie Mediation, die eine flexible und bedarfsorientierte Teilnahme von Eltern, (Geschwister-)Kindern und wichtigen Bezugspersonen in der Diagnostik ermöglicht. Familiäre Ressourcen, Kompetenzen und Probleme werden direkt und kontextbezogenen im Alltag der Familie sichtbar. Insofern dient die aufsuchende Diagnostik einer reliablen Informationserhebung. Dies gilt umso mehr bei

Abb. 9.6 Freiheitsgrade
im in der
Familiendiagnostik

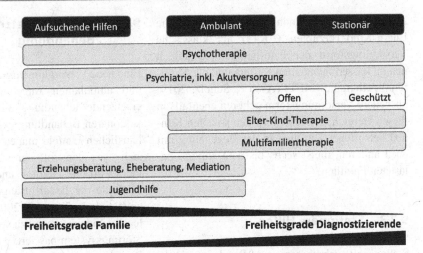

Familien, die sich zu Hause sicherer und weniger stigmatisiert fühlen als bei „Besuchsverordnungen" z. B. in psychiatrischen Settings oder im Jugendamt (Conen & Cecchin, 2018).

Aufsuchende Diagnostik und Familientherapie als Chance zum Paradigmenwechsel

Wenn nicht das Therapierendensystem, sondern das betroffene soziale System zum „Heimspiel" einlädt und Gastgeber der gemeinsamen Therapiegespräche wird, das Setting gestaltet und Professionelle zu einem „Auswärtsspiel" für diese zu sich nach Hause einlädt, dann erscheint die Welt „ver-rückt". Therapierende begeben sich in das Kraft- und Wirkungsfeld der betroffenen Familie und werden so zu „Wanderern bzw. Wanderinnen zwischen den Welten". Sie zeigen modellartig an, welche Bewegung es zu gestalten gilt, um an eine „unterbrochene Hin-Bewegung" wieder anzuknüpfen und somit zu einer (erneut) gesellschaftlich verstärkten Eingliederung der Familie beizutragen. Das Therapierendensystem tritt ein in die familiäre Erfahrungswelt und ist somit vielfach mit Angeboten zur Verstrickung und zu Verlusterfahrungen professioneller Loyalitätsgestaltung konfrontiert. Es gilt,

mit den verschiedensten Störungsarten während einer Sitzung umzugehen (z. B. psychische Störungen und körperliche Krankheiten der Familienmitglieder, nicht ausreichende Sitzgelegenheiten, Unterbrechung durch Telefonanrufe, Haustiere, Freund:innen und Nachbar:innen). Daher wird die Arbeit in Ko-Teams so bedeutsam. Das Geschenk in der Arbeit der aufsuchenden Diagnostik und Familientherapie ist dafür die Erfahrung von Verbesserungen betroffener Familien in ihrem direkten Alltag und damit häufig verbunden eine hohe Nachhaltigkeit der erreichten Ziele.

9.7.2 Ambulante Hilfen

Auch ambulante Hilfen haben einen engen Bezug zur alltäglichen Lebenswelt der Familie, wirken lediglich als kurze Auszeiten, und erarbeitete Vorhaben können sofort im Alltag umgesetzt werden. Gerade in freiwilligen ambulanten Kontexten kann von einer Balance der Freiheitsgrade in der Beziehung zwischen Familie und Diagnostiker:innen gesprochen werden. Zu den Hilfeangeboten zählen psychologische und psychiatrische Hilfen, häufig mit der Schwierigkeit, dass Ko-Teams nicht finanziert werden. Gleichfalls sind Erziehungs- sowie Eheberatung,

Mediation und Jugendhilfen zu nennen. Die Eltern-Kind-Therapien (EKTs) als klassische Versorgungsform der Familientherapie jedoch neu im kassenfinanzierten System und die Multifamilientherapie (MFT) (Asen & Scholz, 2019) als neuere Versorgungsform gehören ebenfalls in diesen Bereich. Sie erweitern den sozialen Kontext betroffener Familien in der Begegnung mit auch anderen, meist sechs bis acht ähnlich belasteten Familien.

9.7.3 Stationäre Hilfen

Stationäre Psychotherapie und Psychiatrie ist in Deutschland ausschließlich individuell konzeptionalisiert. Eine Unterbringung meist (nur) eines Elternteils gemeinsam mit meist (nur) einem Kind ist in Eltern-Kind-Einheiten oder familientherapeutischen Zentren möglich. Eine integrative Versorgung der ganzen Familien ist (meist) nicht vorgesehen. Vorteile stationärer Hilfen ergeben sich in einem tagsüber wie auch nachts niederschwelligen Zugang zu professionellen Interventionen gerade in Krisenzeiten. Nachteilig erscheint, dass bewirkte Veränderungen ohne Rückbezug zu den familiären Umwelten und den mit ihnen einhergehenden Herausforderungen sich häufig wenig nachhaltig zeigen. Die Freiheitsgrade überwiegen auf Seiten der Diagnostiker:innen, vor allem im Rahmen geschlossener Unterbringung. Das Konzept der systemtherapeutischen Methoden in der psychiatrischen Akutversorgung (SYMPA) (Schweitzer & Nicolai, 2010) wirkt darüber hinaus insbesondere eingeschränkten Freiheitsgraden und exklusiven Tendenzen im Kontext stationärer Hilfen entgegen. Handlungsleitend ist der Einbezug aller für das Diagnostik- und Therapiesystem bedeutsamen Bezugspersonen. Erkenntnistheoretisch setzt SYMPA systemische Familienorientierung als Basiskonzept im stationären Alltag um und schließt an die Ansätze der bedürfnisangepassten Behandlung an (Abschn. 4.4), zu der auch die Eltern-Kind-Therapien und die Multifamilientherapie zählen.

9.7.4 Stationsersetzende Behandlung

Eine neue Versorgungsform zwischen stationären und ambulanten Angeboten ist die stationsersetzende Behandlung (STEB), bei der sonst zur stationären Behandlung gehörende Angebote im häuslichen Umfeld umgesetzt werden. Sie lehnt sich an den offenen Dialog als systemtherapeutische Haltung und gleichzeitig an die Methode der bedürfnisangepassten Behandlung an (Seikkula & Arnkil, 2007). Ziel ist es, grundlegend und umfassend zu verstehen, was in einem Störungssystem passiert, wie vor allem wichtige Bezugspersonen im primären Netzwerk (z. B. Familie, Freunde:innen) und im professionellen Netzwerk (z. B. Hausarzt bzw. -ärztin, Psychotherapeut:innen, Behörden) involviert erscheinen und wie dieses Verstehen als Basis zur Transformation von Problem- in Lösungssequenzen genutzt werden kann. Multidisziplinäre Behandlungsteams, die mobil und flexibel innerhalb von 24 Stunden am Lebensort eines betroffenen sozialen Systems agieren können, dienen der Frühintervention, vor allem durch Schaffung einer professionell gesicherten Umgebung versus überstürzter psychiatrischer Anweisungen zur Fremdunterbringung (Borst & Aderhold, 2018, S. 397). Dabei gelten das *Fördern von Dialogen und das Hören sowie Beantworten jeder Stimme* als primäres Zielvorhaben. Die wohlwollende sowie professionell neugierige Verhandlung der verschiedenen Perspektiven wird als zentraler Wirkmechanismus zur Lösung psychischer Störungen verstanden. Die Hauptperson der Krise wird als Türöffner für etwas gesehen, was für die anderen Systemmitglieder bisher nicht zugänglich war und anzeigt, dass etwas nicht zur Sprache kommt. Zukunftsgerichtete Dialoge dienen der Entwicklung einer plausiblen versus utopischen Zukunft (Arnkil & Seikkula, 2015). Um diesem Anspruch und der Komplexität der Vielstimmigkeit bei Berücksichtigung der Bedürfnisse und Veränderungsdynamiken der Systemmitglieder gerecht zu werden, finden regelmäßige *Therapieversammlungen* statt. Darin treffen sich die Systemmitglieder des betroffenen sozialen Systems mit allen Beteiligten des Therapierendensystems (z. B. Oberarzt bzw.- ärztin, Psycholog:innen, Ergo- und Musiktherapeut:innen, Sozialarbeiter:innen, Pflegende). Der Gesprächsprozess orientiert sich entlang den Bedürfnissen der involvierten Personen versus einer a priori festgelegten Gesprächsabfolge. Im offenen Dialog finden keine Nachbesprechungen der Therapieversammlungen unter nur einigen Professionellen statt, welche die Gefahr bergen, dass andere Beteiligte von wichtigen Entwicklungen ausgeschlossen werden. Alle Fragen und Reaktionen auf das Gesagte gehören in die Therapieversammlung selbst oder müssen alternativ bis zur nächsten Therapieversammlung aufgehoben werden.

Prinzipien der bedürfnisangepassten Behandlung

Das Fördern von Dialogen und das Hören jeder Stimme, das Beantworten jeder Stimme i. S. einer Reflexion oder weiterführenden Frage sind primär. Erst sekundär geht es um offensichtliche, verhaltensbasierte Veränderungen. Ziel ist es, dem bisher Unaussprechbaren eine Stimme zu verleihen.

1. Systemtherapeutische Haltung im Versuch, Problemkonstruktionen zu verstehen, sich anzunähern und Lösungskonstruktionen zu unterstützen
2. Systemorientierte Therapieplanung und flexible Ausführung zur Stimulierung veränderlicher Bedürfnisse des betroffenen sozialen Systems
3. Anwesenheit aller bedeutsamen Systemmitglieder als Expert:innen für die Lösungsgestaltung in ihrem lebenspraktischen Alltag
4. Multimodale Behandlungen (z. B. verschiedene Psychotherapieverfahren; Kreativtherapien; bei Bedarf Pharmakotherapien, aber: auch schwere psychotische Erkrankungen können ohne Neuroleptika oder mit niedriger Dosis behandelt werden, sofern der Kontext ein intensives Vertrauen in die Behandlung garantiert; Borst u. Aderhold 2018)
5. Regelmäßige Therapieversammlungen
6. Kontinuierlicher Prozess in 24-stündiger Ansprechbarkeit des multidisziplinären Behandler:innenteams

---

9.8 Kontext Zugänglichkeit und Zwang

Familientherapie ist als Hilfe zur Erziehung im Sozialgesetzbuch (§ 27.3 SGB VIII) verankert. Dies gilt insbesondere dann, wenn eine dem Wohl des Kindes oder des bzw. der Jugendlichen entsprechende Erziehung nicht gewährleistet ist und die Hilfe zur weiteren Entwicklung geeignet und notwendig erscheint. Art und Umfang der Hilfe richten sich nach dem erzieherischen Bedarf im Einzelfall und werden unter Einbezug des sozialen Umfeldes eingeschätzt. Als gesetzlicher Sonderfall, der in der Praxis jedoch nicht selten vorkommt, gilt, dass wenn ein Kind oder eine Jugendliche selbst Mutter eines Kindes wird, die Hilfe zur Erziehung auch die Unterstützung bei der Pflege und Erziehung dieses Kindes beinhaltet. Im Rahmen der Hilfen zur Erziehung orientiert sich die Familientherapie vor allem daran, die Erziehungsberechtigten in der Erfüllung ihres Erziehungsauftrags zu unterstützen.

Es gibt verschiedene Zugangsweisen zur Familientherapie (Kap. 4). Einerseits kann sie freiwillig angefragt werden, z. B. als selbst von der Familie zu bezahlende Leistung, im Rahmen der Richtlinien-Psychotherapie (Kap. 5), Krankenhausbehandlung, Rehabilitation oder über Institutionen der Jugendhilfe wie z. B. das Jugendamt. Die Jugendämter bieten oft einen ersten Kontakt an und schauen bei stärkerer Beeinträchtigung der Familie, ob aus potenziellen Kontingenten in Kooperation mit familientherapeutischen Ambulanzen Hilfe angeboten werden kann. Andererseits kann sie familiengerichtlich auferlegt werden. Dies ist hauptsächlich der Fall bei Fragestellungen bezüglich der elterlichen Sorge (gemäß § 1626 und § 1671 BGB), des persönlichen Umgangs (gemäß § 1684 und 1685 BGB) und des Entzugs der elterlichen Sorge (gemäß § 1666 BGB). In den meisten Fällen ist dabei zuvor ein familienrechtliches Gutachten zu erstellen, um für die richterliche Entscheidungsfindung die notwendigen Informationen über psychologische Sachverständige zusammenzutragen. Dazu gehören familiendiagnostische Explorationsgespräche mit den Eltern, Kindern sowie Jugendlichen und bedeutsamen dritten Personen (z. B. Fachkräfte des Jugendamts, Hausärzt:innen, Psycholog:innen), die Diagnostik des Kindeswillens, Verhaltensbeobachtungen auf individueller und interaktioneller Ebene, Verfahren zur Bindungsdiagnostik und Psychopathologie (Zumbach et al., 2020).

Literatur

Arnkil, T. E., & Seikkula, J. (2015). Developing dialogicity in relational practices: Reflecting on experiences from open dialogues. *Australian and New Zealand Journal of Family Therapy, 36*(1), 142–154. https://doi.org/10.1002/anzf.1099

Asen, E., & Scholz, M. (2019). *Praxis der Multifamilientherapie* (4. Aufl.). Carl-Auer.

Beck, U., & Beck-Gernsheim, E. (2011). *Fernliebe. Lebensformen im globalen Zeitalter*. Suhrkamp.

Bender, D., & Lösel, F. (2015). Risikofaktoren, Schutzfaktoren und Resilienz bei Misshandlung und Vernachlässigung. In U. T. Egle, P. Joraschky, A. Lampe, I. Seiffge-Krenke, & M. Cierpka (Hrsg.), *Sexueller Missbrauch, Misshandlung, Vernachlässigung: Erkennung, Therapie und Prävention der Folgen früher Stresserfahrungen* (S. 77–103). Schattauer.

Bodenmann, G. (2016). Familiäre Gewalt. In G. Bodenmann (Hrsg.), *Lehrbuch Klinische Paar- und Familienpsychologie* (S. 241–268). Hogrefe.

Borcsa, M. (2019). *Globalisierte Familien. Mobilität und Mediatisierung im 21. Jahrhundert*. Carl-Auer.

Borcsa, M., & Hille, J. (2016). Virtual relations and globalized families – The genogram 4.0 interview. In M. Borcsa & P. Stratton (Hrsg.), *Origins and originality in family therapy and systemic practice* (S. 215–234). Springer.

Borst, U., & Aderhold, V. (2018). Arbeit mit komplexen Helfersystemen. In K. von Sydow & U. Borst (Hrsg.), *Systemische Therapie in der Praxis* (S. 394–408). Beltz.

Bundeskriminalamt. (2019). *Partnerschaftsgewalt. Kriminalstatistische Auswertung – Berichtsjahr 2018*. Eigendruck.

Bundesministerium für Familie, S., Frauen und Jugend. (2013). *Lebenssituation und Belastungen von Frauen mit Behinderungen und Beeinträchtigungen in Deutschland*. Eigendruck.

Büttner, M. (2020). Häusliche Gewalt und ihre Folgen für die Gesundheit. In M. Büttner (Hrsg.), *Handbuch häusliche Gewalt* (S. 3–23). Schattauer.

Cierpka, M. (2008). *Handbuch der Familiendiagnostik*. Springer.

Cierpka, M. (2012). Familie. In J. V. W. H. Kleve (Hrsg.), *Lexikon des systemischen Arbeitens: Grundbegriffe der systemischen Praxis, Methodik und Theorie*. Carl-Auer.

Conen, M.-L. (2011). *Wo keine Hoffnung ist, muss man sie erfinden*. Carl-Auer.

Conen, M.-L., & Cecchin, G. (2018). *Wie kann ich Ihnen helfen, mich wieder loszuwerden? Therapie und Beratung mit unmotivierten Klienten und in Zwangskontexten* (6. Aufl.). Carl-Auer.

Emlein, G. (2010). Luhmann, Niklas: Soziale Systeme – Grundriss einer allgemeinen Theorie. *Familiendynamik, 35*(2), 168–172.

Epple, H. (2018). Aufsuchende Familientherapie („Home Treatment"). In K. von Sydow & U. Borst (Hrsg.), *Systemische Therapie in der Praxis* (S. 409–419). Beltz.

Europarat. (2011). *Übereinkommen des Europarats zur Verhütung und Bekämpfung von Gewalt gegen Frauen und häuslicher Gewalt und erläuternder Bericht*. Istanbul.

Falicov, C. J. (2011). Migration and the family life cycle. In M. McGoldrick, N. Garcia-Preto, & B. Carter (Hrsg.), *The expanded family life cycle: Individual, family and social perspectives* (S. 336–347). Allyn & Bacon.

v. Foerster, H., & Ollrogge, B. (2008). *KybernEthik*. Merve Verlag.

Funcke, D., & Bachmann, S. (2020). Familie – eine riskante Angelegenheit? *45*(1), 50–63. https://elibrary.klett-cotta.de/article/10.21706/fd-45-1-50

Gadenne, V. (2018). Wahrheit und Viabilität. *Familiendynamik 43*(1), 42–49. https://elibrary.klett-cotta.de/article/10.21706/fd-43-1-42

Gergen, K. (1990). Die Konstruktion des Selbst im Zeitalter der Postmoderne. *Psychologische Rundschau* (41), 191–199.

Gerlach, S. (2021). Regenbogenfamilien – ganz anders, normal? *Familiendynamik 46*(3), 216–223. https://elibrary.klett-cotta.de/article/10.21706/fd-46-3-216

Hepp, U., Stulz, N. (2017). „Home treatment" für Menschen mit akuten psychischen Erkrankungen. *Nervenarzt, 88*(9), 983–988.

Holland, S., & Crowley, A. (2013). Looked-after children and their birth families: using sociology to explore changing relationships, hidden histories and nomadic childhoods. *Child and Family Social Work, 18*(1), 57–66.

Hunger, C. (2018). Das Drei-Ebenen-Modell der Familien- und Systemdiagnostik: Überblick und Erhebungsverfahren [Sonderheft In Memoriam Manfred Cierpka]. *Psychotherapeut, 63*(5), 381–392.

Hunger, C. (2021). *Systemische Therapie*. Kohlhammer.

Jung, H., Herrenkohl, T. I., Skinner, M. L., Lee, J. O., Klika, J. B., & Rousson, A. N. (2019). Gender differences in intimate partner violence: A predictive analysis of IPV by child abuse and domestic violence exposure during early childhood. *Violence Against Women, 25*(8), 903–924. https://doi.org/10.1177/1077801218796329

Kannegießer, A., & Rotax, H.-H. (2016). Qualitätssicherung von Gerichtsgutachten im Familienrecht. *Forensische Psychiatrie, Psychologie, Kriminologie, 10*(2), 116–121. https://doi.org/10.1007/s11757-016-0362-7

Kannicht, A., & Schmid, B. (2015). *Einführung in systemische Konzepte der Selbststeuerung*. Carl-Auer.

Kraußer, A. (2011). Aus der Praxis: Grundsicherung und Armutsgefährdung – ein Vergleich. *Sozialer Fortschritt, 60*, 210–213.

Kuhnert, T. (2017). *Leben in Hartz IV: Armut und Menschenwürde*. Carl-Auer.

Lieb, H. (2013). *Störungsspezifische Systemtherapie. Konzepte und Lösungen*. Carl-Auer.

Luhmann, N. (1984). *Soziale Systeme*. Suhrkamp.

Luhmann, N. (2017). *Einführung in die Systemtheorie* (7. Aufl.). Carl-Auer.

Madon, S., Willard, J., Guyll, M., & Scherr, K. C. (2011). Self-fulfilling prophecies: Mechanisms, power, and links to social problems. *Social and Personality Psychology Compass, 5*(8), 578–590. https://doi.org/10.1111/j.1751-9004.2011.00375.x

McNamee, S. (2017). Relationale Forschung – Praxis verändern. *Familiendynamik. 42*(3), 240–245.

Prior, M. (2010). *Therapie und Beratung optimal vorbereiten*. Carl-Auer.

v. Schlippe, A., & Schweitzer, J. (2016). *Lehrbuch der systemischen Therapie und Beratung I: Das Grundlagenwissen* (3. Aufl.). V u. R.

Schneewind, K. A. (1999). *Familienpsychologie* (2. Aufl.). Kohlhammer.

Schröttle, M. (2020). Häufigkeit von Partnerschaftsgewalt in Deutschland. In M. Büttner (Hrsg.), *Handbuch häusliche Gewalt* (S. 37–46). Schattauer.

Schweitzer, J., & Hunger, C. (2020). Systemische Therapie. In W. Senf & M. Broda (Hrsg.), *Praxis der Psychotherapie: Ein integratives Lehrbuch*. Thieme.

Schweitzer, J., & Nicolai, E. (2010). *SYMPAthische Psychiatrie. Handbuch systemisch-familienorientierter Arbeit*. Vandenhoek u. Ruprecht.

Schweitzer, J., & v. Schlippe, A. (2016). *Lehrbuch der systemischen Therapie und Beratung II: Das störungsspezifische Wissen* (3. Aufl.). V u. R.

Seikkula, J., & Arnkil, T. E. (2007). *Dialoge im Netzwerk: Neue Beratungskonzepte für die psychosoziale Praxis*. Die Brücke Neumünster.

Statistica. (2019). *Armut in Deutschland*. Eigendruck.

Tucker, C. J., Finkelhor, D., & Turner, H. (2020). Family predictors of sibling versus peer victimization. *Journal of Family Psychology, 34*(2), 186–195. https://doi.org/10.1037/fam0000592

Zeisel, H., Jahoda, M., & Lazarsfeld, P. F. (1975). *Die Arbeitslosen von Marienthal. Ein soziographischer Versuch über die Wirkungen langandauernder Arbeitslosigkeit*. Suhrkamp.

Zumbach, J., Lübbehüsen, B., Volbert, R., & Wetzels, P. (2020). *Psychologische Diagnostik in familienrechtlichen Verfahren*. Hogrefe.

Inge Seiffge-Krenke

▶ In diesem Kapitel geht es um wichtige Phasen der familiären Entwicklung. Ich möchte aufzeigen, was sich sowohl in der Paarbeziehung durch die Geburt- und den Auszug der Kinder tut, als auch, welchen Einfluss etwa Väter in der elterlichen Dyade und in Bezug auf die Kindesentwicklung haben und welche Interaktionen zwischen der Paardynamik und der kindlichen Entwicklung bestehen. Sowohl die Paardynamik als auch der väterliche Beitrag wurden in der Forschung wenig beachtet, sie sind jedoch für eine umfassende Beratung und Therapie sehr wichtig. Dabei werde ich mich zunächst an einem heterosexuellen Elternpaar mit zwei Kindern orientieren, weil bereits hier die Entwicklung in den einzelnen Familienphasen sehr komplex ist.

10.1 Einleitung: Der Wandel von Familie

Es ist voranzuschicken, dass Familie inzwischen sehr viel bunter geworden ist: Die Verbreitung sog. nichtkonventioneller Lebensformen hat zugenommen und schließt nicht nur das Zusammenleben nicht verheirateter Elternpaare mit heterosexueller Orientierung, sondern auch solche mit einer anderen sexuellen Orientierung, beispielsweise homosexuelle und lesbische Elternpaare, ein (Seiffge-Krenke, 2016, vgl. Kap. 11). Außerdem gibt es eine zunehmende Zahl alleinerziehender Eltern und Eltern mit einem unterschiedlichen ethnischen Hintergrund (vgl. Kap. 12). Die Familie ist weniger konventionell, aber auch instabiler geworden, denn die Heiratsneigung ist gesunken und die Scheidungsrate stark gestiegen. Es zeigen sich ein ausgeprägter zeitlicher Aufschub der Familiengründung, rasch steigende Anteile nicht ehelich geborener Kinder, ansteigende Anteile von Kindern, die adoptiert oder nach assistierter Zeugung geboren wurden, sowie veränderte Rollen insbesondere von Vätern (vgl. Kap. 11).

Geschichtlich zeigen sich bedeutsame Veränderungen der Beziehungen zwischen Partnern bzw. Eltern und Kindern. Zuneigung und Liebe sind in den Mittelpunkt gerückt und das Herstellen einer Balance zwischen der Autonomie der einzelnen Familienmitglieder und der Gemeinsamkeit ist eine große Herausforderung. In der Vielzahl von Ratgebern zum Gelingen von Partnerschaft, Elternschaft und Familienleben spiegelt sich die Suche nach Orientierung wider, andererseits können damit auch Ansprüche etabliert und bestärkt werden, die zu einem „Familie – nein danke?!" (Seiffge-Krenke & Schneider, 2012) führen können. Die in den Medien vertretenen Formen der Idealisierung und Überhöhung der Familie können also zu ihrer

I. Seiffge-Krenke (✉)
Psychologisches Institut der Universität Mainz, Deutschland
e-mail: seiffge-krenke@uni-mainz.de

© Springer-Verlag Berlin Heidelberg 2024
G. Reich et al. (Hrsg.), *Handbuch der Familiendiagnostik*, Psychotherapie: Praxis,
https://doi.org/10.1007/978-3-662-66879-5_10

Destabilisierung beitragen. Es gibt Phantasmen, wie Familie idealerweise auszusehen hat, wir befinden uns in einem „narzisstischen Zeitalter" mit einem Optimierungswahn, der sich auf alle Bereiche erstreckt – diese Konzepte werden in den Medien stark propagiert und können Eltern sehr unter Druck setzen. Hinzu kommt, dass sich das Familienleben heute immer stärker im Spannungsfeld gestiegener Erwartungen an Partnerschaft und Elternschaft auf der einen Seite und wachsender Anforderungen in der Berufstätigkeit zumeist beider Eltern hinsichtlich der Verfügbarkeit und Flexibilität auf der anderen Seite befindet (vgl. Kap. 11).

In diesem Kontext ist hervorzuheben, dass sich die Vaterrolle in Deutschland gewandelt hat mit einer starken Erosion väterlicher Macht. Mit zunehmender mütterlicher Berufstätigkeit wurden hohe Ansprüche an die Beziehungsfähigkeit des Vaters gestellt, seine Beteiligung an der Erziehungsarbeit der Kinder immer notwendiger. Gehorsamkeit und Unterordnung als Erziehungswerte nahmen drastisch ab, ein verständigungsorientierter Erziehungsstil zu. Kinder hatten historisch schon immer einen Platz im Selbstwert von Müttern, inzwischen haben Kinder generell, nicht nur Söhne, zunehmend einen Platz in der Identität von Vätern gewonnen, sie investieren Zeit und Interesse in sie.

10.2 Die Lebenslaufperspektive: Die Familie entwickelt und verändert sich lebenslang

Die Familie ist aus psychologischer Sicht eine (Zwangs-)Gemeinschaft von Eltern und Kindern mit hoher Intimität. Historisch wurde dies dadurch begünstigt, dass das Gesinde, Knechte und Mägde aus dem Haus ausgegliedert wurden und in den letzten Jahrzehnten eine deutliche Reduktion der Familiengröße stattfand, sodass wir meist von der Kern- oder Kleinfamilie sprechen, in der wenige Mitglieder, d. h. Vater, Mutter und einige Kinder, leben.

Familienentwicklung – was ist das überhaupt?
So wie sich der Einzelne entwickelt, so entwickelt sich auch die Familie als Ganzes und hat in verschiedenen Phasen ganz unterschiedliche Herausforderungen zu meistern und Anpassungen zu leisten.

▶ **Definition** Orientiert am Modell von Duvall (1977), das die klassische Kernfamilie zugrunde legt, unterscheidet man sieben verschiedene Phasen, in denen jeweils charakteristische Familienaufgaben gelöst werden müssen. Die Familienentwicklungsstadien beginnen mit dem kinderlosen Paar. Die nächste Familienentwicklungsphase ist die der Geburt des ersten Kindes, dann folgen die Phasen der Familie mit Kindern in der Vorschulzeit, der Familie mit Kindern im Schulalter, der Familie mit jugendlichen Kindern. Schließlich folgen die Leere-Nest-Phase, in der die Kinder aus dem Elternhaus ausgezogen sind, sowie die nachelterliche Gefährtenschaft, d. h., das Elternpaar lebt ohne Kinder.

Unterschiedliche Sichtweisen in der Elterndyade

Interessant ist, und das zeigte sich schon in den ersten Untersuchungen, die auf der Grundlage des Modells von Duvall gemacht wurden (vgl. Seiffge-Krenke & Schneider, 2012), dass Mütter und Väter verschiedene Aspekte der Familienbeziehungen über den Zeitverlauf sehr unterschiedlich einschätzen. Zu dem Zeitpunkt, an dem das Paar noch kinderlos ist, wird die Beziehung am positivsten eingeschätzt. Auch in der Phase mit kleinen Kindern wird die Qualität der Beziehungen noch relativ hoch eingeschätzt, aber mit deutlich abnehmender Tendenz. Wenn aus Kindern Jugendliche werden, verschlechtern sich die familiären Beziehungen dramatisch und erreichen einen Tiefpunkt zu dem Zeitpunkt, zu dem die Kinder das Elternhaus verlassen. Danach erholt sich die Beziehung wieder. Es ist aber auffällig, dass über praktisch die gesamte Spanne hinweg die Väter das positiver sehen als die Mütter. Väter nehmen nicht so sehr wahr, dass sich eine deutliche Verschlechterung in der Kommunikation und den familiären Beziehungen vollzogen hat. Trennungen werden vor allem in Familien mit kleinen Kindern erwogen, und dies wiederum deutlich häufiger von den Frauen als von den Männern. Ein zweiter Gipfel in den Überlegungen zu einer möglichen Trennung zeigt sich um den Zeitpunkt, wenn die Kinder aus dem Haus sind. Diese beiden Zeitpunkte erwiesen sich insgesamt als besonders bedeutsam für die Paarentwicklung. Sie verdeutlichen, dass der Prozess des Elternwerdens, aber auch das Ende der aktiven Elternschaft vermehrt Reflexionen in Gang setzen darüber, wie Elternschaft gestaltet werden und gleichzeitig wie die Paarbeziehung gelebt werden könnte.

Wie haben sich die verschiedenen Phasen in der Familienentwicklung verändert? Einige Faktoren wurden bereits genannt, z. B. die spätere Erstelternschaft oder das gestiegene Heiratsalter, die im Folgenden noch genauer untersucht werden. Aber auch die Beelterung der Kinder dauert heute länger an, oft bis in deren Erwachsenenalter, und erfordert u. a. auch finanzielle Anstrengungen durch beide Eltern.

Auch wenn wir inzwischen eine hohe Diversität von Familienformen haben, zeigt die weitere Forschung auf, dass die grundsätzlichen Aussagen dieser ersten Studien sich nahezu unverändert bestätigen lassen (Schneewind, 2010). Dazu zählen die deutlich negativere Beurteilung der Frauen und Mütter, die Talfahrt der positiven Beziehungsaspekte, die sich erst nach Auszug der Kinder etwas erholt, und die häufiger durch Frauen initiierten Trennungen.

Diagnostische Fragen
- Welche Familienform finden wir vor?
- In welcher lebenszyklischen Phase befindet sich die Familie?
- Überlagern sich eventuell mehrere Phasen der Entwicklung?
- Wie erleben die einzelnen Familienmitglieder die jeweilige Phase?
- Können die Bedürfnisse der einzelnen, der Gesamtfamilie und des Paares ausgeglichen werden?
- Befindet sich die Familie im Übergang von einer Phase zur nächsten?
- Entwickeln sich hier Krisen oder Blockierungen?
- Welche Erwartungen, Fantasien und Ängste sind mit der Veränderung verbunden?
- Welche Ressourcen hat die Familie?

10.3 Enorme Herausforderungen in verschiedenen Familienentwicklungsphasen

Wir betrachten im Folgenden die Familie unter der Lebenslaufperspektive, d. h. ihre Veränderung über die Zeit des Bestehens einer jeweiligen Familie. Es wird deutlich werden, wie sehr Entwicklungsdynamik der Kinder und Familiendynamik innerhalb der Familie ineinandergreifen. Es wird dabei auch offenkundig, dass jede dieser Phasen ganz besondere Herausforderungen an die Familie stellt.

Das Paar ohne Kinder: Entwicklungsprozess und Dynamik

In der Regel ist es ein längerer Entwicklungsprozess, bis es von den ersten romantischen Beziehungen über die relativ häufigen, oft auch unverbindlichen sexuellen Explorationen im jungen Erwachsenenalter (Halpern-Meekin et al., 2013) zu einer festeren Paarbindung kommt. Dabei gibt es unterschiedliche Entwicklungspfade. In der Längsschnittstudie von Shulman et al. (2018) fand man im Alter von 30 Jahren noch immerhin 32 %, die sporadische Kontakte mit häufigen Trennungen hatten, weitere 12 % machten ebenfalls keine Fortentwicklung zu einer festen Partnerschaft, sondern schienen aus ihren früheren Kontakten nichts zu lernen, suchten sich Partner immer wieder nach dem gleichen „Beuteschema" und trennten sich schließlich wieder. Die größte Gruppe waren junge Erwachsene, die nach verschiedenen mehr oder weniger langdauernden Partnerkontakten dann auf dieser Erfahrung basierend in eine längerdauernde feste Paarbindung einmündeten (36 %). Weitere 20 % waren über 7 Jahre mit demselben Partner zusammen, entwickelten sich aber gemeinsam in dieser Beziehung.

Die Fähigkeit, aus früheren Beziehungen zu lernen, war also eine entscheidende Voraussetzung dafür, dass sich eine stabile Paarbindung entwickeln konnte. Aber auch die Fähigkeit zur Konfliktlösung in der Partnerschaft spielte eine große Rolle. Wie man sich denken kann, bieten die kurzzeitigen explorativen Kontakte hier keine gute Lernmöglichkeit, weil man sich rasch trennt und die Möglichkeit der gemeinsamen Konfliktlösung nicht gegeben ist. Nach Bodenmann (1997) ist aber die Fähigkeit zur Konfliktlösung ein Garant für die Stabilität der Paarbeziehung. Bereits bei jugendlichen Paaren kann man feststellen, dass die Fähigkeit zum Austragen von Konflikten die Beziehungszufriedenheit erhöht und zu einer längeren Beziehungsdauer führt (Shulman et al., 2006).

In der Paarbeziehung eine ausgewogene Balance zwischen Bezogenheit und Autonomie zu erreichen, ist sehr wichtig und wird durch die konstruktive Konfliktlösung und Abstimmung erreicht. Diese Fähigkeit kann man bereits bei einigen jugendlichen Paaren beobachten. Weitere Lernprozesse sind im jungen Erwachsenenalter zwischen 20 und 30 Jahren („emerging adulthood", vgl. Seiffge-Krenke, 2019a) zu erwarten, oft aber durch die gleichzeitige Koordinierung von anderen Entwicklungsaufgaben (Ausbildung, Studium bei finanzieller Abhängigkeit und Semi-Autonomie von den Eltern) beeinträchtigt. Dies ist vermutlich einer der Gründe, weshalb die Mehrzahl der jungen Leute – Wesche et al. (2020) nennen in ihrer Metaanalyse immerhin 70 % – unverbindliche sexuelle Beziehungen von kurzer Dauer haben. Dabei erleben sich die Beteiligten nicht als Paar.

Auch wenn junge Erwachsene als Paar zusammenleben, können wir keineswegs davon ausgehen, dass dies stabile Beziehungen mit einer guten Balance zwischen Autonomie und Bezogenheit sind, denn Fremdgehen in festen Beziehungen, „Sex with the Ex" und häufige zyklische Trennungen (On-Off-Beziehungen) zeigen an, dass der Fokus sehr auf der Autonomie und den individuellen Interessen und weniger auf der Paarbindung liegt. Insgesamt zeigen die Ergebnisse, dass die Partnerbeziehungen einen längerdauernden Lernprozess mit unterschiedlichen Erfahrungen und Qualitäten umfassen und dass nicht unbedingt von einer stabilen Paarbindung bei vielen jungen Erwachsenen auszugehen ist (zur Paardynamik vgl. auch Kap. 14 und 15).

Stabilere Partnerbindungen mit einer ausgewogeneren Balance für Autonomie und Bezogenheit zeigen sich erst bei einem Teil der jungen Erwachsenen um das 30. bis 35. Jahr, und dies ist sicher ein Grund, weshalb die Geburt von Kindern auch relativ spät erfolgt. Auch wenn Paare bereits längere Zeit zusammenleben, kann nicht automatisch angenommen werden, dass sie eventuell heiraten werden oder sich ein Kind wünschen oder planen (Guzzo, 2014). Freiwilliger Verzicht auf Kinder kommt bei 20 % der Paare vor.

Das Alter bei Elternschaft ist stark angestiegen, teilweise bedingt durch die längeren Bildungs- und Ausbildungsphasen und den relativ späten Eintritt in finanzielle Sicherheiten, und so muss ein Paar im Alter von etwa 25 bis 35 Jahren gleichzeitig mehrere Lebensentscheidungen treffen, die den Beruf, einen gemeinsamen Wohnort und die Familienplanung betreffen. Da wir gegenwärtig viele Zweiverdiener-Familien haben, heißt dies, dass die beruflichen Pläne von beiden Partnern zu koordinieren sind. Es sind aber nicht nur die beruflichen Pläne zu synchronisieren, viele junge Erwachsenen haben befristete Beschäftigungsverhältnisse, und die finanziell unsichere Basis ist auch ein Grund für das Hinausschieben der Familienplanung (vgl. Kap. 11).

Damit treffen zwei Probleme aufeinander: Wegen der fehlenden finanziellen Absicherung wird der Kinderwunsch hinausgeschoben, wegen des zunehmenden Alters des Paares sinkt aber zugleich die Fruchtbarkeit. Dies kann, wenn ein Kinderwunsch besteht, Probleme mit sich bringen, die bewältigt werden müssen. Der enorme Anstieg von IVF in Zentren für Reproduktionsmedizin weist darauf hin, dass bei einer nicht unerheblichen Zahl von älteren Paaren Versuche einer assistierten Zeugung unternommen werden, dies führt in einem Fünftel zur Geburt eines Kindes (Berg, 2010), mit höheren Raten bei den jüngeren Paaren.

Insgesamt aber hat das kinderlose Paar neben dem Beruf noch sehr viel persönliche Freizeit, die es ausschließlich nach eigenen Wünschen verbringen kann, genau viermal so viel Freizeit wie ein Paar mit Kindern. Demgegenüber befinden sich junge Eltern in der „rush hour" des Lebens und sind sehr belastet, insbesondere, wenn sie Kinder unter 6 Jahren zu betreuen haben. Sie müssen Kinderbetreuung, Hausarbeit und Berufstätigkeit unter einen Hut bringen. Während des Lockdowns der Corona-Pandemie waren viele Eltern vom „Homeschooling", d. h. der Betreuung der schulischen Aufgaben ihrer Kinder, verbunden mit ihren eigenen beruflichen Aufgaben („Homeoffice", Klosa-Kückelhaus, 2020) überfordert, die Rate von gestressten Müttern stieg stark an, und die Fragen, welcher der Partner den beruflich wichtigeren Termin wahrnehmen durfte oder wer jetzt arbeiten und wer währenddessen die Kinder betreuen sollte, erforderten viel Abstimmungsbedarf. Insgesamt arbeiten Eltern 10–25 h mehr als gleichaltrige Paare ohne Kinder, sie geben ihre Gesamtarbeitszeit mit 60–65 h/Woche an (kinderlose Paare: 40–50 h/Woche).

Auch schon vor Corona-Zeiten gaben Eltern viel höhere Stresswerte als Paare ohne Kinder an – ein Stress, der durch die Kombination aus Stress bei der Arbeit und Stress in der Familie (viele Termine, Ärger zu Hause) besteht.

Diagnostische Fragen

- Welche Erfahrungen mit Paarbeziehungen haben die Partner bisher gemacht?
- Welchem Modell von Paarbeziehung folgen sie? Gibt es ein gemeinsames Modell?
- Inwieweit konnten sie bisherige ungünstige Muster korrigieren?
- Boten die bisherigen Erfahrungen Möglichkeiten, das Austragen von Paarkonflikten zu erlernen? Wie kann mit Konfliktspannungen umgegangen werden?
- Wie können die unterschiedlichen Anforderungen in den unterschiedlichen Lebensbereichen gemeinsam austariert werden?
- Inwieweit sind die Partner von ihren Ursprungsfamilien abgelöst?

▶ **Wichtig**
Elternschaft und Gesundheit
Wie die Daten der DAK 2020 zeigen, essen Paare mit Kindern schneller, schlafen weniger und berichten häufiger über Schlafstörungen. Sie berichten, nicht genug persönliche Zeit für sich zu haben (54 %), und 40 % erleben, dass sie ihre Partnerschaft vernachlässigen.

Familien mit kleinen Kindern: Enorme Entwicklungsprogression der Kinder, Überwältigung und Erschöpfung der Eltern
Insbesondere Frauen sehen die Entwicklung der Partnerbeziehung sehr viel kritischer nach der Geburt von Kindern, bereits in dieser Phase wird über Trennung nachgedacht. Empirisch lässt sich eine deutliche Verschlechterung der partner-

schaftlichen Beziehungen nachweisen – ein sehr substanzieller Befund, der in vielen Studien gefunden wurde (Kamp-Dush et al., 2008; Petzold, 1998; Kurdek, 2008). Insbesondere Väter beklagen das Involviertsein ihrer Frauen in die Kinderbetreuung, erleben sich als randständig, sexuell vernachlässigt und haben oftmals Probleme, in ihre neue Rolle als Väter hineinzufinden (Garstick, 2013).

Unmittelbar nach der Geburt sind viele Fertigkeiten zur intuitiven Beelterung notwendig, wobei hier die Mutter-Kind-Beziehung im Vordergrund steht. In der Tat weiß man aus der Babyforschung, dass schon wenige Tage alte Babys die Mutter am Geruch, an der Stimme und am Gesicht erkennen und sich ihr zuwenden – also lange bevor dies sprachlich symbolisiert werden kann. Dieses implizite Beziehungswissen und die ganz frühen Interaktionserfahrungen sind prägend und wurden wegen der synchronen Abstimmung in Motorik und Vokalisation bei feinfühligen Eltern als „Tanz mit dem Baby" beschrieben.

Bei später unsicher gebundenen Kindern findet man dagegen asynchrone Zyklen, die Mütter wenden sich häufiger ab, gehen weniger mit bei den positiven und negativen Emotionen des Kindes und zeigen weniger kontingente Körperbewegungen (Reck et al., 2004). Dies kann man bereits bei Babys im Alter von 4 Monaten beobachten und damit das spätere Bindungsmuster mit einem Jahr und später vorhersagen. Eine wenig feinfühlige Beelterung (aufgrund von Traumatisierung oder psychischer Störung der Eltern) kann zu Rupturen im Dialog und möglicherweise dann später zu einem unsicheren Bindungsstil führen. Das Baby ist schlechter regulierbar und das bedeutet noch mehr Stress für die Eltern.

▶ **Wichtig** Generell ist eine hinreichend gute Bemutterung im Sinne Winnicotts völlig ausreichend, es ist sogar besser, wenn Spiegelung und Kontingenz nicht 100 % sind, denn dadurch hat das Baby Lernmöglichkeiten und muss sich anpassen.

Übrigens kommt es eigentlich nahezu pausenlos zu solchen „ruptures and repairs". Tronick (2007) fand in 70 % der Interaktionen einen solchen „mismatch": Die kleinen Rupturen in der frühen Interaktion sind Voraussetzung für Lernen, werden von Mutter und Baby überwunden, und der Kontakt wird wiederhergestellt.

Die kritische Sicht auf eine veränderte Paarbeziehung fällt in eine Phase mit einem rasanten weiteren Entwicklungstempo der Kinder: In Bezug auf die Motorik, die Sprachentwicklung, das Denken und die emotionale Entwicklung der Kinder gibt es keine Entwicklungsphase, in der eine solch rasche Veränderung auftritt. Die Eltern müssen also mit einer enormen Entwicklungsprogression ihrer Kinder im 1. und 2. Lebensjahr Schritt halten, und zugleich treten Überlegungen zur Trennung zu einem Zeitpunkt auf, zu dem die Kinder diese enormen Entwicklungsfortschritte machen.

Die Phase der Familienentwicklung nach der Geburt des ersten Kindes ist besonders belastend. Von einem Tag auf den anderen ist eine drastische Umstellung der Partnerschaft auf Elternschaft erforderlich. Die 24-Stunden-Rundumversorgung eines neugeborenen Babys bringt für das Paar eine völlig neue Situation mit sich, auf die es trotz möglicherweise besuchtem Kurs der Elternschulung so nicht eingestellt war. Gloger-Tippelt (1988) bezeichnet die ersten 3 Monate nach der Geburt als die Phase der Überwältigung („baby honeymoon") und Erschöpfung: Das Paar ist begeistert und überwältigt, zugleich aber auch durch die Rundumversorgung tagsüber und nachts und den unterbrochenen Schlafrhythmus erschöpft. Für manche Paare ist dies so beeinträchtigend („Erste-Kind-Schock"), dass sie kein weiteres Kind mehr bekommen werden.

Der allmählich regelmäßigere Schlaf-Wach-Rhythmus des Babys und die regelmäßigeren Still- bzw. Fütterungszeiten führen dann etwa zwischen dem 3. und 6. Lebensmonat des Babys zu einer Phase der Gewöhnung und Stabilität, in der die elterlichen Rollen zunehmend festgelegt und umgesetzt werden. Das Paar bemerkt spätestens jetzt, dass es nur noch sehr wenig Zeit füreinander hat, sehr stark ans Haus angebunden ist und spontane gemeinsame Unternehmungen (Kino, Ausgehen) nur mit erheblichem Organisationsaufwand (wer betreut das Baby?) verbunden sind. Die persönliche Freiheit von Mutter und Vater für eigene Interessen, die Berufstätigkeit, ist enorm eingeschränkt und es muss jeweils zwischen den Partnern verhandelt werden, wer welche Freiheiten oder Pflichten hat. Die Forschung zeigt allerdings, dass die meisten Paare, die Eltern werden, diesen Übergang gut bewältigen (Petzold, 1998), und dies gilt nicht nur für Mütter, sondern auch für Väter (Barry et al., 2011).

Babys und Kleinkinder sind aufgrund ihrer raschen Entwicklungsprogression in dieser Phase der Familienentwicklung sehr verletzlich, gleichzeitig sind aber auch die Eltern in dieser Phase besonders vulnerabel. Dies macht sich u. a. an erhöhten Raten mütterlicher Depression bemerkbar (Sidor et al., 2017; Reck et al., 2004), insbesondere bei Müttern mit schlecht regulierten Säuglingen. Die Ideologie der allein zuständigen Mutter bzw. das Konzept der Rabenmutter ist in Deutschland auch heute noch besonders wirkmächtig (Seiffge-Krenke & Schneider, 2012), allerdings wird zu wenig beachtet, dass die Rate väterlicher Depression nach der Geburt von Kindern fast genauso hoch ist (10 % gegenüber 13 % bei den Müttern, vgl. Marinovic & Seiffge-Krenke, 2016), mit einer hohen Rate von „mismatches" und weniger Reparationsversuchen in der Eltern-Kind-Interaktion. Aus der Konstellation einer relativ hohen Erwartung an Elternschaft, verbunden mit einem stark gestiegenen Wert von Kindern bei gleichzeitig starker Erschöpfung, oft in Verbindung mit einem schlecht regulierten Säugling, kann sich eine starke Negativdynamik ergeben. Hier sind wesentliche Gründe für den deutlichen Rückgang in der partnerschaftlichen Zufriedenheit zu sehen. Hinzu kommt, dass die Retraditionalisierung der Rollen (der Vater ist beruflich äußerst eingespannt mit sehr hohen Wochenarbeitszeiten, die Mutter bleibt während der Elternzeit zu Hause beim Kind, vgl. auch Kap. 11) in vielen Familien bei allen positiven Möglichkeiten der Elternzeit auch viel Ärger und Unzufriedenheit hervorrufen kann.

Diagnostische Fragen
- Wie gelingt der Übergang von der Dyade in die Triade?
- Welche bewussten und unbewussten Erwartungen, Ängste und Fantasien fördern bzw. erschweren diesen Prozess?
- Können die Partner ihre veränderten Rollen aushandeln?
- Wie werden Entlastungsmöglichkeiten (z. B. Elternzeit, Hilfe durch Angehörige) genutzt?

Geburt des zweiten Kindes: Ein langer Weg, bis das Familiensystem sich wieder stabilisiert hat

Die drastische Umstellung von der Paar- auf die Elternebene charakterisiert den Beginn der Elternschaft: Innerhalb der ersten 6 Monate tritt allerdings eine gewisse Stabilisierung auf, und bis zum Ende des 1. Lebensjahres haben sich die meisten Eltern gut in ihre Elternrolle eingefunden.

▶ **Wichtig** Der Trend geht immer noch zur Zwei-Kind-Familie. Die Berliner Studie hat den Familienentwicklungsprozess der Integration des zweiten Kindes genau untersucht und festgestellt, dass es lange dauert, bis das neue Familienmitglied in das Familiensystem integriert ist. Es ist also ein wichtiger Aspekt, dass eine Familie weiß: Dies braucht Zeit!

Kurt Kreppner und sein Forschungsteam beobachteten, dass die Mutter unmittelbar nach der Geburt vollständig auf das neugeborene Kind fokussiert und keine Augen für das ältere Kind hat. Dies wird dann optimalerweise vom Vater oder den Großeltern verstärkt betreut. In manchen Fällen kann es bis zum Ende des 1. Lebensjahres des nachgeborenen Kindes dauern, bis die Aufmerksamkeitsverteilung von Vater und Mutter auf beide Kinder wieder gleich ist. Die Aufnahme dieses zweiten Kindes ins familiäre System ist endgültig aber erst dann abgeschlossen, wenn das

Geschwistersystem abgetrennt werden kann von dem Elternsystem, wenn also klare Regeln vorherrschen und wieder eine Generationsdifferenz vorhanden ist (Eltern vs. Kinder) (zur Geschwisterdynamik s. Kap. 14 und 15).

Das ist ein relativ langer Prozess, der etwa 2 Jahre in Anspruch nimmt. Diese Zeitperspektive ist vielen Paaren gar nicht bewusst: In Bezug auf die Trennungsbereitschaft von jungen Paaren lässt sich erkennen, dass ein erheblicher Teil der jungen Paare mit Kindern, die sich trennen, das zu einem Zeitpunkt tun, an dem das Familiensystem noch nicht wieder zur Ruhe gekommen ist. Das ist sehr wichtig für die Beratungsarbeit mit Familien. Entsprechende Variationen gibt es, wenn die Kinder in einem extrem kurzen oder langen Abstand geboren sind oder die Eltern sehr jung oder sehr alt sind oder, wie in einer Patchworkfamilie, ein Baby in eine Familie mit Kindern verschiedenen Alters aus früheren Beziehungen dazukommt. Immer aber ist es wichtig, sich zu vergegenwärtigen: Die Integration eines neuen Familienmitgliedes braucht Zeit. Hier ist von den Eltern und Kindern viel zu leisten, und es können viele Konflikte auftreten, die bewältigt werden müssen. Die Balance zwischen individuellen Ansprüchen der Eltern etwa und der Versorgung der Kleinkinder ist schwierig zu erreichen, und diese Bewältigungsarbeit nötigt uns in der Beratung und Therapie großen Respekt ab. Auch ist zu berücksichtigen, dass erstgeborene Mädchen von der Geburt eines Geschwisters eher profitieren, während sich bei erstgeborenen Jungen die Beziehung zur Mutter verschlechtern und auch die kognitive Entwicklung beeinträchtigt werden kann (Stöhr et al., 2000), was auf mangelnde Anregung für den Sohn hinweist.

Diagnostische Fragen
- Wie gelingt die Integration des zweiten Kindes in das Familiensystem?
- Bestand ausreichend Zeit zur Ausbildung eines Geschwistersubsystems?
- Wie verteilt sich die Zuwendung der Eltern zu den Kindern und zueinander?

Familien mit Vorschul- und Schulkindern: Fokus auf Kinderfreundschaften und Schulleistung, Bedeutung der Emotionsregulierung

Was den Einfluss der Mutter angeht, so stand in der Forschung vor allem die Entwicklung einer sicheren Bindung im Vordergrund mit ihren wichtigen Auswirkungen auf Emotionsregulierung, Neugier, Lernen und Kreativität beim Kind. Während die väterlichen Funktionen bei Babys ebenfalls Bindungsaspekte umfassen, nimmt der Vater durch seine Spielfeinfühligkeit einen vergleichbar großen Einfluss auf die kindliche Entwicklung sicherer innerer Arbeitsmodelle. Mit dem Kamikaze-Play, dem Tobespiel, einem lustvollen, gefährlichen und grenzüberschreitenden Spiel, übernimmt der Vater die Rolle des Herausforderers, der seine Kinder im Vorschul- und Schulalter dabei unterstützt, Neues zu entdecken (Seiffge-Krenke, 2016). Mit dem Provozieren von starken Affekten beim Kind durch das anfängliche Anspornen und Anheizen des Spiels und dem gemeinsamen Bewältigen in Form eines rechtzeitigen, unterbrechenden Eingreifens und Beendens, wenn die Situation zu überdrehen droht, unterstützt der Vater die kindliche Selbstregulation. Auch der Anteil und Grad motorischer Stimulation im Spielverhalten ist ein wesentlicher Unterschied zwischen Vater und Mutter im Umgang mit dem Kind. Das im Bewegungsspiel stattfindende direkte Kanalisieren der auftretenden Aggressivität fördert die Regulation starker Affekte, insbesondere bei kleinen Jungen, und bietet ihnen gleichzeitig eine angemessene Bewältigungsstrategie.

▶ **Wichtig** Die Tobespiele sind besonders für Söhne wichtig für das Erlernen der Regulierung negativer Affekte.

Im Unterschied zu Müttern differenzieren Väter sehr stark nach Söhnen und Töchtern, das zeigt sich sowohl bei ihrer Förderung von Lernen und Leistung, denn die Erklärungsversuche mit Söhnen sind komplizierter und technischer, bei den Töchtern kommen mehr Gefühle ins Spiel (Seiffge-Krenke, 2016). Auch die risikoreicheren und raueren Spiele („Tobespiele") werden mit den Söhnen deutlich öfter praktiziert, während die motorischen und stimulierenden Aktivitäten mit den Töchtern erkennbar sanfter und vorsichtiger ablaufen (Pfaff & Seiffge-Krenke, 2008). Der Vater ist nicht nur physisch stärker involviert, er ist in den Interaktionen mit seinen Söhnen um Disziplin und um angemessenes männliches Rollenverhalten bemüht. Die starke Akzentuierung des Geschlechts durch das Spielverhalten, das Auswählen der Spielsachen und die Art des Vaters, dem Kind Aufgaben zu stellen, fördern gleichzeitig die Geschlechtsrollenentwicklung seines Kindes (Seiffge-Krenke, 2001).

In diese familiäre Entwicklungsphase fallen der Umgang mit schulischen Leistungsanforderungen und der Aufbau von Kinderfreundschaften (Traub, 2005). Hier ist bedeutsam, wie die Eltern damit umgehen, ob sie durch Leistungsdruck zusätzlichen Stress verursachen, was besonders in Bezug auf den Übergang zur weiterführenden Schule berichtet wird. In dieser Phase der Familienentwicklung wird auch bedeutsam, inwieweit beide Eltern die Kinderfreundschaften und damit die allmähliche Ablösung von den Eltern und den Aufbau eines weiteren Beziehungsnetzes fördern. Seit den frühen Ausführungen von Margaret Mahler hat das Konzept der Separationsangst Eingang in die klinische Arbeit gefunden. Seit einigen Jahren zeigen Studien an klinisch unauffälligen Familien einen erheblichen Anstieg von Separationsängsten (Lutz & Hock, 1995) mit einer entsprechenden Beschneidung der Autonomie und Bewegungsfreiheit, insbesondere bei Töchtern (Seiffge-Krenke, 2017; zur familiären Grenzendynamik s. Kap. 13).

Der Umgang mit Aggression ist eine familiäre Entwicklungsaufgabe, die bereits bei Kleinstkindern anfällt, aber verstärkt in der Vorschul- und Schulzeit zu lösen ist, und da sind nicht nur die elterlichen Erziehungsstile (Hahlweg et al., 2008) von Bedeutung, sondern auch die Lösungsstrategien in der elterlichen Dyade, die als ein Modell dienen, das Kinder aufmerksam beobachten. Verschiedene Studien belegen, dass elterliche Konflikte eine wichtige Rolle bei der Negativdynamik gerade in Familien mit verhaltensauffälligen Kindern spielen (Gabriel & Bodenmann, 2006a).

Gerade aufgrund der Tatsache, dass die Elternschaft täglich hohe Anforderungen an die Elternschaft stellt, ist der Spillover-Effekt von partnerschaftlichem Stress zu beachten. Er wirkt sich negativ auf die Beziehung zum Kind aus. Gestresste Eltern zeigen verminderte positive Interaktionen mit dem Kind und ein ungünstiges Erziehungsverhalten wie härteres disziplinarisches Vorgehen und inkonsistentes Erziehungsverhalten (Gabriel & Bodenmann, 2006b).

Diagnostische Fragen

- Haben beide Eltern relativ gleichermaßen eine Beziehung zu ihren Kindern?
- Wird das zunehmende Autonomie- und Bewegungsbedürfnis der Kinder angemessen gefördert?
- Wird die Familien-Umwelt-Grenze durchlässiger? Können Kinder und Eltern angemessene Außenkontakte pflegen?
- Wird der Umgang mit aggressiven Impulsen angemessen geübt?
- Welche Hindernisse gibt es hier auf der bewussten und der unbewussten Ebene?
- Besteht für die Eltern eine Balance zwischen Eltern- und Paarfunktion?
- Inwieweit kommet es zum „Spillover" von Konflikten des Paares auf die Ebene der Kinder?

Familien mit Jugendlichen: Turbulenz, aber dennoch Stabilität

Auch diese Phase ist durch eine rasche und dynamische Kindesentwicklung gekennzeichnet, wobei im Zentrum die körperlichen Veränderungen des Kindes zum Jugendlichen und die beschleunigte Ablösung von den Eltern stehen. Hervorzuheben ist, dass Väter in dieser Familienentwicklungsphase für ihre Kinder ein gutes Modell für Autonomie darstellen (Pfaff &

Seiffge-Krenke, 2008). Streitigkeiten zwischen den Eltern und den Jugendlichen, in denen es um das Aushandeln von Autonomie geht, sind häufig, aber auch für die Eltern untereinander bietet diese Phase Anlass für viele Konflikte. In dieser Phase wird jedoch gleichzeitig rege kommuniziert und Scheidungen werden sogar etwas seltener erwogen. Die Entwicklungsfunktion von Konflikten sowohl auf der Paarebene als auch in den Eltern-Kind-Beziehungen ist hervorzuheben (Laursen & Hafen, 2010), allerdings findet sich in klinisch auffälligen Familien eine extrem hohe Streitrate („all families sometimes, some families all the time").

Bei der Entwicklung vom Kind zum Jugendlichen muss das Familiensystem die enormen körperlichen und psychischen Veränderungen des Kindes bewältigen. Familien haben dazu unterschiedlich lange Zeit. Eltern frühreifer Kinder müssen sich auf einen sehr beschleunigten Reifungsprozess einstellen, während Eltern von spätreifen Kindern noch länger Zeit bleibt, sich mit den Veränderungen auseinanderzusetzen. Bei zeitgerecht reifenden Jugendlichen ist die Frühadoleszenz, also die Zeit zwischen 12 und 14 Jahren, durch einen enormen Längenwachstumsschub und oft sehr wechselhafte Stimmungen gekennzeichnet. Hinzu kommt ein passagerer erhöhter Narzissmus: Die Jugendlichen sind extrem empfindlich und selbstbezogen, in einer Weise, die für die Eltern außerordentlich irritierend sein kann. Sie sind sehr mit ihren Peers online und offline beschäftigt, die ihnen bei der Identitätsneukonstruktion helfen (Seiffge-Krenke, 2020). Auch die Tatsache, dass Jugendliche körperlich auf Distanz zu den Eltern, besonders dem Vater, gehen, und zwar schon ein Jahr vor den sichtbaren Zeichen körperlicher Reife, muss verarbeitet werden. In der elterlichen Paarbeziehung kommt es nachweislich zum Rückgang positiver und zur Zunahme negativer Qualitäten (Seiffge-Krenke, 1999) mit Eintritt des Kindes in die Pubertät, wobei die Partnerbeziehungen in Familien mit Töchtern etwas positiver eingeschätzt werden.

▶ **Wichtig** In Familien mit Jugendlichen nimmt die Konfliktrate zu, die Bindung an die Eltern nimmt (kurzzeitig) ab. Am Ende der Adoleszenz haben Konflikte deutlich abgenommen und die Eltern-Kind-Beziehung ist wieder positiver geworden.

Unabhängig davon, wie sicher die Kinder an ihre Eltern gebunden sind, verschlechtert sich auch die Eltern-Kind-Beziehung in diesem Alter (Seiffge-Krenke, 1999). Die emotionale Bindung an die Eltern nimmt deutlich ab (Waters et al., 2000), die Rate an familiären Konflikten nimmt ab der Frühadoleszenz zu. Diese Konflikte haben eine positive entwicklungsfördernde Funktion in Richtung auf die Aushandlung von Autonomie (Steinberg, 2001), und durch sie verändern sich die Eltern-Jugendlichen-Beziehungen zu Beziehungen eher in Augenhöhe. In der Spätadoleszenz, mit etwa 16 bis 17 Jahren, nimmt die Konfliktrate wieder ab, was auch ein Zeichen dafür ist, dass die Beziehungen zwischen Eltern und Kindern nun ebenbürtiger geworden sind. Gleichzeitig tauchen neue Familienmitglieder auf, Partner oder Partnerin der Jugendlichen müssen integriert werden.

Das ist für manche Eltern nicht einfach. Ein ganz substanzieller Befund der Forschung zu dieser Entwicklungsphase von Eltern mit jugendlichen Kindern ist die Tatsache, dass 40 % der Mütter in Familien mit Jugendlichen über psychosomatische Beschwerden und depressive Störungen klagen (Silverberg & Steinberg, 1990). Besonders hoch sind diese Beschwerden bei Müttern, die ausschließlich Hausfrauen sind. Diese recht hohen Zahlen weisen darauf hin, dass die Mütter stärker als die Väter in die Alltagsbelange und entsprechend die Alltagskonflikte involviert sind und möglicherweise der zunehmenden Autonomie ihrer Kinder auch kritischer gegenüberstehen, als dies Väter tun. Insgesamt ist das Familienklima in Familien mit Töchtern durch eine höhere Konfliktrate, aber auch mehr Verbundenheit gekennzeichnet, und auch beide Eltern erleben ihre Beziehung als positiver (Seiffge-Krenke, 1999).

Der Vater ist nicht nur wichtig für das Körperkonzept, die Strukturbildung und die Unterstützung der Geschlechtsrolle, er ist in Familien mit Jugendlichen als Modell für Autonomie jetzt stärker gefordert. Studien zeigen, dass der Prozess der Ablösung aus dem Elternhaus durch die Väter auch stärker vorangetrieben wird (Seiffge-Krenke, 2016). Durchschnittlich trauten Väter ihren Kindern Selbstständigkeit und Unabhängigkeit 4 Jahre vor den Müttern zu. Die Unterstützung des Körperkonzeptes in der Phase der raschen körperlichen Umstrukturierungen hatte insbesondere Auswirkungen auf Töchter: Ein positiv unterstützendes Verhalten des Vaters fördert ein positives Körperkonzept bei ihnen, und dieses positive Körperkonzept hatte noch 7 Jahre später Auswirkungen auf deren Partnerbeziehungen (Seiffge-Krenke et al., 2015).

> **Diagnostische Fragen**
> - Können die Eltern Trennungsimpulse der Jugendlichen tolerieren und angemessen fördern? Fühlen sie sich durch diese geängstigt und entwertet?
> - Wie ist die Ablösung bei den Eltern selbst verlaufen?
> - Sind sie ein Modell für eine angemessen Balance zwischen Autonomie und Bezogenheit?
> - Kann mit Aggressivität angemessen umgegangen werden?
> - Inwieweit wird ein positives Körperkonzept gefördert?

Divergenz der Interessenlage in Familien mit erwachsenen Kindern: Zwischen leerem Nest und Hotel Mama

Im Auszugsverhalten der Kinder haben sich in den letzten Jahrzehnten starke Veränderungen ergeben. Während es früher noch deutlich verbreiteter war, dass die Kinder mit dem Schulabschluss und dem Beginn des Studiums oder der Berufsausbildung auszogen, kann man seit einiger Zeit beobachten, dass Kinder später ausziehen. Einige Kinder bleiben auch noch bis Mitte oder Ende zwanzig bei den Eltern wohnen, oft sehr komfortabel in der Einliegerwohnung und mit vielfältiger materieller und instrumenteller Unterstützung durch die Eltern („Hotel Mama"). Gut ein Viertel der jungen Erwachsenen wohnte 2019 noch bei den Eltern, und unter Bedingungen des Lockdowns im Zuge der Corona-Pandemie hat diese Zahl zugenommen, und insbesondere die Zahl der Rückkehrer ins Elternhaus wird angestiegen sein. Schon frühere Untersuchungen hatten festgestellt (Seiffge-Krenke, 2010), dass eine nicht unerhebliche Zahl junger Erwachsener nach Belastungen (wie Schwangerschaft, Abbruch der Ausbildung, Trennung vom Partner) ins Elternhaus zurückkehrt.

▶ **Wichtig** Etwa ein Drittel der jungen Erwachsenen kehrt nach belastenden Ereignissen (kurzzeitig) wieder in das Elternhaus zurück.

Es ist nicht ganz eindeutig, wann die Ablösungsprozesse als beendet anzusehen sind. So kommt es nicht selten vor, dass die Auszubildenden oder Studierenden zwar nicht mehr im Elternhaus leben, aber (fast) jedes Wochenende nach Hause fahren, mit einem Sack schmutziger Wäsche, und sonntags dann mit sauberer Wäsche und einem Paket voller Lebensmittel zurück. Im Falle von Patchworkfamilien wird das (vorübergehend) leere Nest zudem wieder gefüllt, wenn einer der Partner jüngere Kinder mit in die Beziehung bringt oder gemeinsame Kinder geboren werden. Hier kommt es zu einer sehr dynamischen Abfolge und Überlagerung von Phasen der Elternschaft, und die Erfordernisse an das Paar mit Kindern so unterschiedlichen Alters sind enorm.

In der Auszugsphase der Kinder – mit einem ganz unterschiedlich vollen oder leeren Nest – zeigen sich interessante Veränderungen. Auffällig ist die hohe und langandauernde Unterstützung der „Kinder" durch die Eltern, zum einen instrumentell (Wäschewaschen, Kochen, Übernahme von Behördengängen), zum anderen materiell. In unseren eigenen Studien (Seiffge-Krenke, 2010) unterstützen die Eltern bei zumindest einem Drittel noch bis zum Alter von Ende zwanzig ihre erwachsenen Kinder materiell. Gleichzeitig versuchen die Kinder, ihre Eltern emotional auf Distanz zu halten. Die Eltern dagegen zeigen ein enormes emotionales Investment (neben der finanziellen Unterstützung) und sind stark an ihren Kindern interessiert (Kins et al., 2011). Es kommt zu einer Divergenz in der Interessenlage: Die Eltern interessieren sich sehr für ihre Kinder, tun sehr viel für sie, die Kinder nabeln sich ab, halten die Eltern auf Distanz. In dieser Phase ist es gegenwärtig die ältere Generation, die die Jüngere stützt – und das ist eine historisch neue Situation. Die jüngere Generation nimmt diese Unterstützung gerne an, fordert sie zum Teil sogar ein, während sich die Eltern fragen mögen, „Wann sind unsere Kinder endlich erwachsen?" (Seiffge-Krenke, 2013), sich wegen beruflicher und Ausbildungsinstabilität aber weiterhin in der Pflicht sehen.

In der Paarentwicklung ergibt sich in der Auszugsphase der erwachsenen Kinder ebenfalls eine interessante Veränderung, die mehr Freiheit für beide Partner bedeuten kann. Die Familienpflichten sind erfüllt, das Elternpaar muss jetzt nicht mehr der Kinder wegen zusammenbleiben – und orientiert sich womöglich neu. Dies erklärt vielleicht die doch recht hohen Zahlen von Scheidungen und Trennungen nach 25 Jahren Ehedauer (Seiffge-Krenke & Schneider, 2012). Es gibt aber auch Befunde, dass die Qualität der partnerschaftlichen Beziehungen wieder ansteigt. Relativ viele Studien hatten einen U-förmigen Verlauf der Partnerschaftsqualität gefunden mit einer Abnahme durch die Geburt der Kinder – mit einem starken Abfall in den ersten 5 Jahren nach der Geburt von Kindern – und einem Wiederanstieg nach dem Auszug der Kinder (Kamp-Dush et al., 2008). Die Forschung zeigt aber auch, dass rund 40 % der Elternpaare stabil glücklich sind. Allerdings hat man in der Forschung stärker den Fokus auf die Determinanten der abnehmenden Partnerschaftsqualität gelegt.

Die entwicklungspsychologische Forschung über die Determinanten des Auszugsverhaltens zeigt etwa 20–30 % Nesthocker (Seiffge-Krenke, 2006), darunter mehr Söhne als Töchter. Es zeigt sich im Übrigen, dass die jungen Erwachsenen, die früher ausziehen, häufiger sicher gebunden sind (von Irmer & Seiffge-Krenke, 2008). Auf der Basis einer sicheren Bindung entwickelt sich verstärkt ein Explorationsverhalten, was sich u. a. auch am zeitgerechten Auszug deutlich machen lässt. Des Weiteren gibt es deutliche Hinweise darauf, dass zu lange andauernde und unangemessen hohe Unterstützung beider Eltern die Kinder zu lange bindet („Hotel Mama", Seiffge-Krenke & Escher, 2018).

Margret Mahler hat bereits 1972 elterliche Separationsängste beschrieben, die sie in klinisch auffälligen Familien beobachtete. Rund 40 Jahre fand man erhebliche elterliche Separationsängste, und zwar nicht nur bei Müttern kleiner Kinder, sondern bei Müttern und Vätern mit Jugendlichen und jungen Erwachsenen – und zwar in klinisch nicht auffälligen Familien (Kins et al., 2013). Die Ergebnisse bestätigen, dass Eltern mehr an ihren Kindern interessiert sind als diese an ihnen und sich schlecht von ihren „Kindern" trennen können. Trotz aller Veränderungen bleiben die Beziehungen in der Mutter-Tochter-Dyade weiterhin enger. Andererseits machen sich die jungen Erwachsenen Sorgen, dies trifft insbesondere auf Töchter Alleinerziehender zu. Sie trauen sich nicht auszuziehen, weil sie Angst haben, einen depressiven Elternteil, eine depressive Mutter zurückzulassen. Auch diese Sorge kann für die Verzögerung im Auszugsverhalten (mit)verantwortlich sein.

Ein Auszug geht aber in der Regel nicht mit abreißenden Kontakten einher, und das trotz gestiegener Mobilität. Rund 60 % der jungen Erwachsenen können zumindest einen Elternteil binnen 30 Minuten Fahrtzeit erreichen. Die Mobilität reißt die Generationen also nicht zwingend auseinander.

Diagnostische Fragen

- Wie stark ist das materielle und emotionale „Investment" von Elternteilen und jungen Erwachsenen in die Beziehung?
- Erschweren Unterstützungsleistungen der Eltern die äußere und innere Trennung? Bestehen hier auf einer Seite oder auf beiden Separationsängste oder Gefühle von Trennungsschuld? Wie sind diese (eventuell auch mehrgenerational) begründet?

10.4 Vielfalt der Familie und Bezug zu den Familienentwicklungsphasen

Familie früher bedeutet etwas anderes als heute, und inzwischen haben sich sowohl die Eltern als auch die Familiengröße bzw. die Kinderzahl und die Qualität der innerfamiliären Beziehungen stark gewandelt. Man spricht von einer Destandardisierung des Lebenszyklus (Brückner & Mayer, 2005), d. h. einer Veränderung insofern, als das Eintreffen bestimmter Lebensereignisse (wie Heirat oder Geburt von Kindern) nicht mehr länger den früher engen und vorhersehbaren Fristen folgt, sondern flexibler, individualisierter geworden ist. Zugleich haben sich Männer und Frauen in ihren Rollen bezüglich Berufstätigkeit und Elternverhalten einander angeglichen, und die Beziehungen des Paares, aber auch die Eltern-Kind-Beziehungen sind durch Zuneigung, Wärme und Unterstützung der Autonomie gekennzeichnet und nicht mehr länger – wie zu früheren Zeiten – durch autoritäre Prinzipien und Abhängigkeit.

Veränderte Familienentwicklung: Trotz geringerer Kinderzahl längere Beelterung

Auch wenn in Deutschland die Familie mit beiden Eltern noch die dominante Familienform von Personen im Alter zwischen 25 und 44 ist, gibt es doch wie beschrieben eine Vielzahl von Varianten, wie z. B. die zunehmende Zahl Alleinerziehender Wie gelingt dem Paar der Wechsel vom Leben in der Triade oder „Polyade" zur Dyade? Kommt es zu einer eventuell notwendigen „Neuformulierung" der Beziehung? Stieffamilien, bei denen Partner mit Kindern aus früheren Beziehungen zusammenziehen, oder von sog. Regenbogenfamilien, in denen gleichgeschlechtliche Partner gemeinsam Kinder aufziehen.

Heute werden in einer kürzeren Zeitspanne im Lebenslauf weniger Kinder geboren. Während früher eine Frau, wenn sie früh geheiratet hatte, fast ihre gesamte fruchtbare Zeit Kinder bekommen hat, gibt es heute eine relativ kurze Elternschaft, die spät begonnen wird, durchschnittlich erst um das 30. Lebensjahr. Die Frage, warum die Elternschaft erst so spät realisiert wird, ist vielschichtig. Die verlängerten Ausbildungszeiten und die geringe finanzielle Absicherung der erwachsenen Kinder sind Gründe dafür.

Die Frage, wann eigentlich Elternschaft endet, stellt sich heute anders als früher. Trotz der geringen Kinderzahl ist die Beelterung inzwischen eine sich zeitlich deutlich länger erstreckende Aufgabe geworden. Noch in den 1980er-Jahren war die nachelterliche Gefährtenschaft, d. h. die Zeit, die das alte Paar ohne Kinder verbringt, länger als die mit den Kindern verbrachte Zeit. Inzwischen haben wir aber, vor allem unter bestimmten Bedingungen (Nesthocker, „Hotel Mama"), eine Verlängerung der gelebten Elternschaft.

Vielfalt von Familienformen und ihre Herausforderungen

Auf die Vielfalt von Familienformen im Sinne eines „anything goes" wurde bereits hingewiesen. In diesem Buch widmen sich weitere Kapitel den familiären Lebenswelten (Kap. 11) und dem Einfluss des kulturellen Kontexts auf die Familie (Kap. 12). Daher soll hier nur kurz auf die Bezüge dieser Vielfalt für die familiären Entwicklungsphasen eingegangen werden. Zunächst ist darauf hinzuweisen, dass der Auszug der Kinder kulturell variiert: In den südeuropäischen Ländern, und dies gilt auch für Familien aus Südeuropa, die in Deutschland wohnen, wurde traditionell später ausgezogen. Auch die Aushandlungsprozesse zwischen Eltern und Jugendlichen gestalten sich in Familien mit einem kollektivistischen Hintergrund anders als in Familien, die aus den westlichen Industrienationen stammen mit ihrem starken Fokus auf Autonomie. Insgesamt sind aber Konflikte zwischen Eltern und Jugendlichen in vielen Ländern typisch, allerdings sind die Bewältigungsformen verschieden. So zeigt unsere Studie an Jugendlichen in 18 Ländern (Persike & Seiffge-Krenke, 2015), dass „Stress mit den Eltern" in unterschiedlichem Ausmaß vorhanden ist. Jugendliche aus Europa und Nordamerika hatten die niedrigsten Stresslevels, Jugendliche aus asiatischen, arabischen und südamerikanischen Ländern die höchsten.

► **Wichtig** Im internationalen Vergleich geben deutsche Jugendliche relativ geringe Stresslevels in Bezug auf Probleme mit den Eltern an.

In diesen eher kollektivistischen Ländern reagierten die Jugendlichen eher mit Rückzug, während die Jugendlichen aus individualistischen Ländern wie Deutschland und anderen europäischen Ländern relativ forsch ihre Autonomie einforderten. In allen Ländern ist die Unterstützung durch die Eltern die wichtigste elterliche Erziehungsverhaltensweise, sie trägt erheblich zum Wohlbefinden der Kinder bei (McNeely & Barber, 2010).

Auf die Überlappung von Familienentwicklungsphasen bei Eltern aus Patchworkfamilien, die Kinder unterschiedlichen Alters betreuen und erziehen, wurde schon hingewiesen. Ein weiterer Punkt betrifft gleichgeschlechtliche Eltern oder Eltern in diversen Verbindungen. Hier zeigen die Befunde ziemlich eindeutig, dass lesbische und homosexuelle Paare stabil am glücklichsten sind (Kurdek, 2008). Die Abnahme der partnerschaftlichen Zufriedenheit in den ersten 5 Jahren des Zusammenlebens war nur minimal, während die partnerschaftliche Zufriedenheit bei heterosexuellen Paaren sank, besonders drastisch bei heterosexuellen Paaren mit Kindern. Bei lesbischen und homosexuellen Paaren wurde allerdings der Einfluss von Kindern auf die Paarbeziehung nicht untersucht, obwohl doch eine beträchtliche Zahl gleichgeschlechtlicher Elternpaare Kinder aus früheren Beziehungen hat.

Wir haben inzwischen eine zunehmende Anzahl von Eltern, die durch eine assistierte Zeugung wie IVF und ICSI Kinder bekommen (Berg, 2010). Dies hängt u. a. mit der eingangs beschriebenen späten Elternschaft und reduzierten Fruchtbarkeit zusammen. Hier zeigen die Befunde von Berger (2010) zu sog. Retortenkindern insgesamt einen guten Verlauf der Beelterung: Zwei Drittel der Kinder entwickelten sich sehr gut, ebenso viele wie in der Kontrollgruppe.

Diagnostische Fragen
- Welchen Einfluss haben der Zeitpunkt und die Art der Elternschaft auf die Bewältigung der unterschiedlichen Anforderungen im Lebenszyklus?
- Wie werden Generationenkonflikte bewertet und erlebt?
- Welche kulturellen Besonderheiten zeigen sich hier?

10.5 Großelternschaft und Umgang mit Tod und Sterben

Je intensiver die junge Frauen- und Müttergeneration ins Erwerbsleben eingebunden wird, desto wichtiger kann die Rolle der Großeltern für die Enkelbetreuung werden. Es entsteht damit eine neue Aufgabe für viele Großeltern in der Phase des leeren Nestes, die dann vermehrt in die Betreuung ihrer Enkelkinder eingebunden sind. Eine direkte Enkelbetreuung leisten am häufigsten die 55-bis 69-Jährigen, der Zeitaufwand reicht von einer Stunde bis zur Vollzeitbetreuung und beträgt im Durchschnitt 41 h in der Woche. In den (wenigen) Studien sind zumeist nur die Großmütter einbezogen, die Kontakthäufigkeit sinkt allerdings mit zunehmendem Alter der Kinder. Eine emotionale Bindung zwischen Großeltern und Enkeln muss erarbeitet werden, ist aber in der Regel eher gut, wenn auch die Beziehung zu den Eltern gut ist (Schneewind, 2010).

Die Großeltern-Enkel-Beziehung kann für beide Generationen sehr bedeutsam sein. Großeltern spielen oftmals eine wichtige Rolle im Leben ihrer Enkel (Kap. 11 und 14). Neurologische Studien von Rilling et al. (2021) belegen starke Aktivierungen von Hirnarealen, die mit Empathie verbunden waren, wenn Großmütter die Bilder ihrer Enkel betrachten. Dies spricht für eine enge emotionale Beteiligung und Verbundenheit mit den Enkeln.

Großeltern sind aber nicht nur wichtige Unterstützer, das Angewiesensein aufeinander in der Kinderbetreuung kann auch konflikthaft erlebt werden, insbesondere wenn die Großeltern mit zunehmendem Alter zu sehr belastet sind oder wenn die Rollen und Zuständigkeiten unklar sind und Einmischungen in die Erziehung der Enkel erfolgen.

Eine besondere Herausforderung stellt die Scheidung der Eltern dar, da es Großeltern mitunter nicht gelingt, sich neutral zu positionieren, also nicht die Position ihres Kindes und damit nur eines Elternteils des Enkelkindes zu unterstützen. Theoretisch haben Großeltern zwar gemäß § 1685 BGB ein Recht darauf, ihre Enkel zu sehen, aber wenn Eltern und Großeltern so zerstritten sind, dass das Kind bei einem Umgang in einen Loyalitätskonflikt gerät, ist dies nicht mehr positiv für das Kindeswohl.

Großeltern sind alternde Menschen, und insofern können Themen wie Altern, Krankheiten, Sterben und Tod in der Familie auftauchen. Sie müssen kindgemäß erklärt und verarbeitet werden. Hier ist hervorzuheben, dass der Tod heutzutage im Leben eines Kindes ein seltenes Ereignis geworden ist, während früher aufgrund von Krankheiten, Hungersnöten und Kriegen viele Kinder ihren Vater, ihre Mutter schon früh verloren; als Konsequenz des Todes der Mutter im Kindbett gab es viele neu zusammengesetzte Familien: Die Väter heirateten wieder und die Kinder bekamen eine Stiefmutter. Tod infolge der Geburt von Kindern war eine häufige Erfahrung bis weit ins 19. Jahrhundert, und Kinder erlebten auch den Tod von Geschwistern vergleichsweise häufig.

Der Tod der Eltern ist heute ein seltenes Ereignis, heute lebende Kinder erleben eher den Tod der Großeltern. Dementsprechend gibt es nur wenige Forschungsarbeiten über Kinder, die ihre Eltern durch Tod verloren haben. Die Auswirkungen sind allerdings gravierend und lang anhaltend (Seiffge-Krenke, 2016); viele erwachsenen Söhne und Töchter berichten von dieser einschneidenden Erfahrung und dem Gefühl des Verlassenseins noch Jahrzehnte später. Ein solches Ereignis stellt außerdem eine derart komplexe und bedeutsame Veränderung innerhalb des Familiensystems dar, dass die Reaktionen des Kindes auch in Zusammenhang mit diesen Veränderungen zu betrachten sind (Schneewind & Weiß, 1995). Viele Studien haben auch nicht zwischen frühem und spätem Elternverlust unterschieden; die Untersuchungen von Worden (1996) zeigen dagegen sehr unterschiedliche Auswirkungen in Abhängigkeit von diesen Zeitfaktoren auf sowie zahlreiche Faktoren, die zusätzlich die Verarbeitung erschweren können. Nicht nur für die Forschung, sondern insbesondere für die therapeutische Arbeit mit Kindern, die von Verlust der Eltern oder Großeltern betroffen sind, ist es daher sinnvoll, sich mit dem Modell von Silverman und Worden (1992) zu beschäftigen. Ihr Modell der Traueraufgaben umfasst vier Aufgaben:

Traueraufgaben
- Aufgabe: Die Realität und die Tatsache des Verlustes akzeptieren
- Aufgabe: Sich mit dem Schmerz und der emotionalen Bedeutsamkeit des Verlustes auseinandersetzen
- Aufgabe: Sich an das veränderte Umfeld anpassen, in dem die verstorbene Person vermisst wird
- Aufgabe: Der verstobenen Person einen neuen Platz im Leben geben und Wege finden, der verstorbenen Person zu gedenken

Diagnostische Fragen

- Welche Bedeutung haben Großeltern für die Eltern und die Kinder auf der emotionalen und der materiellen Ebene?
- Wie gestalten sich die Kontakte räumlich und von der Häufigkeit?
- Wird mit Gebrechen, Tod und Krankheit angemessen umgegangen oder werden diese Themen tabuisiert?
- Wie wird mit Verlust und Trauer umgegangen?

10.6 Welche Konsequenzen ergeben sich für die Arbeit mit Familien?

Was bedeuten nun die beschriebenen Veränderungen im Familienzyklus für Beratung und Therapie? Hierin steckt viel Entwicklungspotenzial für Psychotherapie und Beratung. Wenn, etwa in Form von Psychoedukation, Eltern klar ist, dass die jeweiligen familiären Entwicklungsphasen ganz spezifische Merkmale haben und Eltern vor besondere Schwierigkeiten stellen, dann kann dies zu großer Entlastung auf Seiten der Eltern führen und zugleich ihre Neugier dafür wecken, was in der jeweiligen Phase möglich ist und welche Herausforderungen auf sie warten. Dies zu vermitteln und Eltern dahingehend zu sensibilisieren, darin liegt eine wichtige Aufgabe in der Beratungsarbeit für Familien.

Die Systemische Therapie arbeitet mit einer gemeinsamen Perspektive, ich denke aber, Diskrepanzen in den Sichtweisen der einzelnen Familienmitglieder sind anzuerkennen (Seiffge-Krenke, 1997) und ggf. Rupturen zu „reparieren". Es gibt auch heute weniger Lernmöglichkeiten als früher, denn es werden weniger Kinder geboren.

Das Gespür dafür, was gut ist für Kinder, das Wissen, was angebracht ist, kann so verloren gehen, zugleich muss daran gearbeitet werden: Was brauchen Eltern? Strukturell betrachtet sind für Eltern sehr feinfühlige Unterschiede in der Objektwahrnehmung (Was braucht mein Kind in diesem Alter?) zu machen. In der Elternarbeit sind außerdem eine Selbst-Objekt-Differenzierung (Was ist für Eltern angemessen, was für Kinder?) und die Differenzierung zwischen den Generationen wichtig. Die Bedürfnisse von sehr kleinen Kindern, von Babys, sind sehr verschieden von denen ihrer Eltern, und die Eltern brauchen Unterstützung beim Übergang von der ausschließlichen Paarorientierung in die Rundumversorgung des Kindes als Elternpaar. In Bezug auf Eltern mit Jugendlichen wurde deutlich, dass die Beelterung von Jugendlichen ganz andere Kompetenzen erfordert als etwa die Beelterung von Schulkindern. Hier brauchen Eltern Hilfen bei der altersspezifischen Differenzierung in den Erziehungskompetenzen. Auch die transgenerationale Perspektive, die Bedeutung von Großeltern, ist einzubeziehen.

In Deutschland gibt es gegenwärtig viele Präventions- und Interventionsprogramme für die Phase des Elternwerdens. Auch in der Therapieausbildung und der Weiterbildung von Therapeuten und Beratern erfolgt eine intensive Auseinandersetzung mit dem Elternwerden und den Problemen von Eltern sehr kleiner Kinder (Cierpka & Windaus, 2007). Hingegen werden Psychotherapeuten und Berater wenig geschult, wie sie Eltern stützen können, die Kinder im Schulalter haben, oder wie man mit Eltern von Jugendlichen oder mit Kindern in der Auszugsphase arbeitet. Die Evaluation von Programmen am Beginn der Elternschaft wie etwa „Keiner fällt durchs Netz" (Sidor et al., 2013) oder von Programmen, die Erziehungsverhaltensweisen stützen (wie Triple P, vgl. Wiggins et al., 2009), zeigen, dass es gelingt, dysfunktionales mütterliches Verhalten zu verändern, allerdings ließ sich der mütterliche erlebte Stress kaum reduzieren. Väter spielen in diesen Programmen keine Rolle, und auch die Paardyade wird wenig beachtet. Dies wäre aber dringend notwendig, um die gemeinsame Elternschaft und die Paarbindung zu stärken.

In der Beratungsarbeit von Eltern mit erwachsenen Kindern müssen wir uns die Schieflage in den Interessen verdeutlichen, einerseits zwischen den erwachsenen Kindern und den Eltern, aber auch die Schieflage in den Bedürfnissen der Mutter und des Vaters. Es gibt Konstellationen, in denen die Eltern ihre Kinder zu stark brauchen, z. B. in einer Ersatzpartnerfunktion oder bei einer starken Elternideologie, die es Eltern schwer macht, den Kindern eine eigenständige Entwicklung zuzugestehen. Andererseits können nicht nur kleine Kinder, sondern auch erwachsene Kinder unter der Trennung ihrer (alten) Eltern sehr leiden und sich zwischen Mutter und Vater hin und hergerissen fühlen (Amato & Afifi, 2006).

Während früher die nachelterliche Gefährtenschaft – also die Phase ohne Kinder – etwa 30 Jahre umfasste und damit eine viel längere Spanne als die Zeit, die die Eltern mit den jeweiligen Kindern unter einem Dach verbringen, hat sich gegenwärtig eine längere Beelterung ergeben. Dennoch ist eindeutig: Die Zeit, in der man Eltern ist, ist kurz und das Paar hat schließlich eine relativ lange Phase der nachelterlichen Gefährtenschaft vor sich, die dann auch gestaltet werden muss. Großeltern erfüllen eine wichtige Funktion in der Betreuung der Enkel. Durch die Verlängerung der Lebenserwartung kommen aber auch zunehmend ihre Kinder in die Situation, dass sie sich noch relativ lange um ihre alten und womöglich gebrechlichen Eltern kümmern müssen (Kohli, 2000).

Besondere Herausforderungen liegen in der Arbeit mit Patchworkfamilien, da sich hier verschiedene Phasen der Familienentwicklung überlagern können, und mit Ein-Eltern-Familien, da hier – besonders bei alleinerziehenden Müttern – von einer großen zusätzlichen Belastung bei gleichzeitig geringen finanziellen Ressourcen auszugehen ist. (vgl. Kap. 11). Auch die Arbeit mit Familien mit gleichgeschlechtlichen Elternpaaren gestaltet sich differenziert und dynamisch. 35 % von lesbischen und 18 % von homosexuellen Paaren sind Eltern von Kindern, teilweise aus früheren Beziehungen (Faith Oswald et al., 2008); dies sind zumeist Paare mit einem hohen gegenseitigen „Commitment", die in der Regel die Familienentwicklungsaufgaben recht gut bewältigen (Seiffge-Krenke, 2016); ein Problem ist eher die Diskriminierung durch andere.

Familien mit Zwillingen brauchen oft Unterstützung in der frühen Phase der Familienentwicklung, hier sind die Scheidungsraten besonders hoch und es ist wichtig, zu verdeutlichen, dass die Integration der neuen Familienmitglieder Zeit braucht, und gemeinsam zu überlegen, welche außerfamiliären Ressourcen das Paar zur Unterstützung nutzen kann. Da die Anzahl von Mehrlingsgeburten mit assistierter Zeugung erhöht ist (Berger, 2010), klagten mehr Eltern über erheblichen Stress als Eltern mit spontan gezeugten Kindern. Auffällig war, dass Eltern von Kindern mit assistierter Zueignung das Angebot einer psychotherapeutischen Beratung strikt ablehnten; auch war die Tendenz zur Harmonisierung und Konfliktvermeidung größer als bei Eltern mit spontan gezeugten Kindern.

Generell gibt es hohe Übereinstimmungen zwischen elterlichen Erziehungshaltungen und Psychopathologie ihrer Kinder, insbesondere was die negativen Auswirkungen von Separationsangst und intrusivem Elternverhalten angeht (Seiffge-Krenke et al., 2019b). Bei der Arbeit mit Familien mit Migrationshintergrund (Kap. 12) ist zu bedenken, dass egalitäre Machtverteilung zwischen den Eltern und ein offenes Aushandeln von Konflikten mit den Kindern nicht so üblich ist (Haid & Seiffge-Krenke, 2012) und dass wir hier mehr mit einer bezogenen Individuation im Sinne Stierlins (Kap. 14) arbeiten sollten. Türkische Kinder werden beispielsweise stärker diszipliniert, und die Toleranz gegenüber aggressivem Verhalten zwischen Eltern und Kind und in der Paardyade ist höher (Uslucan, 2009). Generell haben Flüchtlingskinder sich mit elterlichen und eigenen ambivalenten Gefühlen (Idealisierung des Herkunftslandes, aber auch traumatische Erfahrungen) auseinanderzusetzen und werden zugleich Hoffnungen und Erwartungen hinsichtlich der eigenen Zukunft und der der Eltern hegen, die man sensibel begleiten sollte (Adam, 2009).

Im Übrigen ist zu bedenken, dass es sehr unterschiedliche Typologien von Paaren mit unterschiedlichen Formen der Beelterung gibt, und dies erfordert ein entsprechend differenziertes Vorgehen. Aus der Systemischen Therapie sind Musterbildungen ebenfalls bekannt (Rotthaus, 2020). Diese Diversität und die entsprechenden Differenzierungen erfordern viel therapeutische Kompetenz.

Wenn es nicht gelingt, die Paarbeziehung lebendig zu erhalten, werden Trennungen erfolgen bzw. die starken Spannungen und Konflikte werden die Kindesentwicklung und Gesundheit langfristig beeinträchtigen – und dies gilt auch für erwachsene Kinder. Insgesamt zeigen viele Studien, dass sich konstruktive und positive Beelterung sehr positiv auf die Kindesentwicklung auswirkt. Dabei ist es von Vorteil, wenn sich die Eltern eher ähnlich sind (in Bezug auf Bildung, Werte, religiöse Einstellungen, ihre Auffassung zur Kinderbetreuung) – dies erhöht die partnerschaftliche Zufriedenheit (Luo & Klohnen, 2005). Insbesondere am Beginn der Elternschaft, aber auch in spezifischen Phasen wie der Adoleszenz gibt es vermehrt Konflikte auf der Paarebene, die sich gut durch Paarberatung und -therapie bewältigen lassen. Gattis et al. (2008) konnten zeigen, dass Paartherapie über 26 Wochen die eheliche Zufriedenheit erhöhte und insbesondere die Konflikte über die Kindererziehung signifikant reduzierte. Diese positiven Effekte ließen sich noch 2 Jahre später nachweisen, waren also zeitstabil. Die Frage: „Wie geht es den Kindern?" ließ sich eindeutig positiv beantworten, den Kindern ging es psychisch durch die Paartherapie ihrer Eltern besser.

Es ist sinnvoll, nicht nur die Paardyade, sondern die Triade und das Subsystem Eltern bzw. Kinder zu betrachten, die alle miteinander in komplexer Wechselwirkung stehen (Lindahl et al., 2004). Kinder werden ängstlich und depressiv, wenn sie länger elterlichem Streit und Paarkonflikten ausgesetzt sind. Eltern tragen die negativen Affekte aus der Paarbeziehung dann in ihre Interaktion mit den Kindern, was zu weniger Involvement und mehr Strenge und Bestrafung als Erziehungsverhalten gegenüber den Kindern führte. Von depressiven Vätern wissen wir, dass sie weniger mit ihren Kindern sprechen und spielen und wenig responsiv sind (Marinovic & Seiffge-Krenke, 2016). Ungleichheiten in Kontrolle und Macht, zwei der Hauptgründe für Paarkonflikte, führten, im Sinne der triadischen Familienprozesse betrachtet, zu weniger Unterstützung, mehr Ablehnung und Rückzug von den Kindern – und diese Effekte sind für Väter noch deutlicher als für Mütter

(Lindahl et al., 2004). Die Integration von Paar- und Elterndynamik wird insgesamt am besten durch einen familientherapeutischen Ansatz ermöglicht, wenn hier der Fokus auf die Kinder nicht vergessen wird.

Literatur

Adam, H. (2009). Seelische Probleme von Migrantenkindern und ihren Familien. *Praxis der Kinderpsychologie und Kinderpsychiatrie, 58*, 244–262.

Amato, P. R., & Afifi, T. D. (2006). Feeling caught between parents: Adult children's relations with parents and subjective well-being. *Journal of Marriage and the Family, 68*, 222–235.

Barry, A. A., Smith, J. Z., Deutsch, F. M., & Perry-Jenkins, M. (2011). Fathers' involvement in child care and perceptions of parenting skill over the transition to parenthood. *Journal of Family Issues, 32*, 1500–1521.

Berg, G. (2010). Die Technisierung der Zeugung. In J. Hardt (Hrsg.), *Sehnsucht Familie in der Postmoderne* (S. 98–124). Vandenhoeck & Ruprecht.

Berger, M. (2010). Die Entwicklung von Eltern und ihren sogenannten Retortenkindern im familiären Kontext. In J. Hardt (Hrsg.), *Sehnsucht Familie in der Postmoderne* (S. 125–144). Vandenhoeck & Ruprecht.

Bodenmann, G. (1997). Dyadic coping: A systemic-transactional view of stress and coping among couples: Theory and empirical findings. *European Review of Applied Psychology, 47*, 137–141.

Brückner, H., & Mayer, K. U. (2005). Destandardization of the life course: What it might mean? And if it means anything, whether it actually took place? *Advances in Life Course Research, 9*, 27–53.

Cierpka, M., & Windaus, E. (Hrsg.). (2007). *Psychoanalytische Säuglings-Kleinkind-Eltern-Psychotherapie*. Brandes & Apsel.

Duvall, E. M. (1977). *Family development*. Lippincott.

Faith Oswald, R., Goldberg, A., Kuvalanka, K., & Clausell, E. (2008). Structural and moral commitment among same-sex couples: Relationships duration, religiosity, and parental status. *Journal of Family Psychology, 22*, 411–419.

Gabriel, B., & Bodenmann, G.(2006a). Stress und Coping bei Paaren mit einem verhaltensauffälligen Kind. *Kindheit und Entwicklung, 15*, 19–29.

Gabriel, B., & Bodenmann, G.(2006b). Elterliche Kompetenzen und Erziehungskonflikte. *Kindheit und Entwicklung, 15*, 9–18.

Garstick, E. (2013). *Junge Väter in seelischen Krisen*. Klett-Cotta.

Gattis, K. S., Christensen, A., & Simpson, L. E. (2008). What about the kids? Parenting and child adjustment in the couple therapy. *Journal of Family Psychology, 22*(6), 833–842.

Gloger-Tippelt, G. (1988). *Schwangerschaft und erste Geburt*. Kohlhammer.

Guzzo, K. B. (2014). Trends in cohabitation outcomes: Compositional changes and engagement among never-married young adults. *Journal of Marriage and Family, 76*, 826–842.

Hahlweg, K., Heinrichs, N., Bertram, H, Kuschel, A., & Widdecke, N. (2008). Körperliche Bestrafung: Prävalenz und Einfluss auf die psychische Entwicklung von Vorschulkindern. *Kindheit und Entwicklung, 17*, 46–56.

Haid, M.-L., & Seiffge-Krenke, I. (2012). Elternbeziehungen und Identitätsentwicklung: Was verursacht Stress bei immigrierten und deutschen Jugendlichen und wie gehen beide Gruppen damit um? *Zeitschrift für Soziologie der Erziehung und Sozialisation, 32*, 45–59.

Halpern-Meekin, S., Manning, W. D., Giordano, P. C., & Longmore, M. A. (2013). Relationship churning in emerging adulthood: On/Off relationships and sex with an ex. *Journal of Adolescent Research, 28*, 166–185.

Kamp- Dush, C., Taylor, M. C., & Kroeger, R. (2008). Marital happiness and psychological well-being across the life course. *Family Relations, 57*, 211–225.

Kins E., Soenens B., & Beyers W. (2011). "Why do they have to grow up so fast?" Parental separation anxiety and emerging adults' pathology of separation-individuation. Journal of Clinical Psychology. *67*, 647–664. https://doi.org/10.1002/jclp.20786.

Kins E et al (2013) Separation anxiety in families with emerging adults. Journal of family psychology. *27*(3). p. 495–505.

Klosa-Kückelhaus, A. (2020). Arbeiten und Lernen in Coronazeiten: Homeoffice und Homeschooling. https://www1.ids-mannheim.de/sprache-in-der-coronakrise/. Zugegriffen am 30.04.2020.

Kohli, M. (2000). *Lebenslange Solidarität? Generationsbeziehungen zwischen erwachsenen Kindern und Eltern.* Leske & Budrich.

Kurdek, L. (2008). Change in relationship quality for partners from lesbian, gay male, and heterosexual couples. *Journal of Family Psychology, 22*, 701–711.

Laursen, B., & Hafen, C. A. (2010). Future directions in the study of close relationships: Conflict is bad (except when it's not). *Social Development, 19*, 858–872.

Lindahl, K., Malik, N. M., Kacynski, K., & Simons, J. E. (2004). Couple power dynamics, system family functioning, and child adjustment: A test of a mediational model in a multiethnic sample. *Development and Psychopathology, 16*, 609–630.

Luo, S., & Klohnen, E. C. (2005). Assortive mating and marital quality in newlyweds: A couple-centered approach. *Journal of Personality and Social Psychology, 88*, 304–326.

Lutz, W. J., & Hock, E. (1995). Maternal separation anxiety: Relations to adult attachment representations in mothers of infants. *The Journal of Genetic Psychology, 156*, 57–72.

Marinovic, M., & Seiffge-Krenke, I. (2016). Depressive Väter: Prävalenz, Auswirkungen auf Kindesentwicklung und Unterstützungsbedarf. *Psychotherapeut 61*, 499–507.

McNeely, C. A., & Barber, B. K. (2010). How do parents make adolescents feel loved? Perspective on supportive parenting in 12 cultures. *Journal of Adolescent Research, 25*, 601–631.

Persike, M., & Seiffge-Krenke, I. (2015). Stress with parents and peers: How adolescents from 18 nations cope with relationship stress. *Anxiety, Stress and Coping, 29*, 38–59.

Petzold, M. (1998). *Paare werden Eltern.* Gardez.

Pfaff, S., & Seiffge-Krenke, I. (2008). Die Bedeutung des Vaters für die körperliche und geistige Entwicklung von Kindern, Jugendlichen und jungen Erwachsenen. Blickpunkt der Mann. *Wissenschaftliches Journal für Männergesundheit, 6*, 7–10.

Reck, C., Hunt, A., Fuchs, T., Weiss, R., Noon, A., Möhler, E., Downing, G., Tronick, E. Z., & Mundt, C. (2004). Interactive regulation of affect in postpartum depressed mothers and their infants. *Psychopathology, 37*, 272–280.

Rilling, J. K., Gonzalez, A., & Lee, M. (2021). The neural correlates of grandmaternal caregiving. *Proceedings of the Royal Society, 288.*

Rotthaus, W. (2020). *Fallbuch der systemischen Therapie mit Kindern und Jugendlichen.* Auer.

Schneewind, K. (2010). *Familienpsychologie.* Kohlhammer.

Schneewind, K., & Weiß, J. (1995). Die Konsequenzen von Elternverlust für Kinder und Jugendliche. In R. Oerter & L. Montada (Hrsg.), *Entwicklungspsychologie: ein Lehrbuch* (S. 1037–1044). Beltz.

Seiffge-Krenke, I. (1997). Wie verändern sich die familiären Beziehungen im Jugendalter? Diskrepanzen in der Einschätzung von Jugendlichen und ihren Eltern. *Zeitschrift für Entwicklungspsychologie und Pädagogische Psychologie, 29*, 133–150.

Seiffge-Krenke, I. (1999). Families with daughters, families with sons: Different challenges for family relationships and marital satisfaction? *Journal of Youth and Adolescence, 3*, 325–342.

Seiffge-Krenke, I. (2001). Väter und Söhne, Väter und Töchter. *Forum der Psychoanalyse, 17*, 51–63.

Seiffge-Krenke, I. (2006). Leaving home or still in the nest? *Parent-child relationships and psychological health as predictors of different leaving home patterns. Developmental Psychology, 42*, 864–876.

Seiffge-Krenke, I. (2010). Predicting the timing of leaving home and related developmental tasks: Parents' and children's perspectives. *Journal of Social and Personal Relationships, 27*, 495–518.

Seiffge-Krenke, I. (2013). Wann sind Kinder (endlich) erwachsen? Veränderte Zeitstrukturen und ihre Folgen für Eltern und Kinder. In J. Klose (Hrsg.), *Heimatschichten* (S. 325–340). Springer.

Seiffge-Krenke, I. (2016). *Väter, Männer und kindliche Entwicklung: Ein Lehrbuch für Psychotherapie und Beratung.* Springer.

Seiffge-Krenke, I. (2017). *Psychoanalyse des Mädchens.* Klett-Cotta.

Seiffge-Krenke, I. (2019a). Die neue Entwicklungsphase des „emerging adulthood" Typische Störungen und

Entwicklungsrisiken und Ansätze der psychotherapeutischen Versorgung. *Psychodynamische Psychotherapie, 3*, 176–192.

Seiffge-Krenke, I., Weitkamp, K., Cok, F., Glogowska, K., Pawlopoulos, V., Perchec, C., Rohail, I., & Saravia, J.C. (2019b). Psychopathologie bei Jugendlichen aus sieben Ländern. Welche Bedeutung hat die Kontrolle von Identitätsentwicklung und Familienbeziehungen? Zeitschrift für Kinder- und Jugendpsychiatrie und Psychotherapie, 47, 441–452.

Seiffge-Krenke, I. (2020). *Auf der Suche nach dem neuen Ich: Identitätsentwicklung im Jugendalter.* Kohlhammer.

Seiffge-Krenke, I., & Escher, F. J. (2018).Was ist noch „normal"? Mütterliches Erziehungsverhalten als Puffer und Risikofaktor für das Auftreten von psychischen Störungen und Identitätsdiffusion. *Z Psychosom Med Psychother 64*, 128–143.

Seiffge-Krenke, I., & Schneider, N. (2012). *Familie – nein danke?! Familienglück zwischen neuen Freiheiten und alten Pflichten.* Vandenhoeck & Ruprecht.

Seiffge-Krenke, I., Persike, M., & Shulman, S. (2015). Gendered pathways to romantic attachment in emerging adults: The role of earlier body image and parental support. *European Journal of Developmental Psychology, 12*, 533–548.

Shulman, S., Tuval-Mashiach, R., Levran, E., & Anbar, S. (2006). Conflict resolution patterns and longevity of adolescent romantic couples: A 2-year follow-up study. *Journal of Adolescence, 29*, 575–588.

Shulman, S., Seiffge-Krenke, I., Scharf, M., Boiangiu, S. B., & Tregubenko, V. (2018). The diversity of romantic pathways during emerging adulthood and their developmental antecedents. *International Journal of Behavioral Development, 42*, 167–174.

Sidor, A., Kunz, E., Eickhorst, M., & Cierpka, M. (2013). Effects of the early prevention program „Keiner fällt durchs Netz" on child, mother and their relationship: A controlled study. *Infant Mental Health Journal, 34*, 11–24.

Sidor, A., Fischer, C., & Cierpka, M. (2017). The link between infant regulatory problems, temperament traits, maternal depressive symptoms, and children's psychopathology at age three: A longitudinal study in a German at-risk sample. *Child and Adolescent Psychiatry and Mental Health, 11*, 1–17.

Silverberg, S. B., & Steinberg, L. (1990). Psychological well-being of parents with early adolescent children. *Developmental Psychology, 26*, 658–666.

Silverman, P. J., & Worden, J. W. (1992). Children's reactions in the early month after the death of a parent. *American Journal of Orthopsychiatry, 62*, 93–104.

Steinberg, L. (2001). We know some things: Parent-adolescent relationships in retrospect and prospect. *Journal of Research on Adolescence, 11*, 1–19.

Stöhr, R.M., Laucht, M., Ihle, W., Esser, G., & Schmidt, M. (2000). Die Geburt eines Geschwisters: Chancen und Risiken für das erstgeborene Kind. *Kindheit und Entwicklung, 9*, 40–49.

Traub, A. (2005). Ein Freund, ein guter Freund. In C. Alt (Hrsg.), *Kinderleben – Aufwachsen zwischen Familie, Freunden und Institution* (Bd. 2, S. 24–61). Verlag für Sozialwissenschaften.

Tronick, E. (2007). *The neurobehavioral and social-emotional development of infants and children.* W.W. Norton & Company.

Uslucan, H. H. (2009). Gewalterfahrungen, Erziehung im Elternhaus und Wohlbefinden bei deutschen und türkischen Jugendlichen. *Praxis der Kinderpsychologie und Kinderpsychiatrie, 58*, 278–296.

Von Irmer, J., & Seiffge-Krenke, I. (2008). Der Einfluss des Familienklimas und der Bindungsrepräsentation auf den Auszug aus dem Elternhaus. *Zeitschrift für Entwicklungspsychologie und Pädagogische Psychologie, 40*, 69–78.

Waters, E et al (2000): The stability of attachment security from infancy to adolescence and early adulthood: General introduction. Child development Band 71/3, S. 678–683.

Wesche, R., Claxton, S. E., & Waterman, E. A. (2020). Emotional outcomes of casual sexual relationships and experiences: A systematic review. *The Journal of Sex Research, 22*, 1–16.

Wiggins, T., Sofronoff, K., & Sanders, M. R. (2009). Pathways Triple-P Positive Parenting Program: Effects on parent-child relationships and child behavior problems. *Family Process, 48*, 517–530.

Worden, J. W. (1996). *Grief counseling and grief therapy: A handbook for the mental health practitioner* (2. Aufl.). Springer.

Familiäre Lebenswelten

Günter Reich, Achim Kraul und Manfred Cierpka

▶ In diesem Kapitel werden unterschiedliche psychosoziale Lebenswelten beschrieben. Seit den 1970er- und 1980er-Jahren sind eine Bedeutungszunahme neuer Formen des Zusammenlebens und eine Individualisierung des Lebenszyklus zu beobachten. Durch die Vereinigung von BRD und DDR haben sich in den neuen Bundesländern die strukturellen Bedingungen für Familie gravierend verändert. Thematisiert werden zudem wichtige sozialstrukturelle Faktoren wie die Lebenszusammenhänge von Frauen und Männern sowie schichtbedingte und regionale Unterschiede. Daran anschließend werden neben der „traditionellen" Familie folgende Lebensformen beschrieben: Alleinlebende, Alleinerziehende, nichteheliche Lebensgemeinschaften, Scheidungs- und Fortsetzungsfamilien sowie Adoptions-, Pflege- und „Regenbogenfamilien".

Manfred Cierpka ist vor der Veröffentlichung dieses Buches verstorben.

G. Reich (✉)
Klinik für Psychosomatische Medizin und
Psychotherapie, Universitätsmedizin Göttingen,
Göttingen, Deutschland
e-mail: greich@gwdg.de

A. Kraul
Private Praxis, Göttingen, Deutschland

M. Cierpka (Verstorben)
Institut für Psychosoziale Prävention,
Universitätsklinikum Heidelberg,
Heidelberg, Deutschland
e-mail: author@noreply.com

© Springer-Verlag Berlin Heidelberg 2024
G. Reich et al. (Hrsg.), *Handbuch der Familiendiagnostik*, Psychotherapie: Praxis,
https://doi.org/10.1007/978-3-662-66879-5_11

11.1 Einleitung

Familienformen wandeln sich ständig

▶ **Wichtig** Familie ist über längere historische Abschnitte betrachtet keine „feste Größe". Familie wandelt sich ständig und ist „anpassungsfähig". Die Zeiten konstanter dominanter Familienformen sind relativ kurz. Wer zu einer Familie gehört, wurde in unterschiedlichen Zeiten und in unterschiedlichen Kulturen, sozialen Milieus und Klassen unterschiedlich definiert. Veränderungen der jeweils vertrauten Familienform lösen oft Unsicherheit aus. Aus „Übergang" wird dann schnell „Untergang" – ein Phänomen, das bereits in den frühesten deutschen Familienstudien zu finden ist (Reich, 2005).

Die Lebensform der jüngsten Vergangenheit wird zur „Normalfamilie" deklariert bzw. als solche empfunden, obwohl historisch bereits andere Familienformen verbreiteter waren. Die Vergangenheit erscheint als stabil und sicher im Gegensatz zur Gegenwart und unübersichtlichen Zukunft. Dieses Phänomen wird als „Nostalgie-Falle" beschrieben (Coontz, 1992). In westlichen Industrieländern war die von der weiteren Familie räumlich getrenntlebende Kleinfamilie mit zwei verheirateten Elternteilen und zwei bis drei Kindern lange das „Normalmodell". Es korrespondierte mit einer Stabilisierung der Familienbeziehungen in den 1950er- und 1960er-Jahren gegenüber den instabilen 1920er-Jahren. Real entsprachen ihm nur ca. 50 % der Familien (Bertram, 2002). Inwieweit es sich bei dramatisierend attribuierten Entwicklungen tatsächlich um neue Phänomene, um generalisierbare Brüche gegenüber vorherigen Zuständen, um Beobachtereffekte oder um ein „willkommenes publizistisch ‚ausbeutbares' agenda setting" (Gottschall & Voß, 2003, S. 12) handelt, muss jeweils längerfristig geklärt werden.

In diesem Beitrag werden strukturelle Veränderungen von Familien und für Familien beschrieben, die Familiendiagnostikerinnen und Familiendiagnostiker, Beraterinnen und Berater, Therapetinnen und Therapeuten als Hintergrundwissen für ihre praktische Tätigkeit kennen sollten. Die im Folgenden angegebenen Zahlen sind der besseren Lesbarkeit halber auf- und abgerundet.

Die soziale Realität

▶ **Wichtig** Die soziale Realität der Familie ist der wesentliche äußere Kontext, in dem Interaktionsprozesse und Problemlagen verstanden werden können. Konkret geht es um Art und Umfang der Berufstätigkeit, das Familieneinkommen, die Wohnsituation, soziale Unterstützungssysteme, Möglichkeiten der Kinderbetreuung und das Freizeitverhalten.

So ist die Organisation der Berufstätigkeit für Alleinerziehende mit anderen Problemen verbunden als in der „traditionellen" Kleinfamilie. Veränderungs- und Handlungsmöglichkeiten stehen deshalb in einem direkten Bezug zur familiären Lebensform.

Von großer Bedeutung sind die rechtlichen Rahmenbedingungen. So könnte die anhaltend hohe Rate von Eheschließungen, wenn ein Kind erwartet wird, u. a. durch die juristische Benachteiligung nichtehelicher Kinder und ihrer Väter mitbedingt sein.

Kultureller Wertewandel, Pluralisierung und „Individualisierung"

Die besonders in den letzten fünf Jahrzehnten zu beobachtende Pluralisierung von Lebenswelten verlangt vom Diagnostiker eine kritische Selbstreflexion eigener Werte und Normen sowie deren Übertragbarkeit auf unterschiedliche Familienformen. Neben der „Normalfamilie" sind andere Formen der Privatheit bedeutsamer geworden. Die Pluralität ist im jungen Erwachsenenalter und in den höheren Bildungsschichten am verbreitetsten (Peuckert, 2019). Diese geht einher mit einer zunehmenden Betonung individueller Unabhängigkeit und Selbstständigkeit sowie der Gleichstellung und Gleichberechtigung der Geschlechter. Staat, Kirchen und andere Institutionen sind immer weniger normgebende Instanzen. Paarbeziehungen und Familie werden weniger zur gemeinsamen Aufgabenbewältigung (z. B. materielle Versorgung, Kindererziehung) eingegangen bzw. gegründet, sondern zur emotionalen Versorgung in intimen Beziehungen und sind daher bei hohen Erwartungen „krisenanfälliger". Paar- und Familienbeziehungen, wie auch immer gestaltet, sollen das leisten, was früher größere Gemeinschaften boten: soziale Einbindung, Gemeinschaftsgefühl, Sicherheit. Hiermit sind sie überfordert, zumal äußere Zwänge oft nicht angemessen berücksichtigt, sondern deren Folgen auf ein „Versagen" innerhalb der Familie zurückgeführt werden.

Familienideale und Familienrealitäten

▶ **Wichtig** Diskrepanzen zwischen dem jeweiligen Familienideal und der Familienrealität sind in der Familiendiagnostik besonders zu beachten, um Enttäuschungen, Konfliktpotenziale und Freiheitsgrade für Veränderung einschätzen zu können.

Folgende Diskrepanzen können in allen aktuellen Familienformen eine Rolle spielen:

- Weil ein verbindliches Muster fehlt, bestehen Unsicherheiten oder unterschiedliche Auffassungen bezüglich der Rollen- und Aufgabenteilung in der Familie sowie darüber, was Familie bzw. Paarbeziehung überhaupt leisten kann und soll.

- Dem möglichen Gewinn an Selbstentfaltung durch individuelle Orientierung steht u. U. ein Verlust an Gemeinsamkeit gegenüber. Die „Familienzeit", gemeinsame Kommunikation und Aktivitäten nehmen in einem Maße ab, das zur Entfremdung führt.
- Der Wunsch bzw. Anspruch, sowohl beruflich erfolgreich als auch vorbildliche Mütter oder Väter zu sein, lässt sich u. U. schwer realisieren, insbesondere für Frauen, und kann Versagens- und Enttäuschungsgefühle verstärken.
- Die Flexibilisierung der Arbeitswelt führt zu häufigerer Abwesenheit der Väter und Mütter mit stärkerer Diskontinuität in der Bindung für die Kinder. Das Homeoffice verlagert diesen Konflikt oft nur direkt in den familialen Raum.
- Im größeren Kontext sind die individuellen Verwirklichungschancen an die Kompatibilität des eigenen Profils mit der Marktnachfrage gebunden. „Denn die von der Arbeitswelt und der Politik geschätzten Charakteristika des immer erreichbaren, mobilen und *flexiblen Menschen* (Sennet, 1998) stehen in einem grundsätzlichen Konflikt mit der Organisation von räumlich und zeitlich aufeinander bezogenen Liebes- und Familienbeziehungen" (Bertram & Deuflhard, 2015, S. 66).
- Ein „pädagogischer" Anspruch, möglichst jedes Verhalten gegenüber den Kindern zu reflektieren und zu diskutieren, kann zu einem Autoritätsverlust der Eltern führen. Die Eltern werden als Identifikationsmodell weniger greifbar und stehen nicht als Partner für Auseinandersetzungen v. a. in der Adoleszenz zur Verfügung.
- Die Veränderung hin zu einem Verhandlungshaushalt in einem Teil der Familien lässt alle Rollen potenziell anspruchsvoller und damit konfliktreicher werden.
- Daneben gibt es weiterhin und z. T. steigend Vernachlässigung und familiäre Gewalt, z. T. als Ausdruck von Spannungen und Überforderung.
- Aufgrund der gestiegenen Lebenserwartung sind Elternschaft und das Zusammenleben mit Kindern immer mehr eine Lebensphase, nach der es weitergeht und das Elternpaar sich neu finden muss (vgl. Kap. 10).
- Die erhöhte Lebenserwartung verändert die Mehrgenerationenbeziehungen (Großeltern, Eltern, Kinder) mit zum Teil erhöhten Erwartungen und Anforderungen (z. B. Pflege).

Deinstitutionalisierung der „traditionellen" Familie

Die oben skizzierten Veränderungen zeigen sich u. a. in soziodemografischen Daten. Seit den 1970er-Jahren gibt es eine zunehmende Deinstitutionalisierung der Kleinfamiliemit Eltern und Kindern (Bertram, 2002; Reich, 2005) in den westlichen Ländern. 1996 lebten 84 % der minderjährigen Kinder in Deutschland bei verheirateten Eltern, 2017 74 %. Im selben Zeitraum nahm der Anteil minderjähriger Kinder in Lebensgemeinschaften und bei Alleinerziehenden zu (4 % auf 10 % bzw. 12 % auf 17 %; Stat. JB 2018). In der Gesamtbevölkerung ging der Anteil von Familien zwischen 1996 (35 %) und 2017 (28 %) zurück, der Anteil der Alleinstehenden wuchs (von 38 % auf 44 %). Der „Nicht-Familiensektor" nahm also gegenüber dem „Familiensektor" zu.

Alternativen zur Ehe

▶ **Wichtig** Als Alternativen zur Eheschließung haben Alleinwohnen, Leben als „Single", nichteheliche Lebensgemeinschaften und räumlich getrenntes Zusammenleben („living apart together", LAT) zugenommen.

Gemischtgeschlechtliche Lebensgemeinschaften mit Kindern machen einen größeren Anteil der Familien aus (1996 4 %, 2017 9 %), gleichgeschlechtliche Lebensgemeinschaften mit Kindern 0,1 % aller Familien. Gemischtgeschlechtliche Lebensgemeinschaften ohne Kinder nahmen ebenfalls zu (1996 12 %, 2017 18 %; Stat JB 2018).

Entdifferenzierung der Haushaltsformen

Neben und mit diesen Pluralisierungsprozessen erfolgte eine Entdifferenzierung der Haushaltsformen hinsichtlich Größe und Zusammensetzung. Die Haushaltsgröße reduzierte sich gegenüber den 1950er- und 1960er-Jahren auf drei bis vier Personen, die Kinderzahl ist selten größer als drei und selten leben mehr als zwei Generationen in einem Haushalt.

Geburtenrückgang, Kinderzahl und Kinderlosigkeit

Die durchschnittliche Kinderzahl in den Familien der Bundesrepublik ist zurückgegangen. 2019 hatten 51 % der Familien ein minderjähriges Kind (1996 40 %), 37 % zwei (1996 44 %), 12 % drei oder mehr Kinder (1996 16 %) (Datenreport, 2021, 1996 Stat. JB 2018). Ärmere Familien haben heutzutage – im Gegensatz zu früher – weniger Kinder. Von 1960 bis 2011 halbierte sich die Geburtenzahl, steigt seitdem wieder an (2017: 780.000). Mit dem Anschluss der DDR gingen die Geburten in Ostdeutschland drastisch zurück. Das durchschnittliche Gebäralter beim ersten Kind stieg, Zweit- und Drittgeburten nahmen ab (Huinink et al., 2012). Die zur „Bestandserhaltung" erforderliche Zahl von 2,1 Kindern je Frau wird weiterhin unterschritten (Peuckert, 2019).

Mit dem Geburtenrückgang stieg der Anteil der „kinderlosen" Frauen, der in Westdeutschland fast doppelt so hoch ist wie in Ostdeutschland (21 % vs. 12 %), und Männer (29 %). Unverändert leben 28 % aller Paare ohne Kinder. Gründe für Kinderlosigkeit sind Infertilität (ca. 10–15 %), das Aufschieben der Familiengründung und geplante Kinderlosigkeit (6 % aller Frauen und Männer; Peuckert, 2019), zudem die schlechte Vereinbarkeit von Berufstätigkeit und Kinderbetreuung in Westdeutschland, der Bildungsstand (Akademikerinnen häufiger kinderlos) und regionale Unterschiede (in Städten höher). In traditionellen Partnerkonstellationen sowie bei Frauen mit Migrationshintergrund ist die Kinderlosigkeit am niedrigsten.

Wandel der Familiengröße und zunehmende vertikale Strukturen

Mit dem Geburtenrückgang wandelten sich die Bedeutung von Kindern und das Elternbild. Deutlich mehr Kinder als früher leben in Kleinfamilien, allerdings haben immer noch 74 % mindestens ein Geschwister. In der nachfolgenden Generation haben immer weniger Kinder Seitenverwandte. Die Abnahme der horizontalen Verwandtschaftsbeziehungen geht einher mit der Zunahme der vertikalen (Nave-Herz, 2019). Aufgrund der höheren Lebenserwartung erleben vermehrt Kinder sogar noch als Erwachsene ihre Großeltern. Der sozialisierende Einfluss aufeinander ist in vielen Familien deutlich.

Lebenswelten von Kindern, Jugendlichen und jungen Erwachsenen

▶ **Wichtig Anfang** Die Lebenswelten von Erwachsenen und Kindern bzw. Jugendlichen gleichen sich z. T. an, z. B. die Mediengewohnheiten. Kinder und Jugendliche haben immer seltener eine eigene „natürliche Wohnumwelt" (zunehmender Kraftfahrzeugverkehr, erwachsenenorientierte Siedlungsstrukturen, weniger nachbarschaftliche Spielgruppen) und müssen oft in spezifische, ungefährdete „Sonderumwelten" gebracht werden (Beck, 1986). Dies gilt insbesondere für die „kinderleeren" Innenstädte. Die Zeitorganisation der Berufswelt dringt zunehmend in die Familien ein.

Dies zeigt sich u. a. in der zunehmenden außerfamilialen Betreuung von Kleinkindern (1991 4 %, 2017 33 %), die aber quantitativ (Anzahl der Plätze) und qualitativ (Betreuungsschlüssel) hinter dem Bedarf und den Anforderungen zurückbleibt (Heilmann, 2021).

Die Bedeutung der Schule nimmt durch den Ausbau ganztägiger Angebote auch für soziales Lernen und soziale Kontakte zu. Bei den Freizeitaktivitäten sind, neben konstanter Bedeutung von Sport und Begegnung mit Freunden, „Nichtstun" und Medienkonsum wichtiger geworden, bildungsorientierte Aktivitäten (Lesen, Musikinstrument) weniger, wobei Letzteres von der Schulform und damit von der sozialen Stellung der Eltern abhängt. Kinder und Jugendliche aus Familien mit hohem „Deprivationsindex" können mit Kosten verbundenen Tätigkeiten weniger nachgehen (Berngruber et al., 2021).

Trotz zunehmender Erwerbstätigkeit von Müttern wenden Eltern (und Großeltern) heute mehr Zeit für ihre Kinder auf (Bertram & Deuflhard, 2015) bei gestiegenen Erwartungen an die Elternrolle mit erhöhten Ansprüchen an eine „kindorientierte Erziehung", einer zunehmenden Pädagogisierung der Kindheit, einer Minoritätenstellung der Kinder (fehlende Geschwister) im Verwandtenkreis und gestiegenen ökonomischen Belastungen (Nave-Herz, 2019).

Die Familienbeziehungen werden ganz überwiegend als positiv eingeschätzt, auch bei schwierigen finanziellen Lagen (Berngruber et al., 2021). Allerdings entfaltet die zunehmende Bedeutung audiovisueller Medien für Kinder und Jugendliche im „Internet- und Smartphone-Zeitalter" eine Lebenswelt, die den Eltern oft fremd und wenig zugänglich ist. Die „Erfahrungsweitergabe" der Älteren an die Jüngeren verändert sich bzw. nimmt ab (Peuckert, 2019). Kinder werden heute i. d. R. nur sehr wenig an Haushaltsarbeiten beteiligt, ein bislang kaum untersuchter Aspekt des Wandels der Kind-Rolle.

Kinder bzw. Jugendliche und junge Erwachsene verbleiben heute länger im Elternhaus (1972: 20 % der 25-Jährigen, 2019: 29 %), insbesondere junge Männer (Hochgürtel & Sommer, 2021).

Bedeutsam sind hierbei wachsende Ausbildungszeiten, späterer Berufseinstieg und späteres Verlassen des Elternhauses (Post-Adoleszenz, „emerging adulthood" (Arnett, 2015, s. auch Kap. 10). Der unmittelbare Übergang von der Adoleszenz in die Ehe ist seltener geworden, weil der Auszug aus dem Elternhaus nicht mehr mit einer Heirat verknüpft ist.

Veränderungen der Generationenbeziehungen und die „multilokale Mehrgenerationenfamilie"

▶ **Wichtig** Durch die steigende Lebenserwartung verbringen Großeltern, Eltern und Enkel heute mehrere Jahrzehnte Lebenszeit miteinander. Dies war vor Mitte des 20. Jahrhunderts eine Ausnahme (Seilbeck & Langmeyer, 2018). Der Übergang zur Großelternschaft verschiebt sich nach hinten.

Die Existenz von Urenkeln ist in Deutschland seltener als in Ländern mit früher Familiengründung. Die Großelternrolle ist für die ältere wie für die Enkelgeneration wichtig. Gut ein Drittel der Großeltern und Enkel lebt im selben Ort, nochmal 40 % leben in zwei Stunden Erreichbarkeit. Die Kontakthäufigkeit und Verbundenheit zwischen Enkeln und Großeltern ist hoch. Ca. 40 % der Großeltern haben wöchentlichen Kontakt mit ihren Enkeln (Seilbeck & Langmeyer, 2018). Ebenso sind die Kontakte zwischen Erwachsenen und ihren Eltern stabil hoch und relativ konfliktfrei (Mahne & Huxhold, 2017).

Diese „multilokale Mehrgenerationenfamilie" (Bertram & Deuflhard, 2015) ist dadurch charakterisiert, dass nicht mehr der Haushalt, sondern die räumliche und, durch die Medienentwicklung zunehmend, kommunikative Nähe den Verbund kennzeichnet. Ein weiterer wesentlicher Aspekt ist der materielle Transfer von der älteren auf die jüngeren Generationen. Dieser hat zugenommen und sich von den Großeltern auf die Enkel zwischen 1996 und 2014 verdoppelt. Von der jüngeren zur älteren Generation kommt es hauptsächlich zu instrumentellen Hilfen (Klaus & Mahne, 2017). Mit zunehmender Lebenserwartung steigen auch Erkrankungen und Pflegebedürftigkeit an. Ca. 10 % der Bevölkerung in Deutschland sind in ihren Aktivitäten des täglichen Lebens dauerhaft eingeschränkt, ca. 2,6 Mio. haben Anspruch auf Pflegeleistungen. Der Großteil der Unterstützung wird von der Kernfamilie erbracht und hier von den Frauen, die zum Teil ihre Erwerbstätigkeit einschränken und dafür geringere Altersrenten in Kauf nehmen müssen (Klaus & Tesch-Römer, 2017).

Unterschiede zwischen den östlichen und westlichen Bundesländern

Mit dem Anschluss der DDR und den entsprechenden ökonomischen, rechtlichen und sozialsystemischen Veränderungen, Brüchen und Verwerfungen (Dahn, 2020) wandelten sich die strukturellen Lebensbedingen von und für Familien bei einem signifikanten Teil der Bevölkerung. Die DDR war im Unterschied zur BRD eine Kleinfamiliengesellschaft. Im offiziellen Sprachgebrauch war die Familie nicht nur eine Kleingruppe, sondern ein Kollektiv (Busch, 1988). Es wurde eine kontroverse Diskussion darüber geführt, inwieweit die Familie in der ehemaligen DDR verdeckte bzw. offene Komplizin des Staates (Maaz 1991) oder Gegenwelt zu Staat und Gesellschaft (Cierpka et al., 1994) war.

Unserer Ansicht nach stellten – entgegen allen ideologischen Vorgaben – die Familien in der DDR vielfach durch Rückzugsmöglichkeiten einen Ausgleich zu den offiziellen Anforderungen und Ansprüchen her (s. Winkler, 1990). Darüber hinaus kam der Familie bzw. dem sozialen Netz eine zentrale Bedeutung bei der Bewältigung der schlechteren ökonomischen Bedingungen zu. Zudem waren einige strukturelle Bedingungen für Familie deutlich anders als in der BRD. Berufstätigkeit von Frauen wurde durch flächendeckende Betreuungsmöglichkeiten für Kinder gefördert, Ehescheidungen waren schon aufgrund der ökonomischen Gleichstellung leichter.

Die Entwicklung nach dem Ende der DDR

Seit Auflösung der DDR sind vor allem in der jüngeren Generation ebenfalls Pluralisierungs- und Individualisierungstendenzen zu beobachten. Der ausgeprägte Bedeutungsverlust gesellschaftlicher Normen und Ziele in den östlichen Bundesländern bringt einen Rückzug in die Familie und Privatheit mit sich sowie die Betonung von Selbstbestimmungswerten. Da der Staat nicht mehr potenziell familiale Funktionen wie Sozialisation, soziale Platzierung und Altenbetreuung übernimmt, verändert sich die Bedeutung von Familie weitreichend (Peuckert, 2019).

▶ **Wichtig** Trotz z. T. konvergenter Entwicklungen sind Familien in Ostdeutschland „ähnlich und doch immer noch anders" (Huinink et al., 2012). Die subtileren Formen transgenerationaler Weitergabe von Einstellungen zu Familie, Partnerschaft und Frauenberufstätigkeit sind bisher kaum untersucht.

11.2 Sozialstrukturelle Faktoren und familiale Lebensformen

11.2.1 Lebenszusammenhänge von Frauen und Männern

Zunehmende Erwerbsorientierung von Frauen

▶ **Wichtig** In den letzten Jahrzehnten ist auch für Frauen in Westdeutschland die Erwerbsarbeit gegenüber der Sorgearbeit in der Familie wichtiger geworden. Der Anteil berufstätiger Frauen ist gestiegen. Aufgrund ökonomischer Verschlechterungen der letzten Jahrzehnte sind Familien zudem zunehmend auf zwei Einkommen angewiesen.

2018 waren in ca. zwei Drittel der Familien mit minderjährigen Kindern beide Ehepartner erwerbstätig, bei ca. 27 % beide in Vollzeit, sonst ein Elternteil in Vollzeit und einer in Teilzeit, letzteres i. d. R. die Frauen (Peuckert, 2019).

Ökonomische Absicherung durch den Mann

Dieses Modell wird durch den „gender pay gap" begünstigt (Deutschland 2017: 21 %; Statistisches Bundesamt, 2018a, b, S. 42). Zudem war und ist der Anteil von zwei in Vollzeit berufstätigen Eltern in den neuen Bundesländern weiterhin deutlich höher (fast 50 % 2018) als in den alten, v. a. wegen der besseren Kinderbetreuungsmöglichkeiten. Die skizzierten Differenzen zeigen sich auch in den Renten. In Westdeutschland liegen die Altersrenten von Frauen um 55 % niedriger als die der Männer, im Ostdeutschland nur um 23 % (BMAS, Alterssicherungsbericht, 2020). Das Armutsrisiko für Frauen ab 65 Jahren liegt bei fast 20 %, das der Männer bei 16,5 % (Kott, 2021).

Weiterleben traditioneller Geschlechtsrollen?
Die beruflichen Verfügbarkeitserwartungen sind mit privater Sorgearbeit immer noch wenig kompatibel (Buschmeyer & Müller, 2017). Inzwischen nutzen ca. 40 % der berechtigten Väter das Elterngeld (BMFSFJ, 2020). Die „Väterbeteiligung" erhöhte sich mit der Einführung des Elterngeldes sowie mit zunehmender Erwerbstätigkeit der Mütter, der Partnerschaftszufriedenheit und Zusammenarbeit in der Erziehung sowie durch ähnliche Geschlechtsrollenvorstellungen (Zerle-Elsässer & Li, 2017). Eine annähernde Gleichverteilung findet sich besonders bei Paaren, die in ähnlichem Umfang (Vollzeit oder Teilzeit) erwerbstätig sind (BMFSFJ, 2020). Ein egalitäres Konzept zur Verteilung von Erwerbs- und Familienarbeit wird von ca. der Hälfte der Frauen und Männer mit Kindern unter 18 Jahren befürwortet (BMFSFJ, 2020). Es zeigt sich eine zunehmende Partizipation junger Väter an der Erziehung ihrer Kinder und eine Entdifferenzierung zwischen Vater- und Mutterrolle, auch wenn die Verknüpfung der Vaterrolle mit Berufstätigkeit weiterhin stark ist.

Dennoch besteht auch heute für Frauen oft eine stärkere Doppelorientierung auf Beruf **und** Familie als für Männer. Dies betrifft die Fürsorge für die Kinder, den Haushalt und die Versorgung der älteren Generation (s. u.). Dies bringt Konflikte mit sich, zumal mehr als 70 % der westdeutschen Bevölkerung anhaltend der Meinung sind, dass sich Mütter während der Kleinkindphase allein um ihr Kind kümmern und keiner Erwerbstätigkeit nachgehen sollten (Nave-Herz, 2019).

Unterschiede in den Erwerbsbiografien

▶ **Wichtig** Die beruflichen Biografien von Frauen sind weiterhin stärker durch den familiären Lebenszyklus geprägt als die von Männern. Hierdurch werden familienzyklische Ereignisse unterschiedlich wahrgenommen. Der Übergang zur Elternschaft ist für viele Frauen nicht nur mit der Übernahme neuer innerfamilialer Rollen, sondern zumindest zeitweilig mit dem Ausstieg aus eigener Erwerbstätigkeit verbunden. Diese Unterbrechung ist nicht nur für gut qualifizierte und finanziell unabhängige Frauen konflikthaft.

Trotz neuer Möglichkeiten (Elterngeld, Anspruch auf Elternzeit) können diese Veränderungen des bisherigen Gleichgewichts massive Konsequenzen für die partnerschaftliche Rollenverteilung haben (vgl. Kap. 11). Hinzu kommt, dass das subjektiv erlebte Zeitfenster für Elternschaft insbesondere für Personen mit akademischer Ausbildung eine Lebensphase mit hoher Verdichtung verschiedener Lebensaufgaben betrifft: Ausbildung und berufliche Perspektiven konkurrieren mit dem Aufbau fester Paarbeziehungen und der Entscheidung für Kinder (Bertram & Deuflhard, 2015).

Das „Drei-Phasen-Modell"
Dieses ist weiterhin ein verbreiteter Lösungsversuch von Frauen, Familie und Beruf zu koordinieren. Hier wird eine erste Phase der Berufstätigkeit durch die aktive Mutterschaft abgelöst. Diese unterschiedlich lang andauernde zweite Phase endet, wenn der Wiedereinstieg in das Berufsleben gelingt. Durch die Elternzeit haben sich diese Möglichkeiten zum Teil verbessert. Ökonomische und akademische Karrieren sind hiermit allerdings kaum vereinbar.

Nave-Herz (2019) unterscheidet anhand von ökonomischen Ressourcen und Lebensstilen drei Müttergruppierungen:

- Vollzeit-Hausfrauen, sie kamen früher aus mittleren und höheren Schichten und sind heute vor allem Frauen mit niedrigem Ausbildungsniveau, bzw. solche, die noch nie erwerbstätig waren (z. B. mit Migrationshintergrund),
- erwerbstätige Mütter mit niedrigem Einkommen (Dienstleistungen, Alten- und Krankenpflege, Erzieherinnen, oft Migrationshintergrund), die wohl am stärksten belastet sind,
- erwerbstätige Mütter mit privater Hilfe (Kinderfrauen, Haushaltshilfen) aus den höheren Schichten.

11.2.2 Soziale Ungleichheit

▶ **Wichtig** Die soziale Ungleichheit hat sich in Deutschland in den letzten Jahrzehnten verstärkt. Die Armutsquote stieg von ca. 11 % 1991 auf fast 17 % 2015. Dauerhafte Armut hat sich verstetigt und verfestigt. Der „Fahrstuhl" geht für viele schon lange nicht mehr nach oben. Ostdeutschland ist hier stärker betroffen.

Reichtum und Armut sind regional konzentriert, von Bildungsstatus und Vollzeiterwerbstätigkeit abhängig. Dies betrifft nicht nur das Einkommen, sondern auch Wohnen, Ernährung und Gesundheit. Alleinverdienerhaushalte sind schlechter gestellt. Armut ist weiblich (Spannagel, 2018). Insbesondere alleinerziehende Frauen sind betroffen. Die Armutsgefährdung verfestigt sich im Rentenalter (2010: 14 %; 2019: 19 %), wiederum besonders für Frauen (Statistisches Bundesamt, 2021). Sie steigt mit der Kinderzahl und ist in Familien mit drei und mehr Kindern am höchsten (Bundeszentrale für politische Bildung 2020), wobei Alleinerziehende am stärksten betroffen sind (ein Kind ca. 41 %, drei und mehr Kinder ca. 56 %, BMFSFJ, 2020). Auch die Armut unter Kindern und jungen Erwachsenen steigt (bei unter 18-Jährigen 20 % bei 18-bis 25-Jährigen 26 % 2019, Bundeszentrale für politische Bildung, 2021). Nach wie vor sind soziale Herkunft, Bildung und beruflicher Erfolg eng miteinander verknüpft (Rutter, 2021). Zunehmend bildet sich ein „akademischer Erbadel" heraus. In ärmeren Familien finden zudem geringere materielle Transferleistungen (Immobilien, Geld) von der Großeltern- auf die Eltern und Kindergeneration statt. Dies verfestigt die sozialen Differenzen.

11.2.3 Regionale Unterschiede

Unterschiedliche soziale Milieus und regionale Zugehörigkeiten sind mit unterschiedlichen normativen Vorstellungen von Familie und entsprechenden Lebensentwürfen verbunden. Jugendliche und junge Erwachsene in Groß-städten und ländlichen Regionen wählen oft unterschiedliche Lebenswege. Die Pluralisierung von Lebensformen zeigt sich vorrangig in den urbanen Zentren, das „traditionelle Modell" von Ehe und Familie wird eher in ländlichen Kreisen gelebt. Dort wird jünger geheiratet, es werden mehr Kinder von jüngeren Müttern geboren und die Quote der Erwerbstätigkeit bei 30- bis 39-jährigen Frauen ist niedriger als bei den gleichaltrigen Frauen in Großstädten (Peuckert, 2019). Die unterschiedlichen Lebensstile spiegeln sich auch in unterschiedlichen Erziehungsvorstellungen wider, die in den urbanen Zentren oft liberaler sind.

Diagnostische Fragen
- Wie werden in der Familie Hausarbeit und Berufstätigkeit koordiniert?
- Welchen Anteil haben Ehefrau und Ehemann an Haushaltsarbeit, Erziehung und Einkommen?
- Welche Vorstellungen hatten beide Partner vor der Geburt des ersten Kindes über die Aufgabenverteilung innerhalb der Familie und hinsichtlich ihrer beruflichen Wünsche?
- Wie kann die soziale Lage der Familie hinsichtlich finanzieller Absicherung, Wohnqualität, sozialer Unterstützung und Gesundheit beschrieben werden?
- Hat die Familie einen sozialen Aufstieg erreicht, ist die Situation über die Zeit gleichgeblieben oder hat es einen Abstieg gegeben?
- Inwieweit korrespondiert die gewählte Lebensform mit den dominierenden Lebensformen des Umfeldes bzw. mit den Vorstellungen der Herkunftsfamilien?
- Wie gestalten sich die Beziehungen zwischen Großeltern, Eltern und Kindern bzw. Enkeln?
- Welche Transfer- und Pflegeleistungen gibt es? Wer profitiert wie, wer ist wie belastet?

11.3 Lebensformen

11.3.1 Die „traditionelle" Familie

Die „traditionelle Kleinfamilie" als häufigste Lebensform

▶ **Wichtig** Die Ehe und die „traditionelle Kleinfamilie" sind die häufigsten Lebensformen geblieben. Die meisten jungen Menschen wollen verheiratet zusammenleben, wünschen sich Kinder und sind bereit, dafür andere Möglichkeiten der Lebensgestaltung hintanzustellen (Kalmbach et al., 2016).

Allerdings hat sich die Heiratsneigung kontinuierlich verringert und die Dominanz der „Normalfamilie" ist rückläufig: 1991 waren es in Ostdeutschland 85 % aller Familien, 2008/2010 noch 68 % (Westdeutschland: Rückgang von 91 % auf 81 %). Mehr als die Hälfte aller (volljährigen) Deutschen lebt nach wie vor in einer ehelichen Lebensform (Stat. JB 2018).

Fortsetzungsehen

Die Zahl der Scheidungen kann nicht automatisch als Bedeutungsverlust der „traditionellen Familie" aufgefasst werden. Wiederverheiratungen („Fortsetzungsehen") nehmen zu: 2015 waren 16 % der Eheschließungen Wiederverheiratungen beider Partner (geschieden oder verwitwet) und bei nahezu jeder fünften Eheschließung war ein Partner ledig und der andere schon einmal verheiratet, während es 1960 nur ca. 10 % waren (82 % Erstehen beider Partner) (Peuckert, 2019).

Stabile Phasen einer Familie

Familien sind in der Zeit, in der Kinder großgezogen werden, oft am stabilsten. Kinder bleiben auch im mittleren Lebenszyklus die wichtigsten Interaktionspartner für Eltern. Niemals zuvor lebten Eltern mit Kindern so lange und emotional so stark bezogen zusammen, wenn auch nicht immer in der Primärfamilie.

Diskrepanzen zwischen idealer und realer Familie

Diese anhaltend hohe und positive Familienorientierung scheint bei einer Reihe von Familien mit Überforderungsgefühlen einherzugehen, wobei die Erwartungen an gute Elternschaft, gute Partnerschaft, berufliche Etablierung und Verwirklichung, Einkommen und materielle Versorgung sowie emotionale Intimität mit gesellschaftlichen Realitäten und Veränderungsprozessen (berufliche Verfügbarkeit, Mobilität) im Widerspruch stehen, was zu innerfamiliären Spannungen bis hin zu klinisch relevanten Konfliktsituationen führen kann.

Diagnostische Fragen
- Sind Spannungen zwischen Familienideal und Familienrealität auszumachen?
- Welche Dilemmata im Familienleben liegen diesen Spannungen zugrunde?
- Wieviel Zeit können sich Familien und Paare für Kommunikation und gemeinsame Unternehmungen einräumen und wie wird diese genutzt?
- Gibt es eine Balance zwischen Selbstbestimmung und partnerschaftlichen bzw. familiären Ansprüchen?
- Wie werden Anpassungs- und Veränderungsanforderungen kontrolliert und bewältigt?
- Wo setzen Eltern zur Entlastung des Familienlebens Grenzen?
- Welche Vorstellungen von der eigenen (späteren) Lebensform haben die Kinder?

11.3.2 Alleinlebende

▶ **Definition** Alleinlebende sind Personen, die in einem Einpersonenhaushalt leben. Alleinstehende sind demgegenüber Personen, die ohne Partner und ohne ledige Kinder in einem Haushalt (evtl. mit mehreren, z. B. WG), leben. Die letztgenannte Gruppe lässt sich schwerer erfassen als die erste. Alleinlebende sind eine Untergruppe der Alleinstehenden.

Der Anteil der Einpersonenhaushalte hat in den vergangenen vier Jahrzehnten unabhängig von Alter und Geschlecht zugenommen (42 % der Haushalte; Statistisches Bundesamt, 2020, Bevölkerung und Erwerbstätigkeit), davon überwiegend Ledige (50 %), 25 % Verwitwete, 19 % Geschiedenen sowie 6 % verheiratet und getrennt Lebende (Statistisches Bundesamt, 2020, Bevölkerung und Erwerbstätigkeit). Die Anzahl der Alleinstehenden nahm zwischen 1997 und 2017 um 29 % zu, überwiegend verhaltens- und nicht demografisch bedingt.

Sie sind wegen der Heterogenität individueller Lebensläufe für die Familiendiagnostik bedeutsam. Alleinleben ist keine diskriminierte Lebensform mehr.

Aus dem Schicksalhaften bzw. dem Notlösungscharakter wurde eine für Jüngere akzeptable Experimentierphase. Als neuer Standardverlauf zeichnet sich das Ledigbleiben bis in die Dreißiger ab, das durch irgendeine Form von fester Beziehung abgelöst wird. Dauerhaftes Alleinleben ist in der Regel keine bewusste und positiv gewählte Alternative. Die Gruppe der Singles (Alleinlebende, die freiwillig und für eine unbestimmte Zeit auf eine feste Partnerschaft verzichten) ist relativ klein (3–6 % der Bevölkerung). In der Gruppe der Alleinwohnenden im mittleren Lebensalter (25–55 Jahre) hat ca. jede/r Dritte einen festen Partner/in, partnerlos alleinwohnend sind 14 % (Peuckert, 2019).

Begünstigende Bedingungen für das Alleinleben sind Einkommenssteigerungen, Erhöhung des Bildungsniveaus, vermehrte Erwerbstätigkeit von Frauen sowie die Alterung der Gesellschaft, vor allem die höhere Lebenserwartung der Frauen, sowie die bereits skizzierte Destabilisierung der „bürgerlichen Ehe", die Liberalisierung der Sexualmoral und Veränderungen im Bindungsverhalten.

Am häufigsten bleiben gebildete Frauen mit hohem Einkommenspotenzial partnerlos, bei den Männern nimmt Partnerlosigkeit seit den 1970er-Jahren in allen Bildungsgruppen zu

(Peuckert, 2019). Diagnostisch bedeutsam ist hier das erhöhte Risiko von Einsamkeit, vor allem im höheren Lebensalter. Allerdings sind Personen, die freiwillig partnerlos geblieben sind, psychisch oft weniger belastet als Geschiedene, Verwitwete oder Menschen in unglücklichen Beziehungen. Sie finden anscheinend häufig kompensatorische soziale Beziehungen (Hank & Wagner, 2013).

> **Diagnostische Fragen**
> - Gab es Phasen des Alleinlebens für einzelne Familienmitglieder?
> - Wie waren diese Phasen im Lebenszyklus motiviert?
> - Welche Wünsche und Erwartungen gibt es in Bezug auf Partnerschaften?
> - Welche Formen sozialer Netzwerke hat die alleinlebende Person entwickelt?

11.3.3 Alleinerziehende

Alleinerziehende mit Kindern
Während die Zahl der Familien mit minderjährigen Kindern insgesamt gesunken ist, hat sich die Zahl der Alleinerziehenden in Deutschland erhöht.

▶ **Definition** Alleinerziehend sind Mütter oder Väter, die ohne Lebens- oder Ehepartner mit Kindern in einem Haushalt leben. Bei Zusammenleben mit Lebenspartnern handelt es sich um Lebensgemeinschaften mit Kindern.

Im Jahr 2019 gab es 2,6 Mio. Alleinerziehende (19 % aller Familien mit minderjährigen Kindern; 1996: 12 %). 88 % sind alleinerziehende Mütter. Der Anteil Alleinerziehender ist in Ostdeutschland deutlich höher (25 %) als in Westdeutschland (17,5 %). In Ostdeutschland wächst 2017 jedes vierte Kind bei einem alleinerziehenden Elternteil auf, in Westdeutschland jedes sechste (Peuckert, 2019). Der größte Teil Alleinerziehender ist ledig (40 %) oder geschieden (38 %). Unterschieden werden freiwillig Alleinerziehende, meist ledige Frauen, bei denen die Trennung vom Partner früh stattfand, bedingt freiwillig Alleinerziehende, die sich aufgrund ungewollter Umstände (z. B. Partnerschaftsproblemen) dazu entschließen, zwangsläufig Alleinerziehende (z. B. bei Gewalt, Schulden) und ungewollt Alleinerziehende z. B. bei Verwitwung (Schneider et al., 2001). Alleinerziehen ist selten ein bewusst gewählter Lebensstil, meist wird diese Phase als Übergang zu einer neuen Partnerschaft gesehen.

„Binukleares Familiensystem"

Die Ein-Eltern-Familie bzw. der Ein-Eltern-Haushalt ist z. T. in einem sog. binuklearen Familiensystem organisiert, das von zwei über die gemeinsamen Kinder verbundenen Haushalten (alleinerziehender und anderer leiblicher Elternteil) gebildet wird. Ca. 85 % der getrenntlebenden Väter hält Kontakt zu den Kindern, über 70 % mindestens wöchentlich. Dies wird u. a. durch das gemeinsame Sorgerecht gefördert. Das alleinige Sorgerecht der Mutter, eine vormals nichteheliche Beziehung sowie eine neue Partnerschaft des Vaters erhöhen das Risiko des Kontaktabbruchs. Eine gute Vater-Kind-Beziehung, eine geringe räumliche Entfernung, ein höheres Kindesalter und eine gute elterliche Kooperation („co-parenting") erhöhen die Kontakthäufigkeit, allerdings tut dies auch eine sehr konflikthafte elterliche Beziehung, vermutlich, um im „Kampf ums Kind" nicht das Nachsehen zu haben (Keil & Langmeyer, 2020). Seit 2013 können unverheiratete Väter auch gegen den Willen der Mutter das gemeinsame Sorgerecht einklagen.

Alleinerziehende und Partnerschaften

Mehr als jede dritte alleinerziehende Mutter lebt in fester Partnerschaft, bei den 18- bis 29-jährigen alleinerziehenden Müttern hat jede zweite einen festen Partner, mit dem sie aber nicht zusammenwohnt. 54 % der Alleinerziehenden sind geschieden oder getrennt lebend, der Trend geht zu ledig Alleinerziehenden, vor allem bei wirtschaftlich besser gestellten Personen (Peuckert, 2019).

Soziale Probleme und soziales Netzwerk

Ein-Eltern-Familien sind gegenüber Eltern in Paargemeinschaften sozioökonomisch depriviert. Alleinerziehende leben häufiger in Großstädten als in ländlichen Regionen. Es sind vorwiegend kleine Familien. Der Bildungsstand ist im Durchschnitt niedriger, vor allem in Westdeutschland. Alleinerziehende Mütter sind häufiger erwerbstätig als Mütter in Paargemeinschaften (70 %), häufiger sogar in Vollzeit (38 % vs. ca. 20 %), seltener in Teilzeit (Hochgürtel & Sommer, 2021). Die Arbeitslosigkeit in dieser Gruppe ist ansteigend. Alleinerziehende Väter sind schneller wieder erwerbstätig als Mütter und leben deutlich seltener mit Kindern unter 6 Jahren in einem gemeinsamen Haushalt. Jede dritte Mutter-Kind-Familie ist auf Unterhaltszahlungen angewiesen. Je mehr Kinder, desto schlechter ist die soziale Position. Ein Drittel aller Personen in Haushalten von Alleinerziehenden waren 2016 armutsgefährdet. Alleinerziehende machen 53 % der Familien mit „Hartz IV"-Leistungen aus. 45 % aller Kinder, die solche Leistungen bekommen, wachsen bei alleinerziehenden Eltern auf (Funcke & Menne, 2020). Die Wohnverhältnisse liegen häufig unter der Mindestausstattung, Ernährung und Gesundheitszustand leiden. Oft müssen Alleinerziehende schon aus materiellen Gründen oder wegen der Betreuung der Kinder Unterstützung bei ihren Ursprungsfamilien suchen, was hier zu neuen Abhängigkeiten führen kann. Zwei Drittel der Frauen, die Anspruch auf Trennungsunterhalt haben, erhalten keine Zahlungen (bei den wenigen alleinerziehenden Männern – 2017: 9 % – sind es sogar 90 %), über ein Drittel (37 %) erhalten keinen oder nicht den vollen Kindesunterhalt, „mehr als die Hälfte der Unterhaltsbeiträge erreicht … nicht … das sächliche Existenzminimum" (Hubert et al., 2020, S. 29). Ausfallgründe sind mangelnde Zahlungsfähigkeit und/oder Weigerung zu zahlen (64 bzw. 48 %). Ca. 35 % verzichten auf Kindesunterhalt, um das Verhältnis nicht (weiter) zu belasten (Hubert et al., 2020, S. 31).

Entscheidend für die Qualität der Ein-Eltern-Familie sind Art und Umfang des sozialen Netzwerkes. Alleinerziehende haben im Vergleich zu vollständigen Familien einen kleineren Freundes- und Bekanntenkreis. Viele leiden unter sozialer Isolation, eingeschränkter Freizeitgestaltung und Einsamkeit (Peuckert, 2019). Besonders schwierig ist die Koordination von Beruf und Betreuung der Kinder. Trotzdem fühlen sich berufstätige Alleinerziehende bei bestehendem vielfältigem Überlastungserleben wohler als nichtberufstätige.

Probleme alleinerziehender nichtberufstätiger Mütter

Alleinerziehende nichtberufstätige Mütter, die Beratung oder Therapie suchen, leiden vor allem unter Erziehungsschwierigkeiten mit Kleinkindern, Partnerproblemen und einem fehlenden positiven Selbstverständnis. Sie schätzen die Beziehungen in ihren Herkunftsfamilien besonders in Bezug auf Stabilität als dysfunktional ein. Vermutet werden kann die Wiederholung verinnerlichter instabiler Elternbeziehungen, vor allem einer mangelhaft erlebten Bindungsfähigkeit des Vaters. Dafür spricht, dass bei dieser Gruppe von Alleinerziehenden Partnerschaften häufig kurz nach Beziehungsbeginn oder kurz nach der Geburt des Kindes beendet werden (Cierpka et al., 1992).

Belastungen für die Kinder

Die Kinder von Alleinerziehenden können im Vergleich zu vollständigen Familien psychisch stärker belastet sein. Unterstützend im Sinne einer Entlastung der Mutter-Kind-Beziehung sowie im Hinblick auf fehlende Identifikationsmöglichkeiten ist eine gute Beziehung zwischen der alleinerziehenden Mutter und dem Kindsvater oder einem neuen Partner. Zudem muss die finanzielle Situation dieser Kinder verbessert werden (Funcke & Menne, 2020), auch um soziale Ausgrenzungsprozesse und zu minimieren.

> **Diagnostische Fragen**
> - Wie ist die soziale Situation im Hinblick auf finanzielle Möglichkeiten, Wohnraum und Teilhabe am sozialen Leben?
> - Besteht eine funktionierende „binukleare Familie"? Welche Faktoren schränken den Elternteil-Kind-Kontakt ein?
> - Gibt es eine neue Partnerschaft des alleinerziehenden Elternteils? Wie ist deren Qualität?

> - Wie gut ist die Qualität des sozialen Netzwerkes bezüglich sozialer Unterstützung und Kontaktmöglichkeiten?
> - Welche Ressourcen bestehen und wie können sie gefördert werden?
> - Welche Lebensziele bestehen in Bezug auf Berufstätigkeit und Partnerschaft?
> - Gibt es eine Indikation für Psychotherapie vor dem Hintergrund einer ausgeprägten Bindungsinstabilität?
> - Ist die Ursprungsfamilie der Alleinerziehenden als Ressource (Kinderbetreuung, vmaterielle Unterstützung) einbezogen?
> - Besteht eine ausgeprägte Bindung an die Ursprungsfamilie, z. B. im Sinne unbewusster Loyalitäten?

11.3.4 Lebensgemeinschaften

▶ **Definition** Das bewusste und freiwillig gewählte unverheiratete Zusammenleben ist eine neue, sozial inzwischen weitgehend akzeptierte Entwicklung. Nichteheliche Lebensgemeinschaften werden definiert als das Zusammenleben von zwei erwachsenen Personen, das auf längere Zeit besteht und eine Haushaltsgemeinschaft umfasst. Oft besteht eine Intimbeziehung. Unklar ist häufig, ob die Beteiligten ihre Beziehung als Lebensgemeinschaft definieren.

Als Lebensform ist sie in Ostdeutschland und besonders im frühen Erwachsenenalter verbreiteter, zunehmend nach dem Scheitern einer Ehe (36 %). Auch im fortgeschrittenen Alter nehmen die nichtehelichen Lebensgemeinschaften zu. Das Bildungsniveau in diesen Gemeinschaften ist häufig höher. Mehr Frauen als Männer wählen diese Lebensform. Die Trennungsrate ist höher als bei verheirateten Paaren (Walper, 2020). Vorstellungen von Elternschaft und Kinderwunsch sind geringer ausgeprägt als dort.

2017 gab es 3,2 Mio. gemischt- oder gleichgeschlechtliche (nichteheliche) Lebensgemeinschaften (1990: 963 Tsd.), davon 112.000 gleichgeschlechtliche (Baumann et al., 2018). 2001 wurde die Lebenspartnerschaft in Form der eingetragenen Lebenspartnerschaft der Ehe im Grundsatz gleichgestellt. Seit 2017 können Personen gleichen Geschlechts heiraten.

Lebensgemeinschaften und Kinder

In jedem dritten dieser Haushalte leben minderjährige oder erwachsene Kinder (11 % aller Familien mit minderjährigen Kindern). Trotz dieser Zunahme handelt es sich um eine Minderheit von ca. 15 %, bezogen auf alle verheirateten und unverheirateten Paare. 2019 gab es 942.000 nichteheliche Lebensgemeinschaften mit minderjährigen Kindern. In Westdeutschland hat sich die Anzahl zwischen 1996 und 2019 mehr als verdoppelt (fast 600.000), in Ostdeutschland ebenfalls (22 % aller Familien mit minderjährigen Kindern) (Statistisches Bundesamt, 2021). 1996 lebten 700.000 Minderjährige in nichtehelichen Lebensgemeinschaften, 2016 waren es 1,24 Mio. In Westdeutschland leben in jeder fünften nichtehelichen Lebensgemeinschaft minderjährige Kinder, in Ostdeutschland in jeder zweiten (Peuckert, 2019).

Typen nichtehelicher Lebensgemeinschaften

Hier können unterschieden werden:

- Alternative zur Ehe,
- Vorstufe zur Ehe und Probeehe,
- Alternative zum Alleinwohnen oder zum „living apart together",
- affektive Beziehung auf Zeit,
- Zweckgemeinschaft.

Weiter wird unterschieden, ob Kinder vorhanden sind und ob es sich um ein erstmaliges unverheiratetes Zusammenleben handelt oder dies Folge von Scheidung bzw. Verwitwung ist.

In nichtehelichen Lebensgemeinschaften werden u. U. das Fortbestehen finanzieller Unabhängigkeit sowie der Wunsch nach eigenem Wohnraum und einem eigenen Freundeskreis betont. Der Zeithorizont kann unbestimmter und abhängig von der Qualität der Beziehung sein.

Beziehungsgestaltung und Beziehungsprobleme

Die Beziehungszufriedenheit ist bei nicht zusammenlebenden Partnerschaften, nichtehelichen Lebensgemeinschaften und Ehebeziehungen gleich hoch, wenn Intimität, Geborgenheit und gemeinsame Interessen ausgeprägt sind. In nichtehelichen Lebensgemeinschaften gibt es häufiger egalitäre Partnerschaftsmodelle. Vor allem jüngere Altersgruppen wählen diese Lebensform, häufig auch als Vorstufe zur Ehe, wenn Kinder kommen. Die Mütter in nichtehelichen Lebensgemeinschaften sind ökonomisch oft unabhängiger als verheiratete Mütter und bleiben auch häufiger erwerbstätig (Peuckert, 2019).

Frauen in allen Altersgruppen lehnen die Ehe stärker ab als Männer. Arbeits- und Machtverteilung werden in nichtehelichen Lebensgemeinschaften von Frauen als besser aushandelbar eingeschätzt. Dadurch werden die Chancen für die Umsetzung individueller Wünsche erhöht (Nave-Herz, 2019). Die Beziehungsprobleme in Lebenspartnerschaften gleichen denen bei Ehepaaren. Auch hier spielen Übereinstimmung und Konflikte bezüglich der emotionalen und instrumentellen Gestaltung des Zusammenlebens (Rollen, Aufgaben, Kommunikation, Werte) eine bedeutsame Rolle. Zusammenleben und Trennungen beeinträchtigende rechtliche Unsicherheiten (z. B. bei schwerer Erkrankung eines Partners, Adoption von Kindern, Zugewinnausgleich bei Trennung) können durch das Eintragen der Partnerschaft, das auch mehr Verbindlichkeiten schafft, vermieden werden.

Diagnostische Fragen

- Welche Form der nichtehelichen Lebensgemeinschaft liegt vor?
- Haben beide Partner dasselbe Partnerschaftskonzept auf der instrumentellen und der emotionalen Ebene (Kap. 15)? Gibt es motivationale Unterschiede, unterschiedliche Zeithorizonte?
- Wie gut gelingt die Integration von Kindern, insbesondere unter Beachtung der Beziehung zum nicht leiblichen Elternteil?
- Gibt es unbewusste Loyalitäten oder Delegationen in der Ursprungsfamilie, die das Vermeiden formaler Bindungen nahelegen (Kap. 14)?

11.3.5 „Regenbogenfamilien"

2019 gab es in Deutschland 142.000 gleichgeschlechtliche Partnerschaften, von denen 52.000 die seit 2017 bestehende Heiratsmöglichkeit nutzten (hiervon 54 % Männer; Hochgürtel & Sommer, 2021). Ca. 19.000 Kinder unter 18 Jahren leben in einer solchen Familie, meist in gleichgeschlechtlichen Partnerschaften von Frauen (89 %). Diese Paare weisen einen höheren Bildungsstand und hierbei weniger Unterschiede zwischen den Partnern auf als heterosexuelle Paare. Der Altersabstand zwischen den Partnern ist größer (Hochgürtel & Sommer, 2021). Einige Untersuchungen sprechen dafür, dass die Entwicklung der Kinder mindestens genauso gut, eventuell sogar besser ist als in Familien mit gemischtgeschlechtlichen Elternpaaren (BMFSFJ, 2021), wobei eventuell der höhere Bildungsgrad eine Rolle spielt, eine Reihe von Untersuchungen aber methodische Probleme aufweisen (Schumm, 2016) und in Deutschland Langzeituntersuchungen fehlen.

Diagnostisch stellen sich hier zunächst dieselben Fragen wie bei der „traditionellen" Familie und bei Lebenspartnerschaften.

11.3.6 „Scheidungsfamilien" – Familien im Übergang

Scheidungszahlen auf hohem Niveau

Seit Anfang der 1980er-Jahre hat die Zahl der Scheidungen im früheren Bundesgebiet bzw. Gesamtdeutschland bis zur Jahrtausendwende erheblich zugenommen und ist seither gleichbleibend hoch. In Deutschland gab es 2019 auf 419.000 Eheschließungen rund 150.000 Scheidungen; jede dritte Ehe wird im Verlauf von 15 Jahren geschieden. Die meisten Scheidungsanträge (95 %) wurden (zumindest nach außen hin) einvernehmlich gestellt. Die Hälfte der Scheidungen betraf minderjährige Kinder (2019 122.000). In 98 % der Fälle blieb das Sorgerecht bei beiden Elternteilen (Hochgürtel & Sommer, 2021).

Überlagerung von juristischem und emotionalem Bezugssystem

Scheidungen zeigen besonders deutlich, wie sehr sich in Familien zwei Bezugssysteme überlagern: das juristische und das emotional-beziehungsdynamische. Die rechtliche Auflösung der Ehe beendet keineswegs die emotionalen Beziehungen. Da sich Paare zwar trennen können, Eltern aber immer Eltern bleiben, löst Scheidung in diesem existenziellen Sinne die Familie nicht auf. Scheidung ist ein Prozess, der die Familienbeziehungen grundlegend modifiziert und restrukturiert. Als Familienkrise ist sie im Kern eine Krise der Paarbeziehung. Tiefgreifende Ehe-, Scheidungs- und Nachscheidungskonflikte sind in der Regel in der Biografie der beteiligten Partner verwurzelt.

Scheidung als Prozess: drei Phasen

Die „emotionale Scheidung" ist ein beziehungsdynamischer und intrapsychischer Prozess (Massing et al., 2006; Reich, 1994a; Reich & v Boetticher, 2020). Hier werden drei Phasen unterschieden:

- Die Ambivalenzphase, in der Paare die Trennung erwägen, Konfliktklärungs- mit Trennungsversuchen abwechseln, die Partner in der Krise oft regredieren.
- Die Scheidungsphase mit aktiven Schritten zur Trennung verändert das emotionale Klima grundlegend, nicht selten zu gesteigerter Aggressivität, Teilung oder gar Zerstörung des gemeinsam Aufgebauten sowie einem Kampf um das „psychische Überleben", wobei die Bedürfnisse der Kinder gänzlich verleugnet werden können.
- Die Nachscheidungsphase dauert von der juristischen Scheidung bis zur „psychischen Scheidung". Dieser langjährige innerseelische und interaktionelle Prozess von Trauer, Abschied und Neuorientierung wird vielfach nie ganz abgeschlossen. Die psychische Anforderung an die ehemaligen Partner besteht darin, sich als Partner relativ gleichgültig zu werden, als Eltern aber zu kooperieren und sich im Interesse des Kindes zu respektieren.

Veränderungen auf lebenspraktischer, psychischer und beziehungsdynamischer Ebene

Auf vielen Ebenen sind während und nach der Scheidung Veränderungen zu verarbeiten oder durchzuführen, auf der äußeren Ebene z. B.:

- materielle Veränderungen, z. B. Mehrkosten für zwei Haushalte oder Verlust des sozioökonomischen Status,
- Umzüge, z. B. unbekannte Wohngegend, kleinere oder ungünstiger gelegene Wohnung,

- veränderte oder kompliziertere tägliche Abläufe,
- Veränderungen des Arbeitsplatzes oder der Arbeitszeiten, Stellensuche, Beginn einer Berufstätigkeit.

Auf seelischer und beziehungsdynamischer Ebene müssen u. a. verarbeitet werden:

- die „Endgültigkeit" der Scheidung,
- heftige, unvermutete Gefühle wie Einsamkeit, Leere, Kränkung, Trauer oder Wut in der „Ruhe nach dem Sturm",
- das Fehlen des ehemaligen Partners, auch als „vertrauter Gegner", gegenüber dem aggressive Gefühle externalisiert werden können,
- die Neudefinition als Geschiedene(r), Alleinstehende(r) bzw. Alleinerziehende(r), „Ein-Eltern-Familie" oder „externer" Elternteil,
- veränderte und evtl. unerwartete Anforderungen an Selbstverantwortung und Entscheidungsfähigkeit,
- Veränderungen der Beziehungen im Freundes- und Bekanntenkreis,
- Veränderungen der Beziehungen zu den Ursprungsfamilien mit eventuellen neuen Abhängigkeiten,
- neue Bindungen der ehemaligen Partner oder auch die Bildung von Stieffamilien,
- das Eingreifen extrafamiliärer Systeme (Justiz, Ämter, Gutachter).

Kinder bleiben meist bei den Müttern

Kinder aus Scheidungsfamilien verbleiben in der Regel bei den Müttern (Arránz Becker et al., 2015), entsprechend dem vorherrschenden „Residenzmodell" mit einem hauptbetreuenden und einem umgangsberechtigten Elternteil. Formen geteilter Betreuung sind als relativ neue Option wenig bekannt und rechtlich z. T. nur unzureichend geregelt (Walper, 2020). Nur ca. 5 % der Kinder leben im „Wechselmodell" (Pendeln zwischen Wohnung der Mutter und des Vaters), noch weniger Familien praktizieren das „Nestmodell" (die Eltern pendeln zum Wohnsitz des Kindes; Walper, 2020). Studien zum in letzter Zeit diskutierten Wechselmodell zeigen unterschiedliche Ergebnisse, die u. a. vom Ausmaß der elterlichen Kooperation bzw. von deren Konflikten, der ökonomischen Lage und der Eltern-Kind-Beziehung selbst abhängig sind (Berman, 2015; Walper, 2020).

Scheidung – ökonomische Verschlechterungen und Armutsrisiko für Frauen

Scheidung ist oft mit dramatischen und dauerhaften ökonomischen Verschlechterungen für beide Partner (Kapelle & Baxter, 2021) und für Frauen vielfach mit einem Armutsrisiko verbunden. Die bei Müttern und verheirateten Frauen vorherrschenden Erwerbsmuster – Erwerbsunterbrechungen, Minijobs, Teilzeitarbeit, Niedriglöhne, unentgeltliche Pflegeleistungen für die ältere Generation – sowie der erhebliche „gender gap" bei Löhnen und Gehältern führt zu einer Verdopplung der Armutsquote bei Frauen nach einer Trennung, wobei das Niveau in den Folgejahren anhält und sich in niedrigen Renten niederschlägt (Nationale Armutskonferenz, 2017). Ca. zwei Drittel der Frauen mit entsprechendem Anspruch erhalten keinen Trennungsunterhalt, Alleinerziehende in vielen Fällen keinen oder keinen ausreichenden Kindesunterhalt (s. Abschn. 11.3.3.). Die genannten Probleme stellen sich bei Trennung von unverheirateten Paaren und bei Verwitwung nicht in diesem Ausmaß. Bei Männern erhöht sich das Armutsrisiko nur unwesentlich (Pimminger, 2012).

Weitere Wirkungen von Scheidungen

▶ **Wichtig** Trennung und Scheidung sowie die vorausgehenden und nachfolgenden Konflikte haben eine Langzeitwirkung auf Kinder und Erwachsene. Für den die Scheidung anstrebenden Erwachsenen kann sie eine positive Veränderung mit der Entwicklung neuer Perspektiven sein. Die Beendigung einer hochkonflikthaften Ehe kann auch für Kinder eine Erleichterung sein, mit Verbesserungen ihrer psychischen und psychosozialen Befindlichkeit sowie ihrer Leistungsfähigkeit (Amato, 2010). Scheidung kann aber auch eine Quelle von chronischem Stress für alle Beteiligten, für Kinder bis in deren Erwachsenenalter sein (Zartler et al., 2015). Für diese stellt oft auch eine „gelungene" Scheidung ohne lang anhaltende Folgekonflikte einen massiven Bruch dar.

Bereits die genannten äußeren Veränderungen treffen sie in der Regel härter als die Erwachsenen. Scheidung bedeutet für Kinder häufig den Verlust der vertrauten Beziehungsform zu beiden Elternteilen und den Verlust der Eltern als Paar. Mit dem Wegfallen der bisherigen Dreiecksbeziehung zu Mutter und Vater ändert sich auch das Verhältnis zu dem Elternteil, mit dem man hauptsächlich zusammenlebt, grundlegend. Konfliktspannungen verbleiben nun oft in der dyadischen Beziehung, wirken hierdurch bedrohlicher und werden eventuell außerfamiliär agiert. Elterliche Scheidungen erhöhen insgesamt das Risiko für psychische Symptome und Störungen bei Kindern und Jugendlichen, z. B. Depressionen (Feldhaus & Timm, 2015). Sie beeinflussen deren spätere intime Beziehungen, erhöhen deren Scheidungsrisiko, verschlechtern tendenziell die schulische und berufliche Leistungsfähigkeit sowie den beruflichen Status und tragen zu früher Elternschaft bei (Zartler et al., 2015). Ein erhöhter Unterstützungsbedarf der Kinder geht oft mit einer Verringerung des Unterstützungsangebots einher. Die Eltern sind während des Verlaufs der Scheidung und oft auch danach emotional weniger verfügbar. Eine Kompensation durch andere Unterstützungsnetzwerke konnte bisher nicht belegt werden (Kalmin & Dronkers, 2015). Besonders problematisch sind die strittigen und hochstrittigen Umgangs-, Unterhalts- und Sorgerechtsregelungen mit entsprechenden lang anhaltenden intra- und extrafamiliären Spannungen und wiederholter Gerichtspräsenz, wobei die Konflikte oft über die Kinder ausgetragen und diese in die emotionalen Probleme der Eltern einbezogen werden (Dietrich et al., 2010). Leider fehlen für Deutschland belastbare Zahlen zu diesen Problemen. Auch offene oder subtile Entwertungen von Elternteilen, Entzug von Unterhaltszahlungen, Verletzung von Absprachen und Unterminieren der Autorität des anderen Elternteils wirken sich auf Kinder deletär aus. Ungelöste Scheidungs- und Nachscheidungskonflikte sind für Kinder immer mit Loyalitätskonflikten verbunden. Diese wiederum führen zu Identitätskonflikten bzw. gehen mit ihnen einher, da sich Kinder immer mit beiden Elternteilen identifizieren möchten.

Regelmäßiger Kontakt zu kooperierenden Eltern hat einen positiven Einfluss auf die kindliche Entwicklung. Eine gute Beziehung zum nicht mit dem Kind zusammenlebenden Vater reduziert internalisierende wie externalisierende psychische Probleme (King & Sobolewski, 2006). Kontaktabbruch zum „externen" Elternteil, zumeist dem Vater (Deutschland: 16 % bis 30 %; Keil & Langmeyer, 2020), beeinträchtigt die psychische und psychosoziale Entwicklung (Amato, 2010).

Passagere Symptome und tiefergehende Störungen

Symptome der Kinder sind zunächst Versuche, momentane Unsicherheiten und Überlastungen zu bewältigen. Passagere Symptome während und nach der Scheidung treten zurück, wenn sie sich wieder sicherer fühlen. Erneute Veränderungen können das gefundene Gleichgewicht bedrohen und wiederum Trennungsangst und Symptome hervorrufen. Der Wechsel von einem Elternteil zum anderen (Wochenende, Ferien) ist sogar bei guter Kooperation der Eltern immer wieder eine „kleine Trennung", die an die „große Trennung" erinnert. Dauer und Intensität dieser Verarbeitungsprozesse sind individuell sehr unterschiedlich. Die subtileren schmerzlichen Folgen von Scheidung werden oft erst in intensiveren Kontakten zum Kind sichtbar (Amato, 2010; Reich, 1994a; Reich & Bauers, 1988).

Auslöser für Nachscheidungskonflikte

Nachscheidungskonflikte brechen häufig auf, wenn sich an einer Stelle des Systems Veränderungen ergeben, z. B. wenn:

- ein Partner eine neue Beziehung eingeht oder eine Zweitfamilie bildet, sich der andere in seiner Position bedroht fühlt, evtl. eifersüchtig oder neidisch wird,

- Veränderungen bei den Kindern, z. B. Schulwechsel, bisherige Umgangsregelungen in Frage stellen,
- Konflikte in der Schule oder mit Gleichaltrigen, auch „normale Adoleszenzkonflikte" die Beteiligten verunsichern und dem Einfluss des jeweils anderen zugeschrieben werden,
- Spannungen und Konflikte in neuen Partnerschaften oder in Zweitfamilien dadurch „entschärft" werden, dass der andere Elternteil zum „Außenfeind" stilisiert wird.

In der Regel werden diese Konflikte über den Umgang mit den Kindern oder auf der finanziellen Schiene als affektivem Verschiebungsersatz ausgetragen.

Diagnostische Fragen

- In welcher Phase des Scheidungsprozesses befindet sich die Familie?
- Wie sind Unterbringung und Versorgung der Kinder geregelt?
- Welche Formen der Kooperation haben die Eltern gefunden?
- Welche positiven Veränderungen gibt es für wen?
- Inwieweit sind die Eltern räumlich und materiell getrennt? Welche Fragen sind offen?
- Inwieweit sind die Eltern emotional getrennt? Wie weit haben die Partner den Abschied aus der alten Beziehung und eine Neuorientierung vollzogen? Welche Schritte wären hier hilfreich?
- Werden „alte" emotionale Auseinandersetzungen über materielle, Umgangsund Sorgerechtsregelungen ausgetragen?
- Werden die Kinder in destruktive Auseinandersetzungen einbezogen? Wie?
- Sind die Symptome und Störungen der Kinder eher Ausdruck einer vorübergehenden Beunruhigung aufgrund der Veränderungen im Familiensystem oder Ausdruck tiefergehender Elternkonflikte

und eventuell daraus resultierender Loyalitäts- und Identitätskonflikte?
- Werden Konflikte aus neuen Beziehungen der Partner oder lebenszyklische Konflikte auf Umgangs- und Sorgerechtsregelungen und die ehemaligen Partner verschoben?

11.3.7 Stieffamilien – von der Familie zur „Patchworkfamilie"

Eine zunehmende Familienform
Stieffamilien (oder Patchwork- bzw. Fortsetzungsfamilien) haben mit ca. 13 % der westdeutschen und 18 % der ostdeutschen einen wachsenden substanziellen Anteil an allen Haushalten mit minderjährigen Kindern (BMFSFJ, 2021, S 55). Der Anteil Unverheirateter ist hierbei ebenfalls steigend (ca. 33 %, in Ostdeutschland ca. 40 %, BMFSFS, 2021). Die meisten Stieffamilien sind „Stiefvaterfamilien" (ca. 70 %), nur in ca. 4 % bringen beide Elternteile Kinder aus früheren Beziehungen ein. In Stieffamilien gibt es häufiger drei und mehr Kinder als in Kernfamilien. Das Trennungs- und Scheidungsrisiko ist erhöht. Mehrfachtrennungen sind für „Stiefkinder" keine seltene Erfahrung.

Drei Phasen der Entwicklung zur Fortsetzungsfamilie

▶ **Wichtig** „Stieffamilien umfassen eine Vielzahl von Familienkonstellationen" (BMFSFJ, 2021, S. 273). Sie entstehen durch die Veränderung mindestens einer Familieneinheit durch Scheidung oder Tod eines Elternteils und das Eingehen einer neuen, auf Dauer angelegten Partnerschaft durch den Elternteil, bei dem die Kinder hauptsächlich leben.

Drei Phasen der Entwicklung zur Stieffamilie werden unterschieden (Krähenbühl et al., 2011): der Abschied von der „alten Familie", die Phase der „Ein-Eltern-Familie" und die „Stieffamilienbildung", das Zusammenwachsen der neuen Familie. Diese Phasen können unterschiedlich lange dauern. Der seelisch nicht vollzogene Abschied von der „alten" Familie kann die Entwicklung der neuen Familieneinheit beeinträchtigen.

Die Zeitdauer zwischen der Auflösung der „alten Familie" und der Bildung der „neuen" kann einen erheblichen Einfluss auf die Dynamik der Stieffamilie haben. Diese kann sich „zu früh" bilden, wenn der Abschied aus der alten Familieneinheit noch nicht ausreichend vollzogen ist. Dauert die Phase „zu lange", kann sich u. U. eine neue funktionierende Familieneinheit mit festen Rollen und Aufgaben herausbilden, in denen ein neuer Partner keinen „Platz" findet. Die für den Übergang benötigte Zeit ist für die einzelnen Familienmitglieder oft verschieden (Reich, 1990, 1994a, b).

Unterschiedliche Trauerprozesse bei Scheidung und Verwitwung
Zudem hängt dieser Prozess davon ab, ob die Veränderung der alten Familieneinheit durch Scheidung bzw. Trennung oder durch den Tod eines Elternteils erfolgte. Hier bestehen u. U. gravierende Unterschiede in den Trauerprozessen, der Überwindung ambivalenter Einstellungen, der Loyalitätsdynamik und damit in den möglichen Lösungen (Reich, 1990, 1994a, b).

Vier „Typen" von Stieffamilien
Vier Stieffamilientypen werden unterschieden (Krähenbühl et al., 2011):

- die Stiefmutterfamilie,
- die Stiefvaterfamilie,
- die zusammengesetzte Familie und
- die Familie mit einem gemeinsamen Kind (gemeinsamen Kindern), sog. komplexe Stieffamilien.

Der Begriff „Patchworkfamilie" galt ursprünglich dem letztgenannten Typus. Dieser macht ca. ein Viertel aller Stieffamilien aus (BMFSFJ, 2021). Zudem werden die „primäre" (hauptsächlicher Aufenthalt der Kinder) und die „sekundäre Stieffamilie" (extern lebender Elternteil) unterschieden.

Strukturelle Unterschiede zur Kernfamilie

In struktureller Hinsicht bestehen folgende Unterschiede zur „Kernfamilie" (s. auch Krähenbühl et al., 2011):

- Mindestens eine für die Kinder wichtige Beziehungsperson lebt nicht in der Familiengemeinschaft.
- (Fast) alle Mitglieder haben eine wichtige Bezugsperson (bzw. eine vertraute Beziehungsform) verloren.
- Der Stiefelternteil und u. U. dessen leibliche Kinder muss/müssen in einer bereits bestehenden Gruppe mit relativ festen Beziehungsmustern und Regeln Platz finden bzw. zwei Teilfamilien müssen zusammenwachsen.
- Die Kinder sind Mitglieder von mehr als einer Familiengemeinschaft, ihrer ersten und der Stieffamilie, betrachten sich eventuell auch als Mitglied der neu gegründeten Familie des „externen" Elternteils.
- Ein Erwachsener hat keine elterlichen Rechte gegenüber einem oder mehreren Kindern, obwohl er – äußerlich betrachtet – dem Elternsubsystem angehört. Es besteht eine Asymmetrie der Eltern- und Kindschaftsverhältnisse.
- Die Paarbeziehung konnte sich nicht vor der Elternschaft bzw. der Beziehung zu den Kindern konsolidieren.
- Paarbeziehung und Elternschaft fallen nicht zusammen.

Komplexe Beziehungen – höhere kognitive und emotionale Anforderungen

▶ **Wichtig** Die Beziehungen in Stieffamilien sind oft komplexer als in Kernfamilien. Mit den Beziehungsmöglichkeiten wachsen die kognitiven und emotionalen Anforderungen. Stieffamilien sind i. d. R. „Mehrelternfamilien" und zumeist „mutterzentriert". Die Mütter fungieren als „Klebstoff der Familie" und als „gatekeeper" zwischen Stiefvater und den Kindern sowie zum leiblichen Vater und zur weiteren Familie (Heintz-Martin et al., 2015).

Stiefmütter haben oft höhere Erwartungen zu erfüllen als Stiefväter. Stieffamilien müssen höhere Anstrengungen für eine gute Qualität des Familienlebens unternehmen als „Normalfamilien" (Heintz-Martin et al., 2015)

Spannungen können entstehen, wenn der „Regulierungsbedarf" unterschätzt wird und der Anspruch besteht, „wie eine ganz normale Familie zu funktionieren" (Krähenbühl et al., 2011). Dies kann z. B. geschehen, wenn wegen der Ferien und anderer Aktivitäten Rücksicht auf den extern lebenden Elternteil, im Falle der Verwitwung auf die Eltern des verstorbenen Partners, die Großeltern der Kinder oder auf Verwandte, Kinder und ehemalige Partner des Stiefelternteils genommen werden muss. Mit höherer Komplexität wachsen die Möglichkeiten, Konflikte, die in einem Subsystem auftreten, in ein anderes zu verschieben. Zudem können mit der Familienbildung verbundene Mythen den Umgang mit den neuartigen Beziehungen und die Lösung von Konflikten erschweren. Neben dem Umgang mit dem sorgeberechtigten „externen" Elternteil, Problemen in der Rollenfindung des Stiefelternteils und dessen Akzeptanz durch die Kinder sind weitere mögliche Problemfelder:

- Grenzprobleme zwischen den Generationen, den Eltern- bzw. Stiefelternfunktionen. Ältere Kinder akzeptieren Stiefeltern oft weniger als jüngere. Zwischen älteren bzw. erwachsenen Stiefkindern und Stiefeltern ist die Rollenabgrenzung unklarer als in Kernfamilien (Gagné et al., 2015).
- Loyalitätskonflikte innerhalb der Stieffamilie. Bei Konflikten können Eltern eher zu den leiblichen Kindern halten als zum Partner oder dessen Kindern. Für Kinder entstehen Loyalitätskonflikte u. U. bezüglich des außerhalb lebenden Sorgeberechtigten und der Stieffamilie.
- Die Begegnung und Integration von mindestens drei Familiensystemen, derer von beiden leiblichen Elternteilen und dem Stiefelternteil bzw. den Stiefeltern mit unterschiedlichen, eventuell gegenläufigen „Kulturen", Lebensstilen, Geschichten, Erwartungen, Loyalitätsforderungen.
- „Meilensteine" des Familienlebens und Rituale. Diese müssen sich erst herausbilden,

wobei ein Teil der neuen Familie eventuell auf Gewohnheiten, Eigenarten und Traditionen, damit u. U. auch auf ein Stück Identität verzichten muss. Feste, Jubiläen und ähnliche Anlässe könne sich „kohäsionslockernd" auswirken, z. B. bei der Frage, wer mit wem zusammen eingeladen werden kann (Reich, 1994b; Krähenbühl et al., 2011).

Chancen der Vielfalt

Die geforderten Integrations- und Balanceleistungen können auch zu einer größeren Toleranz gegenüber Unterschieden, stärkerer Konfliktfähigkeit und einer Vergrößerung der Beziehungsmöglichkeiten sowie der materiellen Ressourcen für die Familienmitglieder, insbesondere für die Kinder führen (Gagné et al., 2015; Krähenbühl et al., 2011).

> **Diagnostische Fragen**
> - Um welchen Typus von Stieffamilie handelt es sich?
> - Führen die Strukturmerkmale der Stieffamilie zu Konflikten? Welche Merkmale zu welchen Konflikten?
> - Welche Motive zur Bildung der Stieffamilie spielten bei Eltern und Kindern eine Rolle?
> - Wurde die „alte Familie" durch Scheidung oder durch Verwitwung aufgelöst?
> - Konnten sich die Familienmitglieder ausreichend von der „alten Familien" verabschieden?
> - Wie wurde die Zeit des Überganges von der „alten" zur „neuen" Familie ausgestaltet? Welche Strukturen bildeten sich hier? Wie wirken diese sich jetzt aus?
> - Welche Bedeutung haben die verstorbenen/geschiedenen Partner/Elternteile in der „neuen Familie" für die einzelnen Mitglieder?

> - Wie werden die Beziehungen zu den Ursprungsfamilien der Eltern und Stiefeltern gestaltet? Wie können die unterschiedlichen Beziehungen integriert werden?
> - Inwieweit hat die Stieffamilie eine neue „familiäre Kultur" herausbilden können?

11.3.8 Adoptions- und Pflegefamilien

Die Zahl der Adoptionen ist in Deutschland seit den 1990er-Jahren rückläufig und stagniert seit 2009 (Nöthen, 2021). Sie lag 2018 bei ca. 3733 Minderjährigen (1993: 8687). Das Interesse an einem Adoptivkind ging nicht zurück, die Zahl vermittelbarer Kinder sank (2015: 7 Bewerber pro Kind). Dies wird auf veränderte Familienleitbilder, Entwicklungen der Reproduktionsmedizin und rechtliche Einschränkungen zum Schutz der Kinder bei internationalen Adoptionen zurückgeführt. Die Adoption beendet das Verwandtschaftsverhältnis des Kindes zu seinen bisherigen rechtlichen (meist biologischen) Eltern und den anderen Verwandten, auch den Großeltern, mit allen deren Pflichten (elterliche Sorge, Unterhalts- und Erbansprüche). Die Adoptionspflege dient der Vorbereitung einer Adoption, v. a. der Einschätzung der Prognose bezüglich des Kindeswohls (2018: 1764 betroffene Minderjährige, Nöthen, 2021). Den größten Anteil (2018: 61 %) machen Stiefkinderadoptionen aus, hiervon ca. ein Viertel im Rahmen eingetragener gleichgeschlechtlicher Partnerschaften (BMFSFJ, 2021). Stiefkinderadoptionen sind seit 2020 auch in nichtehelichen Stieffamilien möglich. Ca. ein Drittel aller Adoptionen findet durch Nichtverwandte statt, nur 3 % durch andere Verwandte (Nöthen, 2021). Ein fremdes Kind kann von einer nicht verheirateten Person nur allein, von einem Ehepaar nur gemeinschaftlich angenommen werden.

Inkognitoadoptionen versus offene Adoptionen

▶ **Wichtig** Bei der dem deutschen Recht als Leitbild zugrunde liegenden Inkognitoadoption verlieren die leiblichen Eltern den Kontakt zum Kind und kennen die Adoptiveltern nicht. Bei der offenen Adoption sind die Herkunftsfamilien in unterschiedlichem Grad in die Entwicklung des Kindes und in Kontakte zu den Adoptivfamilien einbezogen. Studien legen nahe, dass offene Formen durchaus dem Kindeswohl dienen können (BMFSFJ, 2021). Offene Formen von Adoption könnte auch die Bereitschaft hierzu bei den Herkunftsfamilien fördern.

Adoptionskinder werden überwiegend nichtehelich geboren. 57 % der vermittelten Kinder waren 2019 jünger als 6 Jahre, 23 % zwischen 6 und 11 Jahren, 20 % 12 Jahre oder älter (Statistisches Bundesamt, 2020). Je höher das Lebensalter, desto wahrscheinlicher fand ein mehrfacher Wechsel von Betreuungspersonen statt.

Im Prozess der Adoption und deren weiterer Verarbeitung im Lebenslauf interagieren neben dem Kind die leiblichen Eltern, die Adoptionsfachstelle und die Adoptiveltern. Die Verbindungen zwischen den Akteuren sind in unterschiedlichen Phasen unterschiedlich stark ausgeprägt, lösen sich aber niemals auf (Haury et al. 2020).

Die Adoptiveltern

Die meisten Adoptiveltern sind über 30 Jahre alt, oft auch über 40 und überdurchschnittlich schulisch und beruflich qualifiziert. Die Gründe für den Adoptionswunsch bestehen bei den nicht auf Stiefkinder bezogenen Adoptionen in der Unfruchtbarkeit eines Ehepartners bzw. dem Misslingen reproduktionsmedizinischer Maßnahmen. Dem Entschluss zur Bewerbung um eine Adoption geht ein mehr oder weniger bewusster und reflektierter, in der Regel mit Trauer und Neuorientierung verbundener „Abschied vom leiblichen Kind" voraus. Welche Bedeutung dies für die Geschlechtsidentität oder die Paarbeziehung hat, ob eine Auseinandersetzung mit aufgetretenen Enttäuschungen und Kränkungen stattfand, trägt wesentlich dazu bei, wie sie ihre Elternfunktionen wahrnehmen können. Die Tatsache, dass ein nicht unerheblicher Anteil der Adoptiveltern später leibliche Kinder bekommt, deutet auf die Beteiligung psychischer und beziehungsdynamischer Aspekte bei der Unfruchtbarkeit hin. Zudem sollte die Gefahr, dass das Adoptivkind „Ersatzkind" wird, reflektiert werden (Haury et al., 2020). Adoptiveltern erleben darüber hinaus kein langsames Hineinwachsen in die Elternrolle und müssen rasch eine affektive Beziehung zum adoptierten Kind aufnehmen. Bei Stiefkinderadoptionen ist ebenfalls zu prüfen, ob diese die Beziehungen zum außenstehenden leiblichen Elternteil nicht eher verkompliziert und Loyalitätskonflikte des Kindes mit sich bringt. Zusätzlich müssen Adoptiveltern sich einer formalen Prüfung durch die Adoptionsfachstelle unterziehen.

Die „abgebenden" Eltern

Dies sind meistens die Mütter. Beweggründe für das „Abgeben" sind u. a. folgende (Haury et al., 2020):

- relative Unselbstständigkeit, z. B. junges Alter und hiermit verbundene Überforderung,
- problematische Entstehungsgeschichte der Schwangerschaft,
- nicht genug innere Kraft für ein Kind und mangelnde Unterstützung,
- Probleme in der konkreten Lebenssituation, z. B. nicht ausreichender Verdienst, Schichtdienst ohne Betreuungsmöglichkeiten.

Bei Entscheidung zur Adoption erfolgt i. d. R. bald nach der Geburt eine Trennung von Mutter und Kind, wobei die Mutter die Erfahrungen mit Schwangerschaft, Geburt und Verlust des Kindes verarbeiten muss. Hierbei sind die Mütter oft auf sich allein gestellt und fühlen sich eventuell stigmatisiert, werden es vielleicht auch.

Heterogene Strukturen in Adoptionsfamilien

Je nachdem, ob es sich um eine Stiefeltern-, eine Fremdadoption oder um eine Verwandtenadoption handelt, ob die Adoptiveltern noch eigene biologische Kinder oder andere adoptierte Kinder haben, ob Geschwisterkinder adoptiert werden oder das Adoptivkind mit nicht adoptierten Geschwistern eine Zeit lang in Heimen oder Pflegefamilien oder mit diesen gar nicht zusammengelebt hat, entstehen sehr unterschiedliche Familienstrukturen. Wer für wen wie zur Familie gehört, kann ein permanentes und kontroverses Thema sein.

Komplexe innere Welt von Adoptionskindern

Ein wesentliches Merkmal von Adoptivfamilien ist die doppelte Elternschaft (Haury et al., 2020). Die Adoptivkinder müssen mindestens zwei Elternpaare in ihre Vorstellungswelt integrieren. Sie zeigen in der Kindheit u. U. nur wenig offenes Interesse an ihrer Herkunft, wobei dieses innerlich durchaus bestehen kann, lassen dies in der Adoleszenz eventuell sehr deutlich werden, wenn sich die Frage nach der eigenen Identität verstärkt stellt (Haury et al., 2020). Oft ist es schwer, ein realistisches, weder idealisiertes noch entwertetes Bild der leiblichen Eltern zu entwickeln. Adoptivkinder gehören mit ihrer Geschichte einer Minderheit an. Eventuell erleben sie sich nicht als wertvoll oder erwünscht, z. B. weil sie „abgegeben" wurden.

▶ **Wichtig** Ein offener Umgang mit der Tatsache der Adoption und eine u. U. beraterisch oder therapeutisch begleitete Begegnung mit der leiblichen Mutter ist in der Regel hilfreich. Die Väter sind in Fällen der Fremdadoption oft „verschwunden", was weitere Identitätsprobleme hervorrufen kann. Viele Adoptivkinder entwickeln sich gut, ohne behandlungsbedürftige seelische Symptome. Dennoch haben Adoptivkinder statistisch ein erhöhtes kumulatives Risiko für psychische Symptome und Verhaltensauffälligkeiten (Haury et al., 2020).

Probleme in Adoptivfamilien

Adoptivkinder können ihre Eltern z. B. mit provozierendem Verhalten testen, wie tragfähig die Beziehungen sind. Sie verspüren eventuell Angst, erneut wegegeben zu werden und einen weiteren Verlust zu erleiden, ebenso können Adoptiveltern fürchten, das so sehr gewünschte Kind wieder zu verlieren. Alltägliche Herausforderungen, Trennungssituationen oder der Ablösungsprozess Jugendlicher werden vor diesem Hintergrund oft als sehr viel konflikthafter erlebt (Haury et al., 2020). Wichtige Faktoren für eine positive kindliche Entwicklung sind das Adoptionsalter des Kindes, seine Erfahrungen mit Elternfiguren vor der Adoption sowie das Verständnis der Adoptiveltern für das Verhalten ihres Kindes, wobei dem Kind vor allem die Erfahrung vermittelt werden muss, dass es wertvoll ist, sowie Hilfe dabei, die eigene Herkunftsgeschichte zu verstehen und in sein Selbstbild zu integrieren (Haury et al., 2020).

Pflegefamilien

2018 lebten ca. 7500 Kinder und junge Erwachsene in Pflegefamilien. Hier gab es in den letzten 10 Jahren eine Zunahme (parallel zu Heimunterbringungen), was u. a. auf eine verstärkte Debatte um Kinderschutz (Jurczyk, 2017) nach mehrfachen Amtsversagen, z. T. wegen neoliberal motivierter Kürzungen im Sozialbereich, zurückzuführen ist.

Wesentliche Gründe für die Aufnahme in Pflegefamilien sind:

- eingeschränkte Erziehungskompetenz der leiblichen Eltern bzw. Sorgeberechtigten,
- unzureichende Förderung und Versorgung des Kindes,
- Gefährdung des Kindeswohls (BMFSFJ, 2021) (45 %, Scheiwe et al., 2016).

Über 80 % der Pflegekinder sind traumatisierenden Belastungen ausgesetzt gewesen (Scheiwe et al., 2016).

Fast ein Viertel der Kinder verbringt mehr als 5 Jahre in der Pflegfamilie, 41 % zwischen 1 und 5 Jahren. Nur knapp ein Drittel der Kinder und Jugendlichen kehrt nach Beendigung der Pflegemaßnahme in die Herkunftsfamilie zurück. Nach dem 12. Lebensjahr folgen andere Maßnahmen bzw. Aufenthalte. Der Übergang in Adoptionen ist extrem selten (unter 2 %, Scheiwe et al., 2016).

Zusätzlich zu diesen Entwicklungen werden auch unbegleitete minderjährige Flüchtlinge zunehmend in Pflegefamilien aufgenommen. Die Entwicklungen hier harren noch der Untersuchung.

Pflegefamilie: Ersatz- oder Ergänzungsfamilie?

▶ **Wichtig** Die soziale Elternschaft in Pflegefamilien ist nicht mit rechtlicher Elternschaft verbunden. Dies unterscheidet sie u. a. von Adoptivfamilien. Eine Übertragung von Elternrechten ist nur beschränkt möglich. Pflegfamilienverhältnisse sollen befristet sein, wobei sich nicht selten „Kettenpflegverhältnisse" ergeben. Bei vielen Alltagsentscheidungen müssen die leiblichen Eltern einbezogen werden.

Dabei werden die hohen sozialrechtlichen Kooperationsanforderungen an die Herkunftseltern in der Praxis oft nur unzureichend erfüllt. Deren häufig komplexe und chronische Mehrfachbelastungen können i. d. R. nicht in einem Zeitraum verbessert werden, der aus der Zeitperspektive von Kindern vertretbar ist. Rückführungen innerhalb von 12 bis 18 Monaten kommen anscheinend nur selten vor (Scheiwe et al., 2016).

Kinder zwischen Pflegeeltern und Herkunftseltern

Im Beziehungsdreieck Pflegeeltern-Pflegekind-Herkunftseltern können die Interessen von Pflegeeltern und Herkunftseltern gegenläufig sein. Die Pflegeeltern sehen sich dann eher als Ersatzfamilie und bewerten Kontakte zwischen Pflegekind und Herkunftsfamilie als notwendiges Übel, während die Herkunftseltern die Unterbringung ihres Kindes als zeitlich begrenzte Maßnahme ansehen und ihre Elternrechte zum Eingreifen nutzen. Entscheidend muss auch hier das Wohl des Kindes sein, das nach Beziehungsabbrüchen, eventuell mehrfachen Wechseln der Betreuungsformen und anderen belastenden Erfahrungen Bindungssicherheit, Stabilität und Kontinuität benötigt. Hier kann die Pflegfamilie u. U. den geeigneteren Rahmen bieten. Für die Kinder selbst stellen sich Fragen der Identität und der Loyalität. Der Kontakt zur Herkunfts-

familie kann tragend und unterstützend sein, diese Konflikte mindern. Er kann aber auch für Kindern aufgrund belastender Vorerfahrungen oder aktuell konfliktverschärfenden Verhaltens problematisch oder sogar nicht gewünscht sein (Scheiwe et al., 2016). Eine Entscheidung für oder gegen Kontakte muss individuell getroffen werden und die unterschiedlichen Perspektiven, Ziele und Möglichkeiten aller Beteiligten berücksichtigen (Kötter & Cierpka, 1997). Indiziert ist i. d. R. eine langfristig begleitende Unterstützung von Pflegefamilie und Herkunftsfamilie durch das Jugendamt und durch therapeutische Fachkräfte, die keine Kontrollfunktionen ausüben.

Diagnostische Fragen

- Um welche Art der Adoptionsfamilie handelt es sich? Wer zählt für die einzelnen Familienmitglieder jeweils zur eigenen Familie? Gibt es hier Diskrepanzen?
- Welche Motive haben beide Partner bei ihrem Kinderwunsch? Wie wurde die ungewollte Kinderlosigkeit verarbeitet?
- Ist das Kind von seinen sozialen Eltern über seine leiblichen Eltern aufgeklärt worden? In welchem Alter des Adoptivkindes geschah dies? Wie wurde die Adoption besprochen und wie hat das Kind hierauf reagiert?
- Wurde der „abgebende" Elternteil bei Verarbeitung von Schwangerschaft, Geburt und „Abgabe" unterstützt?
- Besteht Kontakt zu den leiblichen Eltern?
- Wie sieht bei einem Pflegeverhältnis der Kontakt zwischen Pflegefamilie und der Herkunftsfamilie der Kinder aus? Wie sehen sich Pflegeeltern und leibliche Eltern?
- Gibt es Hinweise auf Loyalitätskonflikte beim Kind?
- Welche Qualität hat das soziale Unterstützungssystem?

11.3.9 Weitere Entwicklungen

Assistierte Reproduktion

Zwischen 100.000 und 200.000 Kindern (jährlich ca. 1000) sind in Deutschland mit Hilfe von assistierter Reproduktion bzw. heterologer Insemination geboren (BMFSFJ, 2021). Dies betrifft sowohl Kinder in „traditionellen" Kleinfamilien als auch Kinder in „Regenbogenfamilien" oder nichtehelichen Lebensgemeinschaften. Seit 2015 ist das Recht dieser Kinder auf Kenntnis ihrer Abstammung bekräftigt worden, wobei von Betroffenen kritisiert wird, dass weder die reproduktionsmedizinischen noch die rechtlichen Rahmenbedingungen bisher auf das Kindeswohl zentriert sind (www.spenderkinder.de). Die Forschungslage ist widersprüchlich. Eine nicht erfolgte oder späte Aufklärung, etwa um das Bild einer „normalen Familie" zu wahren, ist ungünstig für das Familiengefühl und das Selbstgefühl der Betroffenen, gibt ihnen u. U. das Gefühl, in der „falschen Familie" zu leben. Die meisten von ihnen wünschen Kontakt mit dem „Spender", d. h. dem biologischen Vater.

Kinder auf Bestellung?

Sich schnell entwickelnde gentechnische Erkenntnisse und Eingriffsmöglichkeiten, Präimplantationsdiagnostik, Unterscheidungen zwischen gewünschten und unerwünschten Eigenschaften von Kindern verändern den Umgang mit Behinderung, Krankheit und Sterben. Neue Handlungsmöglichkeiten begründen neue Handlungszwänge, z. B. Rechtfertigungsdruck, wenn Eltern sich entschließen, ein behindertes Kind auszutragen und aufzuziehen. Offen bleibt, wieweit sich Eltern hier auf Dauer ökonomischem und sozialem Druck widersetzen können (Bachinger, 2015; von Braun, 2014).

Ausblick

Wie sich gesellschaftliche sozioökonomische Strukturen verändern, verändern sich auch Familienformen. Eine Balance zwischen Bildungs- und Berufsverläufen und der Gestaltung von Partner- und Familienbeziehungen sowie der Organisation der Erwerbsarbeit und Fürsorge für andere zu finden ist immer schwierig gewesen. Mit der Durchökonomisierung aller Lebensbereiche, der „Rationalisierung der Lebenswelten", werden familiäre Lebensformen weiterhin mit Beziehungswünschen ausgestattet werden, die sie nicht erfüllen können. Die zunehmende Polarisierung der Lebensformen in einen „Familiensektor" und einen „Nichtfamiliensektor" trägt neben anderen Spaltungsprozessen zwischen Gewinnern und Verlierern der ökonomischen Entwicklungen der letzten Jahrzehnte, die sich z. B. durch die Corona-Krise und die hiermit einhergehenden psychischen und ökonomischen Verwerfungen verschärfen, zu einer abgeschotteten gesellschaftlichen Segmentierung bei, bei der die Begegnung von und das Verständnis für unterschiedliche(n) Lebenslagen und biografische Zusammenhänge, die in der Familiendiagnostik unbedingt benötigt werden, nicht mehr selbstverständlich vorhanden sind. Neben hier notwendigen ökonomischen, sozial- und familienpolitischen Maßnahmen kann eine die lebensweltlichen Kontexte angemessen berücksichtigende Familiendiagnostik und Familientherapie auch einen Beitrag zur sozialen Resonanz und Empathie leisten.

Literatur

Amato, P. R. (2010). Research on divorce: Continuing trends and new development. *Journal of Marriage and Family, 72,* 650–666.

Arnett, J. J. (2015). *Emerging adulthood. The winding road from the late r teens through the twenties.* Oxford University Press.

Arránz Becker, O., Lois, N., & Salzburger, V. (2015). Intergenerational contact between parents and adult (step)children; The role of biological descent and co-residence patterns. *Zeitschrift für Familienforschung – Journal of Family Research. Sonderheft, 27,* 43–63.

Bachinger, E. M. (2015). *Kind auf Bestellung. Ein Plädoyer für klare Grenzen.* Deuticke im Paul Zsolnay Verlag.

Baumann, T., Hochgürtel, T., & Sommer, B. (2018). Familie, Lebensformen und Kinder. Auszug aus dem Datenreport 2018. Statistisches Bundesamt Wiesbaden.

Beck, U. (1986). *Risikogesellschaft. Auf dem Weg in eine andere Moderne.* Suhrkamp.

Berman, R. (2015). (Re)doing parent-child relationships in a dual residence arrangement: Swedish children's narratives about changing relations post-separation. *Zeitschrift für Familienforschung – Journal of Family Research. Sonderheft, 27,* 123–142.

Berngruber, A., Gaupp, N., & Langmeyer, A. N. (2021). Lebenswelten von Kindern und Jugendlichen. In Bundeszentrale für politische Bildung: Datenreport 2021. Ein Sozialbericht für die Bundesrepublik Deutschland (Hrsg.), Statistisches Bundesamt (Destatis), Wissenschaftszentrum Berlin für Sozialforschung (WZB), Bundesinstitut für Bevölkerungsforschung (BiB) (S. 80–86). Bonn.

Bertram, H. (2002). Die multilokale Mehrgenerationenfamilie. *Berliner Journal für Soziologie, 12,* 517–529.

Bertram, H., & Deuflhard, C. (2015). Die überforderte Generation. Verlag Barbara Budrich.

von Braun, C. (2014). Blutslinien – Wahlverwandtschaften. *Psyche, 68* (5): 393–418.

Bundesministerium für Arbeit und Soziales (BMAS). (2020). Ergänzender Bericht der Bundesregierung zum Rentenversicherungsbericht 2020 gem. § 154 Abs. 2 SGB VI (Alterssicherungsbericht 2020).

Bundesministerium für Familie, Senioren, Frauen und Jugend (BMFSFJ). (2020). Familie heute. Daten. Fakten. Trends. Familienreport 2020.

Bundesministerium für Familie, Senioren, Frauen und Jugend (BMFSFJ). (2021). 9. Familienbericht. Eltern sein in Deutschland. Berlin.

Bundeszentrale für politische Bildung (bpb). (2021). Armutsgefährdungsquoten von Familien. http://www.bpb.de/nachschlagen/zahlen-und-fakten/soziale-situation-in-deutschland/61791/. Armut-von-familien. Zugegriffen am 19.11.2023

Busch, F. W. (1988). Der deutsche Nachbar. Familie und Familienerziehung in der Deutschen Demokratischen Republik. In F. Zubke (Hrsg.), *Familienerziehung international* (S. 105–121). Böhlau.

Buschmeyer, A., & Müller, D. (2017). Väter und Berufstätigkeit – Einführung in das Schwerpunktthema. *Zeitschrift für Familienforschung, 29*(1): 3–10.

Cierpka, A., Frevert, G., & Cierpka, M. (1992). Männer schmutzen nur! – Eine Untersuchung über alleinerziehende Mütter in einem Mutter-Kind-Programm. *Prax Kinderpsychol Kinderpsychiatr, 41,* 168–175.

Cierpka, M., Ratzke, K., Reich, G., Armbrecht, B., Franke, A., Scholz, M., & Plöttner, G. (1994). Familien in Ost- und Westdeutschland. *Familiendynamik, 19,* 295–307.

Coontz, S. (1992). *The way we never were. American families and the nostalgia trap.* Basic Books.

Dahn, D. (2020). *Der Schnee von gestern ist die Sintflut von morgen. Die Einheit – eine Abrechnung.* Rowohlt.

Datenreport. (2021). Ein Sozialbericht für die Bundesrepublik Deutschland. Bundeszentral für politische bildung, Bonn.

Dietrich, P. S., Fichtner, J., Halatcheva, M., & Sander, E. (2010). *Arbeit mit hochkonflikthaften Trennungs- und Scheidungsfamilien: Eine Handreichung für die Praxis.* Deutsches Jugendinstitut München.

Feldhaus, M., & Timm, A. (2015). Der Einfluss der elterlichen Trennung im Jugendalter auf die Depressivität von Jugendlichen. *Zeitschrift für Familienforschung – Journal of Family Research, 27,* 32–52.

Funcke, A., & Menne, S. (2020). Factsheet Kinderarmut in Deutschland. Bertelsmann Stiftung: Gütersloh. https://www.bertelsmann-stiftung.de/de/publikationen/publikation/did/factsheet-kinderarmut-in-deutschland

Gagné, A., Valiquette-Tessier, S-C., Vandette, M-P., & Gosselin, J. (2015). Reflecting on the co-parenting experience of couples living in established stepfamilies: A phenomenological inquiry. *Zeitschrift für Familienforschung, Journal of Family Research, Sonderheft Family Dynamics after Separation. A life Course Perspective on Post-Divorce Families, 27,* 101–122.

Gottschall, K., & Voß, G. (Hrsg.) (2003): Entgrenzung von Arbeit und Leben. Zum Wandel der Beziehung von Erwerbstätigkeit und Alltag. Rainer Hampp Verlag.

Hank, K., & Wagner, M. (2013). Parenthood, marital status, and well-being in later life: Evidence from SHARE. *Social Indicators Research, 114,* 639–653.

Haury, K., Loerke, S., Stapelmann, J., & Zimmerling, H. (2020). Praxisbuch Adoption. Psychologische und soziale Besonderheiten bei Adoptivfamilien. Beltz Juventa.

Heilmann, H. (2021). Kindertagesbetreuung. In Bundeszentrale für politische Bildung: Datenreport 2021. Ein Sozialbericht für die Bundesrepublik Deutschland (Hrsg.), Statistisches Bundesamt (Destatis), Wissenschaftszentrum Berlin für Sozialforschung (WZB), Bundesinstitut für Bevölkerungsforschung (BiB) (S. 65–68). Bonn.

Heintz-Martin, V., Entleitner-Phleps, C., & Langmeyer, A. N. (2015). „Doing (step)family": Family life of (step)families in Germany. *Zeitschrift für Familienforschung, Journal of Family Research, Sonderheft Family Dynamics after Separataion. A life Course Perspective on Post-Divorce Families, 27,* 65–82.

Hochgürtel, T., & Sommer, B. (2021). Lebensformen in der Bevölkerung und Kinder. In Bundeszentrale für politische Bildung: Datenreport 2021. Ein Sozialbericht für die Bundesrepublik Deutschland (Hrsg.), Statistisches Bundesamt (Destatis), Wissenschaftszentrum Berlin für Sozialforschung (WZB), Bundesinstitut für Bevölkerungsforschung (BiB) (S. 51–68). Bonn.

Hubert, S., Neuberger, F., & Sommer, M. (2020). Alleinerziehend, alleinzahlend? Kindesunterhalt, Unterhaltsvorschuss und Gründe für den Unterhaltsausfall. *Zeitschrift für Soziologie der Erziehung und Sozialisation, 40,* 19–38.

Huinink, J., Kreyenfeld, M., & Trappe, H. (2012). Familie und Partnerschaft in Ost- und Westdeutschland. Eine Bilanz. *Zeitschrift für Familienforschung/Journal of Family Research. Sonderheft, 9,* 9–28.

Jurczyk, K. (2017). Elternschaftliches Neuland. *DJI Impulse H 4*(118), 4–9.

Kalmbach, M., Borgstedt, S., Borchert, I., Thomas, P. M., & Flaig, B. B. (2016). *Wie ticken Jugendliche? Lebenswelten von Jugendlichen im Alter von 14–17 Jahren in Deutschland*. Springer Fachmedien.

Kalmin, M., & Dronkers, J. (2015). Lean on me? The influence of parental separation and divorce on children's support networks in four European countries. *Zeitschrift für Familienforschung – Journal of Family Research. Sonderheft, 27*, 21–42.

Kapelle, N., & Baxter, J. (2021). Marital dissolution and personal wealth: Examining gendered trends across the dissolution process. *Journal of Marriage and Family, 83*, 243–259.

Keil, J., & Langmeyer, A. N. (2020). Vater-Kind-Kontakt nach Trennung und Scheidung: Die Bedeutung struktureller sowie intrafamiliärer Faktoren. *Zeitschrift für Soziologie der Erziehung und Sozialisation, 40*, 39–61.

King, V., & Sobolewski, J. M. (2006). Nonresident fathers' contribution to adolescent well-being. *Journal of Marriage and Family, 68*, 537–557.

Klaus, D., & Mahne, K. (2017). Zeit gegen Geld? Der Austausch von Unterstützung zwischen den Generationen. In K. Mahne, J. K. Wolff, J. Simonson, & Tesch-Römer (Hrsg.), *Altern im Wandel. Zwei Jahrzehnte Deutscher Alterssurvey* (S. 247–256). Springer.

Klaus, D., & Tesch-Römer, C. (2017). Pflege und Unterstützung bei gesundheitlichen Einschränkungen: Welchen Beitrag leisten Personen in der zweiten Lebenshälfte für andere? In K. Mahne, J. K. Wolff, J. Simonson, & Tesch-Römer (Hrsg.), *Altern im Wandel. Zwei Jahrzehnte Deutscher Alterssurvey* (S. 185–200). Springer.

Kott, K. (2021). Armutsgefährdung und materielle Entbehrung. Statistisches Bundesamt (Destatis). Datenreport 2021 6. Private Haushalte – Einkommen und Konsum, (S. 222–228).

Kötter, S., & Cierpka, M. (1997). Besuchskontakte in Pflegefamilien. *System Familie 10*(2):75–80

Krähenbühl, V., Jellouschek, H., Kohaus-Jellouschek, M., & Weber, R. (2011). *Stieffamilien. Struktur-Entwicklung-Therapie* (7., akt. Aufl.). J Lambertus.

Mahne, K., & Huxhold, O. (2017). Nähe auf Distanz: Bleiben die Beziehungen zwischen älteren Eltern und ihren erwachsenen Kindern trotz wachsender Wohnortentfernung gut? In K. Mahne, J. K. Wolff, J. Simonson, & Tesch-Römer (Hrsg.), *Altern im Wandel. Zwei Jahrzehnte Deutscher Alterssurvey* (S. 215–230). Springer.

Massing, A., Reich, G., & Sperling E. (2006). *Die Mehrgenerationen-Familientherapie* (5., überarb. Aufl.). Vandenhoeck & Ruprecht.

Nationale Armutskonferenz. (2017). *Armutsrisiko Geschlecht. Armutslagen von Frauen in Deutschland*. Diakonie Deutschland.

Nave-Herz, R. (2019). *Familie heute. Wandel der Familienstrukturen und Folgen für die Erziehung*. Wbg.

Nöthen, M. (2021). Kinder- und Jugendhilfe, Adoptionen. In Bundeszentrale für politische Bildung: Datenreport 20212. Ein Sozialbericht für die Bundesrepublik Deutschland (Hrsg.), Statistisches Bundesamt (Destatis), Wissenschaftszentrum Berlin für Sozialforschung (WZB), Bundesinstitut für Bevölkerungsforschung (BiB) (S. 69–74). Bonn.

Peuckert, R. (2019). *Familienformen im sozialen Wandel*. Springer.

Pimminger, I. (2012). *Armut und Armutsrisiken von Frauen und Männern*. Agentur für Gleichstellung im Europäischen Sozialfonds.

Reich, G. (1990). Familiendynamische Prozesse in Zweitfamilien. *Zur Entwicklung familiärer Strukturen nach der Scheidung und nach dem Tod eines Elternteils. Kontext, 19*, 32–46.

Reich, G. (1994a). Familiendynamik und therapeutische Strategien bei Scheidungskonflikten. *Psychotherapeut, 39*, 251–258.

Reich, G. (1994b). Probleme von Zweitfamilien in der familientherapeutischen Praxis. In Horstmann J (Hrsg.), *Stieffamilien/Zweitfamilien heute. Reflexionen über einen an gesellschaftlicher Bedeutung zunehmenden Familientypus* (S. 149–174). Vektor.

Reich, G. (2005). Familiensysteme heute – Entwicklungen, Probleme und Möglichkeiten. *Praxis der Kinderpsychologie und Kinderpsychiatrie, 54*, 779–791.

Reich, G., & Bauers, B. (1988). Nachscheidungskonflikte – eine Herausforderung an Beratung und Therapie. *Prax Kinderpsychol Kinderpsychiatr, 37*, 346–355.

Reich, G., & v Boetticher, A. (2020). *Psychodynamische Paar- und Familientherapie*. Kohlhammer.

Rutter, S. (2021). *Sozioanalyse in der pädagogischen Arbeit. Ansätze und Möglichkeiten zur Behebung von Bildungsungleichheit*. Springer.

Scheiwe, K., Schuler-Harms, M., Walper, S., & Fegert, J. M. (2016). Pflegfamilien als soziale Familien, ihre rechtliche Anerkennung und aktuelle Herausforderungen. *Bundesministerium für Familie, Senioren, Frauen und Jugend*, Berlin.

Schneider, N. F., Krüger, D., & Lasch, V. et al. (2001). *Alleinerziehen – Vielfalt und Dynamik einer Lebensform*. Kohlhammer Verlag.

Schumm, W. R. (2016). A review and critique of research on same-sex parenting and adoption. *Psychological Reports, 19*(3), 6421–6760.

Seilbeck, C., & Langmeyer, A. (2018). *Ergebnisse der Studie „Generationenübergreifende Zeitverwendung: Großeltern, Eltern, Enkel"*. Deutsches Jugendinstitut München.

Sennet, R. (1998). *Der flexible Mensch*. Berlin Verlag.

Spannagel, D. (2018). Dauerhafte Armut und verfestigter Reichtum. WSI Verteilungsbericht 2018. Wirtschafts- und Sozialwissenschaftliches Institut der Hans-Böckler-Stiftung Düsseldorf.

Statistisches Bundesamt (Destatis). (2018a). Arbeitsmarkt auf einen Blick. Deutschland und Europa. Wiesbaden.

Statistisches Bundesamt (Destatis). (2018b). Allein-erziehende: Tabellenband zur Presskonferenz am 02.08.2018 in Berlin – Ergebnisse des Mikrozensus 2017 Wiebaden.

Statistisches Bundesamt (Destatis). (2020). Adoptionen. Statistiken der Kinder- und Jugendhilfe. Wiesbaden.

Statistisches Bundesamt (Destatis). (2021). Demographischer Wandel in Deutschland/Ursachen und Folgen. Wiesbaden.

Statistisches Bundesamt (Destatis), Wissenschaftszentrum Berlin für Sozialforschung (WZB), Bundesinstitut für Bevölkerungsforschung (BiB). (Hrsg.). (2021). Datenreport 2021. Ein Sozialbericht für die Bundesrepublik Deutschland. Bundeszentrale für politische Bildung Bonn.

Walper, S. (2020). Trennungsfamilien in Deutschland: Ein Fokus auf die das Engagement von Vätern und Perspektiven von Kindern. *Zeitschrift für Soziologie der Erziehung und Sozialisation, 40*, 4–18.

Winkler, G. (Hrsg.). (1990). *Frauenreport '90. Soziale Situation von Frauen in der DDR*. Verlag Die Wirtschaft.

Zartler, U., Heintz-Martin, V., & Arranz Becker, O. (2015). Family dynamics after separation from a life course perspective: Conceptual foundations. *Zeitschrift für Familienforschung – Journal of Family Research. Sonderheft*, 27, 9–18.

Zerle-Elsässer, C., & Li, X. (2017). Väter im Familienalltag – Determinanten der aktiven Vaterschaft. *Zeitschrift für Familienforschung, 29*(1) 11–31.

Die Bedeutung von Kultur in der Behandlung von Familien mit Migrations- oder Fluchthintergrund

Joachim Walter und Hubertus Adam

▶ Kultur prägt Beziehungen und Entwicklungsmöglichleiten von Familien. Transgenerational wird sie als Soziabilisierung und Sozialisierung durch die Familien weitergegeben. Dabei vermitteln auch Kinder kulturelle Entwicklungen der Umwelt an die Eltern- und Großelterngeneration konflikthaft oder als Prozess lebendiger Co-Evolution. Migration ist Folge von Entwicklungswünschen als Faktor der Anziehung oder von ökonomischem, ökologischem oder kulturellem Heimatverlust. Die differenzielle Anpassung verschiedener Familienmitglieder an eine neue kulturelle Umgebung ist Entwicklungsmotor oder Konfliktursache in Familien. Kultur- und migrationsbezogene Familiendiagnostik ist im Wesentlichen die Kunst, offen und interessiert mit Befremdendem umzugehen. Sie ist eine Kunst des Fragens, des Einfühlens und der Fähigkeit, kulturelle Themen entwicklungsfördernd zu reflektieren.

J. Walter
Abteilung für Psychiatrie, Psychosomatik und Psychotherapie im Kindes- und Jugendalter, Kath. Kinderkrankenhaus Wilhelmstift, Hamburg, Deutschland
e-mail: j.walter@kkh-wilhelmstift.de

H. Adam (✉)
Klinik für Psychiatrie, Psychotherapie und Psychosomatik, des Kindes- und Jugendalters, Eberswalde, Deutschland

12.1 Einleitung

Diversität von Kultur berücksichtigt im Kontext Psychotherapie nicht mehr nur den Wechsel von Kulturen, sondern zunehmend auch andere Formen der Diversität, etwa in Bezug auf geschlechtliches Empfinden und Orientierung. Erlaubte und verbotene Diversität prägt Kultur, diese wiederum beeinflusst in einer Wechselwirkung erlaubte Diversität. Kultur entsteht aus Gelebtem und Erzähltem (s. Kap. 21), aber auch aus erlaubten und tabuisierten Beziehungen, aus weitergegebenem Wissen, aus Schöpfungsmythen und tradierter Problem- und Konfliktlösung. Kultur beeinflusst multiple Aspekte von Gesundheit und Beziehung: den Ausdruck von Krankheit und Belastung, den Umgang mit Konflikt und Lösung, das hilfesuchende Verhalten und die zur Verfügung stehenden Helfersysteme. Vorurteile und Zuschreibungen zwischen Hilfesuchenden und Helfersystem führen oft zu Missverständnissen, Abwehr oder Rassismus, können aber auch bei allen Beteiligten neue und positive Erfahrungen generieren.

In Deutschland sind Familien mit gemischtkulturellem Hintergrund häufig und auch in der psychotherapeutischen Versorgung fast die Regel: Für das Jahr 2021 erfasste das Statistische Bundesamt (2022) ca. 21 Mio. Menschen mit Migrationshintergrund, darunter 13,6 Mio. mit eigener Migrationserfahrung (im Ausland geboren). Es lebten ca. 11 Mio. mit einem anderen

© Springer-Verlag Berlin Heidelberg 2024
G. Reich et al. (Hrsg.), *Handbuch der Familiendiagnostik*, Psychotherapie: Praxis,
https://doi.org/10.1007/978-3-662-66879-5_12

als deutschen Pass in Deutschland, davon 2,8 Mio. mit türkischem Migrationshintergrund (1,34 Mio. mit eigener Migrationserfahrung). Ferner lebten ca. 1 Mio. Menschen mit russischem Migrationshintergrund in Deutschland, ca. 90 % davon mit eigener Migrationserfahrung; mit polnischem Migrationshintergrund etwas mehr als 2 Mio. (davon ca. 1,5 Mio. mit eigenem Migrationshintergrund).

Die Gründe, den Ort des Lebensmittelpunkts zu wechseln, sind vielfältig. Neben der Migration zu beruflichen, familiären und Bildungszwecken ist laut statistischem Bundesamt die Flucht vor angedrohter oder erlebter Verfolgung und Gewalt (Schutzsuchende) ein verbreitetes Motiv. Zum Ende des Jahres 2019 lebten z. B. ca. 587.000 Menschen mit Schutzstatus und (noch) syrischer Nationalität in Deutschland und 260.000 Menschen aus Afghanistan, die noch nicht die deutsche Nationalität angenommen hatten. Zwischen Ende Februar und dem 11. Mai 2022 kamen aufgrund des Krieges rund 727.200 Personen aus der Ukraine nach Deutschland. Mehr als 98 % von ihnen waren ukrainische Staatsbürger – rund 70 % von ihnen weiblich/Frauen, etwa 40 % minderjährig (Mediendienst Integration, 2022). Aufgrund der Freizügigkeit bei der Wahl des Wohnortes innerhalb der EU stellen ferner Ausländerinnen und Ausländer aus EU-Staaten eine große Gruppe dar. Unter Jugendlichen in Großstädten wie in Hamburg haben inzwischen über 50 % einen Migrationshintergrund, 28,8 % der Menschen in Hamburg sprechen zu Hause vorwiegend eine andere Sprache als Deutsch (Hamburger Abendblatt 21.2.22, S. 7).

▶ **Definition** Ein Migrant ist ein Mensch, der von anderen durch das Fenster „geografische Bewegung" betrachtet wird und daher wahrscheinlich entsprechende Anpassungsprozesse durchlaufen wird. Neben Personen, die sich in einem Einwanderungsprozess nach Deutschland befinden, gibt es auch Menschen, die nicht selbst, aber deren Eltern zugewandert sind. Insgesamt umfasst die Bevölkerung mit Migrationshintergrund alle Personen, die entweder selbst nicht mit deutscher Staatsangehörigkeit geboren sind oder bei denen mindestens ein Elternteil nicht mit deutscher Staatsangehörigkeit geboren ist.

Noch im letzten Jahrhundert wanderten weit mehr Menschen aus Europa aus als ein. Trotzdem wird in unserer Kultur Sesshaftigkeit oft noch als das „Normale", Migration als das „Außergewöhnliche" betrachtet – insbesondere dort, wo eher wenige Migranten wohnen. In Deutschland spielte die Ein- und Auswanderung während der letzten Jahrhunderte stets eine Rolle. Ausgewandert wurde z. B. nach Amerika, Afrika oder in „den Osten". Der Faschismus in Deutschland ließ nach Kriegsende Hunderttausende zu heimatlosen Flüchtlingen werden. Nach dem Zweiten Weltkrieg gewann die Einwanderung oder Flucht aus osteuropäischen Ländern nach Deutschland an Bedeutung, oft verbunden mit generationenübergreifenden Anpassungsprozessen (z. B. Trauerreaktionen oder Problemen hinsichtlich der Identifikation). In den 60er-Jahren des vergangenen Jahrhunderts begann die Arbeitsmigration aus den Ländern des südlichen und südöstlichen Europas. Seit den 70er-Jahren kommen Migranten und Flüchtlinge aus entfernteren Ländern und Kulturen – aus Südostasien, Lateinamerika, Westasien, den kurdischen Gebieten und schließlich in den letzten drei Dekaden aus unterschiedlichen Regionen in Afrika und aus den Kriegsgebieten in Afghanistan, im Nahen Osten und neuerdings Ukraine. Globalisierung, Armut, Hegemonismus und Klimawandel werden auch in Zukunft Migration auslösen.

▶ **Wichtig** Eine diagnostische Frage des Familientherapeuten sollte zu Beginn an sich selbst gerichtet sein:

„Warum empfinde ich diese Familie als Migranten- oder Flüchtlingsfamilie, weshalb empfinde ich Befremdliches als kulturell geprägt?"

Familien, die migriert oder geflohen sind, weisen keine einheitliche Familienstruktur auf. Es existiert nicht „die Migrantenfamilie", sondern Migration zieht sich als ein Merkmal durch alle Formen von Familienstrukturen, -geschichten und -identitäten (s. Kap. 21). Im Umgang mit Migranten- und Flüchtlingsfamilien bewegt man sich im Spannungsfeld zweier Pole: Den einen stellt die Haltung dar, dass man nur als Therapeut aus "derselben" Kultur die Familie verstehen könne und man Sprache und Kultur durch eigene Sozialisation erfahren haben müsse. Anhänger dieses Extrems neigen dazu, traditionelle und kulturgeprägte Familienmuster überzubetonen und den Prozess der Migration oder Flucht in seinen Auswirkungen zu vernachlässigen. Den anderen Pol stellt die Haltung dar, dass familiendynamische und psychodynamische Prozesse überall auf der Welt nach den gleichen Mustern ablaufen und ähnliche Konflikte widerspiegeln. Beide Haltungen verleugnen die Bedeutung der Ursache von Migration oder Flucht sowie die Prozesse, die sie für die familiäre Biografie und Entwicklung spielen.

Therapeutische Grundhaltung

Grundlage von Diagnostik, Beratung und Therapie (vgl. DiNicola, 1997) mit Menschen aus einer anderen als der gewohnten Kultur müssen unseres Erachtens sein:

- Offenheit und Neugier. Das Ziel ist dabei nicht, neutral oder unvoreingenommen zu sein und eigene Werte zugunsten einer xenophilen Grundhaltung aufzugeben, sondern wertschätzend und informiert zu arbeiten.
- Die Bereitschaft, eigene Vorurteile zu hinterfragen, Abstand von eigenen kulturellen Normen zu schaffen, ohne die eigene kulturelle und ethische Basis zu verleugnen.
- Die Bereitschaft, sich immer wieder aufs Neue der Frage zu stellen, ob man sich Bekanntem oder Neuem gegenübersieht.

12.2   Heimat(en)

Beheimatung fällt auf, wenn man davon entfernt ist. Heimweh ist ein normaler schmerzlicher oder romantisch-idealisierender Trauerprozess, der hauptsächlich etwas über die verinnerlichte Bindung zur Heimat aussagt. Im Gegensatz dazu lässt Heimatlosigkeit einen fehlenden inneren und äußeren sicheren Ort vermuten. Pirmoradi (2012) verortet Heimat am Schnittpunkt horizontaler (veränderungssensibel, alltagsbezogen, flexibel) und vertikaler (historisch kulturelle Identität, Glaubens- und Deutungssysteme, religiöse und moralische Wertvorstellungen, Tabus, Rituale) Verbundenheit mit der Geschichte und den Vorfahren. „Exil" ist demnach ein Gegenpol, der das außerhalb Stehende betont und sich bis zur „Exiltrance", dem Verhaftetsein an die Heimat ohne Blick auf die neue Umwelt entwickeln kann.[1]

Fragen zum Alltag.

- Wer trifft sich mit wem und woher?
- Welche Sprache wird mit wem und wie oft gesprochen?
- Welche Programme wählt man in den Medien?
- Welche Feste feiert man mit wem?
- Was isst man im Alltag und bei (welchen) Festen?
- Wen sollten Kinder am liebsten heiraten? Nationalität? Religion?

(vgl. Pirmoradi, 2012)

---

[1]Zur Erfassung potenziell nutzbarer Fragen zur persönlich kulturellen Zuordnung, zu Beheimatung siehe u. a. AHIMSA, Acculturation, Habits, and Interests Multicultural Scale for Adolescents (Unger et al. 2002) The Journal of Early Adolescence 22(3) August 2002 https://org. doi/10.1177/02731602022003001 https://www.researchgate.net/publication/237571582_Society_The_AHIMSA_Acculturation_Scale_A_New_Measure_of_Acculturation_for_Adolescents_in_a_Multicultural die Multikulturelle Akkulturations-Skala (MAS) und krankheitsbezogen das McGill Illness Narrative Interview (MINI) (Groleaux et al., 2006).

12.3 Kultur und Kulturwechsel

Kulturdistanz, deutliche Veränderungen der familiären Alltäglichkeit, unterschiedliche kulturelle Modelle der Bewältigung von Krisen sowie Anpassungs- und Abgrenzungswünsche spielen für viele eingewanderte Familien eine wesentliche Rolle. Wie in der individuellen Entwicklung findet kein vollständiger Ersatz des „Alten" statt, sondern das „Alte" klingt auch im „Neuen" untergründig weiter und taucht zumindest in Schlüsselsituationen wieder auf. Das Ausmaß der realen Kulturdistanz und ob darunter gelitten wird, muss für jede Familie neu überprüft werden. Entfremdung von Teilen der „eigenen" Kultur und Suche nach einer für den Migranten akzeptableren Umgebung sind nicht selten Gründe für Migration! Auch wenn das Konzept des Kulturschocks als wesentlicher pathogener Faktor aufgegeben werden muss (vgl. Schepker & Toker, 2009), ängstigt Fremdes umso mehr, umso weniger Zugang und Kulturvermittlung vorhanden ist.

Kultur und Kulturwechsel können sowohl Auslöser, Promotor, Begleitsymptom oder Anlass von psychischer Auffälligkeit sein. Es gibt kultur- und geschichtsgebundene Syndrome (z. B. Anorexie), Syndrome des Kulturwechsels (z. B. „nostalgische" Depressionen oder Mutismus bei Kindern) und kulturübergreifende Syndrome, deren Gestalt jedoch von kultureller Bedeutungsgebung geprägt ist (z. B. posttraumatische Belastungsreaktionen oder der Inhalt von psychotischen Wahnsystemen). Während früher Kultur oft vereinfachend als Set von affektiven Regeln, Verhaltensregeln, sozialer Struktur, „typischer Persönlichkeitsstruktur" und Mythen betrachtet wurde (Deutschland z. B. als Konglomerat aus autoritärem Charakter, Lederhose, Goethe, Sauerkraut und Gartenzaun – vgl. Winawer & Wetzel, 1996), so wird heute der Blick eher auf die Amplitude möglicher Verhaltens-, Denk- und Fühlweisen, vorhandene Konfliktregelungsmechanismen und den Prozess kultureller Weiterentwicklung gelegt. Kulturen werden als komplex, widersprüchlich, gemischt, multipel, fließend, dynamisch und sich entwickelnd angesehen. Kulturen sind im Kontakt, mischen sich, nähern sich an und entfernen sich (DiNicola, 1997). Kultur stellt einen „möglichen Filter" der Wahrnehmung und Bedeutungsgebung dar (McGoldrick et al., 1996). Kultur wird transgenerational weitergegeben, dabei aber auch immer wieder verändert. Ein Kulturwechsel findet nicht nur bei einem Grenzübertritt statt, sondern auch beim Verbleib in der ursprünglichen Region. Industrielle Entwicklungen, Umweltveränderungen, neue Medien, Kriege oder „regime changes" führen innerhalb einer geografischen Region zu einer Veränderung der Kultur – wie es z. B. in Afghanistan zu sehen ist.

▶ **Wichtig** Eine wesentliche Frage ist, welche Aspekte ihrer Herkunfts- und der Aufnahmekultur eine Familie entsprechend ihrer familiären Utopie und ihrer Kommunikations- und Abwehrstruktur herausgreift und zur Basis ihrer Identität macht – nicht die Frage, welcher Kultur eine Familie entstammt. Bei der Diagnostik psychischer Auswirkungen von Migration oder Flucht sind Fragen wesentlich, die sich auf damit verbundene Konflikte, Veränderungen von Lebensplänen, Prozesse von Trennung und Trauer und auf das Erleben sozialer Mobilität, also auf die Bedeutung beziehen, die dieser geografische Prozess gewinnt.

12.4 Phasen der Migration

Migration ist auch Abgrenzung oder Flucht vor einer nicht ausreichend Halt gebenden, mangelhaft nährenden oder gar vital bedrohlichen Herkunftskultur. Die Suche nach Entwicklungsmöglichkeiten sowie enttäuschte Erwartungen spielen eine große Rolle und prägen das familiäre Erleben. Ein wesentliches Motiv für die Migration besteht oft darin, den Kindern eine „bessere Zukunft" zu ermöglichen. Phasenmodelle zur Beschreibung dieses Prozesses sind zwar typisierend, können aber beim Verstehen dieser komplexen Zusammenhänge hilfreich sein. Sluzki (1979) beschreibt die Phase biografischer Belastungen und der Ressourcen vor der Migration als wichtig, ebenso die der Vorbereitung auf die Migration, ferner:

- nach der Migration eine anfängliche Phase hoher Aktivität und hoher Erwartungen,
- später eine Phase der Frustration nach dem Erkennen eingeschränkter Wunscherfüllung und beschränkter Handlungsmöglichkeiten, Trauerarbeit,
- schließlich die Phase der langfristigen Adaptation mit einer mehr oder weniger bewussten Bilanzierung notwendiger oder erwünschter Anpassungsschritte,
- meist auch eine Phase der geplanten, gewünschten, in unterschiedlichem Ausmaß in der Familie erwünschten, gefürchteten oder erzwungenen Rückkehr in die – zwischenzeitlich oft sehr veränderte – Heimat.

Es gehört zum diagnostischen Prozess, herauszufinden, in welcher Phase sich die Familie befindet.

Fragen zur Verortung in der Migration
- In welcher sozioökonomischen Situation befand und befindet sich die Herkunftsregion, in welcher Entwicklungsstufe die Familie? Welche Alternativen zur Migration wurden mit wem diskutiert?
- Wer entschied über die Migration? Wie wurde darüber gesprochen?
- Welche gesellschaftlichen, sozialen, familiären, alters- oder geschlechtsspezifischen, unbewussten Motive, Hoffnungen, Ängste und Erwartungen sind zu erkennen?
- Welche Anteile der Herkunftskultur wollte man bewusst oder unbewusst zurücklassen? Was oder wen wollte welches Familienmitglied zurücklassen?
- Welche kulturellen Verstehens- und Handlungsmuster sind für die Familie aktuell von Bedeutung?
- Welche Möglichkeiten zur Identifikation und zur Problemlösung bieten (co-nationale, deutsche, multikulturelle, politische oder religiöse) Subkulturen? Von wem in der Familie werden sie genutzt?
- Wie sind die Möglichkeiten des Besuchs der Heimat?

- Wie intensiv ist der mediale Austausch mit der Heimat?
- Welche Erfahrungen machten die Familienmitglieder während des Migrations- oder Fluchtprozesses?
- Wie steht die Familie als Ganzes zu einer Rückkehr, wie einzelne Familienmitglieder? Sind ambivalente Gefühle, Sehnsüchte, Ängste unabhängig von realen Gegebenheiten (Abschiebungsandrohung, Rückreiseverbot, Zerstörung der Heimat etc.) kommunizierbar?

12.5 Dort, hier und dazwischen

12.5.1 Dort

In Kap. 1 wird auf die Schwierigkeit der Definition von Familie und ihren Aufgaben hingewiesen. Erziehungsideologien, Familienzusammensetzung, Familienstrukturen und Familienaufgaben sowie die Bedeutung von Familie in der Bewältigung von Krisen unterscheiden sich in verschiedenen Kulturen. Der familiäre Lebenszyklus (Kap. 10) entwickelt sich in der Wechselwirkung von Kultur und Kulturwechsel, und sich entwickelnde Konflikte (z. B. gewünschte oder befürchtete Trennungen) werden nach den jeweiligen Bedingungen von Zeit und Ort scheinbar normativ gelöst, oft allerdings anders als Therapeuten, die in einer anderen Kultur sozialisiert wurden, es verstehen. Allerdings ist ein Angleichungsprozess im Rahmen von kulturellen Globalisierungsvorgängen zu bemerken. Traditionelle, etwa polygame (Groß-)Familien nehmen in fast allen Gesellschaften ab, Verstädterung und zunehmende Bedeutung der Kernfamilie sind ubiquitär anzutreffen. Ökonomische Sicherheit lässt einerseits unterschiedliche Freiheitsgrade für Paare und Familien zu, Unterschiede finden sich aber darin, welche Bedeutung funktionalen oder emotionalen, dyadischen oder vielseitigen Beziehungen in der Familie zugemessen wird. Wie Männer und Frauen in einer Kultur also beispielsweise zu sein haben, wie sie sich abgrenzen, identifizieren oder gemeinsame bzw. differente Ideale herausbilden, unterscheidet sich dabei ebenso stark, wie die Kultur die Reifung vom Neugeborenen zum Erwachsenen beeinflusst.

Besonders ausgeprägt sind die Anforderungen durch Rollenveränderungen migrierender Eltern. Diese befinden sich in einer „Sandwichposition" zwischen den traditionellen Ansprüchen ihrer eigenen Eltern und den Anforderungen, die eigenen Kinder innerhalb des sich vollziehenden kulturellen Wechsels adäquat zu erziehen – oft ohne dafür gerüstet zu sein. Bei gemischtkulturellen Familien treffen diverse kulturelle Erfahrungen intensiv aufeinander. Dies kann bereichernd sein oder – bei begrenzter Reflexions- und Konfliktfähigkeit – Ursache von familiären Zerwürfnissen werden.

Die Beziehung zur Herkunftskultur kann sehr unterschiedlich sein. Soziale Krisen, Krieg und kulturelle Umbrüche erfordern schon vor der Migration neue Bewältigungsmechanismen in der Familie und Gesellschaft. Oft befanden sich Migranten – mehr noch Flüchtlinge – schon vor der Auswanderung in einer marginalen Position. Die Krise tritt also nicht erst mit der Flucht oder Migration ein, sondern hat Geschichte.

Diagnostische Fragen zu Familie und Hilfesystem

- Wie hat sich Ihre Heimat verändert?
- Wer gehört in Ihrer Kultur zu einer Familie?
- Welches empfinden Sie als die wichtigsten Aufgaben einer Familie in Ihrer Heimat?
- Wie unterscheidet sich Ihre Familie von dem, was sie als „normal" in Ihrer Kultur empfinden?
- Was sehen Sie als die Ursache gesundheitlicher und seelischer Störungen an? Was hätten Ihre Eltern oder Großeltern dazu gesagt?
- Von wem hätten Sie in Ihrer Herkunftskultur Rat oder Hilfe geholt und wie hätte dann der Rat oder die Hilfe ausgesehen?

12.5.2 Hier

Sozialmedizin und Sozialpsychiatrie fanden bei Migranten häufig vorzeitig auftretende körperliche Verschleißerkrankungen, psychosomatische und seelische Leiden sowie familiäre Krisen infolge des mit der Migration verbundenen psychosozialen Stresses. Die These, dies sei primär migrationsbedingt, stellte sich als Artefakt heraus (Schepker & Toker, 2009). Vermutlich sind viele dieser Symptome Auswirkungen harter körperlicher Arbeit, von Armut, Arbeitslosigkeit etc., d. h. nicht primär auf die Migration zurückzuführen. Adipositas ist als häufiges Phänomen der Fehlernährung z. B. bei Migranten wie bei Deutschen eher auf die soziale Schichtung zurückzuführen. Auch der schulische Erfolg ist auf Erziehungskompetenz der Eltern und auf deren oft prekäre Lebenssituation zurückzuführen sowie auf die Kenntnisse der Lehrkräfte über Migration, Flucht und Kultur (vgl. „Checkliste: Schule als Raum interkulturellen Lernens": Adam & Bistritzky, 2017 S. 74). Ferner ist die Art der Mediennutzung von Erwachsenen und Kindern mehr schichtabhängig als migrationsbedingt. Ähnliches gilt nachgewiesenermaßen auch für eine scheinbar erhöhte Rate an Kriminalität unter „Migranten", wobei hier auch zu berücksichtigen ist, dass oft auch Verstöße gegen das Aufenthaltsrecht u. a. mitgezählt werden (Pfeiffer et al. 2018a, b). Andererseits werden etwa Migranten mit deutschem Pass – etwa aus Russland – in den epidemiologischen Daten für gehäuftes Auftreten von alkohol- und drogenbezogenen Störungen nicht erfasst. Auf psychischer Ebene entsteht Stress oft durch die Ablehnung der Herkunftskultur oder der Herkunftsfamilie einerseits und Anpassungsdruck und Anpassungswünsche gegenüber der aufnehmenden Gesellschaft andererseits. Schuldgefühle gegenüber den Zurückgebliebenen und Wut auf das Land, welches "verstoßen hat", erschweren die Integration und führen zur Ablehnung. Entstehende Wut kann nach Grinberg und Grinberg (2016a, b) auf das Exilland projiziert werden, welches dann kein rettender Ort ist, sondern zur Ursache allen Übels deklariert wird. Andererseits wird von der Aufnahmekultur erwartet, dass Anpassung und

Übernahme stattfindet und auch ein Dank der Aufnahmegesellschaft gegenüber ausgesprochen wird. In dieser sich entwickelnden Dynamik entstehen häufig Konflikte, nicht zuletzt auch im und mit dem Helfersystem.

Oft fällt es diesen Familien schwer, auf positive Ressourcen aus der Vergangenheit zurückzugreifen. Diese zu erarbeiten ist u. a. therapeutische Aufgabe. Die Trauerarbeit um die Verluste des „guten Alten" ist erschwert und Verleugnung der Ängste tragen zu diffuser, häufig somatisierter Angstsymptomatik bei. Daraus können wiederum häufig Angststörungen, Sozialphobien, Schulverweigerung oder auch Mutismus entstehen.

Die anfänglichen Erwartungen an Familientherapeuten erscheinen aber entgegen der durchaus vorhandenen Symptomatik häufig im Vordergrund und "funktionalisierend": Sie sollen die Integration voranbringen, mithilfe der ihnen zugeschriebenen Autorität Interessen vertreten. Oft werden Bescheinigungen und Hilfen im Umgang mit den Behörden erwünscht. Sozialpsychiatrische Unterstützung zur Stabilisierung der Lebensumstände ist durchaus häufig notwendig und gegen therapeutische Neutralität (nicht Inaktivität!) abzuwägen. Die unsichere Lebensperspektive „geduldeter" Schutzsuchender behindert aktive Zukunftsbewältigung, sollte aber die Aufnahme einer Therapie nicht behindern. Die **legalen Umstände des Aufenthaltes** werden häufig zum Fokus familiärer Pathologie. Hilflosigkeit im Umgang mit den Behörden, als unwürdig empfundene häusliche beengte Lebensumstände etwa in Containerdörfern für Asylbewerber, beschränkte Möglichkeiten aktiver Meisterung der Umwelt, Unwissenheit, Gefühle der Würdelosigkeit und Abhängigkeit, Arbeitslosigkeit bzw. Arbeitsverbot (für Flüchtlinge) behindern Bemühungen zur Integration. **Fremdenfeindlichkeit** wird oft als reale Erfahrung, insbesondere aber als bedrohliches Grundklima wahrgenommen. Dies gilt gerade dort, wo es wenige Migranten gibt oder die soziale Lage angespannt ist und wo die eigene Identität von den sich als „Einheimische" definierenden Menschen als bedroht erlebt wird.

Gelegentlich dient allerdings auch vermeintliche Fremdenfeindlichkeit zur Entschuldigung für eigenes Versagen. So kommt es vor, dass Eltern und Kinder schlechte Schulnoten auf eine angebliche Ausländerfeindlichkeit von Lehrern zurückführen. Analog zum „sekundären Krankheitsgewinn" lässt sich dann ein „sekundärer Stigmagewinn" oder „Opfergewinn" als Externalisierungsprozess formulieren.

Die Orientierung Richtung Herkunftskultur oder Aufnahmegesellschaft lässt sich oft an Faktoren wie Familienfeiern und -ritualen, an Namensgebungen, orientierend erfassen. Der Idealisierung der aufnehmenden Gesellschaft entspricht gelegentlich ein „Kuckucks-Stil" (Roer-Strier, 1997) des Umgangs mit der umgebenden Gesellschaft: Die Kinder werden der neuen Umgebung kritiklos, aber auch haltlos ausgesetzt. Roer-Strier spricht von einem „kulturell desorientierten Stil" mit schneller Anpassung der Kinder unter Selbstentwertung der Eltern als Sozialisationsagenten.

Dem gegenüber stellt sie den „Känguru-Stil": Bei unfreiwilliger, erzwungener Migration stehen die Verteidigung gegenüber dem ungewollten Neuen und die Angst vor weiteren Verlusten im Vordergrund. Unüberwindbare nostalgische Trauer spielt dabei eine große Rolle. Positive nostalgische Illusionen werden den Kindern weitervermittelt. Kultur und Werte der Herkunftskultur werden manchmal intensiver gesucht und ausgelebt als im Herkunftsland selbst. „Diaspora-Kulturen" entstehen und halten sich. Die Anpassung findet dann eher in Richtung der – idealisierten, nicht aber realen und sich entwickelnden – Herkunftskultur statt. Häufig werden subkulturelle Bedingungen gesucht, um ein Gefühl der Gemeinsamkeit aufrechtzuerhalten. Kinder werden von der aufnehmenden Gesellschaft ferngehalten, um sie im „Kängurubeutel" vor der neuen Gesellschaft zu schützen.

Gerade Kinder der zweiten Generation lernen häufig das anzuwenden, was Roer-Strier schließlich als „Chamäleon-Strategie" bezeichnet. Sie ist durch bikulturelle Anpassung an die Aufnahmegesellschaft und an neue kulturelle Lebensformen bestimmt, ist gleichzeitig Fähig-

keit und Zwang. Oft finden sie sich in einer Position, in der sie einerseits „Katalysator für Wandel
in der Familie" und „Pfadfinder" in die neue Gesellschaft sein sollen, andererseits an die oft als
schwach erlebten Eltern gebunden sind. Die Haltung der Elterngeneration ist dann davon geprägt,
sich nicht mehr anpassen zu wollen oder zu können, sodass Anpassungs- und Bewältigungsauf-
gaben sich häufig zwischen den Familienmitgliedern konflikthaft unterscheiden.

Von besonderer Bedeutung sind die Rollenveränderungen, die die Familie und einzelne
Familienmitglieder durch eine Migration erleben. Frauen, in ihrer Heimatregion manchmal
darauf wartend, den vorgereisten, kämpfenden,
inhaftierten oder geflohenen Männern nachzu-
folgen, waren in dieser Zeit häufig viel selbst-
ständiger und konnten an Kompetenz innerhalb
ihrer Kultur gewinnen. Sie finden sich nach der
Migration häufig in einer sehr hilflosen Situation.
Sind dann die Kinder noch klein und lernen im
Kindergarten oder in der Schule relativ schnell
Deutsch, können die Kinder zu „Außenministern"
der Familie werden. Dies führt zu einer Depoten-
zierung der Eltern, die diese oft nur schwer aushalten können. Andererseits sind Kinder mit dieser Situation angesichts ihrer altersbedingten
Entwicklungsaufgaben oft überfordert. Sie werden zu manchmal überforderten (aber manchmal
auch stolzen und fähigen) Versorgern, zu Trös-
tern und schlüpfen in eine vorgereifte oder Vor-
reifung erzwingende Rolle: Parentifizierung entsteht. Pathogen kann dies werden, wenn es mit
Scheitern bei altersentsprechenden Entwicklungsaufgaben, starker Exposition gegenüber traumatischen elterlichen Schilderungen,
Schuld, Scham oder auch übermäßigen Macht-
gefühlen sowie mangelnder Zeit für das altersent-
sprechende Leben verbunden ist.

Die Familie als Mediator zwischen Gesellschaft und Individuum wird also infolge der Migration oft geschwächt. Das System, welches
eigentlich Informationen und Regeln, daher
Sicherheit und Hilfe bieten soll, versagt und auch
in der Herkunftsgesellschaft erprobte und nütz-
liche Bewältigungsstrategien der Familienmitglieder werden dysfunktional. Die Familie als
Handlungsmodell für den Einzelnen, sowohl für

die Großeltern, Eltern als auch für die Kinder,
kann oft nicht mehr funktionieren und es kommt
zu psychischen Auffälligkeiten bei den einzelnen
Familienmitgliedern.

> **Diagnostische Fragen**
> - Welches sind aus der Sicht der Familie
>   die wichtigsten Aufgaben einer Familie
>   in der neuen Umgebung?
> - Wie unterscheiden sich die Familien-
>   mitglieder hinsichtlich der Definition
>   von Familienaufgaben?
> - Wie unterscheiden sich der familiäre
>   Lebenszyklus (Kap. 10) und die Sicht
>   von Entwicklung im Herkunfts- und
>   Aufnahmeland?
> - Ist die Suche nach Familientherapie
>   Zeichen von Kohäsion oder Abwehr von
>   Ablösungsangst?

12.5.3 Dazwischen

Viele Diskussionen um Integrationspolitik nutzen die Begriffe multikulturell, interkulturell
oder transkulturell. In der Regel meint „**multikulturell**" eine Haltung vielfältiger, aber unter-
scheidbarer kultureller Identitäten, die sich ggf.
auch ghettoförmig voneinander abgrenzen.
Interkulturell bezieht sich mehr auf die Verbindung und die sich zwischen Gruppen ab-
spielenden Prozesse. **Transkulturell** betont den
Blickwinkel auf Gemeinsamkeiten in der Vielfalt
(vgl. Pirmoradi, 2012).

Von sozialwissenschaftlicher Seite ist schon
von Pries (1996) hervorgehoben worden, dass
Migration und Flucht nicht mehr als ein-
dimensionale und zielgerichtete erzwungene
oder freiwillige Wanderung von Menschen betrachtet werden können. Er weist aus soziologischer Sicht darauf hin, dass Migrations-
prozesse heute anders ablaufen und nicht mehr in
dem Maße von Abreise, Ankunft und Anpassung
bestimmt sind wie noch vor Jahrzehnten. Sogenannte „transnationale soziale Räume" seien
dadurch entstanden, dass sich Migranten in
einem kontinuierlichen Kommunikationsprozess

mit der Herkunftsregion befinden und oft zeitweise in diese zurückkehren. Reisen ist billiger geworden, Telefonieren und Videokommunikation alltäglich. Transnationale soziale Räume zeichnen sich aus durch politisch-legale Rahmenbedingungen (Gesetze und Verordnungen: Ausländerrecht, Völkerrecht), materiale Infrastrukturen (schnelle Kommunikationsmedien: ökonomische Globalisierung, soziale Medien), soziale Strukturen und Institutionen (Sozialstruktur der Herkunftsgemeinde und Ankunftsgemeinde: Schule, Religion) und durch spezifische Herausbildung von Identitäten und Lebensprojekten (segmentierte Identitäten: „intrapsychische Binationalität").

Migranten sind oft nicht in der Lage, die vorgefundenen neuen Lebensbedingungen so für sich zu nutzen, dass sie für sich eine Perspektive erkennen können. Sie sind daher ambivalenten Gefühlen ausgesetzt, einerseits in die Heimat zurückkehren zu wollen, aber wegen der Umstände dort oder wegen des bereits tatsächlich vollzogenen Bruchs nicht (mehr) zu können. Andererseits möchten sie in Deutschland bleiben, dürfen aber nicht bzw. sind erheblichen Schwierigkeiten bei der Bewältigung dieses Umbruchs ausgesetzt. Diese psychisch schwer zu integrierenden gegensätzlichen Gefühle können eine zusätzliche psychische Belastung für die Familie im Rahmen des Migrationsprozesses darstellen. Es entspricht der klinischen Erfahrung, von einer „intrapsychischen Zwischenwelt" zu sprechen, einem „Dazwischen", welches real vom „Hier" abgelöst wurde, welches aber intrapsychisch über Jahrzehnte fortbestehen kann.

Freiwillige Migration findet häufig in der Phase der Loslösung von zu Hause oder der Familienbildung statt. Migration ist daher mit „progressiven Wünschen" verbunden, real bedeutet sie jedoch meist die Konfrontation mit regressiven Zuständen von Hilflosigkeit, Desorientierung, Abhängigkeit und Sprachlosigkeit.

Gerade für Jugendliche wird diese ambivalente Situation oft unerträglich. Sie haben – zum Teil schon im Ausland geboren – immer das Ideal der Eltern vor Augen und müssen befürchten, dass die Eltern wieder zurückkehren könnten. Eine Identitätsbildung im Ausland ist schwierig, der normalerweise schon schwierige Ablösungsprozess als Adoleszenter aus der Familie wird dadurch belastet, dass man sich nicht nur von den Eltern trennt, sondern bei einer Entscheidung für das Leben in der neuen Heimat gleichzeitig die alte Heimat der Väter und Mütter „verrät". So können „intrapsychische Binationalitäten" entstehen.

Häufig sind auch suizidale Krisen in Migrantenfamilien vor diesem Hintergrund zu verstehen. Andererseits führen bei manchen männlichen Jugendlichen eine ambivalente Erziehungshaltung, eine innere Haltlosigkeit der Familie und letztendlich innere Repräsentanzen von Eltern, die es in den Augen der Kinder nur inadäquat geschafft haben, im Ausland zu überleben, potenziell zu einer Ghettobildung. Innerhalb von Subkulturen entsteht ein Gefühl von Zusammenhalt, Zugehörigkeit, Orientierung und Stärke. Dabei können jedoch auch extremistische Haltungen entstehen, gerade wenn darin bei beschränktem Zugang zur Aufnahmegesellschaft Wut, Belastungserfahrung und Versagensgefühle kompensiert werden.

> **Diagnostische Fragen zur reflektierten Migrationsposition**
> - Wie intensiv ist der Kontakt zur Herkunfts- und Aufnahmekultur?
> - Ist die Familie fähig zur „kritischen Integration", kann sie gemeinsam Überlegungen anstellen bezüglich der Eigenschaften, die sie behalten möchte, ablegen möchte, gewinnen möchte?
> - Gelingt es den Eltern, den Kindern Halt, Orientierung und ausreichende Flexibilität zu bieten?
> - Wie schaut die „Bilanz" der Migration aus?
> - Inwieweit sind Rückkehrabsichten bzw. -wünsche verbalisierbar?

12.6 Diagnostik

Prinzipiell sind die Klassifikationssysteme selbst kulturell geprägt durch das Primat von zählbarer Symptomatik und Empirie, durch individuelle Orientierung statt Beziehungsorientierung und durch die Dichotomie von Seele und Körper. Zu beachten ist, dass die Diagnosesysteme im Sinne globalisierender, primär westlich-amerikanischer Ideologie weltweit eingesetzt werden und lokale Krankheitsverständnisweisen zunehmend verdrängen. Zugrunde liegende Studien beruhen oft auf weißen nordamerikanischen männlichen Populationen. Die jeweiligen Autoren sind sich jedoch zunehmend dieser Schwierigkeiten bewusst geworden, sodass Diagnostik die internationale Anerkennung von Diversität im Allgemeinen zunehmend aufgreift. Beide neuen zentralen Klassifikationssysteme – DSM-5 und ICD-11 – setzen vermehrt auf die individuelle Erfassung von Krankheitserfahrungen und -attributionen. In beiden Systemen werden vermehrt kulturell geprägte Ausdrucksformen z. B. von Angst und Trauer von Pathologie unterschieden und stellen die fragende Haltung des selbsterfahrenen Therapeuten in den Vordergrund.

Im Klassifikationssystem der American Psychiatric Association wurde schon in der letzten Ausgabe mit der „transcultural formulation" ein Versuch präsentiert, die Ausprägung psychiatrischer Krankheiten durch Kultur zu erfassen und zu umschreiben. Dies wurde mit dem DSM-5 ausgebaut zur „cultural formulation", einer einfach zu handhabenden Verständnis- und Klassifikationshilfe, in der sich viele der in diesem Kapitel genannten Fragen ebenfalls finden (Groleaux et al., 2006). Das entsprechende Schema kann gut als relativ prägnante (und kostenlose) Orientierungshilfe genutzt werden (APA, 2013).

In der von der WHO vorgelegten Klassifikation psychischer Störungen ICD-11 wird ein anderer Weg gegangen: In der Diskussion einzelner Symptombilder wurden die Krankheitsnarrative und -verständnisse auch in Ländern mit niedrigem und mittlerem Einkommen explizit erfragt, Klassifikationsschemata wie das chinesische diagnostische Manual (das beziehungsorientierter beschreibt) versuchen Differenz ab-

zubilden. Unter den mit Gesundheit und Krankheit assoziierten Faktoren („Z-Diagnosen") werden soziale und kulturelle Einflüsse benannt. Gut zu verstehen ist, dass gerade gesellschaftsbezogene Störungen mit unterschiedlich gestalteter und interpretierter Belastungssymptomatik („Anpassungsstörungen") dabei eine große kulturelle Varianz und epidemiologische Bedeutung aufweisen (Pratap & Gagan, 2021).

12.7 Unterschied zwischen freiwilliger und erzwungener Migration

Eine Differenzierung auf dem Perpetuum von freiwilliger, forcierter und erzwungener Migration und rechtzeitiger oder dramatischer Flucht theoretisch zu konzipieren ist schwierig, wenn nicht gar unmöglich. Im therapeutischen Kontakt ist es leichter zu erfragen, ob Kinder oder Eltern sich selbst als Flüchtlinge oder als Migranten definieren, hier hilft die Frage nach „Push"- und „Pull"-Faktoren. Unseres Erachtens liegt ein wesentlicher Unterschied im Erleben der persönlichen Bedrohung. Flüchtlingskinder und ihre Familien erlebten selbst oder bei nahen Angehörigen und Freunden, dass die Heimat gewaltsam zerstört wurde, dass nicht eine ins kulturelle Weltverständnis einzuwebende Naturkatastrophe, ökonomische oder ökologische Faktoren, sondern Menschen gegen Menschen zerstörerisch waren. Dies führt oft zu einem dauerhaft erschütterten Selbst- und Weltverständnis. Ein Vertrauen in die Mitmenschlichkeit wird vermindert und Bewältigungsstrategien versagen in einer Situation (der Flucht), in der diese gerade gefordert wären.

Ob ein Ereignis dabei traumatisierend ist oder nicht, hängt neben Art und Dauer der „traumatischen Situation" (Fischer & Riedesser, 1998) entscheidend von dem Stand der kognitiven, emotionalen und sozialen Entwicklung ab. Von zentraler Bedeutung ist somit die Gesamtkonstellation, in der äußere Faktoren auf ein Kind bzw. auf eine Familie in einer bestimmten Entwicklungssituation treffen und von diesen entwicklungsbedingt mit einer ganz spezifischen

Bedeutung versehen werden. Hier verbinden sich reale oder verzerrte Wahrnehmungen mit Ausgestaltung in der Fantasie und mobilisieren das ganze Spektrum von funktionalen und dysfunktionalen Abwehr- und Bewältigungsstrategien, die dann zu spezifischen Symptombildungen, z. B. im Sinne eines PTSD, aber auch eben zu anderen Symptomen (z. B. schwere regressive Einbrüche, Dissoziation, depressive Syndrome, Schuldgefühle, aggressive Störungsmuster, Substanzabusus etc.) führen können.

Für die Verarbeitungsmöglichkeiten des Prozesses nach einer potenziell traumatisierenden Erfahrung sind im Laufe der Zeit aber in großem Maße auch die Konstellationen danach, z. B. die Situation der Familie oder des sozialen Umfeldes, von großer Bedeutung. Ein wichtiger Ansatzpunkt für psychotherapeutische Hilfe sind dabei Schulen und Kindergärten.

Flüchtlingskindern wird häufig ein Bild von der Heimat vermittelt, das von Gewalt und Hilflosigkeit geprägt ist. Oft handelt es sich dabei um Familien, deren Identität von aktiver Teilnahme an den politischen und kriegerischen Auseinandersetzungen geprägt ist und die äußerst belastende Erfahrungen gemacht haben. Bei diesen Familien steht der Intrusionspol (z. B. ständige Exposition zur Belastung, ständiges Eindringen von Erinnerungen) der Belastungsstörungen im Vordergrund. In (Flüchtlings-)Familien, in denen bei den Eltern eher der Vermeidungspol ("avoidance") prominent ist, fühlen sich die Kinder oft ausgeschlossen von zentralen Lebensbereichen der Eltern und damit alleingelassen. Biografisches Verständnis als Teil der Mentalisierung fällt schwer und die Kinder trauen sich nicht, die Eltern nach belastenden Erfahrungen zu fragen, um sie psychisch nicht zu beschädigen. Eltern sprechen, aus dem Wunsch heraus, die Kinder vor furchtbaren Erinnerungen zu schützen, nicht darüber. Der „Schweigepakt" über die Vergangenheit wird dann zur besonderen Belastung (Bar-On, 1996).

Gerade Flüchtlingsfamilien finden sich meistens in einer Position, in der die Vergangenheit zerstört, die Gegenwart durch Unsicherheit und Einschränkungen der Handlungsfähigkeit gekennzeichnet und die Zukunft unsicher ist. Sie sind nicht nur hinsichtlich der äußeren realen Handlungsmöglichkeiten eingeschränkt, sondern auch hinsichtlich der inneren Planungsfähigkeit. Ablösungsprozesse von Jugendlichen aus Flüchtlingsfamilien sind daher häufig besonders krisenhaft, da die Lösung der Loyalitätsbindungen mit starken Schuldgefühlen verbunden ist. Aggressive Abgrenzung bei Jungen und suizidale Fantasien oder Handlungen bei Mädchen können in diesem Zusammenhang auftreten.

Familien, die eine belastete Vergangenheit abwehren möchten, versuchen manchmal, die Sprache des Heimatlandes zu vermeiden. Andererseits benutzen die Eltern manchmal die den Kindern nicht so gut verständliche Sprache als „Geheimsprache". Gerade Kinder, die auch die neue Sprache nicht ausreichend beherrschen, sind dadurch doppelt ausgeschlossen, sowohl als Flüchtlingskinder in der Schule (Adam, 1999) als auch in der Familie selbst. Familien, die sich nicht ausreichend vom Herkunftsland verabschieden konnten, die von einer baldigen Rückkehr oder Abschiebung ausgehen oder die schwere psychische Belastungen erlitten haben, fehlt oft die psychische Energie, die zum Erwerb der neuen Sprache notwendig ist.

Flucht und Verfolgung, von der Familie weggeschickt zu werden, Erfahrungen der Randständigkeit und oft auch das Exil an sich bedeuten den Verlust der „äußeren Aufenthaltsgenehmigung". Im therapeutischen Setting sollten wir versuchen, eine „innere Aufenthaltsgenehmigung" anzubieten. Wir verstehen darunter einen mentalisierenden Raum, in dem Gefühle von Trauma, Schuld, Trauer, aber auch Wut und Aggressionen ihren Platz finden können. In der Arbeit mit Flüchtlingsfamilien muss damit gerechnet werden, dass die äußere Aufenthaltsgenehmigung manchmal eher abläuft als die therapeutische, innere. Innerhalb des therapeutischen Prozesses ist darauf zu achten, dass auch in diesem Falle die Familie vom bisherigen Prozess profitieren kann. Familien- oder Psychotherapiestunden sollten dann in sich abgeschlossen sein, Themenbereiche nicht über eine zu lange oder aufenthaltsrechtlich bedrohliche Zeit gezogen werden.

Diagnostische Fragen zum Migrations- und Fliuchtprozess

- Konnte die Migration bzw. Flucht vorbereitet werden? (Ist sie Ausdruck eines lang bestehenden Lebensplanes, der schon lange identitätsstiftend war, oder eine akute Reaktion auf Krieg oder Verfolgung? Ist sie Reaktion auf Zerstörung der familiären Utopie oder Zeichen aktiver Suche nach Verwirklichungsmöglichkeiten einer familiären oder individuellen Utopie, oder schloss man sich nur einem allgemeinen Auswanderungsstrom an?)
- Wer flieht? Gibt es „Pfadfinder", die vorgeschickt werden? Wer folgt nach? Wer wird (warum) zurückgelassen?
- Wie sah die traumatische Situation für jedes Familienmitglied aus?
- Welche Bedeutung nehmen Gewalt, Verfolgung und Flucht ein?
- Gibt es psychogene Gründe (traumatische Prozesse, Trauerprozesse), die z. B. den Spracherwerb erschweren?

12.8 Konkretes Vorgehen in der Familiendiagnostik

Häufiger als man es sonst gewohnt ist, findet der therapeutische Erstkontakt bei Migrantenfamilien durch Vermittlung über Sozialarbeiter bzw. Lehrer oder ähnlich zwischengeschaltete Institutionen statt. Aufgrund der schwierigen sozialen Lage und der oft andauernden Anpassungsprozesse an Sprache, Kultur oder Kommunikation benötigen Migranten meist multiple Hilfen. Gleichzeitig sind Information und Zugang vermindert, das deutsche Hilfssystem verwirrend. Missverständnisse, z. B. bezüglich Terminabsprachen, müssen daher manchmal mithilfe eines übersetzten Briefes geklärt werden. Hinter einem Nichterscheinen zu Terminen steht nicht unbedingt der unausgesprochene Wunsch nach Abbruch. Es ist häufiger notwendig, Patienten

und Klienten „hinterherzulaufen", um Rahmenbedingungen besser klären zu können.

Beispiel

Eine das Thema der Kultur aufgreifende einleitende Bemerkung könnte sein:

„Ich bin eine/ein deutsche/r Familientherapeut/in. Möglicherweise werde ich Fragen stellen oder Bemerkungen machen, die Sie aus Ihrer Kultur nicht gewohnt sind. Oft sind die Fragen auch für deutsche Patienten ungewohnt. Ich werde sie in dieser Hinsicht gleich behandeln. Sie helfen unserem Gespräch, wenn Sie bei solchen Fragen oder Bemerkungen deutlich machen, wenn diese Fragen in Ihrer Familie und Kultur als ungewöhnlich empfunden werden. Wenn wir darüber ins Gespräch kommen können, hilft das mir, Ihre Kultur besser zu verstehen, und Ihnen, das Land, in dem Sie jetzt leben, besser zu verstehen. Manchmal werden wir uns missverstehen. Wir sollten versuchen, dies rechtzeitig zu bemerken und darüber sprechen." ◄

Auch wenn die Bedeutung traditioneller Heiler in Deutschland eher abnimmt, ist es oft (wie bei deutschen Familien auch!) hilfreich, nach Vorerfahrungen mit traditionellen oder spirituellen Heilmethoden zu fragen. Daran lassen sich leicht Unterschiede, aber auch Ähnlichkeiten in den Wünschen der Patienten an einer Therapie thematisieren.

12.9 Besonderheiten

12.9.1 Sprache und Sprachverlust

Nach iaf (2008, zit. nach Pirmoradi S. 143) ist „Sprache ist immer auch ein Machtmittel – wer sich besser, schneller, klarer, überlegener ausdrücken kann, hat eher die Chance, seine Vorstellungen durchzusetzen".

Befremdung und Entwurzelung sind zentrale Themen im Leben von und im therapeutischen Umgang mit Migranten- und Flüchtlingsfamilien.

Befremdung spielt aber bei jeder psychischen Störung eine Rolle. Wir erleben es als hilfreich, uns als Therapeuten immer *auch* in der Rolle von „Übersetzern" zu sehen, die versuchen, verschlüsselte Information neu zu formulieren. Die oft mangelhafte verbale Kommunikationsfähigkeit ist Teil der szenischen Information (Argelander, 1970) und sollte frühzeitig therapeutisch aufgegriffen werden. Die Erfahrung, nicht verstanden zu werden, ist nicht nur im Sinne einer ungewohnten Sprache im „Migrationsalltag" prägend, sondern oft auch schon im übertragenen Sinn in der Herkunftsgesellschaft vorhanden gewesen. Frühzeitiges Benennen der (vermuteten) kulturellen Unterschiede hilft, eine offene Gesprächsatmosphäre zu schaffen.

In mehrsprachigen Familientherapien werden Kommunikationsmuster zwischen den einzelnen Familienmitgliedern, aber auch Kommunikationsmuster der Gesamtfamilie in der Beziehung nach außen besonders deutlich. Oft sprechen Kinder die Sprache des Aufnahmelandes wesentlich besser. Manche Affekte oder Themen können nur in einer der beiden Sprachen geäußert werden. Mehrsprachige Therapeuten erleben, dass regressive Themen eher in der Muttersprache ausgedrückt werden können, während für die Gegenwart und Zukunft die neue Sprache gewählt wird. Häufig existiert keine einheitliche Sprache in der Familie mehr, in der gemeinsame Affekte ausgetauscht, Bilanzen gezogen und Zukunftspläne gemacht werden können. Kinder sind ambivalenten Gefühlen ihrer Eltern ausgesetzt. Einerseits sollen sie die neue Sprache gut beherrschen, andererseits dürfen sie die Sprache der Eltern nicht vergessen. Hieraus kann eine Überforderung der Kinder resultieren.

Die **Arbeit mit Übersetzern** muss gut vorbereitet sein. Folgende Schwierigkeiten sind zu beachten:

Die Notwendigkeit, für andere übersetzen zu müssen, schafft Macht und Abhängigkeit.

Familienmitglieder oder „Freunde der Familie" sind daher dafür ungeeignet, in Notfallsituationen oder zu Terminabsprachen aber oft auch nicht zu umgehen. Falls diese übersetzen, ist eine Nachübersetzung oft hilfreich, da sie erkennen lässt, wo Tabubereiche liegen und Informationen auf dem Weg verfälscht wurden. Die Unterschiede können dann hilfreiche Hinweise auf kulturelle und familiäre Abwehrmechanismen geben.

Übersicht Umgang mit Übersetzung

- Die Übersetzung soll möglichst wörtlich und nicht sinngemäß erfolgen. Therapeuten sollten die Sätze kurz halten, die Übersetzer dann konsekutiv Satz für Satz übersetzen. Die Aussagen sollen nicht kulturell angepasst werden, Bilder und Metaphern sind wörtlich zu übersetzen.
- Die Übersetzung erfolgt in der Ich-Form, nicht indirekt (nicht: „Er/sie sagt, dass …").
- Dolmetscher sollten in einer möglichen Pause nicht das Gespräch mit der Familie fortführen.
- Es ist hilfreich, Dolmethscer in Pausengespräche einzubeziehen. Unterschiedliche Gegenübertragungsgefühle zwischen Übersetzern und Therapeuten gegenüber den Familien geben oft wertvolle Hinweise auf kulturelle Einflüsse. Übersetzer spielen eine große Rolle bei Übertragungsphänomenen in Familientherapien. Gefühle von Wut, aber auch Schuld und Scham können (anstatt auf die Therapeuten) auf die Übersetzer übertragen, diese dann idealisiert oder auch entwertet und schließlich abgelehnt werden.
- Dolmetscher sollten die Möglichkeit zu Nachgesprächen haben.

Fragen zur Sprache

- Wie wird der Dolmetscher von der Familie angenommen? Als Kulturmittler, „Weiser", als „Drehpunktperson" (Goffmann, 1975)? Wird er als möglicher Verräter misstrauisch beäugt?
- Gibt es Konkurrenz um die Macht des Übersetzens?
- Werden Übertragungen auf den Dolmetscher deutlich?
- Kann die Familie sie/ihn als Helfer nutzen oder für sich gewinnen?
- Entwickeln sich Dialoge, bei denen das Übersetzen plötzlich vergessen wird? Wer wird dadurch zum ausgeschlossenen Außenseiter?
- Wann wird in den Gesprächen mit Familien unterschiedlicher Sprachfertigkeit in der Sprache des Gastlandes das Übersetzen plötzlich „vergessen"?
- Welches ist die Alltagssprache der Familie? Gibt es eine Sprache, in der Gefühle ausgetauscht werden können? Gibt es eine gemeinsame Alltagssprache für die transgenerationale Kommunikation?
- Wer kann mit der Umgebung kommunizieren? Wie wird mit der dadurch gewonnenen Macht umgegangen? Wie kann die Familie mit dadurch bedingten Rollenumkehrungen umgehen?

Der Einsatz von professionellen Dolmetschern in Gesprächen mit den Eltern sowie in Diagnostik, Beratung und Psychotherapie ist für alle beteiligten Personen eine Herausforderung, insbesondere im Hinblick auf Logistik, finanzielle Ressourcen sowie das pädagogische und therapeutische Geschick innerhalb der Institution. Erkannt werden sollten Übertragungs- und Gegenübertragungsgefühle. Wenn die Grundhaltung bei den Eltern (bzw. Kindern und Jugendlichen) „Ich kann/will mich nicht sprachlich/kulturell verständlich machen" auf dieselbe Haltung beim Gesprächspartner trifft und diese Situation weder bemerkt noch angesprochen wird, entsteht eine Nicht-Beziehung, die auch der beste Dolmetscher

nicht wird lösen können. Zu einem gelungenen Gespräch unter Einsatz von Sprach- und Kulturmittlern gehört die Haltung, sich prinzipiell darauf einlassen zu wollen und diesbezügliche Probleme anzusprechen. Ist der Einsatz von Dolmetschern nötig, sollte dies nicht nur als Defizit angesehen werden, sondern kann z. B. durch die Verlängerung beim Zuhören durchaus auch neue Perspektiven entstehen lassen.

12.9.2 Der Weg in die Familientherapie

Wie bei deutschen Patienten auch, ist der Zugang zur Therapie von Patienten-, Therapeuten- und Umweltvariablen abhängig. Ursprünglich bestehende Hypothesen aus der Migrationsforschung, dass eine größere Symptomtoleranz, verminderte Problemeinsicht oder vermehrte Abpufferung im familiären System bestünde, decken sich nicht mit unseren Erfahrungen und den wenigen Untersuchungen zum Thema (z. B. Schepker, 1996 bezüglich türkischer Migranten). Ebenso wie bei deutschen Patienten erfolgt der Zugang zu psychotherapeutischen Angeboten meist über betreuende Lehrer, Erzieher, Sozialarbeiter und Ärzte. Der Zugang ist – entsprechend dem Bekanntheitsgrad – besser zu allgemein bekannten Einrichtungen als zu hoch spezialisierten Institutionen (Schepker & Toker, 2009). Eine größere Angst vor Stigmatisierung bei ausländischen Patienten kann man eher nicht feststellen.

Familien aus bestimmten Kulturkreisen nutzen seltener eine Familientherapie als andere oder brechen häufiger vorzeitig ab. Dies scheint in Übereinstimmung mit entsprechender Literatur häufiger in südostasiatischen (Cave: Im südostasiatischen Raum werden z. B. große Unterschiede bzgl. Akkulturationsvariablen, schulischer Leistung, elterlicher Kontrolle und Outcome bei philippinischen versus koreanischen Immigrantenfamilien nach Nordamerika beschrieben; vgl. Yoonsun et al., 2020) und russischen Familien (vgl. Müller-Wille, 2002) vorzukommen. Als hemmend für Familientherapie werden insbesondere schnelle Erfolgserwartungen bei geringer Beteiligung der Eltern,

Misstrauen, das Gefühl, die Dinge selbst lösen zu müssen, und Externalisierungstendenzen beschrieben (Müller-Wille, 2002).

Für vietnamesische Familien werden dabei besonders Faktoren von Beschämung und Loyalität als behindernd in familientherapeutischer Konfliktbearbeitung benannt, für Familien aus den Staaten der ehemaligen Sowjetunion Erfahrungen der zunehmenden Marginalisierung, Armut, wiederholter Zwangsmigration, Geschlechterrollenverteilung, kulturelle Regeln zum Alkoholkonsum etc. Bei beiden weitflächigen Kultur- und Herkunftsbereichen wird jedoch bei Schepker und Toker (2009) beschrieben, dass starke Kohäsion, hinreichende Kontrolle und familiärer Zusammenhalt und Struktur eher protektiv seien, im Gegensatz zu Chaos, Haltlosigkeit, Kulturmangelsyndromen und Rollendiffusion. Letztendlich heißt dies familientherapeutisch, sich besonders mit den Therapievoraussetzungen, der Affektivität und den Widerständen der Familie zu befassen. Daher wird empfohlen, z. B. bei russischen Familien eher ressourcenorientierte, primär stützende und erziehungsorientierte und verhaltenstherapeutische als tiefenpsychologische Methoden zu nutzen.

Jürgens (1996, S. 43–45, zit. n. Müller-Wille 2002, S. 139) schlägt folgende Fragen vor:

Fragen zu Ressourcen
- Wer (zu Hause oder hier) verurteilt Ihren Schritt, hierher gegangen zu sein, wer macht Ihnen Mut?
- Wer kann hier in diesem Lande schätzen, was Sie bis jetzt geschafft haben, wer unterschätzt es eher?
- Wie erleben Sie, wie sich dieses Land selbst beschreibt? Passt das dazu, wie Sie es beschreiben würden?
- Welche Kräfte, welche „guten Geister" sind mit Ihnen in die Emigration gegangen, wer hat sie mitgegeben und was glauben Sie, was ihr Sinn hier ist? Welche Erlaubnis könnte Ihnen diese Person heute und hier für die Gegenwart geben?

Viele Migranten wünschen einen Einbezug der Familie in die Behandlung, was vermutlich zum wesentlichen Teil durch die besonders hohen Wünsche nach Kohäsion und Kontrolle in der Familie mitbedingt ist. Der Beginn einer Therapie als Familientherapie, die eventuell später in Einzeltherapie übergehen kann, erleichtert das Vorgehen. Die Ängste der Eltern, alleine gelassen zu werden, und das Misstrauen sind geringer. Abgrenzungswünsche, Schuldgefühle und Schamgefühle können in einem geschützten Rahmen aufgearbeitet werden. Weil die Vor- und Migrationsgeschichte der Familie den Kindern manchmal nicht bekannt ist, bietet sich ein Familiensetting an.

Die Erfahrung vieler Einrichtungen, die sich häufig mit Migranten beschäftigen, decken sich darin, dass bei Migranten nicht häufiger – nach unseren Erfahrungen eher weniger – mit Therapieabbrüchen zu rechnen ist. Schepker (1996) spricht von 25 %. Wenn eine Einrichtung dafür bekannt ist, adäquate Angebote auch unter Einbeziehung von professionellen Dolmetschern zu machen, wächst die Inanspruchnahme durch Mundpropaganda innerhalb von subkulturellen Gruppen.

Es gibt aber auch bei der Therapiesuche Zugangsbarrieren durch die beteiligten Institutionen und die Organisation unseres Gesundheitswesens. Die Angst vor der Sprachbarriere, aber auch der Mangel an adäquaten Übersetzern und fehlende Finanzierung von Übersetzern durch die Krankenkassen erschwert eine adäquate längerfristige Therapie oft. Dabei ist zu beachten, dass sich auch Psychiater oder Psychotherapeuten eines Kunstfehlers bezichtigen lassen müssen, falls sie im Erstgespräch nicht einen notwendigen Übersetzer hinzuziehen. Unseres Erachtens spielt die Angst vor Unzuverlässigkeit und Unwirtschaftlichkeit eine wesentliche Rolle bei der Vorsicht gegenüber Familientherapie mit Migranten.

12.9.3 Übertragung und Gegenübertragung

Selbst wenn Übertragung und Gegenübertragung durch „kulturelle Missverständnisse" beeinflusst sind, so geben sie doch wesentliche Auskünfte über sich häufig wiederholende Vorgänge in der Aufnahmegesellschaft. Sie weisen darauf hin, wie die Migranten auf die Institutionen der Aufnahmegesellschaft zugehen, was sie dort erwarten und welche Reaktionen sie dort hervorrufen können.

Insbesondere der Umgang mit belasteten Flüchtlingsfamilien erfordert ausreichende Supervision, um Gefühle im therapeutischen Team von Angst, Wut, Scham und Schuld angemessen bearbeiten zu können.

Psychische Auffälligkeiten oder psychosomatische Beschwerden einzelner Familienmitglieder werden oft durch die Familien und manchmal aber auch durch Therapeuten oder Sozialarbeiter ausschließlich mit den spezifischen Lebensbedingungen in Verbindung gebracht. Die eingebrachten „soziolegalen" Themen (Aufenthaltsstatus, Wohn-, Arbeitssituation, Frage nach ärztlichen Attesten) sind unseres Erachtens jedoch oft ein „Eintrittsthema", über das sich die Schilderung des Familienkonfliktes entwickeln lässt. Therapeutischem Fachpersonal, insbesondere aber auch Institutionen wird im Sinne einer psychischen Abwehrreaktion auf die eigene Ohnmacht, die äußere Welt ändern zu können, eine verführerische Omnipotenz zugeschrieben. Dies kann dazu verführen, gravierende Probleme und Konflikte zu übersehen und die Familien mit einer sozialpsychiatrischen Kurzintervention „abzuspeisen".

Das Phänomen „Migration und Familie" sollte ebenso wie das Phänomen „Trauma" kein Arbeitsschwerpunkt von Spezialisten sein. Die Arbeit mit Familien, die schwere Belastungen erlebt haben und die andere Einstellungen und Vorstellungen haben als wir Therapeuten, ist nicht etwas Schwieriges, Fremdes oder Unangenehmes. Es ist Alltag der Arbeit als Familientherapeut und sollte therapeutische Neugier erwecken! Es gilt, neuartige Muster von Struktur, Beziehung und Abwehrmechanismen zu entdecken, zu lernen und erworbene Fähigkeiten und Fertigkeiten im Umgang mit Migranten auch bei den Familien anzuwenden, die scheinbar vertraut sind.

Literatur

Adam, H. (1999). Schulprobleme von Flüchtlingskindern aus der Sicht der Kinder- und Jugendpsychiatrie. In R. Harter-Meyer, M. Schulte-Markwort, & P. Riedesser (Hrsg.), *Hilfen für psychisch kranke Kinder und Jugendliche* (S. 85–104). Lit Verlag.

Adam, H., & Bistritzky, H. (2017). *Seelische Probleme von geflüchteten Kindern und Jugendlichen. Wie Schule und Kinderpsychiatrie kooperieren können.* Cornelsen.

American Psychiatric Association. (2013). Cultural formulation interview. https://www.psychiatry.org/Psychiatrists/Practice/DSM/Educational-Resources/DSM-5-Assessment-Measures. Zugegriffen am 04.10.2022

Argelander, H. (1970). *Das Erstinterview in der Psychotherapie.* Wissenschaftliche Buchgesellschaft.

Bar-On, D. (1996). *Die Last des Schweigens: Gespräche mit Kindern von Nazi-Tätern.* Rowohlt.

DiNicola, V. (1997). *A stranger in the family: Culture, families and therapy.* Norton.

Fischer, G., & Riedesser, P. (Hrsg.). (1998). *Lehrbuch der Psychotraumatologie.* Springer.

Goffmann, E. (1975). *Stigma.* Suhrkamp.

Grinberg, L., & Grinberg, R. (2016a). *Psychoanalyse der Migration und des Exils.* Psychosozial-Verlag.

Grinberg, L., & Grinberg, R. (2016b). *Psychoanalyse der Migration und des Exils. Buchreihe: Bibliothek der Psychoanalyse.* Gießen.

Groleaux, D., Young, A., & Kirmayer, L. J. (2006). The McGill Illness Narrative Interview (MINI) – an interview schedule to elicit meanings and modes of reasoning related to illness experience. *Transcultural Psychiatry, 43,* 671–691.

McGoldrick, M., Giordano, J., & Perace, J. K. (1996). *Ethnicity and family therapy.* Guildford Press.

Mediendienst Integration. (2022). Flüchtlinge aus der Ukraine in Deutschland Stand: May. 2022. https://mediendienst-integration.de/migration/flucht-asyl/ukrainische-fluechtlinge.html. Zugegriffen am 01.06.2022.

Müller-Wille, Ch. (2002). Krisenberatung und systemische familientherapeutische Ansätze als Integrationshilfen. In T. Heise & J. Schuler (Hrsg.), *Das transkulturelle Psychoforum 3.* Verlag für Wissenschaft und Bildung (S. 123–150), Berlin.

Pfeiffer, C., Beier, D., & Kliem, S. (2018a). Gutachten zur Entwicklung der Gewalt in Deutschland. https://www.bmfsfj.de/resource/blob/121226/0509c2c7fc392aa88766b-dfaeaf9d39b/gutachten-zur-entwicklung-der-gewalt-in-deutschland-data.pdf. Zugegriffen am 27.05.2022.

Pfeiffer, C., Baier, D., & Kliem, S. (2018b). Zur Entwicklung der Gewalt in Deutschland; Schwerpunkte: Jugendliche und Flüchtlinge Zentrale Befunde eines Gutachtens im Auftrag des Bundesministeriums für Familie, Senioren, Frauen und Jugend (BMFSFJ). https://www.bmfsfj.de/resource/blob/121228/

411549637983e561bd471293be37d326/zentrale-befunde-des-gutachtens-zur-entwicklung-der-gewalt-in-deutschland%2D%2Ddata.pdf. Zugegriffen am 17.11.2023.

Pirmoradi, S. (2012). *Interkulturelle Familientherapie und -beratung. Eine systemische Perspektive*. Vandenhoeck & Ruprecht.

Pratap, S., & Gagan, H. (2021). Cultural issues related to ICD-11 mental, behavioural and neurodevelopmental disorders. *Consortium Psychiatricum, 2*(2), 7–15. https://www.consortium-psy.com/jour/article/view/67 8.8.2021, https://doi.org/10.17816/CP67

Pries, L. (1996). *Transnationale Migration*. Nomos.

Roer-Strier, D. (1997). Coping strategies of immigrant parents: Directions for family therapy. *Family Process, 35*(3), 363–376.

Schepker, R. (1996). Zum familiären Umgang mit Verhaltensproblemen Jugendlicher in der Migration: Ist die Jugendpsychiatrie eine Lösung? (Vortrag im Rahmen des Deutsch-Türkischen Kinder- und Jugendpsychiaterkongresses am 19.03. in Istanbul).

Schepker, R., & Toker, M. (2009). *Transkulturelle Kinder und Jugendpsychiatrie: Grundlagen und Praxis*. Medizinisch Wissenschaftliche Verlagsgesellschaft.

Sluzki, C. E. (1979). Migration and family conflict. *Family Process, 18*(4), 379–390.

Statistisches Bundesamt. (2022). https://www.destatis.de/DE/Themen/Gesellschaft-Umwelt/Bevoelkerung/Migration-Integration/_inhalt.html. Zugegriffen am 27.05.2022.

Winawer, H., & Wetzel, N. (1996). German families. In M. McGoldrick, J. Giordano, & J. K. Perace (Hrsg.), *Ethnicity and family therapy* (S. 496–516). Guildford Press.

Yoonsun, C., Park, M., Park Lee, J., & Lee, M. (2020). Explaining the Asian American youth paradox: Universal factors versus Asian American family process among Filipino and Korean American youth. *Family Process, 59*(4), 1818–1936.

Systemische Diagnostik – eine integrative Perspektive

Rüdiger Retzlaff

▶ Traditionell nimmt die Systemische Therapie eine kritische Position zu Diagnosen und diagnostischen Einschätzungen ein. Das Menschenbild der klassischen Testdiagnostik und der klinischen Diagnostik wird als linear, statisch und individuumszentriert kritisiert (Martin, 2020). Die beziehungsgestaltende Wirkung diagnostischer Einschätzungen wird reflektiert; Diagnostik soll eine Familie nicht zu einem Objekt machen, das von einem Experten beurteilt wird, der über eine einseitige Definitionsmacht verfügt. Anstatt Merkmale von Personen oder Familiensystemen festzuschreiben, sollten Zuschreibungen verflüssigt und dekonstruiert werden (v. Schlippe & Schweitzer, 2012). Bei der Auswahl, Durchführung und Auswertung diagnostischer Verfahren wird darauf hingewirkt, dass die Kompetenzen der Familie im Sinne eines Empowerments gestärkt werden. Systemische Diagnostik kann als eine Konsultation verstanden werden; der Therapeut handelt im Auftrag der Klienten, stellt seine Expertise zur Verfügung und entwickelt mit diesen zusammen eine geteilte Einschätzung der Problemsituation, der verfügbaren Ressourcen und der Lösungswege.

13.1 Einleitung

Aus Perspektive der Systemischen Therapie und des biopsychosozialen Modells bilden Therapeuten und Patienten ein gemeinsames System; eine objektive Beschreibung einer Familie oder einer Person ist kaum möglich. Diagnostik hat nicht nur einen Einfluss auf die Klienten, sondern wirkt rekursiv auch auf den Therapeuten und seine Wahrnehmungsprozesse. Diagnostische Einschätzungen sind soziale Konstruktionen von Wirklichkeit (Spitczok von Brisinski, 1999). Verschiedene Beobachter können sich allerdings gemeinsam auf eine Wirklichkeitssicht im Sinne des sozialen Konstruktivismus einigen (Berger & Luckmann, 1966): Die Welt ist mehr als eine Erfindung. Bei der Einschätzung von Familiensystemen sind beobachtbare interaktionelle Faktoren, Beziehungs- und Konfliktmuster, der weitere soziale Kontext inklusive des Helfersystems, Bedeutungsgebungen, der Ressourcen- und Belastungsstatus ebenso wie Faktoren zu berücksichtigen, die einer „harten" Wirklichkeitsebene zugeordnet werden können.

▶ **Wichtig** Ressourcenorientierung ist ein zentraler Aspekt von systemischer Diagnostik (Schiepek & Cremers, 2003). Als Ressourcen des Familiensystems gelten Strukturen innerhalb der Familie wie Kohäsion, Integration, Anpassungsfähigkeit, Flexibilität, Ausdruck von Emotionen, emotionale Verbundenheit,

R. Retzlaff (✉)
Helm Stierlin Institut, Heidelberg, Deutschland
e-mail: info@ruediger-retzlaff.de

© Springer-Verlag Berlin Heidelberg 2024
G. Reich et al. (Hrsg.), *Handbuch der Familiendiagnostik*, Psychotherapie: Praxis,
https://doi.org/10.1007/978-3-662-66879-5_13

offene Kommunikation und die Qualität der Ehebeziehung. Diese Faktoren entsprechen weitgehend den Schlüsselprozessen der Familienresilienz (Walsh, 1998).

13.2 Systemische Diagnostik

Ungeachtet einer gewissen Zurückhaltung gegenüber einer objektivierenden Beschreibung betreiben auch systemische Therapeuten Diagnostik; therapeutische Prozesse sind letztlich kaum möglich, ohne sich ein Bild von den Klienten bzw. von dem Paar- oder Familiensystem zu machen. Seit 2020 ist die Systemische Therapie mit Erwachsenen Richtlinien-Psychotherapieverfahren, für eine Bewilligung von Therapien durch die Krankenkassen ist im Antragsverfahren eine Systemanalyse erforderlich. Diese besteht aus einer Einschätzung der störungsrelevanten intrapsychischen und interpersonellen Interaktions- und Kommunikationsmuster, der Beziehungsstrukturen sowie individueller und familiärer Bedeutungsgebungen. Außerdem sind belastende Faktoren und Ressourcen zu erheben sowie problemfördernde Muster und Lösungsversuche, die in einer gemeinsam entwickelten Problemdefinition zusammengefasst werden. Zu einem umfassenden Bild des Familiensystems mit seinen individuellen Stärken und Schwächen zählen auch die Geschichte der Lösungsversuche, die Qualität des Kontakts zum Helfersystem und die Veränderungsbereitschaft, die Herausforderungen der jeweiligen Lebenszyklusphase, sowie der Belastungs- und Ressourcenstatus. Eine individualpsychologische Diagnostik wird durch eine differenzierte Beobachtung von Kommunikationsabläufen und -mustern in Familien ergänzt (Cierpka et al., 2001).

▶ **Wichtig** Im Mittelpunkt der systemischen Diagnostik stehen das Familiengespräch und die direkte Beobachtung der Familieninteraktionen sowie der Interaktion der Familienmitglieder mit dem Therapeuten. In diese Einschätzung gehen Aussagen über das aktuelle Beziehungserleben und Befinden ein.

Informationen über die objektive materielle und soziale Lebenslage der Familie und Berichte über die Familiengeschichte ergänzen das Bild. Videoanalysen der Familieninteraktion, auch mit Unterstützung eines reflektierenden Teams, und standardisierte Interaktionsaufgaben sind weitere verbreitete Formen der systemischen Diagnostik.

Standardisierte Fragebögen (Kap. 26) werden eher in der Familienforschung als in der klinischen Praxis eingesetzt. Die Resonanz des Therapeuten auf die Familie ist ein weiteres Wahrnehmungsinstrument, das bei der Einschätzung des Familiensystems genutzt werden kann (Cecchin, 1987; Satir, 1964). In Genogrammen (Kap. 14) können Angaben zu Familiengehörigen, allgemeinen Daten und Merkmalen der Beziehungen symbolisch-visuell dargestellt werden. Weitere symbolisch-metaphorische Techniken sind biografische Zeitlinien, Familien-Strukturkarten (Kap. 23), Soziogramme, Skalierungen, Aufzeichnen des Wohnungsgrundrisses und Öko-Karten. Die Übergänge zwischen Diagnostik und Intervention sind fließend. Diagnostische Maßnahmen wie z. B. systemische Fragen, die Erhebung eines Genogramms oder einer Familienskulptur sind gleichzeitig immer auch therapeutische Maßnahmen und werden im Behandlungsprozess entsprechend genutzt.

13.2.1 Aspekte der Fragen zur Familiendiagnostik

- Stärken und Ressourcen
- Grenzen
- Hierarchie und Rollenstruktur
- Muster von Nähe und Distanz
- Koalitionen
- Subsysteme – Geschwister, Eltern, Paar
- Aufgabenerfüllung
- Kommunikation
- Emotionaler Ausdruck
- Kohäsion
- Flexibilität – Rigidität
- Problemlöse- und Konfliktmuster

- Familienklima
- Selbstbild der Familie
- Geteilte Glaubenssysteme von Familien, Narrative
- Lebenszyklusphasen
- Familiengeschichte
- Umgang mit Helfern
- Soziales Netzwerk der Familie
- Individuelle und familiäre Ressourcen
- Materielle Ressourcen
- Ökopsychologische Ressourcen – Wohnsituation, Wohnumfeld

Neuere integrative Ansätze der Systemischen Therapie orientieren sich an dem biopsychosozialen Ansatz und der systemischen Familienmedizin, die in den 1980er- und 1990er-Jahren entwickelt wurden (Cierpka et al., 2001; McDaniel et al., 2004; von Sydow et al., 2007). Bei körperlichen und bei psychischen Erkrankungen geht es um das System, das aus den Interaktionen einer Erkrankung mit dem Individuum, der Familie und anderen biopsychosozialen Systemen gebildet wird. Für die Entstehung psychischer Störungen sind nicht einzelne Aspekte von Systemprozessen wie spezifische Interaktionsmuster in der Familie bedeutsam. Eine relevante Beschreibung muss auch das biologische Geschehen als einen Teilaspekt des Systems umfassen (McDaniel et al., 2004).

13.2.2 Kontextuelle Rahmenbedingungen

Zu einer Systemanalyse gehört eine Einschätzung der Beziehungen im Helfersystem, z. B. zwischen Arzt-Patient-Familie:

- Kann Hilfe angenommen werden?
- Gibt es Koalitionen mit oder gegen einen Behandler?
- Gibt es symmetrische oder komplementäre Muster im Umgang mit medizinischen oder psychotherapeutischen Behandlern? (Cierpka et al., 2001)

Durch das Reden über ein Problem und die Interaktionen um das Problemgeschehen herum kann ein Problemsystem entstehen, das Teil des Problemes wird und dieses stabilisiert. Wenn Eltern meinen, ihr Kind habe eine Fütterstörung, sich mit Angehörigen der erweiterten Familie Sorgen machen und mit dieser ständig über „das Essproblem" einen Kleinkindes sprechen, werden Probleme möglicherweise durch sprachliche Austauschprozesse überhöht. Sie haben ein Problem, auch wenn der Kinderarzt oder Familientherapeut ein weitgehend symptomfreies Kind vor sich sehen mag.

Patienten und ihre Familien, Eltern, Kinder und Jugendliche sind eingebunden in soziale Lebenswelten und bestimmte sozialhistorische und kulturelle Kontexte (Kap. 10, 11 und 12), die beachtet werden müssen. Die räumlichen Gegebenheiten der Wohnung und des Umfeldes, die Arbeitsmöglichkeiten der Eltern, die Vereinbarkeit von Berufstätigkeit und Kinderbetreuung durch entsprechende Angebote, der Zugang zu sozialen und zu Bildungseinrichtungen, das Vorhandensein von anderen Kindern und Flächen zum sicheren Spielen, die Qualität der Gesundheitsversorgung und weitere soziale und Umweltfaktoren sind ebenfalls bedeutsame Faktoren des weiteren Systems.

Unterschiedliche Entwicklungsphasen im Lebenszyklus stellen Individuen und Familien vor besondere, charakteristische Aufgaben, die mit besonderen Herausforderungen einhergehen. Verhaltensweisen und Symptome entstehen abhängig von der jeweiligen Lebenszyklusphase, in der sich eine Familie befindet. Die Beurteilung der Funktionalität von Familienprozessen wird auch von dieser Entwicklungsphase mitbestimmt (Kap. 10).

Eine Form der Einschätzung von Familiensystemen bezieht sich auf die Veränderungsbereitschaft bzw. die Motivationslage; abhängig von ihrer Position lassen sich verschiedene Kliententypen unterscheiden (Fisch et al., 1982): Klagende, die ihr Leid mitteilen möchten, ohne bereit zu sein, aktiv Änderungsschritte zu unternehmen; Schaufenster-Kunden, die auf Empfehlung einer dritten Person kommen, aber nicht unbedingt selbst motiviert sind; Zwangskunden, die auf Anordnung von Dritten, etwa der Schule oder des Gerichtes, zur Therapie kommen; „Kunden", die eigene Ziele klar benennen und bereit sind, sich aktiv für die Therapie zu engagieren.

13.2.3 Kommunikations-, Interaktionsmuster und Beziehungsstrukturen

▶ **Wichtig** Die System- und Strukturdiagnose definiert verschiedene Betrachtungsebenen der Familie. Das strukturelle Modell erlaubt es, Ordnungen in einem komplexen Interaktionsgeschehen zu erkennen und dynamische Muster zu verstehen, die über Dyaden hinausgehen.

In der Systemdiagnose werden neben Funktionen und Interaktionsregeln auch zeitlich überdauernde repetitive Beziehungsmuster beschrieben, die als Familienstruktur aufgefasst werden.

Für die Strukturdiagnose spielt die Thematik der Grenzen eine entscheidende Rolle. Familiensysteme differenzieren sich mit der Zeit und bilden durch wiederkehrende repetitive Prozesse Strukturen aus.

▶ **Wichtig** Als Struktur erscheinen Variablen, die sich nur langsam ändern (Ropohl, 1979). Im Laufe des Zusammenlebens der Familie entstehen wiederkehrende Interaktionsabläufe, die das tägliche Leben prägen. Diese redundanten Muster wirken wie implizite Vereinbarungen, welches Verhalten zulässig bzw. unzulässig ist, und machen das Zusammenleben überschaubarer, können es aber auch einschränken. Zur Struktur gehören auch Rituale, die haltgebend und angstmindernd sind.

Regeln gibt es für sehr viele Bereiche wie den Umgang mit Intimität und körperlichen Berührungen, den Ausdruck von Gefühlen, den Begriff von Ordnung oder den Umgang mit Konflikten. Familien müssen den einzelnen Angehörigen in einem bestimmten Ausmaß einen stabilen

emotionalen Rahmen und Sicherheit vermitteln. In vielen Familien gibt es beispielsweise eine implizite Regel, nicht über Krankheiten und eigene Sorgen zu reden, um die Angehörigen nicht zu belasten. Dies kann rasch zu einer erheblichen Isolation der betreffenden Person führen und als belastend erlebt werden. Diese Regelmäßigkeiten machen die spezifische Familienkultur aus, sie können aber auch anstehende Entwicklungen des Einzelnen oder der Familie behindern. Regeln existieren nicht unabhängig vom Beobachter, sie sind nicht objektive Merkmale des Systems, sondern Merkmal der Beschreibung des Systems durch einen Beobachter, der sie mit anderen Familien oder anhand anderer, externer Maßstäbe vergleicht.

Diagnostische Fragen
- Welche wiederkehrenden Muster und Themen lassen sich im Gespräch beobachten?
- Welchen Regeln scheint die Familie insgesamt und in einzelnen Subsystemen zu folgen?
- Wer scheint von den expliziten oder impliziten Regeln abzuweichen?

13.2.4 Grenzen in Familien

▶ **Wichtig** Unter den vielfältigen Familienprozessen ist der Umgang mit Grenzen aus therapeutischer Perspektive besonders relevant (Minuchin, 1977; Minuchin, 1983). Grenzen von Familien und anderen sozialen Systemen sind ein weiteres nützliches Konzept einer systemischen Betrachtung. Sie existieren nicht absolut, sondern werden in einem Wahrnehmungs- und Konstruktionsprozess erschlossen.

Symptome können als Ausdruck einer ungünstigen Organisationsform aufgefasst werden. Das Ziel einer Therapie besteht folglich darin zu helfen, eine günstigere Organisationsform zu finden, die zu einer Auflösung von Symptomen beiträgt. In unterschiedlichen Kulturen, Subkulturen und sozialen Milieus gibt es sehr verschiedene Vorstellungen, welche Verhaltensweisen als Einmischung oder als übergroße Distanz eingeschätzt werden. Dennoch gibt es in den meisten Kulturen Vorstellungen, was zu viel Nähe oder ein übermäßiger Abstand bedeuten. Der Umgang mit Grenzen manifestiert sich insbesondere auch in der Qualität der emotionalen Beziehungen, die von einem hohen Ausmaß an Nähe oder Distanz bis hin zu Überfürsorglichkeit oder Vernachlässigung geprägt sein können. Das Konzept der interpersonellen Grenzen umfasst zwei Dimensionen: die Achse der emotionalen Nähe oder Proximität und die Generationenhierarchie als eine vertikale oder hierarchische Dimension. Die Qualität von Grenzen drückt sich in den Dimensionen „Starrheit" oder „Rigidität" sowie „Durchlässigkeit" aus. Das Setzen von Grenzen wird nicht als ein einseitiger Akt begriffen, sondern ist eine Markierung, die den Raum von Eltern und Kindern schützt (Abb. 13.1).

Die Generationenhierarchie ist eine vertikale Dimension. Kinder, Eltern und Großeltern können adäquate Rollenpositionen innehaben, oder es gibt eine Hierarchieumkehr, bei der Angehörige verschiedener Generationen ihre Rollen getauscht haben (Wood, 1993). Die interpersonellen Grenzen zwischen Einzelpersonen und Subsystemen sowie den Hierarchieebenen können als klar und eindeutig oder als diffus bzw. als starr beschrieben werden. Die interpersonellen Grenzen zwischen Subsystemen müssen eindeutig genug sein, damit z. B. ein Subsystem seine Aufgaben ungestört ausüben kann, sie dürfen aber nicht zu starr und rigide sein und das Subsystem isolieren.

▶ **Wichtig** Eine der ältesten Ideen der Familientherapie besagt, dass Beziehungen dysfunktional werden können, wenn das eigenständige Funktionieren des Individuums durch Grenzverletzungen beeinträchtigt wird. Die Abgrenzungsfähigkeit als dynamischer Regelprozess beschreibt die Freiheitsgrade, Nähe zuzulassen bzw. Distanz herstellen zu können.

Viele familientherapeutische Techniken wurden für Probleme entwickelt, in denen das präsentierte Problem ein Übermaß an Nähe war. In Familien mit zentrifugalem Bindungsmodus und bei Ausstoßungstendenzen ist das Problem jedoch nicht ein Übermaß, sondern ein Mangel an Nähe (Minuchin, 1977, vgl. Kap. 14 und 15); die therapeutische Aufgabe besteht hier in einer Stärkung der Bindung bzw. Nähe.

Eine *starre Generationengrenze*, die keinerlei vorübergehende Rollenumkehr ermöglicht, ist potenziell nachteilig. Bei den Abgrenzungsprozessen geht es in Familien jeweils um die Realisierung einer Balance zwischen Öffnung und Geschlossenheit, die abhängig von der jeweils besonderen Lage einer Familie und ihrer Phase im Lebenszyklus unterschiedlich ausfallen

Abb. 13.1 Grenzen in der Familie

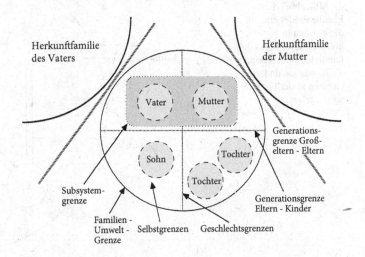

wird, und Kinder wachsen so allmählich in bestimmte altersangemessene Rollen hinein.

▶ **Definition** Unter Verstrickung versteht man ein Muster, bei dem interpersonelle Grenzen nicht geachtet werden, das Verhalten einer Person löst rasch hoch emotionale Reaktionen aus, die Handlungsfreiheit des Einzelnen wird nicht geachtet, das Familienklima wirkt stickig und zu warm.

Ob die Grenzen einer Person respektiert werden, zeigt sich darin,

- ob ihr persönlicher Raum geachtet wird,
- ob emotionale Bedürfnisse geachtet werden und
- ob sie selbstständig Entscheidungen über Dinge treffen kann, die in erster Linie die Person selbst betreffen.

Am anderen Ende des Spektrums steht die *Isolation:*

- Familienmitglieder sind emotional sehr fern,
- das Familienklima ist eher kalt und abweisend,
- auf emotionale Bedürfnisse wird kaum eingegangen, und
- es besteht wenig Möglichkeit, einander um Hilfe zu bitten.

▶ **Wichtig** Ein wichtiges Systemmerkmal ist die Qualität der Außengrenzen der Familie: Soziale Unterstützung durch ein Feld an Freunden, Verwandten und anderen sozialen Kontakten ist ein wichtiger protektiver Faktor, während soziale Isolation ein ungünstiger Prädiktor für den Verlauf von vielen psychischen Störungen darstellt.

Familien-Strukturkarten stellen Familienkonstellationen grafisch dar, sie lassen sich unmittelbar in der Sitzung zeichnen. Sie symbolisieren die interpersonellen Grenzen, die Hierarchie, Koalitionen und Konflikte der Familie, wie sie vom Betrachter wahrgenommen werden. Familien leuchtet das plausible Bild des Familiengefüges unmittelbar ein. Untersuchungen von Madanes et al. zeigten beispielsweise, dass sich drogenabhängige Jugendliche systemisch hierarchisch neben ihre Mutter ordneten, dem Vater dagegen eine Kindposition zuwiesen. Strukturkarten sind eine soziale Konstruktion und keine „objektive Röntgenaufnahme" eines Familiensystems (Abb. 13.2).

In Befragungen geben viele Familien im Gegensatz zu Beratern an, eine gute Familie werde durch sehr enge Beziehungen charakterisiert (Fisher et al., 1982). Welches Verhalten als fürsorglich bzw. als überfürsorglich und oder als

Abb. 13.2 Das Strukturbild der Familie wird in Anlehnung an die Minuchin'schen Familienbilder erstellt; diese sollen in komprimierter Form die familialen Interaktionen, die Bündnisse und die Grenzen in der Familie wiedergeben

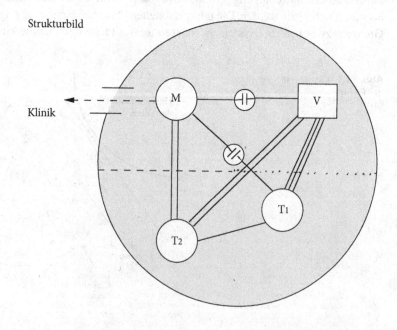

Einmischung und Grenzverletzung gewertet wird, hängt auch vom Bewertungsmaßstab des Beobachters ab und ist immer kultur- und schichtabhängig. Interessanterweise sehen befragte Familien bestimmte fürsorgliche Verhaltensweisen als positiv, die von Therapeuten als Einmischung beurteilt werden. Grenzen lassen sich operationalisieren als die Dichte von Austauschprozessen bzw. als die Regulation von Nähe und Intimität.

Die Dimensionen Nähe-Distanz, Konfliktregulation, Bindung, hierarchische Verhältnisse in Beziehungen sowie Autonomie und Unterwerfung finden sich auch in anderen empirisch gut untersuchten psychotherapeutischen Modellen wie der Operationalisierten Psychodynamischen Diagnostik (Arbeitskreis, 2022, Kap. 6 und 15) und der Expressed-Emotion-Forschung (McCarrick Wuerker, 1994). Zwischen den strukturellen Konzepten und der Forschung über den Zusammenhang von „expressed emotion" mit dem Auftreten von psychischen Störungen und der Rezidivrate besteht ein wenig beachteter Zusammenhang. Expressed emotion ist ein wichtiger Prädiktor für psychische Gesundheit und wird definiert als ein hohes Ausaß an emotionalem Überengagement, an Kritik und Feindseligkeit. Aus familientherapeutischer Perspektive entspricht dies häufigen Grenzverletzungen auf proximaler Ebene, – fortwährenden Versuchen, eine hierarchisch überlegene Position einzunehmen, und Problemen mit der Konfliktregulation.

Die Regulation der Grenzen in Familien wird auch durch ihre hierarchische Ordnung bestimmt. Systeme können durch funktionale, prozessuale oder hierarchische Modelle beschrieben werden (Ropohl, 1979). Betrachtet man das Organigramm einer Familie aus hierarchischer Perspektive, handelt es sich nicht um ein System von Gleichgestellten, sondern es gibt unterschiedliche Hierarchieebenen. In der Familienhierarchie stehen die Eltern damit über den Kindern und tragen Verantwortung für diese und bilden so eine Generationsgrenze. Die Eltern haben auch juristisch gesehen mehr Verantwortung und üblicherweise mehr Einflussmöglichkeiten bzw. Macht als Kinder – das elterliche Subsystem fällt Entscheidungen z. B. über einen Umzug der Familie,

einen Schulwechsel der Kinder, verfügt über Ressourcen wie Geld, den PKW und hat rechtliche Entscheidungsbefugnisse.

▶ **Wichtig** Innerhalb der Systemischen Therapie wurde eine Diskussion geführt, ob Macht und Hierarchie sinnvolle Konstrukte sind, da innerhalb eines Systems kein Element die Kontrolle über das Systemganze haben könne und eine instruktive Interaktion fraglich sei. Die Verteilung von Macht und Verantwortung in der Familie ist jedoch ungleich, und es wäre eine Verschleierung und Mystifizierung bestehender Machtverhältnisse, wollte man annehmen, die Elemente des Familiensystems wären einander gleich.

Wenn ein Säugling schreit, hat die Mutter die Macht, ihn zu stillen, und der Säugling seinerseits hat z. B. durch seinen Biorhythmus umgekehrt Einfluss auf die Mutter, auf ihre Müdigkeit, ihre Bereitschaft und Fähigkeit, nach wiederholtem Aufstehen noch ruhig auf das Kind einzugehen. Dennoch ist die Abhängigkeit des Säuglings von der Mutter größer als die Abhängigkeit der Mutter vom Säugling. Weitgehend unabhängig voneinander haben Familientherapeuten ganz unterschiedlicher theoretischer Orientierung darauf hingewiesen, dass ein Kernmerkmal von dysfunktionalen Familien eine Umkehrung der Eltern-Kind-Hierarchie ist (Madanes, 1997). Eine angemessene elterliche Präsenz bedeutet, dass Eltern eine in der Familie angemessene Rolle einnehmen und nicht ihren Kindern Verantwortung überlassen, die diese nicht tragen können (Omer & Schlippe, 2004).

Subsysteme

In Familien und in anderen sozialen Systemen können Subsysteme unterschieden werden, die Teilfunktionen des Systems ausüben und bei der Ausführung ihrer Aufgaben einen gewissen Grad an Autonomie besitzen (Kap. 14 und 15). Das Geschwistersubsystem, das eheliche Subsystem und das elterliche Subsystem sind Beispiele für Teilsysteme von Familien. Subsysteme werden u. a. nach Aufgaben gebildet, nach Generationszugehörigkeit, Geschlecht und anderen Kriterien. Mit Fragen wie z. B. „Wer macht was mit wem?", „Wer redet mit wem?", „Zwischen wem besteht besonders enger Kontakt?" lässt sich die Zugehörigkeit zu einem Subsystem in Erfahrung bringen. Eine einzelne Person gehört meist mehreren Subsystemen an: Ein Mädchen ist nicht nur Teil des Geschwistersubsystems, sie gehört auch dem Subsystem der Frauen in der Familie an. Subsysteme müssen einen gewissen Grad an Autonomie besitzen, um ihren Aufgaben gerecht zu werden; viele Eltern lassen Kinder bestimmte Dinge unter sich ausmachen und halten sich aus kleinen Streitigkeiten heraus. Umgekehrt erwarten sie auch, dass sich die Kinder nicht in die Angelegenheiten der Eltern als Ehepaar einmischen.

Grenzambiguität

Eine uneindeutige Grenzsituation entsteht, wenn nicht klar zu bestimmen ist, ob ein Familienangehöriger in der Familie anwesend ist oder nicht. Zu einer Grenzambiguität kann es bei uneindeutigen Verlusterfahrungen kommen – wenn Angehörige vermisst werden. Bei einer weiteren Form ist jemand körperlich anwesend, aber geistig nicht präsent, etwa bei einer Alzheimer-Erkrankung oder bei Patienten im Wachkoma, bei der anderen Form ist jemand psychisch präsent, aber nicht körperlich, etwa wenn eine Trennung oder ein Verlust nicht anerkannt wird und die betroffene Person noch immer in der Familie zu leben scheint. Grenzambiguität ist das Gegenteil von klaren Grenzen und erhöht die Anfälligkeit für psychische Störungen (Boss & Greenberg, 1984).

Die Dynamik der Grenzen

Der Umgang mit Grenzen ist dynamisch, die Grenzenregulation bestimmt das Potenzial an Flexibilität und Anpassungsfähigkeit der Familie. Bezogene Individuation, ein zentrales Konzept von Stierlin, meint die Fähigkeit, sich als differenziert von einem Familien-Ganzen zu erleben, eine eigene Identität zu spüren, in Kontakt mit den anderen zu sein, ohne sich zu verlieren (Simon & Stierlin, 1984, Kap. 14). Eine Verstrickung oder – analytisch formuliert– Fusion von Selbst- und Objektrepräsentanzen im Sinne einer „undifferenzierten Familien-Ich-Masse" (Bowen, 1978) entspricht einer geringen Fähigkeit zur Differenzierung im Sinne von Schnarch (1997), die u. a. als problematisch in intimen Beziehungen angesehen wird.

▶ **Wichtig** Interpersonelle Grenzen sind nicht statisch, im Familienleben und im Prozess des Heranwachsens werden diese nicht nur respektiert, sondern immer wieder erprobt, ausgehandelt, verletzt, neu geregelt, was zu einer Differenziertheit und zu einer Individuation der Person beiträgt (Schnarch, 1997; Wynne & Singer, 1965), diese dynamischen Prozesse sind erforderlich, damit „das Selbst sich als etwas von den Objekten Getrenntes erfährt" (Wynne & Singer, 1965).

Konzepte wie „Verstrickung", „Pseudogegenseitigkeit „ und „undifferenzierte Familien-Ich-Masse" (Hoffman, 1982) verweisen auf die Erschwerung oder Verhinderung der Differenzierung des Selbst. Therapeutische Interventionen wie eine Konfrontation oder das Hinterfragen von problematischen Mustern basieren ebenfalls darauf, dass auf eine respektvolle Weise Grenzen verstört werden, um eine Reorganisation des Familiensystems zu ermöglichen. Generell lassen sich Störungen nicht linear auf bestimmte Muster im Umgang mit Grenzen zurückführen. Ob diese ein Problem darstellen oder nicht, hängt vom jeweiligen Familiensystem ab.

Diagnostische Fragen

- Ist die Grenze der Familie zur Außenwelt klar erkennbar, schwach oder sehr rigide?
- Kann zwischen den Subsystemen unterschieden werden?
- Kann eine Generationenumkehr beobachtet werden?
- Besteht eine Passung oder Abweichung vom kulturellen Kontext?

13.3 Familienprozesse

Neben dem Zusammenhalt der Familie und abweichungsreduzierenden Feedbackprozessen ist die Fähigkeit zum Wandel eine weitere wichtige Dimension von Familien und anderen sozialen Systemen, wobei ein ausgewogenes Verhältnis von Stabilität und Veränderungen hergestellt werden muss. Familiensysteme entwickeln und verändern sich im Laufe der Zeit, denn auch die Lebensumstände der Familie unterliegen einem stetigen Wandel. Kinder werden größer und gehen zur Schule, Eltern wechseln den Arbeitsplatz oder gehen nach den Erziehungsjahren wieder zurück an ihre alte Arbeitsstelle, Kinder verlassen das Elternhaus, oder eine körperliche Krankheit macht es erforderlich, dass die Familie sich auf die veränderten Bedingungen umstellt (Kap. 10). Anders als viele andere therapeutische Schulen geht die Systemische Therapie davon aus, dass Familien selbst über ein erhebliches Anpassungspotenzial und über alternative Verhaltensweisen und Lösungsstrategien verfügen, die es zu nutzen und zu aktivieren gilt. Ein allzu starres Festhalten an einer bestimmten Familienidentität oder tendenziell chaotische familiäre Muster können die immer wieder erforderlichen Wandlungsprozesse beeinträchtigen. Familien durchlaufen verschiedene Lebenszyklusphasen, durch das Älterwerden oder unvorhergesehene Lebensereignisse wie Krankheiten ist immer wieder eine Neuorganisation der Familienstruktur und der Rollenaufteilung erforderlich (Olson et al., 1983).

Probleme von Familien lassen sich als Versuch verstehen, an einer überholten Familienorganisation festzuhalten, die Veränderungen ignoriert, z. B. wenn ein Kind mit Schulangst von den Eltern mit einem großen Ausmaß an Fürsorglichkeit behandelt wird, das bei einem sehr viel jüngeren Kind angemessen wäre, nicht aber zu einem Schulkind von 7 oder 8 Jahren passt. Ein rigides Festhalten an gewohnten Verhaltensweisen ungeachtet veränderter Lebensumstände kann als dysfunktional angesehen werden.

13.4 Konflikte in Familien

▶ **Wichtig** Der Umgang mit Konflikten ist ein weiteres relevantes Prozessmerkmal von Familiensystemen. Interaktionsabläufe in Paaren, Familien, zwischen Arzt und Patient, aber auch zwischen größeren sozialen Systemen können symmetrisch oder komplementär sein, je nachdem, ob sie vom Streben nach Gleichheit gekennzeichnet sind oder auf Unterschiedlichkeit beruhen, die sich gegenseitig ergänzt.

13.4.1 Beziehungsformen- Symmetrie und Komplementarität

Von symmetrischen Konflikten spricht man, wenn eine Person es der anderen gewissermaßen mit gleicher Münze heimzahlt und Gleiches mit Gleichen vergilt (Watzlawick et al., 1969). Kurzfristig betrachtet wirken von symmetrischen Konflikten geprägte Beziehungen als sehr instabil, es kann sich aber um durchaus langfristig stabile Muster handeln. Persistierende symmetrische Konflikte in (Familien-)Systemen, die nicht gelöst werden, viel Kraft kosten und eine hohe physiologische Anspannung mit sich bringen, entsprechen der Dynamik eines Schlagabtauschs, bei der das Tun des Einen das Tun des Anderen ist. Langanhaltende symmetrische Eskalationen korrelieren mit der Rückfallhäufigkeit und dem Schweregrad von psychiatrischen Erkrankungen, während umgekehrt die Fähigkeit zur Deeskalation und Konfliktbewältigung als günstiger Prädiktor angesehen wird (Hahlweg et al., 1989). Ein symmetrischer Wettstreit kann auch über Krankheitssymptome ausgetragen werden, etwa wenn ein älteres Paar vor dem Arzt darum konkurriert, wem es schlechter geht, wer mehr leidet und wer die schwerere Krankheit hat.

Komplementäre Muster beruhen auf der Annahme von Verschiedenheit; die Verhaltensweisen der Interaktionspartner ergänzen sich, und das Tun des Einen ist das Lassen des Anderen. Je mehr die Frau drängt, desto mehr lässt sich der Mann hängen und zeigt Hilflosigkeit, reagiert mit Körpersymptomen, sodass die Frau noch mehr an Verantwortung übernimmt und mehr drängt. Eine starre Komplementarität, in der beide Partner rigide festgelegt haben, wer in welchen Bereichen der Starke bzw. der Schwächere ist, schränkt den Handlungsspielraum ein und gilt deshalb als potenziell dysfunktional. Kooperative Beziehungen sind dagegen von wechselnder Komplementarität geprägt, d. h., es ist möglich, sich abzuwechseln, sich gegenseitig Bereiche zuzugestehen, in denen der Andere stärker ist und führt, und gleichzeitig die Freiheit zu besitzen, schwach sein zu können und Unterstützung anzunehmen.

Langanhaltende ungelöste oder verdeckte Konflikte, wie z. B. Loyalitäts- und Schuldkonflikte, Konflikte um Macht und Ohnmacht und Selbstwert bzw. Entwertung, können über Generationen weitergegeben werden. Sie schränken die Möglichkeiten einer Familie ein, mit neuen Belastungen wie einer körperlichen Krankheit eines Angehörigen umzugehen.

13.4.2 Pseudoharmonie und Pseudofeindschaft

Die Begriffe Pseudoharmonie und Pseudofeindschaft von Wynne et al. beziehen sich zum einen auf Familie, in der nur freundschaftliche, harmonisierende, liebevolle Gefühle bzw. Verhaltensweisen gezeigt und wahrgenommen, individuelle Unterschiede oder andere Verhaltensweise nicht zugelassen werden. Andersartige Meinungen werden ausgeschlossen, die Außengrenze ist rigide, es besteht als Regel ein hohes Ideal der Harmonie auf Kosten der Differenzierung der Identität der beteiligten Personen. Eine „Pseudofeindschaft" besteht nach Wynne in Familien, in denen ständig manifest ablaufende Kämpfe stattfinden, bei einer starken inneren Verbundenheit, scheinbar ohne Möglichkeit auszusteigen.

> **Diagnostische Fragen**
> - Werden Konflikte symmetrisch oder komplementär ausgetragen?
> - Welche Konfliktmuster lassen sich beobachten?
> - Zeigt sich die Familie eher harmonisierend oder konfliktbetont?

13.4.3 Problematische Beziehungsdreiecke

Familien sind mehr ist als die Summe der einzelnen Familienmitglieder und der einzelnen Beziehungssysteme; durch die gemeinsam geteilte Realität, gemeinsame Konstruktionen dieser Realität und durch die gemeinsame Geschichte der einzelnen Familienmitglieder erhält sie eine Gestalt, durch die sie sich von der Umgebung differenzieren kann, auch wenn sie als offenes System mit ihr im höchsten Maße verschränkt bleibt (Kap. 14 und 15, „Familiengefühl"). Wenn eine Partnerschaft durch die Geburt des ersten Kindes in eine Familie übergeht, wird der Säugling nicht in eine Dyade, sondern in eine Familie hineingeboren. Während sich die frühe Psychoanalyse Sigmund Freuds bereits auf Dreieckskonstellationen bezog (Ödipus), folgte eine Phase der Fokussierung auf die Mutter-Kind-Dyade. Erst ab den 1980er-Jahren kamen zunehmend Mehrpersonen-Beziehungen in den Fokus des Interesses, insbesondere in der Säuglingsforschung. Nach der Triadentheorie von Heider (1958) führen positive Beziehungen zwischen den Dyaden in einem gegebenen Dreieck zu einem stabilen, gut funktionierenden Beziehungsgefüge. Ist z. B. die Achse Patient-Ehepartner von Streit geprägt, besteht eine Tendenz, einen Dritten mit einzubeziehen und das labile Gleichgewicht durch einen offenen oder verdeckten Verbündeten zu stabilisieren.

13.4.4 Triangulation

Drei Konstellationen werden in der systemischen Familientherapie als potenziell dysfunktional angesehen:

▶ **Wichtig** Bei der *Konfliktumleitung* funktionalisieren zwei Personen einen Dritten, statt die eigenen Meinungsverschiedenheiten zu klären, z. B. vereinen sie sich in der Sorge um das kranke Kind oder machen das Kind zum *Sündenbock*.

Bei Erwachsenen mit psychotischen Symptomen führt ein hohes Ausmaß an *„expressed emotions"* – operationalisiert als hohe Emotionalität, hohe Kritik, hohe Rate feindseliger Äußerungen (vgl. Kap. 24) – zu einem besonders stark erhöhten Rückfallrisiko.

▶ **Wichtig** Der Begriff der *Triangulation* wird in der systemischen Perspektive eher im Problemkontext thematisiert und nicht, wie in der psychodynamischen Therapie, entwicklungsfördernd verstanden. Bei der Triangulation konkurrieren zwei Personen, die miteinander in einem offenen oder verdeckten Konflikt stehen, um eine dritte, schwächere Person, die in eine Zwickmühle gerät und sich schlecht für oder gegen die eine oder andere Seite entscheiden kann, ohne jemanden zu kränken und zu verletzen (Minuchin, 1977; Haley, 1977). Diese Konstellation ist häufig bei Kindern aus konfliktbelasteten Elternbeziehungen zu beobachten.

Innerhalb der Familie können offene Allianzen im Sinne einer besonderen positiv gefärbten Beziehung zwischen zwei oder mehr Familienmitgliedern bestehen, wenn z. B. zwei Geschwister besonders zusammenhalten. *Koalitionen über Generations- oder Hierarchiegrenzen* hinweg gelten als dysfunktional, etwa wenn ein Großelternteil einem jungen Erwachsenen mit Substanzproblemen an dessen Eltern vorbei Geld zusteckt und damit deren Bemühungen untergräbt. eine als dysfunktional anzusehende verdeckte Beziehung von zwei Personen, die sich gegen ein drittes Familienmitglied verbünden.

13.4.5 Kohäsion und Stabilität in Familien

Familien müssen die Entwicklung ihrer einzelnen Mitglieder ermöglichen. Für die Erfüllung dieser Aufgabe ist ein bestimmter Grad an *Kohäsion* erforderlich. Der Zusammenhalt der Familie wird maßgeblich bestimmt durch den Grad der emotionalen Verbundenheit. Sind die Bindungskräfte zu groß, werden die Entwicklungsmöglichkeiten des Einzelnen behindert, sind die Bindungskräfte zu gering, erfahren die Einzelnen nicht in ausreichendem Maß Rückhalt. Bei der Bewertung dieser Faktoren müssen kulturelle, historische und sozioökonomische Faktoren berücksichtigt werden.

13.4.6 Familienmuster und familiäre Rollen

In Familien gibt es eine differenzierte Verteilung von Aufgaben und Rollen. Aus dem reichen Repertoire an Rollen sind einige für den Familienmediziner besonders relevant.

▶ **Definition** Unter einem Elternkind bzw. parentifizierten Kind (Kap. 14) versteht man ein Kind, das durch eine Rollenumkehr elterliche oder partnerschaftliche Aufgaben übernommen hat, die von einem oder beiden Elternteilen nicht wahrgenommen werden, und wie ein kleiner Erwachsener für die Geschwister, für die Familie oder einen Elternteil sorgt.

Die Übertragung von Aufgaben und Verantwortung an ein Kind ist durchaus zweckmäßig, z. B. in Familien mit vielen Kindern oder wenn Familien durch die Berufstätigkeit beider Eltern oder durch ein krankes Mitglied belastet sind. Problematisch wird diese Rollenverteilung erst, wenn sie auf Kosten der individuellen Entwicklung geht und ein Kind in einer überverantwortlichen Rolle gefangen bleibt.

Eltern, die ihre Kinder parentifizieren, sind meist überfordert und selbst parentifiziert worden. Wenn eigene kindliche Bedürfnisse in der Herkunftsfamilie nicht befriedigt werden konnten, können diese an ihre Kinder herangetragen werden, und bei ihnen kann letztlich eine Beelterung gesucht werden. In diesem Sinne erweist sich die Parentifizierung als eine Form der „Delegation" nach Stierlin (1978). Richter (1963) beschrieb in seinem Familienmodell, wie Kindern die Rolle eines Gattensubstituts zugeschrieben wird, als eine Form von Störungen der Geschlechts- und Generationsgrenzen (vgl. Kap. 14 und 15).

13.5 Kommunikationsprozesse

Im Zuge systemisch geprägter Forschung zur Familienresilienz wurden auch Untersuchungen zu Familienstärken und Prozessen in Familien durchgeführt, die klinisch unauffällig waren („*normal family processes*") (Beavers & Hampson, 1990; Walsh, 1998). Übereinstimmend wird Familienprozessen eine zentrale Bedeutung sowohl auf Seiten der Risikofaktoren als auch bei den Schutzfaktoren beigemessen. Seit den Anfängen der Systemischen Therapie gilt die Qualität der familiären Kommunikation als ein wesentliches Prozessmuster von Familien. In der Familientherapie nach Satir (1964) gilt ein offener kommunikativer Austausch als selbstwertfördernd und als Gegenmittel gegen das Auftreten von Beziehungsschwierigkeiten und Symptomen.

Symptome können u. a. auf eine *unklare, indirekte, diffuse, widersprüchliche oder inkongruente Kommunikation* auf digitaler und analoger Ebene und auf abwertende herabsetzende Botschaften gegenüber dem Empfänger zurückgehen. In extremeren Fällen können bestimmte Kommunikationsmuster das Risiko ernsthafter psychischer Symptome begünstigen (Tienari et al., 2006), in leichteren Fällen sind Menschen nur verwirrt, wenn ihnen vage, widersprüchliche Botschaften oder nicht erfüllbare Aufträge erteilt werden (Haley, 1977; Satir, 1964). Ein Spezialfall widersprüchlicher Kommunikation ist die *Doppelbindung*, die eine hohe kognitive Dissonanz auslösen kann; sie galt lange als All-Erklärungsprinzip. Eine Doppelbindungssituation ist beispielsweise gegeben, wenn ein Kind von einem Erwachsenen, von dem es abhängig ist, aufgefordert wird ehrlich zu sein und ein Fehlverhalten einzugestehen. Tut es dies, wird es bestraft, verweigert ist ein Eingeständnis, etwas falls gemacht zu haben wird es gleichfalls bestraft, und sollte es wagen dieses Dilemma anzusprechen würde es ebenfalls bestraft. Entscheidend für Doppelbindung ist, dass keine Meta-Kommunikation über die Widersprüchlichkeit stattfindet bzw. diese sanktioniert wird. Die Widersprüchlichkeit wird nicht verstanden. Damit wird die Fähigkeit zur Mentalisierung (vgl. Kap. 19) eingeschränkt.

Bei einer *Mystifizierung* (Laing & Esterson, 1964) wird einer abhängigen Person, etwa einem Kind, eingeredet, dass nicht gilt, was es wahrnimmt, fühlt und denkt, sondern das, was von einem Erwachsenen bzw. Dritten nahegelegt wird. In dem Konzept von Laing mystifiziert der „Mystifizierte" auch andere Personen, sodass ein zirkulärer Prozess entsteht.

Tabus und *Familiengeheimnisse* gelten als kommunikative Einschränkungen, die starre interpersonelle Grenzen schaffen und den emotionalen Austausch erheblich beeinträchtigen können. Ein offener emotionaler Austausch, bei dem auch positiv gefärbte Emotionen geäußert werden, gilt als wesentlicher Faktor für die Entwicklung von Resilienz (Walsh, 1998).

„High expressed emotion" basiert auf einer Neigung zu einer einseitig kritischen, überemotionalen bis feindseligen Kommunikation. In manchen Familien herrschen verwirrende, sprunghafte affektive und sprachliche Prozesse vor, und Kommunikationsabweichungen, die bei der Einschätzung des Strukturniveaus bewertet werden sollten; dieser Kommunikationsstil führt u. a. zu Problemen u. a. bei der Lösung von alltäglichen Aufgaben.

Diagnostische Fragen

- Welche Formen der Kommunikation können in Familien beobachtet werden?
- Unterscheiden sie sich in den verschiedenen Subsystemen?
- Dürfen Konflikte und Widersprüche thematisiert werden? Von wem?
- Ist Meta-Kommunikation über Konflikte und Widersprüche möglich?

13.6 Weitere diagnostische Konzepte

Generationsübergreifende Muster lassen sich mit dem Genogramm (vgl. Kap. 14) darstellen, einer skizzenhaften Darstellung der Familienkonstellation und ihrer Entwicklungsgeschichte der Familie über mehrere Generationen. Mit dem Genogramm können die Weitergabe von Symptomen und Beziehungsproblemen über Generationen hinweg, aber auch Ressourcen und Entwicklungsaufgaben erschlossen werden (Böszörményi-Nagy & Spark, 1981; Bowen, 1978; Reich et al., 2007; Weber, 1993). Bei der Genogramm-Analyse können weitere mehrgenerationale Muster rekonstruiert werden, etwa eine Tradition von Frauen – Großmutter, Mutter, Tochter –, die im Familiensystem keinen guten Platz haben, eine Ausstoßungsdynamik, generationsübergreifende Störungen wie Alkoholprobleme, Suizide oder Schwierigkeiten im Umgang mit Verlustereignissen u. a. m. Aus heutiger Sicht haben biografische Ereignisse jedoch keinen linear prägenden Effekt, es besteht ein Spannungsverhältnis zwischen vorgegebenen Fakten und individuellen Gestaltungsmöglichkeiten.

13.6.1 Loyalitätskonflikte

Loyalitätsbindungen sind für den Einzelnen sinnstiftend und richtungsweisend und prägen wesentlich das Familiengefühl. Kinder haben Bindungen an beide Elternteile. Das Bedürfnis nach Gerechtigkeit und Ausgleich innerhalb naher Beziehungen wird als eine grundlegende motivationale Kraft in menschlichen Beziehungen angesehen. Eine Imbalance von Geben und Nehmen ist nach Böszörményi-Nagy und Spark (1981) eine Hauptursache für Störungen im zwischenmenschlichen Leben. (z. B. wenn jemand ausgebeutet wird). In seinem Delegationskonzept beschrieb Stierlin (1978) Generationsgrenzen überschreitende Aufträge der Eltern an das Kind auf der Es-, Ich- und Über-Ich-Ebene, die von dem Bedürfnis der Eltern bestimmt sind, mithilfe des Kindes die ungelösten und fortgesetzten Konflikte aus ihrer eigenen Entwicklung zu bewältigen. Manche Bindungsmuster erschweren die Individuation, etwa wenn ein Kind unerfüllte Karrierewünsche eines Elternteils verwirklichen soll, und sind mit einer Kinderrolle nicht vereinbar sind (vgl. Kap. 13).

13.6.2 Diagnostik der Ressourcen

Ressourcenorientierung ist ein zentraler Aspekt von systemischer Diagnostik (Schiepek & Cremers, 2003). Ein einseitiger Fokus auf Defizite oder Ressourcen würde Familien wesentliche Informationsquellen vorenthalten. Die Ressourcenorientierung in der Psychotherapie wird oft mit der Familientherapie (Karpel, 1986; Sydow et al., 2007) in Verbindung gebracht. Die Resilienzforschung, das Salutogenese-Modell und die Familienstressforschung sehen nicht Schwierigkeiten und Beschwerden maßgeblich, an denen Menschen leiden: Entscheidend für eine günstige Entwicklung ist die Balance von Belastungen und Ressourcen. Die systemische Diagnostik legt deshalb neben der Erfassung von Schwächen und Problemzonen besonderen Wert auf die Erfassung von Kompetenzen. Ressourcendiagnostik kann als Erkennen des Möglichen, des Potenzials von Systemen verstanden werden, ohne die Menschen mit ihren Problemen alleine zu lassen. Ressourcen werden üblicherweise in individuelle Ressourcen, familiäre Ressourcen und Umweltressourcen unterteilt, zu denen soziale, ökonomische und ökologische Ressourcen gerechnet werden (Klemenz, 2003).

Zur Klassifikation von Ressourcen gibt es zahlreiche Schemata.

▶ **Wichtig** Patterson (2002) unterscheidet Ressourcen auf individueller, familiärer und sozialer Ebene. Als eine übergeordnete Ressource gilt Zeit, die beispielsweise beim Management von Anforderungen immens wichtig ist. Zu den familiären Ressourcen zählen die Familienorganisation (Übereinstimmung, Klarheit und Konsistenz bei Familienrollen und Struktur), Anpassungsfähigkeit, Flexibilität, Kohäsion, Ausdruck von Emotionen, emotionale Verbundenheit, offene Kommunikation und die Qualität der Ehebeziehung. Die genannten Faktoren sind weitgehend synonym mit den Schlüsselprozessen der Familienresilienz (Beavers & Hampson, 1990; Patterson, 2002; Walsh, 1998).

Zu den externen Ressourcen von Familiensystemen zählen insbesondere:

- soziale Unterstützung – durch Freunde, die erweiterte Familie, durch Nachbarn und die Gemeinschaft, durch Behörden, soziale Einrichtungen, Pflegepersonal,
- Arbeit bzw. der Arbeitsplatz,
- materielle Ressourcen – die materiellen Lebensverhältnisse, Einkommen, finanzielle Zuwendungen,
- zeitliche Ressourcen – die Verfügbarkeit von Zeit, die Freiheit bei der Gestaltung von Arbeitszeit,
- ökopsychologische Ressourcen - Wohnverhältnisse, etc.
- Wohnverhältnisse, Wohnumfeld, Verkehrsverhältnisse, Erreichbarkeit von Einrichtungen.

Zur Einschätzung eines Familiensystem gehört auch das Erfassen des Belastungsstatus der Familie: individuelle, familiäre, materielle, gesundheitliche und soziale Probleme, etwa am Arbeitsplatz oder in der Ausbildung, Sorgen wegen der Wohnung, finanzielle Probleme, gesundheitliche Schwierigkeiten, Krankheiten und Pflegesituation und Verlusterfahrungen, Umzüge und Migration, anhaltende innerfamiliäre Konflikte, Sorgerechtsschwierigkeiten etc. Dabei ist auch die Summation von Belastungen in den letzten zwei Jahren zu berücksichtigen. In diesem Modell sind die Familienprozesse und insbesondere Prozesse der Bedeutungsgebung mit entscheidend dafür, ob Belastungen zu einer Krise oder Störung führen oder sich ein Familiensystem resilient zeigt.

Diagnostische Fragen
- Über welche internen und externen Ressourcen verfügt die Familie?
- Können die Familienmitglieder diese wahrnehmen?
- Können sie sie nutzen?
- Was fördert die Nutzung? Was steht ihr im Wege?

13.7 Die Bedeutungswelt der Familie

▶ **Wichtig** Im Rahmen einer Familien-Systemanalyse sind individuelle und familiäre Bedeutungsgebungen, Narrative (vgl. Kap. 14, 15 und 21), gemeinsame Grundüberzeugungen und Glaubenssysteme wesentlich. Familien als soziale Systeme entwickeln geteilte Wirklichkeitskonstruktionen über sich und darüber, wie die Welt funktioniert. Menschen fassen ihre Erfahrungen in Geschichten zusammen, in denen es um Annahme oder Verleugnung, Hoffnung oder Verzweiflung, Abhängigkeit oder Selbstkompetenz, Isolation oder das Erleben von Gemeinschaft gehen kann und die sinnlos oder sinnhaft erscheinen können (McDaniel et al., 2004).

Das Erzählen von Geschichten (vgl. Kap. 14 und 21) ist ein Prozess der Wirklichkeitskonstruktion, durch den familiäre Konstrukte und Familienparadigmen entstehen, verändert und tradiert werden. *Psychische Störungen* können Ausdruck von einschränkenden familiären Glaubenssystemen sein. Hierzu zählen insbesondere Familienwerte und -regeln, Besonderheiten des Familienselbstbildes, des Familiengefühls und der Familienkohärenz.

Nach Reiss (1981) nutzen Familien ein gemeinsames, geteiltes System von Überzeugungen und Begriffen, um ihre Welt zu verstehen. Andauernde Kontakte, Intimität und Face-to-Face-Interaktion führen zur Angleichung, Integration und geteilten Entwicklung solcher Glaubenssysteme (Berger & Luckmann, 1966). Dies zeigt sich unter anderem im Problemlösestil der Familie, aber auch in Alltagsroutinen und Familienritualen. Für die Bewertung der Familien-Umwelt-Grenze liefert Reiss (1981) empirisch überprüfte Konstrukte in seinem Familienmodell. In dem „Familienparadigma" beschrieb er verschiedene Familientypen, deren Binnenraum und Außengrenzen unterschiedlich flexibel, rigide oder durchlässig sind. Die geteilte Konstruktion der Wirklichkeit bestimmt, wie sich die Familie in sozialen Situationen verhält, insbesondere wenn sie sich in einer unvertrauten, schwierigen oder mehrdeutigen Lage befindet. Sie spielt eine besondere Rolle bei der Reaktion und Neuordnung nach Krisen wie z. B. der Krankheit eines Familienmitglieds (Patterson & Garwick, 1994).

Symptome können ein Ergebnis sprachlicher Zuschreibungsmuster und ungünstiger Konstruktionsprozesse sein – wenn Eltern beispielsweise ein Kind auf eine ängstliche Seite festlegen und kompetente Seiten übersehen. Bei problemgesättigten Narrativen ist der Aufmerksamkeitsfokus auf einen engen, problembehafteten Wirklichkeitsausschnitt reduziert, Ressourcen und Ausnahmen werden übersehen, die Affektlage ist geprägt von Gefühlen von Hilflosigkeit oder Anklage. Eine Variante sind Mythen und Legenden (vgl. Kap. 14 und 21) – im Sinne von wieder und wieder in gleicher Weise erzählten Anekdoten, die als handlungsleitende „Blaupausen" oder Skripte für künftiges Verhalten dienen und ein Kind in einer bestimmten Weise festlegen können (Byng-Hall, 1988; Madanes, 1997). Bei einem positiven Familienkohärenzgefühl besteht die Überzeugung, Ereignisse verstehen zu können, dass es möglich ist und sich lohnt zu versuchen, Schwierigkeiten zu

überwinden. Bei einem negativen Familiengefühl und mangelnder Familienkohärenz besteht als Gegenteil eine Opferhaltung, die im Sinne einer selbsterfüllenden Vorhersage dazu führen kann, dass Probleme entstehen bzw. Fortbestehen können (Antonovsky & Sourani, 1988).

Diagnostische Fragen
- Welche Bedeutungsgebungen lassen sich in den Erzählungen der Familienmitglieder erkennen?
- Sind sie eher problemorientiert?
- Sind sie eher auf Bewältigung und Suche nach neuen Möglichkeiten orientiert?
- Sind sie eher aktiv oder eher passiv?

13.8 Zirkuläre Fragen – Diagnostik als Intervention

Eine Besonderheit der Systemischen Therapie ist die Auffasung, dass diagnostische Fragen immer auch eine therapeutische Funktion haben. Im Prozess des Fragens wird nicht eine objektivierbare Familiewelt erfasst, sondern gleichzeitig das Familiensystem angeregt, sich zu verändern. Systemische Gesprächsführung hat zugleich eine diagnostische als auch eine therapeutische Funktion. Diagnostische Fragen haben immer auch den Charakter einer Intervention, denn die Art und Richtung der Fragen und ihr latenter Bedeutungsgehalt tragen bereits zur Konstruktion einer neuen Sicht der Wirklichkeit bei (Retzlaff, 1985; Selvini-Palazzoli et al., 1981). Im Gespräch erhält der Therapeut Informationen über das Wesen und den Kontext des Problems und ist bestrebt, von den Teilnehmern neue Informationen und andere Sichtweisen in Erfahrung zu bringen, indem er zirkuläre oder lineare Fragen stellt, Hervorhebungen und Kommentare anbringt, nach Ausnahmen sucht, die von der Hauptgeschichte abweichen oder sie in Frage stellen, oder mit positiver Konnotation arbeitet, um eine andere, günstigere gemeinsame Geschichte zu entwickeln.

Viele klassische systemische Gesprächsführungstechniken – wie relationale Fragen, Fragen nach Interaktionsfolgen, hypothetische Fragen und die Wunderfrage – führen zur Hinterfragung eines egozentrischen Standpunktes im Sinne von Piaget und ändern die lineare Selbsterklärung der Familie (Gelcer & Schwartzbein, 1989; Retzlaff, 1985, Simon & Rech-Simon, 2001). Zirkuläre Fragen vermitteln ein systemisches Modell, sie laden zu Vergleichen ein und setzen das Tun des einen und das Tun oder Lassen der anderen miteinander in Verbindung. „Wer in der Familie hat am ehesten schon den Tod des Papas überwunden- der Karl, die Lisa oder der Tom? Glauben Sie, Frau Schröder, Ihre Tochter würde Ihnen da zustimmen? Lisa, was meinen Sie, wird Ihre Mutter länger benötigen als Karl und Tom, um nach vorne zu schauen und wird Tritt zu fassen?" Es gibt sehr viele Auflistungen unterschiedlicher Typen von zirkulären Fragen, z. B. von Tomm (1994):

1. Zukunftsorientierte Fragen
2. Fragen, die den Befragten in eine Beobachterperspektive versetzen
3. Fragen zur unerwarteten Kontextänderun
4. Eingebettete Suggestionsfragen
5. Fragen zum normativen Vergleich
6. Fragen zur Klärung von Unterschieden
7. Hinterfragende Fragen
8. Fragen, die Hypothesen einleiten
9. Fragen, die den Prozess unterbrechen

Meist werden systemische Fragen reflexiv eingesetzt, sollen Anregungen und Denkanstöße geben und eingefahrene Denkmuster „verstören", aber nicht beeinflussen, die Familie soll vielmehr neue Optionen erkennen. Fragen enthalten als Präsuppositionen aber auch immer Annahmen, die meist nicht hinterfragt werden, und haben dadurch eine strategische, beeinflussende änderungsorientierte Komponente. Sie entsprechen oft nicht einer „einfachen" Sprache, sind tendenziell mittelschichtsorientiert und stellen eher hohe kognitive Anforderungen. Mit der in den achtziger Jahren eingeführten Technik des zirkulären Fragens wandelte sich das Interesse hin zu inneren Vorgängen und Mentalisierungs-

prozessen, die hypothetisch für das Handeln und Empfinden der Angehörigen eine Rolle spielen. Das Interesse an systemischen Fragetechniken markierte eine gewisse Abkehr von der Vorstellung eines durch Beobachtung einigermaßen reliabel zu erfassenden Familiensystems, in dem die Familiendynamik von sichtbaren Interaktionsprozesse bestimmt wird, hin zu einer stärkeren Würdigung von Bedeutungssystemen und Annahmen der Familienmitglieder, die verbal erschlossen werden. Die Renaissance des Einsatzes von Beobachtungstechniken, etwa in der Säuglingsforschung und Familienberatung (Aarts, 2001; Fivaz-Depeursinge & Corboz-Warnery, 2001) und von Konzepten wie der elterlichen Präsenz, die letztlich in der strukturellen familientherapeutischen Tradition stehen (Omer & Schlippe, 2004) unterstreicht die Bedeutung eines assessments nicht allein auf der Ebene sprachlicher Prozessmuster, sondern auch auf der Ebene des beobachtbaren Interaktionsverhaltens.

Systemische Fragen können eine neue Sicht auf die Welt eröffnen bzw. die alte Sicht umstrukturieren. Zirkuläre Fragen werden reihum an alle anwesenden Personen gestellt. Ein Satzteil des Antwortsatzes wird als Ausgangspunkt für die nächste Frage genommen – man lässt sich dabei vom Feedback der Antworten leiten. Im Unterschied zu Postulaten der humanistischen Familientherapie soll über Anwesende „getratscht" werden, die Fragen werden indirekt gestellt (Penn, 1983; Retzlaff, 1985; Tomm, 1994). Die befragten Personen werden eingeladen, einen Perspektivenwechsel vorzunehmen und sich in das Denken, Fühlen und die Motive ihrer Angehörigen hineinzuversetzen (vgl. hierzu die später entwickelte Konzeption einer mentalisierungsbasierten Vorgehensweise, s. Kap. 19). Die Richtung der Fragen führt von Inhalten zu Prozessen, von der Beschreibung von Tätigkeiten und Eigenschaften zu Beziehungen und Interaktionen und von der Gegenwart über die Vergangenheit in die Zukunft. Sprachlich handelt es sich überwiegend um *„Wenn-dann-Fragen" nach Interaktionsfolgen* und um *vergleichende Fragen*. *„Wenn-dann-Fragen" nach Interaktionsfolgen* implizieren einen Zusammenhang zwischen dem Tun des einen und dem Tun oder Lassen des anderen. Sie erkunden den „Tanz um das Problem" und vermitteln auf indirekter sprachlicher Ebene ein systemisches Modell: „Wenn dein Bruder nicht lernt, was tut dann deine Mutter?", „Wenn deine Mutter schimpft und dein Vater heimkommt, was tut der dann?", „Wenn sich dein Vater heraushält, was tut dann deine Mutter?", „Und du und deine Schwester – haltet ihr euch eher heraus oder mischt ihr euch ein?"

Vergleichende zirkuläre Fragen verdeutlichen unterschiedliche Positionen von Angehörigen; sie zeigen Subsysteme und Koalitionen innerhalb der Familie ebenso auf wie deren Veränderung über die Zeit hinweg. Sie können sich auf die Gegenwart, Vergangenheit oder Zukunft beziehen. Sprachlich handelt es sich um Komparativfragen oder die Aufforderung zur Bildung von Rangreihen: „Wer von Ihren Kindern kommt am besten damit zurecht, dass Sie umgezogen sind? Wem fällt es noch am schwersten!?" Therapeutisch besonders nützlich sind Fragen nach hypothetischen Änderungen in der Gegenwart, der Vergangenheit oder der Zukunft: „Angenommen, Ihr Mann hätte sich weniger in die Arbeit gestürzt und mehr in die Familie eingebracht, wie hätte sich das auf Ihre Tochter ausgewirkt?" „Was glauben Sie, wie Ihr Vater reagieren würde, wenn Ihre Mutter irgendwann sagt, es reicht, wenn er weiter trinkt sorgt Sie für sich und sucht sich eine andere Wohnung...?"

▶ **Wichtig** *Hypothetische Fragen* arbeiten mit „Als-ob-Wirklichkeiten". Sie gehören zu den zentralen Techniken der systemischen Therapie. Hypothetische *Fragen nach zukünftigen Veränderungen, Feen- und Wunderfragen* sind ein Sonderfall von zukunftsorientierten hypothetischen Fragen. Sie führen auf imaginativer Ebene zum Durchspielen von alternativen Szenarien.

Weitere systemische Fragen sind

- Fragen nach dem Überweisungskontext: „Welche Erwartungen hat Dr. Mayer an eine mögliche Therapie bei mir Ihnen gegenüber geäußert?"
- Verflüssigungsfragen „Sie sprechen von Ihrer Depression - wie vertraut sind Ihnen Tage mit gedrückter Stimmung? Meist gibt es dabei Schwankungen- wann ist es tendenziell etwas besser, wann ist es weniger gut?"
- Fragen nach Ausnahmen: „Sie haben mir Ihre Beschwerden geschildert - wann sind diese nicht so stark bzw. treten gar nicht auf?"
- Resilienz- und Bewältigungsfragen: „Wie ist es Ihnen in der Vergangenheit gelungen, mit Ihren Stimmungsschwankunegn zurecht zu kommen?"
- Paradoxe Verschlechterungsfragen: „Natürlich ist dies nicht was Sie wollen, aber: Was müssten Sie tun, damit Ihre Beschwerden sogar noch häufiger auftreten?
- Externalisierungsfragen: „Wenn Sie Ihre Beschwerden so beschreiben wirkt es so, als ob sich da eine griesgraue Gestalt bei Ihnen breitgemacht hat - wie lange, meinen Sie, ist der Herr Griesgrau bei Ihnen schon Untermieter?"
- Erklärungsfragen nach den subjektiven Theorien über das Problem: „Man versucht ja immer sich einen Reim auf die Dinge zu machen - wie erklären Sie sich denn, dass es bei Ihnen diese Stimmungsschwankungen gibt?"
- Skalierungs- und Prozentfragen: „Auf einer Skala von 0 bis 100- wie ist Ihr Befinden derzeit? Zu wieviel Prozent sind Sie bereit daran zu arbeiten, es zu überwinden?"

Literatur

Aarts, M. (2002). *Marte meo. Ein Handbuch*. Marte meo Production.

Antonovsky, A., & Sourani, T. (1988). Family sense of coherence and family adaptation. *Journal of Marriage and the Family, 50*, 79–92.

Arbeitskreis, O. P. D. (2022). *Operationalisierte Psychodynamische Diagnostik OPD-3. Das Manual für Diagnostik und Therapieplanung*. Huber.

Beavers, J., & Hampson, R. B. (1990). *Successful families: Assessment and intervention*. Norton.

Berger, P. L., & Luckmann, T. (1966). *The social construction of reality*. Doubleday. (Dt. Die gesellschaftliche Konstruktion der Realität Suhrkamp, Frankfurt am Main).

Boss, P., & Greenberg, J. (1984). Family boundary ambiguity: A new variable in family stress theory. *Family Process, 23*, 535–546.

Böszörményi-Nagy, I., & Spark, G. (1981). *Unsichtbare Bindungen.* Klett-Cotta.

Bowen, M. (1978). *Family therapy in clinical practice.* Jason Aronson.

Byng-Hall, J. (1988). Scripts and legends in families and family therapy. *Family Process, 27*, 167–179.

Cecchin, G. (1987). Zum gegenwärtigen Stand von Hypothetisieren, Zirkulariät und Neutralität: eine Einladung zur Neugier. *Familiendynamik, 13*, 190–203.

Cierpka, M., Krebeck, S., & Retzlaff, R. (2001). *Arzt, Patient und Familie.* Klett-Cotta.

Fisch, R., Weakland, J., & Segal, L. (1982). *The tactics of change.* Jossey Bass. Dt. (1987) Strategien der Veränderung, 1996 Klett-Cotta (3. Aufl.), Stuttgart.

Fisher, B., Gibblin, P., & Hoopes, M. (1982). Healthy family functioning: What therapists say and what families want. *Journal of Marital and Family Therapy, 8*, 273–284.

Fivaz-Depeursinge, E., & Corboz-Warnery, A. (2001). *Das primäre Dreieck. Vater, Mutter und Kind aus entwicklungstheoretisch-systemischer Sicht.* Carl-Auer.

Gelcer, E., & Schwartzbein, D. (1989). A Piagetian view of family therapy: Selvini-Palazzoli and the invariant approach. *Family Process, 28*, 439–456.

Hahlweg, K., Goldstein, M. J., Nuechterlein, K. H., Magana, A. B., Mintz, J., Doane, J. A., Miklowitz, D. J., & Snyder, K. S. (1989). Expressed emotion and parent-relative interaction in families of recent onset schizophrenics. *Journal of Consulting and Clinical Psychology, 57*, 11–18.

Haley, J. (1977). *Direktive Familientherapie.* Pfeiffer.

Heider, F. (1958). *The psychology of interpersonal relations.* Wiley. (1977) Psychologie der interpersonalen Beziehungen. Klett Cotta, Stuttgart.

Hoffman, L. (1982). *Grundlagen der Familientherapie.* ISKO.

Karpel, M. A. (Hrsg.). (1986). *Family resources: The hidden partner in family therapy.* Guilford Press.

Klemenz, B. (2003). *Ressourcenorientierte Diagnostik und Intervention bei Kindern und Jugendlichen.* DGVT.

Laing, R. D., & Esterson, A. (1964). *Sanity, madness and the family.* Penguin.

Madanes, C. (1997). *Sex, Liebe und Gewalt.* Carl-Auer.

Martin, B. A. (2020). Sind psychologische Diagnostik und systemisches Denken vereinbar? *Kontext, 51*(4), 336–353.

McCarrick Wuerker, A. (1994). Relational control patterns and expressed emotion in families of persons with schizophrenia and bipolar disorder. *Family Process, 33*(4), 389–407.

McDaniel, S. H., Campbell, T. L., Hepworth, J., & Lorenz, A. (2004). *Family-oriented primary care.* Springer.

Minuchin, S. (1977). *Familie und Familientherapie Freiburg.* Lambertus.

Minuchin, S. (1983). Der Aufbau einer therapeutischen Wirklichkeit. In E. Kaufman & P. Kaufmann (Hrsg.), *Familientherapie bei Alkohol- und Drogenabhängigkeit* (S. 20–41). Lambertus.

Olson, D. H., McCubbin, H. I., Barnes, H., Larsen, A., Muxen, M., & Witson, M. (1983). *Families and what makes them work.* Sage.

Omer, H., & Schlippe, A. (2004). *Autorität durch Beziehung.* Vandenhoek & Ruprecht.

Patterson, J. M. (2002). Integrating family resilience and family stress theory. *Journal of Marriage and Family, 64*, 349–360.

Patterson, J. M., & Garwick, A. W. (1994). Levels of meaning in family stress theory. *Family Process, 33*, 287–304.

Penn, P. (1983). Zirkuläres Fragen. *Familiendynamik, 8*, 198–220.

Reich, G., Massing, A., & Cierpka, M. (2007). *Praxis der psychoanalytischen Familien- und Paartherapie.* Kohlhammer.

Reiss, D. (1981). *The family's construction of reality.* Harvard University Press.

Retzlaff, R. (1985). *Zirkuläre Fragen. Unveröffentlichte Diplomarbeit.* Eberhardt-Karls-Universität.

Richter, H. E. (1963). *Eltern, Kind und Neurose.* Klett Cotta.

Ropohl, G. (1979). *Eine Systemtheorie der Technik.* Hanser.

Satir, V. (1964). *Conjoint family therapy.* Science and Behavior Books. Dt (1973) Familienbehandlung Kommunikation und Beziehung in Theorie, Erleben und Therapie. Lambertus, Freiburg.

Schiepek, G., & Cremers, S. (2003). Ressourcenorientierung und Ressourcendiagnostik in der Psychotherapie. In H. Schemmel & J. Schaller (Hrsg.), *Ressourcen* (S. 147–194). DGVT.

Schlippe, A. v., & Schweitzer, J. (2012). *Lehrbuch der systemischen Therapie und Beratung* (10. Aufl.). Vandenhoeck & Ruprecht.

Schnarch, D. (1997). *Passionate marriage. Sex, love and intimacy in emotionally committed relationships.* Norton.

Selvini-Palazzoli, M., Boscolo, L., Cecchin, G., & Prata, G. (1981). Hypothetisieren, Zirkularität, Neutralität. *Familiendynamik, 6*, 123–139.

Simon, F. B., & Rech-Simon, C. (2001). *Zirkuläres Fragen. Systemische Therapie in Fallbeispielen: Ein Lernbuch.* Carl-Auer.

Simon, F. B., & Stierlin, H. (1984). *Die Sprache der Familientherapie. Ein Vokabular.* Klett-Cotta. (Neuauflage: Simon FB. Clement U. Stierlin H 1999).

Spitczok von Brisinski, I. (1999). Zur Nützlichkeit psychiatrischer Klassifikationen in der systemischen Therapie – DSM, ICD und MAS als Hypothesenkataloge dynamischer Systemkonstellationen. *Zeitschrift für systemische Therapie, 17*, 43–51.

Stierlin, H. (1978). *Delegation und Familie.* Suhrkamp.

Sydow, K., Beher, S., Retzlaff, R., & Schweitzer, J. (2007). *Die Wirksamkeit der Systemischen Therapie/Familientherapie.* Hogrefe.

Tienari, P., Wynne, L., & Wahlberg, K.-E. (2006). Genetics and family relationships in schizophrenia and the schizophrenic spectrum disorders. In S. Miller, S. McDaniel, J. Rolland, & S. Feetham (Hrsg.), *Individuals, families and the new era of genetics* (S. 445–462). Norton.

Tomm, K. (1994). *Die Fragen des Beobachters*. Schritte zu einer Kybernetik zweiter Ordnung.

Walsh, F. (1998). *Strengthening family resilience*. Guilford Press.

Watzlawick, P., Jackson, J., & Beavin, J. (1969). *Die Pragmatik menschlicher Kommunikation*. Huber.

Weber, G. (Hrsg.). (1993). *Zweierlei Glück. Die systemische Psychotherapie Bert Hellingers*. Carl-Auer.

Wood, B. (1993). Beyond the „psychosomatic family": A biobehavioral family model of pediatric illness. *Family Process, 32*, 261–278.

Wynne, L. C., & Singer, M. (1965). Denkstörung und Familienbeziehung bei Schizophrenen Teil 1–4. *Psyche 19*, 82–160.

Mehrgenerationenperspektive (transgenerationale Perspektive) und Genogramm

Günter Reich, Almuth Massing
und Manfred Cierpka

▶ Die Mehrgenerationenperspektive, in den letzten Jahren auch transgenerationale Perspektive genannt, wird in ihrer Entwicklung, in ihrer sozialhistorischen und unbewussten familienhistorischen Dimension und den hier wirksamen Prozessen beschrieben. Die klinischen Manifestationen dieser Prozesse werden in ihrer familiendiagnostischen Relevanz ebenso erläutert wie die Bedeutung der verschiedenen Generationen füreinander. Schließlich wird das Genogramm als Instrument zur dynamischen Exploration des mehrgenerationalen Systemprozesses erläutert.

Manfred Cierpka ist vor der Veröffentlichung dieses Buches verstorben.

G. Reich (✉)
Klinik für Psychosomatische Medizin und
Psychotherapie, Universitätsmedizin Göttingen,
Göttingen, Deutschland
e-mail: greich@gwdg.de

A. Massing
Psychoanalytikerin, Paar- und Familientherapeutin,
Göttingen, Deutschland

M. Cierpka (Verstorben)
Institut für Psychosoziale Prävention,
Universitätsklinikum Heidelberg,
Heidelberg, Deutschland
e-mail: author@noreply.com

14.1 Einleitung

Mehrgenerationenperspektive (transgenerationale Perspektive)

Die Begriffe „Mehrgenerationenperspektive" und „transgenerationale Perspektive" bedeuten dasselbe: die Erweiterung der familiendynamischen Perspektive und des Systemverständnisses auf mehrere Generationen, die sich aus der klinischen Erfahrung und in den letzten Jahrzehnten zunehmend auch aus quantitativ-empirischen Studien begründet. Sie sind im Folgenden entsprechend synonym zu verstehen.

In dieser Perspektive werden folgende Dimensionen miteinander verbunden:

- die psychoanalytische Theorie des unbewussten Konfliktes und dessen Tradierung sowie Aspekte der Selbst- und Objektbeziehungspsychologie, der interpersonalen Theorie, der Bindungstheorie, der Säuglings- und Kleinkind- und der Affektforschung,
- die Konzepte der psychodynamischen Familientherapie, z. B. der generationenübergreifenden Rollenzuweisungen, Aufträge und Loyalitätsbindungen,
- die Forschungen zur transgenerationalen Weitergabe von Belastungen und Traumatisierungen,
- systemtheoretische Perspektiven, insbesondere der Kommunikationstheorie, der „Kybernetik zweiter Ordnung" und der Sinngebung in sozialen Systemen,

© Springer-Verlag Berlin Heidelberg 2024
G. Reich et al. (Hrsg.), *Handbuch der Familiendiagnostik*, Psychotherapie: Praxis,
https://doi.org/10.1007/978-3-662-66879-5_14

- die zeitgeschichtlich-soziologische Dimension familiären Lebens und Erlebens und die Rolle des kollektiven Gedächtnisses.

Das Familiensystem wird nicht nur als gegenwärtiges horizontales, sondern auch als vertikales historisches System angesehen, das sich „spiralförmig" entwickelt. Hierbei wird davon ausgegangen, dass das Frühere, insbesondere das unbewusste, konfliktbesetzte, unerledigte Frühere im Heute weiter wirksam ist und die Muster des Erlebens und Verhaltens entscheidend mitbestimmt.

Intrafamiliäre Übertragungsprozesse und Wiederholungszwang

Aus der Mehrgenerationenperspektive folgt, „dass sich Störungen und Konflikte der jeweiligen Kindergeneration regelmäßig aus Konflikten zwischen Eltern und Großeltern bzw. den Partnern und ihren Eltern ergeben. Dies geschieht durch vielfache intrafamiliäre Übertragungsprozesse. Des Weiteren nehmen wir an, dass sich in Familien über die Generationen im Wesentlichen immer wieder dieselben Konflikte abspielen, dass also ein ",intrafamiliärer Wiederholungszwang' besteht'" (Massing et al., 2006, S. 21). Diese Wiederholungstendenz setzt sich in dem Maße durch, je weniger Unterbrechungen in dieser generationenübergreifenden Kontinuität auftreten.

Entwicklungsstillstand

Zu psychischen Störungen kommt es, wenn Familien sich aufgrund abgewehrter, unverarbeiteter Belastungen, Traumatisierungen und Konflikte und daraus resultierender Abwehr- und Bewältigungsmuster, repetitiver Fantasien, Erlebens- und Verhaltensmuster nicht mehr mit zeit- und lebensgeschichtlichen Veränderungen allo- und autoplastisch auseinandersetzen können. So bleiben sie in Segmenten ihres Lebens oder weitgehend an bestimmten Zeitpunkten ihrer Entwicklung stehen.

Symptome und Probleme der Familie werden als Versuche zur Lösung von Problemen und Konflikten angesehen. Diese Lösungsversuche stellen die jeweils beste Möglichkeit dar, die dem Familiensystem unter den gegebenen äußeren Lebensumständen und den inneren Bewältigungs-

möglichkeiten zur Verfügung steht. Sie sind als Kompromissbildungen widerstreitender intrafamiliärer und intrapsychischer Tendenzen mehrfach determiniert und erfüllen multiple Funktionen. Hierbei spielen die „psychische Realität" (Freud, 1916/17) des gesamten Systems wie seiner einzelnen Akteure, die vorbewussten und unbewussten Beziehungsfantasien und Deutungsmuster die entscheidende Rolle.

Dysfunktionale Konfliktlösungen

Ausgangspunkt der Entwicklung starrer, dysfunktionaler Veränderungs- und Konfliktlösungsversuche, Beziehungsmuster und Deutungen der äußeren und inneren Realität sind häufig traumatisierende Erfahrungen der Familien. Hierbei interessieren die mehrgenerational arbeitenden Familientherapeutinnen und Familientherapeuten die objektiven Fakten **und** deren Verarbeitung und Bedeutungsgebung, wobei die jeweilige individuelle Version der Geschichte und die entstehenden gemeinsamen Muster wichtig sind.

Wechselwirkung von makro- und mikrosozialen Prozessen

Die Einführung der zeitgeschichtlichen Dimension lässt die Wechselwirkung zwischen makro- und mikrosozialen Prozessen deutlich werden, in die Familienmitglieder eingebunden sind. In der Mehrgenerationenperspektive werden die Familien in ihrer Abhängigkeit von historischen Ereignissen, sozioökonomischen Veränderungen, der jeweiligen subkulturellen Bezugsgruppe und hier vorherrschenden und sich verändernden Werteinstellungen, Idealen und Ideologien gesehen (Kap. 9, 11, 12) und eben nicht nur als selbstständige, autonome Wesen, die „ihres Glückes Schmied" sind. Der Blick auf den erweiterten sozialen Kontext relativiert und korrigiert zudem normative klinische Einschätzungen.

14.2   Historische Entwicklung

Verbindung von Psychoanalyse und Systemtheorie

Die Mehrgenerationenperspektive entwickelte sich seit den 1950er-Jahren aus der Verbindung psychodynamischer und systemtheoretischer Sichtweisen bei der Behandlung schwerer seelischer Störungen von Kindern, Jugendlichen und jungen Erwachsenen (Psychosen, Anorexien) sowie aus der Behandlung schwerer Partnerschaftskonflikte. Die psychoanalytisch orientierten objektbeziehungspsychologischen Forscher wie Winnicott oder Bowlby legten ihr Hauptaugenmerk auf die frühe Mutter-Kind-Interaktion und deren Wiederholungen im Erwachsenenalter. Aus diesen Ansätzen entwickelte u. a. Henry V. Dicks (1967) dann das von Willi (1975) weitergeführte Kollusionskonzept.

Mit diesen Ansätzen wurde die Bedeutung von Umweltfaktoren und familiären Beziehungen für die psychische Entwicklung hervorgehoben (Massing et al., 2006 u. die dort zit. Literatur). Die Kybernetik, die Systemtheorien in den Natur- und Sozialwissenschaften sowie die Kommunikationstheorien (Watzlawick et al., 1969; Ruesch & Bateson, 1951/1995) differenzierten den Blick auf die Interdependenz von intrapsychischer Entwicklung, Entstehung und Aufrechterhaltung von Krankheitssymptomen und interpersonalen Beziehungen weiter (Massing et al., 2006). Der systemtheoretische Ansatz fand sich vor allem im interpersonellen Konzept der Psychoanalyse von Sullivan (Beutel et al., 2020), der die frühe amerikanische Familientherapie wesentlich beeinflusste. Psychoanalytische und systemtheoretische Konzepte wurden zudem früh von Richardson („Patients have families", 1948) zum Verständnis von psychosomatischen Erkrankungen, im weiteren Verlauf für viele schwere psychische Erkrankungen international, z. B. durch die Arbeiten von Bowen (1960), Boszormenyi-Nagy und Mitarbeiterinnen (1965, 1981, 1986) und Framo (1965), verbunden. Im deutschen Sprachraum wurde die Mehrgenerationenperspektive durch Eckhard Sperling, Horst-Eberhardt Richter und Helm Stierlin entwickelt. Die familientherapeutische klinische Forschung konnte zusammen mit anderen wie z. B. Gregory Bateson und die sich um ihn entwickelnde Palo-Alto-Gruppe (Bateson et al., 1969) zeigen, dass sich problematische Beziehungen nicht nur auf die frühe Kindheit, sondern bei schweren Störungen auf die gesamte Entwicklung bis in das Erwachsenenalter hinein erstreckten (z. B. Lidz & Fleck, 1965).

Entwicklung des Genogramms

Beobachtungen eines über drei Generationen abnehmenden Grades an Individuation und interpersoneller Abgegrenztheit in Familien von Patienten mit schizophrenen Psychosen (Hill, 1955; s. Bowen, 1960) sowie von Ähnlichkeiten in den Grundkonflikten und Verhaltensweisen in einer Familie mit depressiver Indexpatientin über drei Generationen (Mendell & Fischer, 1956, 1958) wurden systematisiert und zu einer Theorie des mehrgenerationalen emotionalen Prozesses erweitert (Kerr & Bowen, 1988). In dieser Schule der Familientherapie wurde das mittlerweile von Familientherapeuten aller Richtungen als Standardinstrument der Diagnostik verwendete Genogramm besonders ausgearbeitet (s. McGoldrick et al., 2016 sowie die Ausführungen in diesem Kapitel). Diese Mehrgenerationenperspektive wurde insbesondere von Framo (1992) in Bezug auf Konflikte und Krisen in Paarbeziehungen und von Boszormenyi-Nagy und Mitarbeiterinnen (1973, 1986) hinsichtlich der ethisch-existenziellen Dimension von Beziehungen, insbesondere der generationenübergreifenden Dynamik von Loyalität, Verdienst, Vermächtnis und Vertrauen, weiterentwickelt.

Rollenzuweisung und Delegation

Im deutschen Sprachraum weisen die Konzepte der Rollenzuweisung von Eltern auf Kinder (Richter, 1963) und der Delegation (Stierlin, 1978) auf unerledigte Konflikte zwischen den Eltern und Großeltern hin. Diese Konflikte lassen Persönlichkeitsanteile von Großeltern und Aspekte der Eltern-Großeltern-Beziehung in der Eltern-Kind-Beziehung wiedererstehen („Großvater-Syndrom"). Die Göttinger Gruppe konnte den erheblichen Einfluss der Großmütter, zumeist der mütterlichen Linie, auf die Entstehung und Aufrechterhaltung der Dynamik bei Anorexie-Patientinnen auch quantitativ belegen (Sperling, 1965; Sperling & Massing, 1970, 1972).

14.3 Empirische Befunde zu generationenübergreifenden Kontinuitäten

Empirische Belege für die Wiederholung von Beziehungsmustern

▶ **Wichtig** Zahlreiche Studien belegen die Existenz und Wirksamkeit generationenübergreifender Kontinuitäten auch quantitativ. Allerdings sind die Wiederholungstendenzen im Durchschnitt moderat (Rutter, 1998). Sie werden massiv und überwältigend in Systemen mit psychischen Erkrankungen und bzw. oder mit ausgeprägten psychosozialen Problemen.

So zeigten sich Wiederholungen von Beziehungsmustern und Störungen über mehrere Generationen, z. T. auch deren Reinszenierung in der aktuellen Partner- und Eltern-Kind-Interaktion in der Bindungsforschung (Benoit & Paker, 1994; Mikulincer & Florian, 1999; Ricks, 1985, Kap. 18), bei Traumafolgen (Berthelot et al. 2015; Klütsch & Reich, 2012), bei Suizidalität (Brent & Neham, 2008; Brent et al., 2015), in der Entwicklung von Erziehungseinstellungen (Schneewind, 1999), in der Tradierung von Scheidungen (Zartler et al., 2015), der Qualität von Ehebeziehungen (Perren et al., 2005) bzw. Gestaltung von Paarbeziehungen (Flouri &. Buchanan, 2002; Kamp Dush et al., 2018), emotionaler Nähe, Konflikten und Ambivalenz in familiären Beziehungen (Hank et al., 2017), positiven Beziehungserfahrungen (Belsky et al., 2005, Birditt et al., 2012), Prozesse destruktiver Parentifizierung (Jurkovic, 1998), Gewalterfahrungen (Cierpka, 1999; Erikson & Mazerolle, 2015; Shakoor et al., 2020), der Fähigkeit zur Selbstregulierung (Bridgett et al., 2015), bezüglich des Grades der Individuation in Familien (Lawson & Brossart, 2001), der interpersonellen Grenzen (Kretchmar & Jacobovitz, 2002), bezüglich gestörten Essverhaltens und eines gestörten Körperbezugs (Cierpka & Reich, 2010; Reich & v. Boetticher, 2017) und bei Alleinerziehenden

(A. Cierpka et al., 1992). Familienbeziehungen haben auch bei Erwachsenen anscheinend einen stärkeren Vorhersagewert für die Entwicklung von Gesundheit und Krankheit als Partnerbeziehungen (Woods et al., 2019).

Bindungsforschung

Für die familientherapeutische Praxis außerordentlich relevant sind die auf Bowlbys (1973, 1988, Kap. 18) „Attachment-Theorie" basierenden Studien. Sie konnten vorhersagbare Kontinuitäten zwischen dem Anpassungsverhalten der Mutter und ihren Eltern bis hin zum Mutter-Kind-Bindungsverhalten in der nächsten Generation (Grossmann et al. 1988; Sroufe & Fleeson, 1985) und generationenübergreifende Wiederholungen im unsicheren Bindungsverhalten aufzeigen (Emde, 1988a, b; Hill et al., 2003; Verhage et al., 2016). Die in der Interaktion in den Ursprungsfamilien entstandenen Bindungsrepräsentanzen beeinflussen die Eltern-Kind-Beziehungen, die Gestaltung von Paarbeziehungen (Suess et al., 2001; Wampler et al., 2003; Waters et al., 2018) und sogar die Qualität von Familienritualen (Léon & Jacobovitz, 2003).

Für die Entwicklung seelischer Störungen äußerst relevant ist zudem, dass in einer Generation abgewehrte schmerzhafte Affekte in der folgenden eine große Rolle spielen können (Emde, 1988a, b).

Tradierung von Affekten

Emotionen werden intrafamiliär kurzfristig durch „emotionale Ansteckung" übertragen und langfristig ebenso wie das subjektive Wohlbefinden von der älteren an die jüngeren Generationen weitergeben (Birditt et al., 2012). Die Tradierung von Affekten untersuchte z. B. Tronick (2004) im Vergleich der Interaktion depressiver und nichtdepressiver Mütter mit Säuglingen und deren langfristigen Folgen. Die Chronizität negativer Stimmung der depressiven Mütter zeigte sich in weniger positiver Emotionalität, geringerer Ansprechbarkeit und mehr Wegschauen. Bei den Kindern zeigten sich mehr traurige und finstere Stimmungen und im weiteren Lebenslauf größere emotionale Schwierigkeiten. Die Kinder depressiver Mütter hatten mehr negative Interaktionen mit fremden Erwachsenen („verblindet"). Diese berührten die Kinder weniger, hielten mehr Abstand und lachten weniger. Mütter mit Misshandlungserfahrungen haben oft eine eingeschränkte Fähigkeit, den Gesichtsausdruck ihrer Kinder zu verstehen (Turgeon et al., 2020). Traumatisierte Mütter sind oft in der traumaspezifischen Mentalisierung eingeschränkt, wodurch Bindungsstörungen ebenfalls weitergegeben werden (Berthelot et al., 2015). Besteht eine Kontinuität von schwierigen und leidvollen Bindungsmustern, dann verleugnen die Mütter eher die ungünstige frühere mütterliche Betreuung und neigen zur Idealisierung ihrer Eltern. Wut wird nicht ausgedrückt (Grossman et al., 2006; Main et al., 1985; Sroufe et al., 2005).

Unterbrechung von generationenübergreifenden Mustern
Bei einer Unterbrechung dieser generationenübergreifenden Brückenbildung idealisieren diese Mütter ihre Eltern nicht und wehren auch die zu dieser Beziehung gehörenden schmerzhaften Affekte nicht ab. Mütter, die wesentlich positivere Beziehungserfahrungen als ihre Mütter machen, können die ungünstigen Umstände der eigenen frühen Mutter-Kind-Beziehung beschreiben und die dazugehörigen schmerzhaften Affekte zulassen (Grossmann et al., 1988; Main et al., 1985; Sroufe & Fleeson, 1985). Nach Sroufe u. Fleeson (1985) ist meistens eine dritte Beziehung für eine Unterbrechung in dieser Kontinuität verantwortlich (s. auch Tress, 1986). Entweder war ein emotional verfügbares alternatives Elternteil in der Kindheit vorhanden oder eine andere wesentliche emotional stabilisierende Beziehung, z. B. zu einem Psychotherapeuten. Auch neue Erfahrungen in der Adoleszenz, die Unterstützung in einer neuen sozialen Umgebung, supportive eheliche Beziehungen (Jaffee et al., 2017) und Schwiegerfamilien spielen bei der Unterbrechung der Kontinuität des generationenübergreifenden ungünstigen mütterlichen Versorgungsverhaltens eine große Rolle (vgl. Fonagy, 2001; Ricks, 1985).

Chance zum Neubeginn in den Beziehungsmustern
Diese Ergebnisse sind für die Psychotherapie sehr wichtig, weil sie zeigen, dass der Zyklus der Wiederholungen unterbrochen werden kann, wenn die abgewehrten Affekte im Kontext neuer Beziehungen durchgearbeitet werden können. Mehrgenerationenfamilientherapie kann durch die Arbeit an den abgewehrten Konflikten und Affekten die Grundlagen für Neuerfahrung und Neubeginn in den Beziehungsmustern schaffen (Dagan et al., 2020; Fishbane, 2019).

14.4 Dimensionen der Mehrgenerationenperspektive

14.4.1 Sozialhistorische Einflüsse auf die Familie

Die verschiedenen für die Entwicklung von Familien bedeutsamen sozialhistorischen Einflüsse vollständig zu beschreiben würde den Rahmen dieser Darstellung sprengen. Exemplarisch seien hier einige wesentliche genannt.

Tradierung von Ideologien und Konflikten aus der Zeit des Nationalsozialismus
Die Zeit des Nationalsozialismus wirft weiterhin ihre Schatten von der Täter- wie der Opferseite her auf die Entwicklung von Familien bis hin zu Störungen der Kinder-, d. h. der jetzigen Enkelgeneration (Massing, 1991, 1994; Reich et al., 2007).

> **Beispiel**
>
> Der Sohn einer Familie drohte mit dem Suizid. Bei ihm waren Folgen einer frühkindlichen Kinderlähmung mit halbseitigen Paresen sichtbar. Die Suiziddrohungen riefen bei der Mutter Schuldgefühle mit Selbstanklagen hervor. Der Vater entwickelte komplizierte, den Leistungssport betonende Idealbildungen. Beide Eltern tabuisierten oder mystifizierten die Kinderlähmung. Das unbewusste Motto lautete: „Unser Sohn ist nicht behindert."

In der Familiensitzung zwischen der Mutter, ihrem Vater und einer Schwester wurde erstmals über ein Familiengeheimnis gesprochen: Die Großmutter des IP war im „Dritten Reich" wegen ihrer „geistigen Behinderung" euthanasiert worden. Für den Großvater hatten die damaligen Erbgesundheitsgesetze ihre Berechtigung behalten, und zwar in dem Sinne, dass „unwertes" Leben vererbt würde. In einer Mehrgenerationensitzung zwischen dem Vater und seiner über 80-jährigen Mutter wurden deren unerbittliche Delegationen anhand ihres fortbestehenden nationalsozialistischen Gedankengutes zum Thema. Sie, deren Mann im Krieg gefallen war, vertrat bis zum heutigen Tage die Devise: „Lieber heldenhaft sterben als ein Feigling sein."

In der Symptomatik des Enkels, der sich geistig und körperlich als Krüppel fühlte, treten die Einstellungen der Großelterngeneration zutage. Diese wurden durch komplizierte Transformationsprozesse, insbesondere Schuldgefühle und Ideologisierungen, durch die mittlere Generation weitergegeben. ◀

Kriegseinflüsse, Wiedervereinigung und weitere Entwicklungen

Nachhaltig wirken zudem Kriegseinflüsse (Radebold et al., 2008), insbesondere der Tod von Angehörigen, Vernichtung von Existenzen, Vertreibung und Flucht, deren Folgen in den aktuellen Migrationswellen noch in den nächsten Jahrzehnten zu spüren sein werden. Hinzu kommt die Wiedervereinigung mit dem Verlust von Sicherheiten, vertrauten Bindungen und Orientierungen und dem Zwang zur teilweise völligen Umstellung gewohnter Lebensweisen, aber auch neuen Möglichkeiten. Familientherapeuten waren und sind mit diesen Veränderungen konfrontiert, die sich weiterhin oft in Orientierungslosigkeit, familiären Rollenumkehrungen, Autoritätsverlust und Resignation widerspiegeln (Cierpka et al., 1994; Reich et al., 2007, Kap. 11). Die Auswirkungen der jüngsten Migrationswellen und des Ukraine-Krieges werden in den nächsten Jahren und Jahrzehnten zu spüren sein.

Veränderte Arbeitswelten, Rollenvorstellungen, Generationenbeziehungen, Familienformen und Initimitätswünsche

Die bereits im Kap. 11 beschriebenen Veränderungen der familiären Lebenswelten prägen die familiären Beziehungen oft unbemerkt und unterschwellig. In der Mehrgenerationenperspektive sind sie in ihren Wirkungen explizit zu machen, sodass allgemeine äußere Entwicklungen und der „stumme Zwang der Verhältnisse" (Marx) nicht „individualisiert" werden, der jeweilige Umgang hiermit aber differenziert betrachtet werden kann. Oft werden nicht mehr passende Erwartungen und Lösungsmuster unbemerkt auf die neuen Lebensumstände übertragen. Familien- und Paarbeziehungen werden zudem oft mit Intimitätswünschen überfrachtet, die sie nicht erfüllen können (Illouz, 2007; Reich, 2005, Kap. 11).

Globale Einflüsse am Beispiel der COVID-19-Pandemie

Globale Veränderungen wie der Klimawandel und die Diskussion um dessen Bewältigung beeinflussen die Generationenbeziehungen ebenfalls. Zuletzt und aktuell tat dies unmittelbar spürbarer die COVID-19-Pandemie. Der abrupte Abbruch sozialer Beziehungen in Kita, Schule, im Sport, mit Freundeskreisen („Ein-Freund-Politik") und der Mangel an Freizeitaktivitäten in einem Klima der Angst hat gravierende Folgen für die familiären Beziehungen, z. B. in seelischen Veränderungen bei Kleinkindern, Kindern und Jugendlichen, durch Mehrfachbelastungen bei den Eltern (Homeoffice, Homeschooling, Betreuung von Kleinkindern), Kontaktabbruch zu den Großeltern, auf deren Betreuungsfunktion viele trotzdem angewiesen waren. Soziale Spaltungen zwischen ökonomisch abgesicherten Familien mit guter digitaler Ausrüstung und solchen in benachteiligten Verhältnissen mit geringen Bildungs- und Aufstiegschancen nahmen zu, ebenso Medienkonsum, Essstörungen, Gewalt und sexuelle Übergriffe in beengten Verhältnissen. Diese Wirkungen verschärften sich während der zweiten und dritten Pandemiewelle, wobei sich inzwischen die Isolierungsmaßnahmen bei Kindern und Jugendlichen als unbegründet erwiesen. Kontakte von Eltern und Kindern mit Großeltern wurden zur Gefahrenquelle für die ältere Generation, die wiederum in Heimen nicht ausreichend und spät geschützt wurde, mit entsprechend hohen Sterberaten in dieser Altersgruppe. Angst und Schuldgefühle bei Kontakten einerseits, Isolation, Einsamkeit, Nichtverstehen der Situation und reale Vernachlässigung andererseits beeinträchtigen die Beziehungen eventuell nachhaltig, abgesehen von den „einsamen Toden", für die es keine Möglichkeiten der „Klärung im Nachhinein" gibt.

Diagnostische Fragen

- Aus welchem soziokulturellen Milieu stammt die Familie? Welche Veränderungsprozesse fanden und finden hier statt?
- Welche Veränderungen hat es hier in der Kernfamilie und der Großelterngeneration gegeben?
- Wie prägten die politischen Veränderungen das Leben der letzten drei Generationen?
- Waren Familienmitglieder in diese Ereignisse verstrickt? Wenn ja, wie?
- Welche Wertvorstellungen, Ideale und Rollenanforderungen sind mit diesem Hintergrund und dessen Verarbeitung verbunden?
- Welche Wertvorstellungen, Ideale und Rollenanforderungen sind mit dem soziokulturellen Hintergrund der Familie und dessen Veränderung verbunden?
- Welche Auswirkungen haben Einflüsse wie die COVID-19-Pandemie und andere aktuelle Ereignisse auf die familiären Beziehungen?
- Welche Möglichkeiten im Mehrgenerationendialog bestehen zur Klärung und Verbesserung der beeinträchtigten Beziehungen?

14.4.2 Das Familiengefühl als generationenübergreifendes Bindeglied

▶ **Wichtig** Ein Familiengefühl ist in allen familienähnlichen Lebensgemeinschaften notwendig, um den Ausgleich zwischen den individuellen Wünschen und den Erfordernissen des Familiensystems nach Aufrechterhaltung und Kohäsion zu gewährleisten.

Innere Bilder von der Familie als Ganzes

Die individuelle Entwicklung des Familiengefühls geht mit dem Erwerb eines inneren Bildes der eigenen „Familie als Ganzes" einher. Dieses Bild dient (überwiegend unbewusst) dazu, sich die eigene, spätere Familie zu imaginieren. Durch die Realisierung der eigenen Lebensform wird wiederum ein Rahmen geschaffen, der der nächsten Generation die biologische und psychologische Entwicklung (einschließlich der individuellen Entwicklung des Familiengefühls) ermöglicht.

Identifizierung mit der Familie als Ganzes

Die Entwicklung des inneren Konzepts der Familie basiert auf den Identifizierungen mit psychosozialen Kompromissbildungen, die das Kind im familiären Beziehungsnetz erfährt. Wir gehen davon aus, dass sich das Kind dabei nicht nur mit den wesentlichen dyadischen und triadischen Objektbeziehungen, sondern darüber hinaus mit der „Familie als Ganzes" identifiziert.

Bildung von Familienidentität

Die Identifizierungen mit den primären Bezugspersonen und der eigenen Familie ermöglichen den aktiven Aufbau von Familienrepräsentanzen. Aus ihnen formt sich in einer weiteren, übergeordneten innerseelischen Strukturbildung die Familienidentität. Mit dieser intrapsychischen Strukturbildung verfügt das Ich über eine spezifische Fähigkeit: die Vorstellung über und das Gefühl für eine Familie.

Identifizierungen mit multiplen Beziehungsmustern

Die Entwicklung der Familienrepräsentanzen beim Individuum bedeutet eine verinnerlichte

Identifizierung mit der Familie, die über die dyadischen und triadischen Muster hinausgeht. „Identifizierungen in dyadischen Beziehungen und in der Familie tragen dann zur Entwicklung dieser Familienrepräsentanzen bei, wenn sie im Zusammenhang mit der Verinnerlichung von Funktionen der Bildung, Aufrechterhaltung und Neugestaltung der ‚Familie als Ganzes' erworben wurden" (Cierpka, 1992, S. 85). Zwischen den Konzepten „Familienrepräsentanz", „Familienidentität" und „Familiengefühl" besteht eine deutliche Verbindungslinie. Die Entwicklung des Familiengefühls geht mit der innerseelischen Strukturbildung der Familienrepräsentanzen und der Familienidentität einher (Cierpka, 2002; Reich, 2019a, Sperling, 1988).

Durch die Etablierung dieser Vorstellungen über das psychosoziale Gebilde „Familie" und die damit zusammenhängenden Gefühle gewinnt das Kind die Fähigkeit, in der eigenen Familie und in größeren Gruppen soziale Beziehungen und Bindungen einzugehen, zuerst im Kindergarten bzw. Kita, dann in der Schule. Die Familienidentität beinhaltet auch eine Zukunftsperspektive, die dem Kind und später dem Erwachsenen Vorstellungen über eine eigene Familie erlauben.

Identifizierung als aktive Aneignung
Bei den Identifizierungsprozessen ist eine aktive Aneignung wirksam. Das Kind wird zwar in eine Familie hineingeboren, aber das Kind muss sich das Konzept der Familie erst nach und nach aneignen. Während ihrer gesamten Entwicklung tragen die Kinder dazu bei, dass die Eltern sich verändern müssen, um sich den neuen Entwicklungsaufgaben zu stellen und entsprechende Rollen anzunehmen. Das Kind identifiziert sich nicht einfach mit den Funktionen und den Prozessen in der Familie. Es trägt dazu bei, dass diese Funktionen entwickelt werden.

Brüche im Familiengefühl
Klinisch ist das Konzept des Familiengefühls hilfreich, weil Patienten ihre Familienbilder in die Behandlung einbringen. An diesen Vorstellungen können ihre Lebensentwürfe, die Erwartungen an die Familie und die entsprechenden Enttäuschungen festgemacht werden.

Die Bilder der Patientinnen und Patienten, die unter der Trennung oder Scheidung von ihrem Partner leiden, zeigen zumindest zwei Facetten (Cierpka, 1999): Zum einen wird eine sehnsuchtsvolle, harmoniebetonende Utopie einer Familie gezeichnet, zum anderen wird uns ein meist zerrissenes Bild von der Herkunftsfamilie (und oft auch der aktuellen Familie) geschildert. Diese Patienten kennen ihre Eltern nicht als Paar, weder im partnerschaftlichen noch im sexuellen Sinne. Oft waren die Patienten als Kinder selbst zwischen den Elternfiguren in der Loyalität hin- und hergerissen, oder sie haben sich mit einem Elternteil verbündet. Diese Beziehungsmuster scheinen offensichtlich auf der inneren Bühne zu erheblichen Konflikten zu führen, die mit späteren Einschränkungen im Erleben und Gestalten von Beziehungen in der eigenen Partnerschaft und Familie einhergehen (s. auch Massing et al., 2006; Reich, 1993).

Diagnostische Fragen
- Stellen die Familienmitglieder die Kernfamilie neben Einzelpersonen, Dyaden und Triaden auch als ein Ganzes dar?
- Gewinnen die Diagnostiker ein inneres Bild von der Familie als Ganzem oder eher von Einzelpersonen, Dyaden und Triaden?
- Wie könnte das Gesamtbild benannt werden?
- Stellen sich die Kinder und die Erwachsenen als zu beiden Eltern und deren Ursprungsfamilien gehörend dar oder überwiegend oder ausschließlich zu einer?
- Wie werden Brüche im Familiengefühl verarbeitet?

14.4.3 Trauma, Fantasie, Abwehr

Traumata und schwere seelische Erkrankungen

▶ **Wichtig** Schweren seelischen Störungen scheinen immer Traumatisierungen im Familiensystem oder des Familiensystems vorauszugehen, die oft schon in der Vorgeneration stattfanden, dort aber nicht verarbeitet werden konnten.

In der Regel sind diese Traumatisierungen – z. B. durch schwere Erkrankungen, Häufungen von Todesfällen, Krieg, Verlust des Eigentums oder des Arbeitsplatzes, Verlust der kulturellen Orientierung und der sozialen Wertigkeit, Migrationsdruck, Gewalt, sexuellen Missbrauch, Vernachlässigung – emotional schwerwiegender, als es die beteiligten Familienmitglieder wahrhaben wollen oder es sich unter den gegebenen Umständen wahrzunehmen leisten können (Klütsch & Reich, 2012).

Abwehr von Traumata

Angst, Scham- und Schuldgefühle sowie Loyalitätsbindungen sind die wesentlichen Motive der Abwehr. Sie sollen die Identität und Integrität des Systems nach innen und nach außen, gegenüber dem realen oder vermeintlichen Urteil der Außenwelt schützen. Familien oder Familienmitglieder können sich selbst als Verursacher von Schicksalsschlägen sehen, für die sie bei näherem Hinsehen nichts oder nur wenig können. Andererseits können Handlungen von Familienmitgliedern ganz auf die Außenwelt verschoben und somit familiäre Beteiligungen völlig verleugnet werden (Reich & v. Boetticher, 2020).

Abwehrprozesse

Abwehrprozesse organisieren sich in Familien interpersonell in typischen Interaktionssequenzen, in denen Verschiebung, Isolierung, Verleugnung, Reaktionsbildung, Identifikation mit dem Aggressor und Verkehrung ins Gegenteil, Entwertungen, Verwerfungen und Mystifizierungen stattfinden. Neben der globalen Verleugnung ganzer Segmente familiären Erlebens sind insbesondere die Verkehrung ins Gegenteil und Mystifizierungen häufig in der familiären Abwehr anzutreffen (Reich & v. Boetticher, 2020).

Rollenumkehr und Affektumkehr

Ihre Folge ist oft eine Umkehr der Rollen und Affekte. Aus Demütigung wird dann Stolz, aus dem Beschämt- und Entwertetwerden das Beurteilen, Verurteilen, Entwerten und Bloßstellen anderer. Diese Abwehrmuster und die hieraus entstehenden Einstellungen und Familienideologien werden intergenerational übertragen.

Zwanghafte Wiederholungen destruktiver Muster

Die Abwehr der Traumata und der mit ihnen verbundenen Konflikte führt dann zu den zwanghaften Wiederholungen destruktiver Muster in der Familiengeschichte. Diese finden in der Regel an den Knotenpunkten familiärer Entwicklung im Lebenszyklus statt, in denen das System unter einer besonderen Spannung steht (vgl. Kap. 10; Massing et al., 2006; Reich et al., 2007, Reich & v. Boetticher, 2020).

Diagnostische Fragen

- Welche Belastungen und Traumata hat es in der Entwicklung der Familie gegeben?
- Welche Affekte, z. B. Angst, Schuld- oder Schamgefühle, haben sich aufgrund der Belastungen und Traumata entwickelt?
- Wie wurde und wird mit den Affekten umgegangen?
- Welche Muster der Abwehr gegen schmerzliche Affekte und Konflikte werden sichtbar?
- Welche Familienfantasien klingen an?
- Stehen Wiederholungen destruktiver Muster im Zusammenhang mit Traumatisierungen?

14.4.4 Identifikationen, Gegenidentifikationen und die Rückkehr des Verdrängten

Tradierung von Interaktionsmustern durch Identifikationen

Die Interaktionsmuster der Vergangenheit werden hauptsächlich durch die Werte, Regeln und Idealbildungen der Familie (das Über-Ich und das Ich-Ideal) sowie die verinnerlichten Objektbeziehungen tradiert. Dies geschieht durch Identifikationsprozesse. Kinder identifizieren sich mit den idealisierten Eltern- und Großelternfiguren, mit deren vermeintlicher oder realer Stärke, die sie schützt und führt. Sie identifizieren sich auch mit ihnen als Aggressoren. Beide Muster tragen wesentlich zur Über-Ich-Bildung bei (Freud, 1923, 1928–1933).

Identifikation mit dem „Familienstil"

Eine besondere Bedeutung haben die manchmal schwer fassbaren Identifikationen (und Gegenidentifikationen) mit dem Lebensstil der Familie. Dieser zeigt sich nicht nur in Wertvorstellungen und Bewertungen, sondern in Geschmacksvorlieben, Rhythmen von Tagen, Wochen und im Jahresablauf, spezifischen Ritualen (z. B. an Festtagen) sowie insbesondere in basalen „atmosphärischen" Eigenarten wie Gerüchen, Temperatur oder „emotionaler Grundstimmung". Diese Stilbildungen sind eng mit den kindlichen, prägenden Beziehungen zu Personen verknüpft. Durch diese Beziehungen gelangten sie in das Interaktionsfeld des Individuums, wurden internalisiert und entsprechend stark libidinös besetzt. Sie bilden „Kristallisationspunkte der wechselseitigen Verpflichtungen" im mehrgenerationalen Beziehungsnetz und geben ein Sicherheits- und Zugehörigkeitsgefühl (Boszormenyi-Nagy & Spark, 1973; Dicks, 1967; Massing et al., 2006).

Identifikation mit Schuld- und Schamgefühlen

Kinder identifizieren sich unbewusst mit den Schuldgefühlen ihrer Eltern und Großeltern, ohne deren Quelle zu kennen. Zu diesem „ent-liehenen Schuldgefühl" (Freud, 1923) tritt das entliehene Schamgefühl (Massing et al., 2006; Reich, 2008; Reich et al., 2007; Reich & v. Boetticher, 2020; Wurmser, 1990). Das heißt, Kinder können sich ihrer Familie schämen, weil die Eltern oder Großeltern etwas Beschämendes getan oder Demütigungen erlitten haben. Diese generationenübergreifende Kontinuität erweckt den Eindruck, als ob die Scham ansteckend wäre (Hilgers, 2012). Stierlin (2001a) verweist auf Schuld- und Schamzyklen, die, gegeneinander zur Abwehr eingesetzt, das Leben über Generationen bestimmen können.

Identifikation mit einem Opfer

Besonders beschämend und demütigend für Einzelpersonen wie für Familien scheint die Identifikation mit dem Opfer zu sein. Das eigene Opfersein wird von Familien oder Familienmitgliedern oft verleugnet und durch eine mehr mit dem Ich-Ideal im Einklang stehende und somit für das Selbstwertgefühl erträglichere Identifikation mit dem Aggressor abgewehrt.

Abwehr durch Familienmythen

Familienmythen (s. u.) können als Gegenfantasien die Abwehr der unerträglichen Selbstwahrnehmung der Familie durch Verkehrung ins Gegenteil unterstützen. Sie vermitteln ebenfalls die Wert- und Beziehungskonfigurationen für identifikatorische Prozesse.

Gegenidentifizierung als Versuch der Konfliktbewältigung

Einen weit verbreiteten Mechanismus zur Auseinandersetzung mit der Ursprungsfamilie, zur Distanzierung von dieser und zur Differenzierung von den hier verbreiteten Mustern stellen Gegenidentifizierungen dar. Diese erfolgen z. B. mit Werten, Idealen und Lebensstilen, die antithetisch zu den dort vorherrschenden sind. Insbesondere die Ablösungsbestrebungen der Adoleszenz führen zu solchen antithetischen Bestrebungen. Sie sind aber auch schon früher beobachtbar. Wenn Kinder z. B. bemerken, dass von den Eltern positiv bewertete Bereiche schon durch Geschwister „besetzt" sind, dann suchen sie sich andere, oft (scheinbar) entgegengesetzte Bereiche. Zu dem musischen Kind gesellt sich so eventuell das sportliche, zu dem „sprachlich begabten" Kind der „kleine Naturwissenschaftler", zu dem braven Kind der Rowdy etc.

Ein weiterer Ausdruck von Gegenidentifizierung kann eine antithetische Partnerwahl sein: In Partnern und oft auch Schwiegerfamilien wird das Gegenteil der eigenen Familie gesucht (s. u.).

In einer ganzen Reihe von Familien ist, wie in den größeren sozialen Systemen, ein „Ausschlagen des Pendels" in den Identifikationen über die Generationen zu beobachten. Genau das, was die Eltern bei ihren Eltern ablehnten, wovon sie sich distanzieren wollten, taucht in der Kindergeneration wieder auf, wenn auch in abgemilderter oder verkleideter Form.

„Rückkehr des Verdrängten" und Wiederholungszwang

Diese Spannungen durch die „Rückkehr des Verdrängten" (Freud, 1937) oder Verleugneten können konstruktiv sein, zur Synthese von Traditionellem und Neuem und damit zu mehr Toleranz gegenüber verschiedenen Entwürfen führen. In sehr rigiden Familiensystemen allerdings ist die Gegenidentifizierung in der Regel ebenso rigide. Die sich von der Ursprungsfamilie unterscheidenden Werte, Lebensstile oder Erziehungsziele werden im Sinne einer symmetrischen Beziehungsstruktur oft mit derselben Über-Ich-Strenge verfolgt, wie es vonseiten der Eltern der Fall war. Das heißt aber auch, dass eine grundlegende affektive Identifizierung mit der Ursprungsfamilie bestehen bleibt. Das Verdrängte kehrt dann in eben dieser Form wieder oder bricht in Krisensituationen plötzlich und unerwartet durch, z. B. wenn bewusst tolerante Eltern in einem Wutanfall trotz aller guten Vorsätze doch schlagen.

Diagnostische Fragen
- Welche Linien der Identifizierung lassen sich von den Ursprungsfamilien der Eltern über diese auf die Kinder vermuten?
- Entwickelten die Eltern ihren bewussten Lebensstil und ihre bewusste Orientierung vorwiegend in Identifikation oder in Gegenidentifikation zu ihren Ursprungsfamilien?
- Welche abgewehrten Identifikationen lassen sich bei Eltern und Kindern vermuten? Wie werden diese manifest?
- Zeigen sich neben unbewussten Wiederholungen destruktiver Muster auch Wiederholungen konstruktiver Muster und Veränderungen von Mustern?

14.4.5 Loyalität, Verdienst, Vermächtnis und Vertrauen

Die ethisch-existenzielle Dimension familiärer Beziehungen

Die (familien-)historischen Ereignisse und Traumata und deren Verarbeitung sowie die Identifikationen und deren Entwicklungen bilden die „seelische Erbmasse" der Familie, das „Vermächtnis", aus dem sich Aufgaben und Verpflichtungen der einzelnen Familienmitglieder ergeben, das aber gleichzeitig von diesen Aufgaben und Verpflichtungen beeinflusst wird. Hiermit wird die von Boszormenyi-Nagy u. Spark (1973) eingeführte existenziell-ethische Dimension familiärer Beziehungen angesprochen. Sie bildet die unbewusste Schaltstelle, das unbewusste „Zentrum" der Transaktionen, in dem die verschiedenen Fäden zusammenlaufen. Dieses Vermächtnis und die hiermit verbundenen Loyalitätsbindungen sind für die einzelnen Familienmitglieder sinnstiftend und richtunggebend. Sie beziehen die generationenübergreifende Entwicklung mit ein und tragen erheblich zur Herausbildung des Familiengefühls (s. o.) bei.

Intrafamiliäre Buchführung über „Verdienste" und „Schulden"

Boszormenyi-Nagy und Spark (1973) sowie Boszormenyi-Nagy u. Krasner (1986) gehen davon aus, dass in Familien eine Art Buchführung über die gegenseitigen „Verdienste" und „Schulden" der Mitglieder existiert, über das, was sie füreinander getan haben oder tun sollten. Die Balance von Geben und Nehmen muss immer wieder entsprechend den sich wandelnden äußeren Umständen und Normen sowie der Entwicklung im Lebenszyklus hergestellt werden.

Loyalität als grundlegendes Motivationssystem

Das Bedürfnis nach Gerechtigkeit in menschlichen Beziehungen wird dementsprechend als eine grundlegende motivierende Kraft angesehen, die die Macht eines Triebes besitzt. Aus dem verletzten Gerechtigkeitsgefühl folgt das Gefühl der Berechtigung zu destruktiven oder autodestruktiven Verhaltensweisen, zum Rückzug aus sozialer Verantwortung und sozialen Regeln, z. B. im Ressentiment oder in narzisstischen Erlebens- und Verhaltensweisen (vgl. Wurmser, 1990).

Gegenseitige Verpflichtungen

So sind Eltern ihren Kindern durch deren Existenz, deren Hilflosigkeit und Abhängigkeit verpflichtet, Kinder ihren Eltern durch die Tatsache ihrer Geburt und durch deren Fürsorge. Diese Verpflichtung können sie einlösen, indem sie selbst Kinder aufziehen. Eltern können die Verpflichtung ihrer Kinder ihnen gegenüber verspielen, indem sie diese vernachlässigen oder durch eigene ungelöste Konflikte überbürden. Das so weitergegebene Vermächtnis kann auf diese Weise unerfüllbar werden.

Imbalance und Korruption der Beziehungen, Vertrauensstörungen

Andauernde Imbalance im Wechselspiel von Geben und Empfangen, Missbrauch von Loyalität und daraus resultierende „Verrechnungsnotstände" (Stierlin, 2021) gefährden das Vertrauen in Beziehungen grundlegend. Boszormenyi-Nagy u. Krasner (1986) sehen dies als Hauptursache für alle Störungen im menschlichen Leben. Das Bedürfnis nach Zugehörigkeit wird z. B. ausgebeutet, wenn unter der Flagge „höherer Werte" narzisstische, materielle oder sexuelle Bedürfnisse befriedigt werden und so eine „Korruption der Beziehungen" („relational corruption") entsteht. Diese Doppelbödigkeit und das entsprechend mangelnde Vertrauen ist in allen schwer gestörten Familien zu finden. Hierdurch wird die Fähigkeit zur Individuation beeinträchtigt. Das „destructive entitlement", der „Rechtstitel", narzisstisch oder destruktiv handeln zu dürfen, ist oft verbunden mit einem Ressentiment gegenüber anderen, einer Mischung aus Neid, Aggression, Vorurteil, Entwertung anderer Personen (Boszormenyi-Nagy & Krasner, 1986). Die Verzerrung des Empfindens von „interpersonaler Gerechtigkeit" untergräbt die Vertrauenswürdigkeit von Personen und Beziehungen, eventuell das Vertrauen in andere Personen und die eigene Wahrnehmung überhaupt. Auch Fonagy und Mitautoren (Fonagy et al., 2015) bringen den Mangel an Vertrauen in Zusammenhang mit schweren psychischen Störungen. Das „epistemische Vertrauen" werde vermittelt durch das Vertrauen in die Authentizität und persönliche Bedeutung von interpersonal übermittelter Information. Damit eine Person epistemisches Vertrauen verdient, muss sie wohlwollend und zuverlässig sein, was beim Ausnutzen von Loyalität und der Imbalance von Geben und Nehmen nicht der Fall ist (s. Reich & v. Boetticher, 2020, S. 55).

▶ **Wichtig** Individuation erscheint in der ethisch-existenziellen Perspektive als die „Fähigkeit, alte und neue Loyalitätsverpflichtungen miteinander in Einklang zu bringen" (Boszormenyi-Nagy & Spark, 1973, S. 78), z. B. in Paarbeziehungen und der Entwicklung einer eigenen Kernfamilie.

Diagnostische Fragen
- In welchen Bereichen erscheint die Balance des Gebens und Nehmens zwischen den Generationen ausgeglichen, in welchen gestört?
- Sind offene oder verdeckte Muster der Ausbeutung zwischen oder innerhalb der Generationen sichtbar oder zu vermuten?
- Führen diese zu Vertrauensstörungen und tragen sie somit zu psychischen Symptomen bei?
- In welchem Zusammenhang mit destruktiven oder selbstdestruktiven Verhaltensmustern stehen sie?
- Lassen sich destruktive oder selbstdestruktive Beziehungs- und Verhaltensmuster als Versuch verstehen, widersprüchliche Loyalitätsanforderungen und/oder Individuationsbedürfnisse in Einklang zu bringen?

14.5 Klinische Manifestationen mehrgenerationaler Prozesse

Die beschriebenen mehrgenerationalen Prozesse erschließen sich in der klinischen Diagnostik anhand einer Reihe von Phänomenen, die im Folgenden dargestellt werden sollen.

14.5.1 Bezogene Individuation

Individuation als Selbstdifferenzierung und Selbstabgrenzung

▶ **Definition** Bezogene Individuation ist eine von Stierlin (1978, 1994; Stierlin et al., 2001) formulierte Perspektive der Betrachtung familiendynamischer Prozesse, die die Fähigkeit zur Selbstdifferenzierung und Selbstabgrenzung bei gleichzeitiger Aufrechterhaltung der Beziehungen umschreiben soll (Kap. 15).

Dieses Konzept wurde von einer ganzen Reihe von Familientherapeuten unter verschiedenen auf Forschung und Behandlung ausgerichteten Perspektiven erarbeitet (z. B. das „kollektive kognitive Chaos", Wynne & Singer, 1965; die „Konsensus-Sensibilität", Reiss, 1971; die „intersubjektive Fusion", Boszormenyi-Nagy, 1965). Unter dem Mehrgenerationenaspekt wurde es vor allem durch die Arbeiten von Bowen und seiner Gruppe (Bowen, 1978; McGoldrick et al., 2016) entwickelt.

Bezogene Individuation als mehrgenerationaler Prozess
Ausgehend von der These, dass in der Regel Paare mit demselben Ausmaß an Differenzierung heiraten, beschreibt Bowen (z. B. Kerr & Bowen, 1988), wie die bei verschiedenen Entwicklungsschritten der Familie entstehende Angst durch eheliche Konflikte, Dysfunktionen der Partner und Einbeziehung der Kinder gebunden wird. Hierdurch wird die dem Kind mögliche Individuation wesentlich mitbestimmt. Zum Beispiel werden Kinder immer wieder in Dreiecksbeziehungen über die Generationen involviert, wenn die Konflikte auf der Eltern-Großeltern- oder der Paarebene nicht gelöst werden können, etwa wenn Muster von Beschuldigungen und Selbstbeschuldigungen über die Generationen weitergegeben werden (s. Kerr & Bowen, 1988, McGoldrick et al., 2016).

Entgleisungen des Individuationsprozesses: Isolation und Fusion
Bezogene Individuation kann in Isolation und Fusion entgleisen. Sie wird entscheidend beeinflusst durch Bindung und Ausstoßung (Stierlin et al., 2001). Bindung hält Kinder (und Erwachsene) oft auch äußerlich im Familienverband, Trennung wird als Gefährdung des Systems angesehen und ist z. B. mit Schuldgefühlen verbunden („Trennungsschuld"). Stierlin et al. (2001) beschreiben Bindungen auf der Ebene des affektiven Erlebens und der Triebbefriedigung (Es-Ebene; z. B. durch regressive Verwöhnung, Überstimulierung mit sexuellen und aggressiven

Reizen), auf der Ebene der kognitiven und perzeptiven Funktionen etc. (Ich-Ebene; Realitätsprüfung, Abwehrmechanismen) und durch Verpflichtungen, Ideal- und Gewissensforderungen (Über-Ich-Ebene; z. B. Schuld- und Schamgefühle).

Ausstoßung

Wird der Bindungsmodus betont, ist die emotionale Beziehung „überbesetzt", im Ausstoßungsmodus ist sie „unterbesetzt", das Kind ist unwichtig und emotional unterversorgt. Das fehlende Gefühl, für andere wichtig zu sein, kann dazu führen, dass die betreffenden Individuen sich treiben lassen, im Leben ziellos erscheinen, Bindungen zwar ersehnen, aber ängstlich-misstrauisch vor ihnen zurückweichen oder vorzeitig und überbetont autonom sind und andere ebenfalls vernachlässigend behandeln.

> **Diagnostische Fragen**
> - Erscheint die emotionale Beziehung der Familienmitglieder untereinander eher als stark oder eher als schwach?
> - Auf welche Familienmitglieder trifft dies jeweils besonders zu?
> - Auf welchen Ebenen sind die Bindungen zwischen der jeweiligen Eltern- und der Kindergeneration besonders stark:
>   - auf der Ebene des affektiven Erlebens und der Triebbefriedigung (Es)?
>   - auf der Ebene des Denkens, der Realitätsprüfung und der Abwehr (Ich)?
>   - auf der Ebene des Gewissens, der Normen und Ideale (Über-Ich)?

14.5.2 Delegation und Parentifizierung

Aufträge und generationenübergreifende Einbindung

Der von Stierlin (1978) entwickelte Begriff der Delegation beschreibt, wie Familienmitglieder durch „Aufträge" in eine generationenübergreifende Entwicklung einbezogen werden. Diese Aufträge können bewusst, vorbewusst oder unbewusst durch Attribuierungsprozesse weitergegeben werden. Sie können auf jede Ebene der seelischen Struktur, auf das Es, das Ich und das Über-Ich, bezogen sein. In der Familiengeschichte unerledigte Aufgaben können an die nächstfolgende Generation delegiert werden, die diese Aufträge dann entweder in enger Bindung an die Ursprungsfamilie oder in der Situation von „Ausgestoßenen" erfüllt.

Fantasien von Eltern und Großeltern

Bereits vor oder bei der Zeugung können Fantasien der Eltern über „ihr Kind" wirksam werden. Auch Großeltern können sich Enkelkinder mit bestimmten Eigenschaften und Fähigkeiten wünschen und entsprechende Fantasien entwickeln, bevor an deren Zeugung überhaupt gedacht werden kann.

Während der Schwangerschaft und bei der Suche nach Namen werden ebenfalls Wunschfantasien erzeugt, die dann mit der beginnenden Interaktion nach der Geburt „inszeniert" werden. Diese Zuschreibungen, Identifizierungen und Projektionen können mehr oder weniger rigide sein. Beobachtungen in der Eltern-Säuglings-Interaktion zeigen, wie sich durch derartige Prozesse bereits im ersten Lebensjahr massive Störungen der Eltern-Kind-Interaktion und Auffälligkeiten bei Kindern entwickeln können. Dabei verweisen diese fixierten unbewussten Fantasien in der Regel auf Störungen in der Beziehung der Mutter bzw. der Eltern zu ihren Eltern, umfassen also mindestens drei Generationen (Cierpka, 2012).

Delegations- und Loyalitätskonflikte

Delegationen können „entgleisen", wenn die Fähigkeiten des Kindes überfordert oder verzerrt wahrgenommen werden, wenn Aufträge nicht relativiert werden können und wenn widersprüchliche oder gar unvereinbare Aufträge bestehen; wenn z. B. zerstrittene Eltern vom Kind verlangen, dass es an ihrer Seite steht, sie unterstützt, oder wenn sie entgegengesetzte Vorstellungen über seine berufliche Entwicklung haben. Zu Loyalitätsspaltungen kann es auch kommen, wenn sich familiäre und soziale Wertorientierungen widersprechen, da sich Kinder nicht nur den Eltern oder gar einzelnen Elternteilen, sondern auch dem weiteren familiären Kontext und der sozialen Umgebung zugehörig fühlen wollen.

Formen der Parentifizierung

Eine besondere Form der Delegation ist die Parentifizierung (Boszormenyi-Nagy & Spark, 1973, Boszormenyi-Nagy & Krasner, 1986), eine Rollenumkehr, in der Kinder Eltern- oder Partnerfunktion für ihre Eltern übernehmen. Auch Partner können parentifiziert werden. Dieser Prozess ist ebenfalls bis zu einem gewissen Grad normal und sinnstiftend, entspricht dem sozialen Bedürfnis von Kindern und dem dialektischen Spannungsverhältnis abwechselnder Subjekt- und Objektrollen.

Boszormenyi-Nagy u. Spark (1973) beschreiben folgende Arten der Parentifizierung:

- Sorgerrollen, in denen z. B. Kindern die Funktion zukommt, die Ehe ihrer Eltern zusammenzuhalten, oder wenn vom Partner die früher vermisste elterliche Zuwendung erwartet wird,
- Opferrollen, in denen Menschen ihre eigene Entwicklung, ja Leib und Leben für andere aufgeben,
- neutrale Rollen, z. B. die des „gesunden Geschwisters", in der das eigene Leiden abgewehrt oder bewusst verborgen wird.

Parentifizierung ist ein inzwischen breit untersuchtes Konzept (Chase, 1999; Zvara et al., 2018). Es werden verschiedene Typen „übermäßig funktionierender Kinder" beschrieben, z. B. „unverletzliche Kinder", die belastende Umstände und Traumatisierungen scheinbar schadlos überstehen, „schnell erwachsene Kinder", die viel Verantwortung übernehmen, z. B. für depressive (Champion et al., 2009) oder substanzabhängige Eltern (Chase, 1999), oder auch Kinder, die sich als „Workaholics" (Robinson, 1999) entwickeln.

Bei Parentifizierung können folgende Aspekte unterschieden werden: das Ausmaß der Offenheit (direkt oder indirekt, z. B. nonverbal), die Art der Rollenzuschreibung bzw. -übernahme (instrumentell [funktional] oder expressiv [emotional]), das Ausmaß der Verantwortlichkeit, ob Parentifizierung situations- oder phasengebunden oder chronisch ist und auf welches Objekt der Sorge sie sich bezieht. Zudem unterscheiden sich der Grad der Altersunangemessenheit, das Ausmaß der Internalisierung, die soziale und die ethische Legitimierung. Hier spielen z. B. ökonomische (Angewiesensein auf Kinderarbeit, um zu überleben), kulturelle und entsprechende ethische Legitimierungen (Fairness in den Beziehungen, interpersonelles Vertrauen, Ausgleich von „Geben und Nehmen") eine Rolle. Ungünstige Parentifizierung ist mit Verletzungen der intergenerationalen Grenzen bzw. Rollenumkehr und Rollenkonfusion (Zvara et al., 2018) verbunden. Diese Zusammenhänge zeigen sich in prospektiven Studien ebenso wie die beeinträchtigte Fähigkeit von parentifizierten Müttern zu warmer emotionaler Antwort auf ihre Kinder (Nuttal et al., 2012). Bei diesen Müttern waren auch die Väter weniger in die Kindererziehung involviert.

Parentifizierung erwies sich nicht nur als Prädiktor für Depressionen im Erwachsenenalter, sondern, wenn auch schwächer, für vegetative Symptome (väterliche Parentifizierung) und für stressbedingte Schmerzzustände (mütterliche Parentifizierung) (Schier et al., 2015).

Diagnostische Fragen

- Welche Aufträge haben vermutlich die Kinder für die Eltern und/oder Großeltern und die Eltern für die Großeltern zu erfüllen?
- Wie werden diese Aufträge weitergegeben (offen formuliert, verdeckt oder indirekt)?
- Wie bewusstseinsnah sind den Beteiligten diese Aufträge?
- Sind Eltern oder Kinder in diesen Prozessen parentifiziert? In welcher Weise?
- Inwieweit sind Parentifizierungen kulturell, sozial, ökonomisch und ethisch legitimiert bzw. delegitimiert?
- Führen widersprüchliche Delegationen zu Loyalitätskonflikten?
- Welche unbewussten oder bewussten Ansprüche der „Delegierten" oder Parentifizierten folgen aus den Aufträgen?

14.5.3 Verlust und Trauer

Jeder Entwicklungsschritt ist neben dem Zugewinn immer auch mit Verlusten verbunden, das Wachstum von Beziehungen in vielerlei Weise von Tod und Sterben begleitet. Kein Verlust, auch der Tod, ist ohne Ambiguität. Von daher ist offen und kulturell sowie individuell sehr unterschiedlich, ob und wie Verlusterleben und Trauer zu einem Abschluss kommen (Boss & Carnes, 2012).

Trauer und Liebesfähigkeit

Wie in der Psychoanalyse wird auch in der mehrgenerationalen Familientherapie der Fähigkeit zur Trauer hohe Bedeutung beigemessen. Denn sie fördert und ermöglicht oft erst das emotionale Wachstum, die emotionale Differenziertheit sowie, damit verbunden, die bezogene Individuation und die innere Möglichkeit und Bereitschaft zum Eingehen neuer Beziehungen z. B. nach schweren Verlusten (Boszormenyi-Nagy & Spark, 1973; Boszormenyi-Nagy & Krasner, 1986; Paul, 1978).

Trauerreaktionen können z. B. abgewehrt werden oder „kompliziert" sein, wenn

- die Verluste für die Familienmitglieder zu stark und plötzlich hereinbrechen,
- sie gleichzeitig mit anderen belastenden Ereignissen eintreten, sodass emotional nicht die Zeit und innere Kapazität zur Verarbeitung bleibt,
- sie mit Loyalitätskonflikten (z. B. für Kinder in Scheidungsauseinandersetzungen) verbunden sind,
- sie mit Schuld- und Schamgefühlen verbunden sind,
- zum Verstorbenen eine hochgradig ambivalente, eine narzisstische (Erweiterung des Selbst) oder eine abhängige Beziehung bestand (Haagen & Möller, 2013).

Zudem wird die Bedeutung von Verlusterfahrungen in der Kindheit von erwachsenen Bezugspersonen oft verleugnet (Haagen & Möller, 2013).

Was wie komplizierte Trauer aussieht, kann ein komplizierter Verlust sein, z. B. bei Verschwinden von Personen, Vermissten, widersprüchlichen Angaben von Zeugen, langen terminalen Krankheits- oder demenziellen Prozessen. Bei Letzteren ist die betroffene Person anwesend und doch verloren.

Als wesentlich erscheint oft nicht, dass mit Verlusten und Trauerprozessen abgeschlossen, sondern dass ein gemeinsamer „Sinn", ein Verstehen der Prozesse entwickelt wird und das Nichtverstehbare nichtverstehbar bleiben darf (Boss & Carnes, 2012; Haagen & Möller, 2013).

Affektblockierung, „Einfrieren" der Beziehungsfähigkeit

Die Abwehr von Trauerreaktionen kann dazu führen, dass Familienmitgliedern Verluste nicht bewusst und dass Affekte überhaupt blockiert werden. Dies führt zu einem „Einfrieren" zentraler Bereiche der eigenen Person und einem Erstarren der Beziehungsfähigkeit, zur „Beziehungsstagnation" (Boszormenyi-Nagy & Spark, 1973; Boszormenyi-Nagy & Krasner,

1986). Die innere Verfügbarkeit der Familienmitglieder für neue Beziehungen oder für die Veränderung von Beziehungen bleibt begrenzt. Erfolge und Fortschreiten in anderen Bereichen, z. B. im Leistungsbereich, können diese Abwehr verstärken. Dies wird auch als kollektives Muster beschrieben (Mitscherlich & Mitscherlich, 1967).

Unverarbeitete Trauer und „symbiotische" Beziehungen

Unverarbeitete Trauer kann auch dazu führen, dass Erwachsene weiterhin elterlich versorgt werden wollen, etwa von ihren Partnern und ihren Kindern. Das Verlorene soll immer wieder neu „belebt" werden, ohne dass es doch zurückgewonnen werden kann (Reich, 1988b). Dies kann erheblich zur Entstehung „symbiotischer", „fusionierter" oder „undifferenzierter" Familienbeziehungen beitragen, durch die die Wiederholung traumatischer Verluste verhindert werden soll. So können Ablösungsschwierigkeiten von Kindern und Jugendlichen entstehen. Entfernung aus der Familie kann Gefahr und Tod, unwiederbringlichen Verlust und damit Trennungsschuld bedeuten.

Kinder können parentifiziert werden, wenn sie ohne angemessene Verarbeitung nach dem Tod eines Geschwisters oder eines anderen Angehörigen gezeugt werden. Sie treten dann als „Ersatz" an die Stelle des Verlorenen, ohne dass sie oder die Angehörigen es wissen. Die bleierne Depression der Eltern kann sich auf sie übertragen, ohne dass beide Seiten diese Gefühlsansteckung bemerken.

Destruktion und Selbstdestruktion

Unbearbeitete Trauer kann zu Familiengeheimnissen um Todesfälle mit dem damit verbundenen Gefühl des Unheimlichen führen. Sie kann in manchen Familien nicht in der nächsten, sondern in der übernächsten Generation in schweren depressiven, masochistischen oder selbstzerstörerischen Symptomen wieder aufbrechen (Boszormenyi-Nagy & Spark, 1973; Massing et al., 2006). Beziehungsabbrüche sind oft ein weiteres Anzeichen für nicht abgeschlossene Trauer. Die mit der Trauer verbundene Integration ambivalenter Gefühle wird vermieden.

Diagnostische Fragen

- Finden sich in der Familiengeschichte Todesfälle und andere Verluste?
- Wie wurden diese verarbeitet? Wie weit können die Familienmitglieder Trauer und andere mit dem Verlust verbundene Gefühle zulassen?
- Wie offen können die Familienmitglieder über den Verlust und die damit verbundenen Gefühle sprechen?
- Beeinträchtigen unverarbeitete Verluste die Entwicklung der Familie und ihrer Mitglieder (z. B. in „symbiotischen" Beziehungsmustern, emotionaler Erstarrung oder selbstdestruktiven Wiederholungen)?

14.5.4 Familienmythen und das kollektive Gedächtnis

Orientierung, Abwehr und Schutz

Familienmythen und z. T. auch Familiennarrative (Kap. 21) sind Geschichten, die Familien sich über sich selbst als Ganzes, über Untergruppen oder einzelne Mitglieder erzählen oder die über Familien von Außenstehenden erzählt werden. Sie sind mehrfach determiniert, erfüllen Abwehrfunktionen (nach innen), Schutzfunktionen (nach außen) und sollen gleichzeitig die Integrität der Gruppe sichern, da sie den einzelnen Mitgliedern das Gefühl geben, in den Zusammenhang des „Clans" und seiner Geschichte eingebettet zu sein (Ferreira, 1963; Reich, 2001; Reich & v. Boetticher, 2020; Sperling, 1988; Stierlin, 2001b). Sie geben Orientierung: „Mythen sind Bahnungen im Labyrinth des Lebens, denen wir folgen, indem wir unsere Rollen spielen und unsere Geschichten leben, ja 'erfüllen'." (Assmann, 2006, S. 42). Durch die Narrative wird ein „Familiengedächtnis" transportiert. Aleida Assmann (2009), sich teilweise auf die Arbeiten von Maurice Halbwachs (1985) beziehend, unterscheidet ein kurzfristig angelegtes soziales Gedächtnis, ein langfristig angelegtes kulturelles Gedächtnis und ein kollektives Gedächtnis. Letzteres ist „entfristet", enthält eine „emotionale Ladung" und vereinfacht z. T. „Ihre Dauer (die der Inhalte des kollektives Gdächtnisses, GR) wird nicht dadurch begrenzt, dass ihre Träger wegsterben, sondern dadurch, dass sie dysfunktional und durch andere ersetzt werden" (A. Assmann, https://www.landtag.sachsen-anhalt.de/fileadmin/Downloads/Artikel_Dokumente/Aleida_Assmann_Soziales_und_Kollektives_Gedaechtnis.pdf, S 2). Im kollektiven Gedächtnis wirken schwerwiegende Ereignisse emotional über mehrere Generationen nach. Dabei wird das Gefühl von Vertrautheit immer wieder hergestellt (Reich, 2019a). Diese „Tiefengeschichten" (Hochschild, 2017) blenden das Urteilsvermögen und die Tatsachen aus, erzählen, wie sich die Dinge oder Ereignisse anfühlen, und sind durch Emotionen und Symbolsprache geprägt.

Familienmythen, Familienselbstbilder, Familiengefühl

Über die Mythen werden die „Selbstbilder" (Sperling, 1988), Normen, Ideale und Werte der Familie transportiert, durch die das „Wir-Gefühl", das Familiengefühl (s. o.), wesentlich mitentsteht und getragen wird („Wir Müllers haben es nie leicht gehabt", „Wir Schulzes zeigen unseren Erfolg nicht gern nach außen, weil wir den Neid der anderen fürchten müssen", „Trotz unseres Aufstiegs sind wir im Herzen einfache, ehrliche Menschen geblieben" etc.).

Mythen täuschen häufig über Ereignisse und Verhältnisse hinweg, nach außen, aber auch nach innen. Das kann tröstend sein, aber auch negative, bisweilen verheerende Konsequenzen haben, indem sie Familienmitglieder oder die gesamte Gruppe in einer bestimmten Position oder an einem bestimmten Punkt der Entwicklung festhalten.

Familienmythen und Familienloyalität

Mythen regulieren das Selbstgefühl und das Selbstwertgefühl, insbesondere die Familienloyalität. Sie schreiben direkt oder indirekt vor,

wie man zu sein hat, wenn man „dazugehören" will. Durch Mythen werden Identifikationsmuster und Delegationen weitergegeben. Mythen stoßen auf das originäre Bedürfnis von Kindern, sich selbst in einen größeren Zusammenhang einordnen zu können. „Erzähle etwas von früher" ist nicht nur eine Aufforderung an Eltern oder Großeltern, Abenteuerliches aus verschwommener Vorzeit zu berichten, sondern drückt auch den Wunsch aus, die eigene Vorgeschichte zu erfahren und sich zu definieren. Mythen sind somit identitätsstiftend.

Drei Formen von Familienmythen

Stierlin (2001) unterscheidet drei Formen von Mythen:

- **Harmoniemythen,** die insbesondere die Wahrnehmung von internen Konflikten abwehren und diese den Einflüssen der Außenwelt zuschreiben
- **Entschuldigungs- und Wiedergutmachungsmythen,** mit denen Verdienst- und Schuldkonten eröffnet, aber auch verfälscht werden, indem z. B. das Unglück der Familie einem Sündenbock angelastet wird
- **Rettungsmythen,** in denen Familienmitgliedern die Rolle eines Heilers oder gar Heilandes gegeben wird

---

Diagnostische Fragen

- Welche Geschichten erzählen die Familienmitglieder über die Kernfamilie und die Ursprungsfamilien?
- Welche Geschichten werden über die Familie erzählt?
- Was wird in diesen Geschichten thematisiert (Harmonie, Wiedergutmachung, Rettung oder anderes)?
- Welche Funktion(en) haben diese Geschichten für die Familie?

14.5.5 Familiengeheimnisse

Geheimnisse, Bündnisse und interpersonelle Grenzen

Bei Geheimnissen wird eine bestimmte Information bestimmten Menschen vorenthalten bzw. in besonderer Weise zwischen Menschen geteilt (Kap. 15). Bei Familiengeheimnissen handelt es sich in der Regel nicht um Gefühle und Gedanken, sondern um Ereignisse, etwa einen Gefängnisaufenthalt eines Mitgliedes, Todesfälle, Aborte, Alkoholabusus, Inzest, Erkrankungen, Samenspenden, außereheliche Beziehungen und hieraus entstandene Kinder etc. (Deslypere & Rober, 2020; Karpel, 1980; Imber-Black, 1999; Massing et al., 2006; Reich, 2008; Reich et al., 2007, Reich & v. Boetticher, 2020). Geheimnisse sind eine Form der Informationskontrolle von einem oder mehreren Familienmitgliedern gegenüber anderen.

Formen von Geheimnissen in der Familie

Karpel (1980) beschreibt folgende Ebenen:

- Individuelle Geheimnisse: Hier besteht eine Grenze zwischen dem Geheimnisträger und allen anderen Familienmitgliedern.
- Interne Familiengeheimnisse: Mindestens zwei Familienmitglieder verheimlichen einen Sachverhalt vor mindestens einem anderen Familienmitglied. Hierdurch werden familiäre Subsysteme geschaffen, die „Wissenden" und die „Nichtwissenden", wobei eine weitere Komplikation hinzutreten kann: Die „Wissenden" können wiederum untereinander von ihrer Kenntnis des Geheimnisses nichts wissen, so entsteht ein neues Geheimnis.
- Geteilte Familiengeheimnisse: Alle Familienmitglieder wissen um einen Sachverhalt, von dem die Außenwelt nichts erfahren darf.

▶ **Wichtig** Geheimnisse können das emotionale Klima von Familien tiefgehend beeinflussen, ohne dass die Quelle dieses Einflusses bemerkt wird. So können „doppelte Wirklichkeiten" (Reich, 2008) und das Gefühl des „Unheimlichen" entstehen.

Loyalitätsdynamik

Geheimnisse haben eine kaum zu unterschätzende Bedeutung für die Loyalitätsdynamik in Familien, insbesondere, wenn Kinder von Elternteilen oder Großeltern in Geheimnisse eingeweiht werden, die einen anderen Elternteil betreffen. Hier kann es zu Loyalitätsspaltungen (Boszormenyi-Nagy & Spark, 1973) mit Schuld- und Schamgefühlen kommen, die das Subjekt in seiner Integrität zerreißen können. Eine gespaltene Loyalität kann auch durch geteilte Familiengeheimnisse bei Kindern entstehen, da diese neben dem Bedürfnis nach Loyalität zur Familie auch ein Bedürfnis nach Loyalität und Zugehörigkeit zur sozialen Umgebung entwickeln, in die sie hineinwachsen.

Macht, Allianzen und Grenzen

Geheimnisse bedeuten für den Geheimnisträger oft einen Zuwachs an Macht, zunächst gegenüber Unwissenden („Ich weiß etwas, was du nicht weißt"). Sie bringen u. U. auch einen Machtzuwachs für die Wissenden gegenüber den in das Geheimnis Involvierten mit sich, was bis hin zu gefühlten oder tatsächlichen Erpressungen gehen kann. Durch Geheimnisse werden Allianzen und Grenzen hergestellt, zwischen einzelnen Familienmitgliedern, Subsystemen in der Familie und der Familie und der Außenwelt. In extremen Fällen können Geheimnisse über oberflächlichen Kontakt hinausgehende Beziehungen zwischen Familienmitgliedern und der Außenwelt unmöglich machen.

Abgrenzung zur Privatheit

Die Unterscheidung zwischen Familiengeheimnis und privater Sphäre ist kontextabhängig und wird von der familiären Subkultur wie von dem weiteren soziokulturellen Zusammenhang bestimmt. In sehr verstrickten Familien können sich Mitglieder schuldig fühlen, wenn sie überhaupt einen Gedanken oder ein Gefühl für sich behalten. Die Norm, alles zu enthüllen, hat in der Regel negative Auswirkungen.

Die familiendiagnostische Bewertung der Frage „Privatheit vs. Geheimnis" ist vor allem von den Konsequenzen für den Nichtwissenden abhängig:

- Wird durch das Geheimnis Macht ausgeübt?
- Wird das Vertrauen ge- oder zerstört?
- Sind Gefühle der Demütigung und Scham zu erwarten?
- Entsteht durch das Geheimnis eine ängstigende Atmosphäre?
- Werden Wahrnehmungen und Gefühle invalidiert?
- Werden Tatsachen verunklart und mystifiziert?

Dies sind einige der Fragen, die sich nicht nur die Geheimnisträger, sondern auch die Therapeuten stellen sollten, um einen Standpunkt von „Verantwortlichkeit und Diskretion" einnehmen zu können, wenn sie in der Diagnostik oder im Verlauf der Behandlung ein Familiengeheimnis vermuten (Karpel, 1980). Die Einbeziehung von Therapeuten in das „Geheimnis-Milieu" kann diese in erhebliche ethische und pragmatische Schwierigkeiten bringen. Karpel (1980) beschreibt hierzu reparative und präventive Strategien, die die Therapie allerdings auch nicht immer schützen können. Deslypere und Rober (2020) skizzieren mögliche Wege der schrittweisen Enthüllung, die Geheimnissen ihre „toxische" Wirkung nehmen können.

Diagnostische Fragen
- Gibt es Hinweise auf Ereignisse in der Familiengeschichte, die verschwiegen werden, z. B. atmosphärisch, szenisch, durch Familienmythen oder Lücken im Genogramm (s. u.)?
- Könnte es sich um ein individuelles, internes oder geteiltes Familiengeheimnis handeln?
- In welcher Weise wirkt das Geheimnis auf wen mystifizierend und „toxisch"?
- Welche Machtkonstellationen, Grenzen, Loyalitätsprobleme und „doppelte Wirklichkeiten" können hierdurch entstehen?
- Welches Konzept von „Privatheit" herrscht in der Familie?

14.6 Die verschiedenen Generationen in der Familiendiagnostik

14.6.1 Mittlere Generation:Das Paar und seine Konflikte im Familiensystem

Das Paar als „Vorbedingung" von Familie

Familientherapien kommen in der Regel auf Initiative von Eltern zustande, die eines oder mehrere unter Symptomen leidende Kinder haben, oder von Paaren, bei denen einer oder beide unter Symptomen oder Beziehungskonflikten leiden. Die mittlere Generation ist die „Schaltstelle" für den Eintritt in die Behandlung. Die Verbindung der (Ehe-)Partner schafft erst die Bedingungen zur Entwicklung der Drei-Generationen-Familie. Daher soll unser diagnostisches Augenmerk zunächst auf dieser Ebene liegen.

Partnerwahl als unbewusster Systemprozess

Eine Paarbeziehung ist aus familiendynamischer Sicht nicht nur die Begegnung von zwei Individuen mit ihren verinnerlichten Objektbeziehungen, sondern die Begegnung von zwei Familiensystemen. Jede Partnerwahl ist ein widersprüchlicher Individuationsversuch beider Beteiligten (Reich, 1993; Reich & v. Boetticher, 2020, Reich et al., 2007).

Beide streben mit der neuen Beziehung die Befriedigung bisher ungestillter Wünsche, die Bewältigung bisher ungelöster Konflikte und den Ausgleich bisher erfahrener Defizite an. Beide wollen miteinander Veränderung und Verbesserung der bisher insbesondere in ihren Ursprungsfamilien erfahrenen und internalisierten Beziehungsmuster. Diese Seite steht in der Regel im Vordergrund.

Daneben, oder darunter, hiermit stets eng verwoben, gibt es eine Tendenz zur Wiederholung, zur Reinszenierung eben der Konflikte und Beziehungsmuster aus den Ursprungsfamilien, die die Partner miteinander loswerden wollten. In diesem Sinne ist jede Partnerwahl in wesentlichen Bereichen ambivalent.

Ambivalenzkonflikte

Bei Partnern, die in tiefgreifende, lang andauernde Konflikte geraten, scheint die Ambivalenz zu überwiegen und aufgrund starker Bindungen an die Muster der Ursprungsfamilien nicht zur Weiterentwicklung genutzt werden zu können. Oft finden sich Paare, die in ihren Ursprungsfamilien in wichtigen Beziehungsbereichen ähnliche Muster und Konflikte kennengelernt haben, wobei die Verarbeitungsweisen durchaus differieren können (Dicks, 1967; Kreische, 2012; Reich, 1993; Reich & v. Boetticher, 2020; Reich et al., 2007).

Gemeinsamer Erfahrungshintergrund als Konfliktpotenzial und Ressource

Das auf einem gemeinsamen Erfahrungshintergrund beruhende Gefühl der Gemeinsamkeit ist häufig eine Ressource, eine Basis für Verständigung und Nutzung der innovativen Potenziale, die ungelöste Konflikte in sich bergen können (Reich & v. Boetticher, 2020). Betreffen die ungelösten Konflikte aus den Biografien beider allerdings sehr viele Bereiche des Zusammenlebens oder sind sie sehr tiefgreifend und heftig, so führen sie oft zum Rückgriff auf vertraute, aber untaugliche Bewältigungsmuster, die die Konflikte lediglich verstärken (Dicks, 1967; Reich, 1993; Willi, 1975). Zudem besteht bei Partnern eine Tendenz, den anderen früheren Beziehungspersonen ähnlich zu machen, ihn in Beziehungsmuster hineinzumanövrieren, die früheren, vertrauten Mustern ähneln.

Zur Partnerwahl kommt also die Partnerveränderung in die Richtung der verinnerlichten Objektbeziehungen (Kreische, 2012). Dies ist insbesondere bei der antithetischen, gegen das innere Vorbild der früheren Beziehungspersonen getroffenen Partnerwahl der Fall.

Zentrale Bedeutung der adoleszenten Individuation

Entscheidende Bedeutung für die Etablierung von Paarbeziehungen hat aus familiendynamischer Sicht oft weniger die frühe Kindheit als die adoleszente Individuation (Reich, 1993). Kann die Adoleszenz als die „zweite Chance" (Eissler, 1966) im Leben eines Individuums zur Bewältigung bisher unbewältigter präödipaler und ödipaler Konflikte und entsprechender Fixierungen sowie zur Relativierung und Umformung familiärer Bindungen, Lebensstile und Wertvorstellungen nicht genutzt werden, so wird die Partnerwahl zur „dritten Chance", das bisher „Unerledigte" an den Partner, die gemeinsame Beziehung, die Kinder oder die Schwiegerfamilien zu „delegieren".

Paarbeziehung und „Loyalitätstransfer"

Mit Bildung der Paarbeziehung und der Entwicklung eigener Beziehungsmuster und Regeln versuchen die Partner, die Beziehungspersonen der Kindheit hinter sich zu lassen. Hierzu ist ein Loyalitätstransfer von der Ursprungsfamilie auf die neue Beziehung und die neue Kernfamilie notwendig, d. h., Partner und Kinder sowie das gemeinsame Zusammenleben müssen mehr Gewicht bekommen als Eltern, Geschwister und andere Verwandte und Beziehungspersonen.

▶ **Wichtig** Je starrer das Loyalitätssystem der Ursprungsfamilien, desto schwerer fällt das Eingehen einer tieferen Bindung an andere Personen.

„Amalgamierung" von verschiedenen Familienstilen

Zum Aufbau einer neuen, abgegrenzten Familieneinheit müssen auch die Wertvorstellungen und Lebensstile der jeweiligen Ursprungsfamilien sowie deren spezifische Subkulturen zu einem neuen Lebensstil „amalgamiert" werden (Sperling, 1979). Da Familienstile eng mit dem basalen Lebensgefühl, dem Familiengefühl (Cierpka, 2002; Reich, 2019a) und mit der Loyalitätsdynamik verknüpft sind, wiegen hieraus resultierende Paarkonflikte entsprechend schwer.

Schwiegerfamilien

Die Schwiegerfamilien und ihr Verhältnis zueinander haben für die Entwicklung der Kernfamilie wichtige, manchmal auch reparative Funktionen. Als Vereinigung von zwei Familiensystemen mit ihren Schuld- und Verdienstkonten ist die Paarbeziehung „Knotenpunkt in einem

Loyalitätsgewebe" (Boszormenyi-Nagy & Spark, 1973). Diese Beziehung beeinflusst somit die Chance, die Verdienstkonten der Ursprungsfamilien auszugleichen. Schwiegerfamilien können sich hierbei gegenseitig als Gleichgewichtssystem dienen, indem ungelöste Konflikte der einen Familie mittels der anderen gelöst werden sollen, z. B. indem sie auf diese projiziert werden (Boszormenyi-Nagy & Spark, 1973; Boszormenyi-Nagy & Krasner, 1986; Framo, 1992; Reich, 1993). Partner können von der Schwiegerfamilie das erhoffen, was ihnen die Ursprungsfamilie nicht ermöglichte. Enttäuschungen in dieser „second chance family" (Lager, 1977) können zu Krisen in der Paarbeziehung führen.

Ablehnung durch die Schwiegerfamilie

Offene oder verdeckte Ablehnung der Schwiegerfamilien wird oft zu einer Quelle ständiger Konflikte oder einer schwer zu überwindenden Distanz der Partner (Massing et al., 2006; Reich, 1993; Reich et al., 2007; Sperling & Sperling, 1976). Für die Kindergeneration können sich hieraus ebenfalls Delegations- und Loyalitätskonflikte ergeben, da Kinder sich in aller Regel zu beiden Familiensystemen zugehörig fühlen, deren „Schnittpunkt" sie auch leiblich bilden.

Familiendynamische Ebenen von Paarkonflikten

In tiefgreifenden Paarkonflikten und Ehekrisen kommen auf der familiendynamischen Ebene in der Regel mehrere der folgenden Faktoren zum Tragen:

- Die Konflikte sind Wiederholungen konflikthafter Muster aus der Eltern-Kind-Beziehung beider Partner, des am tiefsten internalisierten Prototyps für Beziehungen überhaupt.
- Sie sind Wiederholungen konflikthafter Muster der Ehebeziehung der Eltern beider Partner, des am tiefsten internalisierten Vorbildes für eine Paarbeziehung.

- Der Loyalitätstransfer von der Ursprungsfamilie auf die Paarbeziehung und damit die Herausbildung einer neuen, abgegrenzten Familieneinheit hat nicht oder unzureichend stattgefunden.
- Die unterschiedlichen familiären Stile konnten aufgrund starker Differenzen zwischen den Schwiegerfamilien nicht zu einem neuen, eigenen Lebensstil verschmolzen werden.
- Die jeweiligen Ursprungsfamilien lehnen sich gegenseitig oder das Schwiegerkind offen oder verdeckt ab, sodass die Partner ständig in Loyalitätskonflikten sind, wenn sie die Schwiegerfamilie oder den Partner wertschätzen.
- Die Ursprungsfamilien mischen sich in die Paarbeziehung ein oder werden in diese hineingezogen, sodass auch äußerlich keine neue, abgegrenzte Einheit besteht.

Auslösende Situationen für Paarkonflikte

Krisen in der Paarbeziehung treten meistens an solchen Stationen in der Entwicklung des Paares auf, an denen sich bisherige Normen und Regeln für die Beziehung verändern, die zugleich an das Unbewältigte aus den Ursprungsfamilien erinnern und somit die „Rückkehr des Verdrängten" (Freud, 1937) ermöglichen. Je länger eine Beziehung dauert, desto größer ist die Chance für das Auftreten von Wiederholungen.

▶ **Wichtig** Gerade die Tiefendimension und die Bedeutung der beiden Ursprungsfamilien und deren Beziehung zueinander werden in der nur auf die horizontale Beziehungsdynamik ausgerichteten Diagnostik oft übersehen. Hier gilt weiterhin der Satz von Framo (1977): „Wenn man ein Paar behandelt und nicht ausdrücklich danach fragt, was in den Beziehungen mit Eltern, Brüdern, Schwestern, Tanten, Onkel und Schwiegerfamilie geschieht, wird es einem nicht erzählt"

(S. 237, eigene Übersetzung). Die Bedeutung des Mehrgenerationensystems erschließt sich erst mit dessen gründlicher Exploration.

Diagnostische Fragen

- Inwieweit konnten sich die (Ehe-)Partner in der Adoleszenz von ihren Ursprungsfamilien ablösen?
- Inwieweit werden Veränderungs- und Individuationswünsche an den Partner, an die neue Kernfamilie oder an die Schwiegerfamilie delegiert?
- Inwieweit sollen die Schwiegerfamilien früher erlebte Enttäuschungen ausgleichen oder ungelöste Konflikte bewältigen?
- Hat ein Loyalitätstransfer von den Ursprungsfamilien auf Partner und Kinder stattgefunden?
- Bildet die Kernfamilie eine neue, abgegrenzte Familieneinheit mit einem eigenen Lebensstil oder wird dieser noch weitgehend von einer oder beiden Ursprungsfamilien der Partner bestimmt?
- Wie viel Gemeinsamkeit im Lebensstil und im Erleben bringen die Partner aus ihren Ursprungfamilien in die neue Beziehung hinein? Inwieweit ergibt sich hieraus eine Basis zur Verständigung und Lösung von Konflikten?
- Respektieren sich die jeweiligen Ursprungsfamilien und die Partner sowie die Schwiegerfamilien, oder lehnen sich diese ab?
- Wie gehen die Partner mit Ablehnungen der Ursprungsfamilien und der Schwiegerfamilien um?

14.6.2 Kinder in der Familiendiagnostik

Säuglinge und Kleinkinder als „soziale Wesen"
Die soliden empirischen Ergebnisse der neueren Säuglings- und Kleinkindforschung (Dornes, 2006; Stern, 2003) bestätigen die Annahmen der Familientherapeuten, dass kleine Kinder nicht „asozial" sind, wie man lange Zeit annahm, sondern bereits auf ihre Weise eine „caring function" für die Familie wahrnehmen. Ihre Ausbeutung durch zu stark in eigenen Konflikten befangene Eltern führt zu „narzisstischen entitlements", zu destruktiven und selbstdestruktiven Erlebnis- und Handlungsweisen (Boszormenyi-Nagy & Krasner, 1986).

▶ **Wichtig** Neben gesellschaftlichen Bedingungen wirken die emotionalen Vorstellungen der Eltern, auch deren „narzisstische entitlements", auf die Kinder im Sinne von Delegationen ein.

Namensgebung und andere Attribuierungsprozesse
Abrahams früher Hinweis auf die prägende Bedeutung der Namensgebung (1912) lässt sich vielfältig bestätigen: Kinder werden nach Verwandten benannt, nach bestimmten Traditionen, nach Verstorbenen, deren Tod man nicht überwinden konnte. Hier wie in der Benennung nach Romanfiguren oder nach gängigen Moden sind die mehr oder weniger bewussten Vorstellungen, Fantasien und Wünsche, mit denen die Namensgebungen verbunden sind, zu erarbeiten, da mit diesen bestimmte Erwartungen an das Kind gerichtet werden.

Rolle des kranken Kindes in der Familie
Symptome des Kindes können als vielfältiger Ausdruck einer Gesamtstörung im Familiensystem und von daher als Signal und u. U. auch „metaphorischer Ausdruck" (Madanes, 1981) nicht mehr ausreichender flexibler Bewältigungspotenziale der gesamten Familie verstanden werden. Dabei ist immer die Art der Symptomatik bzw. Erkrankung zu berücksichtigen, die bei körperlichen Erkrankungen, insbesondere bei chronischen (Morgenstern et al., 2015; Wiegand-Grefe, 2017) und Erkrankungen mit nachweislich hohem genetischen Anteil, eine andere Dynamik entwickeln und ein anderes Herangehen erfordern als anders gelagerte Symptome mit einem hohen interaktionellen Anteil. Zudem sind immer Kontextfaktoren zu berücksichtigen (Kap. 9, 11 und 12).

Einseitige Veränderungen eines Kindes führen oft zu Irritationen des Familiensystems. Diese können Anstoß für Entwicklungsprozesse im Familiensystem sein, oder es kann zu Symptommanifestationen bei anderen Kindern oder bei Elternteilen kommen.

Symptome eines Kindes können zudem Ausdruck von Familienloyalität sein, wenn das Kind sein individuelles Wachsen zugunsten der Interessen der anderen zurückstellt. Auch störendes und destruktives Verhalten kann paradoxerweise auf einer tieferen Ebene loyal sein. Diese Perspektive ist wichtig für die Rolle der Geschwister und ihre Beziehung untereinander, insbesondere die im Weiteren zu diskutierende Frage der „gesunden" und „kranken" Geschwister. Entsprechend diesen Überlegungen wird in der Familientherapie eher vom „designierten Patienten", vom „Indexpatienten" oder „Symptomträger" gesprochen.

„Gesunde" und „kranke" Geschwister

Hier gilt es mehrere Aspekte zu berücksichtigen.

Geschwister als eigenes Subsystem

Die Beziehung der Geschwister untereinander ist nach der zu den Eltern am wichtigsten. Geschwister stellen ein sich bereits in den präverbalen Interaktionen herausbildendes Subsystem mit eigenen Grenzen und eigener Kultur dar, in dem jedes Kind eigene Gefühle zum Geschwister entwickelt. Davon abzugrenzen sind die extrafamiliären Sozialbeziehungen, auch die Beziehungen zu den Peers.

Eigenständige Gefühlserfahrungen

In diesem Subsystem werden wichtige Lern- und Gefühlserfahrungen gemacht, die auf einer horizontalen Ebene angesiedelt werden können, weil sie die hierarchische Ebene zu den Elternfiguren nicht enthalten (Cierpka, 2015; Sohni, 2011, 2015). Starke Liebes- und Hassgefühle, die zu riskant und gefährlich sind, um sie offen gegenüber den Eltern zu zeigen, werden mit- und gegeneinander erprobt. Geschwister lernen zu gewinnen, zu verlieren, spielen und kämpfen miteinander, müssen sich mit Neid- und Schuldgefühlen auseinandersetzen. Die Geschwister wissen, wer wo und aufseiten welches Elternteils steht. Sie können sich gegenseitig vor den Eltern oder bei außerfamiliären Bedrohungen schützen. Sie können lernen, mit jemandem dauerhaft auszukommen, den sie nicht immer mögen. Geschwister nehmen untereinander primär keine Bewertungen ihrer unterschiedlichen Wesensarten in „krank", „andersartig" oder „gesund" vor. Auf diese entscheidenden Gesichtspunkte wies Kniskern bereits 1981 hin. Oft sind Geschwister in der Therapie in hohem Maße bereit, sich gegenseitig gegen Pathologisierungen zu schützen (Reich et al., 2007).

Dichotomisierung „gesund" – „krank" als Widerstand

Wird die Bedeutung des Geschwistersubsystems nicht berücksichtigt, können Therapeuten in einem Setting, in dem nur der IP und seine Eltern eingeladen werden, die primäre familiäre Sichtweise, dass es nur einen Patienten geben kann, „bestätigen". Einseitige Settings können zur Etablierung von Unterschieden unter den Geschwistern und zu einer Schwächung des Subsystems beitragen, mit der Folge, dass sich das „auffällige" Kind nicht nur ausgeschlossener fühlt, sondern sich in ihm ein diffuses Schamgefühl der Andersartigkeit, des „Falschseins" etabliert. Zudem werden Kinder, auch kleine Kinder, in der Regel durch ein Heraushalten aus den Familiengesprächen nicht „geschont", da sie den Familienwirklichkeiten zu Hause in aller Regel schonungsloser ausgesetzt werden als im Behandlungszimmer.

Familienverhältnisse von Indexpatienten

Bei der Frage nach den „gesunden" oder „kranken" Geschwistern sind zunächst die Rollenzuschreibungen als Aspekte unbewusster abgewehrter elterlicher Motive zu bedenken (s. o.). „Für die fünf Kinder in einer Familie gibt es fünf Familien" (Winnicott, 1966, zit. nach Davis & Wallbridge, 1983, 206). Die Indexpatienten wachsen häufig in völlig anderen Familienverhältnissen als ihre Geschwister.

Seelische Leiden „gesunder" Geschwister

Zudem erscheinen die „gesunden" Geschwister oft zunächst zwar sozial besser adaptiert als die „kranken". Bei näherer Betrachtung finden sich unter ihnen nicht selten psychische Störungen oder auf längere Sicht belastende Parentifizierungen (s. o., außerdem Adam.-Lauterbach, 2013, Wiegand-Grefe, 2017).

Beispiel

Eine kleine Patientin klagte über ihr Asthma und ihr Unglücklichsein. Sie beneidete ihre Geschwister um deren Gesundheit. Beide Geschwister waren aber wegen manifester psychosomatischer Beschwerden in hausärztlicher Behandlung. Sie schilderten sich jedoch als so „normal", als hätten diese Krankheiten für sie keinen Krankheitswert. ◄

„Gesunde" Geschwister können stabiler wirken, als sie es sind, weil der IP als warnendes Beispiel für die Geschwister dient (Framo, 1965, S. 220).

Gefühl der Vernachlässigung beim „gesunden" Geschwister

Andererseits können sich die Geschwister durch die Konzentration der Eltern auf das erkrankte Kind vernachlässigt fühlen (Morgenstern et al., 2015). Verstorbene Geschwister beeinflussen das Leben der anderen Kinder ebenfalls nachhaltig (Haagen & Hack, 2015). Kommt es nach einer Besserung der Symptomatik des IP zu Symptommanifestationen bei anderen Geschwistern oder einem Elternteil, so ist dies ein Indikator für das Anhalten des dynamisch wirksamen Konfliktpotenzials im Familiensystem. Nach einer diagnostischen Einschätzung der Systemdynamik und deren eventueller Bearbeitung können Einzeltherapien, z. B. Kindertherapien, gezielter und mit weniger Widerständen vonseiten der Familie durchgeführt werden (Wiegand-Grefe, 2017).

Verschiebung des Behandlungsfokus auf das Elternpaar

Nicht selten rückt in der Familiendiagnostik und -therapie das Kind zugunsten einer vielschichtig gestörten Elternbeziehung aus dem Behandlungsfokus. Wenn sich in der Mehrgenerationenperspektive der Fokus auf das Paar verschiebt, ist es diagnostisch ratsam, die Ursprungsfamilien beider Partner, d. h. auch deren Geschwister, mit einzuladen.

Diagnostische Fragen
- Welche familiären Aufträge werden von Eltern und Großeltern auf die Kinder übertragen, z. B. durch Namensgebung?
- Welche Position haben die Kinder bei der Aufrechterhaltung der innerfamiliären Balance?
- Welche Beziehungsmuster werden im Geschwistersubsystem sichtbar? Welche Ressourcen oder salutogenetischen Potenziale gibt es hier?
- Gibt es eine Dichotomisierung von „gesunden" und „kranken" Geschwistern?
- In welcher Weise werden hierdurch bestehende dysfunktionale Beziehungsmuster in der Familie verfestigt?

14.6.3 Die Großelterngeneration in der Familiendiagnostik

14.6.3.1 Einbeziehung der Großeltern

Die sozial- und psychohistorische Orientierung der Mehrgenerationenperspektive impliziert die konkrete Arbeit mit der Großelterngeneration im diagnostischen und therapeutischen Prozess.

Großeltern werden z. B. eingeladen:

- als Vertreter gelebter Zeitgeschichte,
- als Vertreter von tradierten gesellschaftlichen Norm- und Werthaltungen, die das Familiengeschehen mitgeprägt haben und noch anhaltend beeinflussen,
- als „Hüter" der Familiengeschichte, die über die Ebene von Bindung und Loyalität ein tief verwurzeltes familiäres Identitäts- und Zugehörigkeitsgefühl stiften,

- als diejenigen, die Auskunft über Altern, Gebrechen, Abschied und Sterben geben können,
- als materielle und immaterielle Unterstützer der Eltern- und Kindergeneration in den vielfältigen familiären Lebensformen, z. B. bei „Einelternfamilien".

Welcher Aspekt im Vordergrund steht, ist in der Familiendiagnostik als Erstes zu untersuchen. Insgesamt erhöht sich die Bedeutung der Großeltern in allen genannten Aspekten allein durch deren erhöhte Lebenserwartung (Kap. 11 und 12). Mit der Zunahme von Älteren (3. Lebensalter), „Betagten" (ab 70/75 Jahren) und „Hochaltrigen" (ab 90 Jahren) verändern sich die Bedürfnisse der Großelterngeneration, psychische Erkrankungen behandeln zu lassen und Lebensfragen mit psychotherapeutischer Hilfe zu klären, auch in der Paar- oder Familientherapie, z. B. Paarkonflikte, Umgang mit Belastungen wie Demenz, Gebrechlichkeit oder Pflegebedürftigkeit eines oder beider Partner, durch unbewältigte Ereignisse der Vergangenheit oder Konflikte mit Kindern oder Enkeln. Über Paarbeziehungen Hochaltriger gibt es noch wenig Wissen. Die Konfliktfreudigkeit nimmt tendenziell ab. Trennungen oder Scheidungen in dieser Phase sind selten (Riehl-Emde, 2015). Großelternrollen und -typen sind zudem vielfältig. Im klinischen Alltag finden sich u. a. (d. h. Übernahme von Elternfunktion, z. B. zur Entlastung von Alleinerziehenden), konstante, viel beschäftigte, pflegebedürftige, unzuverlässige, spaltende, narzisstisch-selbstbezogene, untergrabende und fordernde Großeltern (Reich, 2019b). Insgesamt aber werden die Beziehungen zwischen Erwachsenen und ihren Eltern als positiv beschrieben. Die „intergenerationale Solidarität" scheint hoch zu sein (Buhl & Sommer, 2019).

14.6.3.2 Großeltern in ihrer familienhistorischen Bedeutung

„Hüter der Familiengeschichte"
Bereits die Einladung der Großeltern zu Familiengesprächen lässt Rückschlüsse über deren anhaltende reale oder auf sie projizierte Dominanz für die Gegenwartsfamilie zu. Diese wird hier-

durch schärfer deutlich als z. B. bei der Bearbeitung der Herkunftsfamilienbeziehungen in der Familienrekonstruktion. Widerstandsphänomene der mittleren Generation, die sich auch in vorgetragener Besorgnis um die alten Eltern äußern können, können unbearbeitet aggressive Wünsche und entsprechende Angst sowie Schuld- und Schamgefühle verdecken (Sperling & Sperling, 1976; Massing et al., 2006; Reich, 2019b; Reich et al., 2007; Reich & v. Boetticher, 2020).

Rekonstruktion der Vergangenheit
Die große Bedeutung der Mehrgenerationensitzung liegt in der Rekonstruktion der Vergangenheit mit den konkreten Personen der Geschichte selbst. Oftmals kennen die Eltern- und die Enkelgeneration die Ereignisse, die über das familiäre Klima und die vielfältigen Übertragungsprozesse ihr Erleben entscheidend prägten, nicht, weil diese zu lange zurückliegen oder verschwiegen wurden.

Realisierung von Veränderungen der Großeltern
Durch die Einbeziehung der Großeltern soll gemeinsam untersucht werden, wie weit sich die Familien bis in die Gegenwart der Orientierungen, Werte und Ideologien der Großeltern „bedienen". „Ein oft schwer überwindbares Problem von innerfamiliärer Erwachsenenbeziehung ist, dass die jüngere Generation die Entwicklungsschritte der Älteren und die damit verbundenen Einstellungsverschiebungen nicht realisiert. Dies hat zur Folge, dass nicht erfüllbare Loyalitäten und Irrtümer weitergegeben werden" (Massing et al., 2006, S. 96).

Diagnostische Bedeutung von Mehrgenerationengesprächen
In diesen Gesprächen werden oft sehr rasch die stagnierenden Verarbeitungsmodi, die starren Loyalitäten, Parentifizierungen oder Delegationsmuster zwischen den Großeltern und Eltern sichtbar, die zunächst den Fokus für die weitere Arbeit bilden.

Deren Ausgang wiederum hat eine große diagnostische Bedeutung, da es entweder zu einem flexibleren Dialog zwischen den Generationen kommt oder zumindest zu einer besseren Abgrenzung der Generationen voneinander in einem offenen Dialog. Hierdurch können eventuell anhaltende Wiedergutmachungsansprüche der mittleren Generation relativiert und starre Loyalitätsverpflichtungen revidiert werden.

14.6.3.3 Großeltern als alternde Menschen

Beschäftigung mit der eigenen Vergangenheit
Der Großelterngeneration soll auch Gelegenheit gegeben werden, ihre eigenen Entwicklungsschritte im Leben zu beschreiben. Durch das wechselseitige Hinhören kann die Bereitschaft der alten Menschen zur Vergangenheitssuche und zu einer befriedigenderen Lebensbilanzierung angeregt werden.

Auseinandersetzung mit dem Altern
Darüber hinaus erinnern die alten Menschen an die Nähe von Altern, Gebrechen, Abschied, Sterben und Tod und können hierüber Auskunft geben. In das familiäre Erleben können bestimmte Phänomene reintegriert werden, die eventuell von der mittleren Generation übergangen oder beschönigt wurden. Krankheit, Sterben und der Tod können als spezifische Mitteilungen über das Leben gelten. Diese Mitteilungen enthalten Realerfahrungen und Loyalitätsverpflichtungen.

Labilisierung des Identitätsgefühls
Im Altern als vielschichtig gearteter Grenzerfahrung versagen die üblichen routinemäßigen Problembewältigungen (Schachtner, 1988). Das Älterwerden drängt zur Vergegenwärtigung der Verbindungen von Vergangenheit und Zukunft. Der alternde Mensch stellt, ohne das selbst wollen zu müssen, lebenslange Bemühungen um Konformität in Frage.

Der Alterungsprozess labilisiert das bisherige Identitätsgefühl. Das nach außen gewandte Ich verliert an Bedeutung zugunsten eines auf den alternden und gebrechlichen Leib gerichteten Ichs.

▶ **Wichtig** Selbstvertrautheit vs. Selbstentfremdung gehören nach Améry (1979) zu den Grunderlebnissen des Alternden.

Hiervon sind Frauen und Männer unterschiedlich betroffen. Für Frauen sind im kollektiven Bewusstsein z. B. Schönheit und Weiblichkeit untrennbar miteinander verknüpft, während bei Männern Leistung und Spannkraft im Vordergrund stehen. Altersbeschwerden und Krankheiten können entsprechend als Defekt erlebt werden.

Das „vierte Lebensalter" und Hochbetagte können zu einer Projektionsfläche für Ängste vor Krankheit, Verletzlichkeit, Alter, Sterben und Tod und vor allem als zu Pflegende und zu Betreuende wahrgenommen werden. Insbesondere im Alter ab 90 Jahren allerdings stellen die nachlassenden Kräfte neue unbekannte Aufgaben, die die Themen der früheren psychosozialen Krisen wieder aufkommen lassen und hier eine (neue) Integration erfordern (Joan Erikson in E. H. Erikson 1997 nach Riehl-Emde, 2015).

Versöhnung und neue Möglichkeiten
Das bereits von Lehr (2007) kritisierte Defizitmodell erschwert die allmähliche Versöhnung mit dem scheinbar Fremden. Die Versöhnung kann ihren sinnlichen Ausdruck z. B. in der Zärtlichkeit und Sexualität alter Menschen finden. Wenn auch die Stärke des sexuellen Verlangens zurückgeht oder durch Krankheiten abgeschwächt ist, so gewinnen Zärtlichkeit und Einfühlung in den Anderen befriedigendere Bedeutung (Reich et al., 2007).

14.6.3.4 Großeltern als Unterstützer

Unterstützung und Konstanz im familiären Veränderungsprozess
Am häufigsten wird zwischen erwachsenen Kindern und ihren Eltern emotionale Unterstützung ausgetauscht (Buhl & Sommer, 2019). Die konkrete materielle Unterstützung und Mithilfe, z. B. in der Versorgung und Betreuung der Kinder durch die Großeltern, sind zudem oftmals für die Eltern- und Enkelgeneration unverzichtbar. Insbesondere Alleinerziehende müssen oft auf diese Unterstützung zurückgreifen

(Kap. 11). Ebenfalls stellen Großeltern für die Enkel im Prozess der Wandlungen äußerer Geschehnisse oder auch in Trennungsprozessen der Eltern ein beruhigendes und sicherndes konstantes Element dar. Diese Aspekte sind in allen sozialen Schichten zu beobachten. Sie stellen oft eine nicht zu unterschätzende Ressource für Familien dar. Die hierbei tragende Haltung wird als parenterale Reife verstanden (Buhl & Sommer, 2019).

Machtansprüche und Einmischungen

Konflikthaft kann sich diese Art des Angewiesenseins aufeinander gestalten, wenn Großeltern bestimmte Erwartungen an ihre Hilfeleistungen knüpfen oder wenn die Großelterngeneration durch Einmischungen, z. B. bei Scheidungen, eine aktive Rolle in den Auseinandersetzungen spielt. Hier können sie z. B. über die Enkel einseitige Schuldzuschreibungen gegen einen Elternteil fortsetzen. Wenn alleinerziehende Elternteile faktisch auf die alten Eltern bei der Kinderbetreuung angewiesen sind, können sie sich erneut abhängig oder ihnen gegenüber moralisch verpflichtet fühlen, sodass eventuell anstehende Auseinandersetzungen vermieden werden.

Auch können Großeltern über die Enkel z. B. durch Neid geprägte geschwisterliche Konflikte der mittleren Generation „anheizen", indem sie eindeutige Präferenzen in den materiellen Zuwendungen oder der Beachtung zeigen.

Beispiel

Ein Großvater hatte die Enkel untereinander so aufgebracht, dass er in der Mehrgenerationensitzung konstatierte: „Ihr seid ja wie meine Geschwister". Sich, der selbst als Kind benachteiligt wurde, hatte er in Identifikation mit einem bestimmten Enkel die bevorzugte Position zugeschrieben. Nun genoss er im Geheimen die Rivalitäten der Enkel untereinander. ◄

Bedürftige Großeltern, „filiale Reife" und Rollenumkehr

Versorgungsbedürftigkeit alternder Eltern führt in der Regel zu einer wachsenden Versorgungsleistung zunächst eines Großelternteils, auch der Großväter, deren Leistungen hier eher unterschätzt werden (Riehl-Emde, 2015), dann auch zu einer Rollenumkehr der Generationen. Erwachsene Kinder müssen nun Versorgungsleistungen für ihre Eltern erbringen, Entscheidungen für diese treffen und diese ggf. auch durchsetzen, z. B. die Einrichtung eines regelmäßigen Pflegedienstes. Dies bedarf einer Herauslösung aus der „Kind-Position" und einer positiven Affektivität, die Konflikthaftigkeit und Ambivalenz überwiegt. Das Konzept der filalen Reife (Marcoen, 1995; Buhl & Sommer, 2019) mit altersangemessener Bezogenheit, Abgegrenztheit und Verantwortung beschreibt die Voraussetzungen für eine gelingende Pflegebeziehung.

Diagnostische Fragen

- Welche Verbindungen bestehen zwischen der Kernfamilie und den Ursprungsfamilien der Eltern? Wie wird der Kontakt hergestellt, und wie häufig ist er?
- Bestehen die Verbindungen gleichmäßig sowohl zu beiden Ursprungsfamilien oder sind sie einseitig verteilt?
- Bestehen die Kontakte gleichmäßig von den Großeltern und von der Kernfamilie aus oder einseitig? Bestehen sie eher zwischen Kindern und Großeltern als zwischen Eltern und Großeltern oder umgekehrt oder gleichmäßig?
- Mit welchem „Typ" von Großeltern haben wir es zu tun?
- Welche Rolle spielen die Großeltern sowie Eltern und Kinder materiell füreinander (Pflege, finanzielle Unterstützung, Kinderbetreuung)? Welche

Rolle spielen die Großeltern in den Beziehungen und Konflikten in der Kernfamilie?

- Werden alte Konflikte und Bilder von den Eltern auf die Großeltern projiziert? Werden die Kinder hierin einbezogen?
- Welche Fragen könnten die Großeltern an die Familientherapeuten und die Kernfamilie haben? Welche spezifischen Probleme haben die Großeltern, bzw. welche sind bei ihnen zu vermuten?
- In welchen Bereichen kann die Einbeziehung der Großeltern in den diagnostischen Prozess die familiären Konflikte und Ressourcen besser verstehbar und nutzbar machen?
- Inwieweit könnte die Familiendiagnostik (und Familientherapie) den Großeltern mit ihren spezifischen Fragen und Problemen nützen?
- Inwieweit sind die Beziehungen zwischen Eltern und Großeltern von parentaler und filialer Reife getragen?

14.7   Genogramm

Familiengeschichte über drei Generationen
Ein wesentliches Instrument zur dynamischen Exploration der Entwicklung des Familiensystems ist das Genogramm. Als grafische Darstellung wesentlicher Daten und Beziehungen in Familien über drei Generationen erlaubt es den Therapeuten, rasch einen Überblick über die Familie, ihre Entwicklung und deren mögliche wesentliche Knotenpunkte und potenzielle Probleme zu bekommen, auch wenn sie sonst noch nicht viel von ihr wissen.

Das Genogramm kann auf zwei verschiedene Arten erhoben werden:

1. Die Therapeuten fertigen das Genogramm selbst an aufgrund von Informationen, die sie von der Familie durch Fragebogen oder in den Gesprächen erhalten, und vervollständigen oder korrigieren es aufgrund neuer Informationen.
2. Die Familie fertigt das Genogramm gemeinsam mit den Therapeuten in der Regel in der Anfangsphase der Behandlung an. Dies ist zunächst eine gute Möglichkeit der Kontaktaufnahme und der Einleitung der Zusammenarbeit. Die Familienmitglieder werden so aktiv an der Exploration des Systems und seiner Strukturen beteiligt. Zudem liefert diese Art der Genogrammerhebung wichtige szenische Informationen: Wer beginnt zuerst? Wer gibt welche Informationen? Manchmal sind es z. B die Kinder, die wichtige Informationen bringen oder das Genogramm gestalten. Welche Ursprungsfamilie nimmt auf dem Blatt mehr Raum ein? Wer wird vergessen? Welche Ereignisse werden früh genannt, welche später, welche zunächst gar nicht?

„Horizontale" und „vertikale" Perspektive
Durch das Genogramm können für den Kliniker und für die Familie zunächst die Vernetzungen und Rückkoppelungen der Kernfamilie mit dem weiteren gegenwärtigen Familiensystem und damit aktuelle Familienkonflikte und Ressourcen deutlich werden.

Durch die Erfassung der vertikalen, historischen Perspektive über mindestens drei Generationen werden die gegenwärtigen Strukturen und Konflikte in ihrer Entwicklung erfasst. Die sich unbewusst und oft zwanghaft „hinter dem Rücken der Beteiligten" wiederholenden Muster werden deutlich, wenn die Probleme der Gegenwart zu den Entwicklungen der Vergangenheit, den belastenden Ereignissen und emotional besetzten Problemen in Beziehung gesetzt und so Fixierungen und Stagnationen der familiären Entwicklung sichtbar werden. Durch die Daten des Genogramms spricht oft „der Kalender", und affektiv hoch besetzte Deutungen von bisher unbekannten Zusammenhängen liegen für die Familienmitglieder nicht selten auf der Hand (McGoldrick et al., 2016).

Wichtige Ereignisse der Familiengeschichte treten oft an bestimmten „Knotenpunkten" gehäuft auf, da das gesamte System hier unter einer Spannung steht (McGoldrick et al., 2016; Massing et al., 2006; Reich et al., 2007; Reich & v. Boetticher, 2020).

Erstellung des Genogramms

Das Erstellen des Genogramms erfolgt in drei Schritten.

Erster Schritt: Familienzugehörigkeit und formale Beziehungen

Das „Skelett" wird aus der grafischen Erfassung der Familienmitglieder und ihrer biologischen und rechtlichen Beziehungen zueinander von einer Generation zur nächsten gebildet. In der Regel bei den Kindern oder dem Paar der Kernfamilie beginnend, folgen die Großeltern, die Geschwister der Eltern und deren Familien sowie die Geschwister der Großeltern. Die Konstruktion erfolgt mithilfe der in Abb. 14.1 angegebenen Zeichen, die wir wegen der internationalen Vergleichbarkeit an diejenigen von McGoldrick et al. (2016) angeglichen haben. Weitere Zeichen können verschiedenen im Internet angebotenen Möglichkeiten zur Genogrammerstellung entnommen werden.

Zweiter Schritt: Ereignisse der Familiengeschichte

Ist das Gerüst hergestellt, werden Angaben zur Familiengeschichte erfasst. Hier unterscheiden McGoldrick u. Gerson drei Bereiche:

- Demografische Informationen: Alter, Geburts- und Sterbedaten, Wohnorte, Berufstätigkeit und Bildungsniveau
- Informationen über Funktionalität und Dysfunktionalität: körperliche und seelische Erkrankungen, Verhaltensauffälligkeiten, Behinderungen, Klinikaufenthalte, Arbeitsunfähigkeit
- Kritische Familienereignisse: Heiraten, Trennungen, Scheidungen, Umzüge, Verluste, besondere Erfolge. Einige dieser Ereignisse wie Geburt, Tod oder Krankheit sind bereits unter den anderen beiden Kategorien erfasst. Diese Ereignisse können der größeren Übersicht wegen am Rande des Genogramms tabellarisch oder als separate Familienchronologie aufgeführt werden.

Dritter Schritt: Einschätzung der Beziehungen

Die dritte Ebene ist den Beziehungen gewidmet; hier bewegen wir uns im Bereich der „weichen Daten", die wir aufgrund der Einschätzungen der Familienmitglieder und unserer eigenen Eindrücke gewinnen. Die hauptsächlich vorkommenden Beziehungsmuster werden durch bestimmte Linienmuster gekennzeichnet.

In Abb. 14.1 stellen wir eine Übersicht über Genogrammzeichen und die Genogrammerstellung zur Verfügung. Diese können und sollten entsprechend den jeweiligen Erfordernissen durch weitere Zeichen, die im Internet zahlreich angeboten werden, ergänzt werden.

Zeichen zur Erstellung des Genogramms

a **Geschlecht**

weiblich   männlich

b **Identifizierte Patienten**

identifizierte Patientin   identifizierter Patient

c **Geburts- und Todesdaten/Alter**

Geburtsjahr → 23-62 ← Todesjahr   64-78

39   14

d **Schwangerschaften, Fehlgeburten, Abtreibungen, Totgeburten**

Schwangerschaft   Totgeburt   oder   Spontan-abort   Abtreibung

e **Heirat**

H 55

f **Trennung und Scheidung**

T 62   //   S 72

g **Partner, die mehrfach verheiratet waren**

H 62 // T 64 S 65 H 67 // T 68 S 69 H 72 H 66 T 67 // S 70 H 60 // T 64 S 65

Abb. 14.1 (a–p) Zeichen zur Erstellung des Genogramms

h **Wiederverheiratungen, bei denen die Partner andere Partnerschaften hatten**

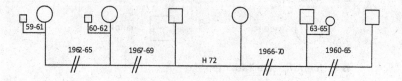

i **Unverheiratetes Paar**
(Kennenlernen 1981)

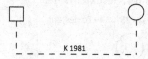

k **Reihenfolge der Geburten**

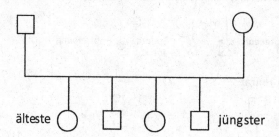

älteste   jüngster

l **Adoptivkind, Pflegekind**

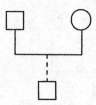

Abb. 14.1 (Fortsetzung)

m   Zwillinge

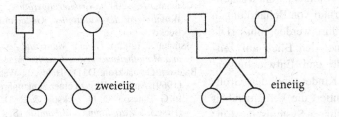

zweieiig   eineiig

n   Haushalte in wiederverheirateten Familien

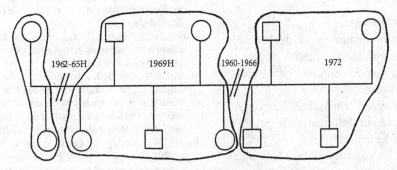

1962-65H   1969H   1960-1966   1972

o   Symbole für Beziehungen

enge, verschmolzene Beziehung   verschmolzene, konflikthafte Beziehung

schlechte o. konflikthafte Beziehung   enge Beziehung

entfremdete o. abgebrochene Beziehung   distanzierte Beziehung

p   Beziehungen über drei Generationen

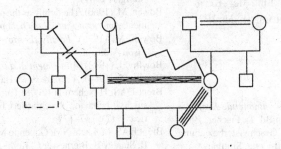

Abb. 14.1 (Fortsetzung)

Genogrammarbeit im Prozess

Die Erstellung des Genogramms ist ein dynamischer Prozess, der im Verlauf von Behandlungen immer wieder durchgeführt werden muss. Die Genogrammarbeit eröffnet den Blick auf zeitgeschichtliche Umstände und Entwicklungen. Die Einbeziehung der Kinder und der Großelterngeneration repräsentiert die Vergangenheit und die Zukunft des familiären Systems, das Eingebundensein in ein historisches Vermächtnis und die Offenheit der Entwicklung.

Diagnostische Fragen

- Welche Informationen werden in welcher Reihenfolge gegeben?
- Welches Familienmitglied gibt welche Informationen?
- Werden über eine der Ursprungsfamilien mehr Informationen gegeben als über die andere?
- Welche Informationen werden nicht oder zögernd gegeben?
- Welche „weißen Flecken" zeigt das Genogramm?
- Bei welchen Informationen erscheinen welche Familienmitglieder emotional besonders bewegt? Bei welchen Informationen wirken welche Familienmitglieder sehr zurückgezogen oder unbeteiligt?
- Häufen sich bestimmte Ereignisse (z. B. Verluste oder Krankheiten) in bestimmten Entwicklungsphasen der Familiengeschichte?
- In welchem zeitlichen Zusammenhang stehen Veränderungen oder belastende Ereignisse im erweiterten Familiensystem zu der Entwicklung der Kernfamilie, z. B. der Symptomatik des IP?

Literatur

Abraham, K. (1912). *Über die determinierende Kraft des Namens* (Gesammelte Schriften Bd. 1). Fischer, 1982.

Adam.-Lauterbach, D. (2013). Geschwisterbeziehung und seelische Erkrankung. Klett-Cotta, Stuttgart.

Améry, J. (1979). *Über das Altern. Revolte und Resignation* (5. Aufl.). Klett-Cotta.

Assmann, A. (2009). *Erinnerungsräume. Formen und Wandlungen des kulturellen Gedächtnisses*. C. H. Beck.

Assmann, J. (2006). *Thomas Mann und Ägypten, Mythos und Monotheismus in den Josephsromanen*. CH Beck.

Bateson, G., Jackson, D. D., Haley, J., Weakland, J. W. (1969). Auf dem Weg zu einer Schizophrenie-Theorie. In G. Bateson, D. D. Jackson, & R. D. Laing et al. (Hrsg.), *Schizophrenie und Familie* (S. 11–43). Suhrkamp.

Belsky, J., Jaffee, S., Sligo, J., Woodward, L., & Silva, P. (2005). Intergenerational transmission of warm-sensitive-stimulating parenting: A prospective study of mothers and fathers of 3-year-old. *Child Development, 76*, 384–396.

Benoit, D., & Parker, K. C. H. (1994). Stability and transmission of attachment across three generations. *Child Development, 65*, 1444–1456.

Berthelot, N., Ensink, K., Bernazzani, O., Normandin, L., Luyten, P., & Fonagy, P. (2015). Intergenerational transmission of attachment in abused and neglected mothers: The role of trauma-specific reflective functioning. *Infant Mental Health Journal, 36*(2), 200–212.

Beutel, M., Doering, S., Leichsenring, F., & Reich, G. (2020). *Psychodynamische Psychotherapie. Störungsorientierung und Manualisierung in der therapeutischen Praxis* (2., überarb. u. erw. Aufl.). Hogrefe.

Birditt, K. S., Tighe, L. A., Fingerman, K. L., & Zarit, S. H. (2012). Intergenerational relationship quality across three generations. *The Journal of Gerontolgy, Series B: Psychological Sciences and Social Sciences, 67*(5), 627–638.

Boss, P., & Carnes, D. (2012). The myth of closure. *Family Process, 51*, 456–469.

Boszormenyi-Nagy, I. (1965). Eine Theorie der Beziehungen. Erfahrung und Transaktion. In Boszormenyi-Nagy J, Framo L (Hrsg.), *Familientherapie. Theorie und Praxis* (S. 51–109). Rowohlt.

Boszormenyi-Nagy, I., & Krasner, B. R. (1986) Between Give & Take. *A Clinical Guide to Contextual Therapy*. Brunner/Mazel.

Boszormenyi-Nagy, I., & Spark, G. (1981). *Unsichtbare Bindungen*. Klett-Cotta, Stuttgart.

Boszormenyi-Nagy, I., & Spark, G. M. (1973). *Invisible Loyalties*. New York (Dt.: Unsichtbare Bindungen. Stuttgart 1981).

Bowen, M. (1960). The family as the unit of study and treatment. *American Journal of Orthopsychiatry, 31*, 40–60.

Bowen, M. (1978). *Family therapy in clinical practice*. Jason Aronson.

Bowlby, J. (1973). *Attachment and loss* (Bd. 1). Hogarth.

Bowlby, J. (1988). *A secure base*. Basic Books.

Brent DAS, H Nehem N (2008) Familial transmission of suicidal behavior. Psychiatric Clinics of North America 31 (2): 157–177

Brent DAS, Mekhem NM, Oquendo M, Burke A, Birmaher B, Stanley B, Biernesser C, Keilp J, Kolko D, R Ellis S,

Porta G, Zeazny J, Iyengar S, Mann J (2015) Familial pathways to early-onset suicide attempt. A 5.6-year prospective study. JAMA Psychiatry 72 (2): 160–168

Bridgett, D. J., Burt, N. M., Deater-Deckart, K., & Edwards, E. S. (2015). Intergenerational transmission of self-regulation: A multidisciplinary review and integrative conceptual framework. *Psychological Bulletin, 141*(3), 602–654.

Buhl, H. M., & Sommer, S. (2019). Interdependenzen und Dependenzen in der Beziehung zwischen Erwachsenen und ihren Eltern. *Psychotherapie im Alter, 16*, 123–135.

Champion, J. E., Jaser, S. S., Reeslund, K. L., Simmons, L., Potts, J. E., Shears, A. R., & Compas, B. E. (2009). Caretaking behaviors by adolescent children of mothers with and without a history of depression. *Journal of Family Psychology, 23*, 156–166.

Chase, N. (1999). Parentification: An overview of theory, research, and societal issues. In N. Chase (Hrsg.), *Burdened children. Theory, research, and treatment of parentification* (S. 3–33). Sage Publications.

Cierpka, A., Frevert, G., & Cierpka, M. (1992). Männer schmutzen nur! – Eine Untersuchung über alleinerziehende Mütter in einem Mutter-Kind-Programm. *Prax Kinderpsychol Kinderpsychiatr, 41*, 168–175.

Cierpka, M. (1992). Zur Entwicklung des Familiengefühls. *Forum Psychoanal, 8*, 32–46.

Cierpka, M. (1999). Das geschiedene Familiengefühl in Scheidungsfamilien. In A. M. Schlösser & K. Höhfeld (Hrsg.), *Trennungen* (S. 85–100). Psychosozial Verlag.

Cierpka, M. (2002). Das Familiengefühl. *Psychoanalytische Familientherapie, 2*, 67–82.

Cierpka, M. (2012). Familiendiagnostik. In M. Cierpka (Hrsg.), *Frühe Kindheit. 0–3 Jahre. Beratung und Psychotehrapie für Eltern mit Säuglingen und Kleinkindern* (S. 489–502). Springer.

Cierpka, M. (2015). Warum sind Geschwister so verschieden? *Psychoanalytische Familientherapie, 30*, 9–24.

Cierpka, M., & Reich, G. (2010). Familien- und paartherapeutische Behandlung von Anorexie und Bulimie. In G. Reich & M. Cierpka (Hrsg.), *Psychotherapie der Essstörungen* (3., völlig neu bearb. Aufl., S. 164–198). Thieme.

Cierpka, M., Ratzke, K., Reich, G., Armbrecht, B., Franke, A., Scholz, M., & Plöttner, G. (1994). Familien in Ost- und Westdeutschland. *Familiendynamik, 19*, 295–307.

Dagan O, Facompre CR, Nivison MD, Roisman, G.I., & Bernard, K. (2020). Preoccupied and dismissing attachment representations are diffenrentially associated with anxiety in adolescence and adulthood: A meta-analysis. *Clinical Psychological Science, 8*, 614–640.

Davis, M., & Wallbridge, D. (1983). *Eine Einführung in das Werk von D.W. Winnicott*. Klett-Cotta.

Deslypere, E., & Rober, P. (2020). Family secrecy in family therapy practice: An explorative focus group study. *Family Process, 59*, 52–65.

Dicks, H. V. (1967). *Marital tensions*. Routledge & Kegan Paul.

Dornes, M. (2006). Die SDeele des Kindes. Entstehung und Entwicklung. Fischer, Frankfurt/M.

Eissler, K. R. (1966). Bemerkungen zur Technik der psychoanalytischen Behandlung Pubertierender nebst einigen Bemerkungen zum Problem der Perversion. *Psyche, 20*, 837–892.

Emde, R. N. (1988a). Development terminable and interminable 1. Innate and motivational factors from infancy. *The International Journal of Psychoanalysis, 69*, 23–42.

Emde, R. N. (1988b). Development terminable and interminable 2. Recent psychoanalytic theory and therapeutic considerations. *The International Journal of Psychoanalysis, 69*, 283–296.

Erikson, E. H. (1997) The life cycle compolteted . *Extended version with new chapters on the nineth stage of development by Joan M Erikson*. WW Norton & Co.

Erikson, L., & Mazerolle, P. (2015). A cycle of violence? Examining family-of-origin violence, attitudes, and intiumate partner violence perpetration. *Journal of Interpersonal Violence, 30*(6), 945–964.

Ferreira, A. J. (1963). Familienmythen. In P. Watzlawick & J. Weakland (Hrsg.), *Interaktion* (S. 85–94). Huber, 1980.

Fishbane, M. D. (2019). Healing intergenerational wounds: An integrative relational-neurobiological approach. *Family Process, 58*, 796–818.

Flouri, E., & Buchanan, A. (2002). What predicts good relationships with parents in adolescence and partners in adult life: Findings from the 1958 British Cohort Study. *Journal of Family Psychology, 16*, 186–198.

Fonagy, P. (2001). *Bindungstheorie und Psychoanalyse*. Klett-Cotta.

Fonagy, P., Luyten, P., & Allison, E. (2015). Epistemic petrification and the restoration of epistemic trust: A new conceptualisation of borderline personality disorder and ist psychoscial treatment. *Journal of Personality Disorders, 29*(5), 575–609.

Framo, J. L. (1965). Beweggründe und Techniken der intensiven Familientherapie. In Boszormenyi-Nagy I & Framo J. L. (Hrsg.), *Familientherapie*, Bd 1 (S. 169–243). Rowohlt, Reinbek.

Framo, J. L. (1977). In-Laws and Out-Laws. A marital case io of kinship confusion. In Framo JL (1982) *Explorations in marital and family therapy* (S. 225–238). Springer, New York.

Framo, J. L. (1992). *Family-of-Origin-Therapy. An intergenerational approach*. Brunner & Mazel.

Freud, S. (1916/17). *Vorlesungen zur Einführung in die Psychoanalyse* (Bd. 11). GW.

Freud, S. (1923). *Das Ich und das Es* (Bd. 13, S. 235–289). GW.

Freud, S. (1928–1933). *Neue Folgen der Vorlesungen zur Einführung in die Psychoanalyse* (Bd. 15). GW.

Freud, S. (1937). *Der Mann Moses und die monotheistische Religion* (Bd. 15). GW.

Grossman, K. E., Grossman, K., & Waters, E. (Hrsg.). (2006). *Attachment from infancy to adulthood: The major longitudinal studies*. Guilford.

Grossmann, K., Premmer-Bombik, E., Rudolph, J., & Grossmann, K. E. (1988). Maternal attachment representations as related to patterns of infant-mother. Attachment and maternal care during the first year. In R. Hinde & J. Stevenson-Hinde (Hrsg.), *Relationships within families. Mutual influences* (S. 241–261). Clarendon.

Haagen, M., & Hack, C. (2015). Die Bedeutung des toten Geschwisters. *Psychoanalytische Familientherapie, 30,* 103–116.

Haagen, M., & Möller, B. (2013). *Sterben und Tod im Familienleben. Beratung und Therapie von Angehörigen von Sterbenskranken.* Hogrefe.

Halbwachs, M. (1985). *Das Gedächtnis und seine sozialen Bedingungen.* Suhrkamp.

Hank, K., Salzburger, C. V., & Silverstein, M. (2017). Intergenrational transmission of parent-child relationship quality: Evidence from a multi-actor survey. *Social Science Research, 67,* 129–137.

Hilgers, M. (2012). *Scham. Gesichter eines Affekts* (4., überarb. u. erw. Aufl.). Vandenhoeck & Ruprecht.

Hill, L. B. (1955). *Psychotheraspeutic intervention un schizophrenia.* University of Chicago Press, Chicago.

Hill, J., Fonagy, P., Safier, E., & Sargent, J. (2003). The ecology of attachment in the family. *Family Process, 42,* 205–221.

Hochschild, A. R. (2017). *Fremd in ihrem Land. Eine Reise ins Herz der amerkanischen Rechten.* Campus.

Illouz, E. (2007). *Der Konsum der Romantik.* Suhrkamp.

Imber-Black, E. (1999). *Die Macht des Schweigens. Geheimnisse in der Familie.* Klett-Cotta.

Jaffee, S. R., Takizawa, R., & Arseneault, L. (2017). Buffering effects of safe, supportive, and nurturing relationships among women with childhood histories of maltreatment. *Psychological Medicine, 47*(15), 2628–2639.

Jurkovic, G. J. (1998). Destructive parentification in families. In L. L'Abate (Hrsg.), *Family psychopathology. The relational roots of dysfunctional behavior* (S. 237–255). Guilford Press.

Kamp Dush, C. M., Arocho, R., Mernitz, S., & Batholomew, K. (2018). The intergenerational transmission of partnering. *PLoS ONE, 13*(11), e0205732. https://doi.org/10.1371/journal.pone.0205732

Karpel, M. A. (1908) Family Secrets. *Fam Process, 19,* 295–306.

Karpel, M. A. (1980) Family Secrets. *Fam Process, 19,* 295–306.

Kerr, M. E., & Bowen, M. (1988). *Family evaluation. An approach based on Bowen Theory.* WW Norton & Company.

Klütsch, V., & Reich, G. (2012). Die mehrgenerationale Weitergabe von Traumatisierungen – empirische und familiendynamische Perspektiven. *Praxis der Kinderpsychologie und Kinderpsychiatrie, 61,* 564–583.

Kniskern, DOP. (1981). Including children in marital and familiy therapy. In Gurman AS (Hrsg.), *Questions and answers in family therapy.* Brunner & Mazel.

Kreische, R. (2012). *Paarbeziehungen und Paartherapie.* Kohlhammer.

Kretchmar, M. D., & Jacobovitz, D. B. (2002). Observing mother – child relationships across generations: Boundary patterns, attachment, and the transmission of caregiving. *Family Process, 41,* 351–374.

Lager, E. (1977). Parents-in-law. Failure and divorce in a second chance family. *Journal of Marriage and Family Counseling, 3,* 19–23.

Lawson, D. M., & Brossart, D. F. (2001). Intergenerational transmission: Individuation and intimacy across three generations. *Family Process, 40,* 429–442.

Lehr, U. (2007). *Psychologie des Alterns* (11., korr. Aufl.). Quelle & Meyer.

Léon, K., & Jacobovitz, D. B. (2003). Relationships between adult attachment representations and family ritual quality: A prospective, longitudinal study. *Family Process, 42,* 419–432.

Lidz, T. H., & Fleck, S. (1965). *Die Familienumwelt des Schizophrenen.* Klett-Cotta, 1979.

Madanes, C. (1981) Beschützen, Paradox und So-tunals-ob. *Familiendynamik, 6,* 208–224.

Main, M., Kaplan, N., & Cassidy, J. (1985). Security in infancy, childhood, and adulthood. A move to the level of representation. In I. Bretherton & E. Waters (Hrsg.), *Growing points in attachment theory and research* (Monographs of the society for research in child development). University of Chicago Press for the Society for Research in Child Development. 50:66–106.

Marcoen, A. (1995). Filial maturity of middle-aged adult children in the context of parental care: Model and measures. *Journal of Adult Development, 2,* 125–136.

Massing, A. (1991). Reinszenierung nationalsozialistischer Weltbilder im psychotherapeutischen Prozess. *Forum Psychoanal, 7,* 20–30.

Massing, A. (1994). Zukunft braucht Herkunft. *Kontext, 25,* 100–114.

Massing, A., Reich, G., & Sperling, E. (2006). *Die Mehrgenerationen-Familientherapie* (5. überarb Aufl.). Vandenhoeck & Ruprecht.

McGoldrick, M., Gerson, R., & Petry, S. (2016). *Genogramme in der Familienberatung* (4. Aufl.). Hogrefe.

Mendell, D., & Fischer, S. (1956). An approach to neurotic behaviour in terms of a three generational family model. *The Journal of Nervous and Mental Disease, 123,* 171–180.

Mendell, D., & Fischer, S. (1958). A multi-generational approachof treatment of psychopathology. *The Journal of Nervous and Mental Disease, 126,* 523–529.

Mikulincer, M., & Florian, V. (1999). The association between parental reports of attachment style and family dynamics, and off spring's report of adult attachment style. *Family Process, 38,* 243–257.

Mitscherlich, A., & Mitscherlich, M. (1967). *Die Unfähigkeit zu trauern* (13. Aufl.). Piper.

Morgenstern, L., Timmermann, H., Weitkamp, K., & Wiegand-Grefe, S. (2015). Geschwister chronisch kranker Kinder. Inhalte aus der Praxis und der Forschung. *Psychoanayltische Familientherapie, 30,* 89–102.

Nuttal, A. K., Valentino, K., & Borkowski, J. G. (2012). Maternal history of parentification, maternal warm responsiveness, and children's externalizing behavior. *Journal of Family Psychology, 26,* 767–775.

Paul, N. L. (1978) Die Notwednigkeit zu trauern. Familiendynamik, 3, 224–259.

Perren, S., v Wyl, A., Bürgin, D., & v Klitzing, K. (2005). Intergenerational transmission of marital quality across the transition to parenthood. *Family Process, 44*, 441–459.

Radebold, H., Bohleber, W., & Zinnecker, J. (Hrsg.). (2008). *Transgenrationale Weitergabe kriegsbelasteter Kindheiten*. Juventa.

Reich, G. (1988b). Trennungskonflikte. – familiendyanmische und zeitgeschichtliche Aspekte. *Wege zum Menschen, 40*, 194–208.

Reich, G. (1993). *Partnerwahl und Ehekrisen* (4. Aufl.). Asanger.

Reich, G. (2001). Das hat es bei uns nie gegeben! Familiengeheimnisse und Familienmythen. *Kontext, 32*, 5–19.

Reich, G. (2005). Familiensysteme heute – Entwicklungen, Probleme und Möglichkeiten. *Prax Kinderpsychol Kinderpsychiat, 54*, 779–791.

Reich, G. (2008). Doppelte Wirklichkeiten. Makel, Scham, Verbergen und Enthüllen in Familien. *Psychotherapeut, 53*, 365–379.

Reich, G. (2019a). Das Familiengefühl – Entwicklungslinien und Probleme. *Prax. Kinderpsychol. Kinderpsychiat, 68*, 359–375.

Reich, G. (2019b). Großeltern in der Familientherapie. Mehrgenerationen-Familientherapie in der Praxis. *Psychotherapie im Alter, 16*, 151–165.

Reich, G., & v Boetticher, A. (2017). *Hungern um zu leben. Die Paradoxie der Magersucht. Psychodynamische und familientherapeutische Konzepte*. Psychosozial Verlag.

Reich, G., & v Boetticher, A. (2020). *Psychodynamische Paar- und Familientherapie*. Kohlhammer.

Reich, G., Massing, A., & Cierpka, M. (2007). *Praxis der psychoanalytischen Familien- und Paartherapie*. Kohlhammer.

Reiss, D. (1971). Varieties of consensual experience I. A theory for relating family interaction to individual thinking. *Family Process, 10*, 1–27.

Richardson, H. B. (1948). *Patients have families*. The Commonwealth Fund.

Richter, H. E. (1963). *Eltern, Kind und Neurose*. Klett. 1969.

Ricks, M. H. (1985). The social transmission of parental behavior. Attachment across generations. In I. Bretherton & B. Waters (Hrsg.), *Growing points in attachment theory and research* (Children development). University of Chicago Press for the Society for Research in Child Development. 50:233–278.

Riehl-Emde, A. (2015). Vom dritten zum vierten Lebensalter: Was gibt's Neues in der Therapie mit alternden Paaren? *Familiendynamik, 40*, 276–286.

Robinson, B. E. (1999). Workoholic children: One method of fulfilling the parentification role. In N. Chase (Hrsg.), *Burdened children. Theory, research, and treatment of parentification* (S. 56–74). Sage Publications.

Ruesch, J., & Bateson, G. (1951). *Kommunikation. Die soziale Matrix der Psychiatrie*. Carl Auer.

Rutter, M. (1998). Some research considerations on intergenerational continuities and discontinuities: comments on the special section. *Developmental Psychology, 34*, 1269–1273.

Schachtner, C. H. (1988). *Störfall Alter. Für ein Recht auf Eigensinn*. Fischer.

Schier, K., Herke, M., Nickel, R., Egle, U. T., & Hardt, J. (2015). Long-term sequelae of emotional parentification: a cross-validation study using sequences of regression. *Journal of Child and Family Studies, 24*, 1307–1321.

Schneewind, K. A. (1999). *Familienpsychologie*, (2. Aufl.). Kohlhammer, Stuttgart.

Shakoor, S., Theobald, D., & Farringtoin, D. P. (2020). Intergenerational continuity of intimate partner violence perpetration: An investigation of possible mechanisms. *Journal of interpersonal Violence*, 1–20. https://doi.org/10.1177/088626h0t5tp2s0:/9/d5o9i.6o2rg9

Sohni, H. (2011). *Geschwisterdynamik*. Psychosozial Verlag.

Sohni, H. (2015). Geschwisterbeziehungen im Lebenslauf. *Psychoanayltische Familientherapie, 30*, 25–50.

Sperling, E. (1965). Die Magersuchtsfamilie und ihre Behandlung. In J. E. Meyer & H. Feldmann (Hrsg.), *Anorexia nervosa*. Klett.

Sperling, E. (1979). Familientherapie unter Berücksichtigung des Dreigenerationen-Problems. *Psychother Med Psychol, 29*, 207–213.

Sperling, E. (1988). Familienselbstbilder. *Prax Kinderpsychol Kinderpsychiatr, 37*, 226–231.

Sperling, E., & Massing, A. (1970). Der familiäre Hintergrund der Anorexia nervosa und die sich daraus ergebenden therapeutischen Schwierigkeiten. *Z Psychosom Med, 14*, 357–369.

Sperling, E., & Massing, A. (1972). Besonderheiten in der Behandlung der Magersuchtfamilie. *Psyche, 5*, 357–369.

Sperling, E., & Sperling, U. (1976). Die Einbeziehung der Großeltern in die Familientherapie. In H. E. Richter, H. Strotzka, & J. Willi (Hrsg.), *Familie und seelische Krankheit* (S. 196–215). Rowohlt.

Sroufe, L. A., & Fleeson, J. (1985). Attachment and the construction of relationships. In W. Hartrup & Z. Rubin (Hrsg.), *The nature and development of relationships*. Erlbaum.

Sroufe, L. A., Egeland, B., Carlson, E. A., & Collins, W. A. (2005). *The development of the person: The Minnesota Study of risk and adaptation from birth to adulthood*. Guilford Press.

Stern, D. N. (2003). *Die Lebenserfahrung des Säuglings* (8. Aufl.). Stuttgart, Klett-Cotta.

Stierlin, H. (1978). *Delegation und Familie*. Suhrkamp.

Stierlin, H. (1994). *Individuation und Familie. Studien zur therapeutischen Praxis*. Suhrkamp.

Stierlin, H. (2001a). Scham- und Schuldgefühle in der Familienbeziehung: Theoretische und klinische Aspekte. In H. Stierlin (Hrsg.), *Psychoanalyse – Familientherapie – Systemische Therapie. Entwicklungslinien, Schnittstellen, Unterschiede* (S. 185–230). Klett-Cotta.

Stierlin, H. (2001b). Gruppenphantasien und Familienmythen: Theoretische und therapeutische Aspekte. In

H. Stierlin (Hrsg.), *Psychoanalyse – Familientherapie – Systemische Therapie. Entwicklungslinien, Schnittstellen, Unterschiede* (S. 169–184). Klett-Cotta.

Stierlin, H. (2021). *Gerechtigkeit in nahen Beziehungen. Systemisch-therapeutische Perspektiven* (3. Aufl.). Carl-Auer Verlag.

Stierlin, H., Rücker-Embden, I., Wetzel, N., & Wirsching, M. (2001). *Das erste Familiengespräch* (8. Aufl.). Klett-Cotta.

Suess, G. J., Scheuerer-Engisch, H., & Pfeifer, W. K. P. (Hrsg.) (2001). *Bindungstheorie und Familiendynamik. Anwendung der Bindungstheorie in Dynamik und Therapie*. Psychosozial-Verlag.

Tress, W. (1986). *Das Rätsel der seelischen Gesundheit. Traumatische Kindheit und früher Schutz gegen psychogene Störungen*. Vandenhoeck & Ruprecht.

Tronick, E. Z. (2004). Stimmungen des Kindes und die Chronizität depressiver Symptome: Der einzigartige schöpferische Prozess des Zusammenseins führt zu Wohlbefinden oder in die Krankheit. Teil 2: Die Entstehung von negativen Stimmungen bei Kleinkindern und Kindern von depressiven Müttern. *Z Psychosom Med Psychother, 50*, 153–170.

Turgeon, J., Bérubé, A., Blais, C., Lemieux, A., & Fournier, A. (2020). Recognition of children's emotional facial expressions among mothers reporting a history of childhood maltreatment. *PLoS ONE, 15*(12), e0243083. https://doi.org/10.1371/journal.pone.0243083

Verhage, M. L., Schuengel, C., Madigan, S., Pasco Fearon, R. M., Oosterman, M., Cassibba, R., Bakermans-Kranenburg, M. J., & van IJzendoorn, M. (2016). Narrowing the transmission gap: A synthesis of three decades of research on intergenerational transmission of attachment. *Psychological Bulletin, 142*(4), 337–366. https://doi.org/10.1037/bul0000038. Epub 2015 Dec 14.

Wampler, K. S., Shi, L., Nelson, B. S., & Kimball, T. G. (2003). The adult attachment interview and observed couple interaction: Implication for an intergenerational perspective on couple therapy. *Family Process, 42*, 497–515.

Waters, T. E. A., Raby, K. L., Ruiz, S. K., Martin, J., & Roisman, G. I. (2018). Adult attachment representati-

ons and the quality of romantic and parent–child relationships: An examination of the contributions of coherence of discourse and secure base script knowledge. *Developmental Psychology, 54*(12), 2371–2381. https://doi.org/10.1037/dev0000607

Watzlawick, P., Beavin, J. H., & Jackson, D. D. (1969). *Menschliche Kommunikation. Formen, Störungen, Paradoxien*. Huber.

Wiegand-Grefe, S. (2017). *Psychodynamische Interventionen in Familien mit chronischer Krankheit*. A Vandenhoeck & Ruprecht.

Willi, J. (1975). *Die Zweierbeziehung* (überarb. u. erw. Neuausgabe 2012). Rowohlt.

Winnicott, D. W. (1966) The child and the family. *Vortrag vor der Nursery School Association of Great Britain and Northern Ireland*. New College Oxford, zit. nach: Ö Davis M, Wallbridge D (1983) Einführung in das Werk von D. Winnicott. Klett-Cotta, Stuttgart, S 206

Woods, S. B., Priest, J. B., & Roberson, P. N. E. (2019). Family versus intimate partners: Estimating who matters more for health in a 20-year longitudinal study. *Journal of Family Psychology, 34*, 247–256.

Wurmser, L. (1990). *Die Maske der Scham. Die Psychoanalyse von Schamkonflikten und Schamaffekten*. Springer.

Wynne, L. C., & Singer, M. (1965). Denkstörung und Familienbeziehung bei Schizophrenen. Teil 1–4. *Psyche, 19*, 82–160.

Zartler, U., Heintz-Martin, V., & Arranz Becker, O. (2015). Family dynamics after separation from a life course perspective: Conceptual foundations. *Zeitschrift für Familienforschung – Journal of Family Research. Sonderheft, 27*, 9–18.

Zvara, B. J., Macfie, J., Cox, M., Mills-Koonce, R., & The Family Life Project Key Contributors. (2018). Mother-child role confusion, child adjustment problems, and the moderating roles of child temperament and sex. *Developmental psychology, 54*, 1891–1903.

Psychodynamischer Befund

15

Günter Reich, Manfred Cierpka
und Michael Stasch

▶ Zunächst werden die psychoanalytischen Objektbeziehungs- und interpersonellen Theorien skizziert, um die Verzahnung von inneren und interpersonellen Konflikten und möglicherweise daraus resultierende Probleme und Symptome verstehen zu können. Im Anschluss daran werden die Psychodynamik des Paares, der Eltern-Kind-Beziehung, der Geschwisterbeziehungen und des Therapeuten-Familien-Systems dargestellt sowie eine familien- und paarorientierte Version der OPD-2 vorgestellt.

Manfred Cierpka ist vor der Veröffentlichung dieses Buches verstorben.

G. Reich (✉)
Klinik für Psychosomatische Medizin und Psychotherapie, Universitätsmedizin Göttingen, Göttingen, Deutschland
e-mail: greich@gwdg.de

M. Cierpka (Verstorben)
Institut für Psychosoziale Prävention, Universitätsklinikum Heidelberg, Heidelberg, Deutschland
e-mail: author@noreply.com

M. Stasch
Praxis für Psychotherapie, Psychoanalyse, Paar- und Familientherapie, Heidelberg, Deutschland
e-mail: praxis@psychotherapie-stasch.de

15.1 Was soll der psychodynamische Befund klären?

Zusammenhänge zwischen Problemen und interpersonellen sowie intrapsychischen Prozessen

Die psychodynamische Familiendiagnostik sieht die präsentierten Probleme im Zusammenhang mit den intrapsychischen und interpersonellen Konflikten in der Familie. Für diese Dynamik sind das unbewusste und vorbewusste aktuelle intrapsychische und interpersonelle Kräftespiel, die aktuell wirksamen Wünsche, Ängste und Abwehrmechanismen sowie die daraus resultierenden interaktionellen Muster der Familie entscheidend. Diese stellen sich im therapeutischen Raum als familiäre Beziehungskonflikte und in der Beziehung zwischen dem Therapeuten- und dem Familiensystem dar.

▶ **Definition** Psychodynamische Diagnostik ist damit in erster Linie Beziehungsdiagnostik.

Drei relevante Ebenen
Diese Definition spricht drei Dimensionen der psychodynamischen Diagnostik an:

- die aktuell wirksamen unbewussten und vorbewussten Konflikte in der Familie: das „Gegenwarts-Unbewusste" und das „Vergangenheits-Unbewusste" (in Anlehnung an Sandler & Sandler, 1985; Kap. 14);

- die Übertragungen innerhalb der Familie (Stierlin, 2001a, b; Reich et al., 2007; Reich & v. Boetticher, 2020), d. h. die Aktualisierungen (Sandler, 1982) von – aus früheren, internalisierten Objektbeziehungen stammenden – Beziehungswünschen in den familiären Interaktionen (Kap. 14);
- die Übertragungs-Gegenübertragungs-Dynamik, die sich im therapeutischen Raum aktualisiert.

15.2 Verzahnung vergangener Beziehungserfahrungen mit gegenwärtigen Transaktionsmustern – Erklärungskonzepte

15.2.1 Vergangenheits-Unbewusstes und Gegenwarts-Unbewusstes

Für die Unterscheidung des aktuellen psychodynamischen Befundes von der Mehrgenerationenperspektive ist ein Verständnis des Unbewussten als ein „Vergangenheits-Unbewusstes" und ein „Gegenwarts-Unbewusstes" hilfreich (Sandler & Sandler, 1985).

▶ **Definition** Das Vergangenheits-Unbewusste repräsentiert die früh im Leben eines Individuums entstandenen Wünsche, Fantasien, Impulse, Abwehrformen und Konfliktlösungen, die zunächst bewusstseinssynton sind und mit der Etablierung der ersten Zensur (dem Einsetzen der Abwehr) bewusstseinsdyston werden.

Gegenwarts-Bewusstes und inneres Gleichgewicht
Die Prozesse des Gegenwarts-Unbewussten dienen der Aufrechterhaltung des inneren Gleichgewichtes in der Gegenwart. Die aus dem Vergangenheits-Unbewussten stammenden Impulse (Wünsche, Ängste, Erinnerungen und Fantasien) können als aufdringlich, unpassend und beunruhigend erlebt werden. Um hiermit fertig zu werden, werden zwei Gruppen von Anpassungsprozesse eingesetzt:

- Die Vergangenheit muss mit der Gegenwart in Einklang, in eine „aktuelle Version" gebracht werden.
- Wenn dies nicht oder nicht vollständig gelingt, setzt eine „zweite Zensur" ein, die auch diese aktualisierten Wünsche, Ängste oder Erinnerungen durch Abwehroperationen entstellt oder gänzlich verdrängt. Diese zweite Zensur wendet sich also gegen das von früheren Konflikten durchtränkte aktuelle Erleben und soll Enttäuschung, Demütigung, Kränkung und Beschämung in der Gegenwart vermeiden helfen. Häufig werden auch diese Signalaffekte z. B. durch Externalisierung oder Verkehrung ins Gegenteil abgewehrt.

Beispiel

Ein Mann verwickelt die Therapeuten in ein Streitgespräch über „Erziehungsprinzipien", als es um seine Beziehung zu seinem Sohn geht. Dies stellt sich als ein Abwehrmanöver gegen eine große Unsicherheit in der Beziehung zu diesem heraus. Er fragt sich, ob er gegenüber dem Sohn zärtlichere Gefühle habe, als er sie „eigentlich haben sollte", ob seine Beziehung zu ihm „homoerotisch getönt" sei. Hierfür schämt er sich.

Die „erste Zensur" richtet sich gegen diesen aktuellen Konflikt. Die Scham wird durch die Wendung vom Passiven ins Aktive abgewehrt. Er streitet sich mit den Therapeuten und kommt so unbewusst erwarteter Kritik zuvor.

Der tiefer liegende, historische, sich hier aktualisierende Konflikt lag in der Abwehr einer engen ödipalen Bindung an seine Mutter. Diese gebrauchte ihn in erotisierter Weise als Tröster, weil der Vater als Berufsoffizier im Kriege dauernd abwesend war und schließlich fiel. Hieraus resultierte ein tief gehender „Vaterhunger" des Mannes, der sich Befreiung aus der schuldbeladenen engen Beziehung zur Mutter wünschte, die er gleichzeitig genoss. Befreier sollte der Sohn werden, der nächste Mann in der Generationenfolge, der seinem Gefühl nach dem Vater ähnelte. Dem Sohn gegenüber entwickelte der Vater wegen der auf ihn übertragenen ödipalen Ambivalenz wiederum ein Schuldgefühl, das aktuell von einem zunächst ebenfalls abgewehrten Schamgefühl überdeckt war. ◀

Verhältnis von Vergangenheit und Gegenwart, psychosoziale Kompromissbildungen

Das „Vergangenheits-Unbewusste" der Familie wird durch die Mehrgenerationenperspektive und die hier wirksame Dynamik erfasst (Kap. 14). Diese abgewehrte beunruhigende Vergangenheit bleibt also dynamisch hochwirksam, tritt aktuell aber nur in überarbeiteter Form zutage. Sie kommt in den aktuellen Beziehungswünschen und -konflikten zum Ausdruck. Das „Gegenwarts-Unbewusste" zeigt sich in den aktuellen interpersonellen Abwehrprozessen, den kollusiven Mustern des Paares, der Eltern-Kind-Interaktion, der aktuellen Interaktion mit der erweiterten Familie sowie in der therapeutischen Interaktion, also der Ebene der „psychosozialen Kompromissbildungen".

15.2.2 Psychoanalytische Objektbeziehungstheorien und Familiendiagnostik

Objektbeziehungstheorien und die intersubjektive Perspektive

Brücken zwischen Psychoanalyse und Familientherapie bilden die psychoanalytischen Objektbeziehungstheorien und die intersubjektive Perspektive (Conci, 2005; Storolow et al., 1994; Sullivan, 1950). Beide Ansätze betonen den über die Triebbefriedigung hinausgehenden und unabhängig von dieser bestehenden grundlegenden Wunsch des Menschen nach Beziehungen (s. z. B. Balint, 1968; Eagle, 1984; Fairbairn, 1952; Kernberg, 1980; Sullivan, 1980). Die intersubjektive Psychoanalyse konzentriert sich vor allem auf das, was sich „zwischen" den beteiligten Akteuren entwickelt (Bohleber, 2018). Bereits der Säugling sucht von der Geburt an die Beziehung zu anderen Personen – den „Objekten" (Dornes, 2006; Lichtenberg, 1987; Stern, 2003).

▶ **Definition** Der Begriff „Objektbeziehung" beschreibt:

- die interpersonelle Beziehung zwischen zwei Menschen,
- die verinnerlichten Vorstellungsbilder von Beziehungen, z. B. zwischen Kind und Eltern (die „Objektrepräsentanzen").

Selbst-Entwicklung, primäre Bezogenheit und Modellszenen

Die Objektbeziehungstheorien beschreiben Modelle der frühkindlichen Entwicklung, die Loslösungs- und Individuationsprozesse der ersten vier Lebensjahre (z. B. Winnicott, 1974), wobei sich die Persönlichkeit und Struktur des Kindes zugleich harmonisch mit der Mutter und kontrapunktisch zu ihr entwickeln (Mahler et al., 1978). Wichtigstes Ergebnis ist die Bildung von Selbst- und Objektrepräsentanzen sowie einer differenzierten intrapsychischen Struktur.

Die neuere Säuglingsforschung betont in diesem Prozess die primäre Bezogenheit des Säuglings und seine aktive Beziehungsaufnahme zu den Pflegepersonen bei gleichzeitiger Differenziertheit von diesen (Dornes, 2006; Lichtenberg, 1987; Stern, 2003). Kinder sind nicht nur „Empfänger" von Zuwendung und Aufmerksamkeit. Sie identifizieren sich nicht nur mit den familiären Beziehungen und Funktionen, sondern verändern diese auch von Anfang an. Familiäre Beziehungen sind von Beginn an intersubjektiv (Storolow et al., 1994). Ein wesentliches Regulationsprinzip ist hierbei die empfundene Sicherheit. Säuglinge erwerben im Alter zwischen 9 und 12 Monaten das implizite Wissen um die Intersubjektivität. „Sie interessieren sich für das subjektive Erleben der anderen und vergleichen sich mit diesen" (Cierpka, 2002, S. 76, 77). John Bowlbys innere Arbeitsmodelle von Bindungen (Kap. 18) beschreiben ein solches implizites Beziehungswissen. Für Stern (1998) sind dies verinnerlichte Narrative darüber, was man in einer bestimmten Situation macht, bzw. ein Schema, wie es ist, mit einem anderen zu sein (die „schemas-of-being-with-somebody"). Lichtenberg et al. (1992) sprechen von Modellszenen, die in späteren Beziehungen, auch in Therapien, wiederbelebt werden.

Die Regulierung individueller Bedürfnisse, Ängste und Konflikte auch im Erwachsenenalter erfolgt im Rahmen der verinnerlichten kindlichen und adoleszenten Beziehungserfahrungen mit den Elternfiguren. Verinnerlicht werden vom Kind entscheidend mitgestaltete Interaktionsmuster in Dyaden, Triaden, Tetraden etc. sowie „Familienrepräsentanzen", d. h. Bilder der Gesamtfamilie (Cierpka, 1992, 2002), wobei die jeweils erlebte affektive Einfärbung diese Muster prägt (Reich, 2019).

▶ **Wichtig** Diese verinnerlichten Schemata stellen die subjektive Verarbeitung zwischenmenschlicher Erlebnisse und Interaktionen dar und nicht die „objektive Realität" (Thomä & Kächele, 2006, S. 84 ff.). Sie sind Kompromissbildungen und können auch der Abwehr unangenehmer Affekte und Konflikte, die mit Beziehungen verbunden sind, dienen.

15.2.3 Dyade, Triade, Mehrpersonenbeziehungen

Trianguläre Grundform menschlicher Beziehungen

Menschliche Beziehungen haben eine „trianguläre Grundform", da jeder Mensch als „Dritter" geboren wird (Cierpka, 1992, 2002; Reiche, 1992). Bereits wenige Wochen alte Säuglinge können voneinander unterscheidbare Beziehungen zu beiden Elternteilen und anderen Personen aufnehmen und in der ihnen zur Verfügung stehenden Form des Gedächtnisses „speichern". Sie können diese Unterschiede aber erst ab der zweiten Hälfte des zweiten Lebensjahres symbolisch repräsentieren und allmählich mit einem inneren Konzept des Geschlechtsunterschiedes verbinden. Die weitgehende Bindung an oder Fixierung auf die Mutter ist als Ergebnis der häufigeren oder ausschließlichen frühen Interaktionen mit dieser anzusehen und nicht als

„natürliches Entwicklungsstadium" (Lichtenberg, 1983; Stern, 2003).

Ödipaler Konflikt und Familiendynamik

Wie mit der triangulären Grundstruktur menschlicher Beziehungen umgegangen werden kann, entscheidet sich insbesondere an der Bewältigung des ödipalen Konfliktes. Der Ödipuskomplex stellt eine „zusammenfassende Bezeichnung für eine Menschheitsbedingung dar, gleichsam für das Nadelöhr, durch das alle hindurch müssen, weil alle von einem Vater gezeugt und von einer Mutter geboren sind" (Reiche, 1992, S. 57). Dies „zwingt", gewollt oder ungewollt, zu einer Auseinandersetzung mit den Eltern als Personen und als Paar. Dies gilt auch für Kinder mit gleichgeschlechtlichen Elternpaaren („Regenbogenfamilien"), „Spenderkinder" und von Leihmüttern ausgetragene Kinder, wobei sich diese u. U. mit zwei oder mehr Mutterobjekten oder zwei Vaterobjekten auseinandersetzen und diese in ihre inneren Konzepte integrieren müssen (Kap. 11).

Bedeutung der erotischen Befriedigung der Eltern

Ein einiges, angemessen abgegrenztes Elternpaar und dessen erotische Befriedigung geben dem Kind ein Sicherheitsgefühl und beruhigen seine ödipalen Konflikte. Es braucht seine Fantasien über das elterliche Sexualleben und seine Wünsche, den gegengeschlechtlichen Elternteil zu besitzen, sowie die entsprechenden Schuldgefühle nicht zu perpetuieren, während Konflikte der Eltern und Unabgegrenztheit hierzu einladen (Kernberg, 2014; Dicks, 1967).

Identifikation mit der Paarbeziehung der Eltern

Die Theorie des ödipalen Konfliktes macht besser verstehbar, weshalb Konflikte und Unzufriedenheit auch in gut funktionierenden, stabilen Paarbeziehungen bis zu einem gewissen Grad unvermeidlich sind. In jeder Ehe- oder längerfristig verbindlich angelegten Paarbeziehung wird die unbewusste Identifikation mit der Paarbeziehung der Eltern, dem am tiefsten verankerten Vorbild einer Paarbeziehung, dem „inneren Paar" (Wanlass & Scharff, 2016), intensiv wiederbelebt. Die Partner treten gewissermaßen in die „Fußstapfen" ihrer Mutter und seines Vaters oder entsprechender anderer Konstellationen. Hierdurch werden bisher erfolgreich abgewehrte inzestuöse Wünsche und Fantasien und zugleich die entsprechende Über-Ich-Angst wiederbelebt (Horney, 1927; Kernberg, 2014). Die Paarbeziehung ist immer ambivalent, geprägt von dem „Wunsch, dominante pathogene Beziehungen aus der Vergangenheit zu reparieren" und der „Versuchung, sie im Sinne unerfüllter aggressiver oder rachsüchtiger Bedürfnisse zu wiederholen" (Kernberg, 2014, S. 235). In der Paarbeziehung sind also mindestens sechs Personen aktiv, die Partner, deren verinnerlichte Beziehungen zu den Eltern und deren Beziehung als Paar.

Unterschätzte Bedeutung der Geschwister

Die präödipale oder ödipale Dreiecksstruktur erweitert sich für das Kind, aber auch die Eltern, spätestens mit der Geburt von Geschwistern zur Mehrpersonenbeziehung. Hierdurch entsteht ein neues Subsystem in der Familie mit einer von der Eltern-Kind-Beziehung und der Eltern-Beziehung unabhängigen Interaktionsstruktur. Dies erweitert die Möglichkeit, komplexe innere Strukturen und Objektrepräsentanzen zu bilden (Adam-Lauterbach, 2013; Cierpka, 2015; Sohni, 2011, 2015). Das Durchstehen der ödipalen Konflikte kann durch funktionierende Geschwisterbeziehungen ebenso erleichtert werden wie die Herausbildung einer „postödipalen", nicht mehr nur auf die Familie bezogenen inneren Struktur in der Adoleszenz, z. B. in Peer-Gruppen (Blos, 1962).

▶ **Wichtig** Geschwisterbeziehungen und Geschwisterübertragungen haben große Relevanz für Partnerwahl, Paarbeziehungen und Eltern-Kind-Beziehungen, in denen oft Geschwisterbeziehungen und -konflikte reinszeniert werden (Cierpka, 2015; Sohni, 2015).

Diagnostische Fragen

- Erscheinen die Beziehungen in der Familie hauptsächlich als Zweierbeziehungen, oder gibt es in der sonst mehrpersonalen Beziehungsstruktur wichtige vorwiegend dyadische Beziehungen, z. B. zwischen dem IP und Elternteilen?
- Welche Arten von Dreiecks- oder Mehrpersonenbeziehungen werden sichtbar?
- Erscheinen diese vorwiegend konfliktbestimmt, z. B. durch Rivalität oder Neid, oder erscheinen sie als positiv, als „tragend"? In welchen Aspekten, bei welchen Themen ist dies jeweils der Fall?
- Welche tiefer gehenden aktuellen Konflikte werden vermutlich dadurch reguliert?
- Ist das Elternpaar ausreichend abgegrenzt und in wesentlichen Fragen einig?
- Wie gestaltet das Paar seine erotische und sexuelle Beziehung? Welche Konflikte und Fantasien werden hier deutlich?
- Gibt es ein eigenständiges Geschwistersubsystem mit Interaktionen, die unabhängig von der Eltern-Kind-Beziehung sind?
- Übertragen die Partner eigene Geschwisterkonflikte aufeinander oder auf die Kinder?
- Auf welche möglichen Konflikte in der Mehrgenerationenperspektive verweisen die genannten Aspekte?

15.2.4 Objektrepräsentanzen, innere „Landkarte" und zentrale Beziehungswünsche

Verinnerlichte Objektbeziehungen – Wegweiser zur Beziehungsgestaltung

Die verschiedenen verinnerlichten Objektbeziehungen gestalten sich zu einer inneren „Landkarte" der interpersonalen und intrapsychischen Realität, die für jedes Familienmitglied unterschiedlich aussehen kann. Innere „Landkarten" sind individuelle, „persönliche Theorien" der Beziehungsgestaltung oder „persönliche Lebensentwürfe" (Cierpka, 1989). Sie haben drei Funktionen:

- Sie dienen als inneres Bezugssystem (Stierlin, 2001c), z. B. für das Bild, das sich jemand von der Welt und den anderen Menschen macht. Hierdurch kann das Subjekt Erfahrungen einordnen, Vergleiche und Einschätzungen vornehmen, sich in der Welt zurechtfinden und Entscheidungen treffen.
- Als Wegweiser für gegenwärtige und zukünftige zwischenmenschliche Beziehungen haben sie „gyroskopische (d. h. steuernde) Funktion" (Stierlin, 2001c). Diese leitet Individuen z. B. bei der Gestaltung von Paarbeziehungen.
- Sie tragen zur Autonomie bei, weil sie dem Individuum eine Abstimmung mit dem eigenen Selbst und den inneren Dialog ermöglichen.

Mentalisierung

Zum Verständnis dessen, wie sich „innere Landkarten" herausbilden, liefert das Konzept der Mentalisierung (Fonagy et al., 2004, Kap. 19) wichtige Hinweise.

▶ **Definition** Mentalisierung beschreibt die Fähigkeit, die eigenen seelischen Zustände und die anderer Menschen (Gedanken, Gefühle, Absichten, Motive etc.) zu verstehen und Gedanken als Gedanken, Gefühle als Gefühle etc. und nicht als äußere Realität wahrzunehmen.

Zum inneren Bild von „Familie" gehört dementsprechend die Fähigkeit, die Gedanken und Gefühle der anderen Familienmitglieder als solche erfassen zu können und hiervon ein inneres Bild zu entwickeln. Diese Fähigkeit hängt mit der Entwicklung von Bindungssicherheit zusammen. In gestörten Familienbeziehungen, die durch heftige, ungelöste Konflikte oder starke Konfliktabwehr, Grenzüberschreitungen, Familiengeheimnisse, starke Affektschwankungen und unberechenbare Verhaltensweisen der Be-

ziehungspersonen gekennzeichnet sind, kann sich diese Fähigkeit nur unzureichend entwickeln. Die „innere Landkarte" hat Risse, die einzelnen Teile fügen sich nicht zusammen, es entsteht keine Kohärenz. Die Steuerungsfunktion der inneren Objekte kann sich nicht zureichend entwickeln. Ebenso sind die Beziehungswünsche dann oft zugleich absolut und widersprüchlich, führen zu unauflösbar erscheinenden konflikthaften Verstrickungen und Brüchen in den Paarbeziehungen und der (den) neuen, eigenen Familie(n).

Narzisstischer Typ und Anlehnungstyp

Gemäß ihren inneren Objektbeziehungen und den hieraus resultierenden „persönlichen Lebensentwürfen" bilden Menschen zentrale Beziehungswünsche und entsprechende Wunschfantasien heraus (Luborsky, 1988; Kreische, 2012). Als grundlegend erscheint hier die bereits von Freud (1914) unterschiedene „Objektwahl" nach dem „narzisstischen Typ" und nach dem „Anlehnungstyp". Nach dem erstgenannten Modus liebt man, was man selbst ist (sich selbst), was man selbst war, was man selbst sein möchte (das Ideal-Ich) oder die Person, die Teil des eigenen Selbst war oder ist (z. B. das eigene Kind). Nach dem letzteren liebt man die „nährende Frau" oder den „schützenden Mann".

Zentrale Beziehungswünsche – Versuche zur Verwirklichung

Individuen versuchen, Wünsche und Wunschfantasien in ihrer inneren Realität (in Fantasien, Tagträumen und Träumen) oder ihrer äußeren Realität zu aktualisieren (Sandler, 1982). Hierbei soll eine „Wahrnehmungsidentität", d. h. Gleichheit zwischen dem Wunschbild oder der Fantasie und der Realität, hergestellt werden. Diese Aktualisierungsversuche sind in der Regel entsprechend dem Realitätssinn, dem Sicherheitsbedürfnis und den Anforderungen von Über-Ich und Ich-Ideal verändert. Bei den Aktualisierungen in der äußeren Realität werden „Probesignale" an andere Personen gegeben und deren Antworten hierauf ständig ausgewertet. Die Probesignale werden entweder verstärkt, verändert oder eingestellt. Wünsche und Wunschfantasien können im Laufe der Entwicklung verändert werden, behalten aber einen dauerhaften, für die jeweilige Person spezifischen inneren Kern (Sandler, 1982).

Beispiel

Eine Person hat starke Wünsche nach Bestätigung der eigenen Attraktivität. Sie gestaltet diese in der Fantasie aus. Zudem versucht sie, in der Realität jemanden zu finden, der sie bewundert. Sie bevorzugt Kontakt mit Männern und Frauen, die diese Bestätigung zu geben scheinen. Mit diesen intensiviert sie die Beziehungen in der Hoffnung, noch mehr Bestätigung zu erhalten. Andere Menschen erscheinen ihr weniger „interessant", weil sie wenig oder gar keine Bestätigung geben. Zu ihnen minimiert sie den Kontakt oder lässt ihn ganz „einschlafen". Scheitern diese Aktualisierungsversuche im realen Beziehungsfeld oft oder ständig, so nehmen die wunscherfüllenden Fantasien einen stärkeren Raum ein. Die Person zieht sich dann aus sozialen Kontakten stark zurück. ◄

Die intensivsten Beziehungswünsche werden in der Regel auf Partner, Kinder und die Gesamtfamilie gerichtet, sodass sich hier auch die konflikthafte Dynamik der inneren Bilder von Beziehungen am stärksten aktualisiert, Bestätigungen, Enttäuschungen und Kränkungen am heftigsten erlebt werden.

15.2.5 Spannung zwischen individuellen Lebensentwürfen und der Familie

Verinnerlichte Objektbeziehungen und Beziehungswünsche tragen wesentlich zu den Lebensentwürfen der verschiedenen Familienmitglieder bei. Sie können in einem Spannungsverhältnis stehen, weil:

- die Beziehungswünsche und Lebensentwürfe einzelner oder

- die Anforderungen des Familienverbandes und die Wünsche der einzelnen Familienmitglieder nicht zueinander passen.

Fördernde oder störende Auswirkung

Diese Spannungen können die „Funktionalität" der Familie fruchtbar fördern oder sehr beeinträchtigen. Je höher die Diskrepanz zwischen den individuellen internalisierten Objektbeziehungen sowie den hieraus resultierenden Beziehungswünschen und dem interpersonalen Beziehungsfeld in der Familie ist, desto wahrscheinlicher dürften sich die bewussten oder unbewussten Konflikte auf die Funktionalität der Familie negativ auswirken, weil die Unterschiedlichkeit groß und die Erfüllung der gegenseitigen Erwartungen und Wünsche erschwert wird. Die Systeme befinden sich dann nicht im Gleichgewicht.

Beispiel

Ein eher temperamentvolles und manchmal impulsiv aggressives Kind sucht Halt gewährende und Grenzen setzende Beziehungen, die ihm die Modulation seiner heftigen Affekte erlauben. Dazu müssen die innerfamiliären Beziehungsmuster relativ sicher sein, sodass das Kind nicht mit dem Gefühl zurückbleibt, es trage zur Auflösung von Beziehungen bei. Wenn die Familie eine solche Sicherheit im Beziehungsnetz nicht bietet (z. B. durch erhebliche Ehekonflikte oder weil die Eltern durch Impulsivität geängstigt sind oder diese unbewusst bewundern und fördern), wird die Diskrepanz zwischen den Beziehungswünschen des Kindes und der tatsächlichen familiären Umgebung zu groß. Ausstoßungstendenzen oder Sündenbockbildungen können dann die Konsequenz sein, um die aufgetretenen Spannungen zu reduzieren. ◄

Zu starke Übereinstimmung

Sind die „Landkarten" zu deckungsgleich, wird die lebendige und fruchtbare Auseinandersetzung wegen fehlender Unterschiede erschwert. Die inneren und äußeren Systeme befinden sich zwar in einem Gleichgewichtszustand; dieser wird aber über interpersonale und intrapsychische Abwehr-mechanismen rigide aufrechterhalten, sodass die Lebendigkeit und damit die Funktionalität der Familie darunter leiden. Solche Familien können sich an Veränderungen im Lebenszyklus oft schlechter anpassen als andere.

15.2.6 Interpersonelle Abwehr

Komplementarität von Abwehrkonstellationen

▶ **Wichtig** Wesentliche Mechanismen zur Aktualisierung von Beziehungswünschen und verinnerlichten Beziehungsmustern werden im Konzept der interpersonellen Abwehr von Mentzos (1990, S. 26) beschrieben. Hiermit bezeichnet er „solche interaktional organisierten Formen der Abwehr, bei denen reale Verhaltensweisen, Eigenschaften, Handlungen und Reaktionen des einen Partners die neurotische Konfliktabwehr oder die neurotische kompromisshafte Befriedigung von Bedürfnissen des anderen Partners ermöglichen, fördern oder stabilisieren".

Lansky (2008) spricht von „transpersonaler Abwehr", z. B. durch Beschuldigungen, Beschämungen oder Impulshandlungen. Sie reguliert die emotionale Distanz zwischen Familienmitgliedern, schützt vor unerträglichen Erfahrungen und stellt das Sicherheitsgefühl wieder her. „Oft ist der Vorgang reziprok, sodass nun auch die Abwehr des ersten Partners durch den zweiten gefestigt wird. Dies setzt freilich eine Komplementarität neurotischer Verhaltensweisen voraus, die schon spontan keineswegs selten ist, die aber häufiger noch durch Rollenzuweisung, Delegation, unbewusste Verführungen und Provokationen sekundär (unbewusst-manipulativ) hergestellt werden kann. Solche komplementären interpersonellen Abwehrkonstellationen besitzen natürlich eine besondere Stabilität" (Mentzos, 1990, S. 26).

Manipulationen im Dienst interpersoneller Abwehr

Die Beziehungspersonen werden hier „entweder so gewählt, dass sie die entsprechende Funktion in der Abwehrformation tatsächlich übernehmen, oder sie werden dazu gebracht, dies zu tun, also in diese Richtung, etwa durch Rollenzuweisung manipuliert" (Mentzos, 1990, S. 27).

> **Beispiel**
>
> Ein Mann zieht sich bei Konflikten mit seiner Frau, seinen Kindern und seinen mit im Hause lebenden Eltern immer wieder in Schweigen zurück. Seine Frau stört dies zunehmend. Nachdem sie dies häufiger angesprochen hat, explodiert sie schließlich. Er kritisiert nun ihre „Aggressivität" und „Unsachlichkeit". Sie schämt sich wegen ihrer „mangelnden Fähigkeit zur Selbstkontrolle". Dem Mann ist seine in Passivität und Verweigerung ausgedrückte Aggressivität überhaupt nicht deutlich. Diese ist weitgehend durch Affektisolierung und Rationalisierung abgewehrt. Er erlebt sie stellvertretend an seiner Frau, die er dann, im Einklang mit den von beiden geteilten Über-Ich-Forderungen („sachlich sein", „friedlich bleiben"), anklagen kann. Dies stellt eine Über-Ich-konforme, subtile Form der Aggression dar. Seine eigene Aggressivität, die er aus Strafangst abwehrte, wurde ihm erst im Laufe der Behandlung zugänglich. ◀

Hervorrufen eines „Stellvertreters"

Interpersonelle Abwehr ist und bewirkt im Wesentlichen eine interaktionelle Aktualisierung von inneren Beziehungsmustern (Externalisierung), wobei im anderen Objektrepräsentanzen oder Selbstrepräsentanzen gesucht oder erzeugt werden. Wangh (1962) spricht vom „Hervorrufen eines Stellvertreters".

„Projektive Identifizierung"

Interpersonelle Abwehr spielt in der Strukturierung von Paarbeziehungen und Eltern-Kind-Beziehungen eine zentrale Rolle (König & Kreische, 1991; Reich, 1993; Richter, 1963). Die oben skizzierten Prozesse werden auch unter dem Begriff der „projektiven Identifizierung" zusammengefasst. Durch Handlungen werden im Gegenüber eigene abgewehrte Erlebens- und Verhaltensweisen induziert. Das Gegenüber identifiziert sich zeitweilig mit diesen, mit denen der „Erzeuger" ebenfalls „empathisch verbunden", „identifiziert" bleibt. Der „Erzeuger" hat nun das Gefühl, das Gegenüber kontrollieren zu können. Bei all diesen Prozessen finden neben der Projektion in der Regel eine Identifikation mit dem Aggressor und eine Wendung vom Aktiven ins Passive statt, die dann in entsprechende Handlungen umgesetzt wird (Reich, 2022).

Beispiel

Eine alleinerziehende Mutter z. B. beklagt sich bitter über ihren siebenjährigen Sohn („ein Monster"). Der Sohn stört den Unterricht durch lautes Singen und Herumwandern in der Klasse. Zu Hause demoliert er regelmäßig die Einrichtung, wenn die Mutter abwesend ist. „Immer, wenn ich etwas kaputt mache, sage ich: Ich bin gerade im Dienst", kommentiert er dies den Therapeuten, die ihren Ohren zunächst nicht trauen.

In der Ursprungsfamilie der Mutter galt ihr Bruder als aggressiv und „missraten", wurde gleichzeitig von den Eltern verwöhnt und bevorzugt, indem er z. B. das Abitur machen durfte, sie „nur" die Mittlere Reife. Sie selbst hatte unter den Attacken des Bruders sehr zu leiden und musste ihn oft „bedienen". Ihren Neid und ihre Wut durfte sie nicht spüren, weil sie Angst vor Missbilligung und Bestrafung empfand. Sie wehrte diese Gefühle in einer altruistischen Charakterhaltung ab. Die Therapie verdeutlichte, dass sie die Beziehung zu ihrem Bruder mit ihrem Sohn reinszenierte. Vordergründig geschah dies, indem sie unter seiner Tyrannei litt. Allerdings strahlte sie jedes Mal, wenn sie von seinen Zerstörungen berichtete, dadurch bestärkte sie sein Verhalten unbewusst. Daneben war der Sohn nun in der Rolle dessen, der in der Schule Schwierigkeiten hatte, sogar zu scheitern drohte, und demgegenüber sie moralisch verurteilend und strafend auftreten konnte. Sie war in der Rolle des Stärkeren und konnte sich im Gewande moralischer Empörung unbewusst an ihrem Bruder rächen. ◄

Diagnostische Fragen

- Welche Verhaltensweisen oder Symptome von Familienmitgliedern, z. B. des IP, Ehepartners oder der „gesunden" Geschwister, stellen vermutlich Aspekte eines verinnerlichten Beziehungsmusters anderer Familienmitglieder dar?
- Welche bewussten und welche vermuteten unbewussten Beziehungswünsche und inneren Beziehungsmuster werden hier wirksam?
- Wie wirken sich Spannungen zwischen individuellen Beziehungswünschen und Lebensentwürfen sowie den Anforderungen der Gesamtfamilie auf die Funktionalität der Familie aus?
- Durch welche beobachtbaren interaktionellen Prozesse werden diese Beziehungswünsche und verinnerlichten Beziehungsmuster aktualisiert?
- Welche Konflikte und unangenehmen Affekte ersparen sich Familienmitglieder durch diese Aktualisierungen?
- Auf welche in der Mehrgenerationenperspektive weiter zu explorierenden Prozesse deuten diese Beziehungsmuster hin?

15.3 Psychodynamik der Paarbeziehung

15.3.1 Paarbeziehung als Vertrag

Paarbeziehungen können als Ausdruck eines unbewussten Vertrages konzipiert werden (Sager, 1981). Sie „sind mit Erwartungen darüber verknüpft, was die Partner für die Beziehung geben und was sie dafür erhalten wollen. Zu Krisen und Konflikten kommt es dann, wenn diese Erwartungen enttäuscht werden und einer oder beide hierdurch unbefriedigt bleiben" (Reich, 1993, S. 29). Nach Sager (1981) können die Erwartungen der Partner an einander

- bewusst sein und mitgeteilt werden,
- bewusst sein, aber nicht mitgeteilt werden, und
- unbewusst sein.

Die unbewusste Ebene ist langfristig die bedeutendste Vertragsebene. Auf dieser bestehen oft unrealistische und widersprüchliche Erwartungen, die zudem im Konflikt mit den bewussten Erwartungen stehen können.

Drei-Ebenen-Modell der Paarbeziehungen
Dicks (1967) unterscheidet drei Ebenen der Paarbeziehung, die miteinander ein dynamisches Gleichgewichtssystem bilden.

1. Subsystem der soziokulturellen Werte und Normen:
   Hierzu zählen gesellschaftlich geprägte und geteilte Vorstellungen, z. B. über Geschlechtsrollen, politische und soziale Rechte und Verpflichtungen, religiöse und politische Ideen und Werte.
2. Subsystem des „zentralen Ichs" (entsprechend Faibairns [1952] Modell der Objektbeziehungen; s. auch Eagle, 1984):
   Dieses umfasst z. B. die bewussten Erwartungen der Partner über ihr Zusammenleben und ihren Lebensstil, ihre persönlichen Normen, Urteile, Interessen (etwa sportliche, kulturelle oder geistige), Gewohnheiten und

ihren Geschmack. Diese Erwartungen stammen aus den Objektbeziehungen und dem sozialen Lernen vor der Paarbeziehung, z. B. dem Elternhaus und dem dortigen Lebensstil. Auch Abweichungen vom elterlichen Modell sind immer mit früheren emotional bedeutenden Objektbeziehungen verbunden.

3. Subsystem der unbewussten „Transaktionen":
   Hiermit sind die unbewussten internalisierten Beziehungen zwischen dem Subjekt und bedeutenden früheren Objekten gemeint, die nun zwischen den Partnern wirksam werden, z. B. unbewusste Wünsche nach oraler Versorgung, unbewusste ödipale Wünsche und Konflikte.

Nicht nur die dritte, sondern auch die beiden erstgenannten Systemebenen sind oft mit tief in das Unbewusste reichenden Affekten und Vorstellungen darüber verknüpft, was gut, richtig oder lebensnotwendig ist (s. auch Kernberg, 2014).

Wie bleiben Paarbeziehungen stabil?
Damit eine Paarbeziehung stabil bleibt, müssen wenigstens zwei der drei Subsysteme so funktionieren, dass die Partner hieraus Befriedigung ziehen können. Die unbewussten internalisierten Objektbeziehungen bilden in diesem Konzept nur einen Teil des Ehevertrages (s. Reich, 1993; Reich et al., 2007). Konflikte auf der Ebene der „Transaktionen", der unbewussten, aus der Kindheit stammenden Wünsche, etwa können durch gemeinsame kulturelle (z. B. religiöse) und persönliche Normen (z. B. ähnliche Interessen, ein ähnlicher Lebensstil) ausgeglichen, abgemildert oder abgewehrt werden, sodass die Befriedigung insgesamt die Nicht-Befriedigung überwiegt. Auf der Ebene des „zentralen Ichs" können Abweichungen vom elterlichen Modell, etwa von den Normen und dem Lebensstil des Elternhauses, zu einem Konflikt zwischen dem nunmehr internalisierten „subkulturellen Druck" (der elterlichen Objekte) und den eigenen Vorstellungen führen. Solche Konflikte können durch die anderen beiden Ebenen ausgeglichen werden.

▶ **Wichtig** Die Wichtigkeit dieser Überlegungen ist kaum zu überschätzen, da die Ebene der unbewussten Transaktionen theoretisch und praktisch oft als die allein relevante angesehen wird und Therapeuten in Diagnostik und Behandlung ihr Augenmerk hierauf konzentrieren. Dabei können wesentliche Ressourcen von Paarbeziehungen übersehen oder in ihrer Bedeutung heruntergespielt werden.

Diagnostische Fragen
- Wie kann der „Vertrag" der Partner formuliert werden?
- Auf welcher Ebene (soziokulturelle Normen, persönliche Normen und Lebensstil, internalisierte Objektbeziehungen und unbewusste Transaktionen) ist der Paarkonflikt lokalisiert?
- Welche Übereinstimmungen und Befriedigungsmöglichkeiten bestehen auf den verschiedenen Ebenen?
- Finden sich hier Ressourcen für die Paarbeziehung, die Konflikte ausgleichen können?
- Mit welchen wichtigen früheren Beziehungen und Affekten sind die drei Ebenen jeweils verbunden?
- Auf welche mehrgenerationalen Tradierungen und Konflikte verweisen die Normen, Lebensstile und Beziehungsmuster auf den drei Ebenen jeweils?

15.3.2 Das Kollusionsmodell

Was ist eine Kollusion?
Die Ebene der unbewussten Transaktionen beschreibt Dicks (1967) mit dem von ihm entwickelten Kollusionsmodell.

▶ **Wichtig** Kollusion ist das bekannteste psychodynamische Modell für Paarbeziehungen. Der Begriff bezeichnet ein unbewusstes Zusammenspiel beider Partner

auf der Basis eines gemeinsamen Grundkonfliktes in polarisierten Positionen. Dieses steht für beide Partner als gemeinsamer Selbstheilungsversuch im Dienst der „Wiederherstellung der ganzen Persönlichkeit". Dieser Versuch ist immer ambivalent (s. oben).

Durch frühe Interaktionen (v. a. mit den Eltern) abgewehrte eigene Persönlichkeitsanteile werden in der Paarbeziehung, im anderen gesucht. Die „Heilung des Abgespaltenen" findet statt, indem im anderen – durch Projektion oder „projektive Identifikation" abgewehrte – eigene Persönlichkeitsanteile oder Ängste „entdeckt" oder induziert werden. Die konfliktbesetzten, nicht zur bewussten Verfügung stehenden Persönlichkeitsanteile und Potenziale beider Partner werden komplementär so untereinander „verteilt", dass der eine im manifesten Verhalten den „Gegenpol" des anderen bildet. Kollusion ist also eine Form der interpersonellen Abwehr.

▶ **Wichtig** Die „Paarbildung" – Wünsche und Abgewehrtes in der Szene des Kennenlernens
Die Phase der Paarbildung ist in der Regel durch Idealisierung, Verleugnung von Störendem, intensiver Verschmelzung und starren Grenzen um das Paar herum gekennzeichnet (Reich & v. Boetticher, 2020). Die Exploration des Kennenlernens (konkrete Situation, Lebensumstände der Partner), der als anziehend und als „kritisch" wahrgenommenen Eigenschaften und Verhaltensweisen des jeweils anderen, der Wünsche, Fantasien und Befürchtungen geben Aufschluss über Ressourcen und Konflikte in der Paarbeziehung (Reich, 1993; Reich & v. Boetticher, 2020). Kollusive Muster werden bereits in diesen Deckerinnerungen deutlich erkennbar. Von daher sollten Paare immer zu Schilderungen dieser Phase, insbesondere der Kennenlernszene, eingeladen werden.

Sind in der sich entwickelnden Paarbeziehung die „progressiven" (aktiven) und „regressiven" (passiven) Muster starr verteilt, kommt es in wesentlichen Bereichen nicht mehr zu individu-

ellem Wachstum. Differenzierung wird vermieden. Die Selbst-Objekt-Grenzen und die
Identitäten bleiben fließend. Werden die abgewehrten Anteile nicht reintegriert, kommt es zu
zwei Formen von Konflikten:

Partner als enttäuschende Elternfiguren

Einer oder beide Partner sind enttäuscht darüber,
dass der andere sich nicht gemäß den eigenen Erwartungen, also „entsprechend einem vor-
gefertigten Modell oder einer Figur in ihrer
Fantasiewelt" (Dicks, 1967, S. 50) verhält. Zum
Beispiel kann ein Partner als so enttäuschend erlebt werden wie eine frühere Elternfigur, während der andere sich wiederum in der Rolle des
enttäuschten, zu kurz gekommenen Kindes fühlt.
Diese nun erlebte Ähnlichkeit des Partners mit
abweisenden Elternfiguren wurde eventuell in
der Phase der Paarbildung durch die gemeinsame
Idealisierung verleugnet (zur Partnerwahl
Kap. 14). Die „Entdeckung", vom anderen enttäuscht zu werden, machen oft beide Partner
gleichzeitig. Sie führt häufig zu einer Regression
auf kindlichere Verhaltensweisen gegenüber dem
anderen und zu einer Eskalation von Konflikten.

Partner als Stellvertreter der eigenen Person

Eigenschaften oder Verhaltensweisen, die in der
Anfangsphase der Beziehung am anderen als anziehend erlebt oder sogar idealisiert wurden, werden nun kritisiert oder bekämpft. Dieses in vielen
Paarkonflikten auftretende, zunächst „paradox"
erscheinende Phänomen wird folgendermaßen
verständlich: Die anfangs geschätzten und später
abgelehnten Eigenschaften des Partners stellen
oft abgewehrte eigene Persönlichkeitsanteile dar,
die nicht „gelebt" werden können, da dies von
verinnerlichten Elternfiguren nicht gestattet wird.
Das Ausleben dieser abgewehrten eigenen Anteile durch den anderen ruft die „inneren Eltern"
(das Über-Ich) auf den Plan. Mit diesen identifiziert sich der ablehnende Partner (Identifikation
mit dem Aggressor). Der andere Partner, der die
eigenen abgewehrten Tendenzen auslebte, kommt
nun in die Position des abgelehnten, bestraften,
beschuldigten Kindes. Sie oder er fühlt sich so,
wie der ablehnende Partner sich früher fühlte. Es

kommt hier also nicht nur zur Externalisierung
einer inneren konflikthaften Objektbeziehung,
sondern auch zu einer Rollenumkehr.

Beispiel

Ein Mann beklagt sich über die Unordentlich-
keit seiner Frau. Hierüber kommt es oft zu
Streitigkeiten, weil er hinter ihr herräumt, ihr
Konto und ihr Smartphone kontrolliert etc.
Auf die Frage, was er ursprünglich anziehend
an ihr erlebte, antwortet er: „Dass sie die
Dinge nicht so ernst und so genau nahm, eher
locker war." Die Konflikte brachen allmählich
auf, als beide nach dem Studium und dem
Berufseinstieg heirateten. Beim Zusammen-
wohnen vorher spielten sie noch keine Rolle.
Der Mann war streng erzogen, hatte aber
Angst, sich offen mit seinen Eltern aus-
einanderzusetzen. Dies „übernahm" seine
Frau für ihn, während er nun in der Rolle seiner strengen Eltern war. ◄

„Rückkehr des Verdrängten"

Beide dargestellten Formen der „Rückkehr des
Verdrängten" stehen in einem Ergänzungsverhältnis und treten bei massiven Paarkonflikten oft
nebeneinander auf. König u. Kreische (1985) beschrieben dies in ihrem Konzept der „gekreuzten
Kollusion", in der die Partner jeweils zugleich die
Eltern- und Kindrolle füreinander einnehmen. Sie
skizzierten zudem Elternteil-Elternteil- und
Kind-Kind-Kollusionen. Bei ersterer vereint sich
das Paar in Sorge um Dritte (z. B. Psychotherapeuten um ihre Patienten), wehrt so eigene
Versorgungswünsche ab, bei der zweiten befinden
sich beide in der Rolle zu versorgender Kinder, die
eigene Verselbstständigungswünsche und -ängste
abwehren (z. B. Erwachsene, die sich immer noch
von den Eltern bedienen lassen und ihre Zeit mit
Online-Spielen verbringen) (Kreische, 2012).

Willi (1975, 2012) erweiterte das Kollusionskonzept, indem er die Positionen des progressiven („überkompensierenden", aktiven) und des
regressiven Abwehrverhaltens entlang der klassischen psychoanalytischen Phasenlehre beschrieb.

Kollusionsmuster und Entwicklungsphasen (nach Willi, 1975, 2012)

- In der narzisstischen Kollusion ist ein Partner das bewunderte ideale Objekt, der andere der Bewunderer. Der Wunsch nach wechselseitiger Verschmelzung in idealisierter Bewunderung ängstigt. Zugleich entstehen beim Bewunderer eigene Bestätigungswünsche und beim Bewunderten Gefühle des Zwangs, immer „liefern" zu müssen. Diese Ambivalenzen lassen die Partner das angestrebte Ziel nicht erreichen, wodurch tiefe Enttäuschung entsteht.
- In der um das „Einander-Umsorgen" zentrierten oralen Kollusion entsteht der Konflikt aus der oralen Bedürftigkeit des „Pflegenden" und „Versorgenden", die nicht mehr zu verdrängen ist. Der „Pflegling" misstraut dem „Pfleger", da das Umsorgtwerden sein eigenes Selbstwertgefühl ständig untergräbt.
- Die anal-sadistische Kollusion ist um das Thema „Einander ganz gehören" zentriert. Angst besteht vor der Autonomie der Partner, die mit dem Zerfall der Beziehung gleichgesetzt wird. Autonomieschritte des regressiven Partners werden bekämpft. Machtkämpfe, Eifersucht-Untreue-Spiele und masochistische Transaktionen erhalten die gegenseitige Gebundenheit.
- Die phallisch-ödipale bzw. hysterische Kollusion ist um „männliche Stärke" und „weibliche Schwäche" zentriert. Vordergründig wünscht die Frau den „starken, potenten Mann", gleichzeitig untergräbt sie dessen Position, „kastriert" oder depotenziert ihn aufgrund eigener „männlicher" Rollenaspirationen. Beim Mann treten hierdurch die verdrängten „passiven", „femininen" Tendenzen stärker hervor.

Die von Willi formulierten Kollusionsmuster entwickeln und verstärken sich entsprechend ihrer Aktualisierungschancen in der Paarbeziehung zu einer „Interaktionspersönlichkeit", wobei meistens eine Mischung der Typen zu diagnostizieren ist. Diagnostisch bieten diese Muster eine idealtypische, obgleich nicht erschöpfende Beschreibungsmöglichkeit von Transaktionen, wenn die Mehrschichtigkeit dieser Prozesse berücksichtigt wird (Dicks, 1967; Kernberg, 2014). Die „Interaktionspersönlichkeit" wird auch als Drittes, Organisierendes zwischen den Partnern („link", s. Wanlass & Scharff, 2016) verstanden, auf das nicht nur die Partner einwirken, sondern das auch auf die Partner, deren Erleben und Verhalten einwirkt.

Diagnostische Fragen

- Um welche manifesten Themen ist der Paarkonflikt zentriert?
- Welche möglichen unbewussten Themen drücken sich hierin aus?
- Wie beschreiben die Partner ihr Kennenlernen und die erste Phase der Paarbeziehung?
- Was erlebten die Partner beim Kennenlernen als anziehend?
- Inwieweit ist dies eine Ressource für die Paarbeziehung?
- In welcher Weise taucht das früher Anziehende im Paarkonflikt wieder auf?
- Welche verinnerlichten Beziehungsmuster werden hierdurch aktualisiert und externalisiert?
- Auf welche möglichen mehrgenerationalen Konflikte verweisen diese Muster?

15.4 Psychodynamik der Eltern-Kind-Beziehung

Familienfantasien

Vermutlich entwickeln Paare, die ihre Beziehung als längerfristig ansehen, immer eine Familienfantasie, sie fühlen sich als Familie. Auch wenn sie keine Kinder haben, sind diese eventuell in einer gemeinsamen Fantasie vorhanden (Cierpka,

1992, 2002). Kinder sind vor ihrer realen Zeugung oft schon mehrfach in der Fantasie gezeugt und geboren worden. Eventuell ist ihre weitere Entwicklung schon vorfantasiert worden. Dies ist etwas Ubiquitäres und zunächst nicht „pathologisch".

Übertragungen von den Eltern auf das Kind

Diese Übertragungen finden in gewissem Ausmaß immer statt. Niemand ist ein „unbeschriebenes Blatt". Jeder Mensch bekommt familiäre „Aufträge" auf seinen Lebensweg (Kap. 14). Mehrgenerational wirksame unaufgelöste Konflikte der Eltern und starke Spannungen in der partnerschaftlichen Dyade der Eltern führen allerdings dazu, dass Kinder interaktiv in „neurotisierende", tendenziell überfordernde Positionen als Objekt- und Selbstrepräsentanten von Eltern gebracht werden und sich hiermit identifizieren (Richter, 1963). Richter stellt folgende Muster dar:

Das Kind als Ersatz für eine andere Person

Werden Objektrepäsentanzen auf das Kind übertragen, so wird es zum Substitut für einen anderen Beziehungspartner, z. B. eine Elternfigur (Parentifizierung, Generationsumkehrung, Kap. 13 und 14). Dies geschieht, indem sich Eltern dem Kind gegenüber „kindlich" verhalten, es als „Liebesquelle" für sich selbst ansehen oder sich den Forderungen des Kindes unterwerfen. Wird das Kind zum Gattensubstitut, verweist dies oft auf ungelöste Sexualkonflikte der Eltern oder auf nicht ausreichend betrauerte Verluste von Partnern. Die unerfüllten Wünsche werden in mehr oder weniger neutralisierter Form auf das Kind verschoben. Die Inzestschranke wird im unbewussten oder vorbewussten Fantasiesystem aufgelöst. Eltern können ihren Kindern gegenüber ein eifersüchtig beherrschendes oder ein werbend-gefügiges Verhalten zeigen, Väter ihre Töchter zu „vertrauten Kameradinnen" und „solidarischen Gefährtinnen" machen. Bereits Freud (1905b) beschrieb Ehekonflikte der Eltern als eine wesentliche Voraussetzung für neurotische Entwicklungen, da diese den ödipalen Konflikt perpetuieren.

Auf Kinder übertragene Geschwisterbeziehungen

Auch Geschwisterbeziehungen können auf Kinder übertragen werden. Dabei können Neid und Konkurrenz eine Rolle spielen, etwa wenn orale oder narzisstische Kollusionen durch die Geburt eines „Neuankömmlings" destabilisiert werden. Im Kind kann aber auch der „Kumpel" (Bruder) oder die „beste Freundin" (verständnisvolle Schwester) gesucht werden. Eventuell wird so die Einnahme der Elternposition vermieden.

Das Kind als Stellvertreter der eigenen Person

Werden Selbstrepräsentanzen auf die Kinder übertragen, handelt es sich um „narzisstische Projektionen" Richter (1963). Diese haben selbstwertstabilisierende Funktion (Mentzos, 1990). Hier kann das Kind, eventuell in Realisierung der narzisstischen Unsterblichkeitsfantasie, zum Abbild, zur Fortsetzung der eigenen Person schlechthin werden (Freud, 1914). Die eigenen Selbstrepräsentanzen, die tatsächlichen oder vermeintlichen eigenen Eigenschaften werden in das Kind „hineingesehen". Dieses identifiziert sich hiermit und verbleibt in seiner psychischen Entwicklung (Trieborganisation, Ich- und Über-Ich-Struktur) auf der Stufe, die der betreffende Elternteil erreichte.

Das Kind als Substitut des idealen Selbst

Als Substitut des idealen Selbst wird das Kind so gesehen, wie der betreffende Elternteil aufgrund seiner Ich-Ideal-Anforderungen gern geworden wäre. Eigene Versagens-, Schuld- und Schamgefühle werden abgewehrt. Kinder können dadurch überfordert werden. Sie bleiben in dem Erleben stecken, letztlich doch nur Teil ihrer Eltern zu sein.

Das Kind als Substitut der negativen Identität

Als Substitut der „negativen Identität" gerät das Kind in die Rolle des Sündenbocks. Zunächst wird es durch subtile Signale dazu „verleitet" oder durch massive Zuschreibungen dazu gebracht, abgewehrte Impulse der Eltern auszuleben. Das Kind identifiziert sich mit diesen Zuschreibungen nach dem Motto: „Besser diese Identität als gar keine" (Erikson, 1956). Elternteile können nun durch das Kind ihre unbewussten Impulse identifikatorisch ausleben, finden schuldfreie Ersatzbefriedigung. Sie können ihre Selbstbestrafungstendenzen externalisieren, für die nun auch das „böse Kind" herhalten muss (vgl. dazu das Fallbeispiel des siebenjährigen Jungen im Abschn. 15.2.6 sowie das dargestellte Erstgespräch in Kap. 8, in dem die IP u. a. in ihrem Symptom den analen Protest ihrer Eltern auslebt).

Das Kind als umstrittener Bundesgenosse
Ungelöste Konflikte zwischen Eltern können ausgeweitet und verschoben werden, indem beide Parteien das Kind auf ihre Seite zu ziehen versuchen. Das Kind wird zum umstrittenen Bundesgenossen, wenn es z. B. in Scheidungsauseinandersetzungen zum Zeugen oder Schiedsrichter gemacht oder als Spion gegen den anderen Elternteil eingesetzt wird (Reich, 1994). In extremen Fällen können Kinder das Gefühl entwickeln, sie würden nur geliebt, wenn sie sich mit einem Elternteil gegen den anderen verbünden, z. B. wenn die Zuwendung der Eltern unstet und an entsprechende Bekundungen des Kindes gebunden ist. Diese Form der Ausbeutung kann zu einer Korrumpierung der Beziehungsfähigkeit, zu Selbsthass, der häufig nach außen gekehrt wird, und zu dissozialen Verhaltensweisen führen (Boszormenyi-Nagy & Krasner, 1986).

„Familiäre Neurosen"
Richter (1970) differenziert neurotische familiäre Prozesse in „symptomneurotische" und „charakterneurotische" Entwicklungen.

Symptomneurose
Bei der familiären „Symptomneurose" wird ein Familienmitglied als krank und zum „Fall" deklariert. Oft beruhigt sich hierdurch die angespannte Atmosphäre; die anderen Familienmitglieder können sich aufgrund dieser Verschiebung für „normal" halten.

Charakterneurose
In der familiären „Charakterneurose" haben sich die Familienmitglieder in einer gemeinsamen Abwehr gegenüber der Außenwelt stabilisiert, oft mithilfe einer neurotischen Ideologiebildung. In ihre eigene Welt eingewoben, erleben sie die Umwelt als „abweichend" oder bedrohlich; die Erlebens- und Verhaltensweisen der Familienmitglieder hingegen sind für alle Beteiligten ich-synton. Sie ähneln dem Geisterfahrer, der sich wundert, dass ihm schon wieder so viele Geisterfahrer entgegenkommen. Während hier die Grenze Familie-Außenwelt starr ist, sind die intrafamiliären Grenzen aufgeweicht. Richter beschreibt drei verschiedene Formen der familiären Charakterneurose:

- die angstneurotische **Sanatoriumsfamilie,** die intrafamiliäre Spannungen in einer „symbiotischen" Schonhaltung abwehrt und nach außen verlagert,
- die paranoide **Festungsfamilie,** deren Mitglieder die Außenwelt als feindselig-bedrohlich erleben, sowie
- die hysterische, das **Zusammenleben als Theater organisierende Familie,** in der Ernsthaftigkeit und Echtheit durch übertriebenes Zurschaustellen von Gefühlen vermieden wird. Anderenfalls drohen Affekte der depressiven Reihe an die Oberfläche zu treten.

Praktischer Nutzen
Die Unterscheidung in familiäre „Symptomneurose" und „Charakterneurose" gibt Aufschluss darüber, inwieweit Familien sich von ihren Erlebens- und Verhaltensmustern distanzieren und hierzu eine reflexive Position einnehmen, also eine „therapeutische Ich-Spaltung" vornehmen können. In der Praxis wird diese Unterscheidung wenig benutzt, weil die Klassifizierung der familiären Interaktionen sehr an die individuelle psychoanalytische Terminologie angelehnt ist. Allerdings lassen sich die skizzierten Muster gut mit der Familien-OPD (s. unten) verbinden.

15.5 Psychodynamik der Geschwisterbeziehungen

15.5.1 Geschwister als eigenes Subsystem mit eigener Dynamik

Geschwister bilden ein eigenes Subsystem in der Familie mit eigenen Beziehungserfahrungen, Konflikten und Lösungsmöglichkeiten (Kap. 14). Eine gute Beziehung zwischen den Geschwistern hilft, die Generationsgrenze zu stabilisieren und Koalitionen, Bündnissen und Parentifizierungen zu widerstehen. Geschwisterbeziehungen können bei inner- und außerfamiliären Konflikten (z. B. mit Peers) Halt geben und Ausgleich schaffen (Adam-Lauterbach, 2013; Cierpka, 2015; Sohni, 2011, 2015).

15.5.2 Verschiedenheit der Geschwister

Geschwister wachsen in derselben Familie auf, sie haben von daher vieles gemeinsam. Geschwister unterscheiden sich aber auch erheblich voneinander. Das verschiedene Alter, das Geschlecht oder die Reihenfolge in der Geschwisterkonstellation und vor allem die spezifischen Er-

fahrungen spielen eine entscheidende Rolle für die Unterschiedlichkeit. Das Konzept des „non-shared environment" (der nicht geteilten Umgebungserfahrung, Kap. 3) macht verständlich, dass sich Kinder unterschiedlich entwickeln und durch die Art der jeweiligen Geschwisterbeziehungen oder die Art der spezifischen Peerbeziehungen voneinander differenzieren.

▶ **Definition** Als Deidentifikationen werden solche Interaktionen zwischen den Geschwistern bezeichnet, die dazu beitragen, dass sich die Unterschiede zwischen diesen verstärken.

Indem komplementäre Rollen eingenommen und durch den Erziehungsstil der Eltern noch verstärkt werden, wird eher die Verschiedenheit als die Gemeinsamkeit der Geschwister betont. Der nicht geteilte Erfahrungs- und Beziehungsraum erscheint für die persönliche Entwicklung des Kindes relevanter als die von allen geteilte Familienrealität (Reiss et al., 2000).

Beispiel

Der unterschiedliche Erziehungsstil der Eltern bei verschiedenen Kindern ist bekannt. Bei einem Kind müssen z. B. deutlichere Grenzen gesetzt werden als beim anderen, ein Kind muss mehr gestützt und gelobt werden als andere etc. Eltern betonen die Unterschiede, weisen in der Regel aber auch auf die Gemeinsamkeiten zwischen den Kindern hin. Wenn die Unterschiede zu sehr betont werden, können Konflikte zwischen den Geschwistern und (über die Umleitung) auch zwischen den Partnern verstärkt werden. ◀

Verschiedenheit durch unterschiedliche Identifikationen

Kinder können mit einem Eltern- oder Großelternteil sehr identifiziert sein und sich dadurch von ihrem/n Geschwister/n unterscheiden. Wenn in der elterlichen Paarbeziehung ähnliche Unterschiede und damit Spannungen festzumachen sind, können die Kinder relativ leicht in Koalitionen und Bündnisse mit einem Elternteil verwickelt werden. Es kann aber auch beobachtet werden, dass dem „unähnlichen" (dem mit dem Partner identifizierten) Kind ein Beziehungsverhalten vorgehalten wird, das eigentlich auf den Partner gemünzt ist.

Diagnostische Fragen

- Inwieweit bilden die Geschwister ein eigenes Subsystem?
- Wie interagieren die Geschwister miteinander?
- In welchen Bereichen sind die Geschwisterbeziehungen tragend, in welchen konflikthaft?
- Wie greifen die Eltern in diese Interaktion ein?
- Wie sind die Unterschiede zwischen den Geschwistern zu verstehen? Auf welche Identifikationen sind die Ähnlichkeiten zurückzuführen?
- Inwieweit spielen hier Faktoren auf Seiten der Kinder eine Rolle?
- Inwieweit spielen hier elterliche Projektionen eine Rolle?

15.6 Psychodynamik des Therapeuten-Familien-Systems

15.6.1 Therapiemotivation, Arbeitsbündnis und Widerstand

Familientherapie wird von Patienten mit sehr unterschiedlichen Störungen, Problemen, Niveaus der Ich-Entwicklung und Differenzierung aufgesucht.

Die Motivation innerhalb der Familie kann erheblich divergieren. Je weniger Familienmitglieder von den bisherigen Arrangements profitierten, desto mehr sind sie an Veränderung interessiert. Da Familienmitglieder diese Zusammenhänge oft sehr genau erahnen, richten

sich Widerstände „entweder gegen die Psychotherapie irgendeines Familienmitgliedes überhaupt oder gegen das Familiensetting", das ja bereits die Vermutung impliziert, das Symptom oder Problem habe „etwas mit der Familie zu tun". Widerstände treten dementsprechend oft initial auf (Reich et al., 2007; Reich & v. Boetticher, 2020, Kap. 4, 5 und 6).

Diagnostische Fragen

- Haben die Familienmitglieder eine eigenständige Therapiemotivation?
- Wie weit geht diese?
- Welche Familienmitglieder haben von den bisherigen Arrangements eher profitiert?
- Welche haben eher ein Interesse an Veränderungen?
- Welche Widerstände gegen Familiengespräche werden sichtbar?

15.6.2 Übertragung in der Familientherapie

Übertragung

▶ **Definition** Die Tendenz zur Aktualisierung von Wunschfantasien oder zum Wiedererleben und Wiederbeleben früherer Objektbeziehungen wird psychoanalytisch als Übertragung beschrieben.

Übertragungen sind in der Regel nicht nur „Neudrucke" früherer Beziehungen, sondern fantasiegeformte „Neubearbeitungen" (Freud, 1905a), Verdichtungen und Kompromissbildungen aus Wünschen, Ängsten, Ge- und Verboten und Außenwahrnehmungen (Sandler, 1982).

Übertragung als Neuschöpfung in der Interaktion

Übertragungen haben nicht nur Wiederholungscharakter, sondern sind auch Versuche der Veränderung und Meisterung früherer leidvoller

Erfahrungen (Sandler, 1982; Sandler & Sandler, 1985; Weiss & Sampson, 1986). Die sich hieraus ergebenden Beziehungsmuster werden als gemeinsame Konstruktion der beteiligten Partner (z. B. Therapeuten und Patienten) verstanden, zu der beide in erheblichem Maße beitragen (Fenichel, 1941; Thomä & Kächele, 2006).

Stierlin (2001a, b, c) beschreibt zwei für die Familiendiagnostik relevante Formen von Übertragung, die intrafamiliäre und die transfamiliäre:

Intrafamiliäre Übertragung
Bei der intrafamiliären Übertragung werden Objekt- und Selbstrepräsentanzen der Eltern auf die Kinder übertragen (s. o.). Aber auch Kinder können frühkindliche Einstellungen auf ihre Eltern übertragen, obwohl sie bereits selbst erwachsen sind. Selbst hilflose und gebrechliche, alternde Eltern können noch als mächtig und ängstigend oder als stark und schützend erlebt werden (Massing et al., 2006; Reich & v. Boetticher, 2020).

Transfamiliäre Übertragung
Bei transfamiliären Übertragungen werden aus der Familie stammende Verhaltens- und Erlebensmuster in anderen Beziehungen wiederbelebt.

Besonderheiten der Übertragung in der Familientherapie
In Familiengesprächen sind für Kinder und Jugendliche, in Mehrgenerationengesprächen auch für Erwachsene, die ursprünglichen Beziehungspersonen anwesend, die sonst als umgeformte innere Objekte in anderen Beziehungen wiederbelebt werden. Dies verändert die Muster der Übertragung erheblich. Auf Therapeuten werden eher Bilder von inneren Beziehungen übertragen, die in der anwesenden Gruppe nicht repräsentiert sind. Dies sind in der Regel idealisierte Helfer- und Retterfiguren oder aber bedrohliche Figuren, wobei beide Möglichkeiten durchaus nebeneinander als unausgesprochene Erwartungen der Familienmitglieder mit entsprechenden interaktiven Signalen bestehen können. Diese Übertragungsmuster spiegeln sich auch in Fantasien der Familienmitglieder vom therapeutischen Prozess wider (Reich et al., 2007; Reich & v. Boetticher, 2020).

15.6.3 Initiale Übertragungsmuster

Übertragungen werden bereits im Erstkontakt, spätestens im Erstgespräch sichtbar. Die Familien achten genauestens auf jedes Signal der Therapeuten, das ihre Übertragungsmuster bestätigt oder widerlegt. Sie sind ein wesentlicher Teil des „Gegenwarts-Unbewussten" im therapeutischen System. Die im Folgenden exemplarisch dargestellten Muster sind typisch, aber nicht erschöpfend (Reich et al., 2007; Reich & v. Boetticher, 2020).

Therapeuten als Retter
Familien oder Familienmitglieder können Therapeuten als von Außen kommende Retter fantasieren und mit entsprechend idealisierenden Erwartungen ausstatten. Hierdurch wird in der Regel ein „freier Platz" im Familiensystem besetzt.

Beispiel

So kann die Erwartung bestehen, dass Therapeuten wie idealisierte Großeltern- oder Elternfiguren genau das können und wissen, was die Familie nicht kann und weiß, alles verstehen und Rat geben. Diese Übertragungen idealer Objekte können auch von einzelnen Familienmitgliedern ausgehen, während andere sie eher fürchten. So können Kinder in den Therapeuten eventuell das ideale Elternpaar sehen, die Eltern sich hierdurch herabgesetzt fühlen oder Kritik fürchten. Ein Partner kann in den Therapeuten ideale Partner oder Elternfiguren sehen, was den anderen kränkt oder beschämt, ihn dazu veranlasst, die Therapeuten zu bekämpfen. ◀

Trennungskonflikte
Durch familientherapeutische Gespräche können abgewehrte Trennungskonflikte und -fantasien mobilisiert werden.

Fühlen sich Familienmitglieder in einer engen Fusion existenziell aufeinander angewiesen, wobei sie Differenzen oder aggressive Konflikte völlig abwehren, so können sie folgende gemeinsame Fantasie entwickeln: „Entweder wir bleiben weiterhin wie bisher zusammen, überleben aber, oder wir trennen uns und gehen unter." Dies kann mit einem System wechselseitiger Ausbeutung, Erpressung und Einengung verbunden sein. Von der Familientherapie befürchten sie die Realisierung des abgewehrten Trennungswunsches mit der entsprechend fantasierten Katastrophe. ◄

Schuldkonflikte – Therapeuten als Ankläger und Richter

Familientherapie kann eine familiäre Schuldproblematik virulent machen.

Familienmitglieder, insbesondere die Eltern, fragen sich oft, ob sie schuld am Symptom eines Kindes seien, machen sich eventuell gegenseitig zu Sündenböcken, fühlen sich indirekt angeklagt. Oft spielt die Schuldfrage bereits in der Vorgeschichte (im Vergangenheits-Unbewussten) der Familie eine große Rolle. Der Therapeut wird hier zur verurteilenden Instanz, zum Detektiv, Staatsanwalt, Richter oder Priester, der Therapieraum zum Beichtstuhl, zum Gerichtssaal, zum Verhörraum. Manchmal wird auch der Spieß umgedreht und der Therapeut soll nun Rede und Antwort stehen. ◄

Schamkonflikte – Therapie als Bloßstellung

Wenn die Familie im Gespräch außenstehenden Beobachtern Zutritt in ihre private Welt gewährt, diese „veröffentlicht", ruft dies Scham als „Wächterin der inneren Grenze" hervor (Reich, 2008; Wurmser, 1990).

Dies tritt in dem Maße auf, wie eine Abweichung von einem Idealzustand, der eigentlich erreicht werden soll, wahrgenommen wird. Diese Abweichung wird als „Makel" oder „Defekt" erlebt. Therapeuten werden oft als Vertreter des unerreichten sozialen Ideals gesehen, vor dem nun der „Makel", das „Fehlerhafte", der „Defekt" bloßgelegt werden muss. Je nach der Stärke dieser Angst werden alle Äußerungen der Therapeuten dahingehend geprüft, ob sie Bloßstellungen oder Abwertungen enthalten. Oder aber der Spieß wird umgedreht, die Therapeuten sollen nun „offenlegen", ob sie Kinder haben, wie sie mit ihren Eltern zurechtkamen etc. ◄

Therapie als Verführung

Familientherapie kann als Verführungssituation, die Therapeuten können als Dritte erlebt werden, die im ödipalen Sinne mächtiger und potenter, als das bessere, attraktivere Paar, als ideale Elternfiguren erlebt werden, um die die Partner werben und von denen sie umworben werden möchten. Zudem können Therapeuten im adoleszenten Sinne als in die Familie einbrechende Vertreter des „Zeitgeistes" gesehen werden, die die Jugend den Eltern oder den familiären Moralvorstellungen entfremden wollen.

Übertragung der Abwehr

Ein weiterer wesentlicher Aspekt ist die Übertragung der familiären Abwehr von Affekten und Konflikten, wobei die Familie als ein „eingespieltes Team" die Therapeuten durch den automatischen, unbewussten Ablauf von Interaktionsschleifen in den „transaktionalen Sog" der familiären Prozesse einbezieht. Die Beschäftigung mit brisanten oder schmerzlichen Affekten, Angst, Trauer oder Hilflosigkeit kann vermieden oder verschoben werden. Belastende Ereignisse und Traumata werden in ihrer affektiven Bedeutung oder global verleugnet: „Das hat es bei uns nie gegeben", „Wo gibt es nicht mal eine kleine Meinungsverschiedenheit?", „Wer trinkt nicht mal ein Gläschen Wein?" etc.

Diagnostische Fragen
- Welche impliziten Vorstellungen haben die Familienmitglieder vom diagnostischen und vom therapeutischen Prozess?
- Welches Übertragungsmuster steht im Vordergrund?
- Welche Art der Abwehr von Konflikten und Affekten zeigt die Familie?
- Wie versuchen Familienmitglieder, die Therapeuten in diese Muster einzubeziehen?

15.6.4 Übertragungs-Gegenüber-tragungs-Dynamik als Kollusion

Übertragung und Gegenübertragung sind ein systemisches Zusammenspiel des Therapeutensystems mit der Familie und als solche sorgfältig zu analysierende Kompromissbildungen (König, 1993).

Dies zeigt sich auf folgenden Ebenen:

- In Übertragungen der Therapeuten auf Familien aus ihrer Familiengeschichte, ihren ungelösten Konflikten und deren Abwehr heraus;
- In expliziten und impliziten Modellen von Therapeuten über „gesunde familiäre Entwicklung", die Entstehung von Störungen und therapeutische Veränderungsprozesse;
- In Spannungen im therapeutischen Team und die daraus resultierende geringere Aufnahmebereitschaft für Konflikte und Affekte der Familie.

Übertragungen von Therapeuten auf Familien

Familien sind in der Regel mächtigere und multiplere Übertragungsauslöser für Therapeutinnen und Therapeuten als Einzelpatienten.

Beispiel

Therapeuten können in den Eltern die eigenen Eltern sehen oder sich selbst als Eltern, in Kindern sich selbst als Kinder oder die eigenen Kinder. Diese Erlebensebenen werden oft parallel angesprochen. ◄

In Familiengesprächen entwickeln Therapeuten zumindest eine „milde Gegenübertragungsneurose" (Buchholz, 1982) und oft mehr als das. Durch die multiplen Übertragungsauslöser und den transaktionalen Sog der Abwehr besteht in Familientherapien viel stärker die Gefahr der „Wiederansteckung" von Therapeuten mit eigenen ungelösten Familienproblemen (Whitaker et al., 1965). Therapeuten unterliegen nicht selten einem Zwang, Patientenfamilien nach den Fantasien und Wünschen bezüglich der eigenen Familie umzugestalten, die eigenen Familienkämpfe zu rekonstruieren, um sie im Hier und Jetzt durchzuarbeiten und zu meistern (Framo, 1992; Reich, 2005; Reich et al., 2007; Reich & v. Boetticher, 2020).

Gemeinsam mit dem von der Familie ausgehenden „interaktiven Druck" kann diese eigene „Bereitschaft zur Rollenübernahme" (Sandler, 1976) dazu führen, dass sich Therapeuten in Familien übermäßig engagieren oder zu starken Abstand zur Familie halten, einseitige Bündnisse schließen und die „vielgerichtete Parteilichkeit" aufgeben (Reich et al., 2007; Reich & v. Boetticher, 2020).

Auch kollusive Muster der Abwehr sind immer wieder zu beobachten.

Neigen Therapeuten z. B. zu starker Aktivität, so kann dies u. U. ein familiäres Muster unterstützen, Unangenehmes durch Aktivität abzuwehren. Sie können genauso wie die Familie Unangenehmes verschieben, indem sie Themen wechseln, wenn die Affektspannung in der Familie ansteigt, rationalisieren, vermeiden oder bagatellisieren. ◄

Modelle über Störungen und therapeutische Veränderungen

Die expliziten, mehr noch die vorbewussten und unbewussten Modelle über die Entstehung von Störungen und gesunde Entwicklungen können ebenfalls zu einer Kollusion mit den oben skizzierten initialen Übertragungsmustern der Familie und zu unproduktiven Interaktionsmustern führen. Je ich-syntoner diese inneren Modelle der Therapeuten sind, desto schwerer sind sie auflösbar.

Bei einer abgewehrten Trennungsproblematik beispielsweise kann die therapeutische Prämisse „Störungen resultieren aus mangelnder Individuation" dazu führen, dass sich die Therapeuten unbewusst auf eine Seite des Trennungskonfliktes schlagen, die Vorteile von Trennung forciert betonen, beim Gespräch über diese Thematik unbemerkt einen pädagogisch-kritischen oder abwertenden Tonfall entwickeln. ◄

Die unbewussten Prämissen von Therapeuten über Ätiologie und Veränderungen von Störungen sind oft mit der persönlichen Geschichte, den eigenen Konflikten und eigenen positiven Veränderungserfahrungen verknüpft (Reich et al., 2007; auch Bauriedl, 1994).

Spannungen im therapeutischen Team

Familientherapeutische Behandlungs- und Supervisionsteams sind durch den ständigen Umgang mit Familien dazu prädestiniert, Familien-

gefühle und ungelöste Familienkonflikte wachzurufen und zu reinszenieren. Diese Gefühle und Konflikte wirken auf die verschiedenen Teammitglieder oft unterschiedlich. Nicht selten werden in familientherapeutischen Supervisions- und Behandlungsteams Geschwisterrivalitäten wiederbelebt, daneben auch Geschlechterrivalitäten (Bauriedl, 1994; Framo, 1965).

Werden diese Spannungen im Team zu groß, kann dies den therapeutischen Prozess lähmen, die Therapeutinnen und Therapeuten können sich gegenseitig behindern. Die affektive Resonanz auf die Probleme der Familie kann beeinträchtigt sein. Wesentliche Konflikte können unbearbeitet bleiben. Der diagnostische Prozess bleibt flach, weil sich die Therapeutinnen und Therapeuten nicht aufeinander und damit auch nicht auf die Familie einlassen können. ◄

Starke Übertragungen von Therapeuten auf Familien und hieraus resultierende Teamkonflikte sind im Rahmen von Supervisionsteams nur begrenzt aufklärbar, da es sich um Arbeitsgruppen und nicht um Selbsterfahrungsgruppen handelt. Können Teamkonflikte nicht geklärt werden, sollte an eine Teamkonsultation gedacht werden oder/und nur ein Teammitglied mit der Familie arbeiten (Reich et al., 2007).

15.6.5 Gegenübertragungsanalyse

Typische Zeichen für Gegenübertragungskollusionen

Zeichen für kollusive Verstrickungen mit Familien sind vielfältig. Sie sind keine „Fehler", sondern geben bei sorgfältiger Analyse wichtige diagnostische Hinweise.

Hier sollen einige typische Anzeichen genannt werden, die genauer zu analysieren sind (Reich & v. Boetticher, 2020):

- Familienmitglieder werden nicht oder kaum in das Gespräch einbezogen.
- Von der Familie angebotene Themen oder deutliche emotionale Reaktionen werden nicht aufgegriffen.
- Themenwechsel an wichtigen Gesprächspassagen werden nicht bemerkt oder angesprochen.
- Wesentliche Themen oder Gefühle werden nur abgefragt, ohne dass sich emotionale Regungen von Familienmitgliedern entfalten können.
- Therapeuten „vergessen", etwas anzusprechen, was sie ansprechen wollten (z. B. Routineprozeduren wie Festlegungen der Gesprächszeit).
- Therapeuten spüren heftige Affekte (Angst, Schuld, Beschämung, Unzulänglichkeit, Ekel, Abneigung, Wut …).
- Therapeuten reagieren aggressiv, kritisch, verurteilend, taktlos.
- Therapeuten fühlen sich gelähmt, ermüdet oder gelangweilt.
- Therapeuten drücken sich unklar oder undeutlich aus.
- Familien beschäftigen Therapeuten noch intensiv in der Freizeit und in Träumen.
- Therapeuten sprechen gleichzeitig unterschiedliche Themen an oder fallen sich ins Wort.

Arbeiten mit der Gegenübertragung

Hier sind folgende Aspekte zu beachten:

Analyse der Gegenübertragung

Werden die genannten oder andere Anzeichen kollusiver Verstrickungen bemerkt, so sind neben der Analyse der Familiendynamik die Modelle über die Entstehung und Veränderung von Störungen und die Konflikte im Team zu untersuchen. Beide verweisen auf die persönlichen Übertragungen der Therapeuten auf Familien aufgrund ihrer eigenen Biografie (Reich et al., 2007; Reich & v. Boetticher, 2020).

Auseinandersetzung mit der eigenen Ursprungsfamilie

Die Beschäftigung mit den Mustern und Konflikten der eigenen Ursprungs- und Gegenwartsfamilie ist daher nicht nur für die Ausbildungssituation, sondern für die gesamte Tätigkeit unabdingbar. Sie stellt sich in verschiedenen Phasen des eigenen Lebenszyklus, der beruflichen Entwicklung und in schwierigen Gesprächssituationen immer wieder neu und geht über die Selbsterfahrung auf der Couch weit hinaus (Framo, 1992; Sperling et al., 1980; Reich, 2005; Reich et al., 2007; Reich & v. Boetticher, 2020).

> **Diagnostische Fragen**
> - Welche Anzeichen einer kollusiven Verstrickung mit der Familie bemerken die Therapeuten?
> - Welche impliziten oder expliziten Entstehungs- und Behandlungsmodelle seelischer Erkrankungen werden deutlich?
> - Beeinflussen Schwierigkeiten im Team das Familiengespräch? In welcher Weise?
> - An welche Muster aus der eigenen Familiengeschichte fühlen sich die Teammitglieder durch die Patientenfamilie und die Interaktion im Team erinnert?

15.6.6 Verdichtung kollusiver Muster in der Familienszene

Familiengespräche sind interaktive Mehrpersonenstücke, in denen unbewusste Konflikte verbal, nonverbal und paraverbal inszeniert werden. Hieran nehmen die Therapeuten aktiv teil. In „systemisch" geführten Gesprächen entwickeln sich ebenso unbewusste Szenen wie in psychoanalytisch orientierten. Die Szene als Form der unbewussten Kommunikation zwischen Therapeuten und Familie eröffnet den Blick auf die Übertragungsmuster, die Formen der Aktualisierung unbewusster Wünsche und Befürchtungen, die kollusiven Muster des Paares, die Übertragungen der Eltern auf die Kinder sowie die interpersonelle Abwehr, z. B. in Form von Verschiebung oder Vermeiden. In Familienszenen können bedeutsame Vorfälle aus der Familiengeschichte, unbewusste Familienfantasien oder Familiengeheimnisse zum Ausdruck gebracht werden (Buchholz, 1983).

Beispiel

Ein Therapeut stellt einem zwölfjährigen Mädchen vor dem Familiengespräch einen Kinderstuhl hin, obwohl er ihr Alter eigentlich wissen müsste. Er tut dies, nachdem er die Anmeldung der Familie angenommen und bereits einen Bericht der Mutter über die Problematik, die Aggressivität der Tochter und die heftigen, auch körperlichen Auseinandersetzungen gehört hat. Als er merkt, dass die Tochter auf dem Kinderstuhl völlig deplatziert ist, weil die Proportionen nicht „stimmen", werden vor Beginn des eigentlichen Gespräches mehrere Stühle „durchprobiert". Die Tochter entscheidet sich für den zuerst angebotenen Kinderstuhl.

Neben der Angst des Therapeuten vor heftiger Aggression im Therapieraum war für die Dynamik wesentlich, dass die Tochter auch in der Familie kleiner gemacht wurde, als sie war, ihr sehr viel weniger erlaubt wurde als Gleichaltrigen. Sie reagierte hierauf mit ohnmächtiger Wut sowie passiver Verweigerung in der Schule und indem sie ihr Zimmer verwahrlosen ließ. Teilweise kotete sie auch ein. Die Botschaft war: „Wenn ihr mich in einem Bereich klein macht, dann will ich in anderen auch nicht groß werden." Die Beschäftigung mit den Stühlen symbolisierte neben der Frage der Alterszuordnung auch eine Regression auf anale Muster der Aggression.

In dieser Familie bestand ein enges Bündnis zwischen dem Vater und der Tochter, aus dem die eifersüchtige Mutter ausgeschlossen war. Der Vater legte Wert auf eine kleine „präödipale" Tochter, die bei ihm blieb und ihm als „Antidepressivum" diente. Auch die Mutter fürchtete das Heranwachsen einer Rivalin. Sie verglich die Tochter häufiger mit ihrer eigenen „tyrannischen" Mutter. ◄

Diagnostische Fragen
- Wie können wir die typische Initialszene des Familiengespräches beschreiben?
- Wie sind Therapeuten und Familienmitglieder an der Szene beteiligt?
- Welche zwischen den Familienmitgliedern konflikthaften Beziehungswünsche und welche Art der Abwehr werden in der Szene ausgedrückt?

15.7 Operationalisierte Psychodynamische Diagnostik der Familie (Familien-OPD)

15.7.1 Diagnostik von Konflikt

In Anlehnung an die bewährten OPD-Instrumente für Erwachsene (OPD-2, Arbeitskreis OPD, 2006) sowie für Kinder und Jugendliche (OPD-KJ-2, Arbeitskreis OPD-KJ, 2020) wurde das multiaxiale Diagnosesystem auch auf Beziehungssysteme übertragen (Stasch et al., 2012). Nach diesem Konzept lassen sich die zeitlich überdauernden, unbewussten Konflikte aus der klinischen Beschreibung wahrnehmbarer Verhaltens- und Erlebensweisen erschließen. Sie manifestieren sich sowohl auf der Subjekt- als auch auf der Objektebene, intrapsychisch sowie in der Beziehungsgestaltung und stehen in Verbindung mit konflikttypischen Leitaffekten. Die szenische Präsentation der Beziehungsgestaltung sowie biografische Daten liefern dem Diagnostiker in der klinischen Situation wichtige Informationen. Besonderes Augenmerk gilt darüber hinaus der Analyse von Übertragungsbereitschaften der Familie und des Gegenübertragungserlebens auf Seiten des Therapeuten. Oftmals ergibt sich die Unmittelbarkeit eines Konfliktgeschehens aus den beim Therapeuten ausgelösten Fantasien, emotionalen Reaktionen und Handlungsimpulsen („enactment").

Klinisch relevante Konflikte

Klinisch relevante Konflikte kreisen um die folgenden lebensbestimmenden Motivationssysteme (nach OPD):

- Individuation vs. Abhängigkeit
- Unterwerfung vs. Kontrolle
- Versorgung vs. Autarkie
- Selbstwert
- Geschlechtsrollensicherheit (ödipaler Konflikt)
- Identität

Beispiel

Ein Beispiel aus dem *Manual für Psychoanalytische Säuglings-Kleinkind-Eltern-Psychotherapie* (Cierpka et al., 2007) illustriert den **Versorgungs-versus-Autarkie-Konflikt**:

Der Umgang mit Versorgungswünschen gestaltet die Objektbeziehungen so, dass das Erleben und Gestalten von Beziehungen in konflikthafter Weise den Wünschen nach Versorgung und Geborgenheit bzw. deren Abwehr folgt. Der zugehörige Leitaffekt ist (prolongierte) Trauer und Depression, weil die Bedeutung des versagenden Objekts (Angst) dauernd wahrgenommen wird. Klinisch bedeutsam ist die Thematik des Verlusts, der Versagung oder des Neides. Das Versorgungsthema kann bspw. in der frühen Zeit mit dem Baby in altruistischer Abtretung (Abwehr) Gestalt annehmen; oder der Partner wird auf anspruchlich-erpresserische Weise genötigt, seinerseits Geborgenheit und Fürsorge zu gewährleisten. Auch kann der Säugling zur Stillung des „Kontakthungers" herangezogen werden. In der Gegenübertragung werden Gefühle von Sorge und Ohnmacht erlebbar, in

Identifikation mit einem Selbstanteil des Elternteils auch Gefühle von Traurigkeit oder die Sehnsucht nach Versorgung. ◄

Häufig kommt es zu einer kollusiven Konflikt-Inszenierung in Paarbeziehungen, wenn beide Partner den gleichen Konflikt (in der Regel komplementär) ausgestalten (s. Abschn. 15.3) bzw. wenn in Familien über die Generationen hinweg das gleiche, zentrale Beziehungsthema unbewusst weitergegeben wird. Allerdings lassen sich auch vielfältige Konfliktmischungen in Beziehungssystemen beobachten. Beispielsweise kann sich ein Mann mit einem basalen Verschmelzungswunsch (regressive Bewältigung eines Konfliktes um Individuation vs. Abhängigkeit nach OPD) sehr altruistisch für die Kinder aufopfern und damit seine sehr leistungsorientierte und autarkiebezogene Ehefrau (aktive Bewältigung eines Versorgungs-versus-Autarkie-Konfliktes nach OPD) von den eigenen, abgewehrten Versorgungswünschen entlasten (s. Abb. 15.1).

Insofern werden in Paar- und Familiensystemen alle Personen einzeln in ihrer vorherrschenden Konfliktlage eingeschätzt, nachdem man die beobachtbare interaktionelle Bewältigung des Beziehungssystems, die sich in der Regel eines gemeinsamen dominanten Themas zeigt, verstanden hat. Das sog. „dominante Thema" (Stern, 1998) ist dadurch gekennzeichnet, dass es in der repräsentationalen Welt der Beteiligten viel Raum und Zeit beansprucht und in hohem Maße verhaltens- und erlebensrelevant ist. Dieses Thema kann sich an unbewusste intrapsychische Konflikte anlehnen oder auch Ausdruck der Bewältigung schwerer familiärer Krisen oder Traumata sein (Fraiberg et al., 2003). Das dominante Thema beeinflusst die Wahrnehmung sowie den Umgang miteinander und ist insofern in der Beziehungsgestaltung zu identifizieren. Die Heuristik des dominanten Themas bildet einen sehr hilfreichen Einstieg in die differenziertere psychodynamische Diagnostik der zentralen Konfliktdynamiken.

Diese müssen von aktuellen Stressoren unterschieden werden, welche vielgestaltig auf das Beziehungssystem einwirken können:

OPD des Beziehungssystems, Familienmodul   Konflikte und Belastungsfaktoren   (Version vom 15.07.2019)

1. Dominantes Thema: *Nähe Distanz/Autonomie*

2. Familiärer Aktualkonflikt i.S. einer ubiquitären Entwicklungsherausforderung — ja ☐ nein ☒ n.b. ☐

3. Aktuell wirksame Stressoren potentiell traumatischen Ausmaßes (Migration, Tod, Kriegserfahrungen) — ja ☐ nein ☒ n.b. ☐

4. Stressoren außergewöhnlichen Ausmaßes aus der Vergangenheit, die transgenerational wirksam sind — ja ☐ nein ☒ n.b. ☐

5. Andauernde Konflikte bzgl. der kulturell-religiösen Identität — ja ☐ nein ☒ n.b. ☐

6. Subklinische Konfliktausprägung i.S. eines Entwicklungsrisikos — ja ☐ nein ☒ n.b. ☐

	Mutter (x)	Vater (x)	IP (x)
Inividuation vs. Abhängigkeit	-	x	
Unterwerfung vs. Kontrolle			
Versorgung vs. Autarkie	x		(x)
Selbstwertkonflikt			
Schuldkonflikt			
Ödipaler Konflikt	x		
Identitätskonflikt			
Aktualkonflikt			
Abgewehrte Konfliktwahrnehmung			

Jeweils die beiden Hauptkonflikte bei relevanten/anwesenden Personen (x) angeben

Abb. 15.1 Auswertebogen Konflikt. (Aus Stasch et al., 2022, mit freundlicher Genehmigung)

- Vorliegen einer ubiquitären Entwicklungsherausforderung (z. B. Einschulung, Verlust des Partners etc.),
- aktuell wirksame Stressoren potenziell traumatischen Ausmaßes (Migration, Tod, Kriegserfahrungen),
- Stressoren außergewöhnlichen Ausmaßes aus der Vergangenheit, die transgenerational wirksam sind,
- andauernde Konflikte bzgl. der kulturell-religiösen Identität,
- subklinische Konfliktausprägung i. S. eines Entwicklungsrisikos (Beispiel: Die Einschulung des Kindes löst Ängste vor Objektverlust bei den Eltern aus, die aber noch hinreichend konstruktiv bewältigt werden können).

15.7.2 Diagnostik von Struktur

Struktur im Sinne der OPD beschreibt die Verfügbarkeit über regulative Funktionen des Psychischen und unterscheidet dabei vier Funktionsniveaus: gut integriert, mäßig integriert, gering integriert und desintegriert (s. Abb. 15.2).

▶ **Definition** Die strukturelle Einschätzung erfolgt in der aktuellen Version **OPD-2** (Arbeitskreis OPD, 2006) für die Fähigkeit zur

- Selbst- und Objektwahrnehmung,
- affektiven Selbststeuerung und Beziehungsregulierung,
- intrapsychischen und interpersonellen Kommunikation,
- inneren Objektbindung und äußeren Beziehung.

In diesen acht strukturellen Dimensionen (jeweils vier auf das Selbst und vier auf die Objekte bezogen) werden 24 Struktur-Items beschrieben, die umfassend operationalisiert sind und die strukturellen Möglichkeiten eines Individuums abbilden. Strukturdiagnostik mit der OPD versteht sich immer auch als Beziehungs-

OPD des Beziehungssystems **Strukturelles Funktionsniveau** (Version vom 15.07.2019)

Allgemeine Beschreibungsmerkmale (Beavers)

1. gut Das Beziehungssystem ist gekennzeichnet von Wärme, Respekt, positiver Bezogenheit und der Fähigkeit, Auseinandersetzungen konstruktiv zu lösen. Kommunikation und interpersonellen Grenzen sind klar. Konflikthafte Einschränkungen können auftreten, sind aber nicht anhaltend.

2. mäßig Die Kommunikation ist relativ klar, jedoch von konfliktbedingten Wünschen und Ängsten geprägt. Die interpersonelle Kontrolle zur Sicherstellung einer „guten" Atmosphäre wirkt übermäßig und dysfunktional. Affekte wie Ärger, Angst und Depressivität stehen im Vordergrund. Auf Ambivalenz wird mit Repression reagiert.

3. gering Wechsel zwischen chaotischen und rigide-tyrannischen Kontrollbemühungen. Interpersonelle Grenzen fluktuieren zwischen durchlässig und starr. Vorherrschen von distanzierter Unbezogenheit bzw. Grenzverletzungen. Untersteuerung i.S, von Affektausbrüchen herrscht vor.

4. desintegriert Durchlässige Grenzen, widersprüchlich-verwirrende Kommunikation, keine gemeinsamer Aufmerksamkeitsfokus, stereotyper „mechanistischer" Umgang mit familiären „Regeln". Verneinung von Ambivalenz, Gefühle von Hoffnungslosigkeit und Zynismus. Unter Umständen psychotische Konstruktionen des Wahrnehmens und Erlebens.

Strukturelles Funktionieren (Steinhauer)

	gut	gut bis mäßig	mäßig	mäßig bis gering	gering	gering bis desintegriert	desintegriert	nicht beurteilbar
Aufgabenerfüllung			✗					
Rollenverhalten				✗				
Kommunikation			✗					
Emotionalität			⊢——⊣					
Beziehungsaufnahme		⊢————⊣						
Kontrolle			✗					
Werte/Normen			⊢————⊣					

Vom Durchschnittswert des Beziehungssystems signifikant abweichendes (mindestens - 0,5) Subsystem bzw. Einzelperson, bitte benennen: _Vater_

Abb. 15.2 Auswertebogen Struktur. (Aus Stasch et al., 2022, mit freundlicher Genehmigung)

diagnostik, da sich die Möglichkeiten des Selbst in seiner Beziehung zu den Objekten (und somit auch in der Beziehung zum Diagnostiker) entfalten.

Bei der diagnostischen Betrachtung von Beziehungssystemen reicht diese Perspektive, die sich sehr an den Internalisierungsleistungen des Individuums orientiert, nicht mehr aus. Die Funktionalität des Psychischen muss als Funktionalität des Systems verstanden werden, welches noch weitere Facetten aufweist. Außerdem sind gruppendynamische Prozesse zu berücksichtigen. So kann eine Gruppe bzw. ein Beziehungssystem nur dauerhaft funktionieren, wenn sich die einzelnen Mitglieder auf der Funktionsebene des strukturell schwächsten Mitglieds einpendeln. Die Familienforschung hat dazu einige Modelle entwickelt, die auch für die Entwicklung der Strukturachse der „Familien-OPD" relevant waren:

Das **Familienmodell** (Steinhauer et al., 1984), das **Beavers Systems Model** (Beavers et al., 1985), das **GARF** (Global Assessment of Relational Functioning, Group for the Advancement of Psychiatry (GAP) 1996; Cierpka & Stasch, 2003; Stasch & Cierpka, 2006), das **McMaster Model of Family Functioning** (Epstein et al., 1978), die **Familienbögen** (Cierpka & Frevert, 1995), die **HBS** (Heidelberger Belastungs-Skala, Sidor et al., 2012; Eickhorst et al., 2012).

Die strukturellen Funktionniveaus in der OPD

Wie in der individuenzentrierten OPD werden die strukturellen Funktionsniveaus von Beziehungssystemen in den Ausprägungen von „gut" (gesund), über „mäßig" (neurotisch-konfliktbedingt) und „gering" (deutliche strukturelle Defizite) bis hin zu „desintegriert" (erhebliche strukturelle Defizite) beschrieben:

1. gut	Das Beziehungssystem ist gekennzeichnet von Wärme, Respekt, positiver Bezogenheit und der Fähigkeit, Auseinandersetzungen konstruktiv zu lösen. Kommunikation und interpersonelle Grenzen sind klar. Konflikthafte Einschränkungen können auftreten, sind aber nicht anhaltend.
2. mäßig	Die Kommunikation ist relativ klar, jedoch von konfliktbedingten Wünschen und Ängsten geprägt. Die interpersonelle Kontrolle zur Sicherstellung einer „guten" Atmosphäre wirkt übermäßig und dysfunktional. Affekte wie Ärger, Angst und Depressivität stehen im Vordergrund. Auf Ambivalenz wird mit Repression reagiert.
3. gering	Wechsel zwischen chaotischen und rigide-tyrannischen Kontrollbemühungen. Interpersonelle Grenzen fluktuieren zwischen durchlässig und starr. Vorherrschen von distanzierter Unbezogenheit bzw. Grenzverletzungen. Untersteuerung i. S. von Affektausbrüchen.
4. desintegriert	Durchlässige Grenzen, widersprüchlich-verwirrende Kommunikation, kein gemeinsamer Aufmerksamkeitsfokus, stereotyper „mechanistischer" Umgang mit familiären „Regeln". Verneinung von Ambivalenz, Gefühle von Hoffnungslosigkeit und Zynismus. Unter Umständen psychotische Konstruktionen des Wahrnehmens und Erlebens.

Diese unterschiedlichen Funktionsniveaus werden für jede der folgenden sieben Strukturdimensionen definiert:

1. Kontroll- und Verantwortungsfunktion
2. Aufgabenerfüllung
3. Rollenverhalten
4. Kommunikation
5. Emotionalität
6. Beziehungsaufnahme
7. Werte und Normen

Exemplarisch sei an dieser Stelle die Strukturdimension der **Kontroll- und Verantwortungsfunktion** illustriert:

▶ **Kontroll- und Verantwortungsfunktion (KuV)** Als KuV wird die Fähigkeit eines Familiensystems zur Organisation verschiedener Aufgaben verstanden, die das Funktionieren des Zusammenlebens und somit das individuelle Sicherheitserleben der Familienmitglieder aufrechterhalten. Dazu gehören z. B. alltägliche Aktivitäten wie Schulbesuch der Kinder, Einhalten von Terminen sowie Sicherstellen der physischen Versorgung (Nahrungsaufnahme,

Gesundheitsfürsorge, Wohnen). Darüber hinaus bezieht sich Kontrolle auf adaptive Fähigkeiten, sich neuen Herausforderungen des Lebens zu stellen und den Veränderungen von Familienlebenszyklen anzupassen. Die Qualität der KuV speist sich dabei aus der Passung zwischen psychischen, soziokulturellen und materiellen Ressourcen und gesellschaftlichen Rahmenbedingungen.

In der Interaktion der Familienmitglieder wird berücksichtigt, ob das Verhalten der einzelnen Familienmitglieder auch unter Belastung vorhersagbar bzw. verlässlich ist. Es wird in der KuV beurteilt, ob die Steuerungsfähigkeit konsistent und konstruktiv und die Fähigkeit zur Verantwortungsübernahme für die Familienmitglieder vorhanden ist sowie wie sie umgesetzt wird.

Die KuV kann auf unterschiedlichen **Funktionsniveaus** angesiedelt sein (Abb. 15.2):

1. **Gut integriert:** Das Familiensystem verfügt über eine gute Kontroll- und Verantwortungsfunktion auch unter emotionalem Stress und ungeplanten Veränderungen im Alltag. Es gibt Freiraum zur Selbststeuerung der Familienmitglieder, und das Familiensystem kann sich auf innere und äußere Veränderungen flexibel einstellen. Verantwortungsübernahme ist zuverlässig und in alternativen Konstellationen möglich, entsprechend den Fähigkeiten der Familienmitglieder, altersangemessen und entwicklungsfördernd. Die Aufgaben können flexibel übernommen werden und es gibt großen Freiraum zur Selbststeuerung des Familiensystems – die verschiedenen gesellschaftlichen Ressourcen und Systeme können flexibel genutzt werden, um die existenziellen Grundbedürfnisse zu decken.

2. **Mäßig integriert:** Die KuV des Familiensystems ist unter emotionalem Stress und besonders bei plötzlichen Veränderungen eingeschränkt, neigt zur rigiden Übersteuerung oder zu Laissez-faire als regressiv vermeidender Konfliktbewältigung. Es gibt wenig Freiraum bzw. wenig Anregung zur Selbstregulation, die Familienmitglieder müs-

sen sich oft einem „Familiencredo" unterordnen. Verantwortungsübernahme/Aufgabenerfüllung geschieht schematisch, eingeschränkt authentisch und wenig flexibel, z. B. ist die Anpassungsfähigkeit in Schwellensituationen des Lebenszyklus erschwert. Die KuV schränkt die Entwicklungsmöglichkeiten ein, verunmöglicht sie aber nicht.

3. **Gering integriert:** Die KuV des Familiensystems ist überwiegend dysfunktional, die alltäglichen Aufgaben können nicht hinreichend verlässlich bewältigt werden. Es können Kindeswohlgefährdungen auftreten. Die KuV der Familie kann so beeinträchtigt sein, dass Hilfen von außen nötig werden. Die interpersonellen Reaktionen bei Konflikten sind affektiv überladen, nicht vorhersagbar oder vorhersagbar destruktiv. Die Selbstregulation der Familienmitglieder und des Familiensystems ist eingeschränkt, es gibt keine zuverlässigen Muster zur Bewältigung von Konflikten. Das Aufrechterhalten des Bildes eines Familienverbundes gelingt überwiegend nur noch mit Hilfe projektivfassadärer Mechanismen. Im Binnenraum zerfällt sie in Dyaden und hoch konflikthafte Koalitionen. Aufkommende Bedürfnisse sind drängend und können aufgrund der eingeschränkten Steuerungsfähigkeit nicht aufgeschoben werden. Einzelne Familienmitglieder können versuchen, ein Mindestmaß an KuV zu gewährleisten (z. B. Parentifizierung). Insgesamt besteht die Tendenz zur potenziell destruktiven Unter- und/oder Übersteuerung.

4. **Desintegriert:** Die KuV des Familiensystems ist hochgradig dysfunktional. Für den Untersucher erscheinen die Bedürfnisse der Familie sehr drängend, während Verantwortungsübernahme nicht ersichtlich ist. Die Aufgabenerfüllung gelingt nicht mehr, sodass im Unterschied zum gering integrierten Niveau bei solchen Familiensystemen Hilfen von außen regelhaft erforderlich sind. Die interpersonellen Reaktionen bei Konflikten erscheinen bizarr, nicht vorhersagbar und kaum noch nachvollziehbar. Die Selbstregulation der Familienmitglieder und des Familien-

systems ist nicht vorhanden bzw. schwer beeinträchtigt. Das Aufrechterhalten des Bildes eines Familienverbundes ist oft nur in einer abgrenzenden Realitätskonstruktion der Außenwelt möglich, während der Binnenraum fragmentiert erscheint.

Auf dem Auswerteblatt können neben den vier Hauptniveaus auch die drei nicht näher spezifizierten Zwischenniveaus (vgl. Abbildung 15.2; 1.5 = gut bis mäßig; 2.5 = mäßig bis gering; 3.5 = gering bis desintegriert) eingeschätzt werden.

Literatur

Adam-Lauterbach, D. (2013). *Geschwisterbeziehung und seelische Erkrankung*. Klett-Cotta.

Arbeitskreis OPD (Hrsg.). (2006). *Operationalisierte Psychodynamische Diagnostik OPD-2. Das Manual für Diagnostik und Therapieplanung*. Huber.

Arbeitskreis OPD-KJ-2 (Hrsg.). (2020). *Operationalisierte Psychodynamische Diagnostik im Kindes- und Jugendalter. Grundlagen und Manual*. Hogrefe.

Balint, M. (1968). *Therapeutische Aspekte der Regression. Die Theorie der Grundstörung*. Rowohlt, 1973.

Bauriedl, T. (1994). *Auch ohne Couch. Psychoanalyse als Beziehungstheorie und ihre Anwendungen*. Verlag Internationale Psychoanalyse.

Beavers, W. R., Hampson, R. B., & Hulgus, Y. F. (1985). The Beavers system approach to family assessment. *Fam Process, 24*, 398–405.

Blos, P. (1962). *On adolescence. A psychoanalytic interpretation*. Free Press of Glencoe. (dt. 1978, Adoleszenz. Klett-Cotta, Stuttgart).

Bohleber, W. (2018). Übertragung – Gegenübertragung – Intersubjektivität. *Psyche, 72*(9/10), 702–733.

Boszormenyi-Nagy, I., & Krasner, B. R. (1986). *Between give & take. A clinical guide to contextual therapy*. Brunner & Mazel.

Buchholz, M. B. (1982). *Psychoanalytische Methode und Familientherapie*. Verlag der Fachbuchhandlung für Psychologie.

Buchholz, M. B. (1983). Psychoanalytische Familientherapie. In K. Schneider (Hrsg.), *Familientherapie in der Sicht psychotherapeutischer Schulen*. Junfermann.

Cierpka, M. (1989). „Persönliche Lebensentwürfe" und familiärer Kontext. *Prax Psychother Psychosom, 34*, 165–173.

Cierpka, M. (1992). Zur Entwicklung des Familiengefühls. *Forum Psychoanal, 8*, 32–46.

Cierpka, M. (2002). Das Familiengefühl. *Psychoanalytische Familientherapie, 2*, 67–82.

Cierpka, M. (2015). Warum sind Geschwister so verschieden? *Psychoanalytische Familientherapie, 30*, 9–25.

Cierpka, M., & Frevert, G. (1995). *Die Familienbögen. Ein Inventar zur Einschätzung von Familienfunktionen*. Hogrefe, Göttingen.

Cierpka, M., & Stasch, M. (2003). Die GARF-Skala. Ein Beobachtungsinstrument zur Einschätzung der Funktionalität von Beziehungssystemen. *Familiendynamik, 28*(2), 176–200.

Cierpka, M., Hirschmüller, B., Israel, A., Jahn-Jokschies, G., von Kalckreuth, B., Knott, M., Stasch, M., Wiesler, C., & Windaus, E. (2007). Manual zur psychoanalytischen Behandlung von Regulationsstörungen, psychischen und psychosomatischen Störungen bei Säuglingen und Kleinkindern unter Verwendung des Fokuskonzeptes. In M. Cierpka & E. Windaus (Hrsg.), *Psychoanalytische Säuglings-Kleinkind-Eltern-Psychotherapie. Konzepte – Leitlinien – Manual* (S. 87–214). Brandes & Apsel.

Conci, M. (2005). *Sullivan neu entdecken. Leben und Werk Harry Stack Sullivans und seine Bedeutung für Psychiatrie, Psychotherapie und Psychoanalyse*. Psychosozial Gießen.

Dicks, H. V. (1967). *Marital tensions*. Routledge & Kegan Paul.

Dornes, M. (2006). *Die Seele des Kindes. Entstehung und Entwicklung*. Fischer.

Eagle, M. N. (1984). *Neuere Entwicklungen in der Psychoanalyse. Eine kritische Würdigung*. Internationale Psychoanalyse, München-Wien 1988.

Eickhorst, A., Stasch, M., & Sidor, A. (2012). Das Einschätzen von Belastung in Familien. In M. Cierpka (Hrsg.), *Frühe Kindheit 0–3 Jahre. Beratung und Psychotherapie für Eltern mit Säuglingen und Kleinkindern* (S. 399–414). Springer.

Epstein, N. B., Bishop, D. S., & Levin, S. (1978). The McMaster model of family functioning. *Journal of Marriage and Family Counsel, 4*, 19–31.

Erikson, E. H. (1956). Das Problem der Ich-Identität. In E. H. Erikson (1979) *Identität und Lebenszyklus* (S. 123–212). Suhrkamp.

Fairbairn, W. R. D. (1952). *Psychoanalytic studies of the personality*. Routledge & Kegan Paul, London.

Fenichel, O. (1941). *Problems of psychoanalytic technique*. The Psychoanalytic Quarterly.

Fonagy, P., Gergely, G., Jurist, E. L., & Target, M. (2004). *Affektregulierung, Mentalisierung und die Entwicklung des Selbst*. Klett-Cotta.

Fraiberg, S., Adelson, E., & Shapiro, V. (2003). Gespenster im Kinderzimmer. Probleme gestörter Mutter-Säugling-Beziehungen aus psychoanalytischer Sicht. *Analytische Kinder- und Jugendlichen-Psychotherapie, 34*(120), 465–504.

Framo, J. L. (1965). Beweggründe und Techniken der intensiven Familientherapie. In Boszormenyi-Nagy I, J. L. Framo (Hrsg.), (1975) *Familientherapie* (Bd. 1, S 169–243). Rowohlt.

Framo, J. L. (1992). *Family-of-origin-therapy. An intergenerational approach*. Brunner & Mazel.

Freud, S. (1905a). *Bruchstück einer Hysterie-Analyse* (Bd. 5, S. 161–286). GW.

Freud, S. (1905b). *Drei Abhandlungen zur Sexualtheorie* (Bd. 5, S. 27–145). GW.

Freud, S. (1914). *Zur Einführung des Narzißmus* (Bd. 10, S. 137–170). GW.

Group for the Advancement of Psychiatry (GAP) Committee on the Family. (1996). Global Assessment of Relational Functioning Scale (GARF): I. Background and Rationale. *Family Process, 35*, 155–172.

Horney, K. (1927). Die monogame Forderung. *Int Z Psychoanal, 13*, 397–409.

Kernberg, O. F. (1980). *Innere Welt und äußere Realität.* Verlag Internationale Psychoanalyse, 1988.

Kernberg, O. F. (2014). *Liebe und Aggression. Ein unzertrennliche Beziehung.* Schattauer.

König, K. (1993). *Gegenübertragungsanalyse.* Vandenhoeck & Ruprecht.

König, K., & Kreische, R. (1991). *Psychotherapeuten und Paare.* Vandenhoeck & Ruprecht.

König, K., & Kreische, R. (1985). Partnerwahl und Übertragung. *Familiendynamik, 10*, 341–352.

Kreische, R. (2012). *Paarbeziehungen und Paartherapie.* Kohlhammer.

Lansky, M. R. (2008). Spaltung und projektive Identifizierung als Abwehrmanöver gegen Scham. *Psyche, 64*, 929–961.

Lichtenberg, J. D. (1983). Psychoanalysis and infant research. The Analytic Press, Hillsdale (dt. 1990: Säuglingsbeobachtung und Psychoanalyse. Springer, Heidelberg.

Lichtenberg, J. D. (1987). Die Bedeutung der Säuglingsbeobachtung für die klinische Arbeit mit Erwachsenen. *Z Psychoanal Theor Prax, 2*, 123–147.

Lichtenberg, J. D., Lachmann, F. M., & Fosshage, J. L. (1992). *Self and motivational systems. Toward a theory of psychoanalytic technique.* The Analytic Press.

Luborsky, L. (1988). *Einführung in die analytische Psychotherapie.* Springer. (Neuausgabe 1995, Vandenhoeck & Ruprecht, Göttingen).

Mahler, M. S., Pine, F., & Bermann, A. (1978). Die psychische Gebut des Menschen. Symbiose und Individuation. Fischer, Frankfurt/ M.

Massing, A., Reich, G., & Sperling, E. (2006). Die Mehrgenerationen-Familientherapie, 6., überarb Aufl. Vandenhoeck & Rupt recht, Göttingen.

Mentzos, S. (1990). *Interpersonelle und institutionalisierte Abwehr* (erw. Neuausgabe). Suhrkamp.

Reich, G. (1993). *Partnerwahl und Ehekrisen* (4. Aufl.). Asanger.

Reich, G. (1994). Familiendynamik und therapeutische Strategien bei Scheidungskonflikten. *Psychotherapeut, 39*, 251–258.

Reich, G. (2005). Psychotherapeuten und ihre Familien. In O. F. Kernberg, B. Dulz, & J. Eckert (Hrsg.), *WIR: Psychotherapeuten über sich und ihren unmöglichen Beruf* (S. 164–172). Schattauer.

Reich, G. (2008). Doppelte Wirklichkeiten. Makel, Scham, Verbergen und Enthüllen in Familien. *Psychotherapeut, 53*, 365–379.

Reich, G. (2019). Das Familiengefühl – Entwicklungslinien und Probleme. *Prax. Kinderpsychol. Kinderpsychiat, 68*, 359–375.

Reich, G. (2022). Projektive Identifizierung. In Mertens W (Hrsg.), *Handbuch psychoanalytischer Grundbegriffe* (5., Überarb. Aufl., S. 730–734). Kohlhammer, Stuttgart.

Reich, G., & v Boetticher, A. (2020). *Psychodynamische Paar- und Familientherapie.* Kohlhammer.

Reich, G., Massing, A., & Cierpka, M. (2007). *Praxis der psychoanalytischen Familien- und Paartherapie.* Kohlhammer.

Reiche, R. (1992). *Geschlechterspannung. Eine psychoanalytische Untersuchung.* Fischer.

Reiss, D., Plomin, P., Neiderhiser, J. M., & Hetherington, E. M. (2000). *The relationship code. Deciphering genetic and social influences on adolescent development.* Harvard University Press.

Richter, H. E. (1963). *Eltern, Kind und Neurose* (S. 1969). Klett.

Richter, H. E. (1970). *Patient Familie.* Rowohlt.

Sager, C. J. (1981). Couples therapy and marriage contracts. In A. S. Gurman & D. P. Kniskern (Hrsg.), *Handbook of family therapy* (S. 85–130). Brunner & Mazel.

Sandler, A. M., & Sandler, J. (1985). Vergangenheits-Unbewußtes, Gegenwarts-Unbewußtes und die Deutung der Übertragung. *Psyche, 39*, 800–829.

Sandler, J. (1976). Gegenübertragung und die Bereitschaft zur Rollenübernahme. *Psyche, 30*, 297–305.

Sandler, J. (1982). Unbewusste Wünsche und menschliche Beziehungen. *Psyche, 36*, 59–74.

Sidor, A., Eickhorst, A., Stasch, M., & Cierpka, M. (2012). Einschätzung der Risikobelastung in Familien im Rahmen von frühen Hilfen: Die Heidelberger Belastungsskala (HBS) und ihre Gütekriterien. *Prax Kinderpsychol Kinderpsychiat, 61*, 766–780.

Sohni, H. (2011). Gesschwisterdynamik. Psychosozial.

Sohni, H. (2015). Geschwisterbeziehungen im Lebenslauf. *Psychoanalytische Familientherapie, 30*, 25–50.

Sperling, E., Klemann, M., & Reich, G. (1980). Familienselbsterfahrung. *Familiendynamik, 5*, 140–152.

Stasch, M., & Cierpka, M. (2006). Beziehungsdiagnostik mit der GARF-Skala. Ein Plädoyer für die interpersonelle Perspektive nicht nur in der Mehr-Personen-Psychotherapie. *Psychotherapie in Psychiatrie, Psychotherapeutischer Medizin und Klinischer Psychologie, 11*, 56–56.

Stasch, M., Cierpka, M., & Windaus, E. (2012). Fokusorientierte Psychotherapie von Familien mit Säuglingen und Kleinkindern. In M. Cierpka (Hrsg.), *Frühe Kindheit 0–3 Jahre. Beratung und Psychotherapie für Eltern mit Säuglingen und Kleinkindern* (S. 441–454). Springer.

Stasch, M., Forkel, H., Reichert, Y., Schwindt, N., Ehrenthal, J. C., & Gingelmayer, S. (2022). Eine Operationalisierte Psychodynamische Diagnostik (OPD) für Beziehungssysteme. *Psychoanalytische Familientherapie, 45*(2), 93–106.

Steinhauer, P. D., Santa-Barbara, J., & Skinner, H. A. (1984). The process model of family functioning. *Canadian Journal of Psychiatry, 29*, 77–88.

Stern, D. N. (1998). *Die Mutterschaftskonstellation. Eine vergleichende Darstellung verschiedener Formen der Mutter-Kind-Psychotherapie.* Klett-Cotta.

Stern, D. N. (2003). *Die Lebenserfahrung des Säuglings* (8. Aufl.). Klett-Cotta.

Stierlin, H. (2001a). Die Gegenübertragung in der Familientherapie mit Adoleszenten. In H. Stierlin (Hrsg.), *Psychoanalyse – Familientherapie – systemische Therapie. Entwicklungslinien, Schnittstellen, Unterschiede* (S. 226–243). Klett-Cotta.

Stierlin, H. (2001b). Überlegungen zu Übertragung und Beziehung. In H. Stierlin (Hrsg.), *Psychoanalyse – Familientherapie – systemische Therapie. Entwicklungslinien, Schnittstellen, Unterschiede* (S. 244–256). Klett-Cotta.

Stierlin, H. (2001c). Die Funktion innerer Objekte. In H. Stierlin (Hrsg.), *Psychoanalyse – Familientherapie – systemische Therapie. Entwicklungslinien, Schnittstellen, Unterschiede* (S. 114–134). Klett-Cotta, .

Storolow, R. D., Atwood, G. E., & Branschaft, B. (Hrsg.). (1994). *The intersubjective perspective.* Jason Aronson.

Sullivan, H. S. (1950). The illusion of personal individuality. *Psychiatry, 13*, 317–332.

Sullivan, H. S. (1980). *Die interpersonale Theorie der Psychiatrie.* S. Fischer.

Thomä, H., & Kächele, H. (2006). *Psychoanalytische Therapie. Grundlagen* (3. überarb. u. aktual. Aufl.). Springer.

Wangh, M. (1962). The evocation of a proxy. *The Psychoanalytic Study of the Child, 17*, 451–472.

Wanlass, J., & Scharff, D. E. (2016). Psychodynamic approaches to couple and family therapy. In T. L. Sexton & J. Lebow (Hrsg.), *Handbook of family therapy* (S. 134–158). Taylor & Francis.

Weiss, J., & Sampson, H. (1986). *The psychoanalytic process.* Guildford.

Whitaker, C. A., Felder, R. E., & Warkentin, J. (1965). Gegenübertragung bei der Familienbehandlung von Schizophrenie. In I. Boszormenyi-Nagy & J. L. Framo (Hrsg.), *Familientherapie – Theorie und Praxis* (Bd. 2, S. 90–109). Rowohlt.

Willi, J. (1975). *Die Zweierbeziehung.* Rowohlt.

Willi, J. (2012). *Die Zweierbeziehung, überarbeitete u. erweiterte Neuausgabe.* Rowohlt.

Winnicott, D. W. (1974). Reifungsprozesse und fördernde Umwelt. Kindler, München.

Wurmser, L. (1990). Die Maske der Scham. Die Psychoanalyse von Schamaffekten und Schamkonflikten. Springer, Heidelberg.

Verhaltenstherapeutische Familiendiagnostik

16

Michael Borg-Laufs

▶ Kognitiv-verhaltenstherapeutisch orientierte Diagnostik umfasst insgesamt eine Fülle von Einzelverfahren wie etwa funktionale Verhaltensanalyse, Plananalyse, Kognitionsanalyse, Motivationsanalyse, Beziehungsanalyse, Systemanalyse und selbstverständlich auch die klassifikatorische Diagnostik (vgl. Borg-Laufs, 2016). Diese einzelnen Bedingungsanalysen werden im Rahmen des Fallverständnisses und der Therapieplanung integriert. Dabei sind insbesondere die funktionale Verhaltensanalyse, die Kognitionsanalyse und die Plananalyse als spezifisch verhaltenstherapeutisch orientierte Analyseverfahren zu betrachten. Diese sollen daher im Folgenden im Mittelpunkt stehen.

16.1 Die funktionale Verhaltensanalyse in der Familiendiagnostik

Mit der von Kanfer und Saslow (1965) vorgestellten funktionalen Verhaltensanalyse sollte ein Gegenentwurf zur klassifikatorischen Diagnostik (ICD, DSM) geliefert werden. Das problematische Verhalten soll in diesem Konzept hinsichtlich seiner Funktionalität verstanden werden. Übertragen auf familiendiagnostische Überlegungen ergibt sich daraus die Frage, welche Funktion einzelne Verhaltensweisen der Familienmitglieder haben.

▶ **Wichtig** In Ergänzung zu einer systemtherapeutischen Betrachtungsweise steht hier nicht die Funktion für das gesamte Familiensystem im Mittelpunkt der Betrachtung, sondern die Funktion des Verhaltens für das jeweils zu betrachtende Familienmitglied.

Im ersten Schritt sollen hier die einzelnen Bestandteile einer solchen Analyse vorgestellt werden (vgl. ausführlich Borg-Laufs, 2020a[1]).

Reaktion (R) Zunächst ist es wichtig, das Problemverhalten genau zu definieren. So berichten Eltern möglicherweise, ihre 9-jährige Tochter sei häufig „aggressiv". Diese Verhaltensbeschreibung wäre allerdings zu ungenau. Tatsächlich ist es wichtig, das sichtbare Verhalten genauer zu beschreiben. Im verhaltensanalytischen Modell wird das sichtbare willkürliche

[1]In dieser kleinen Handreichung zum Verständnis funktionaler Verhaltensanalyse finden sich auch Übungen mit Lösungsmustern zum Selbststudium.

M. Borg-Laufs (✉)
FB Sozialwesen, Hochschule Niederrhein,
Mönchengladbach, Deutschland
e-mail: michael.borg-laufs@hs-niederrhein.de

© Springer-Verlag Berlin Heidelberg 2024
G. Reich et al. (Hrsg.), *Handbuch der Familiendiagnostik*, Psychotherapie: Praxis,
https://doi.org/10.1007/978-3-662-66879-5_16

Verhalten als motorisches Verhalten (R_{mot}) bezeichnet. Im vorliegenden Beispiel könnte das motorische Verhalten etwa darin bestehen, dass die Tochter Aufgaben verweigert und schreit. Häufig ist es wichtig, weitere Aspekte des Verhaltens zu erfassen, und zwar physiologische Reaktionen (R_{phys}), kognitive Reaktionen (R_{kog}) und emotionale Reaktionen (R_{em}). Diese internen Reaktionen des Kindes sollten beim Kind selber erfragt werden, denn in der Regel wissen die Eltern z. B. nicht sicher, wie sich ihr Kind in der Situation fühlt (R_{em}) oder was ihm in der Situation durch den Kopf geht (R_{kog}).

Eine weitere wichtige Unterscheidung, die erhebliche Konsequenzen hinsichtlich der Therapieplanung nach sich zieht, ist, ob es sich um operantes Verhalten handelt, welches durch nachfolgende Konsequenzen gesteuert wird, oder ob es sich um respondentes Verhalten handelt, welches von den vorausgehenden Reizen (Stimuli) determiniert wird. Durch den vorausgehenden Stimulus gesteuertes Verhalten ist häufig daran zu erkennen, dass es (fast) immer unter den gegebenen Stimulusbedingungen auftritt (also nicht willkürlich erscheint), dass es eher hohe affektive/physiologische Anteile aufweist als komplexe motorische Verhaltensweisen und dass es nicht durch nachfolgende angenehme Konsequenzen aufrechterhalten wird.

Stimulus (S) In dem verhaltensanalytischen Modell wird das Verhalten-in-Situationen betrachtet. Nach der Identifizierung des zu analysierenden Verhaltens stellt sich als nächstes die Frage, welches genau die Bedingungen sind, in denen das Verhalten gezeigt wird. Hier kommt es auf Details an, denn diese können entscheidende Unterschiede hinsichtlich der darauffolgenden Verhaltensweisen begründen. Erfährt der oder die Diagnostiker*in etwa zunächst, dass ein bestimmtes Problemverhalten (z. B. aggressive Verweigerung) der Tochter häufig in der Hausaufgabensituation auftritt, wären hier weitere Details zu klären. Im Explorationsgespräch würden verschiedene Hypothesen überprüft, etwa, ob das aggressive Verhalten nur auftritt, wenn ein bestimmter Elternteil zur Erledigung der Hausauf-

gaben auffordert, oder ob es nur auftritt, wenn die Aufforderung auf eine bestimmte Art gegeben wird (z. B. mit „gereiztem" Unterton) oder wenn bestimmte Rahmenbedingungen vorliegen (z. B. Anwesenheit eines Geschwisterkindes), oder ob es nur auftritt, wenn die Tochter bereits vorab schlecht gelaunt ist, etc.

Konsequenz (C) Wenn das Verhalten und die vorhergehende Situation genau herausgearbeitet wurden, wird als nächstes ein Blick auf die unmittelbar nachfolgenden Konsequenzen geworfen. Aus der lerntheoretischen Forschung ist bekannt, dass unser Verhalten im Wesentlichen durch extrem kurzfristige Konsequenzen gesteuert wird. So sind etwa im hier diskutierten Fall der aggressiven Hausaufgabenverweigerung viele längerfristige unangenehme Konsequenzen möglich: Abends bringen die Eltern das aggressive Verhalten wieder zur Sprache und es erfolgt eine unangenehmes Gespräch. Am nächsten Tag in der Schule müssen die Hausaufgaben in aller Eile in einem Versteck in der Pause abgeschrieben werden, oder die Tochter hat in der Schulstunde Angst davor, dass die Lehrerin sie drannimmt, sich negativ über sie äußert und eine schlechte Note notiert. Durch die mangelnde Übung werden vielleicht die nächste Klassenarbeit und auch die Zeugnisnote am Ende des Jahres schlechter ausfallen, wenn dieses Verhalten häufig gezeigt wird. All das hält die Tochter nicht von ihrem Verhalten ab – ebenso wenig, wie ein Erwachsener mit Gewichtsproblemen und dringender Ermahnung des Hausarztes, das Gewicht aus Gesundheitsgründen zu reduzieren, sich von möglichen gesundheitlichen Spätfolgen davon abhalten lässt, eine Tafel Schokolade zu essen, die *sofort* gut schmeckt und angenehme Gefühle auslöst, denn es kommt eben auf die kurzfristigen Konsequenzen an.

Verhaltensstabilisierend sind kurzfristig angenehme Folgen (C^+) oder der unmittelbare Wegfall unangenehmer Umstände ($\cancel{C}^-$). Im vorliegenden Fall der aggressiven Hausaufgabenverweigerung wird das Verhalten dadurch aufrechterhalten, dass die unangenehme Arbeit der Hausaufgabenerledigung vermieden wird. Möglicherweise werden Fehler bei den Hausaufgaben als selbstwertmindernd erlebt, sodass das Nicht-Erledigen der Hausaufgaben auch weitere Selbstwertminderungen verhindert. Auch das Erleben von Macht, indem man sich gegen die erwachsenen Eltern durchsetzt, kann eine kurzfristige Verstärkung sein.

Kontingenz (K) Für die Aufrechterhaltung einer Verhaltensweise ist weiterhin hoch relevant, wie *regelmäßig* eine Konsequenz auf das Verhalten folgt. Im Wesentlichen muss zwischen ständiger (kontinuierlicher) und unregelmäßig erfolgender (intermittierender) Verstärkung unterschieden werden. Besonders nachhaltig gelernt und somit löschungsresistenter ist i. d. R. ein Verhalten, das intermittierend verstärkt wird. Das beeindruckendste Beispiel sind Glücksspiele: Belohnungen treten unvorhersehbar und in wechselnden Abständen auf, aber das Verhalten wird besonders nachhaltig gezeigt. Im Kontext von Familiendiagnostik ist die Aussage „*Eigentlich* sind wir konsequent" sehr erhellend: damit wollen Eltern ausdrücken, dass sie oft dafür sorgen, dass Regeln eingehalten werden, aber nicht immer. Lerntheoretisch gesprochen: sie verstärken die Regelbrechung intermittierend. Beispielsweise könnte eine Familie die Regel haben, dass der Sohn nach dem Aufstehen sein Bett machen muss. Er protestiert jedes Mal und zeigt sich unwillig. Häufig geben die Eltern nicht nach und bestehen darauf, dass er es tut. Immer mal wieder allerdings haben sie keine Lust auf die Auseinandersetzung und seine zur Schau gestellte schlechte Laune und „geben auf", das Bett wird nicht gemacht. Ihr Sohn kann daher immer hoffen, dass das unerwünschte Verhalten (Verweigerung, schlechte Laune zur Schau stellen) in nicht vorhersehbaren Abständen belohnt wird. Ein solches Verhalten ist – wie z. B. auch exzessive Teilnahme an Glücksspielen – sehr stabil.

Organismusvariable (O) Die Organismusvariable umfasst der Person innewohnende überdauernde Dispositionen, also die in der Situation relevanten Persönlichkeitsanteile, die eine Person mit in die Situation hineinbringt und die etwa den Wert von Verstärkern erklären können. Häufig sind hier überdauernde irrationale Überzeugungen bzw. kognitive Schemata relevant, aber auch nicht befriedigte oder verletzte psychische Grundbedürfnisse.

In unserem Beispiel könnte z. B. ein verletztes Grundbedürfnis nach Selbstwertschutz/Selbstwerterhöhung relevant sein, denn nur wenn der Selbstwert bereits verletzt ist, ist möglicherweise der Schutz vor selbstwertverringernden Erfahrungen durch Fehler bei den Hausaufgaben ein wirkungsvoller Verstärker. Ein Kind mit einem positiven Selbstwertgefühl wird keine Angst haben, durch Fehler bei den Hausaufgaben weitere Selbstwertminderungen zu erfahren. Aber auch kognitive Schemata die eigene Person betreffend wie etwa „Ich mach' sowieso immer alles falsch" oder die Familienmitglieder betreffend, etwa „Wenn ich bei den Hausaufgaben etwas falsch mache, dann sind Mama und Papa enttäuscht von mir" können relevant sein, denn sie erklären, warum die Nicht-Erledigung der Hausaufgaben kurzfristig durch Angstreduktion belohnt wird.

▶ **Wichtig** Unter Berücksichtigung all dieser Variablen ergeben sich bei einem auf den ersten Blick simpel erscheinenden Problem wie Streitigkeiten bei den Hausaufgaben viele relevante diagnostische Unterscheidungen, die wiederum unterschiedliche Interventionen angemessen erscheinen lassen.

Bezüglich des vorausgehenden Stimulus (S) wäre zu klären, ob dieser verändert werden kann. Falls unklare oder unfreundliche Aufforderungen der Hausaufgabenerledigung vorangehen, wäre in der Elternarbeit oder in einem Familiengespräch zu klären, wie dies geändert werden kann. Dies kann eine ausführliche Beratung erforderlich machen. Falls deutlich wird, dass es einen Unterschied macht, *wer* (etwa Vater oder Mutter) die Aufforderung zur Hausaufgabenerledigung gibt, müsste herausgearbeitet werden, worin aus Sicht des Kindes der Unterschied besteht und was geschehen müsste, damit dies nicht mehr so empfunden wird.

In Bezug auf die Organismusvariable (O) ist insbesondere zu klären, ob überdauernde kognitive Schemata oder nicht befriedigte bzw. verletzte Grundbedürfnisse erklären können, warum die auf das Verhalten folgenden Konsequenzen so verstärkend wirken. Sofern relevante überdauernde kognitive Schemata zu erkennen sind, wäre zu überlegen, ob diese z. B. mittels kognitiver Therapie oder Beratung verändert werden können. Sofern Grundbedürfnisverletzungen vorliegen, muss sich die Hilfe darauf zentrieren, heilsame Erfahrungen in Bezug auf das verletzte Grundbedürfnis zu machen, damit die Hausaufgabensituation nicht mehr die Angst vor weiteren Verletzungen hervorrufen kann.

Bei den Verhaltensweisen (R) ist unter anderem wichtig, herauszubekommen, ob Erregung bzw. Angst hier eine große Rolle spielen oder ob das Verhalten eher mit wenig Erregung oder Angst einhergeht. Fraglich wäre dann in der Intervention, ob es Möglichkeiten der Erregungskontrolle oder der Angstreduktion für die Hausaufgabensituation gibt. Ist hingegen keine starke emotionale oder physiologische Betroffenheit zu erkennen, wäre dies ein Hinweis darauf, dass vielleicht die Erfahrung von Machtgewinn oder von Unlustvermeidung (anstrengende Hausaufgaben) im Vordergrund steht. Entsprechend anders wären die Interventionen zu planen. Falls in der Situation einschießende Kognitionen eine Rolle spielen, wäre zu überlegen, ob ein Selbstinstruktionstraining hilfreich sein kann.

Sofern vorausgehende Bedingungen oder Organismusvariablen nicht die dominante Erklärung für ein unerwünschtes Verhalten liefern, wäre zu überlegen, ob sich Verstärkerbedingungen ändern lassen. Dies ist in vielen Fällen sicher nur dann sinnvoll, wenn eben nicht übermächtige Emotionen bei der Verhaltensentstehung eine entscheidende Rolle spielen. Wenn es letztlich „nur" darum geht, dass es eben angenehmer ist zu spielen als Hausaufgaben zu erledigen, dann ist eine Elternanleitung zum konsequenten Umgang mit dem Problemverhalten dahingehend, dass die aggressive Verweigerung keine verstärkenden Konsequenzen mehr hat, sinnvoll. Dies ist allerdings komplexer, als es erscheint, und entsprechende Verstärkerprogramme sollten sorgfältig geplant werden (vgl. Borg-Laufs, 2020b).

16.2 Komplexe Familieninteraktionen

▶ **Wichtig** Die verhaltensanalytische Methode ist nicht nur für klar abgegrenzte Einzelsituationen hilfreich, sondern auch bei der Erklärung komplexerer misslingender familiärer Interaktionsprozesse. Diese können im Rahmen einer funktionalen Verhaltensanalyse als Verkettung mehrerer Situationen verstanden werden, wobei häufig die Konsequenzen einer Verhaltensweise dann gleichzeitig als Stimulus für die nächste Verhaltensweise verstanden werden können.

Beispiel

Nehmen wir als Beispiel eine Auseinandersetzung zwischen Mutter und jugendlichem Sohn. Sie kritisiert ihn (S), weil er die ihm von den Eltern auferlegte Pflicht, den Haushaltsmüll herauszubringen, noch nicht erledigt hat und das nun tun soll. Ihr Sohn reagiert darauf mit der patzigen Antwort „Das habe ich nicht nötig, das könnt ihr schön alleine machen" (R), wodurch er einerseits lästige Arbeiten vermeidet ($\mathcal{C}^-$) und andererseits sein jugendliches Autonomiebedürfnis (O) vor Verletzung schützt ($\mathcal{C}^-$), da er oft den Eindruck hat, dass seine Eltern ihn nicht altersangemessen behandeln. Seine Mutter reagiert auf seine patzige Antwort, indem sie ihn wütend ohrfeigt (C^-), was gleichzeitig der Auslöser (S) dafür ist, dass er nun wutentbrannt (R_{em}) und hoch erregt (R_{phys}) mit dem Gedanken „Es ist immer das gleiche, sie behandelt mich wie ein kleines Kind" (R_{kog}) Türen knallend in sein Zimmer verschwindet und sich dort einschließt (R_{mot}), wodurch er sich vor weiteren Autonomieverlusten und Selbstwertverminderungen schützt ($\mathcal{C}^-$) und unbehelligt von elterlichen Anforderungen an seiner Konsole spielen kann (C^+). ◀

Diese Sequenz kann – aus der Perspektive des jugendlichen Sohnes – als Verhaltenskette in folgender Weise dargestellt werden:

S	→	O	R	C - (int.) = S	→	R	→	∁̸ (kont.)
Mutter kritisiert und fordert zum Müll rausbringen auf		Autonomiestreben verminderter Selbstwert	antwortet „patzig" erledigt Aufgabe nicht	Mutter ohrfeigt ihn		phys: erregt em: wütend kog: „behandelt mich wie kleines Kind"		kein Autonomie- verlust, keine Selbstwertmind.

→ ∁̸ (kont.)
keine Arbeit

mot: schließt sich ein → C⁺ (kont.)
spielt an Konsole

→ ∁̸ (kont.)
Selbstwertminderung
u. Autonomieverlust
verhindert

Aus einer solchen Verhaltenskette ergeben sich wiederum Ansatzpunkte für Interventionen. Sinnvollerweise wird die Verhaltenskette von vorne nach hinten auf therapeutische Ansatzpunkte hin untersucht, denn es ist stets günstig, eine Verhaltenskette möglichst früh zu unterbrechen. Nachfolgende Probleme treten dann häufig nicht mehr auf.

Im vorliegenden Fall ergeben sich aufgrund der funktionalen Analyse z. B. folgende Ansatzpunkte:

S^1 (erster Stimulus): Möglicherweise sind Tonfall und Inhalt der mütterlichen Kritik unangemessen und bei einer freundlichen sachlichen Aufforderung würde die gesamte nachfolgende Streitsituation ausbleiben. Dies wäre diagnostisch zu klären. Falls es der Mutter schwerfällt, ihr Verhalten zu ändern, müsste wiederum im Gespräch mit ihr herausgearbeitet werden, warum dies so ist und ob es möglich ist, hier an einer Änderung zu arbeiten.

O (Organismusvariable): Es ist naheliegend, dass der verminderte Selbstwert dazu führt, dass kritische Äußerungen (v. a. der Eltern) einen weiteren Angriff auf diesen ohnehin verminderten Selbstwert darstellen. Hier wäre zu prüfen, ob durch Psychotherapie des Sohnes oder durch geeignete familientherapeutische oder andere Maßnahmen mittel- und langfristig das Grundbedürfnis nach Selbstwerterhöhung besser befriedigt

werden kann. Zu klären wäre hinsichtlich des jugendlichen Autonomiebedürfnisses auch, ob die Mutter (oder beide Eltern) ihren Sohn altersunangemessen überbehüten oder bevormunden, sodass aus seiner Sicht ständig (und so auch in der vorliegenden Situation) um Autonomie gekämpft werden muss.

R^1 (erste Reaktion): Die Antwort des Sohnes scheint sehr impulsiv zu sein und wirkt angesichts der Anforderung, um die es geht, zunächst unangemessen. Hier wäre zu prüfen, ob generell die Impulskontrolle des Sohnes (auch in anderen Situationen) durch geeignete therapeutische Maßnahmen verbessert werden kann.

C^1 (erste Konsequenz): Wichtig wäre für die Verhinderung der weiteren Eskalation, dass die Mutter ihn nicht ohrfeigt. Dieses Verhalten ist ohnehin rechtlich und psychologisch äußerst fragwürdig, hier aber darüber hinaus gleichzeitig der Auslöser (S^2) für die weitere Eskalation der Situation. Auch bei der Mutter wäre – ebenso wie bei ihrem Sohn – möglicherweise therapeutische Arbeit zur Verbesserung ihrer Impulskontrolle sinnvoll. Vermutlich wäre es wichtig, auch hier die Funktionalität des Verhaltens für die Mutter zu klären. Was hält dieses Verhalten aufrecht? Geht es auch bei ihr darum, Selbstwert und/oder die Illusion von Kontrolle aufrechtzuerhalten? Möglicherweise muss auch mit der Mutter an ihren eigenen Selbstwertproblemen gearbeitet werden. Sicher auch nicht unwichtig ist, dass die Anforderung durch das unangemessene Verhalten des Sohnes nicht aufgehoben wird, also niemand anderes für ihn den Müll herausbringt.

An den später folgenden Punkten der Verhaltenskette anzusetzen, erscheint wenig sinnvoll. Es sollte auf jeden Fall die Eskalation (Ohrfeige) verhindert werden, alle nachfolgenden Reaktionen sind kaum zu verhindern bzw. gut nachvollziehbar, der Rückzug deeskaliert die Situation.

Eine funktionale Verhaltensanalyse kann immer nur das Verhalten einer der am Konflikt beteiligten Personen erklären. Um das Verhalten der Mutter zu verstehen, muss auch mit ihr eine sorgfältige Exploration erfolgen, um die relevanten überdauernden Dispositionen, möglicherweise vorliegende dysfunktionale kognitive Schemata und die für sie relevanten verstärkenden Konsequenzen in Erfahrung zu bringen, denn diese Informationen sind wichtig, um bei der Mutter eine Verhaltensänderung zu ermöglichen.

Die funktionale Verhaltensanalyse des Verhaltens der Mutter kann zunächst so aussehen:

S →	O	R	C –(int.) = S →	R →	C
Der Müll ist nicht herausgebracht worden	noch unklar, muss nachexploriert werden	kritisiert ihren Sohn in scharfem Ton	patzige Antwort des Sohnes	phys: erregt em: wütend kog: muss noch exploriert werden	Sohn geht in sein Zimmer (Qualität dieses C ist noch unklar)
		→	$\mathcal{C}^+$ (kont.) Sohn bring Müll nicht raus	mot: ohrfeigt ihren Sohn →	C abhängig von den noch unklaren kogn. Schemata bzw. verletzten Grundbed.

Diese Verhaltenskette ist noch vorläufig. Der Diagnostiker oder die Diagnostikerin muss hier noch weitere Informationen im Gespräch mit der Mutter einholen. Ihr Verhalten ist mit den vorliegenden Informationen noch nicht erklärbar, denn es fehlen die Verstärker (C^+ oder $\mathcal{C}^-$), die ihr Verhalten aufrechterhalten. Diese sind aber nicht offensichtlich, sondern ergeben sich vermutlich erst, wenn in einem diagnostischen Gespräch die inneren Prozesse deutlich werden (verletzte Grundbedürfnisse, ungünstige kognitive Schemata), die erklären, welche Verstärker hier wirksam werden. So könnten z. B. Aussagen, dass sie die eigene Hilflosigkeit in solchen Situationen nicht ertragen könne, plausibel machen, dass sie mit der Ohrfeige die Illusion von Kontrolle aufrechterhalten kann. Was geht ihr dabei durch den Kopf? Sind hier dysfunktionale Schemata in Bezug auf Erziehung, auf ihren Sohn oder auf ihre Beziehung zu eruieren? Dann müsste im Rahmen einer kognitiven Umstrukturierung hier an Veränderung gearbeitet werden.

Diagnostische Fragen
- Wie können die einzelnen Komponenten des vorgestellten Modells (Reaktion, Stimulus, Konsequenz, Kontingenz, Organismus) genau beschrieben werden?
- Wo fehlen hier eventuell Informationen?
- Wie fügen sich die Abläufe der einzelnen Akteure zusammen? Wo ergeben sich relevante Schnittstellen?
- In welchen Segmenten sind Interventionen sinnvoll und möglich?

16.3 Dysfunktionale Kognitionen in Zusammenhang mit familiärer Interaktion

▶ **Wichtig** In der kognitiven Verhaltenstherapie wird dem Verstehen und der Veränderung kognitiver Prozesse große Aufmerksamkeit geschenkt. Dies wurde auch schon bei dem im vorigen Abschnitt vorgestellten Beispiel deutlich. Die dahinterliegende Idee ist, dass problematische Gefühle und Verhaltensweisen nicht durch externe Auslöser (allein) hervorgerufen werden, sondern durch verzerrte Informationsverarbeitungsprozesse.

Einschießende automatische Gedanken, die ihrerseits wiederum von überdauernden irrationalen Überzeugungen oder dysfunktionalen kognitiven Schemata gespeist werden, rufen bei den Klient*innen ihre oft extrem negativen Gefühle und schädlichen Verhaltensweisen hervor.

In Anlehnung an Beck (2014; vgl. auch Borg-Laufs & Beck, 2018) kann das ätiologische Grundmodell vereinfacht folgendermaßen beschrieben werden:

Biografische Erfahrungen (z. B. regelmäßige Abwertung durch die Eltern; Verlusterfahrungen; Gewalterfahrungen) führen zur Herausbildung *irrationaler Überzeugungen bzw. dysfunktionaler kognitiver Schemata* in Bezug auf die eigene Person (z. B. Wertlosigkeit), über andere (z. B. die Familie oder andere Menschen im Allgemeinen, etwa „Ich darf niemandem vertrauen") oder über das Leben allgemein. Diese Überzeugungen/Schemata prägen dann im weiteren Lebenslauf die *Wahrnehmung* von Alltagssituationen (etwa als bedrohlich), wodurch *automatische Kognitionen* in diesen Situationen entstehen (z. B. „Ich halte das nicht aus", „Jetzt geht das schon wieder los" u. v. a.), die heftige *emotionale Reaktionen und Verhaltensreaktionen* in den konkreten Situationen auslösen (vgl. Abb. 16.1).

Biografische Erfahrungen
(z.B. Verlust, Abwertung, Gewalt u.v.a)

führen zu

Irrationale Überzeugungen
über sich selbst, die anderen und die Zukunft
(z.B. Selbstabwertung, unangemessene Erwartungen an andere, Erwartung ständiger Gefahren)

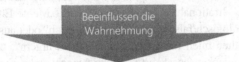
Beeinflussen die Wahrnehmung

Konkrete Situation
(Alltagssituationen, die den Situationen, in denen die Grundüberzeugungen erworben wurden, ähneln; bei Generalisierungen triggern auch schon ganz weit entfernt liegende Situationen die Grundüberzeugungen)

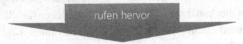
rufen hervor

Automatische Kognitionen
(unmittelbar und unkontrollierbar einschießend, im Laufe des Lebens automatisiert)

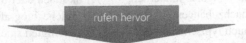
rufen hervor

Emotionale Reaktion und Verhaltensreaktion
(z.B. Wut, Angst, Trauer; Flucht, Aggression)

Abb. 16.1 Kognitives Modell. (Nach Borg-Laufs & Beck, 2018)

Grundlage für kognitiv-verhaltensthera-peutisch orientierte Therapie- und Beratungs-prozesse ist nun die Erfassung der überdauernden kognitiven Schemata und auch der ein-schießenden automatischen Kognitionen. Nicht selten wird hier in Anlehnung an Ellis (1977) mit dem sogenannten „ABC-Schema" gearbeitet. Es werden Auslöser (A) und emotionale bzw. ver-haltensmäßige Konsequenzen (C) und schließ-lich die für die Situation relevanten Kognitionen (B = Bewertungen) erfragt. Hierbei ist es für den weiteren Verlauf des Prozesses wichtig, von den Klient*innen genannte Kognitionen nicht zu kri-tisieren und abzuwerten, sondern sich zunächst einmal zu bemühen, die Gedankengänge der Klient*innen nachzuvollziehen, zu akzeptieren und zu verstehen. Erst im weiteren Verlauf des Beratungs- oder Therapieprozesses werden dann Fragen gestellt, die den Klient*innen ermög-lichen sollen, ihre Annahmen zu hinterfragen, Widersprüche und Ungereimtheiten zu entdecken und sich auf neue Kognitionen einzulassen.

Auch im Rahmen der Familienberatung sind die Kognitionen von Bedeutung, die sich z. B. auf die eigene Person (wie in dem obigen Beispiel) oder auf andere Aspekte des Lebens beziehen, denn sie wirken sich auf die familiären Inter-aktionen aus. Es geht also in der Kognitionsana-lyse darum, alle relevanten Kognitionen zu ent-decken. Zu unterscheiden sind *irrationale* und *dysfunktionale* Kognitionen. Irrationale Über-zeugungen sind solche, die unlogisch/falsch sind, wie etwa „Alle Menschen halten mich für einen Idioten" (selbst wenn einige so denken, es ist quasi ausgeschlossen, dass „alle" den Klienten oder die Klientin so einschätzen). Dysfunktionale kogni-tive Schemata hingegen sind zwar nicht in diesem Sinne falsch, sie führen aber unnötigerweise zu negativen Gefühlen. So kann die Annahme, „Wenn ich einen Fehler mache, wird mein Vater ent-täuscht sein", in einigen Fällen berechtigt sein, dennoch ist es für eine aktive und unbekümmerte Herangehensweise an eine Aufgabe hinderlich, ständig diesem Gedanken nachzuhängen.

Es gibt aber durchaus auch typische familien-bezogene ungünstige Kognitionen, die das Ver-halten in der Familie ungünstig beeinflussen. Denken wir z. B. an Trennungsfamilien. Häufig haben alleinerziehende Elternteile Angst, sich ihrem Kind gegenüber fordernd und konsequent zu verhalten, weil sich ihnen ein Gedanke wie „Wenn er sich bei mir immer an die Regeln hal-ten muss und bei seinem Vater machen kann, was er will, dann wird er eines Tages nicht mehr bei mir leben wollen und zu seinem Vater ziehen" aufdrängt. Auch dieser Gedanke ist zunächst ein-mal nicht „falsch", tatsächlich könnte eine solche Situation – etwa in der Pubertät – entstehen. Bei diesem Gedanken handelt es sich übrigens noch nicht um den Gedanken, der für die Angst, sich konsequent zu verhalten, verantwortlich ist. Viel-mehr sollte im diagnostischen Gespräch erhoben werden, wie die betroffene Mutter ihn bewertet. Häufig wird dann eine weitergehende Be-wertungskognition wie etwa „Das wäre furcht-bar, ich könnte das nicht aushalten" zutage treten. Bewertungen dieser Art führen zu intensiven ne-gativen Gefühlen (hier: Angst) und sind ein guter Ansatzpunkt für kognitiv-emotiv orientierte Be-ratungs- oder Therapiegespräche, bei denen die Klientin entdecken könnte, dass es sich bei einer solchen Entwicklung nicht unbedingt um eine „Katastrophe" handeln muss, die sie „nicht aus-halten" kann, sondern um eine differenziert zu betrachtende Situation mit Vor- und Nachteilen.

Andere typische familienbezogene Kognitionen betreffen häufig die Beziehungen untereinander, z. B.: „Mein Vater hält mich sowieso für einen Ver-sager" oder „Meine Eltern lieben meinen Bruder mehr als mich" oder aus Elternsicht „Das macht er, um mich zu ärgern", wenn ein Kind etwas nicht richtig macht, oder auch paarbezogene Kognitio-nen wie „Ich glaube, sie will mich verlassen".

Diagnostische Fragen
- Welche für das Interaktionsgeschehen relevanten Kognitionen finden sich bei den einzelnen Familienmitgliedern?
- Welche fördern problematische Inter-aktionen oder unterhalten diese mit?
- Welche biografischen Erfahrungen der Beteiligten spielen hier eine Rolle?
- Wie können diese Kognitionen ver-änderungsfördernd hinterfragt werden?

16.4 Verletzte Grundbedürfnisse und ihre Bedeutung im Rahmen der Verhaltensanalyse

Eine weitere in der Verhaltenstherapie übliche Art der Verhaltensanalyse ist die von Caspar entwickelte *Plananalyse* (Caspar, 2018).

▶ **Wichtig** Bei dieser auch *vertikale Verhaltensanalyse* genannten Methode geht es darum, gemeinsame situationsübergreifende Motive zu entdecken, die in verschiedenen Situationen (auf unterschiedliche Weise) wirksam werden. Von Klemenz (1999) stammt eine Adaptation des Verfahrens für die Arbeit mit Kindern und Jugendlichen.

Hintergrund dieses Verfahrens ist die Idee, dass menschliches Verhalten immer auch aus der Perspektive betrachtet werden kann, welche psychischen Grundbedürfnisse durch das Verhalten angesprochen werden (Grawe, 2005). Grawe hat auf Grundlage der psychologischen Grundlagenforschung vier psychische Grundbedürfnisse herausgearbeitet, nämlich das Bindungsbedürfnis, das Bedürfnis nach Selbstwerterhöhung, das Bedürfnis nach Orientierung und Kontrolle sowie das Bedürfnis nach Lustgewinn/Unlustvermeidung. Üblicherweise streben alle Menschen danach, dass diese vier Grundbedürfnisse befriedigt sind, und zeigen daher in Bezug auf die Befriedigung dieser Bedürfnisse Annäherungsverhalten. Das bedeutet, sie bemühen sich, Bindung herzustellen oder Selbstwert zu generieren sowie Erfahrungen von Lust und von Kontrolle zu machen. Allerdings können schwerwiegende Verletzungen hinsichtlich eines Grundbedürfnisses so viel Schmerz auslösen, dass Betroffene es nicht mehr wagen, diesbezüglich grundbedürfnisbefriedigende Erfahrungen zu suchen: sie zeigen Vermeidungsverhalten, etwa indem sie enge Bindungen oder Herausforderungen, an denen sie scheitern könnten, vermeiden. Auf diese Weise werden ihre Grundbedürfnisse langfristig nicht befriedigt und das Verhalten verhindert eine befriedigende Lebensgestaltung, aber es wird durch kurzfristige Angstreduktion ($\mathcal{C}^-$) belohnt.

Sie verhalten sich so, dass sie alle weiteren Verletzungen des betroffenen Grundbedürfnisses vermeiden.

Im Einzelnen können diese psychischen Grundbedürfnisse folgendermaßen kurz umschrieben werden:

Bindung Menschen suchen/benötigen liebevolle, haltgebende und unterstützende Beziehungen. In früher Kindheit ist dies von existenzieller Bedeutung, denn kleine Kinder sind hinsichtlich ihrer kompletten Existenz und der Befriedigung all ihrer Bedürfnisse auf gute Bindungspersonen angewiesen. Auch wenn dieses Bedürfnis diese grundlegend existenzielle Bedeutung im Zuge des Autonomiegewinns beim Erwachsenwerden verliert, so bleibt das Bedürfnis nach Bindung doch während des ganzen Lebenslaufes ein menschliches Grundbedürfnis.

Orientierung/Kontrolle Menschen möchten sich nicht als Opfer nicht verstehbarer und nicht beeinflussbarer Ereignisse erleben. Vielmehr speist sich ein gutes Lebensgefühl aus dem Eindruck, die persönlich wichtigen Ereignisse verstehen (Orientierung) und auch beeinflussen (Kontrolle) zu können.

Selbstwerterhöhung Menschen möchten sich selbst als „gut" einschätzen können. Tatsächlich scheint es sogar so zu sein, dass psychisch gesunde Menschen dazu neigen, ihren Selbstwert etwas höher einzuschätzen, als es einer objektiven Beurteilung entsprechen würde.

Lustgewinn/Unlustvermeidung Eines der grundlegen psychischen Motive ist auch, angenehme Erfahrungen zu machen (Lustgewinn) und aversive Erfahrungen zu vermeiden (Unlustvermeidung).

In den beispielhaften funktionalen Verhaltensanalysen in Abschn. 16.2 wurde bereits deutlich, dass verletzte Grundbedürfnisse relevante Organismusvariablen sind, deren Kenntnis notwendig ist, um die Qualität von Verhaltenskonsequenzen als Verstärkung (erhöht die Wahrscheinlichkeit, dass ein Verhalten häufiger gezeigt wird) oder als Bestrafung (verringert die Wahrscheinlichkeit, dass ein Verhalten zukünftig gezeigt wird) erkennen zu können. Ein weiteres Beispiel für die Familiendiagnostik wäre das abwehrende Verhalten eines Pflegekindes, welches die liebevollen Pflegeeltern nur schwer an sich herankommen lässt. Wenn das Kind in seinem Bindungsbedürfnis verletzt ist (was bei Pflegekindern häufig der Fall ist), so ist diese Abwehr von Nähe zu den Pflegeeltern als angstgesteuertes Vermeidungsverhalten zu betrachten. Solange es diese nicht zu nah an sich heranlässt, kann sein oder ihr Bindungsbedürfnis nicht erneut verletzt werden.

▶ **Wichtig** Die Plananalyse ist ein Verfahren, mit dem versucht wird, verschiedene Verhaltensweisen in unterschiedlichen Situationen auf dahinterliegende grundbedürfnisbezogene Motive zurückzuführen.

Bei diesem Verfahren wird aus dem Verhalten-in-Situationen auf übergeordnete Verhaltenspläne und -ziele geschlossen, die für alle Interaktionen der Patient*innen – und damit auch für die therapeutische Interaktion – handlungsleitend sind. Diagnostisch wird so vorgegangen, dass zunächst einmal Verhaltensweisen der Patient*innen gesammelt werden, die insbesondere dadurch bedeutsam erscheinen, dass sie Reaktionen bei anderen Personen auslösen. Dies betrifft zum einen den/die Therapeut*in/Berater*in. Leitend sind hier Fragen danach, welche Impulse und Gefühle bei ihm oder ihr durch das Verhalten der/des Patient*in ausgelöst werden. Auch aus den Gesprächen mit Bezugspersonen kann abgeleitet werden, welche Impulse und Gefühle bei ihnen durch bestimmte Verhaltensweisen der/des Patient*in ausgelöst werden.

Wenn die Verhaltensweisen und die Informationen hinsichtlich ihrer Wirkung auf Therapeut*in und Bezugspersonen gesammelt wurden, wird im nächsten Schritt geschaut, ob möglicherweise ganz unterschiedliche Verhaltensweisen in verschiedenen Situationen ähnliche Impulse/Gefühle auslösen. In der Logik der Plananalyse werden daraus unbewusste „Pläne" der/des Klient*in abgeleitet. Löst er oder sie etwa bei anderen aus, dass diese sich aufgrund seiner Verhaltensweisen nicht trauen, Anforderungen an ihn/sie zu stellen, so wird ein Plan wie „Sorge dafür, dass andere keine Anforderungen an dich stellen" abgeleitet. Pläne sind immer Aufforderungen an die eigene Person. Zur Abgrenzung zu einer Kognitionsanalyse ist festzuhalten, dass keinesfalls davon ausgegangen wird, dass der/die Patient*in tatsächlich diesen Satz „Sorge dafür, dass andere keine Anforderungen an dich stellen" wörtlich denkt. Wir interpretieren nur sein/ihr Verhalten so, als ob er/sie diesem inneren Plan folgen würde.

Die verschiedenen Verhaltenspläne, die so erarbeitet werden, werden dann wiederum plausiblen übergeordneten Zielen zugeordnet, die psychische Grundbedürfnisse adressieren. Der hier schon besprochene Plan „Sorge dafür, dass andere keine Anforderungen an dich stellen" und ein durch andere Verhaltensweisen begründeter Plan „Verhindere jede Kritik an dir" könnten gemeinsam auf ein übergeordnetes grundbedürfnisorientiertes Ziel wie „Verhindere Selbstwertminderung" zurückgeführt werden. Es ergibt sich auf diesem Wege eine Plananalyse, die einer hierarchischen Struktur folgt: Viele als bedeutsam identifizierte Verhaltensweisen in unterschiedlichen Situationen führen zu einigen daraus ableitbaren inneren Plänen, die wiederum wenigen übergeordneten grundbedürfnisorientierten Zielen zugeordnet werden können.

Die Ergebnisse einer Plananalyse können einerseits im Rahmen *motivorientierter Beziehungsgestaltung* Hinweise darauf geben, wie sich Therapeut*innen möglichst in der Interaktion mit den Patient*innen so in Beziehung setzen können, dass diese im Kontext der Beratungs- oder Therapiebeziehung grundbedürfnisbefriedigende Erfahrungen machen und im therapeutischen Kontext nicht um ihre grundlegenden Ziele kämpfen müssen. Andererseits fließen die Ergebnisse in die Organismusvariable der funktionalen Verhaltensanalyse ein und helfen dadurch, problematische Verhaltensmuster besser zu verstehen und entsprechend einzelfallangepasste Interventionen aus der funktionalen Analyse abzuleiten, wie weiter oben schon beschrieben. Schließlich hilft eine Plananalyse durch die Fokussierung weg vom offensichtlichen Verhalten hin zu den dahinterliegenden Grundbedürfnissen sowohl dem professionellen Helfer als auch z. B. den Eltern, eine veränderte Perspektive hinsichtlich der Patient*innen zu entwickeln, bei der weniger die störenden und anstrengenden Verhaltensauffälligkeiten im Mittelpunkt stehen als die dahinterliegende Bedürftigkeit, was in vielen Fällen die Beziehung der beteiligten Familienmitglieder zueinander entspannen kann.

bedenken. Am gewichtigsten ist, wenn es Ansatzpunkte gibt, die grundlegend dafür sind, andere Ansatzpunkte sinnvoll zu bearbeiten. So ist es in vielen Fällen in der Arbeit mit Familien z. B. sinnvoll, zunächst mit beziehungsorientierten Interventionen zu beginnen, da eine durch verbesserte Beziehungen entspanntere Familienatmosphäre es erleichtert, anschließend stärker strukturierende enger verhaltensorientierte Maßnahmen durchzuführen.

Diagnostische Fragen

- Welche verletzten Grundbedürfnisse sind in den präsentierten Interaktionen bei den Beteiligten relevant?
- Zu welchen Verhaltensplänen führt das?
- Wie kann dies in der therapeutischen Beziehungsgestaltung berücksichtigt werden?
- Wie kann dies in den weiteren Interventionen berücksichtigt werden?

16.5 Verhaltenstherapeutische Interventionsplanung auf Grundlage verschiedener Bedingungsanalysen

Die Gesamtplanung beraterischer und/oder therapeutischer Interventionen ergibt sich aus einer Gesamtschau der verschiedenen Bedingungsdiagnosen. Hier sind die in diesem Beitrag behandelten in engerem Sinne verhaltenstherapeutischen Analyseverfahren (funktionale Verhaltensanalyse, Kognitionsanalyse, Plananalyse) relevant, aber auch Beziehungs-, Motivations-, System-, Ressourcenanalyse und die Ergebnisse der klassifikatorischen Diagnostik.

Die Ergebnisse der einzelnen Analysen müssen integrativ daraufhin untersucht werden, welche therapeutischen Ansatzpunkte sich jeweils ableiten lassen. In einem zweiten Schritt ist dann zu klären, welche Reihenfolge der Bearbeitung der unterschiedlichen Ansatzpunkte sinnvoll ist. Hier gilt es wiederum verschiedene Aspekte zu

Fazit

Die Verhaltensanalyse in der Familiendiagnostik ermöglicht und fordert eine genaue Beschreibung der Verhaltensweisen, der jeweiligen Auslöser, Konsequenzen, Kontingenzen und der beteiligten persönlichen Dispositionen der einzelnen Akteure. Der Vorteil liegt in der genauen Beschreibung der einzelnen Komponenten. Systemisch verstanden, werden hier Subsysteme und deren Zusammenwirken detailliert erfasst. Die genaue Erfassung der Kognitionen und der durch die Grundbedürfnisse motivierten Pläne verfeinert dieses Vorgehen. Alle Schritte verbessern die Möglichkeiten zielgerichteter Interventionen in Interaktionskreisläufen.

Literatur

Beck, J. (2014). *Probleme in der Therapie – was tun? Kognitive Therapie für schwierige Fälle*. DGVT.

Borg-Laufs, M. (2016). *Störungsübergreifendes Diagnostik-System für die Kinder- und Jugendlichenpsychotherapie (SDS-KJ). Manual für die Therapieplanung*. DGVT.

Borg-Laufs, M. (2020a). *Die Funktionale Verhaltensanalyse. Ein praktischer Leitfaden für Psychotherapie, Sozialarbeit und Beratung*. Springer.

Borg-Laufs, M. (2020b). Verhaltenstherapeutische Basisansätze. In N. Beck (Hrsg.), *Therapeutische Heimerziehung. Grundlagen, Rahmenbedingungen, Methoden* (S. 383–394). Lambertus.

Borg-Laufs, M., & Beck, B. (2018). Methoden der Einzelberatung. In D. Wälte & M. Borg-Laufs (Hrsg.), *Psychosoziale Beratung. Grundlagen, Diagnostik, Intervention* (S. 207–235). Kohlhammer.

Caspar, F. (2018). *Beziehungen und Probleme verstehen. Eine Einführung in die psychotherapeutische Plananalyse*. Hogrefe.

Ellis, A. (1977). *Die rational-emotive Therapie. Das innere Selbstgespräch bei seelischen Problemen und seine Veränderung*. Pfeiffer.

Grawe, K. (2005). *Neuropsychotherapie*. Hogrefe.

Kanfer, F. H., & Saslow, G. (1965). Behavioral analysis: An alternative to diagnostic classification. *Archives of General Psychiatry, 12*, 529–538.

Klemenz, B. (1999). *Plananalytisch orientierte Kinderdiagnostik*. Vandenhoek & Ruprecht.

Teil IV

Besondere Aspekte der Familiendiagnostik

Familie, Elternschaft und Erziehungsverhalten

Heidi Bistritzky und Hubertus Adam

► Familie, Elternschaft und Erziehungsverhalten unterliegen ständigen Veränderungsprozessen mit Auswirkungen für Theorie und Praxis der Familientherapie: Wertekonzepte von Familie und Elternschaft stehen in Wechselwirkung mit einem nicht zu definierenden „Zeitgeist" und die Entwicklungsaufgaben und Entwicklungsschwierigkeiten von Kindern und Jugendlichen verändern sich im Zeitalter des Internets und der digitalen Welt. Dies erfordert für Familientherapeutinnen und -therapeuten, sich nicht nur an kategorialen Einordnungen von Familie, Elternschaft oder Erziehungsstilen zu orientieren, sondern aufgeschlossen und flexibel dynamische Prozesse der modernen Welt, in der Familien leben, zu erkennen.

H. Bistritzky
Abteilung Inklusive Bildung, Behörde für Schule und Berufsbildung in Hamburg,
Hamburg, Deutschland
e-mail: heidi.bistritzky@bsb.hamburg.de

H. Adam (✉)
Klinik für Psychiatrie, Psychotherapie und Psychosomatik, des Kindes- und Jugendalters,
Eberswalde, Deutschland

17.1 Wechselwirkung der Entwicklung zwischen Familie und Kind

Historische Studien und soziologische Untersuchungen (Rosenbaum, 1982) spezifizieren die Einzigartigkeit von Familie. Familie besitzt einmalige Systemcharakteristika, Strukturen, Beziehungsqualitäten, Interaktionsmuster und Regeln, deren Besonderheit sich erst in Abgrenzung von anderen erfassen lässt (Rosenbaum, 1982). Das Verhalten, die Persönlichkeit und der Erziehungsstil sowie das Erziehungsverhalten der Eltern beeinflussen die Gesamtheit der Familienstrukturen und die in der Familie ablaufenden Prozesse. Nicht die Familienform bestimmt die Qualität der kindlichen Entwicklungsbedingungen, sondern deren Ausgestaltung.

Dementsprechend gibt es nicht *die* Erfahrungsumwelt „Familie". Jedes Kind erlebt seine Familie anders und interpretiert das Verhalten seiner Eltern, Geschwister und Verwandten unterschiedlich. Es kann in einer Familie aufwachsen, welche eine traditionelle, partnerschaftliche oder kindzentrierte Struktur zeigt, mit einer geschlechtsspezifischen oder geschlechtsneutralen Arbeitsteilung, mit einer berufstätigen oder nicht erwerbstätigen Mutter oder Vater, mit intensiven oder schwachen Netzwerkkontakten. Die Bezugspersonen reagieren individuell auf die einzigartigen Eigenschaften, Bedürfnisse, Emotionen,

© Springer-Verlag Berlin Heidelberg 2024
G. Reich et al. (Hrsg.), *Handbuch der Familiendiagnostik*, Psychotherapie: Praxis,
https://doi.org/10.1007/978-3-662-66879-5_17

Aktivitäten sowie verbalen und nonverbalen Botschaften des heranwachsenden Kindes, welches wiederum im Heranwachsen die umgebende Familie verändert. Daher sind der Erziehungsstil und das Erziehungsverhalten nie über die Jahre konstant. Geschwisterkinder haben nicht dieselben Eltern, da sich diese schon während der Erziehungszeit eines Kindes verändern, wie das alte griechische Sprichwort „Man kann nicht im selben Fluss zweimal schwimmen" andeutet.

Nach den Reifungs- und Stufenmodellen des Entwicklungspsychologen Jean Piaget und der Psychoanalytikerin Anna Freud erfüllt das Kind bzw. der Jugendliche auf jeder Altersstufe bestimmte Entwicklungsaufgaben. Die frühe Kindheit ist während der Entwicklung eine wichtige Zeit, nicht nur fürs Kind, sondern für die Familie als Ganzes. In den ersten Tagen, Wochen und Monaten im Leben des Kindes entwickelt sich eine Bindung (vgl. Kap. 18) zu primären Bezugspersonen, und damit – im Sinne der Definition von Familie im vorliegenden Handbuch – entsteht Familie überhaupt erst. Sie wird dann wieder durch Geburt eines zweiten Kindes erheblich verändert.

Bindung bezieht sich laut dem Kinderpsychiater Bowlby auf einen spezifischen Aspekt der Eltern-Kind-Beziehung, und zwar auf die emotionale Qualität der Beziehung zwischen dem Kind und seinen Bezugspersonen. Sowohl Kind als auch Bezugsperson erleben in der Bindung emotionale Verbundenheit und bilden jeweils für sich eine verinnerlichte Repräsentation der Beziehung. Es entwickelt sich beim Kind im Heranwachsen ein inneres Arbeitsmodell von Bindung, in dem das Kind aufgrund fortgeschrittener sprachlicher und kognitiver Fähigkeiten seine Erfahrungen mit den Bindungspersonen zunehmend besser speichern und organisieren kann. Bereits sehr früh entstehen unterschiedlich flexible oder kohärente innere Arbeitsmodelle (Bowlby, 1973). Eine sichere Bindung fördert Neugier und Explorationsverhalten (Waters & Deane, 1985) und damit die Entwicklung von Wahrnehmung, Bewegung, Kognition, Sprache und Denken. So wird es möglich, dass das Neugeborene sich in der Entwicklung die Welt aneignen und von der Familie als neues Mitglied akzeptiert werden kann.

Die Art, wie das Kind, aber auch die Familie das jeweilige Umfeld wahrnimmt, beeinflusst das Handeln. Dieses Handeln angesichts der Erfahrungen hat wiederum Einfluss auf die Entwicklung des Selbstkonzepts sowohl des Kindes (Tortora, 2011, S. 79) als auch der Familie. Dies bewirkt Anpassung und Wachstumsvorgänge beim Übergang zur Elternschaft. In dem Spannungsfeld von Getrenntsein und Bezogenheit müssen diese Vorgänge immer wieder ausbalanciert werden. Sowohl die werdende Mutter als auch der werdende Vater müssen die Balance stets intrapsychisch neu kalibrieren, sodass ein sich wechselweise stimulierender Rückkopplungsprozess entsteht (Bürgin, 1993). Es entstehen neue Konstellationen mit ansteigender Komplexität, die dazu führen, dass Kinder Vorbilder, Modelle oder Lösungsansätze entwickeln können. Weder das Kind noch die Gesamtheit einer Familie ist dabei den psychosozialen und biologischen Entwicklungseinflüssen nur ausgeliefert, sondern erhöht durch aktive Wahl und initiativen Zugang die Wahrscheinlichkeit, bestimmten Entwicklungseinflüssen mehr oder weniger ausgesetzt zu sein (Resch, 1996, S. 191).

Nach Hurrelmann & Bauer (2000) bestehen Entwicklungsaufgaben aus Anforderungen, die sich aus der körperlichen und psychischen Dynamik der persönlichen Entwicklung ergeben, und aus Erwartungen, die von der sozialen und physischen Umwelt an einen Menschen herangetragen werden. Damit rücken die Bedingungen für Kinder und Familien in den Vordergrund. Die Berichterstattungen über die Lebenslagen von Kindern in Deutschland (Bundesministerium für Familie, Senioren, Frauen und Jugend, 2020; Krüger et al., 2007) bestätigten die Bedeutung von Armut und Bildungsferne von Familien auf die Entwicklung von Kindern und Familien.

Kind und Familie unterliegen zusammengefasst einem Entwicklungsprozess mit gegenseitiger Wechselwirkung.

17.2 Erziehung, Erziehungsstil und Erziehungsverhalten

▶ **Definition** Erziehung ist „die Summe der Reaktionen einer Gesellschaft auf die Entwicklungstatsache", wenn sie sich auf die „Mündigkeit der sich entwickelnden Menschen" bezieht (Menck, 1998, S. 24). Das Kind wird demnach durch die Erziehung zu einer mündigen Person gemacht.

Welche Bedeutung allerdings bei der Wechselwirkung von Erziehung, also dem Input von außen und der inneren Entwicklung des Kindes dem jeweiligen Aspekt zugemessen wird, ist nach wie vor umstritten. Erziehung ist nach Herzog (2021) eine situativ vermittelte Auseinandersetzung zwischen Personen, wobei die „pädagogische Situation in ihrer Entwicklung durch beide zusammen immer neugestaltet wird", unbeschadet der Tatsache, dass die pädagogische Absicht und Einwirkung einseitig dem bzw. der Erziehenden zugehört (Herzog, 2021, S. 76). In der Forschung wurde zunächst – dem Wunsch nach Kategorisierung folgend – nach empirisch vorherrschenden Stilen gesucht. Mit dem Terminus „Erziehungsstil" wurden schließlich Verhaltensweisen der Erziehenden bezeichnet, die sich zu einer typischen erzieherischen Grundhaltung zusammenfassen lassen.

▶ **Definition** Der Erziehungsstil ist nach dem Psychologen Lukesch der „strukturierte Komplex aller Verhaltens- und Erlebnisweisen von Erziehern ... der gerichtet oder ungerichtet in intendierter Weise oder unreflektiert, mittelbar oder unmittelbar auf Kinder oder Jugendliche ... bezogen ist" (Lukesch, 1992, S. 404).

In Anlehnung an das typologische Modell der drei Erziehungsstile des Psychologen Lewin (autoritär, demokratisch und laissez-faire) aus den 1930er-Jahren haben die Psychologen Anne-Marie und Reinhard Tausch ein dimensioniertes Modell vorgelegt und nannten die möglichen Varianten „autokratisch", „sozial-integrativ" und „laissez-faire".

Nicht mehr das Ausmaß der Einflussnahme durch die Führungsperson – nicht mehr nur das Verhalten – wie noch bei Lewin bestimmte demnach den Stil, sondern die beiden Dimensionen „Lenkung" und „emotionale Wärme" gewannen an Bedeutung (Tausch & Tausch, 1973). ‚Erziehungsstil' umfasst demnach mehr als nur das reine Verhalten der Erziehenden. Der autokratische Stil bei Tausch und Tausch ist durch ein hohes Maß an Lenkung und emotionaler Kälte gekennzeichnet, der sozial-integrative Stil hingegen durch die Kombination aus einem mittleren Maß an Lenkung und einem hohen Maß an emotionaler Wärme, während der Laissez-faire-Stil sich durch wenig Lenkung und ein mittleres Maß an emotionaler Wärme auszeichnet (s. Abb. 17.1).

In späteren Werken arbeiten Tausch und Tausch mit einem Modell aus insgesamt vier Dimensionen (s. Abb. 17.2). Erziehungsverhalten oder Erziehungseinstellungen können damit in vier Bereichen bestimmt und bewertet werden. Die in der Abbildung rechts genannten Ausprägungen stellen jeweils die förderlichen Varianten, die links genannten die beeinträchtigenden Varianten der Dimensionen dar.

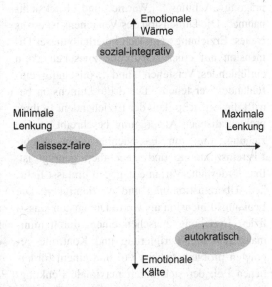

Abb. 17.1 Dimensionierte Klassifikation nach Tausch & Tausch, 1973, (Mit freundlicher Genehmigung)

Abb. 17.2 Vier Dimensionen der
Erziehung nach Tausch & Tausch, 1998.
(Mit freundlicher Genehmigung)

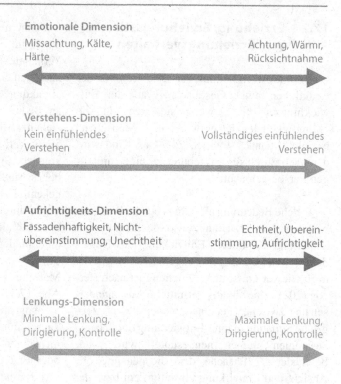

Emotionale Dimension

Missachtung, Kälte,
Härte

Achtung, Wärmr,
Rücksichtnahme

Verstehens-Dimension

Kein einfühlendes
Verstehen

Vollständiges einfühlendes
Verstehen

Aufrichtigkeits-Dimension

Fassadenhaftigkeit, Nicht-
übereinstimmung, Unechtheit

Echtheit, Überein-
stimmung, Aufrichtigkeit

Lenkungs-Dimension

Minimale Lenkung,
Dirigierung, Kontrolle

Maximale Lenkung,
Dirigierung, Kontrolle

Die erste Dimension, die wie die vierte bereits in ihrem früheren Modell enthalten war, umfasst die emotionale Dimension. Ihre problematische Ausprägung beschreibt „Missachtung", „Kälte" und „Härte" in der Erziehung, ihre positive Ausprägung „Achtung", „Wärme" und „Rücksichtnahme". Die Dimension des Verstehens ist etwas Neues: Erziehung zeigt sich innerhalb dieser Dimension auf einer Bandbreite zwischen „kein einfühlendes Verstehen" und „vollständig einfühlendes Verstehen". Die dritte Dimension betrifft die Aufrichtigkeit der Erziehenden. In ihrer problematischen Ausprägung beschreibt sie Erziehung, die von Fassadenhaftigkeit, Nicht-Übereinstimmung und Unechtheit geprägt ist. Ihre förderliche Variante dagegen umfasst Echtheit, Übereinstimmung und Aufrichtigkeit. Die Lenkungsdimension als vierte Dimension klassifiziert Erziehung zwischen einem durch minimale Lenkung, Dirigierung und Kontrolle geprägten problematischen Pol und einem förderlichen Pol, der sich durch maximale Lenkung, Dirigierung und Kontrolle auszeichnet (Tausch & Tausch, 1998, S. 100).

▶ **Wichtig** Dieses Modell, welches sich ursprünglich auf das Verhalten von Lehrkräften im Schulunterricht bezog, geht davon aus, dass Erziehung nicht nur ein Prozess mit einer spezifischen Intention der Erziehenden, sondern auch ein auf einer bestimmten Grundeinstellung aufgebautes erworbenes Auftreten ist, nach Kraft (2013) ein Habitus, bestehend aus vermittelten Werten, Regeln, Normen, Mythen und Traditionen (Kraft, 2013, S. 186), der schließlich einen Erziehungsstil prägt.

Zu berücksichtigen ist ferner nach Cierpka (2003) der familiäre Lebenszyklus. Es ist ein Unterschied, ob ein relativ junges Paar oder eine junge Einzelperson ein Kind bekommt und noch viel stärker den eigenen elterlichen Einflüssen unterworfen ist oder ob, wie insbesondere in den heutigen urbanen Zentren üblich, Kinder erst Ende der 30er- oder sogar Anfang der 40er-Lebensjahre geboren werden. Weitere Einflüsse auf das Erziehungsverhalten wurden von den Kinderpsychologen Belsky und Jaffee (2006) beschrieben, Abb. 17.3 zeigt eine schematische Darstellung.

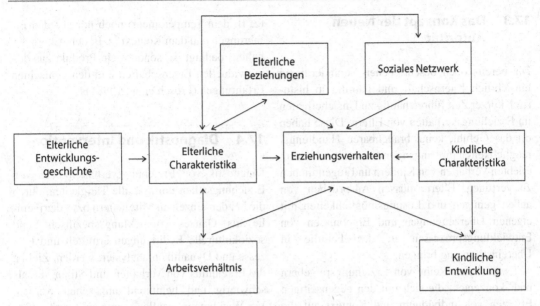

Abb. 17.3 Prozessmodell der Determinanten elterlichen Erziehungsverhaltens nach Belsky (1984). (Mit freundlicher Genehmigung)

Das Erziehungsverhalten von Eltern ist, bewusst oder unbewusst, durch die Erfahrungen der eigenen Herkunftsfamilie geprägt. Diese werden entweder unreflektiert weitergegeben oder in der Auseinandersetzung mit der eigenen Biografie bewusst verändert. Neben den elterlichen Persönlichkeitseigenschaften und den Qualitäten der Paarbeziehung spielen danach ebenso kindliche Charakteristika unter Einbeziehung der Geschwisterbeziehung eine bedeutende Rolle. Die gefundenen Zusammenhänge sind jedoch so verschiedenartig, dass eine einfache Aussage darüber schwierig ist (Belsky & Jaffee, 2006).

Zusätzlich sind nach Adam und Bistritzky (2017) Einflüsse der Kultur in der Beurteilung des Erziehungsverhaltens zu berücksichtigen (vgl. Kap. 12). Tradierte kulturelle Erziehungsvorstellungen treffen oft konflikthaft auf neue Sozialisationsbedürfnisse. Auch innerhalb Deutschlands gibt es natürlich unterschiedliche kulturelle Lebensfelder und diesen entsprechende Erziehungsbedürfnisse.

Soziale Netzwerke als Ressource für emotionale, soziale und instrumentale Unterstützung der Eltern sind wichtig und wirken sich positiv auf das elterliche Erziehungsverhalten aus (Belsky, 1984; Belsky & Jaffee, 2006), nehmen Einfluss auf die kindliche Entwicklung und modifizieren das Erziehungsverhalten sowie die Response. Die Realität in Deutschland ist, dass die prekären Arbeits- und Lebensverhältnisse, wie bereits angeführt, Erziehungsverhalten und damit auch die Erziehungsstile prägen und bei der vorhandenen Undurchlässigkeit der Bildungswege zu transgenerational verfestigtem Verhalten führen.

Oelkers (2009) schreibt letztlich, dass bislang keine allgemein akzeptierte Theorie der Erziehung vorliege. Der Begriff der Erziehung werde von verschiedenen Disziplinen bearbeitet und könne prinzipiell auf den Begriff „Erziehung als lebenslanges Lernen" reduziert werden. Aus diesen Gründen sei es unmöglich, eine klare Definition für bzw. eine Abgrenzung zwischen „Erziehung", „Erziehungsverhalten und „Erziehungsstile" zu geben.

17.3 Das Konzept der Neuen Autorität

Die bereits oben beschriebenen Veränderungen hinsichtlich Elternschaft und Familie in historisch kurzer Zeit führen häufig zu Unsicherheiten im Erziehungsverhalten von Eltern. Diese haben oft das Gefühl, keine brauchbaren Handlungsmöglichkeiten im Umgang mit dem als schwierig erlebten Verhalten von Kindern und Jugendlichen zu verfügen. Eltern müssen Ansprüchen von außen genügen und Lösungsmöglichkeiten mit eigenen Überzeugungen und Ergebnissen von Entwicklungsprozessen in der Familie in Übereinstimmung bringen.

Es gibt eine Reihe von Erziehungsratgebern und -konzepten, die sich mit den gegenseitigen Effekten von Individuum und Kontext auf die kindliche Entwicklung beschäftigen. Dazu zählt auch das Konzept der „Neuen Autorität" nach den Psychologen Omer und von Schlippe (Omer & von Schlippe, 2002; Omer & Streit, 2015), welches traditionelle Erziehungsmodelle und modernes Führungsverhalten verbindet und offensichtlich Antworten auf Erziehungsunsicherheiten heutiger Eltern gibt. Das Konzept stellt eine Verbindung von Autorität einerseits und Beziehung andererseits dar. Erwachsene gestalten einen erfolgreichen Entwicklungsrahmen für Kinder durch persönliche Präsenz und wachsame Sorge. Problematischem Verhalten wird nicht mit Vergeltungsmaßnahmen und Strafen, sondern mit Grenzsetzung und Wiedergutmachung begegnet.

Die Kernannahmen dieser und ähnlicher Modelle sind allerdings ebenfalls, dass die Teilsysteme Umwelt und Organismus in ständigem Austausch miteinander sind und sich gegenseitig beeinflussen. Diese Sichtweise, die besonders den systemisch orientierten Entwicklungstheorien zugrunde liegt, betrachtet die psychologische Entwicklung als einen Prozess von Neuorganisationen bzw. Transformationen innerhalb des Systems durch die gegenseitige Beeinflussung. Sie gehen, wie auch schon anfangs von Resch (1996) beschrieben, davon aus, dass die Entwicklung eines Kindes weder einzig das Resultat der individuellen Eigenschaften des Kindes (z. B. dem Temperament) noch nur aus den Erfahrungen und dem Kontext (z. B. dem Elternverhalten) bedingt ist, sondern ein Produkt aus den individuellen Eigenschaften und den gemachten Erfahrungen (Frosch et al., 1998) ist.

17.4 Diagnostik und Intervention

Diagnostik von Erziehungsverhalten bzw. von Erziehungsstilen umfasst alle Tätigkeiten, durch die bei den einzelnen Mitgliedern bzw. der Familie als Ganzes entwicklungsspezifische und soziokulturelle Bedingungen ermittelt und Prozesse und Dynamiken analysiert werden. Ziel ist die Erkenntnis von Verhalten und Stilen, die als schwierig und hemmend angesehen werden. Ver-Wicklungen sollen entzerrt und Ent-Wicklung gefördert werden.

Um erfolgreiche Interventionsstrategien zu finden und einzusetzen, ist eine interdisziplinär angelegte Diagnostik erforderlich. Hierzu ist das Einbeziehen von psychosozialen, medizinischen und psychotherapeutischen Diensten ebenso wichtig wie die Zusammenarbeit mit der Jugendhilfe, dem schulpsychologischen Dienst oder schon zuvor aufgesuchten Erziehungsberatungsstellen. Auf diese Weise können bereits vorliegende Informationen diagnostisch einbezogen werden. Wesentlich zur entscheidungsrelevanten Erkenntnis sind Beobachtung, Spiel und gemeinsame Gespräche mit den Kindern und Jugendlichen und deren Eltern.

Diagnostik geht von einem bewussten Prozess aus, in dem qualitative und quantitative Instrumente genutzt werden, um die Entwicklung der Kinder und der Familie in ihrem gesamten sozialen Gefüge zu sehen (Kind-Umfeld-Analyse). Die eingesetzten Verfahren sind abhängig von der Fragestellung und dem notwendigen Informationsgrad.

Eine Vorgehensweise ist die Beobachtung der Szene, die die Familie zu Beginn bietet (szenisches Verstehen nach Argelander, 1970), von Merkmalen (z. B. störendes Verhalten) von Familienmitgliedern oder spürbaren Emotionen (welche Übertragungs- und Gegenübertragungsphänomene sind spürbar?). Eine weitere Vorgehensweise zur Erkenntnis von Erziehungsverhalten und Erziehungsstilen ist die systematische Beobachtung in unterschiedlichen Situationen. Dazu eignen sich Spielsequenzen, die eher unstrukturiert vorgegeben werden (Auftrag: „Spielen Sie 10 min mit Ihrem Kind"), oder eher strukturierte Vorgaben (Auftrag: „Malen Sie mit der Familie ein Familienwappen, welches zu Ihrer Familie passen würde"). Eine weitere ist die Analyse von Narrativen (vgl. Kap. 21) in der Familie (Frage: „Wie begehen Sie Feiertage – und welche sind es – in der Familie?"). Die Beobachtung und die Analyse von Narrativen kann frei oder mithilfe von selbstangefertigten Strichlisten, Ratingverfahren oder Screenings erfolgen. Unerlässlich sind Beobachtung bzw. Zuhören, Dokumentation (Beschreibung) und Beurteilung, möglichst im kollegialen Austausch.

Nach der Diagnostik werden Hypothesen Grundlage von Interventionen. Dabei ist die Rollenidentität der Diagnostikerinnen und Diagnostiker geprägt von bewussten und unbewussten Wertvorstellungen, Glaubenssätzen und der Biografie und steuert Handeln und Verhalten. Der kulturelle Filter (McGoldrick), den die Diagnostikerinnen und Diagnostiker anwenden, ist allerdings nicht nur hinsichtlich unbekannter Herkunft zu hinterfragen, sondern auch auf differente soziale und familiäre Kulturen im eigentlich bekannten Kulturkreis.

Quantitative Verfahren sind unter anderem das Erziehungsstil-Inventar (ESI) nach Krohne & Pulsack (1995). Es dient der Suche nach den Ursachen von Verhaltensproblemen von Kindern und erfasst die vier grundsätzlichen Erziehungsstil-Dimensionen: Liebe, Strenge, Selbstständigkeit und Religiosität. Auf zwei weiteren Skalen wird zudem die erzieherische Zusammenarbeit mit der Partnerin bzw. dem Partner und der Schule dargestellt. Somit können Hinweise auf problematisches Erziehungsverhalten der Mutter, des Vaters oder beider Eltern gewonnen werden.

Beim Fragebogen zum erinnerten elterlichen Erziehungsverhalten (FEE) (Schumacher et al., 2000) werden die jetzigen Eltern zum Verhalten ihrer Eltern gefragt und die Skalen Ablehnung und Strafe, emotionale Wärme sowie Kontrolle und Überbehütung mit jeweils acht Items erfasst. Die Skala „Ablehnung und Strafe" setzt sich aus Items zusammen, die Feindseligkeit, Kritik und Herabsetzung ausdrücken, sowie aus Items, die Strenge und Bestrafung beinhalten (z. B. „Wurden Sie von Ihren Eltern hart bestraft, auch für Kleinigkeiten?"). Die Skala „Emotionale Wärme" enthält Items, die aufmerksames, liebevolles, lobendes, unterstützendes und tröstendes Verhalten ausdrücken, ohne zu starke Einmischung zu implizieren (z. B. „Wurden Sie von Ihren Eltern getröstet, wenn Sie traurig waren?"). In der Skala „Überbehütung und Kontrolle" sind Items zusammengefasst, die einmischendes, übermäßig emotional teilnehmendes, schuldzuweisendes, bloßstellendes Verhalten und auch Leistungsorientierung sowie hohe Erwartungshaltung gegenüber dem Kind ausdrücken (z. B. „Wünschten Sie sich manchmal, dass sich Ihre Eltern weniger darum kümmerten, was Sie taten?"). Die Einschätzung erfolgt jeweils getrennt für Vater und Mutter.

Der Familien-Kindergarten-Interaktions-Test (FIT-KIT) (Sturzbecher & Freytag, 2000) misst spielbasiert die Qualität der Interaktion zwischen Kind und Erziehenden aus Perspektive des Kindes und ist anwendbar bei der Untersuchung der vom Kind wahrgenommenen Qualität der Interaktion zwischen sich selbst und Erziehungspersonen (z. B. Eltern, pädagogisches Personal) in Kindergärten und Hort und in der Erziehungs- und Familienberatung. Er erfasst über verschiedene Untertests (Problem-, Kooperations-, Konflikt-, Ideen-, Kummer- und Spaßsituationen) sowohl typische Verhaltensdimensionen von Erziehungspersonen (Kooperation, Hilfe, Abweisung, Restriktion, Bekräftigen kindlicher Ideen, Trösten, emotionale Abwehr sowie Faxen und Toben) als auch von Kindern (Hilfesuche, Diplomatie und Renitenz) und ermöglicht so die Darstellung von Interaktionsprofilen.

Der Züricher Kurzfragebogen zum Erziehungsverhalten (ZEK) von Müttern und Vätern erfasst aus der Perspektive Jugendlicher (Reitzle et al., 2001) die Dimensionen „Wärme und Unterstützung", „Psychologischer Druck" und „Regeln und Kontrolle". Ein hohes Maß an elterlicher Unterstützung korreliert demnach mit positiven Entwicklungsergebnissen wie einem höheren Selbstwert, einer höheren Neigung zu aktiven Bewältigungsstrategien und einer geringeren Belastung mit externalisierenden und internalisierenden Symptomen. Ein hohes Maß an psychischem Druck hingegen ging mit einem geringeren Selbstwert, einer stärkeren Tendenz zu vermeidendem Coping und einer höheren Symptombelastung einher.

Die deutsche erweiterte Version des Alabama Parenting Questionnaire für Grundschulkinder (DEAPQ-EL-GS) (Reichle & Franiek, 2009) misst die wesentlichen Erziehungsstildimensionen aus Elternperspektive. Erfasst werden mit 40 Items die Dimensionen „Positives Elternverhalten", „Involviertheit", „Geringes Monitoring", „Inkonsistenz" und „Körperliches Strafen" sowie die neu konstruierten Dimensionen „Machtvolle Durchsetzung" und „Verantwortungsbewusstes Elternverhalten".

Abhängig von den Ergebnissen der Diagnostik werden im Rahmen der Familientherapie entsprechende Interventionsstrategien gewählt. Schon während der Diagnostik, ob qualitativ oder quantitativ, sind Ermutigung, Bestärkung und Unterstützung wichtig, um Familien nicht mit Schuldzuweisungen zu belasten. Denn mit zunehmender Diskriminierung und Schwächung der Eltern sinkt auch die Chance der Kinder auf ein gelingendes glückliches Leben.

Literatur

Adam, H., & Bistritzky, H. (2017). *Seelische Probleme von geflüchteten Kindern und Jugendlichen. Wie Schule und Kinderpsychiatrie kooperieren können.* Cornelsen.

Argelander, H. (1970). *Das Erstinterview in der Psychotherapie.* WBG.

Belsky, J. (1984). The determinants of parenting. A process model. *Child Development, 55*(1), 83–96.

Belsky, J., & Jaffee, S. (2006). The multiple determinants of parenting. In D. Cicchetti & D. J. Cohen (Hrsg.), *Developmental psychopathology Vol. 3. Risk, disorder, and adaptation* (2. Aufl., S. 38–85). John Wiley & Sons.

Bowlby, J. (1973). *Attachment and loss. Vol. 2: Separation, anxiety and anger.* Hogarth.

Bundesministeriums für Familie, Senioren, Frauen und Jugend. (2020). 16. Kinder- und Jugendbericht. Förde-

rung demokratischer Bildung im Kindes- und Jugendalter. Deutscher Bundestag, Drucksache 19/24200, 19. Wahlperiode, Berlin.

Bürgin, D. (1993). Eltern werden. (Anmerkungen zu einer normativen Entwicklungskrise). *Kinderanalyse, 3,* 273–302.

Cierpka, M. (Hrsg.). (2003). *Handbuch der Familiendiagnostik* (2. Aufl.). Springer.

Frosch, C. A., Mangelsdorf, S. C., & McHale, J. L. (1998). Correlates of marital behavior at 6 months postpartum. *Developmental Psychology, 34*(6), 1438–1449.

Herzog, W. (2021). Zeitvergessenheit. Wie sich die Erziehung paradoxiefrei denken lässt. In U. Binder & F. Krönig (Hrsg.), *Paradoxien (in) der Pädagogik* (S. 67–81). Beltz.

Hurrelmann, K., & Bauer, U. (2000). *Einführung in die Sozialisationstheorie* (13. Aufl.). Beltz.

Kraft, V. (2013). Erziehung als Begriff der Erziehungswissenschaft. In: Andresen S, Hunner-Kreisel Ch, Fries S (2013) Erziehung. Ein interdisziplinäres Handbuch (S. 186–188). Metzler.

Krohne, W., & Pulsack, A. (1995). *Das Erziehungsstil-Inventar* (2. Aufl.). Göttingen.

Krüger, H. H., Rauschenbach, T., & Sander, U. (Hrsg.). (2007). Bildungs- und Sozialberichterstattung (ZfE-Beiheft, 6/06, 9. Jg.). VS Verlag für Sozialwissenschaften.

Lukesch, H. (1992). Erziehungsstil. In D. Lenzen (Hrsg.), *Enzyklopädie Erziehungswissenschaft (Bd. 1): Theorien und Grundbegriffe der Erziehung und Bildung* (2. Aufl., S. 403–405). Klett-Cotta.

Menck, P. (1998). *Was ist Erziehung? Eine Einführung in die Erziehungswissenschaft.* Auer.

Oelkers, J. (2009). *Handwörterbuch Erziehungswissenschaft.* Herausgegeben von Sabine Andresen, Rita Casale, Thomas Gabriel, Rebekka Horlacher, & Sabina Larcher Klee. ISBN:978-3-407-83159-0

Omer, H., & Streit, P. (2015). Neue Autorität: Das Geheimnis starker Eltern (2. Aufl. 2019). Vandenhoek & Rupprecht.

Omer, H., & von Schlippe, A. (2002). *Autorität ohne Gewalt.* Vandenhoeck & Ruprecht.

Reichle, B., & Franiek, S. (2009). Erziehungsstil aus Elternsicht, Deutsche erweiterte Version des Alabama Parenting Questionnaire für Grundschulkinder (DEAPQ-EL-GS). *Zeitschrift für Entwicklungspsychologie, 41*(1), 12–25.

Reitzle, M., Winkler, A., Metzke, C., & Steinhausen, C. (2001). Eltern und Kinder: Der Züricher Kurzfragebogen zum Erziehungsverhalten (ZKE). *Diagnostica, 47*(4), 196–207.

Resch, F. (1996). *Entwicklungspsychopathologie des Kindes- und Jugendalters.* Beltz PVU.

Rosenbaum, H. (1982). *Formen der Familie. Untersuchungen zum Zusammenhang von Familienverhältnissen, Sozialstruktur und sozialem Wandel in der deutschen Gesellschaft des 19. Jahrhunderts* (7. Aufl.). Suhrkamp.

Schumacher, J., Eisemann, R., & Brähler, E. (2000). *Fragebogen zum erinnerten elterlichen Erziehungsverhalten*. Hans Huber.

Steinbach, A., Kuhnt, A. K., & Knüll, M. (2015). Kern-, Eineltern- und Stieffamilien in Europa. Eine Analyse ihrer Häufigkeit und Einbindung in haushaltsübergreifende Strukturen, in: Duisburger Beiträge zur soziologischen Forschung 2/2015, https://www.uni-due.de/imperia/md/content/soziologie/duisburger_beiträge.pdf. Zugegriffen am 03.12.2021.

Sturzbecher, D., & Freytag, R. (2000). *Familien- und Kindergarten-Interaktionstest*. Hogrefe.

Tausch, R., & Tausch, A. M. (1973). *Erziehungspsychologie. Psychologische Prozesse in Erziehung und Unterrichtung* (7. Aufl.). Hogrefe.

Tausch, R., & Tausch, A. M. (1998). *Erziehungspsychologie. Begegnung von Person zu Person*. Hogrefe.

Tortora, S. (2011). Trauma, Stress und postpartale Depression: Das implizite Wissen und seine Auswirkungen auf die Mutter-Kind-Bindung. In K. H. Brisch (Hrsg.), *Bindung und frühe Störungen der Entwicklung*. Klett-Cotta.

Waters, E., & Deane, K. E. (1985). Defining and assessing individual differences in attachment relationships: Q-methodology and the organization of behavior in infancy and early childhood. In Monographs of the Society for Research in Child Development, Jg (50, H. 1/2, S. 41–65).

Gerhard J. Suess

▶ Ab den 1960er-Jahren hat sich die Bindungstheorie zu einem zentralen Paradigma der Entwicklungswissenschaft und der Anwendungspraxis entwickelt, das ab den 1990er-Jahren zunehmend auf verinnerlichte Beziehungserfahrungen und gelebtes Beziehungshandeln ausgedehnt wurde. Gründend auf Psychoanalyse, erweitert durch die Möglichkeit zunehmend differenzierter Verhaltensbeobachtung und Methoden der Ethologie sowie der Theory-of-Mind-Forschung, sind Bindungsinstrumente entwickelt worden, die weite Verbreitung über die psychotherapeutischen Schulen in klinischer Anwendung und in der Entwicklungsforschung zur Erkenntnisgewinnung gefunden haben. Hier werden die wichtigsten auf der Bindungsforschung beruhenden Instrumente und deren klinische und forschungsbezogene Bedeutung vorgestellt.

„… the overt problem which is brought to the Clinic in the person of the child is not the real problem; the problem which as a rule we need to solve is the tension between all the different members of the family." (Bowlby, 1949, S. 123)

Gerhard J. Suess ist vor der Veröffentlichung dieses Buches verstorben.

G. J. Suess (Verstorben) (✉)
Ehemals Dpt. of Social Work, Hamburg University of Applied Sciences, Hamburg, Deutschland

John Bowlby entwickelte die Bindungstheorie (BT) vor dem Hintergrund einer zunehmenden Sensibilität für die Auswirkungen von Trennungen bei Kindern (Spitz & Wolf, 1946; Harlow & Zimmermann, 1959; Robertson, 1952). Infolge der Kriegshandlungen nahmen Trennungen nach 1939 sprunghaft zu, sei es durch den Verlust der Eltern oder durch „Verschickungen" der Kinder an kriegsferne Orte zu ihrem Schutz, wie bei dem führenden englischen Kinderpsychiater Michael Rutter. Dieser wurde als Siebenjähriger für vier Jahre an die Ostküste der USA „verschickt", ohne seine Eltern zwischendurch sehen zu können (Carrey, 2010). Nach Kriegsende erstellte John Bowlby im Auftrag der WHO ein Gutachten (Bowlby, 1951), das verdeutlicht, welch einschneidende Ereignisse Trennungen von den Eltern für Kinder darstellen (Ainsworth et al. 1962). Mittlerweile gelten die mit Trennung verbundenen Risiken als belegt, und die Praxis in Kliniken und der Jugendhilfe hat sich merklich geändert, wobei neben einer Veröffentlichung von Michael Rutter (1979, 1981) vor allem die Filme des Bowlby-Mitarbeiters James Robertson (1962) wichtige Anstöße für das Umdenken lieferten. Doch erklären, wie die negativen Auswirkungen zustande gekommen sind, konnte man nach wie vor nicht. Dazu fehlte eine valide Theorie. Anders als Rene Spitz hielt John Bowlby die herrschende Psychoanalyse für nicht ausreichend (van der Horst et al., 2019) als Erklärungsrahmen und wollte für seine Theorie

© Springer-Verlag Berlin Heidelberg 2024
G. Reich et al. (Hrsg.), *Handbuch der Familiendiagnostik*, Psychotherapie: Praxis,
https://doi.org/10.1007/978-3-662-66879-5_18

Konzepte der Psychoanalyse „vom Kopf auf die Füße stellen", d. h. empirisch überprüfbar gestalten.

18.1 Anforderungen an die Theorie

► **Wichtig** Neben empirischer Überprüfbarkeit sollte das Fundament der Theorie aus in Längsschnittstudien an normalen Stichproben gewonnen Erkenntnissen und nicht, wie bei der Psychoanalyse, aus retrospektiv an Patienten gewonnenen Daten bestehen (Bowlby, 1988, ab S. 20).

Der Psychotherapeut John Bowlby fühlte sich immer mehr bei Methoden der klassischen Verhaltensforschung (= Ethologie) heimisch, allen voran der Beobachtung, die die Bindungsforschung prägt, allerdings auch sehr aufwendig gestaltet. Seine Mitarbeiterin Mary Ainsworth trug durch ihr Konzept der sicheren Basis sowie durch ihre umfangreichen Beobachtungsmanuale, die sie während eines mehrjährigen Aufenthaltes in Uganda entwickelte und anschließend als Psychologieprofessorin an der University of Baltimore/USA in den 1960er-Jahren in prospektiven Studien validierte, wesentlich zur Theorieentwicklung bei. Sie und ihre Student*innen (Mary Main, Inge Bretherton, Everett Waters in den USA) und internationalen Kolleg*innen (Klaus und Karin Grossmann in Deutschland; Alan Sroufe in den USA) starteten Längsschnittstudien, mit denen die BT empirisch überprüft werden konnte. Festzuhalten ist, dass die Bindungsmethoden nicht nur an weißen Mittelschichtsfamilien aus westlich-industrialisierten Ländern entwickelt wurden, sondern ausgehend von Uganda im internationalen Maßstab. Aufgrund ihrer besonderen Beiträge, die über eine breite empirische Basis den Erfolg in der Entwicklungspsychologie und der Entwicklungspsychopathologie ermöglichten, wird heute von der Bowlby-Ainsworth-Sroufe-Tradition gesprochen.

Neben der Beobachtung sorgt die stammesgeschichtliche Betrachtung mit dem Kriterium der Überlebensfunktion für einen roten Faden in der Theoriebildung und zeigt, welchen zentralen Platz die Ethologie in der BT einnimmt.

► **Wichtig** Neben der Ethologie und der Psychoanalyse bildet die Systemtheorie einen weiteren wichtigen Pfeiler. Das Triebkonzept Freuds wird weitgehend durch systemtheoretische Konzepte ersetzt wie beim Bindungsverhaltenssystem, einem Schlüsselkonzept, das analog zu physiologischen Regulationssystemen die Aktivierung, Beendigung und Intensität innerhalb gewisser Grenzen reguliert und vor allem auch motivationale Aufgaben erfüllt.

Der Ausdruck „Bindungsverhalten" soll, wie John Bowlby bemerkte, das Wirken von Regelkreisen und zielkorrigierten Steuerungsmechanismen (Bowlby, 1988, S. 28ff) in der Organisation und Koordinierung von Aufmerksamkeit, (Gefühls-)Ausdruck, Erwartung und (Gefühls-)Erleben innerhalb von Beziehungen beschreiben und nicht das Primat von Verhalten (Reisz et al., 2018). Zwischen dem beobachtbaren Verhalten und inneren Gedanken besteht eine Analogie, die dazu führt, „dass die Gedanken des Erwachsenen auf die Frage zum erinnerten Bindungsverhalten als Kind ähnlich laufen wie die Beinchen der Kleinkinder in der Fremden Situation", wie Grossmann und Grossmann (2020, S. 75) so treffend beschreiben. Neben beobachtbarem Verhalten bilden mittlerweile auch neurowissenschaftlich belegte Abwehrprozesse einen wichtigen Teil der BT.

► **Wichtig** Die durch Bindungserfahrungen gespeisten Bindungsmodelle beeinflussen nicht nur das eigene Verhalten und Erleben, sondern auch künftige Erfahrungskontexte, indem auf Interaktionspartner durch das Bindungsverhalten Einfluss ausgeübt wird. Interaktionspartner sind jedoch dem Geschehen nicht passiv ausgeliefert, sondern können auch für korrigierende Erfahrungen – ob in Therapie oder natürlichen Kontexten – sorgen und dadurch Veränderungsdruck auf Bindungsmodelle erzeugen (Suess, 2020a, b; Suess et al., 2015). Je mehr Bindungserfahrungen und Bindungsmodelle voneinander abweichen, desto weniger werden Letztere eine gesunde Basis für die weitere Entwicklung darstellen.

Dies wird in der BT (s. Sroufe, 2020) in dem Modell von Entwicklungspfaden ausgedrückt, das John Bowlby von dem Biologen Waddington (1957) übernommen hat und das die system-theoretische Fundierung der BT abrundet. Dieses Modell beschreibt neben homöostatischen (horizontalen) vor allem homöorhetische (vertikale, gleichmäßig fließende) Kräfte, die in Richtung zeitlicher Beibehaltung einer eingeschlagenen Entwicklung und dem oben beschriebenen Veränderungsdruck entgegenwirken. Sie sorgen für die jedem Psychotherapeuten bekannte Trägheit im System. Ein eingeschlagener Entwicklungspfad „turns at each and every stage on an interaction between the organism as it has developed up to that moment and the environment in which it then finds itself" (Bowlby, 1988, S. 64/5). Der so ausgedrückte kumulative Charakter von Entwicklung und die Rolle des Kontextes ließen sich in der Minnesota-Studie, der bedeutsamsten Längsschnittstudie innerhalb der Bindungsforschung, empirisch belegen:

Mit dem Bild eines Rangierbahnhofes verdeutlichte John Bowlby (1973, S. 364 ff.) anhand von Weichen, die zunehmend stärker von der sich entwickelnden Person gestellt werden, sein dynamisches Bild von gesunder und abweichender Entwicklung. Wenn das Kind in einer ausreichend guten Familienumgebung aufwächst, werden die homöorhetischen Kräfte Gutes für das sich entwickelnde Kind bewirken. In einer sehr abweichenden familiären Umgebung, in der pathologische Kräfte auf das kleine Kind einwirken, wird das Kind durch seine eigenen entwickelten selbstregulatorischen Kräfte immer mehr beharrende Kräfte entfalten (Bowlby, 1973, S. 369), und es wird nicht mehr ausreichen, nur das familiäre Umfeld zu verändern. Generell beeinflussen sich die von innen und von außen stammenden homöorhetischen Kräfte für die sich entwickelnde Person ständig gegenseitig und erzeugen so gemeinsam ein nicht zu unterschätzendes Kraftfeld. Darum ist der Beitrag familiärer Bindungen gemäß Bowlby ein doppelter

mit besonderem Gewicht. Sie stellen nicht nur eine zentrale und oftmals lange Zeit stabile Außenwelt für Entwicklung dar, sondern sind auch der Entstehungsort für internale Arbeitsmodelle (Bowlby, 1973).

▶ **Wichtig** Sogenannte „turning points," stellen im Entwicklungsverlauf besondere Gelegenheiten für Veränderung und Wachstum dar, wie in der Minnesota-Studie gezeigt werden konnte (Sroufe, 2020). Partnerwahl, Übergang zur Elternschaft, Eintritt ins Berufsleben waren statistisch mit Veränderungen verbunden.

Diese Studie liefert damit nicht nur Belege für „the importance of changing circumstances", sondern auch für die Berücksichtigung von günstigen Zeitfenstern für Interventions-/Präventionsaktivitäten. Später wirken homöorhetische Kräfte über die Auswahl signifikanter Personen, sodass die sich entwickelnde Person ihre eigene Umgebung mit schafft. Da homöorhetischen Kräfte aus der Innen- und der Außenwelt der Person ständig miteinander interagieren und die Entwicklung steuern, sollten individual- und familientherapeutische Interventionen miteinander verbunden werden: „It is in fact to the improvement of combined therapeutic techniques of this kind that many dynamically oriented psychiatrists are today devoting attention" (Bowlby, 1973, S. 369).

Bowlby, der Familientherapeut
Bereits vor Ausbruch des Krieges hat John Bowlby (1949) einen Fachartikel zur Begründung der Familientherapie geschrieben. Während seiner Zeit als Direktor führte er bei allen Neuaufnahmen an der Tavistock Child Guidance Clinic regelhaft meist zweistündige Familiensitzungen. Dafür wurden spezielle Techniken und Vorgehensweisen mit variierenden Settings entwickelt, die all die unterschiedlichen Berufsgruppen, die in der Abteilung mit dem jeweiligen Kind arbeiteten, mit einbezog. Einzelsitzungen und Familiensitzungen ergänzten sich gegenseitig. Bowlby (1949) beschrieb familiäre Beziehungen als das eigentliche therapeutische Ziel, die anstelle des im Kind bei seiner An-

meldung in der „Child Guidance Clinic" präsentierten Problems in der Intervention zu adressieren und zu behandeln seien (S. 123). In diesem variierenden Setting können nicht nur die Spannungen zwischen den Mitgliedern offen zu Tage treten, sondern jedes einzelne Familienmitglied kann auch seinen Beitrag zum Problem und schließlich für Wege der Änderung erkennen. Anschließend an die Gruppentermine konnte in Einzelsitzungen eine Aufarbeitung der biografischen Dynamik unter Zuhilfenahme des komplexen Übertragungs- und Gegenübertragungsgeschehens erfolgen.

18.2 Valide Methoden zu Erhebung unterschiedlicher Bindungsmuster

Längsschnittstudien belegten den Einfluss unterschiedlicher Bindungserfahrungen auf die weitere Entwicklung. Voraussetzung hierfür war die Güte der verwendeten Erhebungsmethoden, in die allein Ainsworth – angefangen von ihren theoriegeleiteten Beobachtungen in Afrika – sehr viel Entwicklungsarbeit investierte, die von ihren Schüler*innen fortgesetzt wurde. Drei Methoden haben sich besonders bewährt und sollen hier exemplarisch dargestellt werden.

> **Feinfühligkeit**
> 1. Skala zur Einstufung elterlicher Feinfühligkeit (Ainsworth, 1974/2003)
> 2. Fremde-Situation-Prozedur nach Ainsworth (Ainsworth et al., 1978) zur Einstufung von Bindungsqualitäten
> 3. Adult Attachment Interview (AAI) von Mary Main (Main et al., 1985)

In einer unveröffentlichten Sammlung hat Ainsworth 22 „maternal care variables" zur Einstufung der Interaktionsqualität hinterlassen, davon fünf (mittlerweile veröffentlichte) Einstufungsskalen, von denen wiederum eine sich in den Längsschnittstudien als sehr bedeutsam erwiesen hat: die Ainsworth'sche Feinfühligkeits-

skala. Dabei handelt es sich nicht um eine „Ratingskala" mit zwei extremen Polen, die ein Mehr oder Weniger an Feinfühligkeit darstellen, sondern um eine sogenannte Verhaltensmuster-Zuordnungsskala (Suess & Unzner, 2017). Auf neun Skalenpunkten sind fünf Ankerpunkte mit Verhaltensmustern von sehr geringer Feinfühligkeit bis sehr feinfühlig differenziert beschrieben. Für Anwender*innen besteht die Herausforderung darin, die jeweilige Interaktionsbeobachtung einem dieser Ankerpunkte zuzuordnen (s. Suess & Unzer, 2017). Dabei ist das Konzept in einem Vorspann umfassend beschrieben.

> **Übersicht**
> Feinfühligkeit gegenüber den Signalen des Kindes umfasst vier Ebenen:
>
> - die kindlichen Signale im Aufmerksamkeitsfokus behalten,
> - die Signale richtig interpretieren,
> - angemessen und
> - prompt darauf reagieren.

Wenn einem Kind derart Aufmerksamkeit entgegengebracht wird, dann lernt es nicht nur soziale Kompetenz, d. h., sich immer besser mitzuteilen und andere einzubinden, es entwickelt vor allem auch Selbstwert und eine sichere Bindung (Grossmann et al., 1985): „To a child, a caregiver's sensitivity means that her or his communications are understood, worthy of attention, and appropriately and promptly responded to" (Grossmann et al., 2013). Die Ainsworth'sche Feinfühligkeitsskala ist eines der erfolgreichsten Forschungsinstrumente mit hoher prognostischer Kraft für die kindliche Entwicklung über eine Spanne von 30 Jahren Entwicklung (Raby et al., 2015). Nach übereinstimmender Einschätzung von Bowlby und Ainsworth stellt sie das Herzstück der BT dar (Ainsworth & Bowlby, 1991). Feinfühligkeitstrainings wurden auf ihrer Grundlage schon lange in den Frühen Hilfen durchgeführt (van den Boom, 1994; Ziegenhain & Fegert, 2018).

Ihre differenzierten Beschreibungen von unterschiedlichen Interaktionsmustern, denen

Einschätzungen zugeordnet werden müssen, sind bestens in der Theorie verankert, Ergebnis langer und sorgfältiger Beobachtungspraxis in unterschiedlichen Kulturen und schließlich in Längsschnittstudien validiert (De Wolff & van IJzendoorn, 1997). Raby, Roisman, Fraley und Simpson (2015) kamen zu folgendem Ergebnis:

▶ **Wichtig** Aufgrund der über die ersten drei Lebensjahre erhobenen Werte auf der Feinfühligkeitsskala lassen sich soziale und akademische Kompetenz dieser Kinder mit 32 Jahren vorhersagen.

Schließlich können mit ihrer Hilfe immer wieder vorkommende Abweichungen in der Einschätzung unter Fachkräften besser nachvollzogen, und es kann eine gemeinsame („conferenced rating") Einschätzung gefunden werden (Suess & Unzner, 2017). Das Konzept der ausreichend guten („good enough") Feinfühligkeit kann anhand differenzierter Verhaltensmuster ebenfalls sehr gut beschrieben werden. Da der Punktwert 5 zwar mit „unbeständig feinfühlig" überschrieben ist, aber insgesamt doch mehr feinfühliges Elternverhalten beschreibt, beginnt hier die ausreichend gute Feinfühligkeit (Suess & Unzner, 2017). Laut Metaanalysen reicht dieser Grad an Feinfühligkeit für die Entwicklung einer sicheren Bindung (Raby et al., 2017).

Fremde Situation (Strange Situation Procedure, SSP)
Bereits in Uganda hat Ainsworth (1967; Duschinsky, 2020) angefangen, eine 20-minütige Standardprozedur namens „Fremde Situation" mit jeweils zwei kurzen Trennungen und anschließenden Wiedervereinigung zu entwickeln, um die Strategien des Umgangs mit dieser zunehmend stressvollen Situation bei Eltern-Kind-Paaren zu erfassen. Diese Fremde Situation (SSP) zählt heute zu den erfolgreichsten Bindungsmethoden ebenso wie das dazugehörige Auswertungsmanual (Ainsworth et al., 1978). Da das Buch *Infancy in Uganda* erst nach etwa einer Dekade veröffentlicht wurde (Ainsworth, 1967), galten die Fremde Situation und die drei organisierten Bindungsmuster lange als an einer Stichprobe von 23 weißen Mittelschichtfamilien entwickelt, bei der sie die drei organisierten Bindungsstrategien in den 1960er-Jahren im Rahmen ihrer Baltimore-Studie (USA) überprüft und validiert hat (Ainsworth et al., 1978). Die SSP ist so aufgebaut, dass Bindungsexplorationsverhalten von Kindern im Alter von 12 bis 18 Monaten optimal beobachtet und ausgewertet werden kann.

▶ **Wichtig** Sichere Bindungen erlauben es Kindern, in Anwesenheit der Bindungsperson zu „erkunden". Sie wissen, dass sie bei Bedarf jederzeit einen „sicheren Hafen" anlaufen können und Schutz, Trost oder einfach auch nur eine gewünschte Rückversicherung erhalten können. Das Wissen um die psychologische Verfügbarkeit der Bindungsperson bildet das Rückgrat ihrer Autonomie.

Die Durchführung der SSP und die Auswertung erfordert ein spezielles (einwöchiges) Training (Info https://attachment-training.com). Die SSP ist trotz ihrer standardisierten Durchführung kein Test. So wird z. B. Bindung nicht nach Auftretenshäufigkeit oder Intensität von Verhaltensweisen ausgewertet, sondern aufgrund komplexer Muster eingestuft (Sroufe & Waters, 1977). Der SSP liegt ein ethologisch geprägtes Denken zugrunde. Drei organisierte Bindungsstrategien lassen sich damit (80 % Übereinstimmung) erfassen:

- sichere (B),
- unsicher-vermeidende (A) und
- unsicher-ambivalente (C).

Nach Erkenntnissen zahlreicher Studien gelten die sicheren Strategien (B) als ausgezeichneter Schutzfaktor, der beste, den wir kennen. Sie ermöglichen einen Entwicklungspfad, der Optionen erkennen und aufgreifen lässt und nicht zuletzt über die Wertschätzung von Beziehungen und andere aktive Entscheidungen für einen weiteren sicheren Pfadverlauf sorgt (Homöorhese). Andere Kinder scheinen scheinbar durch die Trennungen nicht berührt zu werden. Bei der Wiedervereinigung laufen sie nicht zur Bindungsperson und beachteten sie auch nicht besonders. Ainsworth stufte die Strategie dieser Kinder als unsicher-vermeidend ein, obwohl sie auf den ersten Blick einen souveränen Eindruck erweckten. Hier half die BT, die Beziehungsbelastungen zu entdecken. Erst mit der Zeit hat man über verfeinerte Beobachtung die Verunsicherung und dann über physiologische Parameter (Cortisol) ihre innere Belastung nachgewiesen. Ainsworth hatte mit schriftlichen Aufzeichnungen arbeiten müssen, da Video erst Ende der 1960er-Jahren zur Verfügung stand. Bei der vermeidenden Strategie lenken die Kinder ihre Aufmerksamkeit aufs Spiel. Erst bei näherem Hinsehen und vor allem im Vergleich mit anderen Spielepisoden dieses Kindes in der SSP kann man erkennen, dass das Spiel nur der aktiven Vermeidung und dem Herunterregulieren von Bindungsbedürfnissen dient. Im Unterschied zu diesen deaktivierenden Strategien der „Vermeider" zeigte eine weitere Gruppe hyperaktivierende Strategien. Sie waren schnell – schon im Vorfeld der Trennung – alarmiert, zeigten generell eine Hypervigilanz, klammerten und weinten insgesamt sehr viel. Manche mischten Ärger und Bindungsverhalten, andere ließen eher mit sich geschehen und verhielten sich passiv (Grossmann & Grossmann, 2004/2012).

▶ **Wichtig** Die in der Fremden Situation erhobenen Bindungsqualitäten gelten nur in Bezug auf die jeweils anwesende Person und können für Vater und Mutter unterschiedlich ausfallen. Sie sind in diesem Alter reine Beziehungsmaße und keine individuellen Charakteristiken von Kindern (Traits). Bis zum Kindergartenalter werden sie zunehmend individuell organisiert und leiten das Verhalten ohne Anwesenheit der Bindungsperson an.

Die Kinder mit sicherer Bindung zu Vater und Mutter schnitten am besten und die mit unsicheren Bindungen zu beiden am schlechtesten hinsichtlich ihrer Kompetenz im Kindergarten ab (Suess et al., 1992; Sroufe et al., 2005; Sroufe, 2020).

Die beiden unsicheren Bindungsstrategien (A, C) werden immer wieder mit psychischer Auffälligkeit gleichgesetzt. Während es unbestritten in vielen Situationen optimal ist, sich bei eigener Unsicherheit direkt an vertraute Personen wenden zu können, den direkten und unverstellten Ausdruck von Gefühlen zur dyadischen Regulation einsetzen zu können, wie dies bei sicheren Bindungsbeziehungen der Fall ist, so haben Kinder mit unsicher-vermeidenden Bindungsstrategien sich damit optimal an ihre Bindungspersonen angepasst. Ihre Strategien sind das Resultat von erlebter Zurückweisung. Vermeidung ist dabei eine optimale Strategie, unter solchen Bedingungen größtmögliche Nähe zu erreichen. Die Unterdrückung von Bindungsbedürfnissen reduziert in solchen Beziehungen ebenfalls die Gefahr der Zurückweisung: Nah, aber nicht zu nah, lautet ihre gelernte Devise (Main, 1981).

Später haben dann Main und Solomon (1990) noch ein viertes, das desorganisiert-desorientierte Muster (D) vorgestellt. Streng genommen ist D kein eigenständiges Muster, sondern beschreibt das Zusammenbrechen einer der bereits erwähnten Strategien. Bei D werden deshalb die (zusammenbrechenden) organisierten Strategien mit angegeben (D/A, D/B, D/C).

Übersicht

Unter den in der SSP zu beobachtenden desorganisierten Formen gibt es eine große Variabilität, die sich grob in sieben Kategorien zusammenfassen lässt:

1. sequenzielles sowie
2. simultan gezeigtes Konfliktverhalten,
3. ungerichtete, fehlgerichtete und unvollständige Verhaltensweisen,
4. Stereotypien, unpassende oder ungewöhnliches Verhaltensweisen,
5. „Freezing" oder „Stilling",
6. Angst vor der Bindungsperson,
7. klare Zeichen der Desorientierung (Main & Solomon, 1990).

Der Grad der Desorganisation wird auf einer D-Skala eingestuft, die für die praktische Anwendung eine besondere Rolle spielt (Granqvist, 2021). Erklärt wird dieses Verhalten als widersprüchliche Erfahrungen des Kindes in dieser Bindungsbeziehung. Die Person wurde als Quelle der Sicherheit *und* des Erschreckens erlebt. Dieses erlebte Paradox führt beim Kind zu einem Zusammenbruch geordneter Bindungsstrategien sowie zu einem Schrecken ohne Auflösung (Main & Hesse, 1998; Lyons-Ruth & Jacobvitz, 2016). Erst später kann es durch kontrollierendes Verhalten diesem Paradox ein Stück weit entfliehen – wenn auch zum Preis einer dysfunktionalen Beziehung (Spangler, 2020). John Bowlby hat sich damit auseinandergesetzt, inwieweit Bindungsdesorganisation mit Trauma in Verbindung steht und in Band III („Loss") seines dreibändigen Werkes ein ganzes Kapitel (20), „Deaktivierung und segregierte Systeme", den möglichen zugrunde liegenden Abwehrprozessen gewidmet (s. auch Naumann-Lenzen, 2017).

Bei misshandelten Kindern fanden Forscher bei etwa 80 % der Kinder desorganisierte Bindungsformen, weshalb ein naheliegender Fehler darin besteht, bei Bindungsdesorganisation auf das Vorliegen von Misshandlung zu schließen. Es zeigten sich nämlich noch andere Entstehungszusammenhänge: z. B. häusliche Gewalt, unverarbeitetes Trauma einer Bindungsperson, unbehandelte schwere psychische Erkrankungen etc. Dabei handelt es sich allesamt um Kontexte, die zur gleichzeitigen Aktivierung des Furcht- und Bindungssystems beim Kind führen können und darüber zu Desorganisation führen. Deshalb ist Vorsicht bei der Ursachenzuweisung angebracht, was im Falle von häuslicher Gewalt besonders deutlich wird. Wenn eine Bindungsperson vor den Augen des Kindes vom Partner geschlagen wird, ist dies die erste ihr zugefügte Ungerechtigkeit und die D-Bindung zum Kind dann die zweite. Somit ist Bindungsdesorganisation auch kein einfach zu nutzendes Kriterium bei Sorgerechtsfragen und sollte (nur) im Zusammenhang mit einer klinischen Einschätzung verwendet werden – auf die Nutzung für individuelle Diagnostik gehen wir später nochmals ein.

▶ **Wichtig** Die Bindungsdesorganisation ist den psychischen Auffälligkeiten am nächsten, aber selbst diese Kinder entwickeln sich mehrheitlich normal. Nur im Zusammenhang mit entwicklungspsychopathologischen Grundlagen können die Bindungskategorien verstanden und in der Praxis angewendet werden.

So konnte in der Minnesota-Studie (Sroufe, 2020; Sroufe et al., 2005; Suess & Sroufe, 2008) bei Kindern mit einer desorganisierten Bindungsvergangenheit und der zusätzlichen Erfahrung sexueller Gewalt ein statistisch signifikanter Zusammenhang zur Entwicklung einer Borderline-Persönlichkeitsstörung festgestellt werden. Und wiederum trotz dieser Häufung von Widrigkeiten entwickelten sich andere Kinder normal, weil sie Schutz erfuhren bzw. korrigierende Erfahrungen sammeln konnten. Es kommt immer wieder auf die Beziehungspartner an, auf die das Kind trifft, sowie auf die Qualität übergeordneter (Exo- und Makro-Ebenen) Systemebenen (Belsky, 1980; Cicchetti & Valentino, 2006) und der stattfindenden transaktional-ökologischen Prozesse. Dissoziative Störungsformen konnten in Längsschnittstudien bei Teens mit desorganisierten Bindungshintergründen gehäuft wiedergefunden werden (Sroufe et al., 2005). Psychophysiologische Korrelate runden das Bild von Bindungsdesorganisation als Ausdruck von großer Herausforderung und als besonderes Risiko für weitere Entwicklung ab (Spangler, 2020).

Erwachsenenbindungsinterview (AAI)
Während wir bisher nur auf die Beinchen der Kinder, wie dies Grossmann und Grossmann (2020, S. 75) so treffend und anschaulich ausgedrückt haben, geachtet haben, so wenden wir uns nun den Gedanken der Erwachsenen zu. Mit dem AAI (George et al., 1996) – eine mittlerweile auch unter Praktikern bekannte Abkürzung – hatte die Bindungsforschung ein weiteres führendes Instrument vorgestellt und die Repräsentationsebene erreicht. Eine deutsche Übersetzung mit Rückübersetzung sowie Autori-

sierung durch George, Kaplan und Main wurde von Gloger-Tippelt (2001, 2012) veröffentlicht (s. auch Reiner et al., 2013).

▶ **Wichtig** Das AAI besteht aus einem Set von 20 Fragen, die in der vorgegebenen Reihenfolge gestellt werden sollten, da sie eine Atmosphäre von aufsteigendem Stress erzeugen und das Bindungssystem aktivieren sollen. Die Fragen sind so gewählt, dass sie das Unbewusste überraschen, das AAI wird aufgezeichnet und im Wortlaut transkribiert. Entscheidend für die Auswertung ist nicht nur, was erinnert, sondern besonders wie diese Erinnerungen wiedergegeben werden. Dabei sprechen die Fragen den episodischen Gedächtnisspeicher mit seinen konkreten biografischen Erinnerungen und den semantischen Gedächtnisspeicher mit seinen bewertenden Zusammenfassungen und damit seiner Offenheit für Bemerkungen der Bindungspartner an.

Nach einführenden Fragen wird bald nach charakterisierenden Eigenschaftswörtern für die Beziehung zu Vater und Mutter gefragt. Anschließend sollen diese Eigenschaftswörter mit erinnerten konkreten Episoden belegt werden. Interviewte mit einem sicheren Umgang mit Kindheitserinnerungen haben einen guten Zugriff zum episodischen und semantischen Gedächtnisspeicher. Sie können Gutes und Schlechtes aus dem Beziehungsleben erinnern, bewerten und mit lebendigen Ereignissen und Episoden belegen. Ihre Erinnerungen erlauben, durch Rückschau im eigenen Leben vorwärts zu kommen (Suess et al., 2018). Sie versuchen, Erklärungen zu finden, warum andere wohl so, wie sie es taten, gehandelt haben und wie sich ihre geschilderten Erfahrungen auf ihre Entwicklung ausgewirkt haben. Haben sie eigene Kinder, wird diese kritische Reflexion auf die Beziehung zu diesen ausgedehnt. Im Mittelteil werden besonders bindungsrelevante Episoden aus der Kindheit durch Fragen angesprochen, z. B. Erinnerungen an die erste Trennung von den eigenen Eltern oder an schwierige Erziehungssituationen und die kleineren oder größeren Un-

fälle inklusive Krankenhausaufenthalte. Ein spezieller Fragenblock widmet sich traumatischen Erlebnissen aufgrund von Gewalterfahrungen (Misshandlung, Missbrauch) oder Verlusterfahrungen (Trennung, Tod): „Manche Eltern erzählen uns, dass sie … Missbrauch erlebt haben. Haben Sie das auch …?". Im Interviewleitfaden sind Beispiele für Nachfragen („prompts") angegeben; die gesamte Interviewführung erfordert jedoch neben guten Theoriekenntnissen ein Training, da Nachfragen sich erst aus dem Interviewverlauf ergeben. Abschließende Fragen richten sich an das, was man aus dem eigenen Leben, so wie es gelaufen ist, gelernt hat. Da das Interview bei vielen tiefer als anfangs gedacht geht und aufwühlend wirkt, ist die letzten Frage eine sogenannte „Auftauch"-Frage: „Wenn eine gute Fee käme und Sie hätten einen Wunsch für das Leben Ihres Kindes … frei …."

So wie der „Lauf der Beinchen" der Kinder in der Fremden Situation, so entscheidet die Diskursqualität mit den im Auswertetraining gelernten Markern über die unterschiedlichen Qualitäten im AAI. Pausen sind hier genauso wichtig wie die Wortwahl, grammatikalische Brüche bei sensiblen Inhalten und ansonsten fehlerfreiem Diskurs, Widersprüche im Interviewverlauf und ausgewogener Zugriff auf die episodischen und semantischen Gedächtnisspeicher.

Analog zur Einteilung der Bindungsmuster aus der Kindheit werden auch hier zwei „unsichere" Qualitäten (Ds und E), eine „unverarbeitete" (U Trauma oder Loss) sowie eine sichere, die nun F für „Frei-Autonom" genannt wird, identifiziert. F-Interviews zeichnen sich durch einen guten Zugang zu positiven wie negativen Kindheitserinnerungen aus, die zusammengefasst gut auf den Punkt gebracht und mit konkreten episodischen Erinnerungen belegt werden können. Bei einigen wurde im weiteren Verlauf (aufgrund ihrer erzählten Erinnerungen und retrospektiv) deutlich, dass sie in ihrer Kindheit eine unsichere Bindung erfahren hatten. Sie zeigten jedoch all die Qualitäten eines sicheren Diskurses. Diese „Earned-Secure"-Interviews signalisieren Hoffnung. Es ist jedoch Vorsicht bei diesen retrospektiven Einschätzungen der

Kindheitserfahrungen angebracht. Prospektive Ergebnisse von Längsschnittstudien über eine Spanne von 40 Jahren wie bei der Minnesota-Studie (Roisman et al., 2002, 2014) deuten auf kurzzeitige und vorübergehende Probleme im Leben dieser alleinerziehenden Eltern hin, die ansonsten jedoch gute Feinfühligkeitswerte aufwiesen. Sie unterscheiden sich also von dauerhaft unsicheren Kindheiten.

▶ **Wichtig** Das Studium von Personen, die sich von unsicheren Bindungsverläufen hin zu sicheren entwickeln können, ist für die klinische Praxis von großer Bedeutung. Empirisch untersuchte erworbene Sicherheit zeigt immer auch, wie bedeutsam andere Beziehungspartner im Leben sind. Bei Verbesserungen konnten alle Betroffenen so eine unterstützende Person erinnern, die ihnen über eine sichere Beziehung den Weg zu sicheren Bindungsmodellen bereitete, ob im natürlichen Umfeld oder in einer Psychotherapie. Gerade diese Ergebnisse zu Veränderungen in Beziehungen sind ein weiteres Argument für beziehungs-/bindungsbasierte Angebote in der Kinder- und Jugend- sowie in der Gesundheitshilfe.

Unsichere Modelle können aus den Interviews ebenso erschlossen werden: Ds für „dismissive" und E für „enmeshed-preoccupied". Ds können oder wollen sich nicht an alle Details ihrer Kindheit erinnern und neigen zu einer Idealisierung ihrer Bindungspartner, geben z. B. ausschließlich positive Eigenschaftswörter zur Charakterisierung der Beziehung an. Doch aussagekräftiger sind die fehlenden Belege. Ds liefern keine konkreten Geschichten (episodischer Speicher), die das gewählte Adjektiv für die Beziehung veranschaulichen. Später geraten sie mit ihren weiteren Schilderungen in Widerspruch zu diesen positiven Einschätzungen. Neben vielen anderen Merkmalen ist wohl das Fehlen einer kritischen Reflexion über mögliche Auswirkungen auf die Entwicklung der eigenen Person besonders auffallend. Diese Personen mit wenig Zugang zu negativen Kindheitserinnerungen bzw. zum episodischen Gedächtnisspeicher sind hoch struktu-

riert im gesamten Interviewverlauf und erwähnen selten Gefühle. Ihre Schilderungen sind erst auf den zweiten und mit einem geschulten Blick als Idealisierung und Schönfärberei erkennbar. Während die Ds-Protokolle oftmals durch ihre Kürze auffallen, so trifft das Gegenteil für die mit „E" bezeichneten „unsicher-präokkupierten" Interviews zu. Sie haben durchaus Zugang zu konkreten, meist negativen, Erinnerungsepisoden, allerdings keinen bis wenig zum semantischen Gedächtnisspeicher. Deshalb können sie auch zutreffende Erinnerungen nicht zusammenfassend auf den Punkt bringen, bleiben in unstrukturierten Erinnerungen gefangen und können sie nicht für positive Veränderung verwenden. Bei den Fragen im AAI nach Missbrauch, Misshandlung und Verlusterfahrungen zeigten sich in manchen Antworten Auffälligkeiten, die zu einer Einstufung des Interviews als U für „unverarbeitet" führte. Die für klare Antworten immer erforderliche Überwachung des Diskurses geriet bei Us – und zwar nur bei diesen Fragen – außer Kontrolle („lapses in monitoring"), mit grammatikalischen Fehlern, sehr langen Pausen, teils mitten im Satz, und dem Fortfahren mit anderen Inhalten oder einem auffälligen Wechsel in eine blumige und poetische Sprache, um nur ein paar Diskursmarker für U zu nennen. Wenn solche Störungen im Erinnern und in der Kommunikation auf einer entwickelten D-Skala höher als 5 eingestuft werden, dann ist die Hauptkategorie des AAI „unresolved" (U), und die organisierten Kategorien werden analog zu D in der Fremden Situation mit (U/F, U/E, U/Ds) angegeben.

Die Belege für die Validität des AAI sind beeindruckend, auch die in Metaanalysen gefundenen klinischen Zusammenhänge (z. B. die Arbeiten von Bakermans-Kranenburg u. IJzendoorn), jedoch rechtfertigen sie nicht die Verwendung als alleinige individuelle Diagnostik. Hieran ändert auch der Verweis darauf nichts, dass die derzeitigen psychiatrischen Diagnosen selbst noch nicht ausreichend inhaltlich abgesichert sind. Eine hohe Komorbidität spricht zudem eher für einen Fokus auf transdiagnostische Mechanismen (emotionale Regulation) und die Beachtung der subklinischen Entwicklung. Sroufe (1997) gibt zu bedenken, dass die Unklarheiten bei psychiatrischen Diagnosen nicht rechtfertigen, sie als (alleinige) Validitätskriterien zu verwenden, und spricht sich für eine stärkere Einbeziehung von familiären Beziehungsmustern und des Verlaufs von Entwicklungspfaden aus. Sowohl die Interviewführung als auch die Auswertung erfordert ein anerkanntes Training (https://attachmenttraining.com). Ein solches Training ist für Beratung und Therapie auch dann empfehlenswert, wenn kein Reliabilitätstest angestrebt wird (Steele & Steele, 2008). Es sei hier auch auf das projektive Adult Attachment Projective (AAP) (George & West, 2012; Buchheim et al., 2012) verwiesen, auf das hier aus Platzgründen nicht eingegangen werden kann, das auch für klinische Bindungserfassung empfehlenswert ist.

Ebenfalls aus Platzgründen werden im Folgenden einige Bindungsinstrumente nur kurz erwähnt. Sie können nicht so gute Kennwerte für Validität und Reliabilität aufweisen wie die Feinfühligkeitsskala, SSP und AAI, können jedoch sehr gut in der klinischen Praxis eingesetzt werden.

Attachment Story Completions Task (ASCT) und Attachment Q Sort (AQS)

Um die Bindungsmodelle von Kindern in der mittleren Kindheit zu erfassen, haben Bretherton I., Ridgeway D., Cassidy, J. (1990) den ASCT entwickelt. Kindern im Kindergarten- und Grundschulalter werden bindungsrelevante Geschichtenstämme („story stems") vorgegeben, die jeweils einen Konflikt beinhalten und die in ein Spiel mit Familienfiguren eingebettet werden. Die Kinder werden nach jedem „story stem" aufgefordert, unter Benutzung der Figuren und Requisiten zu zeigen und zu erzählen, was als nächstes in der Geschichte passiert (Bretherton et al., 2001, ASCT dt.; Gloger-Tippelt & König, 2009/2012). Eine abgewandelte Form (MCAST) wurde an der University of Manchester (Green et al., 2000) entwickelt. Diese Methoden sind in ihrer Zuverlässigkeit derzeit nicht mit SSP und AAI vergleichbar. Praktiker verwenden oft vergleichbare Materialien und können sie gut in die Beratung und Therapie von Kindern einbinden. Zur Verwendung in der klinischen Praxis sei auf Bretherton et al. (2001, S. 120 ff.) verwiesen. Eine auf angespielten Videosequenzen basierende Variante für Jugendliche, Adolescent Story Stem Profile (ASSP), wurde inzwischen im Anna Freud Center entwickelt (Hillman et al., 2020).

Everett Waters u. a. nutzten die bewährte Q-sort-Methode, um Bindungsqualitäten (AQS) zu erfassen (Waters & Deane, 1985; Waters, 1987; Suess et al., 2016; Suess et al., 2018). Dabei werden 90 Kärtchen mit kurzen Aussagen zu Bindungs-Explorations-Verhalten von Kindern von mit dem Kind vertrauten Personen auf drei Stapel aufgeteilt, von „trifft zu" bis „trifft nicht zu" sowie auf einen mittleren, wenn keine Entscheidung möglich ist. Danach wird jeder Stapel nochmals auf jeweils drei Stapel entlang der bekannten Dimension unterteilt. Es liegt für jede der 90 Aussagen zum Bindungs-Explorations-Verhalten der Kinder am Ende ein Punktwert von 1 bis 9 vor. Diese Verteilung wird danach mit einer verfügbaren Experten-Verteilung korreliert, woraus sich ein standardisierter Wert für Bindungssicherheit berechnen lässt. Wir haben bei verschiedenen Praxisforschungsprojekten festgestellt, dass Praktiker diese Kärtchen gerne weiter verwendet haben, weil sie eine gute Verhaltensbeschreibung liefern. Der AQS ist von 12 bis 48 Lebensmonaten einsetzbar, also etwas mehr als 2 Jahre länger als die SSP, die in der Regel ab 20 Monaten nur unter besonderen Bedingungen eingesetzt werden kann. Allerdings lässt sich die für die klinische Praxis interessante Bindungsdesorganisation damit nicht erfassen.

Diagnostische Verwendung von Bindungsmethoden

Ob überhaupt und in welcher Form Bindungskategorien zu individualdiagnostischen Zwecken verwendet werden können, darüber gibt es derzeit eine lebendige Diskussion (z. B. Forslund et al., 2021; Granqvist et al., 2017; Sroufe, 2020; Spangler, 2020). Während Bindungsmethoden im Rahmen einer therapeutischen Intervention wertvolle diagnostische Informationen liefern und ihre Einbeziehung zu befürworten ist, gilt dies nicht so für den Einsatz zur Begutachtung (z. B. Familiengerichtsverfahren).

▶ **Wichtig** Bei Begutachtungen sollten, wenn überhaupt, Bindungsmethoden nur im Verbund mit zusätzlichen diagnostischen Informationen sowie einer soliden Ausbildung in den jeweiligen Bindungsverfahren verwendet werden. Mit zunehmender Verbreitung von Bindungswissen und -fortbildung in der Praxis werden die Gefahren von allzu großer Vereinfachung und damit Verfälschung deutlich. Darum sollten die hier vorgestellten Bindungskategorien im Verbund mit dem entwicklungspsychopathologischen Paradigma, das der BT zugrunde liegt, verbreitet werden.

Empfehlenswert hierfür ist das Buch von Alan Sroufe (2020), in dem er nicht nur sein Leben als akademischer Bindungsforscher mit den wichtigsten Ergebnissen, sondern auch das eines Erwachsenen beschreibt, der prüft, inwieweit sich damit auch sein Leben mit schwerer Kindheit verstehen lässt.

Literatur

Ainsworth, M. D. S. (1967). *Infancy in Uganda: Infant care and the growth of love*. Johns Hopkins Press.

Ainsworth, M., et al. (1962). *Deprivation of maternal care: A reassessment of its effects*. World Health Organization. Public Health Papers, No. 14.

Ainsworth, M. D. S., Bell, S. M., & Stayton, D. F. (1974). Infant-mother attachment and social development: Socialization as a product of reciprocal responsiveness to signals. In M. P. M. Richards (Ed.), *The integration of a child into a social world* (pp. 99–135). Cambridge University Press.

Ainsworth, M. D. S. (1974/2003). Feinfühligkeit versus Uneinfühligkeit gegenüber den Mitteilungen des Babys. In K. E. Grossmann & K. Grossmann (Hrsg.), *Bindung und menschliche Entwicklung. John Bowlby, Mary Ainsworth und die Grundlagen der Bindungstheorie* (S. 431–439). Klett-Cotta.

Ainsworth, M. D. S., & Bowlby, J. (1991). An ethological approach to personality development. *American Psychologist, 46*, 333–341. https://doi.org/10.1037/0003-066X.46.4.333

Ainsworth, M. D. S., Blehar, M., Waters, E., & Wall, S. (1978). *Patterns of attachment: A psychological study of the strange situation*. Erlbaum.

Belsky, J. (1980). Child maltreatment: An ecological integration. *American Psychologist, 35*, 320–335. https://doi.org/10.1037/0003-066X.35.4.320

Bowlby, J. (1949). The study and reduction of group tensions in the family. *Human Relations, Sage Social Science Collections, 2*, 123–128.

Bowlby, J. (1951). *Maternal care and mental health. A report prepared on behalf of the World Health Organization as a contribution to the United Nations programme for the welfare of homeless children* (World Health Organization Monograph Series). World Health Organization.

Bowlby, J. (1973). *Separation: Anxiety & anger. Attachment and loss* (Vol. 2). Hogarth Press. International Psycho-Analytical Library No. 95.

Bowlby. (1988). *A secure base: Parent-child attachment and healthy human development*. Basic Books.

Bretherton, I., Ridgeway, D., & Cassidy, J. (1990). Assessing internal working models of the attachment relationship: An attachment story completion task for 3-year-olds. In M. T. Greenberg, D. Cicchetti, & E. M. Cummings (Eds.), *Attachment in the preschool years: Theory, research, and intervention* (pp. 273–308). The University of Chicago Press.

Bretherton, I., Suess, G. J., Golby, B., & Oppenheim, D. (2001). ASCT – Methode zur Erfassung der Bindungsqualität im Kindergartenalter durch Geschichtenergänzungen im Puppenspiel. In G. J. Suess, H. Scheuerer-Englisch, & W.-K. P. Pfeifer (Hrsg.), *Bindungstheorie und Familiendynamik – Anwendung der Bindungstheorie in Beratung und Therapie* (S. 83–124). Psychosozial.

Buchheim, A., George, C., Juen, F., & West, M. (2012). Das Adult Attachment Projective Picture System (AAP). In G. Gloger-Tippelt (Hrsg.), *Bindung im Erwachsenenalter* (S. 355–380). Huber.

Carrey, N. (2010). Interview with Sir Michael Rutter. *Journal of Canadian Academy of Child and Adolescent Psychiatry, 19*(3), 212–217.

Cicchetti, D., & Valentino, K. (2006). An ecological-transactional perspective on child maltreatment: Failure of the average expectable environment and its influence on child development. In D. Cicchetti & D. J. Cohen (Hrsg.), *Developmental psychopathology: Risk, disorder, and adaptation* (S. 129–201). John Wiley & Sons, Inc.

De Wolff, M. S., & van IJzendoorn, M. H. (1997). Sensitivity and attachment: A Meta-analysis on parental antecedents of infant attachment. *Child Development, 68*, 571–591.

Duschinsky, R. (2020). *Cornerstones of attachment research*. Oxford University Press.

Forslund, T., Granqvist, P., van IJzendoorn, M. H., Sagi-Schwartz, A., Glaser, D., Steele, M., Hammarlund, M., Schuengel, C., Bakermans-Kranenburg, M., Steele,

M., Shaver, P., Lux, U., Simmonds, J., Jacobvitz, D., Groh, A., et al. (2021). Attachment goes to court: Child protection and custody issues. *Attachment & Human Development.* https://doi.org/10.1080/146167 34.2020.1840762

George, C., & West, M. L. (2012). *The adult attachment projective picture system. Attachment theory and assessment in adults.* Guilford.

George, C., Kaplan, N., & Main, M. (1996). *Adult attachment interview* (3. Aufl.). Unpublished manuscript. Department of Psychology, University of California, Berkeley.

Gloger-Tippelt. (2001). *Bindung im Erwachsenenalter.* Hans Huber.

Gloger-Tippelt, G. (Hrsg.). (2012). *Bindung im Erwachsenenalter.* Huber.

Gloger-Tippelt, G., & König, L. (Hrsg.). (2009/2012). *Bindung in der mittleren Kindheit: Das Geschichten-ergänzungsverfahren zur Bindung 5- bis 8-jähriger Kinder (GEV-B).* Beltz.

Granqvist, P. (2021). Attachment, culture, and gene-culture co-evolution: Expanding the evolutionary toolbox of attachment theory. *Attachment & Human Development,* 23(1), 90–113. https://doi.org/10.1080/1461673 4.2019.1709086.

Granqvist, P., Sroufe, L. A., Dozier, M., Hesse, E., Steele, M., v. IJzendoorn, M. H., Solomon, J., Schuengel, C., Fearon, P., Bakermans-Kranenburg, M., Steele, H., Cassidy, J., Carlson, E., Madigan, S., Jacobvitz, D., et al. (2017). Disorganized attachment in infancy: A review of the phenomenon and its implications for clinicians and policy-makers. *Attachment & Human Development,* 19(6), 534–558.

Green, J. M., Stanley, C., Smith, V., & Goldwyn, R. (2000). A new method of evaluating attachment representations on young school age children – The Manchester child attachment story task. *Attachment & Human Development,* 2, 42–64.

Grossmann, K., & Grossmann, K. E. (2004/2012). *Bindungen – das Gefüge psychischer Sicherheit.* Klett-Cotta.

Grossmann, K. E., & Grossmann, K. (2020). Psychische Sicherheit als Voraussetzung für psychologische Anpassungsfähigkeit im Rahmen der Bindungstheorie. In G. Opp, M. Fingerle, & G. J. Suess (Hrsg.), *Was Kinder stärkt: Erziehung zwischen Risiko und Resilienz* (S. 69–81). Reinhardt.

Grossmann, K., Grossmann, K. E., Spangler, G., Suess, G., & Unzner, L. (1985). Maternal sensitivity and newborns' orientation responses as related to quality of attachment in Northern Germany. *Monographs of the Society for Research in Child Development,* 50(1-2), 233–256.

Grossmann, K. E., Bretherton, I., Waters, E., & Grossmann, K. (2013). Maternal Sensitivity: Observational studies honoring Mary Ainsworth's 100th year. *Attachment and Human Development, Special Issue: Maternal Sensitivity,* 15, 443–447.

Harlow, H. F., & Zimmermann, R. R. (1959). Affectional responses in the infant monkey. *Science, 130,* 421–432.

Hillman, S., Hodges, J., Steele, M., Cirasola, A., Asquith, K., & Kaniuk, J. (2020). Assessing changes in the internal worlds of early- and late-adopted children using the Story Stem Assessment Profile (SSAP). *Adoption and Fostering,* 44(4), 377–396.

James, R. (1962). *Hospitals and children: A parent's eyeview.* Gollancz.

Lyons-Ruth, K., & Jacobvitz, D. (2016). Attachment disorganization from infancy to adulthood: Neurobiological correlates, parenting contexts, pathways to disorder. In J. Cassidy & P. R. Shaver (Hrsg.), *Handbook of attachment: Theory, research, and clinical applications* (3. Aufl., S. 667–695). Guilford Press.

Main, M. (1981). Avoidance in the service of attachment: A working paper. In K. Immelmann, G. Barlow, L. Petrinovich, & M. Main (Hrsg.), *Behavioral development: The Bielefeld interdisciplinary project* (S. 651–693). Cambridge University Press.

Main, M., & Hesse, E. (1998). *Frightening, frightened, dissociated, deferential, sexualized and disorganized parental behavior: A coding system for parent-infant interactions* (6. Aufl.). Unpublished manual, University of California at Berkeley.

Main, M., & Solomon, J. (1990). Procedures for identifying infants as disorganized/disorientated during the Ainsworth strange situation. In M. Greenberg, D. Cicchetti, & M. Cummings (Hrsg.), *Attachment in the preschool years: Theory, research, and intervention* (S. 121–160). University Press of Chicago.

Main, M., Kaplan, N., & Cassidy, J. (1985). Security in infancy, childhood, and adulthood: A move to the level of representation. *Monographs of the Society for Research in Child Development,* 50, 66–104. https://doi.org/10.2307/3333827

Naumann-Lenzen, M. (2017). Regulation intersubjektiv und intrasubjektiv: Ein Paradigmenwechsel. In E. Neumann & M. Naumann-Lenzen (Hrsg.), *Psychodynamisches Denken und Handeln in der Psychotherapie – Eine intersubjektive und verfahrensübergreifende Sicht* (S. 137–250). Psychosozial.

Raby, K. L., Roisman, G. I., Fraley, R. C., & Simpson, J. A. (2015). The enduring predictive significance of early sensitivity: Social and academic competence through age 32 years. *Child Development,* 86, 695–708.

Raby, K. L., Labella, M. H., Martin, J., Carlson, E. A., & Roisman, G. I. (2017). Childhood abuse and neglect and insecure attachment states of mind in adulthood: Prospective, longitudinal evidence from a high-risk sample. *Development and Psychopathology,* 29, 347–363. https://doi.org/10.1017/S0954579417000037.

Reiner, I. C., Fremmer-Bombik, E., Beutel, M. E., Steele, M., & Steele, H. (2013). Das Adult Attachment Interview – Grundlagen, Anwendung und Einsatzmöglichkeiten im klinischen Alltag. *Zeitschrift für Psychosomatische Medizin und Psychotherapie.* 231–246. https://doi.org/10.13109/zptm.2013.59.3.231.

Reisz, S., Duschinsky, R., & Siegel, D. (2018). Disorganized attachment and defense: Exploring John Bowlby's unpublished reflections. *Attachment & Human Development, 20*(2), 107–134.

Robertson, J. (1952). *A two-year-old goes to hospital (film)*. Concord Films Council/New York University Film Library.

Roisman, G., et al. (2002). Earned-secure attachment status in retrospect and prospect. *Child Development, 73*(4), 1204–1219. https://doi.org/10.1111/1467-8624.00467.

Rutter, M. (1979). Maternal deprivation, 1972–1978: New findings, new concepts, new approaches. *Child Development, 50*, 283–305.

Rutter, M. (1981). Stress, coping and development: Some issues and some questions. *The Journal of Child Psychology and Psychiatry, 22*(4), 323–356. https://doi.org/10.1111/j.1469-7610.1981.tb00560.x.

Spangler, G. (2020). Bindungsdesorganisation und Resilienz: Aktueller Stand der Diskussion über Ursachen und Aussagekraft. In G. Opp, M. Fingerle, & G. J. Suess (Hrsg.), *Was Kinder stärkt: Erziehung zwischen Risiko und Resilienz* (4. Aufl.). Reinhardt Verlag.

Spitz, R. A., & Wolf, K. M. (1946). Anaclitic depression: An inquiry into the genesis of psychiatric conditions in early childhood. *The Psychoanalytic Study of the Child, 2*, 313–342. https://doi.org/10.1080/00797308.1946.11823551

Sroufe, L. A. (1997). Psychopathology as an outcome of development. *Development and Psychopathology, 9*(2), 251–268.

Sroufe, L. A. (2020). *A Compelling Idea – How We Become the Persons We Are. Brandon (VT)*. Safer Society Press. (Dt. (2022) Der Weg zur eigenen Persönlichkeit. Wie Bindungserfahrungen uns lebenslang prägen). Klett-Cotta.

Sroufe, L. A., & Waters, E. (1977). Attachment as an organizational construct. *Child Development, 48*(4), 1184–1199. (16 pages). https://doi.org/10.2307/1128475.

Sroufe, L. A., Egeland, B., Carlson, E. A., & Collins, W. A. (2005). *The development of the person. The Minnesota study of risk and adaptation from birth to adulthood*. The Guilford Press.

Steele, H., & Steele, M. (2008). *Clinical application of the adult attachment interview*. Guilford Press.

Suess, G. J. (2020a). Frühe Hilfen und Resilienz. In G. Opp, M. Fingerle, & G. J. Suess (Hrsg.), *Was Kinder stärkt: Erziehung zwischen Risiko und Resilienz* (4. Aufl., S. 98–107). Reinhardt Verlag.

Suess, G. J. (2020b). Bindungsdynamik in der Beratung. *Soziale Arbeit, 9/10*, 363–367.

Suess, G. J., & Sroufe, J. (2008). Clinical implications of the development of the person. *Attachment & Human Development, 7*(4), 381–392.

Suess, G., & Unzner, L. (2017). Das Ainsworth´sche Feinfühligkeitskonzept und seine Bedeutung in den Frühen Hilfen. In *Feinfühlige Herausforderung. Bindung in Familie, Kita, Kinderheim und Jugendhilfe*. Psychosozial-Verlag.

Suess, G. J., Grossmann, K. E., & Sroufe, L. A. (1992). Effects of infant attachment to mother and father on quality of adaptation in preschool: From dyadic to individual organization of self. *International Journal of Behavioral Development, 15*, 43–66.

Suess, G. J., Mali, A., Reiner, I., Fremmer-Bombik, E., Schieche, M., & Suess, E. S. (2015). Attachment representations of professionals – Influence on intervention and implications for clinical training and supervision. *Mental Health and Prevention, 3*, 129–134.

Suess, G. J., Bohlen, U., Carlson, E. A., Spangler, G., & Frumentia Maier, M. (2016). Effectiveness of attachment based steep intervention in a German high risk sample. *Attachment & Human Development, 18*(5), 443–460.

Suess, G. J., Erickson, M. F., Egeland, B., Scheuerer-Englisch, H., & Hartmann, H. P. (2018). Steps toward effective, enjoyable parenting: lessons from 30 years of implementation, adaptation, and evaluation. In H. Steele & M. Steele (Hrsg.), *Handbook of attachment-based interventions*. Guilford Press.

Van den Boom, D. (1994). The influence of temperament and mothering on attachment and exploration: An experimental manipulation of sensitive responsiveness among lower-class mothers with irritable infants. *Child Development, 65*(5), 1457–1477. https://doi.org/10.1111/j.1467-8624.1994.tb00829.x

Van der Horst, F. C. P., van Rosmalen, L., & van der Veer, R. (2019). Research notes: John Bowlby's critical evaluation of the work of René Spitz. *History of Psychology, 22*(2), 205–215.

Waddington, C. H. (1957). *The strategy of the genes*. Allen & Unwin.

Waters, E. (1987). *Attachment behavior Q-set (Revision 3.0)*. Unpublished manuscript, SUNY, Department of Psychology, Stony Brook. (Dt. Ahnert, L., Eckstein-Madry, T., Supper, Bohlen, U. & Suess, G.J. 2012).

Waters, E., & Deane, K. E. (1985). Defining and assessing individual differences in attachment relationships: Q-methodology and the organization of behavior in infancy and early childhood. In I. Bretherton & E. Waters (Hrsg.), *Growing points in attachment theory and research* (S. 41–65). Monographs of the Society for Research in Child Development. 50 (1–2, Serial No. 209).

Ziegenhain, U., & Fegert, J. (2018). *Entwicklungspsychologische Beratung für junge Eltern: Grundlagen und Handlungskonzepte für die Jugendhilfe (Studien und Praxishilfen zum Kinderschutz)* (3. Aufl.). Beltz Juventa.

Peter Rottländer

19.1 Einleitung

▶ In diesem Beitrag wird bewusst von einer Diagnostik des *Mentalisierens* und nicht von einer Diagnostik der *Mentalisierung* gesprochen. Der Begriff *Mentalisierung* kann dazu einladen, etwas Feststehendes, eine erlangte Fähigkeit zu assoziieren. Der Terminus *Mentalisieren* lenkt die Aufmerksamkeit hingegen auf einen laufenden Prozess und damit auf die Art und Weise, in der eine Person psychische Zustände zu erfassen versucht (wenn sie es denn tut). Um Letzteres geht es, wenn der Terminus im therapeutischen Kontext gebraucht wird.

Familien sind komplexe Gebilde, in denen es neben der Familie als Ganzer und ihrer Einbettung in einen bestimmten sozialen Kontext verschiedene Subsysteme (Kap. 3, 10, 11, 12) sowie die jeweiligen Individuen gibt. In all den unterschiedlichen familiären Beziehungskonstellationen zeigen sich spezifische Konfigurationen des Mentalisierens, die in der Familientherapie zu berücksichtigen sind. Deren detaillierte Darstellung würde diesen Beitrag überfordern. Auch können besondere familiäre Konstellationen, die spezifische Modifikationen und Ergänzungen erfordern, wie etwa

Familien im Nach-Scheidungskonflikt (Asen & Morris, 2020) oder Familien, die von Gewalt betroffen sind (Asen & Fonagy, 2017a, b), nicht eigens berücksichtigt werden.

Der folgende Beitrag bietet eine grundlegende Einführung in die Diagnostik des Mentalisierens von Familien, die als Ausgangspunkt für Vertiefungen in die genannten Subsysteme und speziellen Fragen betrachtet werden kann.

Eine „mentalisierungsbasierte Familientherapie" (MBT-F) wurde bereits recht früh und zunächst unter dem Namen SMART (Short-Term Mentalization and Relational Therapy; Fearon et al., 2006/2009) als für das familiäre Mehrpersonen-Setting modifizierte Adaption der ursprünglich für Borderline-Patienten entwickelten MBT konzipiert und praktiziert. Über die Jahre wurde sie weiterentwickelt (vgl. Asen & Fonagy, 2015; Asen & Midgley, 2019, Asen & Fonagy 2021) und ist in einem stetig ergänzten Online-Manual für jede*n zugänglich (https://manuals.annafreud.org/mbtf). Das Konzept kann als eigenständiger familientherapeutischer Ansatz oder auch als Ergänzung anderer familientherapeutischer Ansätze verstanden werden, die einen bestimmten Aufmerksamkeitsschwerpunkt innerhalb dieser Therapien erzeugt (Asen & Midgley, 2019; Rottländer, 2012). Entsprechend kann eine Diagnostik des Mentalisierens ebenso als eigenständige diagnostische Vergewisserung wie auch als Ergänzung anderer diagnostischer Verfahren betrieben werden.

P. Rottländer (✉)
Praxis für Paartherapie, Frankfurt am Main, Deutschland
e-mail: kontakt@paartherapie-und-beratung.de

© Springer-Verlag Berlin Heidelberg 2024
G. Reich et al. (Hrsg.), *Handbuch der Familiendiagnostik*, Psychotherapie: Praxis,
https://doi.org/10.1007/978-3-662-66879-5_19

19.2 Was ist genau gemeint, wenn in der (Familien-) Therapie von Mentalisieren gesprochen wird?

▶ **Definition** Mentalisieren bezeichnet den Prozess, der "mental states" (innere Zustände) bei sich selbst und bei anderen zu erfassen sucht. Da diese inneren Zustände – Gefühle, Auffassungen, Absichten, Motive – bei anderen nicht offen zutage liegen und bei uns selbst immer auch verborgene Seiten enthalten (oder gänzlich unbewusst sein können), sind wir darauf angewiesen, sie zu erschließen, Mutmaßungen anzustellen, Vorstellungen über diese inneren Zustände zu entwickeln. Mentalisieren ist, wie Bateman und Fonagy (2019) in ihren jüngsten Publikationen betonen, eine *imaginative Tätigkeit*, in der es um Annäherungen, nicht aber um Gewissheiten geht. Mentalisieren ist ein prinzipiell nie abgeschlossener Vergewisserungsprozess, der dazu dient, verbales und nichtverbales menschliches Verhalten aus inneren Beweggründen heraus zu verstehen.

Aus dieser Definition des Mentalisierens folgt eine bestimmte Haltung in der therapeutischen Praxis, nämlich ein Bewusstsein des letztlichen Nichtwissens bezüglich innerer Zustände, eine interessierte Neugier und eine Reflexions- und Revisionsbereitschaft der eigenen Auffassungen. Außerdem mag bereits sichtbar werden, dass in einer mentalisierungsorientierten Sichtweise intrapsychische und interpersonelle Faktoren in ihrer gegenseitigen Bezogenheit berücksichtigt werden. Das dürfte ein wesentlicher Grund dafür sein, dass eine familientherapeutische Rezeption des Konzepts sehr frühzeitig begonnen hat.

Sich mit Mentalisieren zu beschäftigen, bedeutet, sich mit der *Art und Weise* zu beschäftigen, wie wir uns der inneren Beweggründe unserer Einstellungen und unseres Verhaltens vergewissern – der eigenen und der anderer.

> **Beispiel**
>
> Beispielsweise sagt eine Mutter über ihren 14-jährigen Sohn: „Er räumt nur deswegen sein Zimmer nicht auf, weil er mir das Leben schwer machen will." Die Formulierung klingt mentalisierend, da sie ihrem Sohn eine bestimmte Absicht unterstellt, die dazu führt, dass er sein Zimmer nicht aufräumt: Er will ihr Böses. Vielleicht handelt es sich jedoch um eine Setzung, die ohne zu mentalisieren gewonnen wurde, etwa im Sinne eines prämentalisierenden Denkens im Äquivalenz-Modus (vgl. Abschn. 19.3.2). Inwiefern sie ihren Sohn mentalisiert hat und wenn ja, wie sie zu diesem Urteil gekommen ist, zeigt sich erst, wenn ihr Mentalisieren untersucht wird. ◀

Sich mit Mentalisierungsprozessen zu beschäftigen bedeutet, einen Raum der Nachdenklichkeit zu eröffnen, einen inneren Erwägungsraum, in dem die Angemessenheit der Zuordnung innerer Zustände bei anderen und bei sich selbst untersucht wird. Da es dabei wesentlich um die Erfassung emotionaler Prozesse geht, führt die Beschäftigung mit dem Mentalisieren recht unmittelbar in die Kernthemen des jeweiligen emotionalen Erlebens. Das gilt in besonderem Maße für Familien. Sie sind in aller Regel der Ort, an dem das Mentalisieren erlernt wird, d. h., die familiären Erfahrungen prägen in starkem Maße die individuellen Mentalisierungsprofile. Und zugleich gibt es – aufgrund der Komplexität der familiären Bindungen – kaum einen Kontext, der „in höherem Maß als die Familieninteraktionen dazu angetan [ist], die Mentalisierungsfähigkeit kollabieren zu lassen" (Asen & Fonagy, 2015, S. 135). Im Umkehrschluss leitet sich daraus die These ab, dass eine Konzentration auf die Prozesse des Mentalisierens, auf ein Verstehen der Gefühle, Motive, Absichten, Überzeugungen aller Familienmitglieder der Schlüssel zur Lösung der meisten familiären Konflikte sein dürfte. In den Worten von Fonagy und Bateman (2019,

S. 4) ist Mentalisieren das „Arbeitspferd" zur Ermöglichung gelingender sozialer Interaktion.

19.3 Was wird diagnostiziert, wenn Mentalisieren diagnostiziert werden soll?

▶ **Definition** Mentalisieren zu diagnostizieren, bedeutet, nach der Art und Weise zu fragen, wie Menschen sich auf innere Zustände beziehen und wie diese Art der Bezugnahme ihr Denken, Fühlen und Verhalten bestimmt.

Entsprechend lautet die erste Frage: Nehmen die Familienmitglieder überhaupt Bezug auf innere Zustände, wird überhaupt mentalisiert? Es ist gar nicht so selten, dass nicht mentalisiert wird, z. B. weil dessen Voraussetzungen nicht erfüllt sind. Zu diesen Voraussetzungen gehören eine Unterscheidung von innerer und äußerer Welt, die Einsicht, dass dieselben Vorgänge in der äußeren Welt von verschiedenen Personen unterschiedlich verstanden werden können und dass die eigene Sichtweise fehlerhaft sein kann. Möglich ist auch, dass die Fähigkeit zum Mentalisieren zwar gegeben ist, aber nicht eingesetzt wird. Dies zeigt sich als Ablehnung, sich mit inneren Zuständen zu beschäftigen. Äußerungen wie „Keine Ahnung", „Die ist halt so", „Sie sind der Therapeut, sagen Sie es mir" etc. deuten auf eine mögliche Ablehnung mentalisierenden Denkens hin. Deren Gründe sind vielfältig. Sie liegen übrigens gar nicht so selten darin, dass sich Familienmitglieder vom Therapeuten/von der Therapeutin nicht hinreichend verstanden fühlen.

In der individuellen Entwicklung ist es zwar so, dass um das vierte Lebensjahr herum die Voraussetzungen für einen mentalisierenden Umgang mit sich und anderen geschaffen sind, aber das heißt weder, dass es bei allen Menschen ab diesem Alter als gegeben vorausgesetzt werden kann, noch, dass Menschen, die es können, nicht gelegentlich in nichtmentalisierende Zustände fallen. Diese erinnern an die vormentalistischen Erlebensmodi aus der kindlichen Entwicklung der ersten vier Lebensjahre. Es ist eine erste Ebene diagnostischer Vergewisserung, aufmerksam für diese Modi zu sein.

19.3.1 Teleologischer und Körper-Modus

Der früheste Modus ist der teleologische Modus. Der Säugling ist auf eine funktionierende Umwelt angewiesen, um überleben zu können. Innere Spannungszustände können durch physisch erlebbare Aktionen der Umwelt gelindert werden. Bei Erwachsenen zeigt sich dieser Modus in einem starken Handlungsdruck, der von diesen Menschen ausgeht. „Nur wenn du bei mir wohnen bleibst, weiß ich, dass du mich liebst", ist ein typischer Satz. Es gibt keine Sicherheit durch eine innere Repräsentanz wichtiger Menschen, sie müssen physisch anwesend sein. Auf andere kann dies anspruchsvoll, erpresserisch und manipulativ wirken.

Inspiriert von Diez Grieser und Müller (2018) hat Schultz-Venrath (2021) das Konzept eines „Körper-Modus" entwickelt, den er zeitlich noch vor dem teleologischen Modus ansiedelt. Dieser zeichnet sich dadurch aus, dass psychische Zustände, insbesondere Zustände psychischer Spannung, ausschließlich über den Körper reguliert werden können. Schultz-Venrath verbindet dies mit den Traditionen psychosomatischer Medizin und richtet die Aufmerksamkeit auf in körperlichen Symptomen zum Ausdruck kommende Emotionen und Emotionsregulierungsversuche bei Erwachsenen, die aufgrund fehlender Mentalisierungsmöglichkeiten nicht in eine sprachliche Form gebracht werden können.

19.3.2 Der Äquivalenz-Modus

▶ **Definition** Der entwicklungsgeschichtlich nächste Modus ist der Modus psychischer Äquivalenz. In der kindlichen Entwicklung ist dies die Phase, in der noch keine Unterscheidung zwischen dem Erleben der Außenwelt und dem inneren Erleben gemacht wird. Eigene Vorstellungen, die z. B. Ängsten entspringen, werden als real angesehen (Tiger unter dem Bett).

Bei Jugendlichen und Erwachsenen erinnert ein Verhalten an diesen Modus, in dem in unerschütterlicher Gewissheit daran festgehalten wird, den inneren Zustand eines anderen oder auch den eigenen genau zu kennen („Ich weiß genau, dass du Papa mehr liebst als mich; da kannst du sagen, was du willst"). Eine solche Einstellung psychischer Äquivalenz findet sich recht häufig in Familien, da die genaue Kenntnis des Verhaltens der anderen zu dem Fehlschluss einlädt, ebenso genau die diesem Verhalten zugrunde liegenden Motive und Gefühle zu kennen.

19.3.3 Der Als-ob-Modus

▶ **Definition** Bevor das Kleinkind die Voraussetzungen für ein mentalisierendes Denken hergestellt hat, kommt es in einen Modus psychischen Erlebens, der Als-ob-Modus ("pretend mode") genannt wird. Jetzt kann gespielt werden, z. B. mit einem umgedrehten Tisch als Schiff auf hoher See zu sein, was eine Befreiung vom Wirklichkeitsdruck des Äquivalenz-Modus bedeutet.

Allerdings ist der Preis dafür eine strikte Trennung der beiden Sphären Realität und Spiel. Kommt ein Erwachsener und sagt, dass es doch nur ein Tisch und kein Schiff sei, ist das Spiel zerstört. Bei Jugendlichen und Erwachsenen denkt man an diesen Modus, wenn zwar intensiv über innere Zustände gesprochen, aber mit der Zeit deutlich wird, dass dies nur ein „Gerede" ist, dass es keine Verankerung der Worte in den Emotionen, Motiven, Absichten der betreffenden Person gibt. „Unsere Tochter hat wohl eine Borderline-Störung und wahrscheinlich müssten wir uns mal mehr um sie kümmern. Aber Sie wissen ja, wie das so geht"... etc. Es ist eine Art Pseudomentalisieren, bei dem man das Gefühl bekommt, die Person nicht erreichen zu können;

das Gespräch fühlt sich an wie ein von der Realität losgelöstes Spiel.

▶ **Wichtig** Mentalisieren schließlich bezeichnet die Fähigkeit, „mit der Realität zu spielen" (Fonagy et al., 2004, S. 258 ff.), also weder innere Zustände und äußere Realität zu identifizieren (Äquivalenz), noch beide strikt zu trennen (Als ob), sondern innere Zustände als Repräsentationen möglicher Perspektiven auf die Realität zu betrachten.

19.4 Diagnostik des Mentalisierens

Wenn der diagnostische Eindruck entsteht, dass einzelne Familienmitglieder oder ganze Familien vorwiegend in prämentalisierenden Modi funktionieren, bedeutet dies, dass mentalisierendes Arbeiten (z. B. Perspektivenwechsel, Emotionsdifferenzierung etc.) ins Leere läuft. Es müssen erst einmal die Voraussetzungen für einen nachdenklichen Umgang mit psychischen Zuständen geschaffen werden, etwa durch eine Differenzierung zwischen inneren Zuständen und Realität (Äquivalenz) oder durch eine Verbindung zwischen Vorstellungen und Realität (Als ob). Immer wenn der Eindruck auftaucht, mit einer Familie könne nicht therapeutisch gearbeitet werden, lohnt eine Aufmerksamkeit für prämentalisierende Modi.

Wenn bei einer Familie die Frage nach dem Ob des Mentalisierens positiv beantwortet werden kann, lautet die Frage auf einer zweiten Ebene diagnostischer Vergewisserung: *Wie* wird mentalisiert, wo liegen Stärken, wo Mängel in der Form des Mentalisierens? Um dies handhabbar zu machen, haben Fonagy und Kollegen (Fonagy & Bateman, 2019; Luyten et al., 2015, 2019) im Anschluss an Ergebnisse neurowissenschaftlicher Forschung vier Dimensionen des Mentalisierens entwickelt, die genauer vier Achsen darstellen, deren jeweils zwei Pole in ein produktives Zusammenspiel gebracht sein müssen, wenn das Mentalisieren hohe Qualität haben soll.

Besondere Stärken an einem Pol korrespondieren oftmals mit Schwächen am anderen.

19.4.1 Implizites und explizites Mentalisieren

Die erste und in gewisser Weise komplizierteste Unterscheidung betrifft die beiden Pole implizites und explizites Mentalisieren.

▶ **Definition** Explizites Mentalisieren ist das, was bisher beschrieben wurde: ein bewusstes Nachdenken darüber, welche Gefühle, Motive, Gedanken, Absichten dem Verhalten anderer wie auch dem eigenen Verhalten zugrunde liegen – und ein Sprechen darüber, ein Austausch, um größere Klarheit zu gewinnen.

Implizites Mentalisieren ist ein nicht ins abwägende Urteilen vordringendes, schnelles, intuitives, gewohnheitsmäßiges Zuordnen von inneren Zuständen bei anderen und sich selbst.

Das implizite Mentalisieren ist der Normalfall. Es kann höchst funktional und angemessen sein, wenn der interaktionelle Alltag nicht durch permanente Verständigungsprozesse gestört werden soll, oder auch, wenn unter Zeitdruck zutreffende Annahmen das Verhalten leiten (z. B. bei bedrohlichen Begegnungen). Es kann jedoch auch höchst dysfunktional und unangemessen sein, wenn falsche Annahmen über Gefühle, Motive, Absichten das Handeln leiten und damit dem Gegenüber Signale gesendet werden, die ein ebenso unzutreffendes Reagieren hervorrufen. Viele missglückende familiäre Interaktionen beruhen auf solchen unzutreffenden impliziten Mentalisierungsprozessen.

Ziel ist es, ein passendes Zusammenspiel beider Pole zu erreichen. Ein Alltagsbeispiel: Ein Vater spielt mit seinen beiden Kindern im Garten. Plötzlich merkt er, dass seine jüngere Tochter sich anders verhält als sonst, sie ist merkwürdig zurückhaltend. Während bis dahin alles im impliziten Mentalisieren passend funktionierte, birgt das implizite Mentalisieren eines ungewohnten Verhaltens die starke Gefahr einer Fehldeutung („Ihr Bruder hat wohl wieder etwas Despektierliches von sich gegeben. Ich werde ihm gleich mal die Meinung sagen"). Hier braucht es einen Wechsel ins explizite Mentalisieren: „Sag mal, ist was mit dir? Du wirkst so zurückgezogen." Je nach Antwort der Tochter entwickelt sich ein mehr oder weniger langes Gespräch. Wenn es gelingt, die Situation zu klären (was trivial sein kann, wenn die Tochter z. B. sagt, dass sie bloß müde sei), geht die Interaktion wieder zurück in ein still mitlaufendes implizites Mentalisieren.

Anders liegt der Fall, wenn explizites Mentalisieren durch eine hohe emotionale Aufladung in ein erregtes implizites Mentalisieren kippt, das dem Gegenüber massive negative Emotionen und Absichten unterstellt. Hier geht das explizite Mentalisieren verloren, bis seine Voraussetzungen (eine emotionale Beruhigung) wiederhergestellt sind (vgl. Abschn. 19.6).

Entscheidend ist, dass es ein produktives, realitätsangemessenes Wechseln zwischen implizitem und explizitem Mentalisieren gibt. Bei Familien, die eine Therapie aufsuchen, ist dieses Zusammenspiel in aller Regel gestört. Wenn zu viel implizit mentalisiert wird, fühlen sich die Familienmitglieder von einem oder allen anderen nicht richtig verstanden, gibt es Rollenfixierungen und es wird – zu Recht – beklagt, dass es an Austausch untereinander fehle. Wenn zu viel explizit mentalisiert wird, gibt es ein endloses Reden über innere Zustände, nichts geht intuitiv, alles wird genau zerlegt, mündet jedoch nicht in eine selbstverständliche, implizite Vertrautheit.

Diagnostisch geht es darum, einen Eindruck von den jeweiligen Fähigkeiten im Wechseln zwischen implizitem und explizitem Mentalisieren zu bekommen, die Punkte zu identifizieren, an denen das implizite Mentalisieren zu Fehleinschätzungen führt, und ein explizites Mentalisieren zu erkennen, das mentalisierende Sprache benutzt, jedoch von keiner echten Bezugnahme auf innere Zustände getragen ist.

19.4.2 Mentalisieren des Selbst und der/des Anderen

Die zweite Dimension besteht aus einer Achse, an deren Enden die beiden Pole Mentalisieren des Selbst und Mentalisieren des/der Anderen liegen. Die eigenen Gefühle, Absichten, Motive und deren Dynamiken zu verstehen und zu differenzieren, ist ein vertrautes Terrain therapeutischen Arbeitens. Für viele nicht ganz so gewohnt ist die Vorstellung, sich genauso intensiv mit diesen inneren Zuständen bei bedeutsamen *Anderen* zu beschäftigen (in der MBT wird von einem 50:50-Verhältnis gesprochen). Bei Familien zeigt sich hier oftmals ein Zusammenspiel, bei dem eine Person sehr mit den eigenen inneren Zuständen beschäftigt ist und die anderen sich ebenfalls auf die inneren Zustände dieser Person konzentrieren („Unsere Mutter ist nervlich so belastet, da müssen wir alle versuchen, es ihr möglichst recht zu machen"). In anderen Fällen wird ein Mentalisieren der anderen zunächst abgelehnt, weil man das ja ohnehin nicht wissen könne. Dieses Mentalisieren der Anderen ist mit dem großen Thema der Empathie verbunden, und zwar sowohl einer emotionalen Empathie (ich empfinde mit dir) als auch einer kognitiven Empathie (ich kann mir vorstellen, was das für dich *im Unterschied zu meinem eigenen Erleben* bedeutet) (vgl. Rottländer, 2020, S. 42 ff.).

Auch hier ist das Ziel, zu einem ausgewogenen Zusammenspiel der beiden Pole zu kommen und „Unwuchten" zu beseitigen. In der Arbeit mit Familien nimmt das Bemühen um eine Ausgewogenheit im Zusammenspiel von Selbst- und Anderen-Mentalisieren meist eine zentrale Rolle ein. Da es häufig um einen Ausgleich von Defiziten im Mentalisieren des/der *Anderen* geht, entsteht gelegentlich der Eindruck, mentalisierungsorientiertes Arbeiten sei einzig ein Arbeiten an Fähigkeiten zum Perspektivenwechsel, zur emotionalen und kognitiven Empathie.

Diagnostisch ist es besonders wichtig, auf das Verhältnis von Mentalisieren des Selbst zum Mentalisieren des/der Anderen zu achten (um bei Einseitigkeiten therapeutisch gegensteuern zu können). Oft wird die meist vorhandene Kenntnis des *Verhaltens* der Anderen als Ersatz für eine Beschäftigung mit den diesem Verhalten zugrundeliegenden inneren Zuständen genommen, was zu starken Missverständnissen führen kann. Eine Bezugnahme auf innere Zustände wie Gefühle und Motive erleichtert es, andere Familienmitglieder in ihrer Unterschiedlichkeit zu verstehen und zu akzeptieren. Insbesondere für Eltern ist es wichtig, immer wieder zu versuchen, gewissermaßen mit den Augen ihrer Kinder auf sich selbst zu schauen, um die Kinder besser verstehen zu können.

▶ **Wichtig** An dieser Stelle sei auf einen möglichen Missbrauch des Mentalisierens hingewiesen. Wer andere besser zu mentalisieren vermag, kann sie leichter manipulieren. Dies ist besonders dann zu beachten, wenn jemand meisterlich im Lesen anderer ist, dies aber nicht mit Mitgefühl verbindet – wie es etwa für die antisoziale Persönlichkeitsstörung typisch ist.

19.4.3 Innen- und außengerichtetes Mentalisieren

Eine dritte Achse wird von den beiden Polen eines innen- und eines außengerichteten Mentalisierens markiert. Außengerichtetes Mentalisieren ist in vielen Familien recht beliebt. Es bezeichnet den Rückschluss von Mimik, Gestik, Körperhaltung auf innere Einstellungen („So wie du guckst, sehe ich doch deutlich, dass du dich in Wirklichkeit über uns lustig machst. Du meinst wohl, dass du etwas Besseres bist"). Auf der anderen Seite steht ein Mentalisieren des Anderen, das auf jede Beobachtung äußerer Anzeichen verzichtet und sich allein von den eigenen Annahmen über die Gefühle und Bedürfnisse des Anderen leiten lässt, von dem, was man von ihm oder ihr bereits weiß. Beide sind ohne das jeweils andere höchst fehleranfällig. Das außengerichtete Mentalisieren scheitert, wenn es aufgrund mehrdeutiger Körperanzeichen auf eindeutige innere Zustände schließt (ein besonders bei Borderline-Klienten häufiges einseitiges Mentalisieren – z. B. „Sie langweilen sich mit mir, das sehe ich Ihnen an"). Innengerichtetes Mentalisieren, das nicht auf äußere Zeichen achtet, läuft Gefahr, die aktuelle Befindlichkeit des Gegenübers zu verfehlen („Ich weiß, dass ihn das interessiert"). In Familien zeigt sich dies oftmals darin, dass Veränderungen eines Familienmitglieds von den anderen nicht wahrgenommen werden und dieser Person Einstellungen und Verhalten unterstellt werden, die sie längst hinter sich gelassen hat.

▶ **Wichtig** Diagnostisch ist es besonders wichtig, darauf zu achten, ob es Schlüsse von äußeren Merkmalen wie Mimik, Gestik, Verhalten auf innere Zustände gibt und mit welchem Grad an Gewissheit sie formuliert werden. Und anders herum: Welche Annahmen über innere Zustände bei anderen Familienmitgliedern werden ungeprüft beibehalten, und wie wird auf körperliche Signale wie Gähnen, Füße schlagen, verschränkte Arme etc. reagiert?

19.4.4 Emotionales und kognitives Mentalisieren

Die vierte Dimension wird von den beiden Polen des emotionalen und des kognitiven Mentalisierens markiert. In der therapeutischen Praxis springen die Einseitigkeiten ins Auge, etwa wenn jemand innere Zustände (nur) emotional intuitiv zuordnet oder jemand anders diese Zustände (nur) kühl-berechnend messerscharf seziert. Man merkt dann, dass der andere Pol schwach ist: die kognitive Überprüfung der emotionalen Intuition oder die emotionale Wärme, die einbezieht, wie sich innere Zustände anfühlen.

▶ **Wichtig** Gutes Mentalisieren zeichnet sich dadurch aus, dass Einfühlen und „Eindenken" in sich und andere nicht bloß jeweils beherrscht werden, sondern dass beides in einem lebendigen gegenseitigen „Eingebettetsein" gehalten wird.

Wenn auch an vierter Stelle genannt, liegt auf dieser Achse meist der größte Anteil therapeutischer Arbeit: Das Identifizieren und Regulieren von Emotionen erfordert ein angemessenes organisches Zusammenspiel beider Komponenten.

In Familien zeigt sich oftmals eine entweder mehr kognitive oder mehr emotionale Akzentuierung im Stil des Mentalisierens – und nicht selten repräsentiert ein Familienmitglied einen Gegenpol dazu („Tim bekommt immer diese Wutanfälle, das ist ganz untypisch für unsere Familie"; „Marie ist unsere kleine Professorin, die immer einen kühlen Kopf bewahrt und alles kontrolliert").

Diagnostisch ist es wichtig, gemeinsam zu erkunden, wie die einzelnen Familienmitglieder und die Familie als Ganze mit Emotionen umgehen, wie sie unbewusst wirken, erfasst, reguliert und zum Ausdruck gebracht werden und wie Veränderungen möglich sind. Ebenso, welche Gedankenkonstrukte Wahrnehmung und Denken bestimmen. Kurz gesagt: Wie werden Gefühle erlebt und reflektiert, wie wird das Gedachte gefühlt und erlebt?

Diese acht Merkmale in ihren vier Zweierdynamiken stellen ein Koordinatensystem dar, innerhalb dessen sich die jeweilige Mentalisierungsqualität entfaltet. Es veranschaulicht auch die integrative Spannbreite des Mentalisierungsansatzes. Da die jeweiligen Pole in ihrem Zusammenspiel gesehen werden, liegt ein Aufmerksamkeitsschwerpunkt auf möglichen „Unwuchten", auf Einseitigkeiten und deren Ursachen. Die therapeutische Arbeit, die hier nur angedeutet werden kann, setzt z. B. auf „contrary moves", d. h., wenn etwa das Mentalisieren des Selbst stark ausgeprägt und das Mentalisieren des Anderen defizitär ist, wird ein Akzent auf die Förderung des Mentalisierens anderer gelegt.

19.5 Wie wird Mentalisieren diagnostisch beurteilt?

Bisher wurde beschrieben, *was* es zu beachten gilt, wenn Mentalisieren diagnostiziert wird. Nun soll es darum gehen, *wie* eine diagnostische Einschätzung dieser Beobachtungen vorgenommen werden kann. Dazu gibt es zwei Wege: einen empirisch soliden, aufwendigen und einen aus der subjektiven Beobachtung von Äußerungen rückschließenden, weniger aufwendigen Weg.

Für den ersten Weg gibt es eine Fülle an Instrumenten (Fragebogen, Interviews, Codierung von Narrativen, Tests etc.), mit denen die Mentalisierungsfähigkeit bzw. einzelne Dimensionen des Mentalisierens erfasst werden können. Luyten und Kollegen (2019; vgl. auch Luyten et al., 2015) haben 67 dieser Instrumente tabellarisch zusammengestellt, wobei jeweils markiert wird, welche der acht Pole der vier Dimensionen des Mentalisierens vom jeweiligen Instrument erfasst werden. Am bekanntesten dürfte die Reflective Functioning Scale (RFS; Fonagy et al., 1998) sein, deren sechs Skalierungsstufen in den meisten Büchern zur MBT kurz dargestellt werden (z. B. Euler & Walter, 2018, S. 57 ff.). Es findet sich in dieser Aufzählung kein auf eine gesamte Familie bezogenes Diagnoseinstrument, allerdings gibt es mehrere zur Untersuchung des Mentalisierens der Eltern, viele bezogen auf Kinder sowie einzelne für spezielle Situationen wie etwa Schwangerschaft oder Adoleszenz. Diese Instrumente sind sehr wichtig für die Forschung und überall da, wo mehrere ausführliche Diagnosesitzungen veranschlagt werden. Der Aufwand ist meist recht hoch – so dauert allein schon das Adult Attachment-Interview als Grundlage des RF-Ratings bis zu zwei Stunden, und es braucht eine eigene Ausbildung, um die Antworten angemessen codieren zu können (Taubner, 2015). Eine Einbettung einiger der Diagnoseverfahren in ein kindertherapeutisches Setting, in das die Eltern systematisch einbezogen werden, bieten z. B. Diez Grieser und Müller (2018). Systematische Diagnostik in hochkonfliktiven Nach-Scheidungsfamilien findet sich bei Asen und Morris (2020). Außerdem lassen sich viele in der Familientherapie etablierte Diagnoseinstrumente auch unter mentalisierungsdiagnostischer Hinsicht auswerten, etwa die mit Spielzeug oder (gemalten) Bildern arbeitenden Instrumente. Dies führt methodisch zum nächsten Punkt.

In der familientherapeutischen Praxis bewährt sich ein Zugang, den ich in Anlehnung an Asen und Morris (2020), die von „therapeutic assessment" sprechen, als „therapeutische Diagnostik" bezeichnen möchte. Gemeint ist ein Vorgehen, in dem in die therapeutische Arbeit eingestiegen wird, wobei die Therapeutin einige für die Einschätzung des Mentalisierens typische Fragestellungen im Kopf behält und in die Kommunikation mit der Familie einfließen lässt. Inspirierend hierfür sind Fragen, die den genannten Diagnoseinstrumenten entlehnt sind. Aus den Antworten lässt sich ein recht zuverlässiger Eindruck von den Mentalisierungsqualitäten der einzelnen Familienmitglieder gewinnen.

Fragen zur Einschätzung des Mentalisierens
Fragen, deren Beantwortung diagnostische Schlüsse erlauben, sind beispielsweise:

- Wie fühlt es sich an, in dieser Familie zu leben?
- Wenn Sie Ihren Sohn jetzt einmal anschauen, was glauben Sie, was gerade in ihm vorgeht? Welche Gedanken könnten ihn beschäftigen?
- Sie wirken nachdenklich auf mich. Darf ich fragen, welche Gefühle gerade in Ihnen auftauchen? (Nach einer ersten Antwort:) Und welche weiteren Gefühle könnten noch eine Rolle spielen?
- Wenn Sie einmal versuchen, Ihren Ehestreit mit den Augen Ihrer Tochter zu betrachten, was fällt Ihnen dazu ein?
- Was glauben Sie, wie Sie mit dem, was Sie gerade gesagt haben, auf Ihren Sohn wirken? Was also nehmen Sie wahr, wenn Sie versuchen, mit den Augen Ihres Sohnes auf sich zu schauen?
- Sie haben das strenge Verhalten Ihrer eigenen Eltern beschrieben. Was, glauben Sie, waren die Motive dafür, dass sie sich so verhalten haben? Welche Gefühle könnten sie bestimmt haben?

Zur Illustration des Vorgehens sei die letzte Frage herangezogen. Sie zielt auf das Mentalisieren Anderer in einer emotional hoch bedeutsamen Beziehung. Hier ein paar mögliche Antworten:

1. „Weiß ich doch nicht. Ich fand's einfach unmöglich."
2. „Vielleicht wollten sie das Beste für mich und dachten, sie könnten es so erreichen. War aber ein Irrtum."
3. „Komischerweise habe ich mir diese Frage noch nie gestellt. Wenn ich jetzt so darüber nachdenke, vermute ich, dass sie nicht anders konnten, weil sie selbst so geprägt worden sind."
4. „Ich glaube, sie hatten Angst, weil sie die Fehler ihrer Eltern nicht wiederholen wollten. Sie wollten nichts falsch machen und haben sich deshalb an starren Regeln festgehalten. Wenn ich mir das so vorstelle, tun sie mir jetzt sogar ein bisschen leid. Sie kommen mir hilflos vor. Das ändert allerdings nichts daran, dass ich gleichzeitig ärgerlich bin, dass sie mich so eingeengt haben."

Die vier Antworten geben auch ohne weitere Tests einen heuristisch brauchbaren Eindruck von den Mentalisierungsfähigkeiten der Tochter/ des Sohnes. Es geht von einer

1. Abwehr des Mentalisierens (Nähe zum Äquivalenz-Modus; Problem in der Beziehung zum Therapeuten?) über
2. ein kognitives Imaginieren ohne emotionale Beteiligung und
3. einem guten Mentalisieren des Selbst (Auskunft über aktuelle innere Vorgänge) und einem schwachen Mentalisieren der Eltern (äußere Umstände statt innerer Zustände) bis hin zu
4. einem gelingenden Zusammenspiel von affektivem und kognitivem sowie von selbst- und elternbezogenem Mentalisieren. Gut ist das gleichzeitige Halten widersprüchlicher Gefühle. Zu überprüfen wäre, ob all das wirklich emotional verwurzelt ist und nicht Spuren von „gedachtem" Mentalisieren enthält.

Natürlich entsteht der Eindruck von der Mentalisierungsqualität nicht allein aufgrund *einer* Antwort, sondern verstärkt oder modifiziert sich im weiterlaufenden Gespräch. Was betont werden soll, ist die Möglichkeit, aus dem „normal" verlaufenden therapeutischen Gespräch genügend Hinweise zu erhalten, um sich ein Urteil über die Mentalisierungsfähigkeiten der Familienmitglieder bilden zu können.

Um eine gewisse Sicherheit in den Beurteilungskriterien zu gewinnen, helfen ein Blick in die Beschreibung unstrukturierter Beurteilung des Mentalisierens, u. a. mit den Listen „guten" und „schlechten" Mentalisierens (Luyten et al., 2015, 2019; Asen & Fonagy, 2021) sowie eine Beschäftigung mit dem bereits erwähnten Online-MBT-F-Manual.

▶ **Wichtig** Schließlich gilt es noch eine wichtige Differenzierung zu beachten: Die Mentalisierungsfähigkeit ist keine Konstante, sondern schwankt je nach Beziehung und nach Maß des jeweiligen Arousals.

19.6 Welche Schwankungen der Mentalisierungsfähigkeit gilt es zu berücksichtigen?

Die Mentalisierungsfähigkeit wird von den Faktoren Bindung und Arousal beeinflusst, was eine Diagnostik des Mentalisierens erheblich erschwert. Arousal, also eine Erregung des zentralen Nervensystems, ist ein Faktor, der insbesondere in Bindungsbeziehungen auf die Qualität des Mentalisierens einwirkt. Neurowissenschaftliche Studien haben dafür beeindruckende Belege gefunden, die Luyten und Mitarbeiter*innen (2015) in einem „biobehavioralen Switch-Modell" dargestellt haben (siehe Abb. 19.1).

Die Stärke dieser Grafik liegt darin, dass sie eine Alltagserfahrung mit neurowissenschaftlichen Erklärungen zusammenbringen kann. Demnach feuert ein gewisses Ansteigen des Arousals die Fähigkeit an, innere Zustände bei

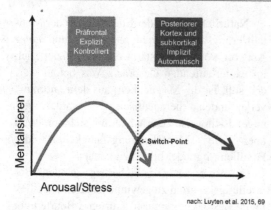

Abb. 19.1 Biobehaviorales Switch-Modell. (Aus: Rottländer, 2020, mit Genehmigung des Klett-Cotta-Verlags; nach Luyten et al., 2015)

sich und anderen besser zu verstehen. Ab einem bestimmten Punkt weiter steigender emotionaler Erregung – z. B. Wut oder Angst – wird das explizite, kontrollierte Mentalisieren allerdings „abgeschaltet", und ein implizites, automatisiertes Mentalisieren übernimmt die Regie. Es ist dies ein unter Druck stehendes implizites Mentalisieren, das daher viel inexakter ist als das alltäglich mitlaufende implizite Mentalisieren (genauer dazu Rottländer, 2020, S. 50f).

▶ **Wichtig** In vielen Familien- und Paarkonflikten verläuft die Eskalation wie im Schema dargestellt. Subjektiv lässt sich die Überschreitung des „Switch-Points" daran feststellen, dass man über die Gefühle, Motive und Bedürfnisse des Gegenübers nicht mehr nachdenken mag oder kann. Der Überlebensvorteil dieses Umschaltens besteht darin, dass in höchst bedrohlichen Situationen sehr schnell Entscheidungen getroffen werden können. In unserer komplexen interpersonellen Welt ist ein „Abschalten" des expliziten Mentalisierens jedoch fast immer dysfunktional (Luyten et al., 2019, S. 39 f.) und es sollte zunächst das Arousal „heruntergefahren" werden.

Die Grafik macht übrigens auch deutlich, dass man schon im Bereich expliziten Mentalisierens zu unterschiedlichen diagnostischen Einschätzungen kommen dürfte, je nachdem, wie hoch gerade das Arousal ist.

Ein weiterer Faktor der Beeinflussung von Mentalisierungsfähigkeiten ist die Beziehungsqualität. Den verschiedenen Bindungsstilen wurden bereits unterschiedliche Mentalisierungsschwerpunkte zugeordnet (Luyten et al., 2015, S. 68 ff.; Luyten et al., 2019, S. 40–43). Jede Bindungsbeziehung kann darüber hinaus ein eigenes „Mentalisierungsdesign" erzeugen: „Das Mentalisieren … kann deshalb von Bindungsbeziehung zu Bindungsbeziehung erheblich variieren" (Luyten et al., 2015, S. 75). In Familien zeigt sich dies beispielsweise darin, dass ein Elternteil die Kinder angemessen mentalisieren kann, gegenüber dem Partner aber große Schwierigkeiten hat, überhaupt auf innere Zustände zu rekurrieren. Oder ein Elternteil kann das eine Kind sehr empathisch mentalisieren und begegnet dem anderen Kind mit schroffem Unverständnis, was oft in frühen Beziehungserfahrungen des Elternteils begründet liegt. Bei partnerschaftlicher Hochstrittigkeit verschärfen sich diese Unausgewogenheiten meist deutlich.

Auch über die Familienbeziehungen hinaus lässt sich diese beziehungsbezogene Unterschiedlichkeit zeigen: Luyten et al. (2015) berichten von Studien mit Schülern, die zeigen, dass Jugendliche bei Lehrern, die sie mögen, deutlich besser mentalisieren als bei Lehrern, die sie nicht mögen. Grund hierfür dürfte ein stärkeres Gefühl des Verstandenwerdens und damit des epistemischen Vertrauens gegenüber den mehr gemochten Lehrern sein.

Diese Einsichten haben bedeutsame Konsequenzen für eine Diagnostik des Mentalisierens. Jede diagnostische Vergewisserung ist eine Momentaufnahme aus einem Prozess und ist nicht trennbar von der Frage nach einer Einschätzung der beteiligten Beziehungen. So kann es z. B. immer auch die Therapeutin oder der Therapeut sein, die zu einem Zusammenbruch des Mentalisierens der Klienten beigetragen haben. Dann vorschnell auf Mentalisierungsdefizite zu schließen, anstatt zunächst die Beziehungen (einschließlich der zur Therapeutin) hinsichtlich des epistemischen Vertrauens (Fonagy & Bateman, 2019), des Arousals und möglicher Irritationen zu untersuchen, wäre ein Fehler. Es ist also unverzichtbar, sich dem Diagnostizieren des Mentalisierens immer wieder neu zu widmen.

Das Manuskript dieses Beitrags wurde im Juli 2021 abgeschlossen

Literatur

Asen, E., & Fonagy, P. (2014). Mentalisierungsbasierte therapeutische Interventionen für Familien. *Familiendynamik 39*(3), 234–249.

Asen, E., & Fonagy, P. (2015). Mentalisierungsbasierte Familientherapie. In A. Bateman & P. Fonagy (Hrsg.), *Handbuch Mentalisieren* (S. 135–157). Psychosozial-Verlag.

Asen, E., & Fonagy, P. (2017a). Mentalizing family violence. Part 1: Conceptual framework. *Family Process, 56*, 6–21.

Asen, E., & Fonagy, P. (2017b). Mentalizing family violence Part 2: Techniques and interventions. *Family Process, 56*, 22–44.

Asen, E., & Fonagy, P. (2021). Mentalization-Based Treatment with Families. The Guilford Press.

Asen, E., & Midgley, N. (2019). Working with families. In A. Bateman & P. Fonagy (Hrsg.), *Handbook of mentalizing in mental health practice* (2. Aufl., S. 135–149). American Psychiatric Association Publishing.

Asen, E., & Morris, E. (2020). *High-conflict parenting post-separation. The making and breaking of family ties*. Routledge.

Bateman, A., & Fonagy, P. (Hrsg.). (2019). *Handbook of mentalizing in mental health practice* (2. Aufl.). American Psychiatric Association Publishing.

Diez Grieser, M. T., & Müller, R. (2018). *Mentalisieren mit Kindern und Jugendlichen*. Klett-Cotta.

Euler, S., & Walter, M. (2018). *Mentalisierungsbasierte Psychotherapie (MBT)*. Kohlhammer.

Fearon, P., Target, M., Sargent, J., Williams, L. L., McGregor, J., Bleiberg, E., & Fonagy, P. (2009). Mentalisierungs- und beziehungsorientierte Kurzzeittherapie (SMART): eine integrative Familientherapie für Kinder und Jugendliche. In J. G. Allen & P. Fonagy (Hrsg.), *Mentalisierungsgestützte Therapie* (S. 285–313). Klett-Cotta.

Fonagy, P., & Bateman, A. (2019). Introduction. In A. Bateman & P. Fonagy (Hrsg.), *Handbook of mentalizing in mental health practice* (2. Aufl., S. 3–20). American Psychiatric Association Publishing.

Fonagy, P., Target, M., Steele, H., & Steele, M. (1998). *Reflective functioning scale manual*. Unveröffentlichtes Manuskript. London.

Fonagy, P., Gergely, G., Jurist, E. L., & Target, M. (2004). *Affektregulierung, Mentalisierung und die Entwicklung des Selbst*. Klett-Cotta.

Luyten, P., Fonagy, P., Lowyck, B., & Vermote, R. (2015). Beurteilung des Mentalisierens. In A. W. Bateman & P. Fonagy (Hrsg.), *Handbuch Mentalisieren* (S. 67–89). Psychosozial-Verlag.

Luyten, P., Malcorps, S., Fonagy, P., & Ensink, K. (2019). Assessment of mentalizing. In A. Bateman & P. Fonagy (Hrsg.), *Handbook of mentalizing in mental health practice* (2. Aufl., S. 37–62). American Psychiatric Association Publishing.

Rottländer, P. (2012). Impulse der mentalisierungsbasierten Familientherapie für die psychoanalytische Paar- und Familientherapie. *Psychoanalytische Familientherapie, 13*(2), 83–106.

Rottländer, P. (2020). *Mentalisieren mit Paaren*. Klett-Cotta.

Schultz-Venrath, U. (2021). *Mentalisieren des Körpers*. Klett-Cotta.

Taubner, S. (2015). *Konzept Mentalisieren*. Psychosozial-Verlag.

Diagnostik in der Eltern-Säuglings/ Kleinkind-Psychotherapie

20

Inken Seifert-Karb

▶ Dieses Kapitel beinhaltet einen Überblick über die wichtigsten Diagnostiken im Kontext der Eltern-Säuglings/Kleinkind-Psychotherapie. Nachdem sowohl individuumzentrierte als auch dyadisch konzipierte Manuale vorgestellt werden, wird auf die bisher noch wenig praktizierten triadischen Diagnostikmethoden eingegangen, welche u. a. auf psychoanalytisch-familientherapeutischen Erkenntnissen basieren und zukünftig sowohl die OPD als auch das Zero to Three DC:0–5 differenzieren können.

„There is no such thing as an infant", so D.W. Winnicott (1990, S. 39). Damit meinte er, dass man überall da, wo man einen Säugling findet, auch die mütterliche Fürsorge findet. Mutterpflege und Säugling bilden zusammen eine Einheit. So steht das Kind *von Anfang an* in einem lebendigen Austausch mit der Welt und seinen Beziehungspersonen, die es *ständig introjiziert und in die es ständig Eigenes projiziert* (Dornes, 1997). Familiendynamisch betrachtet hat ein Säugling jedoch immer Mutter *und* Vater, genau wie diese … Was wiederum bedeutet: There is no such thing as an infant-mother-couple. Entsprechend muss die Diagnostik in der Eltern-Säuglings/Kleinkind

Psychotherapie primär eine Beziehungsdiagnostik sein, welche auch die Väter, die Eltern-Paarbeziehung und die Herkunftsfamiliengeschichte beider Eltern einbezieht. Dies gilt nach Möglichkeit für alle Familien-, aber auch Zeugungsformen.

20.1 Einleitung

▶ **Wichtig** Etwa ein Drittel aller aus kinderärztlicher Sicht gesunden Kinder unter drei Jahren zeigen Verhaltensauffälligkeiten, die über einen längeren Zeitraum persistieren und dem Symptomspektrum der *frühkindlichen Regulationsstörungen* zuzuordnen sind. Diese können mit belasteten Beziehungen zu und zwischen den primären Bindungspersonen des Kindes bzw. in den Herkunftsfamilien der Eltern einhergehen. Auch aus Unwissenheit über entwicklungstypische Verhaltensmuster kann es zu Verunsicherung bei Eltern, Großeltern oder anderen wichtigen Bezugspersonen wie Krippenerzieher*innen kommen, woraufhin die Erwachsenen nicht selten unangemessene Anforderungen an das Kind stellen.

Forschungsergebnisse zeigen, dass bei diesen Störungen meist akute, abgewehrte oder/und transgenerational tradierte Konflikte oder Traumata bei Mutter und/oder Vater die Beziehung zum Kind mitunter bereits ab Bekanntwerden der Schwangerschaft negativ einfärben. Falls nicht erkannt bzw.

I. Seifert-Karb (✉)
Psychoanalytische Paar-Familien- und Sozialtherapeutin (BvPPF) u. Eltern-Säuglings/ Kleinkind-Psychotherapeutin (GAIMH) in eigener Praxis in Kronberg, Kronberg, Deutschland
e-mail: seifert-karb@gmx.de

© Springer-Verlag Berlin Heidelberg 2024
G. Reich et al. (Hrsg.), *Handbuch der Familiendiagnostik*, Psychotherapie: Praxis,
https://doi.org/10.1007/978-3-662-66879-5_20

behandelt, belasten sie diese chronisch. Auch das Baby selbst beeinflusst unwillkürlich die Beziehung zu seinen Eltern, sei es mit seinem Aussehen, seinem Geschlecht oder seinem Temperament. Die diagnostische wie auch therapeutische Herausforderung besteht darin, die Ursachen für eine frühkindliche Verhaltensauffälligkeit weder isoliert beim Kind zu suchen, noch das Baby oder Kleinkind in seiner Individualität und seinen Idiosynkrasien im (unbewussten) Beziehungsgefüge seiner Familie zu übersehen. Denn insbesondere in den ersten drei Lebensjahren vollziehen sich in rasantem Tempo mehrfach ineinandergreifende Entwicklungsschritte, welche nicht nur das Selbsterleben, sondern auch das Gehirn lebenslang beeinflussen. Verhaltensauffälligkeiten im Säuglings- und Kleinkindalter frühzeitig zu erkennen und zu behandeln ist jedoch nicht nur eine kind- und familienspezifische, sondern im Hinblick auf sich eventuell chronifizierende Stressbelastungen bzw. Folgeerkrankungen bis hin zur Frühverrentung auch eine gesellschaftlich und volkswirtschaftlich relevante Aufgabe. (Heckman & Masterov, 2007).

Daher ist nicht nur im Zusammenhang mit medizinischen oder psychotherapeutischen Behandlungen, sondern auch im Kontext begleitender Unterstützungsangebote, insbesondere der *Frühen Hilfen* eine rechtzeitige fachkundige Interaktions- und beziehungsdynamische Diagnostik unverzichtbar.

20.2 Definition und Prävalenz frühkindlicher Regulationsstörungen

▶ **Definition** Die AWMF-Leitlinie definierte 2007 „Regulationsstörungen im Säuglingsalter" als „eine für das Alter bzw. den Entwicklungsstand des Säuglings außergewöhnliche Schwierigkeit, sein Verhalten in einem, häufig aber mehreren Interaktions- und regulativen Kontexten (Selbstberuhigung, Schreien, Schlafen, Füttern, Zwiegespräch, Spiel, kurze Trennung, Grenzsetzung u. a.) angemessen zu regulieren." (AWMF-Leitlinien-Register: 028/028 Entwicklungsstufe: 1.)

„Regulationsstörungen äußern sich in alters- und entwicklungsphasentypischen kindlichen

Symptomen und bestehen typischerweise aus einer Kombination von gestörter Regulation des kindlichen Verhaltens, assoziierten elterlichen physischen und psychischen Belastungen sowie belastenden oder gestörten Interaktionen zwischen dem Säugling, Kleinkind und seinen primären Bezugspersonen (Symptomtrias). Regulationsstörungen können in spezifischen Beziehungskonstellationen mit bestimmten Personen auftreten, mit anderen Bezugspersonen dagegen nicht" (Hofacker et al., 2007, S. 358). Aussagen über die Häufigkeit frühkindlicher Regulationsstörungen differieren aufgrund unterschiedlicher Studiendesigns und Forschungsergebnisse. So gehen von Klitzing und Kolleg*innen von einer Gesamtprävalenz von ca. 17 % in den ersten sechs Lebensjahren aus (vgl. Klitzing et al., 2015).

Symptom-Spektrum frühkindlicher Regulationsstörungen
In einer großen repräsentativen Studie (Wurmser & Papoušek, 2004) traten bei etwa einem Drittel der untersuchten Kinder die folgenden Manifestationen „frühkindlicher Regulationsstörungen" auf:

- das exzessive Säuglingsschreien bei 29,4 %,
- die sog. *dysphorische Unruhe mit motorischer Unruhe und Spielunlust* bei 30,1 %,
- *Probleme der Schlaf-Wach-Regulation* bei 25,8 %,
- *Fütterstörungen* bei 40,4 % (25 % litten unter leichten bis mittelschweren),
- *Fütterstörungen* im 1. und 2. Lebensjahr, (3–10 % entwickeln eine schwere *Fütterstörung* und bis zu 4 % eine nichtorganische Gedeihstörung),
- *Schlafstörungen* bei 62,8 %,
- *exzessives Klammern* bei 12,3 %,
- *exzessives Trotzen* bei 20,3 % und
- *aggressiv/oppositionelles Verhalten* bei 6,8 %.

Komorbiditäten treten häufig auf.

Übersicht Belastungsfaktoren der Eltern

Bei den Eltern konnten ebenfalls zum Teil gravierende psychische Belastungsfaktoren gefunden werden:

- aktuell belastete Beziehung zum Partner (49 %) und zu den Herkunftsfamilien (34 %),
- Fehlen eines unterstützenden sozialen Umfeldes (30 %),
- traumatische Kindheitserfahrungen (37 %),
- psychische Störungen der Mutter (47 %) oder beider Eltern.

(Wurmser & Papoušek, 2004, S. 51 ff.)

Partnerschaftskonflikte hingen wesentlich mit psychischen Auffälligkeiten der Mutter (z. B. Wochenbettdepression), belasteten Beziehungen zum Partner und den Herkunftsfamilien zusammen. Die Familien waren auch im Verlauf von drei Jahren noch erheblich belastet, ebenfalls die betroffenen Kinder in ihrer Entwicklung. Es gibt mittlerweile deutliche Hinweise, dass exzessives Säuglingsschreien als ein Vorbote für klinisch relevante Symptome beispielsweise im Spektrum der Bindungsstörungen oder der Verdachtsdiagnose ADHS angesehen werden muss.

▶ **Definition Exzessives Schreien nach der ‚Wessel-Regel'** Als exzessiv schreiende Säuglinge werden, nach der sog. „Wessel- Regel" (vgl. Wessel et al., 1954) Babys beschrieben, die

- an mindestens drei Tagen in der Woche
- mindestens drei Stunden täglich schreien, und das
- über einen Zeitraum von mehr als drei Wochen.

Wichtiger als die Kriterien der „Wessel-Regel" ist aus psychoanalytischer Perspektive jedoch das jeweils individuelle, in den Narrationen wann immer möglich beider Eltern formulierte Belastungsempfinden. Leichtere Formen der Unruhe im Säuglingsalter, wie andauerndes Quengeln und/oder ständige Erregung (Hypervigilanz) werden als dysphorische Unruhe beschrieben. Im Kontext des Säuglingsschreiens bilden sich oft

negative Interaktionsspiralen, die mit elterlichem Insuffizienzerleben, Beziehungsbelastungen und sozialem Rückzug einhergehen. Die erschöpfenden, oft verzweifelten elterlichen Regulationsbemühungen (z. B. Schaukeln, Umhertragen, nächtliches Spazierengehen, das Baby im Auto umherfahren) werden von der sozialen Umwelt nicht selten negativ kommentiert, was zu einer weiteren Verunsicherung führt. Als Überlastungsreaktion kann es zum lebensgefährlichen Schütteln des Säuglings kommen.

20.3 Konzepte der Eltern-Säuglings/Kleinkind-Psychotherapie

Zu den mittlerweile am häufigsten praktizierten Behandlungsansätzen der Eltern-Säuglings- und Eltern-Kleinkind-Psychotherapie zählen die beiden psychoanalytisch orientierten Verfahren:

1. ESKP (Eltern-Säuglings-Kleinkind-Psychotherapie, engl.: Parent-Infant-Psychotherapy, PIP), die vor allem von Erwachsenenpsychotherapeut*innen praktiziert wird (vgl. Ludwig-Körner, 2021)
2. SKEPT (Säuglings-Kleinkind-Eltern-Psychotherapie), welche von Kinder- und Jugendlichenpsychotherapeut*innen angeboten wird (vgl. Cierpka et al., 2007)

In der 1991 von Mechthild und Hanuš Papoušek gegründeten „Münchner Sprechstunde für Schreibabys" wurde außerdem das Konzept der IESKP (Integrative Eltern-Säuglings-Kleinkind-Psychotherapie) entwickelt, ein Behandlungskonzept, welches die Kommunikation der alltäglichen Eltern-Kind-Interaktion und das Zusammenspiel (Passung vs. Entgleisung/ Teufelskreise vs. Engelskreise) der elterlichen und der selbstregulatorischen Kompetenzen des Kindes fokussiert (vgl. Papoušek et al., 2004).

▶ **Wichtig** Kleinster gemeinsamer Nenner dieser Therapieansätze ist es, Eltern darin zu unterstützen, ihr Kind sowohl als kompetentes, selbstbestimmtes und beziehungsgestaltendes, gleichzeitig aber auch als bindungs- und beziehungsbedürftiges Individuum wahrnehmen, akzeptieren und in seiner Entwicklung fördern zu können.

Eltern-Säuglings/Kleinkind-Psychotherapie kann entweder in Kliniken, Institutsambulanzen und Erziehungsberatungsstellen nachgefragt oder nach entsprechender Antragstellung durch niedergelassene Kinder- und Jugendlichenpsychotherapeut*innen bei gesetzlichen Krankenkassen (i. d. R. bis zu 25 Behandlungsstunden) beantragt werden (vgl. Ludwig-Körner, 2021, S. 8.).

20.4 Diagnostik frühkindlicher Verhaltensauffälligkeiten

20.4.1 Individuumzentrierte Fragebogendiagnostik

Zur Einschätzung frühkindlicher Verhaltensauffälligkeiten werden sowohl in der Forschung als auch in der klinischen Praxis vorzugsweise Fragebogenverfahren angewendet, welche das Individuum Kind fokussieren. Diese gelten u. a. als wenig zeitaufwendig und können nicht nur von Fachleuten, sondern auch von studentischen Hilfskräften, Eltern oder anderen relevanten Bezugspersonen des Kindes (z. B. Klinikpersonal oder Krippenerzieher*innen) mittels Beobachtung und Beschreibung durchgeführt werden. Die Anzahl dieser Instrumente ist groß, weshalb hier nur einige der gebräuchlichsten genannt werden sollen:

- IBQ (Fragebogen zur Messung frühkindlicher Temperamentsmerkmale gemäß Elternurteil, 0–36 Monate)
- CBCL (Child Behavior Checklist, 18 Monate bis 5 Jahre)
- Conners-Skalen (2–6 Jahre)
- ITSEA (Infant Toddler Social and Emotional Assessment, 12–36 Monate

Für eine basis- und störungsspezifische Diagnostik im Säuglings- und Kleinkindalter hat sich in Deutschland auch der BaDo-Fragebogen zum Schrei-, Schlaf- und Essverhalten (Groß, Reck, Thiel-Bonney, Cierpka, 0–36 Monate) etabliert. Eine gute Übersicht sowie umfassende Beschreibungen dieser und weiterer Diagnostikverfahren findet sich bei Bolten (2021).

20.4.2 Dyadisch konzipierte Interaktionsdiagnostik

Um eventuell auffällige Verhaltensmerkmale bei Säuglingen und Kleinkindern in der frühen Eltern-Kind-Beziehung, aber auch im Kinderschutz, bei Sorgerechtsfragen, in Krippen oder Pflegefamilien interaktionsdiagnostisch einschätzen zu können, stehen für das vorsprachliche Alter insbesondere zwei bindungstheoretisch fundierte Instrumente videogestützter Interaktionsbeobachtung der dyadischen Erwachsenen-Kind-Beziehung zur Verfügung, die im Folgenden beschrieben werden.

CARE-Index (Child-Adult-Relationship Experimental Index) nach Crittenden (2007)

Vor allem in der primärpräventiven Praxis kommt der von der Bindungsforscherin Patricia Crittenden entwickelte CARE-Index (Child-Adult-Relationship Experimental Index) zum Einsatz, der bei Kindern von 0 bis 3 Jahren durchgeführt werden kann. Es werden jeweils dreiminütige Spielinteraktionen per Videokamera aufgezeichnet.

▶ **Wichtig** Der CARE-Index fokussiert verdeckt feindseliges Verhalten des erwachsenen Interaktionspartners und differenziert auf Seiten des Säuglings oder Kleinkindes echtes von vorgetäuschtem, d. h. überangepasstem Kooperationsverhalten.

Er wird auch in der Jugendhilfe eingesetzt, da er bereits Vorboten von Vernachlässigung und Kindesmisshandlung sichtbar werden lässt und unabhängig vom Kontext, d. h. sowohl bei Familien zu Hause als auch in Institutionen, angewendet werden kann. Internationale Studien bestätigen Validität und Reliabilität.

Zu den zentralen diagnostischen Kategorien des CARE-Index zählen insgesamt sieben Verhaltensaspekte:

1. Gesichtsausdruck
2. Stimmlicher Ausdruck
3. Haltung und Körperkontakt
4. Erregung und Zuneigung
5. Wechselspiel
6. Kontrolle
7. Wahl der Aktivität

Sowie drei typische dyadische Verhaltensmuster:

1. Sensitiv-kooperativ
2. Kontrollierend-schwierig
3. Nicht responsiv-passiv

Eine gute deutschsprachige Einführung bietet der Artikel von Letourneau und Tryphonopoulos (2012).

Emotional Availability Scales (EAS) (Biringen et al., 2008)

▶ **Wichtig** Die EAS sind ein standardisiertes, auf Erkenntnissen der Bindungstheorie basierendes Verfahren zur Einschätzung der dyadischen Beziehungsqualität zwischen Kind und erwachsener Bezugspersonen.

Die Qualität dyadischer Interaktionen wird differenziert nach

- emotionaler Involvierung,
- feinfühligem vs. intrusivem Verhalten,
- strukturierenden Fähigkeiten der Elternperson,
- Engagement, Freude und Vertrauen.

Eine Erweiterung auf die triadische Eltern-Kind-Interaktion sei möglich (mündliche Auskunft von Biringen an die Autorin dieses Beitrags 2013). Die Altersspanne für den Einsatz umfasst 0–14 Jahre. Kategorisiert werden insgesamt sechs Skalen, wobei vier den erwachsenen Interaktionspartner adressieren und zwei das Kind. In den Erwachsenen-Skalen werden folgende Themen und Leitfragen codiert:

Skala 1: Elterliche Sensitivität: *Haben Eltern und Kind Spaß an der Interaktion?*

Skala 2: Elterliche Strukturierung: *Haben Eltern die Fähigkeit, einen adäquaten Rahmen für die Interaktion zu schaffen?*

Skala 3: Elterliche Nichtintrusivität: *Ist das elterliche Engagement angemessen?*

Skala 4: Elterliche Annahme (Nonhostility): *Gibt es Anzeichen offener oder verdeckter Ablehnung gegenüber dem Kind?* Korrespondierend hierzu sind die beiden Kind-Skalen:

Skala 5: Kindliche Responsivität: *Hat das Kind Freude daran, auf das elterliche Beziehungsangebot einzugehen?*

Skala 6: Kindliche Involvierung: *Wie sehr engagiert sich das Kind, den Elternteil für sich zu gewinnen bzw. in ein/e von ihm initiierte/s Interaktion/Spiel einzuladen?*

Will man jedoch zu einem ursächlichen Verstehen auch der unbewussten Botschaften frühkindlicher Verhaltensauffälligkeiten im Kontext der frühen Mutter-Vater-Kind-Beziehung bzw. der primären und sekundären Beziehungsumwelt des Kindes gelangen, ist es wichtig, die dyadische Beziehungsdiagnostik um familiendynamische und psychosoziale Kategorien zu erweitern. Dies führt zu einem neuartigen Patientenverständnis, das kindliche, elterliche und interaktionelle Belastungen umfasst (Papoušek et al., 2004).

Familiendynamische Konzepte heben die unbewussten Übertragungen und hiermit einhergehenden Konflikte (Richter, 1963, 1970) hervor. Selma Fraiberg betont in ihrem Konzept der „Gespenster im Kinderzimmer" die Bedeutung früher, unbewusster Dynamiken für die langfristige Beziehungsentwicklung (Fraiberg, 1975). Diese Forschung beeinflusste auch die Entwicklung triadischer Konzepte und Untersuchungsmethoden.

20.4.3 Triadisch konzipierte Diagnostik der frühen Vater-Mutter-Kind-Beziehung

Lausanne Triadic Play (LTP) (Fivaz-Depeursinge & Corboz-Warnery, 1999, 2001)

▶ **Wichtig** Um auch das nonverbale Beziehungsgeschehen zwischen dem Säugling und seinen beiden Eltern diagnostisch einschätzen zu können, wurde mit dem LTP ein videogestütztes Untersuchungsverfahren zur Erforschung der frühen triadischen Eltern-Kind-Interaktion entwickelt.

Die zentrale Untersuchungsaufgabe besteht für Eltern und Säugling darin, als Familie miteinander zu spielen, wodurch Beweggründe bzw. Handlungsdialoge aller drei Beziehungspartner sichtbar werden. Die Wippe, in der das Baby liegt, ist auf einem niedrigen, drehbaren Tisch befestigt und in einem gleichseitigen Dreieck mit zwei Stühlen für die Erwachsenen angeordnet. Die Eltern erhalten die Aufforderung, für die nächsten 20 Minuten mit ihrem Baby so zu spielen, wie sie das auch sonst tun würden, lediglich mit der Bitte, dass zunächst 5 Minuten jeweils nur ein Elternteil mit dem Baby spielt und danach 5 Minuten beide Eltern zusammen. Anschließend sollen sich die Eltern etwa 5 Minuten miteinander unterhalten und das Kind dabei möglichst nicht beachten. Die Familie bestimmt den Ablauf und die Reihenfolge der einzelnen Spielabschnitte selbst. Alle Sequenzen werden mittels Splitscreen-Technik gefilmt, d. h., eine Kamera fokussiert das Baby, eine zweite die Eltern; beide Aufzeichnungen werden später in einer Bild-in-Bild-Version zusammengeführt und von geschulten Personen ausgewertet.

▶ **Wichtig** Von besonderer Bedeutung ist im LTP, ob und wie es der Familie gelingt, Übergänge zwischen den einzelnen Spielabschnitten zu finden und diese miteinander so zu kommunizieren, dass jeder Einzelne – also auch das Baby – über die Absichten der anderen „informiert" ist.

Wenn eben noch die Mutter mit dem Baby gespielt hat und nun möchte, dass der Vater übernimmt, so kommunizieren einfühlsame und gut abgestimmte, triangulierte Eltern dies untereinander mit Blickkontakt oder mit Worten, und passen auch ihre Bewegungen rechtzeitig genug ihrem Vorhaben an, indem sich z. B. die Mutter langsam zurückzieht, sich mit ihrem Oberkörper dem Vater zuwendet, und ihm damit das Signal gibt, dass sie Platz macht, damit dieser sich nun mit dem Baby beschäftigen kann. All das geschieht in einer rhythmischen Abstimmung, sodass auch das Kind die Absichten der Eltern verfolgen und einschätzen kann. Eine gute dyadische (d. h. Zweier-)Interaktion ist in sich wiederum ähnlich fein abgestimmt. Weder kommt der jeweilige Erwachsene dem Baby zu nah und nötigt es zum Ausweichen über Blickkontaktvermeidung oder durch Wegdrehen seines Körpers aus dem Sitz, noch hält er sich zu sehr auf Abstand oder redet zu leise oder gar nicht und macht es so dem Säugling schwer, seine Mimik oder Wortmelodie zu verstehen.

Im LTP geht es auch darum, wie sich der zeitweise ausgeschlossene Dritte den anderen beiden gegenüber verhält. Denn in diese Situation kommen alle drei Beteiligten einmal: Kann er ihnen freundlich zugewandt bleiben oder muss er sie in ihrer Zweisamkeit stören, indem er sich ständig einmischt? Oder verliert er schnell das Interesse an ihrem Tun und muss sich, z. B. mit seinem Handy, ablenken? Von ebenfalls besonderem Interesse ist die Fähigkeit des Babys, sich selbst zu regulieren, während es eine Weile von den Eltern nicht beachtet wird. Kann es sich selbstzufrieden eigenen Dingen zuwenden, während seine Eltern sich unterhalten? Kann es zwischen eigenem Erkunden und dem Beobachten der elterlichen Interaktion pendeln oder wirkt es angespannt fixiert auf das ein oder andere und muss mit Quengeln oder Schreien Aufmerksamkeit "einfordern" und damit die Eltern in ihrer Zweisamkeit "stören"?

Das von den Lausanner Autorinnen ausgearbeitete Auswertungsschema unterscheidet gestörte, kollusive, angespannte und kooperative Familienallianzen, in denen die Items

- Beteiligung (ist jeder einbezogen?),
- Organisation (ist jeder in seiner Rolle?),
- Aufmerksamkeitsfokus (nimmt jeder am Spiel teil?) und
- affektiver Kontakt (ist jeder mit jedem in Kontakt?)

eingeschätzt werden müssen.

Ein Ergebnis der Lausanner Forschung ist, dass sowohl die gestörten als auch die kollusiven Allianzen über das erste Lebensjahr hinaus stabil blieben.

Triadeninterview (Kai von Klitzing, 1994, 1996)

▶ **Wichtig** Das halbstandardisierte tiefenpsychologische „Triadeninterview" (1994; 1996/ehem. "Basler Elterninterview") misst sowohl die Vorstellungswelt der Eltern während der Schwangerschaft (u. a. Schwangerschaftsfantasien, „imaginäres Kind") als auch die postnatale Gestaltung der frühen Eltern-Kind-Beziehung.

Nach von Klitzing werden schon in der Schwangerschaft bei *beiden* Eltern Fantasien wirksam, die mit bewussten und unbewussten Beziehungserfahrungen in den jeweiligen Herkunftsfamilien verbunden sind. Die Narrative der Eltern zur Wahrnehmung ihres ungeborenen Kindes und zu Vorstellungen von dessen weiterer Entwicklung, zur Zufriedenheit in ihrer Partnerschaft sowie zur Beziehung zu ihren eigenen Eltern erlauben Voraussagen, ob sie ihrem Kind eine eigene Beziehung zu einem Dritten werden ermöglichen können. Damit ist zunächst der andere Elternteil gemeint, später auch die Lebens- und Lernerfahrungen des Kindes.

Entsprechend diesen Forschungsergebnissen kann es bereits während der Schwangerschaft zur Wiederbelebung von abgewehrten Konflikten und Traumatisierungen kommen, indem bereits dem ungeborenen Kind eine Rolle zugewiesen wird, die seine eigene Entwicklung behindern und im Säuglings- und Kleinkindalter zu den bereits genannten Symptomen führen kann.

„Triadisch fähige Eltern zeigen und beschreiben im Triadeninterview Verhaltensweisen und Vorstellungen, bei denen sie den Bezug zu familiären Drittpersonen – insbesondere zu ihrem Kind, aber auch zu ihren Herkunftseltern – integrierend zur Paarbeziehung gestalten. Das dazu gehörende Gesprächsverhalten wird 'Trilog' genannt. Triadisch wenig fähige Eltern zeigen und beschreiben Verhaltensweisen und Vorstellungen zu Familienbeziehungen, bei denen sie eine Drittperson – das Kind oder die Herkunftseltern – oder auch den/die Partner/in oder sich selbst aus dem wechselseitigen, triadischen Bezug ausgrenzen [da sie als mögliche Dritte in ihrem inneren Erleben nicht repräsentiert sind; Anm. d. Autorin]. Diese Eltern sind daher wenig fähig, im Interview einen Trilog zu führen. Es besteht die umfassende Tendenz, Ausschließlichkeit in der Beziehung zum Kind zu suchen oder dem Partner zuzuschieben und damit dem/der Partner/in oder sich selbst keine Beziehung zu ermöglichen. Die sich während des Interviews entwickelnden Beziehungen sind gänzlich von Rivalität und Ausschlusstendenzen geprägt" (v. Klitzing, zit. in Vogel, 2006, S. 144–145).

Tri-Q-Sort – Triadische elterliche Kapazität und psychische Kindesentwicklung (Vogel, 2006)

▶ **Wichtig** Mit dem Tri-Q-Sort – Triadische elterliche Kapazität und psychische Kindesentwicklung (Vogel, 2006) steht mittlerweile ein standardisiertes, ökonomisches Auswertungsverfahren zum Triadeninterview von v. Klitzing (1994, 1996) zur Verfügung, dem für den Forschungskontext eine „gute Testgüte" bescheinigt werden konnte. Eine Anwendung in der allgemeinen Präventionsdiagnostik erfordert jedoch weitere Untersuchungen (vgl. Vogel, 2006, S. 208 ff.).

In einer Pilotstudie der Autorin zur „Früherkennung von Belastungssituationen in der frühesten Eltern-Kind-Beziehung" im Kontext frühkindlicher Regulationsstörungen (Seifert-Karb, 2007, lfd. Promotion) wurde das semistrukturierte *Basler Elterninterview (Triadeninterview)* (v. Klitzing, 1996) im Rahmen von familienanalytischen Erstgesprächen sowohl retro- als auch prospektiv angewendet: „… so wurde bereits beim Erstkontakt erkennbar, ob die Eltern in der Lage sein würden, ihrem Kind eine eigene Beziehung zu einem Dritten – zunächst zum anderen Elternteil, später auch zu anderen menschlichen wie auch dinglichen Objekten und damit im weitesten Sinn zu eigenen Lebens- und Lernerfahrungen – zuzugestehen. So … kann es bereits während der Schwangerschaft zur Wiederbelebung von verdrängten Konflikten und Traumata kommen, wodurch bereits dem ungeborenen Kind eine Rolle (vgl. Richter, 1963, 1970) zugewiesen wird, die seine eigene Entwicklung behindern und schon im Säuglings- und Kleinkindalter zu den bereits genannten Symptomen führen kann. … Der psychodynamische Schmelztiegel,

der u. a. durch Projektionen der Generationen rund um die Geburt eines Kindes entstehen kann, birgt in seiner Krisenhaftigkeit auch die (leider bisher noch wenig genutzte) Chance, die Qualität der Beziehungen innerhalb eines Familiensystems zu verbessern und Symptomverschiebungen auf den Säugling vorzubeugen“ (Seifert-Karb, 2007, 191 f.). Als ein Ergebnis dieser Pilotstudie spricht die Autorin von „*triadisch gehaltenen vs. nicht triadisch gehaltenen Dyaden*“ (Seifert-Karb, 2008, S. 111; Walter & Herdeis, 2013, S. 13). Wie komplex und bezogen die Entwicklungsthemen und -aufgaben aller drei Beziehungs- und Interaktionspartner sind, soll das folgende *Schema der intersubjektiven Triade* verdeutlichen (Abb. 20.1):

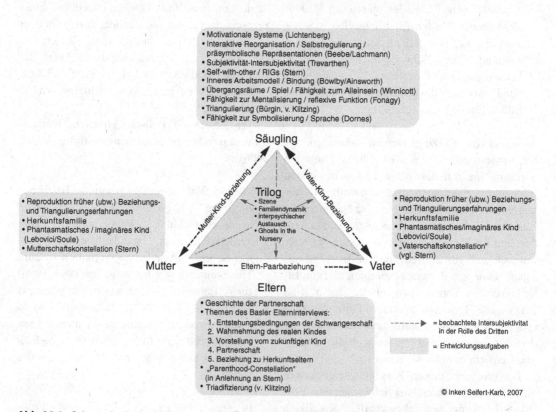

Abb. 20.1   Schema der intersubjektiven Triade. (©Inken Seifert-Karb, mit freundlicher Genehmigung)

20.5 Multiaxiale Diagnostik

Zero to Three Diagnostic Classification: 0–5

Ein multiaxiales Diagnostikmanual zur Klassifikation seelischer Gesundheit und Entwicklungsstörungen der frühen Kindheit

Um von Geburt an entwicklungspsychologische und beziehungsdynamische, aber auch als Vorläufer psychiatrischer Erkrankungen identifizierbare Faktoren frühkindlicher Verhaltensauffälligkeiten einschätzen zu können, haben sich weltweit seit 1977 auf die frühe Kindheit spezialisierte Forscher*innen und Kliniker*innen zusammengetan und zunächst das Diagnostikmanual Zero to Three (ZTT): 0–3 entwickelt. Seit 1999 existiert dessen deutsche Übersetzung, und seit 2016 liegt mit dem ZTT DC: 0–5 eine Erweiterung bis zum 5. Lebensjahr, seit 2019 ebenfalls in deutscher Übersetzung vor. Im ZTT DC: 0–5 (im Folgenden: DC: 0–5) werden folgende Störungsgruppen sowie Beziehungsstörungen auf fünf diagnostischen Achsen verortet und codiert:

Diagnostische Achsen des Zero to Three ZTT-DC: 0–5

Achse I: Klinische Störungen

1. Neurobiologische Entwicklungsstörungen (Störungen der neuronalen und mentalen Entwicklung)
2. Sensorische Verarbeitungsstörungen
3. Angststörungen
4. Affektive Störungen
5. Zwangsstörungen und verwandte Störungen
6. Schlafstörungen
7. Essstörungen der Kindheit
8. Schreistörungen der frühen Kindheit
9. Trauma-, Belastungs- und Deprivationsstörungen
10. Beziehungsstörungen (Spezifische Beziehungsstörung der frühen Kindheit)

Achse II: Beziehungskontext

11. Beziehungskontext
    A. Adaption der Beziehung zwischen Bezugspersonen und dem jungen Kind
    B. Versorgende Umgebung und Adaption des jungen Kindes

Achse III: Körperliche Gesundheit und Krankheiten

12. Körperliche Gesundheit und Krankheiten

Achse IV: Psychosoziale Stressoren

13. Psychosoziale Stressoren „Checkliste der psychosozialen Stressoren" für das betroffene junge Kind

Achse V: Entwicklungskompetenzen

14. Entwicklungskompetenzen
    1. Tabelle zur Einschätzung der Entwicklungskompetenzen (von 0–60 Monaten)

Laut Position der German Speaking Association for Infant Mental Health GAIMH besteht mit der DC: 0-5: „eine gute Basis für diagnostische Einschätzungen bei Kindern bis zum Ende des fünften Lebensjahres. Sie unterstützt die Beibehaltung des multiaxialen Systems, das im DSM-5 fallengelassen wurde. Dies erlaubt, die in der frühen Kindheit besonders bedeutenden Dimensionen von Beziehungskontext, psychosozialen Faktoren, Gesundheitszustand und Entwicklungskompetenzen zu erfassen. Darin können sowohl belastende Faktoren als auch stützende Ressourcen beschrieben werden" (2019, Positionspapier der GAIMH zur Revision der AWMF-Leitlinie „Psychische Störungen im Säuglings-, Kleinkind-und Vorschulalter", S. 2, www.gaimh.org).

Familiendiagnostisch von besonderem Interesse dürften im DC: 0–5 vor allem die „Achse II: Beziehungskontext" und die „Achse IV: Psychosoziale Stressoren" mit einer 84 Items umfassenden „Checkliste der psychosozialen und Umweltstressoren" sein. Vergleicht man die Achse II im DC: 0–5 jedoch mit ihrer vorherigen Version (s. ZTT: 0–3), wäre vermutlich insbesondere für die Praktikerin/den Praktiker das Beibehalten (anstelle des im DC: 0–5 bedauerlicherweise erfolgten Verzichts) der gut beschriebenen und darüber hinaus mit den Emotional Availability Scales (EAS) (s. o.) korrespondierenden Klassifikation zur emotionalen Qualität der Eltern-Kind-Beziehung wünschenswert gewesen.

Von hohem familiendiagnostischem Wert ist die im DC: 0–5 neu hinzugekommene Unterkategorie „Versorgende Umgebung und Adaption des jungen Kindes" (11.2B), welche die Beeinflussung des Kindes durch den „affektiven Ton" und die Qualität der Interaktion zwischen den eventuell mitbetreuenden anderen Erwachsenen in und/oder außerhalb der Familie fokussiert. Auch kulturell bedingte Unterschiede der Lebens- und Erziehungsformen finden Berücksichtigung.

Vor allem aber plädieren die Autor*innen des DC:0–5 – statt einer Diagnose als Fixum im herkömmlichen Sinne – für einen Abklärungsprozess, in welchen auch die interaktiven, psychodynamischen, familienzentrierten und systembezogenen Überlegungen der Therapeut*innen einfließen. Das somit generierte und prozessbegleitend zu modifizierende „Fallkonzept", welches das Kind, die Eltern-Kind-Beziehung, die Qualität der Paarbeziehung, psychopathologische Faktoren der Eltern, das triadische Niveau in der familiären Kommunikation und die familiendynamische Dimension beinhaltet, soll zudem ermöglichen, mit den unterschiedlichen Disziplinen und Netzwerken, die ggfs. in einen Fall involviert sind, in verständlicher Sprache zu kommunizieren.

Im o. g. Positionspapier der GAIMH wird jedoch auch betont, dass mit dem Item „Beziehungsspezifische Störung" auf Achse I: "Klinische Störungen"/Item 10.1: "Spezifische Beziehungsstörung der frühen Kindheit" ein „neu definiertes Krankheitsbild" (S. 4) beschrieben werde, welches – logischerweise- unter Achse II: "Beziehungskontext" hätte verortet werden müssen. Umso wichtiger sei es zukünftig, dass „die Berechtigung einer Therapie auch ohne Achse-I-Diagnose auf Grund starker Achse-II- Belastungszeichen deutlich ausgesprochen werden" kann. Außerdem weisen die Autor*innen des Positionspapiers auf das Fehlen der Dimensionen „spezifische Art der väterlichen Involvierung" und „triadische und familiendynamische Dimension" im DC: 0–5 hin: „Informationen über das Zusammenspiel zwischen Mutter und Vater im Umgang mit dem Kind sowie über eventuelle Verstrickungen des Elternpaares untereinander oder mit anderen Familienmitgliedern sind wichtig, um geeignete Interventionen zu planen" (Pedrina & Bindernagel, et al. 2019).

Fazit

Für eine Diagnostik im Rahmen der Eltern-Säuglings- und Kleinkind-Psychotherapie stehen heute verschiedene gut validierte Manuale zur Auswahl. Familien, in denen ein Baby oder Kleinkind eine Verhaltensauffälligkeit im Spektrum des Zero To Three: DC 0–5 (u. a Regulationsstörungen) zeigt, kann mittlerweile vielerorts durch eine Eltern-Säuglings-Kleinkind-Beratung oder -Psychotherapie geholfen werden. Dennoch ist eine diagnostische Abklärung und ggf. eine therapeutische oder supervisorische Begleitung komplexer, oft unbewusster Beziehungsdynamiken, wie sie insbesondere in der frühen Eltern-Kind-Beziehung und somit in Familien- und Paarbeziehungen im Übergang zur Elternschaft, aber auch in Beziehungssystemen der außerfamiliären Betreuung von Säuglingen und Kleinkindern zu finden sind, noch immer nicht obligatorisch. Bisher fokussieren die meisten Diagnostikmanuale vorwiegend das Individuum Kind oder die Mutter-Kind-Dyade. Zudem bestehen nach wie vor Bestrebungen, bereits einem Säugling eine psychiatrische Individualdiagnose (vgl. ICD-10/11, DSM-5) zuzuschreiben, was bedeuten würde, das junge Kind isoliert von seinen prägenden Beziehungssystemen zu betrachten, obwohl es auf genau diese existenziell angewiesen ist, um sich gesund entwickeln zu können. Trotzdem müssen entwicklungsbelastende Symptome bereits bei Säuglingen und Kleinkindern – auch von Krankenkassen – als behandlungsrelevant anerkannt und eine entsprechende Diagnostik und Behandlung finanziert werden. Forscher*innen und Kliniker*innen aus Psychoanalyse und psychoanalytischer Familientherapie beschreiben jedoch dezidiert beziehungsdynamische Diagnostiken und Behandlungskonzepte, in welchen das Kind *und* seine Beziehungsumwelt, d. h. auch die unbewusste Familien- und Eltern-Paar-Dynamik *und* die Herkunftsfamiliengeschichte beider Eltern, aber auch unbewusste Dynamiken außerfamiliärer Beziehungssysteme wie Krippe, Kita oder psychosoziale Unterstützungssysteme einbezogen werden (vgl. Seifert-Karb, 2007, 2008, 2015, 2017, 2021). Komplexe intrapsychische wie interpersonelle Dynamiken lassen sich somit nur in einer multiaxialen Diagnostik wie dem ZTT DC: 0–5 oder der OPD-KJ-2 erfassen (vgl. Juen, F./Kaiser, J., 2021); in diesen beiden Diagnostikmanualen finden sich bereits Achsen zu Triaden (OPD-KJ, 2001, S. 192) bzw. zu erweiterten Beziehungs- und Sozialsystemen (TTZ DC: 0–5; 181 ff.,201 ff.). Diese diagnostischen Achsen sowohl in der klinischen Praxis, insbesondere in der Eltern-Säuglings-Kleinkind-Psychotherapie, aber als auch in psychosozialen Kontexten, wie den Frühen Hilfen, strittigen Sorgerechtsverfahren, Jugendamts- oder ASD-Fällen, anzuwenden und sie kultursensibel weiterzuentwickeln, sollte daher zukünftig Aufgabe einer psychodynamisch basierten Familien- und Beziehungsdiagnostik sein.

Literatur

Arbeitskreis OPD-KJ (Hrsg.). (2001). *Operationalisierte Psychodynamische Diagnostik im Kindes- und Jugendalter. Grundlagen und Manual.* Verlag Hans Huber.

AWMF-Leitlinie. (2007). Regulationsstörungen im Säuglingsalter. In AWMF-Leitlinien-Register: 028/028 Entwicklungsstufe:1.

Biringen, Z., Moorlag, A., Meyer, B., Wood, J., Aberle, J., Altenhofen, S., & Bennett, S. (2008). The emotional availability (EA) intervention with child care professionals. In Z. Biringen,A. N. Easterbrooks, et al. (Hrsg.) (Eds., invited special mini-series on child care, December 2007), *Journal of Early Childhood and Infant Psychology, 4,* 39–52.

Bolten, M. (2021). *Psychische Störungen bei Säuglingen und Kleinkindern.* Verlag W. Kohlhammer.

Bürgin, D. (1993). *Psychosomatik im Kindes-und Jugendalter.* Gustav Fischer.

Bürgin, D. (1998). *Triangulierung. Der Übergang zur Elternschaft.* Schattauer.

Cierpka, M. (2012). *Frühe Kindheit 0–3 Jahre.* Springer.

Cierpka, M., & Windaus, E. (Hrsg.). (2007). *Psychoanalytische Säuglings-Kleinkind-Eltern-Psychotherapie.* Brandes & Apsel.

Cierpka, M. et al. (2007). Manual zur psychoanalytischen Behandlung von Regulationsstörungen, psychischen und psychosomatischen Störungen bei Säuglingen und Kleinkindern unter Verwendung des Fokuskonzeptes. In: Cierpka,M./Windaus,E. (Hrsg.): Psychoanalytische Säuglings-Kleinkind-Eltern-Psychotherapie. Frankfurt/M.: Brandes&Apsel. S. 87–214.

Crittenden, P. M. (2007). *CARE-Index. Infants-Coding-Manual.* Unpublished manuscript, Miami Fl.

Dornes, M. (1993). *Der kompetente Säugling. Die präverbale Entwicklung des Menschen.* Fischer.

Dornes, M. (1997). *Die frühe Kindheit. Entwicklungspsychologie der ersten Lebensjahre.* Fischer.

Fivaz-Depeursinge, E. (1998). Mikro-Übergänge in der affektiven Kommunikation. In D. Bürgin (Hrsg.), *Triangulierung* (S. 69–104). Schattauer.

Fivaz-Depeursinge, E., & Corboz-Warnery, A. (1999). *The primary triangle: A developmental systems view of mothers, fathers, and infants.* Basic Books.

Fivaz-Depeursinge, E., & Corboz-Warnery, A. (2001). *Das primäre Dreieck.* Carl-Auer-Systeme.

Fliedl, R., Cropp, C., & Zajec, K. (Hrsg.). (2021). *Die Beziehungsachse der OPD-KJ-2. Klinische Anwendung und konzeptuelle Erweiterungen.* Vandenhoeck & Ruprecht.

Fraiberg, S., Adelson, E., Shapiro, V. (2003). Gespenster im Kinderzimmer. Probleme gestörter Mutter-Säugling-Beziehungen aus psychoanalytischer Sicht. In: Analytische Kinder-und Jugendlichen- Psychotherapie. 34(120):S.465–504.

GAIMH-Positionspapier. (2019). Positionspapier der GAIMH zur Revision der AWMF-Leitlinie „Psychische Störungen im Säuglings-, Kleinkind-und Vorschulalter" (S. 2). www.gaimh.org. Zugegriffen am 26.05.2022.

Juen, F./Kaiser, J. (2021). Anwendung der OPD-KJ-2-Beziehungsachse bei Säuglingen und Kleinkindern. In: Fliedl, R./Cropp, C./Zajec, K. (Hg.): Die Beziehungsachse der OPD-KJ-2. Göcngen: Vandenhoeck & Ruprecht. S.81–93.

Heckman, J. J., & Masterov, D. (2007). The productivity argument for investing in young children. *Review of Agricultural Economics, 29*(3), 446–493.

Hofacker, N. von, Lehmkuhl, U., Resch, F., Papoušek, M., Barth, R., & Jacubeit, T. (2007). Regulationsstörungen im Säuglings- und Kleinkindalter (0–3). In Dt. Ges. f. Kinder- und Jugendpsychiatrie und Psychotherapie (Hrsg.), *Leitlinien zu Diagnostik und Therapie von psychischen Störungen im Säuglings-, Kindes- und Jugendalter* (3., überarb. Aufl., S. 357–378). Deutscher Ärzte.

Klitzing, K. v. (2002). *Psychotherapie in der frühen Kindheit.* Vadenhoeck & Ruprecht.

Klitzing, K. von, Doehnert, M., Kroll, M., & Grube, M. (2015). Mental disorders in early childhood. *Dtsch. Ärztebl. Int, 112*, 375–86.

Letourneau, N., & Tryphonopoulos, P. (2012). Der CARE-Index. Ein Instrument zur Erfassung der Beziehungsqualität zwischen Bezugsperson und Kind ab Geburt. In M. Stokowy & N. Sahhar (Hrsg.), *Bindung und Gefahr* (S. 19–33). Psychosozial-Verlag.

Leuzinger-Bohleber, M. (2009a). *Frühe Kindheit als Schicksal?* Kohlhammer.

Leuzinger-Bohleber, M. (2009b). *Frühe Entwicklung und ihre Störungen.* Kohlhammer.

Ludwig-Körner, Ch. (2021). Zeitschrift: Frühe Kindheit – die ersten sechs Jahre 01/21, S. 8.

Papoušek, M., Schieche, M., & Wurmser, H. (2004). *Regulationsstörungen der frühen Kindheit. Frühe Risiken und Hilfen im Entwicklungskontext der Eltern-Kind-Beziehungen.* Verlag Hans Huber.

Pedrina, F. (2020). *Babys und Kleinkinder in Not. Psychopathologie und Behandlung.* Brandes & Apsel.

Pedrina, F. & Bindernagel, D. et al. (2019). Positionspapier der GAIMH in Hinblick auf die Revision der AWMF-Leitlinie Psychische Störungen im Säuglings-Kleinkind und Vorschulalter. Eigendruck der GAIMH. (zuletzt angesehen am: 5.12.2023)

Richter, H.-E. (1963). *Eltern, Kind und Neurose.* Rowohlt.

Richter, H.-E. (1970). *Patient Familie.* Rowohlt.

Seifert-Karb, I. (2007). Ein Säugling hat immer Vater und Mutter, genau wie diese. Einblick in ein psychoanalytisch-familientherapeutisches Forschungsprojekt zur Früherkennung von Belastungssituationen in der frühesten Eltern-Kind-Beziehung. In A. Eggert-Schmid Noerr, U. Finger-Trescher, & U. Pforr (Hrsg.), *Frühe Beziehungserfahrungen* (S. 189–203). Psychosozial-Verlag.

Seifert-Karb, I. (2008). Wenn drei zu zweit allein sind – ,Triagnostik' der frühen Eltern-Kind-Beziehung. In F. Dammasch, D. Katzenbach, & J. Ruth (Hrsg.), *Triangulierung. Denken, Lernen und Handeln aus psychoanalytischer und pädagogischer Sicht* (S. 111–131). Brandes & Apsel.

Seifert-Karb, I. (2015). Verstehen, wie es anfängt… Psychoanalytisch-familientherapeutisches Arbeiten mit Säuglingen, Kleinkindern und ihren Eltern. In I. Seifert-Karb (Hrsg.), *Frühe Kindheit unter Optimierungsdruck* (S. 105–130). Psychosozial-Verlag.

Seifert-Karb, I. (2017). Verhaltens-Diagnostik unter Drei – Ohne Beziehung geht es nicht! In A. Eggert-Schmidt-Noerr et al. (Hrsg.), *Zwischen Kategorisieren und Verstehen* (S. 97–123). Psychosozial-Verlag.

Seifert-Karb, I. (2021). Elternberatung Oberursel. Ein psychoanalytisch-familientherapeutisches Präventionsmodell für Mütter und Väter mit Säuglingen und Kleinkindern – im kommunalen Gesundheitswesen. *Zeitschrift: frühe Kindheit – die ersten sechs Jahre, 01/21.* Deutsche Liga für das Kind. 68–71.

Sidor, A., Eickhorst, A., Stasch, M., & Cierpka, M. (2012). Einschätzung der Risikobelastung in Familien im Rahmen von Frühen Hilfen: Die Heidelberger Belastungsskala (HBS) und ihre Gütekriterien. In *Praxis der Kinderpsychologie und Kinderpsychiatrie 61*, 766–780(2012), ISSN 0032-7034, Vandenhoeck & Ruprecht.

Stasch, M., Forkel, H., Reichert, Y., Schwindt, N., Ehrenthal, J. C., & Gingelmaier, S. (2022). Eine Operationalisierte Psychodynamische Diagnostik (OPD) für Beziehungssysteme. In *Psychoanalytische Familientherapie* (Jg. 23, Heft 2, S. 93–106). Psychosozial-Verlag.

Vogel, M. (2006). *TRI-Q-Sort: Triadische elterliche Kapazität und psychische Kindesentwicklung.* Grin Verlag.

Walter, H., & Herdeis, H. (2013). *Väter in der Psychotherapie – Der Dritte im Bunde?* Schattauer.

Wessel, M. A., Cobb, J. C., Jackson, E. B., Harris, G. S., & Detwiler, A. C. (1954). Paroxysmal fussing in infancy, sometimes called ,colic'. *Pediatrics, 14*, 421–434.

Winnicott, D. W. (1974). *Reifungsprozesse und fördernde Umwelt.* Kindler.

Winnicott, D.W. (1990) Babys und ihre Mütter. Stuttgart: Klett-Cotta.

Wurmser, H. & Papoušek, M. (2004). Zahlen und Fakten zu frühkindlichen Regulaonsstörungen. Datenbasis aus der Münchner Spezialambulanz. In: Papoušek, M., Schieche, M. Wurmser, H.(Hrsg.) Regulaonsstörungen der frühen Kindheit. Bern: Hans Huber. S.49–77.

Zero to Three DC: 0-5. Diagnostische Klassifikation seelischer Gesundheit und Entwicklungsstörungen der frühen Kindheit. (2019). Kohlhammer.

Familiennarrative – Erzählen und Familiendiagnostik

Brigitte Boothe und Joachim Walter

▶ Die Familie ist eine Erzählgemeinschaft. Erzählend entstehen Vergangenheit, Gegenwart und Zukunft. Umgekehrt stehen Inhalt und Form des Erzählens unter vielfachem Einfluss, beispielsweise dem der biografischen Veränderung im Lebensprozess, der gegenwärtigen Erzählsituation, der Adressierung sowie der motivationalen Verfassung des Erzählenden, seiner Wünsche, Ängste und Erwartungen.

In Familienberatung und Familientherapie findet die mehrstimmige erzählende Kommunikation in der Familie professionelle Aufmerksamkeit. Sich primär über die Narrative definierende und diese nutzenden Therapieformen sind in den letzten 20 Jahren zunehmend bedeutsam geworden: Schon lange werden Spielnarrative in tiefenpsychologischen Kinderbehandlungen und in der Spieltherapie zum Problemverständnis und zur Behandlung genutzt. Bindungsnarrative als verinnerlichte Beziehungserfahrungen, wie sie im Erwachsenen-Bindungs-Interview erhoben werden (Gloger-Tippelt & Hofmann, 1997), haben, im Kontext des Mentalisierungsmodells nach Fonagy und Target (2006), Bedeutung für die Einschätzung der reflexiven Funktion. In den letzten 20 Jahren hat sich die narrativ orientierte systemische Familientherapie fest etabliert vgl. (Jakob, 2021; Olthof, 2018). Die aus der Verhaltenstherapie stammende Narrative Expositionstherapie wird individualtherapeutisch und in Elternbegleitung bei Kindern zur Kurzzeitbehandlung von Traumata genutzt (Schauer et al., 2011). Auch die Schematherapie als Teil der Dritten Welle der Verhaltenstherapie orientiert sich an erzählten und ins Spiel gebrachten Erlebensschemata (Loose et al., 2013). Narrative werden auch in der projektiven Diagnostik genutzt. Beispiele sind der Thematische Apperzeptionstest (TAT) (Murray, 1943; Seifert, 1984) und der Schweinchen-Schwarzfuß-Test für Kinder (Corman, 2013). Daneben finden sich narrative Anteile in Beobachtungskonzepten wie den sogenannten RIGs (Representations of Interaction Generalized) nach Stern (1998, 2003).

B. Boothe (✉)
Psychotherapie Bellevue, Zürich, Schweiz
e-mail: brigitte.boothe@uzh.ch

J. Walter
Abteilung für Psychiatrie, Psychosomatik und Psychotherapie im Kindes- und Jugendalter, Kath. Kinderkrankenhaus Wilhelmstift, Hamburg, Deutschland
e-mail: j.walter@kkh-wilhelmstift.de

21.1 Das narrative Selbst entsteht in der Familie

▶ **Wichtig** Wenn Kinder in einem familiären oder einem pflegend-behütenden Raum aufwachsen, dann entfaltet sich ein lang dauerndes Beziehungsgeschehen des „doing family": Eltern oder andere Beziehungspersonen, die sich des Kindes annehmen,

© Springer-Verlag Berlin Heidelberg 2024
G. Reich et al. (Hrsg.), *Handbuch der Familiendiagnostik*, Psychotherapie: Praxis,
https://doi.org/10.1007/978-3-662-66879-5_21

betten es ein in das eigene Lebensmilieu und den regionalen und geschichtlichen Raum.

Das Kind wird zur Person mit Herkunft, Zugehörigkeit, Zukunft (Boothe & Heigl-Evers, 1996; Buchholz, 1995). Die Akteure in Elternfunktion engagieren sich dafür, die körperlichen Äußerungen und Ausdrucksformen des Kindes mit den eigenen sprachlichen Artikulationen zu begleiten und das Kind selbst zur Artikulation zu bringen. Der Lebensvollzug gewinnt Kontur, Rhythmus und Prägnanz, denn zwischen Kindern und ihren Bezugspersonen werden das Baden und Füttern, Ankleiden und Begrüßen, Spielen und Necken zur variantenreich sich wiederholenden und sich verändernden kommunikativen Inszenierung (Brinich, 1982; Bruner, 1986; Cramer, 1991; Lorenzer, 1983; von Klitzing, 2002). Die Begebenheiten des Alltags erhalten Relevanz und Prägnanz, indem die Eltern ihnen sprachliche Gestalt geben und das Kind in die kommunikative Inszenierung einbeziehen und auch, indem sie nachträglich auf das gemeinsam Erlebte erzählend und kommentierend Bezug nehmen. Das gemeinsam Erlebte schafft, zunächst in der Sprache der Eltern, Erinnerung und Geschichte. Es schafft auch Erwartungen an die Zukunft. Das gemeinsam Erlebte ist Erzählmaterial. Die Individuierung und Personalisierung des Kindes ist unter anderem eine Geschichte des Erzählens und des Erzählerwerbs. Eltern oder andere Beziehungspersonen, die sich des Kindes annehmen, führen das Kind ins Erzählen. Das Kind erhält Personalität, Erinnerung und Geschichte im elterlichen Erzählen. Es kommt dann zur erzählenden Koproduktion. Wenn schließlich das Kind dann selbst erzählend ausdrückt, was es freut und was es schmerzt, gewinnt es andere dafür, sich seiner Leiden und Freuden anzunehmen. Erzählen schafft Beteiligung. Die narrative Darstellung wird zum Prototyp autobiografischer Mitteilung oder der Perspektive der ersten Person (Gergen und Gergen, 1998; Sarbin, 2000).

21.2   Narrative Psychodynamik

Erzählen ist Alltag. Erzähler sind wichtig, interessant und in ein Drama verwickelt. Sie bieten Unterhaltung und locken andere in ihre personale Welt. Die Person erzählt und lässt dabei das Ereignis im Erzählen und durch das Erzählen lebendig werden. Die Erzählung verweist zum einen auf den Erzähler, zum anderen auf die erzählte Sache, zum dritten auf die Zuhörerschaft. Sie hat immer Autor- und Sachbezug.

▶ **Wichtig** Jede Erzählung spricht vom Erzähler, und jede Erzählung verweist auf die Welt. Die Welt kommt auf eine Weise in Austausch, in der sie Erzählende und das emotional engagierte Publikum affiziert, berührt, erregt, aufregt, umtreibt, bewegt, beunruhigt, ergreift, packt.

Erzählen mehrere vom Gleichen, sind die Geschichten doch unterschiedlich. Denn sie verweisen zurück auf die Person des Erzählers und sein besonderes Verhältnis zum Gegenstand, seine persönliche Wahrnehmungseinstellung oder Perspektive.

Die narrative Darstellung von Unglück und Hoffnung verlangt vom Gegenüber emotionales Engagement und Sensibilität für szenische Zusammenhänge. Das emotional engagierte Zuhören und die narrative Analyse erlauben dem professionellen Hörer, mit dem Erzähler über die Erzählung ins Gespräch zu kommen, sie gemeinsam zu detaillieren, auszuloten, anzureichern und auseinanderzunehmen. Erzählungen von Patienten sind ein Königsweg zur Beziehungs- und Psychodynamik.

Diagnostische Fragen
- Warum wird wann wem was erzählt?

21.3 Zur narrativen Sozialisation

Der Erzählerwerb ist „learning by doing". Schon kleine Kinder entdecken die Lust, mit Worten „tun" zu können, Zuwendung, Freude auslösen zu können. Sie bemerken bald, dass Worte Verständnis leichter erzeugen als nur nonverbale Mitteilungen. Kinder wissen oft schon mit zwei Jahren, dass primär das Ungewöhnliche Interesse findet. Dies schafft zugewandte Aufmerksamkeit der Zuhörer. Die Fähigkeit des „So-tun-als-ob" des „pretend mode" (z. B. Fonagy & Target, 2006, S. 19) wächst mit der Freude an der Überraschung, dem Rollenspiel, dem Witz. Das „So-tun-als-ob" trainiert aber auch die von jedem Menschen zu lernende Fähigkeit zu lügen, die Wirklichkeit narrativ zu verändern oder zu verbergen (etwa 5. Lebensjahr). Sich auszusprechen, als unbewusste (ca. 2 Jahre) oder bewusste Möglichkeit zur Selbst- und interpersonellen Regulation, lernen Kinder wie die Fähigkeit, über Erzählen Zugehörigkeit zu schaffen, mit ca. 5 Jahren. In diesem Alter ist das Erzählen in den ersten Jahren noch konsekutiv, weniger sinnorientiert. Dem sequenziell/linearen Erzählstrang „und dann" folgt erst mit ca. 5 Jahren auch ein kausal orientiertes Erzählen, das „Weil", zusammen mit dem Erzählantworten generierenden „Warum?". Gleichzeitig wird erst in einem vielfältigen Prozess über die Adoleszenz hinaus gelernt, was man wo erzählen darf und was nicht, dabei sind pubertäre Tabubrüche wichtiger Teil westlicher Identitätsentwicklung.

Nach Spitzer (2019) bleiben erzählte Geschichten anders als Filme und vielfach bebilderte Geschichten besser im Kopf, da sie die intensive Konstruktion eigener innerer Bilder hervorrufen.

In der Entwicklung des Denkens, des Erinnerns und der Sprache bilden primäre Formen narrativer Verständigung und biografischer Gedächtnisarbeit somit eine wichtige Grundlage (Welzer & Markowitsch, 2006; Welzer, 2017). Denn Urteilsbildung und reflexive Leistungen sind nicht unabhängig von emotionalen Erfahrungen; und diese gewinnen im Erzählgeschehen Gestalt (Straub, 2017). Die Konstitution des Selbst erfolgt primär im Beziehungszusammenhang, wenn in der Kommunikation zwischen Eltern und Kind erste narrative Modelle der Person des Kindes entstehen (Boothe, 2009; Stern, 2002). Es versteht sich, dass diese immer auch vom Unbewussten beeinflusst sind und im Unbewussten – oder im Zwischenraum des Vorbewussten – wirksam werden. Auch Kinder und Heranwachsende schaffen narrative Modelle ihrer Mütter, ihrer Väter, ihrer Familie.

21.4 Erzählen und erinnern

„Die biografische Wahrheit ist nicht zu haben", konstatiert Freud (1936). Der Soziologe Bourdieu spricht von der „biografischen Illusion" (2000). Lucius-Hoene und Deppermann (2004, S. 30) formulieren bündig, dass Erinnern aufzufassen ist „als selektiver, konstruktiver und aktiver Prozess des Zugriffs auf Informationen zu einem Geschehen, das bereits selektiv kodiert, partiell vergessen und vielfältig transformiert wurde". Die persönliche Erinnerungsarbeit und die Kommunikation von Erinnerungen sind nachweislich anfällig für Suggestion, Persuasion, Umarbeitung hin zum sozial und persönlich Wünschbaren wie zur Identitätsmodellierung (Bruder, 2003; Kühnel & Markowitsch, 2009; Welzer, 1998; Welzer, 2017). Andererseits gehen die Erinnernden von der Authentizität ihrer biografischen Erzählungen aus. Oft geben sie dabei den Grad der Sicherheit, Deutlichkeit und Genauigkeit an: „Ich könnte acht oder neun Jahre alt gewesen sein"; „Ob mein Onkel das gesagt hat oder meine Tante, weiß ich nicht mehr"; „Ich glaube, NN hat sich dann entschuldigt, aber ich bin nicht sicher". Andererseits: „Das weiß ich noch genau"; „als wäre es gestern gewesen", „Ich sehe sie förmlich noch vor mir". Die Sicherheits- und Unsicherheitsbewertungen sind freilich nicht Maßnahmen der Objektivierung, sondern bleiben im Bereich der subjektiven Eindrucksbildung.

21.5 Die Lebenswelt, das Selbst und das familiäre Erzählkollektiv

Keineswegs sind Personen unentwegt auf der Suchen nach Selbst und Identität. Auf der Ebene des Kulturellen ist zu beachten, dass die Suche nach einem Selbst, mehr noch der Begriff der Identität sich im historischen Kontext der Aufklärung entwickelt hat und heute auf multiple Wahlmöglichkeiten der Person im Blick auf Rollen, Wünsche und Überzeugungen verweist. Sie gilt nicht in allen Kulturen: „Ich-beschreibe-mich"-Narrative verweisen auf eine andere Orientierung als „Wenn-ich sprech-sprechen-wir"-Narrative.

Familiendiagnostik wie die gemeinsame Erstellung eine Genogramms regen Geschichten an. Die Beschreibung von Mitgliedern und ihren Beziehungen (wie auch die Auslassungen) regen zu weiteren Gesprächen an – oft lohnt es sich zu fragen, was in der Zeit nach der Genogramm-Erstellung zur Sprache kam an Geschichten und Episoden! Es entstehen innerfamiliäre Erzählkollektive, die ihrerseits von politischer, gesellschaftlicher und religiöser Lebenswirklichkeit bestimmt und getragen sind, wie sie sich handelnd und medial vermittelt (Welzer, 2001). Narrative Konstruktionen der Mythisierung von Vergangenheit, der Legendenbildung, Prozesse der Rechtfertigung und Entschuldigung, Erfahrungen der Loyalität und von deren Fehlen spielen im Blick auf die familiäre Vergangenheit und auf die familiäre Situierung in der Gegenwart eine bedeutende Rolle (vgl. beispielsweise Welzer et al., 2002; Boszormenyi-Nagy & Spark, 2020/1973). Innerfamiliäre Erzählkollektive sind wirkmächtig in Bezug auf Prozesse der Privilegierung oder Ausstoßung, Paktbildung, Delegation und Mission. Familienporträts von Prachtexemplaren und Sorgenkindern bilden und festigen sich im innerfamiliären Erzählkollektiv, das – zum Vor- und Nachteil des Porträtierten – wiederum starken außerfamiliären Einfluss hat. Schulversager, Überflieger, Charmeur oder Spätzünder wird man eben auch, weil man bereits verstrickt ist in machtvolle Geschichten (Schapp, 2012; Haas, 2002) beispielsweise vom Versagen und von Hochbegabung, vom kleinen Träumer (Hans-guck-in-die-Luft) oder vom Zappelphilipp (Kap. 14 und 15).

In der Diskussion um Narrative wird regelhaft das Thema der Identität und des „Selbst" als durch Geschichten repräsentiert beschrieben. Man lebt in Geschichten. Man lebt Geschichten. Nicht zu vergessen: Wer selbst noch keine Stimme hat oder nicht mehr über eine Stimme verfügt, all jene also, die nicht als narrative Akteure in eigener Sache auftreten können, deren Sache kann sich erzählend ein Anderer annehmen. Dazu zählen u. a. kleine Kinder, die noch nicht verbal mitteilungsfähig sind oder die nicht gehört werden, ausgegrenzte Menschengruppen, deren Geschichten kein Gehör finden, oder Personen, die als beispielsweise demenziell Erkrankte ein Gegenüber nicht erreichen – so verschwindet nicht das frühere Leben demenzieller Personen, solange Verwandte und Vertraute erzählend die Verbindung zwischen Hier und Jetzt und Dort und Damals herstellen, und so spielt in guter Tradition die erzählte Erinnerung an Verstorbene eine wichtige Rolle.

Gedächtnis und Erinnerung

Gedächtnis ist ein automatischer Prozess, Erinnerung ein kognitiver konstruktiver Prozess, ausgelöst durch basale Affekte und äußere Auslöser. Was im **Gedächtnis** eines Menschen aufgenommen wird, ist ein komplexes Geschehen, bei dem das beziehungsorientierte affektive Gedächtnis im Vordergrund steht. Die Abspeicherung im Gedächtnis ist szenenhaft (und in Geschichten) organisiert und durch die gleichzeitige Abspeicherung in mehreren Hirnarealen charakterisiert.

Gelangt die **Erinnerung** in den kommunikativen Austausch, so findet das auf der Basis von Regulierungs-, Abwehr- und Adaptationsprozessen statt, die eine erfolgreiche Aufnahme des Narrativs in die Erzählgemeinschaft ermöglichen. Gemeinsam geteilt werden häufig zumindest Schlüsselerlebnisse, die Neuigkeiten beinhalten (Informationen), die nicht zuletzt dazu dienen, Handlungen, Haltungen sowie Verhalten zu legitimieren.

Zwischen Gedächtnis und Erinnerung spielt sich die Abwehr ab. Hier gibt es auch kognitive und bewusste Veränderungen, eingeübte Veränderungen, also Geschichten, die durch vielfaches Erzählen zur subjektiven „Wahrheit" werden. Deckerinnerungen schützen vor schamhaft Besetztem oder unbewältigten Traumata. Lücken werden ausgefüllt durch Konfabulationen, gelegentlich auch durch andere Menschen, dabei mit deren subjektiver Realität konfrontiert. Kulturelle Tabus können sowohl die Wahrnehmung als auch die Erinnerung wesentlich beeinflussen, hierbei spielen die Familie und das Individuum ebenso eine Rolle wie die Gesellschaft.

21.6 Familie als Erzählgemeinschaft

Erzählen in der Familie folgt einer Dramaturgie mit Protagonisten und spezifischer Ablaufdynamik, die einem Erzählanliegen, einem Erzählfokus folgt. Dieser Erzählfokus ist für das im Augenblick relevante individuelle Erzählanliegen bedeutsam, doch alternative Erzähloptionen wären – zu anderer Zeit, in anderen Kontexten – möglich und können therapeutisch fruchtbar werden. Erzählen ereignet sich vorzugsweise in einem Rahmen, der ungeteilte Aufmerksamkeit für die Darbietung des narrativen Dramas erlaubt und den am Erzählgeschehen Beteiligten – Sprecher und Rezipienten – gestattet, einen imaginativen Raum zu eröffnen und der Versetzungsregie in ein Dort und Damals oder ein Dort und Dann zu folgen. Auch eine auf Erzählen, Fühlen, Denken, Imaginieren ausgerichtete Psychotherapie bietet ein solches Refugium, das in der narrativen Ko-Konstruktion und Kooperation mit dem Therapeuten erlaubt, mit verstörenden Erlebnissen, desintegrierenden Erfahrungen, körperlichem und seelischem Schmerz umzugehen. Die narrative Ko-Konstruktion und Kooperation können im psychotherapeutischen Kontext zweistimmig und im familientherapeutischen Zusammenhang vielstimmig sein.

Im *retrospektiv-historischen Erzählen* gewinnt die Familie generatives Profil. Überlieferte Familienerzählungen schaffen Geschichte, gesellschaftliche Positionierung und regionale Verortung. Den Jüngeren werden Familientraditionen, Mythen und Legenden vermittelt (Kap. 14). Sie gelangen unter den Einfluss machtvoller und prachtvoller, verhängnisvoller und glanzvoller, ehrwürdiger und fragwürdiger Bilder der Vorfahren, ihrer Taten und Schicksale. Es entsteht, wenn die Verhältnisse freundlich sind, eine Heimatbasis narrativ vermittelter Zugehörigkeit (Welzer, 2017).

Die Vielfalt unfreundlicher Verhältnisse freilich ist enorm; das geht von der Verlorenheit des unwillkommenen und ausgegrenzten Kindes über desaströse Familiengeschichten bis zum Schweigen, Verschweigen und Vertuschen (Boothe, 2010). Kinder und Jugendliche sind häufig am Leben der Großelterngeneration interessiert; allerdings bedarf es dazu einer gewissen Kontinuität, Verbindlichkeit und Vertrautheit der Beziehung. Angesichts zunehmend mobiler Wohnstandorte, verminderter unmittelbarer Erreichbarkeit vertrauter Kontaktpersonen, angesichts verbreiteter Kurzlebigkeit der elterlichen Paarbindung und der Notwendigkeit, sich auf neue und wechselnde Formen familiären Zusammenlebens einzustellen, rückt die persönliche Erfahrung familiengeschichtlicher Zugehörigkeit möglicherweise in den Hintergrund (Bleakney & Welzer, 2009). Gleichzeitig schildern Jugendliche heute bessere Beziehungen zu ihren Eltern. Neue Medien ermöglichen andere dominante Erzählungen, aber auch oft einen offeneren Austausch, z. B. mit Gleichaltrigen in sozialen Netzwerken, als im direkten Kontakt.

Die narrative Überlieferung vermittelt aber nicht nur ein generatives Profil, ein genealogisches Band und im günstigen Fall erste handliche Gebrauchsanleitungen für die Welt. Eltern, Verwandte und Vertraute erzählen den Kindern auch von deren Leben als Säugling und Kleinkind, von deren Leben also vor dem Spracherwerb und bevor eigene biografische

Erinnerungen zur Verfügung standen (Becker, 2011; Boothe, 2009). Im medialen Zeitalter scheinbar unbegrenzter elektronischer Bildkommunikation geteilter Bilder und Videos werden auch diese und deren Auswahl zur Erzählung. Zunehmend gewinnen durch Videotelefonate und soziale Medien geteilte Informationen auch eine Bedeutung in der familiären Erzählgemeinschaft. Eigene Geschichte mag dabei unvergesslich bleiben und immer zugänglich.

Die *gegenwartsorientierte narrative Kommunikation* vollzieht sich als Erzählen füreinander, voreinander, miteinander und voneinander.

Füreinander Erfahrungen des außerfamiliären Alltags – Schule, Kindergarten, elterliches Berufsleben – werden in die Familie hineingetragen, vorzugsweise in geeigneten, zeitlich entspannten und aufmerksamkeitsfreundlichen Erzählsituationen. Das ist allerdings für beruflich und im sozialen Leben engagierte Eltern und vielfältig aushäusige Kinder ein knappes Gut. Allerdings wird positive Familienzeit immer mehr zu einer wichtigen Priorität für Erwerbstätige. Die Ermöglichung von Elternzeiten für Mütter und Väter lassen mehr geteilte frühe Erfahrungen und das Entstehen gemeinsamer Geschichten zu.

Voreinander Erzählende machen jeweils ihre persönliche Perspektive geltend, wollen in ihrer je eigenen Sichtweise gehört und verstanden werden. Ein berühmtes literarisches Beispiel ist Kafkas (2017) *Brief an den Vater*. Jede narrative Perspektive verdient Aufmerksamkeit, doch nur manche setzen sich – kurz- oder langfristig – machtvoll durch. Wie in den großen sakralen Erzählungen werden einige geheiligt, andere nicht geduldet, und wie in den großen nationalen Erzählungen soll man sich mit einigen identifizieren, mit anderen nicht. Tragische Beispiele sind bekannt wie die verzweifelte Situation des Kindes, das der Mutter in seiner Not familiäre Erfahrungen von Gewalt und Missbrauch anvertrauen will und kein Gehör findet.

Miteinander Im gemeinsamen Erzählen, im narrativen Miteinander, konstelliert sich die Familie in dem, was sie als differenzierte Gemeinschaft ausmacht. Es sind mehrstimmige „Weißt-du-noch"-Geschichten, das gemeinsame und wechselseitige Erzählen schafft differenziertes Aufeinander-Bezogensein, auch für Angehörige, die nicht oder nicht mehr mit eigener Stimme sprechen können, wie demenziell Erkrankte. *Der alte König in seinem Exil* (Geiger, 2011), die Geschichte eines Vaters, der die Stimme des Anderen braucht, wurde in diesem Sinn eine exemplarische Erzählung. Fotos und Souvenirs spielen eine Rolle. Nicht nur Geschwistergeschichten, auch intergenerationelle sowie Paar-Erzählungen verweisen häufig auf die gleiche Situation, gestalten sie aber in je individueller Perspektive so unterschiedlich, dass gelegentlich der gemeinsame Bezugspunkt verloren zu gehen droht; typischerweise handelt es sich hier um einen Brennpunkt von Zwist und Ressentiment: Wer hat recht? Aufmerksamkeit verdienen auch „Weißt-du-bald"-, „Weißt-du-später"-, „Wenn-wir-dann"-, „Wenn-es-soweit-ist"-Geschichten, etwa im Vorblick auf bedeutsame Ereignisse wie Umzug, Urlaub, ersten Schultag, Geburtstag, Prüfung.

Künftige Eltern imaginieren im zukunftsbezogenen Kontext Bilder und Wunschgeschichten vom künftigen Kind, prospektive Vorstellungen, die sich im Verlauf der Schwangerschaft verändern mögen (Brisch & Hellbrügge, 2007). So gelangt das Kind mit der Geburt in einen vielstimmigen Geschichtenraum, gespeist aus Imaginationen, Erwartungen und Antizipationen des kleinen und des größeren Familienkreises (Boothe, 2009).

Voneinander Hier haben wir es mit dem biografischen Erzählen zu tun. Einzelne erzählen im Alltag, in der Psychotherapie, in der Literatur aus ihrem Kindheitsleben. Von Beginn an war das biografische Erzählen Schlüsselelement therapeutischer Kommunikation. Bis heute bleibt das biografische Erzählen in der Psychotherapie von eminenter Bedeutung. Die Primärfamilie als Ort leidvoller Beziehungen, prägender Erfahrungen, desaströser Bindungsmacht gehört dabei zu besonders häufigen narrativen Therapiemustern (Huber & Walter, 2016).

Gewinnen die erzählten Erinnerungen eine solche Dominanz, dass ein Einzelner in ihnen verstrickt bleibt, so kann der Raum familientherapeutisch auf Vielstimmigkeit hin geöffnet werden (Penn & Frankfurt, 1996). Und ist die Perspektive in der narrativen Regieführung des Einzelnen so wenig veränderbar, dass sie das mentale Leben des Erzählenden maligne beherrscht, so kann auch hier ein familientherapeutischer Raum für Vielstimmigkeit weiterführen.

Fragen in der Familientherapie
Fragen an die Familie

- Wann habt ihr Zeit, einander zuzuhören? Wer erzählt? Wem hörst du am liebsten zu?
- Erinnerst du die letzte Geschichte, die du gehört hast?

Fragen an den Familientherapeuten

- Wer hat und führt das Wort?
- Wird in der Familientherapie den Schweigenden Raum gegeben? Wird/wurde jemand zum Schweigen gebracht? Wer meint, für andere sprechen zu können, etwa durch Aussagen in der „Wir-Form" oder im auf feste Regeln verweisenden „man"?
- Bleibt es nur bei Leere, erahnten Andeutungen oder inkohärenten Geschichten?
- Welche Metaphern passen zum Familienstil und werden genutzt zur narrativen Gestaltung?
- Wie wird Familiengedächtnis geschaffen? Wird es vorgeschlagen? Wird es eingebläut? Wird es diskutiert und interpersonell wahrgenommen?
- Wie konflikthaft sind die erzählten Geschichten?

21.6.1 Familienmythen

Familienmythen sind Geschichten, die in Familien oft über Generationen wieder und wieder erzählt werden. Darunter finden sich Schöpfungsmythen, Heldenmythen, Mythen über schwarze Schafe, Aussteiger, Harmoniemythen, Entschuldigungsmythen (Kap. 14). Oft werden im Sinne eines familiären Wiederholungszwangs Familienmitgliedern entsprechende Rollen zugewiesen. Familienmythen „gehören" zu der Familie und dienen der Unterscheidung zu anderen. Sie dienen der Identifikation oder Abschreckung. Nach Zeitlin et al. (1982) geben sie nicht einen Vorfall wieder, sondern sind eher eine Destillation von Erfahrung. Sie erklären und rechtfertigen. Sie erzeugen Übereinstimmung und spiegeln sie wider. Familien glauben oft an diese Mythen. Dem Einzelnen fällt es oft nicht leicht, sich davon zu trennen, auch da Familienzugehörigkeit über die Mythen, wie „wir" sind oder nicht sind, definiert werden. Neraal (1998) sieht in „Mythen" vorwiegend verfälschte Erzählungen, während Familiengeheimnisse ausgelassene, nicht zu äußernde, aber oft unter Teilen der Familie geteilte, aber andere ausschließende Inhalte behandeln (Reich, 2001). Geheimnisse und Mythen werden hier in ihrer Schutz- und Abwehrfunktion betrachtet (Ferreira, 1963). Neraal betont die Themen Macht und Ohnmacht, Gut und Böse, Leben und Tod, Wert und Unwert. Individuelle Geheimnisse sind dabei zu unterschieden von Geheimnisallianzen und Familiengeheimnissen gegenüber der Außenwelt. Das Gegenteil von Geheimnissen ist einerseits pathologische symbiotische Offenheit („Alles muss gesagt und gezeigt werden") und andererseits der Unwillen zuzuhören („Was ich nicht weiß, macht mich nicht heiß"). Angst vor der Reaktion des anderen (Neraal, 1998 S. 151: „Was er nicht weiß, macht ihn nicht heiß") muss genauso betrachtet werden wie der Schutz vor überlastenden Informationen, traumatisierende Offenheit etwa verfolgter oder missbrauchter Eltern gegenüber ihren Kindern. Es muss also der richtige Zeitpunkt zum Erzählen gesucht und gefunden werden (Kap. 14).

Unterschiedliche Familienmythen treffen aufeinander, wenn sich Paare bilden, und werden entsprechend infrage gestellt. Nach Anderson und Baggarozzi (1983, S 153) bieten sie „eine Erklärung und Rechtfertigung für Rollen der Familienangehörigen, Selbstbilder und geteilter und konsensueller gemeinsam gefühlter Erfahrung".

21.6.2 Familiengeheimnisse

Auch Familiengeheimnisse nähern sich dem Bereich des Mythischen. Es handelt sich hier, insbesondere wenn es um Schweigen und Verschweigen im intergenerationellen Zusammenhang geht, um Formen der Tabuierung, die als Denk- und Thematisierungsverbote wirksam werden. Ein gleichsam heiliger Schweigepakt wird, womöglich über Generationen, tradiert; eine „Last des Schweigens" (Bar-On, 1991, 2001) beherrscht die Familie und nötigt die Geheimnisträger zur Aufrechterhaltung des Tabus. Reich (2001) spricht vom „Unheimlichen in der Familie". Familiengeheimnisse beeinträchtigen ihm zufolge die Validierung von Empfindungen. Die emotionale Wahrnehmung und das praktische Urteilsvermögen werden beeinträchtigt. Hier geht es meist um Traumata, Über-Ich-Themen von Schuld (z. B. Schweigen der Täter nach Ende des „Dritten Reichs") und Scham (Schweigen zum Opfer gemachter Menschen etwa nach Missbrauch), die auch wesentlich kulturell geprägt sind. Geheimnisträger oder Zeugen/Mitwisser fühlen aber auch oft die Macht des möglichen Verrats. Es ist auch schwierig, ständig vorsichtig zu sein, um nichts versehentlich zu verraten. Bar-On (1991) spricht metaphorisch davon, dass man dem Verleugneten und Geheimen ständig ein „blindes Auge zuwenden" muss, sich seiner ständig gewahr sein muss. Deshalb ist nicht Erzählbares und Verleugnetes auch anstrengend, vermindert die Freiheit des Denkens und der Äußerung (Kap. 14).

Fragen

- Über wen wird eigentlich nicht geredet?
- Warum/wann brechen Narrative ab?
- Was wird zwischen den Zeilen gesagt?
- Wann ist der richtige Zeitpunkt zum Öffnen von in der Einzeltherapie geäußerten Geheimnissen gegenüber der Familie?
- Wo fühle ich mich als Therapeut in der Gegenübertragung überrumpelt, betrogen, geängstigt oder ausgebootet?

21.6.3 „Legenden"

Im klinischen Alltag mit Flüchtlingen finden sich neben Opfer- und (meist geheim gehaltenen) Täternarrativen „Legenden", erfundene Lebensgeschichten, manchmal das Leben mit verschiedenen Namen. Neben der hohen Anstrengung, diese Geschichten „durchzuhalten", muss der Erzähler sich ständig vergewissern, wem er welche Geschichte erzählt, und darüber hinaus versuchen, danach zu leben. Dies ist ähnlich anstrengend wie das Leben im Untergrund mit gefälschten Identitäten in politisch verfolgenden Gesellschaften. (Adam & Walter, 1997, 1998).

21.7 Erzählen in der Familientherapie

Familiennarrative sind Entwicklungsnarrative. Lund et al. (2016) weisen darauf hin, dass sich **familiäre Narrative im Lebenszyklus** verändern. Sie arbeiten mit verschiedenen Narrativen, aus denen sie das Konzept des „besten Selbst" herausgreifen und familientherapeutisch bearbeiten. Therapeutische Aufgabe ist es, festgeschriebene Erzählungen zu öffnen zur Mentalisierung. Combs and Freedman (2016, S 1016) beschreiben die Fragen, mit denen sie die Umwandlung festgeschriebener Narrative in Entwicklungsnarrative unterstützen:

- „Wie haben Sie diesen Schritt vorbereitet?
- Wie haben sie sich entschieden, so zu handeln?
- Können Sie mir beschreiben, wie sie das erreichen?
- Wenn wir die Schritte, die sie gemacht haben, um von einem Platz zum anderen zu gelangen, als Handlungen betrachten: Wie würden Sie den Unterschied zwischen diesem neuen Standpunkt und dem alten beschrieben?
- Was haben Sie bei diesem Schritt über sich selbst gelernt?
- Wenn Sie bei dieser Entscheidung von einer Überzeugung ausgingen: Für welche Überzeugung, würden Sie sagen, standen Sie da ein?
- Was sagt das über Sie aus?"
- (Übers. J. Walter)

Fragen an den Therapeuten
- Von wem oder welchen Vorfällen wird immer wieder gesprochen?
- Über was wird nicht gesprochen?
- Welche Beziehungswünsche hat jeder einzelne in der Familie?
- Was wird zwischen den Zeilen gesagt?
- Wann ist der richtige Zeitpunkt zum Öffnen von in der Einzeltherapie geäußerten Geheimnissen gegenüber der Familie?
- Wo fühle ich mich als Therapeut in der Gegenübertragung überrumpelt, betrogen, geängstigt oder ausgebootet?

Interpretationskriterien von Narrativen können dabei sein:
- Wie beginnen und enden erzählte Episoden? Wo gibt es Auslassungen/Sprünge im Narrativ?

- Wer „hat das Wort", die erzählerische Macht?
- Was ist der Fokus?
- Welche Kausalitäten werden beschrieben?
- Welches affektive Klima herrscht?
- Wo taucht „ich", wo „wir" und wo „man" auf?
- Gibt es Belastungs- und Bewältigungsnarrative?
- Wie taucht ggf. Humor auf?
- Wo gibt es aktives Handeln, wo passives Erleben?
- Gibt es zentrale Metaphern?

21.8 Das persönliche Bezugs- und Relevanzsystem des Erzählers

Im therapeutischen Kontext geht es darum, für eine Gesprächssituation zu sorgen, die dem Gegenüber zeigt, dass wichtige Erinnerungen im Hier und Jetzt zur Sprache kommen sollen. Es ist gerade dieses persönliche Bezugs- und Relevanzsystem, dem der Erzählpartner Aufmerksamkeit schenken, dem er zur Formulierung verhelfen will. Die Aufmerksamkeit des Psychotherapeuten gilt der erzählenden Gestaltungs- und Konstruktionsarbeit. Er folgt dem Erzählenden mit dem Ziel, seinem persönlichen Fühlen und Denken zum Ausdruck und zur Gestalt zu verhelfen. Und er verwendet das biografische Material, um das persönliche Bezugssystem analysierend herauszuarbeiten und – vorzugsweise gemeinsam mit dem Erzähler – einem Prozess interpretierender Verdichtung zuzuführen. Das retrospektive Nacherleben, Gewichten, Werten und Neubetrachten hat beispielsweise oft heilsame Wirkung im Kontext von krisenhaften Erschütterungen, psychischen Belastungen sowie Bestandsaufnahmen im höheren Lebensalter (Grimm-Montel, 2018). In der inzwischen breit differenzierten Tradition der narrativen Therapie (White et al., 2002/1990; White, 2010; Unterholzer, 2017), die praktisch prägend für die familientherapeutische Praxis im Gefolge ihrer narrativen Wende wurde, geht man davon aus, dass zahlreiche psychische und psychosoziale Probleme, die einen Patienten zum Psychotherapeuten führen, mit internalisierten Selbstnarrationen zusammenhängen. Diese wurden aber so an kulturell vorgegebene Muster-Plots angepasst, dass Erfahrungen, die der kulturellen Vorgabe widersprechen, in ihnen nicht repräsentiert werden können. Klienten werden darin unterstützt, sich von einschränkenden Erzählmustern zu distanzieren und alternative Modellierungen des persönlichen Kosmos zu entwerfen, in die bisher unberücksichtigte Erfahrungsaspekte integriert werden können.

Therapeutisch diagnostisches Zuhören ist immer ein Auswahlvorgang. In der Familientherapie geht es u. a. darum, miteinander zu reden, einander zuhören zu lernen. Die Geschichten der Familienmitglieder treten in Interaktion miteinander. Hinzu treten die inneren, reflektierten und durch die Gegenübertragung hervorgerufenen und mit Bedacht geäußerten Geschichten und Affekte des Therapeuten. Selbsterfahrung hilft hier zu unterscheiden, ob es sich um Affektansteckung, Erinnerungsansteckung oder auch Abwehr-Erinnerungen und -geschichten handelt. Therapeutisch wird der Umgang damit, wenn zum einen unterschiedliche Fokussierungen zur Verfügung gestellt werden, wenn zweitens Kausalitätsvorstellungen infrage gestellt werden, drittens auf neuartige Weise Belastungen oder Ressourcen in den Vordergrund gerückt werden und schließlich viertens die Unterschiedlichkeit der familiären Erinnerungsgeschichten zur Erweiterung der Erfahrungs- und Denkmöglichkeiten genutzt wird. Familientherapie nutzt die Geschichten der anderen zur Selbst- und Familienerkenntnis. Dabei ist therapeutisch eine Passung mit der Sprache des Gegenübers, seinem Intellekt, Alter, seiner Kultur notwendig. Passende oder bewusst divergente Metaphorik erleichtert dabei das Verständnis oder bringt neue Blickwinkel ein.

Fragen

- Ist die Erzählung kohärent?
- Stimmen Affekt und Inhalt?
- Verweist gefühlte Langeweile des Auditoriums auf stagnierende Wiederholung, unspontane, sozusagen „eingemachte" Statements, Deckerinnerungen?
- Was wird erzählt, was angedeutet, was ausgelassen?
- Gegen welche Inhalte wehrt sich das Auditorium, was will in kultureller sozialer Abwehr nicht wahrgenommen werden?
- Wo wird ggf. Traumatisches ausgelassen oder zeigt sich in narrativen Sprüngen?
- Wo geht es um kulturelle „Wir"-Geschichten, wo um individualisierte und isolierte „Ich"-Geschichten? Welche Mythen ziehen sich durch die Selbstwahrnehmung und -beschreibung der Familien?
- Wo weist eine häufige Formulierung in der „Man"-Form auf strenge Gefangenheit in kulturellen oder familiären (Moral-)Regeln hin?

Beispiel

Meine Geburt ist nicht so wichtig – narrative Diagnostik bei einem Jungerwachsenen mit frühem Verlusterleben

Patienten liefern nicht nur Material für die Expertendiagnose des Patienten, sie führen auch handelnd und darstellend die Dynamik ihrer psychischen Verfassung auf. Wer beispielsweise traumatisiert oder depressiv ist, eine Angststörung oder Selbstwertprobleme hat, in einer narzisstischen Krise steckt oder seinen Zwängen ausgeliefert ist, bringt das in Kommunikation und Interaktion zur narrativen Aufführung.

Hier ein Beispiel aus einer Forschungsarbeit des Zweitautors, bei dem biografische Narrative von verschiedenen Familienmitgliedern über einen Zeitraum von 17 Jahren erhoben wurden (Walter, 1993). Der Vater des Interviewten – die interviewte Person war beim Erstgespräch mit der Mutter 4 Jahre alt – war im Rahmen des sozialen Umbruchs in Chile und dessen anschließender gewaltvoller Beendigung durch einen Militärputsch 1973 entführt und getötet worden. Die Geschwister des Kindes waren zu diesem Zeitpunkt 10 Jahre, 8 Jahre und er 6 Monate alt. Zunächst wurden biografische Erzählungen der Mutter erhoben, 17 Jahre später erzählte sie dem Autor erneut aus ihrem Leben. Zudem fanden Gespräche mit den dann ebenfalls in der Heimat der Eltern (Chile) von beiden Letztgeborenen aus dieser Beziehung statt.

Die Mutter beschrieb sowohl im ersten als auch im zweiten Interview den beim Tod des Vaters 4-Jährigen als sehr am Vater orientiert. Sie habe ihn einerseits bedauert, weil er den Vater vermisste, aber auch gehasst, weil er kontinuierlich nach dem Vater fragte. Die Fragen seien ihr zur Qual geworden. Als 17-Jähriger habe er intensive Konflikte mit dem Stiefvater gehabt, sei nach Chile zurückgekehrt und habe dort die Schule beendet. Er habe wie der Vater, Medizin studiert. Er habe in der Heimat den „verschwundenen" Vater gesucht. Der Ort, an dem er verscharrt wurde, konnte gefunden und seine letzten Verfolger konnten lokalisiert werden. Er habe dafür gesorgt, dass sie teilweise zur Verantwortung gezogen wurden. Er habe sich darum bemüht, dass das Krankenhaus, in dem der Vater gearbeitet hatte, nach dem Vater benannt wurde. Er sei immer sozial verantwortungsbewusst, aber traurig gewesen, der Hüter des jüngsten Bruders, der ihn, zum Teil gerade deswegen, abgelehnt habe. Der als charmante und allseits beliebt geschilderte Jüngste hingegen war für die Mutter, ihrer Schilderung nach, immer der „Clown" und der „Sonnenschein" der Familie; er galt ihr wohl als Bild des Überlebens und der Hoffnung. Er habe Heiterkeit in der Trauer vermittelt. Er wurde Journalist, hat sich inzwischen auch in dieser Funktion mit der Verfolgung auseinandergesetzt.

Das biografische Narrativ dieses jüngsten Sohnes, das im Folgenden thematisiert wird, fokussiert gleich eingangs auf den fehlenden oder verlorenen Vater. Für den eigenen kleinen Sohn, dem er den Vornamen seines verstorbenen Vaters gegeben hat, ist der Journalist, wie es das biografische Interview mit diesem vermittelt, ein liebevoller und zugewandter Vater. Der Interviewer bat ihn, sein Leben so zu schildern, wie er es vielleicht einmal seinem 2-jährigen Sohn später erzählen wolle. Er erwartete ein freundlich-fröhliches Gespräch mit dem Sonnenschein, Familienclown, aber es kam anders:

„Schwierig also. Na klar. Schwierig. Ich habe auch nicht vor, irgendetwas zu verleugnen, aber ich hab' mir das so nie vorgestellt. Ich führe oft Selbstgespräche darüber seit vielen Jahren. Ich stelle mir vor, mit jemand mich, also ich mich darüber zu unterhalten, aber so Geschichte und also, schwierig, schwierig ... Also soll ich so 'ne Art Biografie' ...

Also ich, ganz schwierig. Ich weiß nicht, wo ich so anfangen soll. Meine Geburt ist nicht so wichtig. Was für mich wichtig ist dabei ist, dass ich meinen Vater nicht so kennengelernt hab. Und ...

Ich war so um 6 Monate als ... da wurde er umgebracht. Und daher hab' ich überhaupt keine Erinnerung und darum beneide ich auch meine Geschwister etwas. Auch wenn es vielleicht für sie noch viel schmerzhafter ist als für mich. Aber sie wissen, um was sie trauern können."

Einem Fremden gegenüber – vermutlich auch getriggert durch die Ansprache: „Wie Sie es Ihrem Sohn erzählen würden" – kommt sofort der Verlust, die Leere an die Oberfläche; davon bleibt das Interview lange bestimmt. Der Interviewte weist darauf hin, dass er verleugnen könnte, (seinem Sohn gegenüber?) jedoch ehrlich sein will. Einerseits meint er, sich „das" (einen externen Dialogpartner, dem Sohn seine Familiengeschichte zu erzählen?) nie vorgestellt zu haben. Ein einsamer narrativer Monolog laufe seit vielen Jahren in ihm, ist er also auf der Suche nach einem Dialogpartner?

Immerhin formuliert er: *„Ich stelle mir vor, mich, also ich mich, darüber zu unterhalten."* Einen Dialogpartner fand er mit seiner Rolle und seinen „unerhörten" Gefühlen in der Familie nicht, denn er sollte ein Bild unbeschwerten, hoffnungsfrohen Lebens vermitteln. Zwar fragte der drei jahre ältere Bruder, jahrelang nach dem Vater, teilte seine Gefühle und Gedanken aber nicht mit dem Jüngeren. Und vielleicht ging es auch um ein eigenes Verleugnen? Auffallend war ein letztlich fehlendes Affektvokabular. Es blieb bei *„Schwierig, schwierig".* Ohne einen ihm bekannten Vater fehlt der Beginn: *„Ich weiß nicht, wo ich anfangen soll!"* Der Neid ist da auf die Geschwister, auch das mentalisierende Wissen, dass es für sie schmerzhafter sein könnte. Und er hat ja gelernt, die Rolle des Sonnenscheins, des Clowns, des Fröhlichen in der Familie zu spielen. Anders als die Geschwister bricht er ein Medizinstudium ab, wird Journalist, sucht dabei die Wirklichkeit und will sie nach außen abbilden. Während die ältesten Geschwister in Deutschland blieben, schwankt er hin und her, hält sich für fähig, sich überall zu verwurzeln.

Das Narrativ des älteren der beiden Brüder ist offener traurig, er schildert, scheinbar im Ausdruck gehalten, aber mit deutlich spürbarem Affekt, die Suche nach dem Vater, schmerzhafte Beziehungen zu Frauen. Er suchte einerseits nach dem Vater, erzählte in der Schule nach der Rückkehr jedoch nicht vom politischen Exil seiner Mutter nach Ermordung des Vaters, lernte (wie viele Menschen in politischer Verfolgung), mit einer erfundenen „Legende" in der Schule unter Verleugnung der Ermordung des Vaters und des politischen Exils zu leben. „Legende" auch deshalb, weil es sich um etwas „zu Lesendes" handelt.

Wir besprachen mit beiden, dass es hilfreich wäre, die Transkripte auszutauschen, um zu einer reicheren, vielleicht aber auch mehr Rollenfreiheit und Gemeinsamkeit erlaubenden Familien-Geschichte zu gelangen. In Chile und Südafrika gab es schließlich eine Kommission zur Gerechtigkeit und Versöhnung, in der es darum ging, dass Zeugnisse der Verfolgten bei den ehemaligen Verfolgern Gehör finden mussten als Versuch einer „narrativen Heilung" und eines „Wahr-Nehmens von Geschichten" und „Wahr-Genommen-Werdens über die Geschichte". Das Teilen von Geschichten in konflikthaft schweigenden und konfliktvermeidenden Familien und das diagnostische Gehör in der Familientherapie mögen auf familiärer Ebene ähnliche Selbstbefreiungen ermöglichen. ◄

Transkripte biografischer Narrative werden – da aufwendig – meist nur in Forschungsprojekten gesammelt. Videografierte Familiengespräche können einen – von den Familien in Therapie geschätzten – Erinnerungsrahmen ermöglichen, Narrative können nachvollzogen, neu gehört auch von den Familien werden. Der Zweitautor hat es sich zur Angewohnheit gemacht, gelegentlich Familien am Ende einer Therapie die Videos der ersten Sitzung zur gemeinsamen Betrachtung anzubieten. Darauf wird gern zurückgegriffen – manchmal nach Jahren!

Fazit

Erzählungen, die Ratsuchende und Patienten in der psychotherapeutischen Situation vorbringen, lassen sich systematisch als sprachliche Inszenierungen von Konflikt- und Beziehungsdynamik darstellen; diese Inszenierungsmodelle sind interaktiv relevant. Sie lassen sich an weiteren Erzählungen wie auch an Interaktionssequenzen testen und ausbauen. Alltagserzählungen liefern auf diese Weise stichhaltiges klinisches Material zu Diagnostik und Behandlung. Die auf narrativer Basis formulierte Konflikt- und Beziehungsdynamik kann, weil sie die eigene Sprache des Patienten aufgreift und ihr nah bleibt, mit ihm selbst thematisiert, untersucht und reflektiert werden. Dann kann ein neues Narrativ entstehen, das Verständnis, Trost, Bewältigung beinhaltet, Vergangenes in die Vergangenheit verweist: eine Geschichte, mit der man leben, sich beziehen und in der Welt handeln kann.

Literatur

Adam, H., & Walter, J. (1997). *Kinder im Exil: Die Behandlung von Flüchtlingskindern in Industrieländern.* Dokumentation Nr12. Deutsches Komitee für UNICEF Deutschland. Köln.

Adam, H., & Walter, J. (1998). Flexible Wahrheit: Zum Suizidversuch einer 16-jährigen Jugendlichen im Exil. In M. Schulte-Markwort, B. Diepold, & F. Resch (Hrsg.), *Psychische Störungen im Kindes- und Jugendalter: Ein psychodynamisches Fallbuch.* Thieme.

Anderson, S., & Baggarozzi, D. A. (1983). The use of family myths as an aid to strategic therapy. *Journal of Family Therapy, 5,* 145–154.

Bar-On, D. (1991). *Die Last des Schweigens.* Campus.

Bar-On, D. (2001). *Die „Anderen" in uns: Dialog als Modell der interkulturellen Konfliktbewältigung.* Körber-Stiftung.

Becker, T. (2011). *Zur Entwicklung der narrativen Fähigkeiten von Kindern unter Berücksichtigung der Erzählform* (5. Aufl.). Schneider-Verlag Hohengehren.

Bleakney, L, & Welzer, H. (2009). *Strukturwandel des Familiengedächtnisses. Ein Werkstattbericht.* Familiendynamik 34/1, 18–25. Klett-Cotta.

Boothe, B. (2009). *Die Geburt der Psyche im elterlichen Erzählen.* Familiendynamik 34/1, 30–43.

Boothe B (2010) *Das Narrativ. Biografisches Erzählen im psychotherapeutischen Prozess.* Schattauer,

Boothe, B., & Heigl-Evers, A. (1996). *Psychoanalyse der frühen weiblichen Entwicklung.* Ernst Reinhard Verlag.

Boszormenyi-Nagy, I. & Spark, G. (2020/1973). *Unsichtbare Bindungen: Die Dynamik familiärer Systeme.* Klett-Cotta, Konzepte der Humanwissenschaften.

Bourdieu, P. (2000). *Die biographische Illusion.* In E. von Hoerning (Hrsg.), Biographische Sozialisation (S. 51–60). De Gruyter.

Brinich, P. M. (1982). *Rituals and meanings: The emergence of mother–child communication.* The Psychoanalytic Study of the Child, 37, 3–13.

Brisch, K., & Hellbrügge, T. (Hrsg.). (2007). *Die Anfänge der Eltern-Kind-Bindung: Schwangerschaft, Geburt und Psychotherapie.* Klett-Cotta.

Bruder, K. J. (2003). *Die biographische Wahrheit ist nicht zu haben' – für wen? Psychoanalyse, biographisches Interview und historische (Re-)Konstruktion.* In K. J. Bruder (Hrsg.), „Die biographische Wahrheit ist nicht zu haben". Psychoanalyse und Biographieforschung (S. 9–37). Psychosozial Verlag.

Bruner, J. (1986). *Actual minds, possible worlds.* Harvard University Press.

Buchholz, M. (1995). *Die unbewusste Familie.* Pfeifer, Leben Lernen.

Combs, G., & Freedman, J. (2016). *Narrative therapy's relational understanding of identity.* Family Process, 55(2), 211–224.

Corman, L. (2013). Schwarzfuß-Test: Grundlagen, Durchführung, Deutung und Auswertung (5. Aufl.). Beiträge zur Psychodiagnostik des Kindes, Band 5, Ernst-Reinhardt-Verlag. Deutsche Erstauflage 1977.

Cramer, B. (1991). *Frühe Erwartungen. Unsichtbare Bindungen zwischen Mutter und Kind.* Kösel (Franz. Original 1989).

Ferreira, A. J. (1963). *Family myth and homeostasis.* Archives of General Psychiatry, 9, 457–463.

Fonagy, P., & Target, M. (2006). *Psychoanalyse und die Psychopathologie der Entwicklung.* Klett-Cotta.

Freud, S. (1936). Brief an Arnold Zweig vom 31.05.1936. In *Freud S Brie*fe (S. 1873–1939), Fischer.

Geiger, A. (2011). *Der alte König in seinem Exil.* Hanser.

Gergen, K. (1998). *Erzählung, Identität und Geschichte: Eine sozialkonstruktionistische Darstellung.* In J. Straub (Hrsg.), Erzählung, Identität und historisches Bewusstsein (S. 170–202). Suhrkamp.

Gloger-Tippelt, G., & Hofmann, V. (1997). Das Adult Attachment Interview: Konzeption, Methode und Erfahrungen im deutschen Sprachraum. In *Kindheit und Entwicklung* (3, 1997, S. 161–172). Hogrefe.

Grimm-Montel, G. (2018). *Der Lebensrückblick in der Psychotherapie mit älteren Menschen.* Reinhardt.

Haas, S. (2002). *Kein Selbst ohne Geschichten. Wilhelm Schapps Geschichtenphilosophie und Paul Ricœurs Überlegungen zur narrativen Identität.* Olms.

Huber, J., & Walter, H. (Hrsg.). (2016). *Der Blick auf Vater und Mutter. Wie Kinder ihre Eltern erleben.* Vandenhoeck & Ruprecht.

Jakob, P. (2021). *Die Neuerzählung des Selbst. Eine Wanderung durch Geschichte sozial engagierter Therapie.* Familiendynamik: Systemische Praxis und Forschung *46/1*, 6–17.

Kafka, F. (2017). *Brief an den Vater.* Fischer Taschenbuch. Erstpublikation 1919.

Klitzing, K. von (2002). *Frühe Entwicklung im Längsschnitt: Von der Beziehungswelt der Eltern zur Vorstellungswelt des Kindes.* Psyche, 2002, 56(9–10), 863–887.

Kühnel, S., & Markowitsch, H. J. (2009). *Falsche Erinnerungen. Die Sünden des Gedächtnisses* (S. 1–72). Spektrum Akademischer Verlag. https://www.pedocs.de/frontdoor.php?source_opus=763. Zugegriffen am 01.12.2023.

Loose, C., Graaf, P., & Zarbock, G. (2013). *Schematherapie mit Kindern und Jugendlichen.* Beltz.

Lorenzer, A. (1983). *Sprache, Lebenspraxis und szenisches Verstehen in der psychoanalytischen Therapie.* Psyche, 37(2) 97–115.

Lucius-Hoene, G., & Deppermann, A. (2004). *Rekonstruktion narrativer Identität. Ein Arbeitsbuch zur Analyse narrativer Interviews.* Springer VS.

Lund, T., Eron, J., & Dagirmanjian, S. (2016). *Narrative solutions.* Family Process, 55(4/2016), 724–741.

Murray, H. A. (1943). *Thematic apperception test.* Harvard University Press.

Neraal, T. (1998). *Erzähltes Verschwiegenes: Mythen und Geheimnisse in der Familientherapie* (S. 135–146). Lindauer Texte Springer.

Olthof, J. (2018). *Handbook of narrative psychotherapy for children, adults, and families.* Routledge.

Penn, P., & Frankfurt, M. (1996). *Dialogische Räume, Vielstimmigkeit, narrative Vielfalt und Teilnehmertexte.* Familiendynamik, 21, 183–202.

Reich, G. (2001). *„Bei uns war das ganz anders" – Familiengeheimnisse und Familienmythen.* KONTEXT 32/1, S. 5–19.

Sarbin, T. R. (2000). *Worldmaking, self and identity.* Culture & Psychology, 6(2), 253–258.

Schapp, W. (2012). *In Geschichten verstrickt: Zum Sein von Mensch und Ding. Klostermann Rote Reihe,* (Bd. 10, 5. Aufl.), Ersterscheinung 1953, Frankfurt.

Schauer, M., Neuner, F., & Elbert, T. (2011). *Narrative exposure therapy.* Hogrefe.

Seifert, W. (1984). *Der Charakter und seine Geschichten: Psychodiagnostik mit dem thematischen Apperzeptions-Test (TAT). Beiträge zur Psychodiagnostik des Kindes* (Bd. 6). Reinhardt.

Spitzer, M. (2019). *Geschichten und Gehirnentwicklung.* Nervenheilkunde, 18, 496–498.

Stern, D. N. (1998). *Das narrative Selbst.* In P. Buchheim, M. Cierpka, & T. Seifert (Hrsg.), *Das Narrativ – aus dem Leben Erzähltes* (S. 1–13). Springer.

Stern, D. N. (2002). *Mutter und Kind: Die erste Beziehung.* Klett-Cotta.

Stern, D. N. (2003). *Die Lebenserfahrung des Säuglings.* Klett-Cotta, (Ersterscheinung 1992).

Straub, J. (2017). *Theorien der Identität. Zur Einführung.* Junius.

Unterholzer, C. C. (2017). *Es lohnt sich, einen Stift zu haben.* Carl Auer Systeme Verlag.

Walter, J. (1993). Med. Dissertation: *Das Exil der Kinder.* Albert-Ludwigs-Universität Freiburg.

Welzer, H. (1998). *Erinnern und Weitergeben. Überlegungen zur kommunikativen Tradierung von Geschichte.* BIOS, 11(2), 155–170. Budrich Journals Leverkusen-Opladen.

Welzer, H. (Hrsg.). (2001). *Das soziale Gedächtnis. Geschichte, Erinnerung, Tradierung.* Hamburger Edition.

Welzer, H. (2017). *Das kommunikative Gedächtnis. Eine Theorie der Erinnerung* (4. Aufl.). Beck (Erstpublikation 2002).

Welzer, H., & Markowitsch, H. J. (Hrsg.). (2006). *Warum Menschen sich erinnern können. Fortschritte in der interdisziplinären Gedächtnisforschung.* Klett-Cotta.

Welzer, H., Moller, S., & Tschuggnall, K. (2002). *Opa war kein Nazi. Nationalsozialismus und Holocaust im Familiengedächtnis.* Fischer.

White, M. (2010). *Landkarten der narrativen Therapie.* Carl-Auer-Systeme Verlag.

White, M., White, D., & Epston, D. (2002/1990). *Die Zähmung der Monster.* Carl-Auer-Systeme Verlag.

Zeitlin, S. J., Kotkin, A. J., & Cutting Baker, H. (1982). A celebration of American family folklore: Tales and traditions from the Smithsonian collection. Pantheon. https://archive.org/details/celebrationofame00zeit/page/n5/mode/2up. Zugegriffen am 22.01.2023.

Skulpturverfahren und andere nichtverbale Methoden

Stephan Arnold, Peter Joraschky
und Astrid Cierpka

▶ Die Einteilung der Skulpturverfahren erfolgt entsprechend dem intendierten Schwerpunkt, der stärker auf die strukturellen Eigenschaften von Familiensystemen oder die Interaktionen der Familienmitglieder gelegt werden kann. Einige Verfahren betonen ihren projektiven Charakter, weswegen sie in einer eigenen Kategorie zusammengefasst werden.

22.1 Einleitung

Familienskulptur: eine Methode der Familiendiagnostik

Die Familienstruktur und die Familienbeziehungen sind für die Familiendiagnostik außerordentlich bedeutsam. Nach Kruse (1984) können die entsprechenden Zusammenhänge – gleichsam in zwei Ebenen – analysiert werden. Zum einen kann damit die Struktur der familiären Beziehungskonstellation zu einem bestimmten Zeitpunkt erfasst werden. Zum anderen kann die Beziehung zwischen dem Problem und den familiären Interaktionen verdeutlicht werden. Diesen beiden Zielen der Familiendiagnostik versucht die Methodik der Familienskulptur (Duhl et al., 1973) gerecht zu werden. Alle Methoden, die in diesem Kapitel unter „Skulpturverfahren" subsumiert werden, sind mehr oder weniger auch therapeutisch nutzbar. Unter diesem Gesichtspunkt betrachten Bischof und Helmeke (2005) die Verfahren der Familienskulptur im Rahmen der „experimential family therapy" (Bischof & Helmeke, 2005, S. 257) und geben einen Überblick über die Grundannahmen, historische Entwicklung, Anwendungsbereiche und beschreiben die konkrete Durchführung verschiedener Arten der Familienskulptur.

▶ **Definition** Der Begriff (Familien-)„Skulptur" ist der Kunst entlehnt und bedeutet in unserem Fall die Darstellung einer lebenden Gestalt – der Familie. Er bezieht sich also in erster Linie auf von Familien gestellte lebende Skulpturen. Daneben existieren einige den lebenden Skulpturen verwandte Verfahren. Sie werden hier ebenfalls unter dem Begriff der Skulptur zusammengefasst.

Einteilungskriterien: strukturell, interaktionell, projektiv

Der Versuch, die verschiedenen Verfahren nach gemeinsamen Kriterien zu ordnen, erweist sich als schwierig. Einige Verfahren betonen ihren projektiven Charakter, andere wiederum stellen die Interaktionen in den Mittelpunkt, oder sie er-

S. Arnold
Heroldsbach, Deutschland

P. Joraschky (✉)
Bubenreuth, Deutschland
e-mail: Peter.Joraschky@ukdd.de

A. Cierpka
Heidelberg, Deutschland
e-mail: astrid@cierpka.de

© Springer-Verlag Berlin Heidelberg 2024
G. Reich et al. (Hrsg.), *Handbuch der Familiendiagnostik*, Psychotherapie: Praxis,
https://doi.org/10.1007/978-3-662-66879-5_22

Tab. 22.1 Einteilung der Skulpturverfahren

Strukturell	Interaktionell	Projektiv
Lebende Skulptur	Familienpuppeninterview	Szenotest
Soziometrie	Familienbezeichnung	Verzauberte Familie
Symbolische Darstellung des Lebensraumes der Familie	Lieblingsmärchen	Imaginieren von Farben
Familienbrett	Handpuppenspiel	Imagination von Landschaften
Kvebaek-Skulpturtest	Familien-System-Test	
Familienhierarchietest	Gemeinsamer Kvebaek-Skulpturtest	
Familie in Kreisen	Szenotest	
Kartenspiel um Rollen in der Familie		
Wohnungsgrundriss		
Genogramm		
Familien-System-Test (FAST)		

fassen die Struktur von Beziehungen. Die meisten Verfahren gehören, nach den Kriterien „strukturell", „interaktionell" und „projektiv" geordnet, der ersten Kategorie an (Tab. 22.1). Gleichwohl hängt diese Zuordnung bei etlichen Verfahren auch davon ab, welches Ziel der Untersucher bzw. Therapeut mit dem Einsatz des jeweiligen Verfahrens verfolgt.

Verwendung für die Diagnostik und in der Wissenschaft

Die Art des Einsatzes der Verfahren hängt davon ab, ob ein Verfahren therapeutischen, diagnostischen oder wissenschaftlichen Zwecken dient. Wenige der Verfahren können in einem quantitativ-empirischen Sinne genutzt werden, Ausnahmen scheinen der Familien-System-Test und der Kvebaek-Skulpturtest zu sein.

Nach unserer eigenen Erfahrung können Skulpturverfahren hoch wirksame therapeutische Interventionen, besonders auf nichtsprachlicher Ebene, darstellen, weil in diesem Fall sprachgebundene Abwehrstrategien wegfallen und die Beteiligten mit unmittelbarem affektivem Erleben konfrontieren.

Im Folgenden wird zunächst die lebende Skulptur vorgestellt, die häufig mit dem Begriff der Familienskulptur gleichgesetzt wird. Anschließend werden verwandte Verfahren geschildert.

22.2 Strukturell orientierte Skulpturverfahren

22.2.1 Lebende Skulptur

Lebende Skulpturen vereinigen die oben genannten Ziele der Familiendiagnostik nach Kruse (1984). Sie haben in Familientherapien einen hohen Stellenwert. Sie sind einfach und ohne Aufwand durchführbar.

Der „Bildhauer" stellt die Familienbeziehungen räumlich dar

Ein Protagonist wird aufgefordert, sein inneres Bild seiner Gegenwarts- oder Herkunftsfamilie aufzustellen. Aus der Gruppe der Teilnehmer, die an der Familienaufstellung beteiligt sind, werden Stellvertreter für alle Familienmitglieder ausgewählt und diese vom Protagonisten auf den jeweiligen Platz in seinem Familiensystem gestellt. Er positioniert die Familienmitglieder so im Raum, dass die Beziehungen zwischen diesen aus seiner Sicht deutlich werden. Fehlende Familienmitglieder werden durch Symbole, etwa Mobiliar, ersetzt. Die Durchführung der lebenden Skulptur wird allerdings nicht einheitlich gehandhabt. Generell ist die Vorgehensweise der Skulpturverfahren im diagnostischen, therapeutischen oder wissenschaftlichen Kontext dadurch gekennzeichnet, dass dem Protagonisten einer Familienskulptur in einer nicht direktiven Weise

eine aktive Position in dem Prozess der Familienaufstellung eingeräumt wird, dem der Diagnostiker oder Therapeut kommentierend und zusammenfassend folgt. Die ausgewählten Stellvertreter sollen im Verlauf ihre Gefühle, Sichtweisen
und Fantasien spontan mitteilen.

Nähe, Distanz und Hierarchie

Konkret sind die Hinweise, die Schweitzer und
Weber (1982) zur Erstellung der lebenden Skulptur geben. Sie lassen die Beziehungen zwischen
den Familienmitgliedern nach den Dimensionen
„emotionale Nähe und Distanz" und „Hierarchie"
stellen. Die Reihenfolge, in der die Familienmitglieder gestellt werden, wählt der „Bildhauer"
selbst. Nach Fertigstellung der Skulptur bittet der
Versuchsleiter die Familie, die Stellung eine gewisse Zeit beizubehalten und auf die Gefühle, die
Körperhaltung, Körperempfindungen und Be-
wegungsimpulse zu achten, die in den Familienmitgliedern aufkommen. Im Anschluss an eine lebende Skulptur wird über die Eindrücke, die sie
hinterlassen hat, gesprochen.

Der Intuition des Therapeuten bleibt es weiterhin überlassen, wann er die Skulptur stellen lässt,
wen er zum „Bildhauer" wählt und wie er die
Durchführung der Skulptur modifiziert. Jefferson
(1978) berichtet von der Möglichkeit, die Positionen einzelner Familienmitglieder bildhaft aus-
zugestalten. Schweitzer und Weber (1982) schlagen die folgenden Modifikationen vor:

Modifikationen

- Der Raum, den die Familie ausfüllen
  soll, wird vorher abgesteckt.
- Nach der Erstellung der Skulptur kann
  ein Familienmitglied heraustreten und
  das System von außen betrachten.
- Freunde, Bekannte und Verwandte können einbezogen werden.
- Es kann ein Ereignis vorgegeben werden, das das System ändert.
- Es können in chronologischer Reihenfolge mehrere Skulpturen zwischen
  wichtigen Ereignissen gestellt werden.

- Es kann ein zukünftiges Ereignis
  (z. B. Pensionierung des Vaters) vorgegeben und dann die Familie gebeten
  werden, eine Skulptur „nach dem Ereignis" zu bilden.
- Neben einer realen Skulptur der Familie
  kann eine ideale Skulptur gestellt werden.
- Es können Bewegungen der Familienmitglieder mit einbezogen werden.
- Die Zeit der Bewegung kann verändert
  werden (etwa eine Veränderung im Zeit-
  lupentempo).
- Schließlich kann ein Familienmitglied
  aufgefordert werden, eine Metapher für
  die Familienskulptur zu finden.

Auswertung und Bedeutung

Über die Auswertung der lebenden Skulpturen
gibt es ebenso wenig einheitliche Vorstellungen
wie über ihre Durchführung. Die Auswertung ist
abhängig vom Ziel und von den Kriterien, die zur
Erstellung der Skulptur vorgegeben waren.

Erleben von Beziehungsstrukturen, Nähe und Distanz

▶ **Wichtig** Eine wichtige Frage in der Familientherapie ist, wie die Familienmitglieder ihre
Struktur und die Beziehungen untereinander
erleben.

Die Darstellung und das Erleben der
emotionalen Nähe und Distanz zwischen den
Familienmitgliedern scheint der wichtigste
Aspekt möglicher Erkenntnisse aus lebenden
Skulpturen zu sein.

Papp et al. (1973, S. 202) definieren: „Die
Familienskulptur ist eine therapeutische Kunst-
form, bei der jedes Familienmitglied die anderen
auf einem Feld anordnet, sodass physisch die
emotionalen Beziehungen zwischen ihnen symbolisiert werden." Auch bei Schweitzer und
Weber (1982) ist der Aspekt der emotionalen
Nähe und Distanz neben der Hierarchie in der Familie ein entscheidendes Kriterium, unter dem
Skulpturen betrachtet werden.

Problemverdeutlichung und neue Verhaltensmöglichkeiten

Jefferson (1978) hingegen fasst in Anlehnung an Haley (1976) Probleme als wiederkehrendes Verhalten in Interaktionssequenzen auf; er möchte dies durch lebende Skulpturen verdeutlichen und dadurch die Voraussetzung zu Veränderungen schaffen. Wichtigstes Ziel von Jefferson ist es, neue Verhaltensmöglichkeiten für die Familie aufzuzeigen.

Andere Autoren, wie z. B. Simon (1972), legen lebenden Skulpturen keine Kriterien zugrunde, sondern überlassen die Informationsgewinnung weitgehend der Intuition des Therapeuten.

Wenn nicht nur dem Therapeuten, sondern auch der Familie der Bezug zwischen dem „Problem" und der Struktur der Familie bzw. den Familienbeziehungen deutlich wird, kann das Erleben der Familienstruktur und -beziehungen bereits ein Stück Therapie sein.

„Nichtverbale" Aktionstechnik

Einer der wichtigsten Vorteile der lebenden Skulptur ist die Tatsache, dass es sich um eine nichtverbale Technik handelt. Andolfi (1982, S. 130) spricht von einer „nichtverbalen Aktionstechnik". Insbesondere können hierdurch an Sprache gebundene Abwehrstrategien, z. B. Intellektualisierungen, umgangen werden. Diese sind besonders bei Familien mit hohem Bildungsgrad und großer Therapieerfahrung zu erwarten. Andererseits bietet gerade die Familienskulptur auch Familien unterer sozialer Schichten, die weniger sprachgewandt sind, eine Ausdrucksmöglichkeit.

Therapieziele bei der Arbeit mit Familienskulpturen

Papp et al. (2013) und beschreiben z. B die Überwindung von Sackgassen in Paarbeziehungen durch Skulpturen. Bereits früh nennen Papp et al. (1973) die folgenden therapeutischen Zielrichtungen beim Einsatz von Familienskulpturen:

Emotionale Neuordnung

Die Struktur der Familie soll physisch verdeutlicht werden. Unter „physisch" wird dabei die räumliche Darstellung der Familienbeziehungen verstanden. Damit wird die Grundlage einer „emotionalen Neuordnung" geschaffen. Es können grundlegende Konflikte aufgedeckt werden, wenn etwa die Familienstruktur unter dem Aspekt der Elternkoalition betrachtet wird.

Sinn der Symptome

Der „Sinn" von Symptomen eines Familienmitglieds für die Familie und deren Interaktionen kann geklärt werden.

Einfluss der Herkunftsfamilien

Wird auch die Herkunftsfamilie der Eltern dargestellt, so kann damit der Einfluss der Gefühle und Erfahrungen, die jeder Elternteil einbringt, verständlich gemacht werden.

Rollenverteilung

Die Skulptur kann Rollenverteilungen besonders in dyadischen Beziehungen aufzeigen (z. B. Verfolger/Verfolgter, Macht/Unterwerfung) sowie die Regulation der Nähe und Distanz (Schweitzer & Weber, 1982).

Evaluation von Therapien

Als eine weitere Anwendungsmöglichkeit ist die Evaluation von Therapien denkbar. So könnten Familienskulpturen zu verschiedenen Zeitpunkten der Therapie gestellt werden, um Aufschlüsse über Änderungen der Familienbeziehungen zu erhalten.

22.2.2 Soziometrie

Analyse zwischenmenschlicher Störungen

Diese Skulpturverfahren erinnern an die in Soziologie und Sozialpsychologie von Moreno (1964) entwickelte Soziometrie. Das Ziel der Soziometrie ist die „Analyse zwischenmenschlicher Präferenzen" (Bjerstedt, 1956). Mit ihrer Hilfe kann die Struktur von Interaktionen untersucht werden (Nehnevajsa, 1972).

Die soziometrische Darstellung kann zum einen über die Beobachtung von gemeinsamen Aktivitäten erfolgen. Zum anderen können die Mitglieder der Gruppe, deren Interaktionsstruktur erfasst werden soll, nach deren Präferenzen bezüglich gemeinsamer Aktivitäten befragt werden. Eine Frage in Bezug auf Kinder könnte z. B. lauten: „Mit wem würdest du deine Schularbeiten am liebsten machen?" oder „Wer in der Familie ist Familienmeister für Selbständigkeit?" (Schulz, 2013, S. 167).

Auswertung mittels Soziogramm oder Soziomatrix

Die Auswertung der erfassten Daten kann in Form eines Soziogramms oder in Form einer Soziomatrix erfolgen. Im ersten Fall werden die Gruppenmitglieder aufgezeichnet und ihre Beziehungen in einem Netzwerk dargestellt. Dabei werden die Kategorien Zuneigung, Ablehnung und Indifferenz durch Symbole kenntlich gemacht. Das Soziogramm wird allerdings bei großen Gruppen schnell unüberschaubar. Die Soziomatrix ist die Darstellung der Ergebnisse in Form einer quadratischen Matrix, deren Reihen und Spalten aus den Mitgliedern der Gruppe gebildet werden. In den Zeilen werden die Symbole für die Richtung der Beziehung zwischen den jeweiligen Gruppenmitgliedern eingetragen.

Die Auswertung ist sehr vielfältig und hängt vom Erkenntnisinteresse ab. So können etwa aktive Wahlen, passive Wahlen, die Gegenseitigkeit der Wahlen, Ablehnungen, Zustimmungen etc. ausgezählt werden. Man kann so über Richtung und Intensität der Beziehungen Aufschluss erhalten.

Schulz (2013) gibt eine Reihe von Anregungen für die Auswertung bezüglich Paar- und Familienbeziehungen.

22.2.3 Symbolische Darstellung des Lebensraumes der Familie

Offenlegung der Familienstruktur durch den „Familienkreis"

Mit dieser Technik wird versucht, die Struktur der Familie offenzulegen (Geddes & Medway, 1977). Zur Durchführung des Verfahrens wird auf einer Tafel ein „Familienkreis" gezeichnet. Darin sollen nur die Familienmitglieder Platz finden. Personen und Institutionen, die nicht zur Familie gehören, können außerhalb des Familienkreises Platz finden.

Im Rahmen der gemeinsamen Familienzeichnung werden die einzelnen Familienmitglieder gebeten, an die Tafel zu kommen und sich selbst einen Platz in dem „Familienkreis" zu suchen. Dabei ist es wiederum dem therapeutischen Geschick überlassen, welches Familienmitglied beginnt. Meist wird derjenige gewählt, der am kooperativsten und am kritischsten ist, etwa ein Jugendlicher in der Ablösungsphase. Die Wahl ist insofern bedeutsam, als andere Familienmitglieder in ihrer Freiheit eingeschränkt werden, wenn sich einer oder mehrere andere bereits eingezeichnet haben. Während der Durchführung kommentiert der Therapeut die Stellung der Familienmitglieder in der Familie.

Ermittlung des sozialen Netzwerks

Der nächste Schritt besteht darin, das soziale Netzwerk der Familie zu ermitteln. Dazu werden von den Versuchsteilnehmern bedeutsame Personen genannt. Die Beobachtung der Übereinstimmung zwischen mehreren oder allen Familienmitgliedern ist dabei ein aufschlussreicher Parameter für die Diagnostik.

Sodann werden die wichtigsten Institutionen genannt, mit denen die Familie in Kontakt steht. Auch sie werden außerhalb des Familienkreises eingezeichnet.

Einschätzung der Kommunikationsqualität

Zuletzt wird die Familie gebeten, die Qualität der Kommunikation zwischen den Familienmitgliedern einzuschätzen. Von jedem Mitglied wird verlangt, seine Kommunikation mit allen anderen nach den Kategorien „gut", „teils, teils" und „schlecht" einzuschätzen. Die Darstellung erfolgt durch Symbole.

Orientierungspunkte für die Auswertung

Es sollen die Struktur, besonders die Generationsgrenzen, die Autoritätsverteilung und die Rollenstruktur ermittelt werden.

Die Inkongruenz der Wahrnehmung der einzelnen Familienmitglieder geht nach Ansicht der Autoren mit dem Ausmaß an nicht ausgesprochenen Gefühlen und konfligierenden Erwartungen einher. Dies kann sich darin äußern, dass die Familienmitglieder ihre Kommunikation ganz unterschiedlich einschätzen.

Das Verfahren kann im Verlauf der Therapie als evaluatives Verfahren eingesetzt werden. Damit können Hypothesen und Therapieziele überprüft werden.

22.2.4 Das „Familienbrett" nach Ludewig

Holzfiguren stellen die Familienstruktur dar

Ein dem Familienkreis ähnliches Verfahren ist das von Ludewig et al. (1983) entwickelte Familienbrett.

Der Unterschied besteht in der Darstellung der Familienstruktur mittels Holzfiguren, wodurch nach Ludewig et al. die Familienmitglieder der Struktur und Funktion der Familie eine unmittelbare Realität verleihen.

Die Durchführung erfolgt auf einem 50 × 50 cm großen Holzbrett, auf dem neben der Stellfläche noch ein 5 cm großer Rand gelassen wird. Die Familienmitglieder werden einzeln gebeten, mithilfe unterschiedlich geformter Holzfiguren ihre Familienstruktur darzustellen.

Die Autoren vermuten, dass die Familie damit „das" Bild ihrer Familie, d. h. ein unverwechsel-bares, einmaliges Bild wiedergibt. Sie sprechen in diesem Zusammenhang von einer „irreversiblen Realität" (Ludewig et al., 1983, S. 236).

Auswertungskriterien

Für die Auswertung des Familienbretts werden folgende Kriterien angegeben:

- Die Entfernung zwischen den gestellten Figuren wird als Konfundierung verschiedener Dimensionen wie emotionale Nähe, Kontakthäufigkeit und Abgelöstheit/Abhängigkeit interpretiert.
- Die Blickrichtung gilt als Indikator für die Beziehungsintensität.
- Wechselnde, nur im Gespräch zu ermittelnde Bedeutung haben die Platzierung der Figuren, die Reihenfolge ihrer Aufstellung und ihre Größe.
- Des Weiteren interpretieren Ludewig et al. (1983) die „Gestalt" der Familie, die diese auf dem Brett bilden. Sie identifizieren
  - den Kreis mit der Bedeutung der gegenseitigen Bezogenheit, Gleichberechtigung und Veränderungsresistenz,
  - den Halbkreis mit der Bedeutung des Kreises, nur nicht so harmonisch, sondern flexibler und anpassungsfähiger,
  - die Ellipse mit der Bedeutung des Ablösungsversuchs,
  - das Dreieck als Indikator der Triangulierung und
  - die Linie als Hinweis auf eine Familie mit geringer Kohäsion („disengaged family").

Als Modifikation ihres Verfahrens schlagen die Autoren vor, bestimmte Situationen durchzuspielen.

Mittel zur Rekonstruktion von Familiengeschichten

Unter einer anderen Perspektive wurde das Familienbrett als „Kommunikationsmittel" (v. d. Berg et al., 1989) herangezogen, um besondere „Geschichten" von Familien zu (re-)konstruieren, wobei es auf die familiären Umgangsweisen mit problematischen Situationen ankam.

Mit dem weiteren praktischen Nutzen und der theoretischen Verankerung befassen sich u. a. Caby und Caby (2014), Schmitt (2006 sowie Ludewig & Wilken 2000).

22.2.5 Familienhierarchietest

Vorgegebene Strukturen der Familie
In diesem Test (Madanes et al., 1980) geht es um die Erfassung von Hierarchien in Familien. Dabei steht die Operationalisierung von Umkehrungen hierarchischer Strukturen im Mittelpunkt.

Jedem Familienmitglied, dem Elternpaar und der gesamten Familie werden acht Diagramme mit verschiedenen Konstellationen von Figuren vorgelegt. Der Versuchsleiter deutet auf die erste Konstellation und erklärt den Probanden, dies seien hierarchisch strukturierte Beziehungen zwischen Personen. Anschließend werden die einzelnen Familienmitglieder, später das Elternpaar und die gesamte Familie gebeten, eine der Konstellationen auszuwählen, wobei das Kriterium der Wahl die Ähnlichkeit der vorgegebenen Konstellation mit der Struktur der Familie sein soll. Das Elternpaar und die Familie sollen sich auf eine Konstellation einigen. Die Familienmitglieder schreiben zu jeder Figur den Namen des entsprechenden Familienmitglieds. Schließlich soll der Proband (die Probanden) die Distanz zwischen den Familienmitgliedern angeben. Er kann hierzu die Figuren bewegen.

Umkehrung der Hierarchie
Madanes et al. (1980) sprechen bei Vorliegen eines der folgenden Kriterien von einer Umkehrung der hierarchischen Verhältnisse in der Familie:

- Ein Elternteil wird unter dem anderen platziert.
- Ein Elternteil wird unter oder auf gleicher Höhe mit dem Indexpatienten (IP) bzw. einem Geschwister gestellt.
- Der IP wird über einem Elternteil oder auf gleicher Höhe mit diesem dargestellt.
- Der IP wird über einem älteren Geschwister platziert.

- Ein Geschwister des IP wird über oder auf gleicher Höhe mit einem Elternteil gestellt.
- Ein jüngeres Geschwister wird über dem IP angeordnet.

Als Kriterium für Nähe wird das Berühren oder Überlappen der Figuren gewertet. Die Autoren sprechen von „cross-generational attachment" (S. 891), das auch mehrere Figuren betreffen kann.

22.2.6 Skulpturtest nach Kvebaek

Nähe und Distanz
Der Skulpturtest nach Kvebaek (1973; Cromwell et al., 1976, 1980) versucht, die Dimension der Nähe und Distanz der Familienstruktur zu erfassen. Darunter wird die emotionale Verbundenheit der Familienmitglieder verstanden. Es kann zwischen der statischen Struktur der Familie, die ein Familienmitglied aus seiner Sicht oder die Familie gemeinsam feststellt, und dem Prozess der Darstellung unterschieden werden. Zudem besteht die Möglichkeit, unterschiedliche Dimensionen vorzugeben. Die Familienstruktur wird symbolisch dargestellt.

Vorgehen
Es wird ein 1 × 1 m großes Brett vorgegeben, eingeteilt in 10 × 10 Quadrate von 10 × 10 cm Größe. Es liegt auf einem Tisch, der von allen Seiten zugänglich ist. Der Tisch soll zudem beweglich sein. Holzfiguren, die rosa bzw. blau bemalt und unterschiedlich groß sind, repräsentieren verschiedene Familienmitglieder. In ein Quadrat darf nur jeweils eine Figur gestellt werden. Vorgegeben werden: Eltern, Großeltern, Kinder, Figuren für weitere Personen und ein Tier.

Zunächst erstellt jedes Familienmitglied eine *reale* Struktur der Familie, so wie es diese sieht. Danach erstellt dasselbe Familienmitglied die *ideale* Familienstruktur. Anschließend einigt sich die gesamte Familie, wie die reale Struktur aussieht.

Jedes Familienmitglied hat die Möglichkeit, die Figuren auszuwählen und zu bestimmen, mit welcher Figur es beginnen will.

Auswertung

Zur Auswertung wird nach Cromwell et al. (1980) notiert:

- die Sequenz der Erstellung der Familienstruktur (wer kam als Erster, Zweiter etc.),
- die initiale Stellung jeder Figur,
- die Richtung und Häufigkeit der Veränderung jeder Figur sowie
- die endgültige Stellung der Figur.

Cromwell et al. (1980) schlagen folgende Maße vor:

Distanzmaße

Für jedes Familienmitglied kann ein Distanzmaß errechnet werden, dem die Autoren die Bedeutung eines Index für die emotionale Nähe und Distanz zuschreiben. Darüber hinaus können Distanzmaße für Dyaden und Triaden errechnet werden, die Aufschluss über Koalitionen, idiosynkratische Rollen (Außenseiter etc.) und die Unterschiede der Wahrnehmung zwischen den Familienmitgliedern erbringen können.

Diskrepanzmaße

Sie geben Aufschluss über die Konsistenz der Wahrnehmung der Familienstruktur zwischen den Familienmitgliedern. Hierzu werden die Wahrnehmungen der Familienmitglieder miteinander verglichen und durch einen Diskrepanzscore ausgedrückt.

Nach Cromwell et al. (1980, S. 19) können die folgenden Informationen aus diesen Scores gezogen werden:

- Welche Familienmitglieder bzw. Dyaden oder Triaden werden am wenigsten konsistent in der Familie dargestellt?
- Welche Muster in der Familie tragen am meisten zu dieser diskrepanten Wahrnehmung bei?
- Wessen Wahrnehmungen weisen die meisten Diskrepanzen auf?

Familieneinflussscore

Dieses Maß zeigt, welches Familienmitglied am meisten die gemeinsame Lösung beeinflusst, die bei der Darstellung der Familienstruktur durch die gesamte Familie zustande kam. Hierzu werden die Familienlösungen und die Einzellösungen miteinander verglichen. Darüber hinaus erhoffen sich die Autoren Informationen über den Einfluss auf die Darstellung der Dyaden.

Wahrnehmung des Familienscores

Dieser Index, der auf der Grundlage der Diskrepanzscores berechnet wird, ergibt einen Hinweis auf die Wahrnehmung der interpersonalen Nähe der Familienmitglieder.

Ausmaß der gewünschten Änderung und deren Richtung

Mit dem Index für dieses Maß setzen die Autoren die reale und die ideale Struktur ins Verhältnis und gewinnen daraus Informationen über:

- dyadische Einheiten, die als änderungswürdig betrachtet werden,
- die Richtung der gewünschten Änderungen,
- eventuelle Muster der gewünschten Familienstruktur.

Durchführung bei klinisch auffälligen und unauffälligen Familien

Arnold et al. (1987) haben den Kvebaek-Skulpturtest in einer modifizierten Form bei klinisch auffälligen und unauffälligen Familien durchgeführt. Als eine der wichtigsten Modifikationen erwies sich dabei, dass unterschiedliche Veränderungssituationen „durchgespielt" werden können.

Einfluss von Projektionen auf die Darstellung der Familienstruktur

Nach unserer Erfahrung gehen in die Darstellung der Familienstruktur durch einzelne Familienmitglieder projektive Elemente, Wünsche, Bedürfnisse ein. Die individuelle Darstellung der

Familienstruktur muss demnach als projektiver Test betrachtet werden, der mehr oder weniger „realitätsgerechte" Ergebnisse liefert. Das Distanzmaß kann Aufschluss über die Unterschiedlichkeit der Sichtweisen der Familienstruktur geben und im Hinblick auf die Problemlösefähigkeit einer Familie interpretiert werden.

Grenzen in der Familie

Ein weiteres wichtiges Interpretationskriterium ist das Erkennen von Generations- bzw. Geschlechtsgrenzen in der Familie.

Flexibilität vs. Rigidität

▶ **Wichtig** Das wichtigste Interpretationskriterium der Ergebnisse des Skulpturtests nach Kvebaek ist die Rigidität vs. Flexibilität der Familienstruktur bzw. einzelner Dyaden.

Die symbolische Darstellung von Veränderungssituationen ermöglicht eine Einschätzung der Fähigkeit der Familie, auf Veränderungen zu reagieren.

Gemeinsame Darstellungen als Regulativ

Mit der gemeinsamen Darstellung der Familienbeziehungen wird ein Regulativ eingeführt, durch das die Projektionen, die in die Darstellung der Familienstruktur durch das einzelne Familienmitglied eingehen, korrigiert werden. Insofern kann bei der gemeinsamen Darstellung der Familienstruktur ein größeres Maß an „Übereinstimmungsobjektivität" angenommen werden.

Es muss aber in jedem Falle die Frage der Dominanz im Sinne der Durchsetzung der Darstellung der Familienstruktur durch ein Familienmitglied berücksichtigt werden.

Fallbeispiel

In dem folgenden Fallbeispiel beziehen sich die Schilderungen der Familienbeziehungen – eine Familie mit drei Söhnen, der Jüngste leidet an einer schweren Anorexie – auf die Familienstruktur zum Untersuchungszeitpunkt („Grundstellung") sowie auf eine vorgestellte „Ablösesituation", die mit der Frage verbunden ist: „Wie weit können Sie es sich vorstellen, wird sich R (S1 = Patient) emotional entfernen, wenn er aus dem Hause geht?" Die berichteten Beziehungen beschränken sich auf die Triade Mutter-Vater-Patient.

Die Mutter stellt die Familie eng zusammen, in ihrer Sicht gibt es eine hohe Kohäsion. Auffällig ist die Platzierung der Kinder über den Eltern, was als Parentifizierung der Kinder interpretiert werden kann. Zur Ablösesituation gibt die Mutter folgenden Kommentar: „Also, aus meiner Sicht könnte er sich jederzeit entfernen. Ich als Mutter könnte es verkraften. Aber ich weiß nicht, ob der R (der Patient, S. A.) es leichtnimmt." Sie rückt die Figur ihres Sohnes (S1 = Patient) weg, die übrige Familie bleibt ohne Veränderung stehen. Der Kommentar der Mutter geht nicht auf die Frage ein, sie gibt ihm Scheinautonomie, projiziert ihre eigenen Ängste, verlassen zu werden, in den Patienten (Abb. 22.1 a und b).

Ähnlich wie die Mutter reagiert auch der Vater. Er sieht die Generationsgrenzen gewahrt und stellt in der Grundstellung eine hoch kohäsive Familienstruktur. Bei der Ablösesituation jedoch kommentiert auch er: „Nein, gefühlsmäßig glaube ich nicht, bestimmt nicht (wird er sich emotional entfernen, S. A.). Dann kann ich ihn nicht wegstellen, dann muss ich ihn wirklich dalassen." Auch er rückt die Familie nach, nachdem er seinen Sohn (den Patienten) zunächst ein wenig von der Familie entfernt hatte (Abb. 22.2 a und b).

Der Patient nimmt eine enge Eltern-Dyade wahr, platziert den mittleren Sohn auf dieselbe Ebene wie die Eltern. Dies entspricht dessen realer Funktion als Nachfolger im elterlichen Geschäft, die eigentlich der Patient übernehmen soll, aber nicht will. Er sieht zwischen den El-

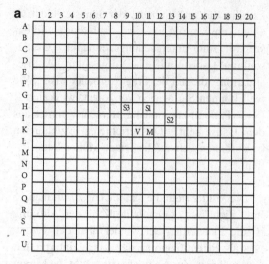

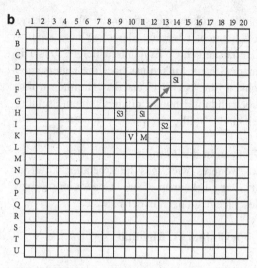

Abb. 22.1 (**a**) Grundstellung Mutter. (**b**) Ablösesituation Mutter. Der Pfeil markiert die Veränderung der Position des Patienten von der Grundstellung in der Ablösesituation.

M Mutter, *V* Vater, *S1* jüngster Sohn (Patient), *S2* mittlerer Sohn, *S3* ältester Sohn

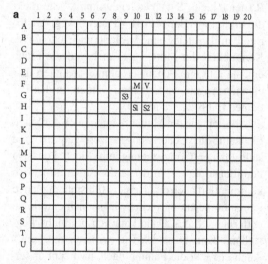

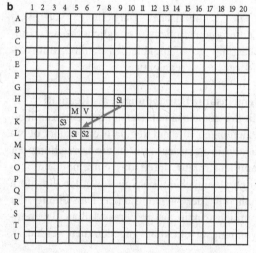

Abb. 22.2 (**a**) Grundstellung Vater. (**b**) Ablösesituation Vater

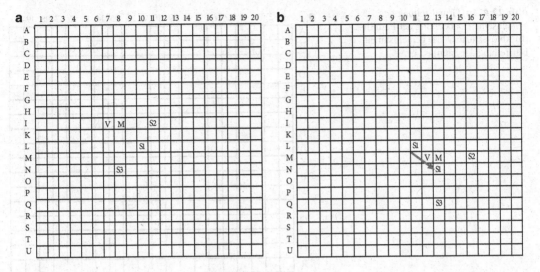

Abb. 22.3 (a) Grundstellung Patient. (b) Ablösesituation Patient

tern und den Kindern eine größere Distanz, den ältesten als am meisten emotional abgelöst. In der Ablösesituation rückt er sich ein Stück weg. Auf die Frage, was sich in der Familie tun wird, wenn er sich entfernt, platziert er die Eltern wieder um sich und kommentiert: „Die kommen nach." Er zeigt damit einerseits seine eigene Ambivalenz seinen Autonomiebestrebungen gegenüber, die er sich aber doch vorstellen kann, andererseits nimmt er offenbar die Verlassenheitsängste der Eltern – möglicherweise im Sinne einer projektiven Identifikation – wahr (Abb. 22.3 a und b).

In der gemeinsamen Darstellung der Familie zeigt sich, dass sich die Eltern bei der Darstellung der Ablösesituation schließlich durchsetzen:

Mutter: „Tja, da sind wir halt traurig, machen können wir nix."

Vater: „ Ich hab' schon gesagt, da müssen wir uns halt wieder annähern, … nachrutschen, das hab' ich vorhin schon gesagt, immer wieder nachrutschen."

Beiden Eltern ist es nicht möglich, eine emotionale Entfernung vom Patienten zu ertragen. Dies kann so verstanden werden, dass der Patient zum einen in einer Delegation besonders seitens der Mutter steht, zum anderen aber Konflikte zwischen den Eltern nicht mehr verleugnet werden könnten, wenn sich der Patient tatsächlich emotional stärker lösen würde. Deutlich wird zudem, in welchem Konflikt der Patient zwischen zentripetalen und zentrifugalen Kräften steht (Abb. 22.4 a und b).

Abb. 22.4 (**a**) Grundstellung der gemeinsamen Darstellung der Familie. (**b**) Ablösesituation der gemeinsamen Darstellung der Familie

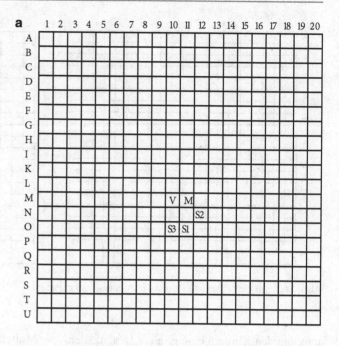

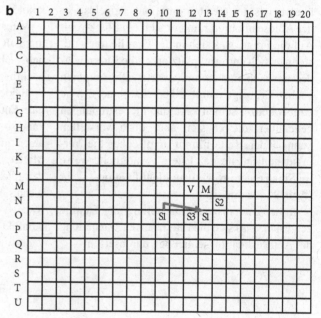

22.2.7 Familien-System-Test (FAST)

Kohäsion und Hierarchie
Der FAST (Gehring, 1998) bildet zwei zentrale Dimensionen familiärer Strukturen ab: die Kohäsion und die Hierarchie. Beide Dimensionen haben sich in der Familientherapie wie in der Familienforschung als wichtig für ein gut funktionierendes Familiensystem herausgestellt.

Familiäre Kohäsion ist insbesondere für die Entwicklung von Familien in Übergangssituationen – etwa in der Adoleszenz – von Bedeutung. Hierarchie ist eng mit der Flexibilität in der Rollenverteilung der Familie verbunden, wie sie etwa in der Meisterung von Krisensituationen gefordert ist (vgl. Kap. 25).

Instrumentarium
Das Instrumentarium besteht aus einem rechteckigen Brett von 45 × 45 cm Größe, das in 81 Quadrate zu 5 × 5 cm eingeteilt ist. Hinzu kommen schematische weibliche und männliche Figuren von 8 cm Höhe, die die Familienmitglieder darstellen sollen, sowie drei zylindrische Blöcke mit 1,5 cm, 3 cm und 4,5 cm Größe.

Vorgehen
Die Instruktion des Testleiters beginnt mit der Erläuterung der Dimension Kohäsion, indem er zwei Figuren auf dem Brett in unterschiedlicher Distanz platziert, die die empfundene Nähe zwischen den Familienmitgliedern repräsentieren soll. Anschließend erhöht er die Figuren mittels der zylindrischen Blöcke und erklärt, dass die Höhe, in der ein Familienmitglied postiert wird, die unterschiedliche hierarchische Position in der Familie darstellen soll.

Vorgegebene Familiensituationen
Vorgegeben werden drei Situationen:

- die typischen Familienbeziehungen, wie sie von den Familienmitgliedern wahrgenommen werden,
- die idealen Familienbeziehungen und
- eine Konfliktsituation.

Die Familienmitglieder – ab sechs Jahren – sollen zunächst einzeln die verschiedenen Repräsentationen der Familienbeziehungen darstellen, anschließend wird die Familie um gemeinsame Darstellungen gebeten.

Auswertungskriterium Kohäsion
Die Auswertung erfolgt nach quantitativen und qualitativen Kriterien. Generell werden die Positionen der Figuren und deren Höhe notiert. Beide Dimensionen werden in die drei Klassen hoch, mittel und niedrig eingeteilt.

Auswertungskriterium Hierarchie
Für die Hierarchie wird von der Differenz der Höhe des Elternteiles mit der geringeren Erhöhung und dem Kind, dem am meisten Einfluss zugeschrieben wird, ausgegangen.

Ein niedriges Maß an Hierarchie wird angenommen, wenn keine Differenz beobachtet wird, ein mittleres, wenn die Differenz ein kleines (1,5 cm) oder mittleres (3 cm) Klötzchen beträgt, und schließlich ein hohes Ausmaß, wenn die Differenz ein großes (4,5 cm) Klötzchen misst. Hierarchieumkehrung besteht dann, wenn ein oder mehrere Kinder höher platziert werden als ein Elternteil oder beide Eltern. Die elterlichen bzw. geschwisterlichen Subsysteme können nach diesen Dimensionen entsprechend ausgewertet werden.

Klassifikation der Beziehungsrepräsentanzen
Die Ergebnisse der quantitativen Einstufung erlauben eine Klassifikation der Beziehungsrepräsentationen in

- balancierte,
- labil balancierte und
- unbalancierte Familien.

Die Bereiche balancierter, labil balancierter und unbalancierter Familienstrukturen verdeutlicht Abb. 22.5.

Weitere Möglichkeiten der Auswertung
Weiterhin erlaubt der FAST die Auswertung der Wahrnehmungsunterschiede der Familien-

Abb. 22.5 Balancierte, labil balancierte und unbalancierte Familienstrukturen nach den Dimensionen Hierarchie und Kohäsion. (Nach Gehring & Marti, 1993)

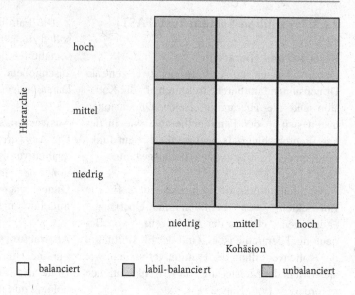

mitglieder, der Klarheit der Generationsgrenzen und intergenerationeller Koalitionen.

Qualitativ kann das Instrument, wie die anderen Familientests auch, in der klinischen Praxis eingesetzt werden, damit seine diagnostischen Funktionen auch therapeutisch genutzt werden können.

Ergebnisse von Vergleichsstudien

Gehring (1998) berichtet einige Untersuchungsergebnisse zum Familien-System-Test (FAST), in denen 120 psychisch auffällige – nach ICD-10 diagnostizierte und sich in ambulanter psychiatrischer Behandlung befindliche – Kinder und 280 unauffällige Kinder verglichen wurden, die jeweils bezüglich des Geschlechts gleich verteilt und in 3 Altersstufen eingeteilt waren, sowie in einer kleineren Stichprobe (N = 40) Eltern auffälliger und unauffälliger Kinder unterschiedlichen Alters.

Die Ergebnisse zeigen bezüglich der Kinder:

- Im generellen Vergleich der klinischen und der nichtklinischen Gruppe stellen Kinder mit einer psychiatrischen Diagnose nach ICD-10 häufiger eine strukturell unbalancierte Familienstruktur dar als unauffällige Kinder (Gehring, 1998, S. 92).
- Im Vergleich zu unauffälligen Kinder nehmen psychisch auffällige Kinder eine signifikant geringere Kohäsion in ihren Familien, be-

sonders aber auch in dem Elternsubsystem, wahr, und sie stellen mehr Koalitionen über Generationen hinweg in ihren Familien dar. Das Alter der Kinder zeigt hierbei einen Einfluss dahingehend, dass jüngere Kinder eine geringere Kohäsion wahrnehmen als ältere Kinder (Gehring, 1998, S. 89).

- Für die Dimension Hierarchie zeigt sich ein deutlicher Einfluss der psychischen Auffälligkeit auf die Wahrnehmung. Die innerfamiliäre Struktur wird von Patienten eher als hoch hierarchisch eingestuft als von Kindern in der nichtklinischen Gruppe; wobei in dieser Gruppe die jüngeren Kinder das Elternsubsystem häufiger als hoch hierarchisch einstufen (Gehring, 1998, S. 90).
- In der klinischen Gruppe von Kindern gibt es im Vergleich zur nichtklinischen Gruppe und in Übereinstimmung mit der klinischen Erfahrung etwa in Familientherapien deutlich schwächere Generationsgrenzen und hierarchische Beziehungen in einer Generation sowie ein deutlich geringeres Engagement der Elterndyade, was als ein Hinweis auf eine erhöhte Konflikthaftigkeit der Elterndyade gewertet werden kann.
- Patienten zeigten in der Darstellung von familiären Konfliktsituationen im FAST darüber hinaus eine deutlich geringer wahrgenommene Kohäsion. Besonders ältere klinisch auffällige

Kinder stellten ihre Familien als deutlich rigider dar (Gehring, 1998, S. 92).

- Der Vergleich der idealen Familienstruktur zwischen klinisch auffälligen und klinisch unauffälligen Kindern unterschiedlichen Alters zeigte in einer kleineren Stichprobe (N = 144) nur einen Einfluss in Bezug auf die Kohäsion. Sie wurde in der klinischen Gruppe insgesamt als geringer dargestellt, und ältere Patienten wünschen eine höhere Kohäsion als jüngere Patienten (Gehring, 1998, S. 96).

Schließlich zeigen Untersuchungsergebnisse von Eltern:

- Eltern von psychisch auffälligen Kindern stellen generell deutlich häufiger eine unbalancierte Familienstruktur dar als die Eltern psychisch nicht auffälliger Kinder.
- Die Mütter der Patienten unterscheiden sich in Bezug auf die wahrgenommene Kohäsion nicht von den Müttern der nicht klinischen Gruppe, während die Väter von Patienten eine deutlich geringere Kohäsion darstellen.
- Die Eltern von Patienten nehmen eine deutlich geringere Hierarchie in ihren Familien wahr, das heißt sie schreiben sich selbst einen weit geringeren Einfluss in ihren Familien zu als Eltern von nicht auffälligen Kindern.
- Grenzen zwischen den Generationen erweisen sich generell bei den Elternpaaren psychisch auffälliger Kinder unterschiedlich im Sinne häufigerer Koalitionen über Generationen und häufigerer Umkehrungen in den hierarchischen Verhältnissen.

Fazit
Insgesamt zeigen nach Gehring (1998) die Ergebnisse der Untersuchungen, die mit dem FAST Kohäsion und Hierarchie erfassen, dass damit grundlegende Dimensionen der Wahrnehmung der Familienstruktur valide dargestellt werden können und dass die Ergebnisse darüber hinaus in Übereinstimmung mit Hypothesen der systemischen Familientherapie stehen.

22.2.8 Familie in Kreisen

Familienmitglieder als Kreise
Die Familienmitglieder werden aufgefordert, jeder für sich Kreise zur Kennzeichnung der einzelnen Familienmitglieder zu zeichnen. Größe, Anordnung, Entfernung und Nähe der Kreise werden den Familienmitgliedern überlassen. Auch die Benennung der Kreise erfolgt beliebig.

Als diagnostische Kriterien der Ergebnisse gelten:

- Größe der Kreise,
- Lage auf dem Blatt Papier,
- Anordnung zueinander sowie
- Art der Kennzeichnung.

Größe der Kreise
Als Erfahrungswert für die Größe der Kreise werden am häufigsten daumennagelgroße Kreise angegeben. Übergroße und sehr kleine Kreise können als Hinweis auf eine – möglicherweise auch psychotische – „Ich-Inflation" (Müssig, 1984, S. 6) bzw. auf Minderwertigkeitsgefühle gedeutet werden.

Lage
Angelehnt an den Szenotest können den Bereichen des Blattes unterschiedliche Bedeutungen zugeordnet werden:

- links: Vergangenheit, Introversion,
- rechts: Zukunft, Extroversion,
- unten: Erde mit dem Unbewussten, Triebhaften,
- oben: Himmel mit Bewusstsein, Geist (eventuell auch das Über-Ich).

Anordnung
Die Anordnung zueinander kann Hinweise geben auf Verletzungen der Generations- und Geschlechtsgrenzen innerhalb des Familiensystems, wenn etwa ein Kind neben einem Elternteil platziert wird (Generationsgrenzenverletzung) bzw. wenn dieses Kind noch gegengeschlechtlich ist, also eine ödipale Problematik in der Familie damit sichtbar wird. Andere Inter-

pretationsmöglichkeiten der Anordnung ergeben sich etwa aus der Platzierung von Kindern über den Eltern im Sinne einer Parentifizierung. Die Nähe bzw. die Distanz zwischen den Kreisen kann von symbiotisch verschmelzend bis distanziert starr variieren. Schließlich kann ein wichtiger Hinweis für das gesamte System daraus erschlossen werden, wie stark abgegrenzt bzw. offen das System von den Familienmitgliedern erlebt wird.

Anwendungsmöglichkeiten in der Therapie
Die Anwendung in der Therapie bzw. der Diagnostik kann nach Müssig (1984) im Sinne eines Fremdbildes gestaltet werden, indem die Familienmitglieder gefragt werden, welche Fantasien sie über das Familienbild der anderen haben. Eine andere Art der Gestaltung kann etwa die Verwendung der Familienbilder im Sinne eines Soziogrammes – „Wer steht wem näher bzw. wer ist wem entfernter?" – sein.

22.2.9 Kartenspiel um Rollen bzw. Eigenschaften in Familien

Aufgaben- und Rollenverteilung in der Familie
Dieses Verfahren (Ogden & Zevin, 1970) konzentriert sich auf die Aufgabenverteilung und die zugeschriebenen und übernommenen Rollen bzw. Eigenschaften der Familie. Unterschieden werden 36 Rollen und Eigenschaften, zum einen „Arbeitsrollen", die sich auf familiäre Aufgaben beziehen, zum anderen „Interaktionsrollen", die in negative und positive Rollen eingeteilt sind. Sie sind auf Karten notiert. Die Familienmitglieder werden gebeten, die Karten vom Stapel aufzunehmen und so vor sich zu legen, dass jeder die Karten des anderen sehen kann. Die Rollen bzw. Eigenschaften können für sich angenommen oder abgelehnt werden, sie können aber auch einem anderen zugeschrieben bzw. abgeschrieben werden.

Die Familie erhält ein Bild über die Verteilung fremd- und selbstzugeschriebener Eigenschaften

und Aufgaben. Zudem regt das Kartenspiel zu einem intensiven Austausch über Selbst- und Fremdbilder in der Familie an, sodass auch ein emotionaler Austausch möglich wird.

Im Verlauf des Spiels können viele Hinweise erhalten werden über die Fähigkeiten einer Familie, etwa bezüglich Kooperation, Einigkeit, Akzeptanz individueller Differenzen oder emotionalem Kontakt, ebenso über mögliche maladaptive Zirkel und familiendynamische Prozesse wie Allianzen, gegenseitige Unterstützung u. ä.

22.2.10 Wohnungsgrundriss

Das Zeichnen des Wohnungsgrundrisses lässt komplexe Beziehungsmuster der Familie in Form einer räumlichen Darstellung erscheinen und stimmt darin mit der Familienskulptur überein. Ein Familienmitglied – bei Coppersmith (1980) die Eltern, wobei die Kinder zusehen und -hören, bei Hubschmidt (1983) die gesamte Familie oder ein ausgewähltes Mitglied – wird gebeten, einen Grundriss der Wohnung bzw. des Hauses zu zeichnen. Fragen sollen Aufschlüsse über das Zusammenleben der Familie geben. Coppersmith (1980) gibt Anregungen zur Durchführung dieses Verfahrens.

22.3 Interaktionell orientierte Skulpturverfahren

22.3.1 Verwendung von Szeno-Puppen

Prinzip
Ob mit Puppen, Lego-Steinen oder Schachfiguren, das „Skulptur"-Verfahren ist ein Kernstück der Familientherapie. Wenn Worte versagen, können Beziehungen körperlich oder gestalterisch ausgedrückt werden. Die Figuren aus dem Szenokasten (Staabs, 1985, vgl. auch Abschn. 22.4.1) sind kleine Puppen in bunten Kleidern. Sie können sehr gut für das Aufstellen von Skulpturen verwendet werden. Jedes

Familienmitglied stellt seine Familie auf und verwendet diejenigen Puppen, die als am besten geeignet angesehen werden. Die Puppen sind an den Armen, Beinen und am Kopf beweglich, sodass auch mithilfe der Körperhaltung interaktionelle Momente dargestellt werden können. Da der Deckel des Szenokastens über eine magnetische Oberfläche verfügt und die Puppen Eisen an den Füßen haben, weisen die Figuren eine gute Standfestigkeit auf.

Der Vorteil dieser Methode liegt wie beim Puppeninterview darin, dass die Aufstellungen der Familienmitglieder miteinander verglichen werden können. Die Perspektive kann gewechselt werden. Jedes Familienmitglied stellt „seine" Familie auf (möglich sind Real- und Wunschbilder), die Aufstellung kann fotografiert und anschließend besprochen werden. Lösungsorientierte Veränderungen der Aufstellungen lassen sich direkt für die Therapie verwenden.

Fallbeispiel

Frau F. kommt, weil sie mit ihrem Sohn nicht mehr aus und ein weiß. Julian ist fast 3 Jahre alt und schreit, manchmal stundenlang, seit seiner Geburt. Frau F. berichtet mit einem „Kloß im Hals", dass Julians schrilles Schreien während des ersten Lebensjahres (damals galt er als „Schreibaby") jetzt in ein trotziges Toben übergegangen sei. Julian hat noch einen jüngeren Bruder (14 Monate), der jedoch problemlos sei.

Frau F. (34 J.) ist von Beruf Lehrerin, übt ihren Beruf zurzeit nicht aus. Gleich nach ihrem Schulabschluss ist sie von zu Hause ausgezogen. Freiheit und Unabhängigkeit hatten für sie in dieser Zeit immer höchste Priorität. Bei einem Besuch in ihrer Heimatstadt lernte sie ihren jetzigen Ehemann kennen, heiratete ihn und zog in sein elterliches Haus ein. Er ist 35 Jahre alt, hat 8 Geschwister und ist von Beruf Schreiner. Er fühlt sich seiner Herkunftsfamilie sehr verbunden, und es ist für ihn unvorstellbar, seinen Heimatort zu verlassen. Nachdem sein Vater Frau und Familie verlassen hatte, nahm Herr F. seine Stelle gegenüber den Geschwistern und auch als „Partnersubstitut" bei der Mutter ein. Von ihrer Schwiegermutter, die

mit im Haus wohnt, und den Geschwistern des Ehemannes fühlte sich Frau F. nicht akzeptiert. Sie hatte von Anfang an das Gefühl, dass ihr Ehemann eher zu seiner Mutter halte als zu ihr bzw. neutral und wenig hilfreich sei, was sie als kränkendes Desinteresse erlebte. Ihre Wut und ihren Hass darüber „schluckte sie herunter".

In den nachfolgenden Paargesprächen konnte dann erarbeitet werden, dass sie sich als Eltern mit Konsequenz und eindeutigen Grenzen gegenüber den Kindern sehr schwer tun. Im mehrgenerationalen Kontext ergab sich eine Wiederholung des Mutter-Kind-Konflikts. Auch Frau F.s Mutter hatte ihre Schwiegermutter im Haus und konnte sich nicht gegenüber dieser abgrenzen. Frau F. erinnert die Wut auf ihre Mutter, weil diese sich so ohnmächtig zeigte. Jetzt geht es ihr genauso mit ihrer Schwiegermutter, und bei Julian erlebt sie sich so ohnmächtig, wie sie ihre Mutter erlebt hatte. Die Therapeuten interpretieren, dass Julian ihre Macht herausfordern wolle, um die eigenen Grenzen zu finden.

Durch eine Aufstellung mit den Szeno-Puppen gelingt es Frau F., ihrem Mann ihre ohnmächtige Verzweiflung zu zeigen. Herr F. kann darstellen, wie sehr er sich als zwischen den Stühlen (Mutter und Ehefrau) sitzend empfindet.[1]

„Was soll ich tun?", fragt Herr F. schroff, als er das „Spielzeug" betrachtet. Um den kühl beherrschten Mann verdichtet sich wieder das Unbehagen. Da liegen symbolisch seine Schwestern, seine Brüder, seine Mutter, seine Frau, seine Kinder und er selbst.

„Versuchen Sie, Ihre familiäre Situation darzustellen, wie sie jetzt ist!", wird er gebeten. Mit einer Geste, die ausdrückt, dass Ablehnung noch peinlicher wäre als Mitmachen, nimmt er die Puppen und heftet sie auf das Brett: Er formt zwei Kreise: seine Herkunfts- und seine Kernfamilie (Abb. 22.6 a, b).

[1]Das Fallbeispiel 22.3.1 stammt aus der Eltern-Säugling-Sprechstunde des Uniklinikums Heidelberg und ist ausführlich im GEO-Artikel (März 2000) „Familien-Bande" von Hania Luczak beschrieben. Wir danken der Gruner + Jahr AG und der GEO-Redaktion für die Überlassung der Fotos.

a

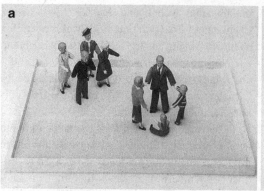

b

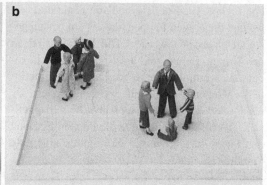

Abb. 22.6 (**a, b**). Herr F. stellt mit Puppen die „Familien-wirklichkeit" und das „Wunschbild": Er sieht eigentlich keine Probleme (**a**, Kernfamilie im Kreis) – nur sollte sich seine Herkunftsfamilie mehr um sich selbst kümmern (**b**, Herr F. dreht Mutter und Schwester um)

a

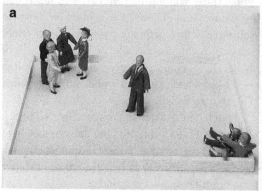

b

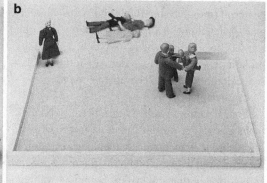

Abb. 22.7 (**a, b**). Frau F. empfindet die Lage schlimmer: Sie sieht sich mit den Kindern an den Rand gedrückt und von ihrem Mann allein gelassen, der zwischen den Grup-pen steht (**a**). Sie wünscht sich: Er soll zu ihr stehen, die Großmutter soll sich weniger einmischen, die Restfamilie sich raushalten (**b**)

„Was fällt Ihnen an diesem Bild auf?"

Herr F.: „Meine Mutter und die Geschwister schauen alle auf uns, auf meine Frau und meine Kinder." „Was müsste sich ändern, damit Sie zufriedener würden?"

Er zögert, nimmt dann die Schwester und die Mutter und dreht sie mit dem Rücken zu seiner Familie. „So, jetzt schauen sie nicht mehr zu uns her", sagt er und lehnt sich zurück.

„Was könnten Sie tun, um dieses Wunschbild zu erreichen?"

Er wirkt irritiert, schaut unsicher seine Frau an: „Mit denen reden? Sie vielleicht doch nicht so nah heranlassen?"

Jetzt soll auch Frau F. ihr „Bild von der momentanen Situation zu Hause" zeigen. Sie stellt die Familie ihres Mannes im engen Kreis auf; ihre Kinder und sich selbst legt sie in die äußerste Ecke des Bretts auf den Boden, wie aneinander-geklammert. Die Ehemann-Puppe stellt sie zwischen sich und den „Familienclan", gleichsam ins Nichts schauend. „Er gehört sowieso nicht richtig zu uns." (Abb. 22.7 a, b)

Er steht aber auch ganz allein da. „Konnte Ihr Mann denn wissen, dass Sie so empfinden?"

Sie spricht leise: „Nein, ich habe es nie so deutlich gesagt."

Es ist, als hätte sie erst jetzt verstanden, dass auch sie sich von ihm entfernt hat und nicht nur umgekehrt. Ihr Mann betrachtet das erbärmliche Grüppchen in der Ecke des Bretts: seine Frau und seine Kinder.

Er räuspert sich: „Dass du das so krass siehst?!"

Sie wird laut: „Das ist krass, du machst nichts, weder mit deiner Familie noch mit mir! Du gehst zum Angeln! Du lässt mich im Stich!"

Die Heiserkeit, die sich in ihrer Kehle eingenistet hat, ist wieder hörbar. Er ist bestürzt und schaut mit hängendem Kopf auf das Brett. In der Stille werden die Puppen übermächtig. Als wenn die Tür sich geöffnet hätte und die imaginäre Verwandtschaft eingetreten wäre in den Kreis um den Tisch.

Herr F. versteht erst jetzt wirklich, wie verlassen sich seine Frau fühlt. Er sieht regelrecht vor sich, dass zwei Gruppen um ihn rivalisieren, dass er sich in einem Loyalitätskonflikt befindet.

Als Kind einer 9-köpfigen Scheidungsfamilie hat er lernen müssen, ständig zwischen den Stühlen zu sitzen und federnd damit umzugehen. Und so hat er es perfekt gelernt, sich seelisch auf nichts mehr einzulassen.

Das Ehepaar F. schaut versunken auf das Brett.

„Und die Zukunft, wie wünschen Sie die?"

Sie packt einige Puppen und schiebt sie mit Schwung neben das Brett: „Die Schwestern meines Mannes sollen raus! Die sollen sich nicht mehr einmischen. Die Schwiegermutter kann bleiben, aber sie soll weiter weg! Wir müssen das Haus eben entsprechend umbauen!"

Durch das Aufstellen ihrer persönlichen Situation gewinnt Frau F. einen Zugang zu ihrer maßlosen Wut auf die Schwiegermutter und ihren Mann. Während der Skulpturarbeit verliert sie den „Kloß im Hals". Nach dieser Stunde gelingt es Frau F. zunehmend, ihre Wünsche zu artikulieren und sich verbal gegenüber der Schwiegermutter abzugrenzen. Der Ehemann entwickelt in der Stunde ein Gefühl für die Situation seiner Frau im Haus seiner Mutter, er nimmt sich vor,

sich eindeutiger auf ihre Seite zu stellen. Die nachfolgenden Sitzungen zeigen, dass Julian sein Schreien aufgeben konnte, in seiner Familie wurden endlich einige Grenzen gesetzt.

22.3.2 Familienpuppeninterview

Interaktion der Familienmitglieder

Im Familienpuppeninterview (Irwin & Malloy, 1975) steht die Interaktion der Familienmitglieder im Mittelpunkt. Dabei kommt es nicht nur darauf an, gewisse formale Aspekte der Interaktion zwischen den Familienmitgliedern zu klären, sondern auch das Bild, das jedes Familienmitglied von sich selbst hat und auf dessen Grundlage jedes Familienmitglied Interaktionen eingeht, transparent zu machen.

Durchführung

Die Durchführung des Familienpuppeninterviews beginnt mit der Frage an die Familie, warum sie meint, Hilfe in Anspruch nehmen zu müssen. Anschließend werden einige Puppen zur Verfügung gestellt. Es wird erwartet, dass die Familienmitglieder sich Puppen heraussuchen, die Aspekte des Selbstbildes repräsentieren. Jedes Mitglied soll seiner Puppe einen Namen geben und einige Bemerkungen zu ihr machen. Die Familie sitzt um einen runden Tisch und bekommt nun die Aufgabe gestellt, gemeinsam eine Geschichte zu erfinden. Während die Familie die Geschichte plant, wird sie durch eine Einwegscheibe beobachtet. Dabei notiert der Versuchsleiter bereits einige formale Merkmale der Interaktion (z. B. Führung, die Organisation der Planung, Koalitionen oder Harmonisierungstendenzen). Anschließend wird die Geschichte gespielt. Dazu kehrt der Versuchsleiter zur Familie zurück. Er hat während der Darstellung der Geschichte die Aufgabe, die Familie zu ermuntern.

Auswertung

Die Auswahl der Puppen und die Charakteristika, die die Familienmitglieder ihnen zuschreiben, sollen Aufschluss über einige Aspekte des Selbstbildes jedes Familienmitgliedes geben. Die wichtigste Phase der Auswertung ist das anschließende Gespräch über den Inhalt der Geschichte, die daraus gezogenen Lehren und der Bezug zum Alltag der Familie.

22.3.3 Familienzeichnung

Interaktion steht im Mittelpunkt
Auch bei der Familienzeichnung nach Bing (1970) steht die Familieninteraktion im Mittelpunkt; bei diesem Verfahren spielen aber auch projektive Momente eine große Rolle. Das Ziel der Familienzeichnung ist es, Konflikte und Gefühle, die für die Interaktion zwischen den Familienmitgliedern von Bedeutung sind, zu erhellen und damit zum Verständnis der Interaktion beizutragen.

Gemeinsam gemaltes Selbstbild der Familie
Die Familie wird aufgefordert, gemeinsam ein Bild zu malen: ihr Selbstbild. Sie wird zu Originalität und Kreativität aufgefordert. Jeder kann sich oder auch andere Familienmitglieder zeichnen. Die Instruktion ist absichtlich mehrdeutig gehalten, um die Familie zu Interaktionen anzuregen. Auch das Thema der Zeichnung soll die Familie frei wählen. Die Zeichnung wird anschließend gemeinsam diskutiert.

Auswertungskriterien
Die Auswertung der Familienzeichnung umfasst die Interaktionen der Familie und das Produkt. Bing (1970) schlägt die folgenden Kriterien vor:

- Es wird notiert, wer die Organisation bei der Bewältigung dieser gemeinsamen Aufgabe übernimmt und die Vorschläge koordiniert.
- Durch die Reihenfolge, in der die Familienmitglieder am Bild zeichnen, erhofft sich Bing Aufschluss über die Position der einzelnen Familienmitglieder in der Familie.
- In der relativen Größe der gezeichneten Figuren sieht Bing einen Hinweis auf den Status des Angehörigen in der Familie.
- Ein weiterer Auswertungsaspekt ist die Wahl der Person, die von den einzelnen Familien-

mitgliedern gezeichnet wird. Jedes Familienmitglied kann entweder sich selbst oder einen Verwandten zeichnen. Bing interpretiert diese Entscheidung als Indikator für die familiäre Kohäsion. Sie unterscheidet dabei zwei Familientypen:
- Ein Typ, den Bing als wenig kohärent kennzeichnet, ist dadurch charakterisiert, dass sich die Familienmitglieder zumeist selbst malen. Bei diesem Familientyp gibt es auch mehr Probleme mit der elterlichen Autorität, besonders bei den Vätern, und einen geringeren Organisationsgrad in der Familie.
- Der andere Familientyp, den Bing als kohäsiv bezeichnet, ist dadurch gekennzeichnet, dass die Familienmitglieder zumeist andere Mitglieder zeichnen.
- Ein weiterer Aspekt, unter dem die Zeichnungen betrachtet werden können, sind die Distanzen zwischen den gezeichneten Figuren.
- Schließlich sind die Themen und Konflikte, die zum Ausdruck kommen, von Bedeutung.

22.3.4 Lieblingsmärchen

Eine Märchenszene soll gezeichnet werden
Angeregt durch Dieckmanns Technik des Lieblingsmärchens in der Einzeltherapie (1974) entwickelte Müssig (1981, 1984, 1992) ein Verfahren des Lieblingsmärchens in der Familientherapie. Die Familienmitglieder werden zunächst einzeln aufgefordert, eine Märchenszene – eine „kritische Szene" – zu wählen und zu zeichnen und dann gemeinsam zu reflektieren.

Funktionen von Märchen
Märchen, so Kast (1988), bieten den Vorteil, aus konflikthaften Beziehungen in Familien auch einen Entwicklungsweg aufzuzeigen, der regressive wie progressive Seiten enthält. Ein anderer Aspekt, wie ihn etwa Bettelheim (1980) betont, sind die intrapsychischen Konflikte, die aus Beziehungskonflikten erwachsen, sie aber auch gestalten können. Märchen bieten Identifikationsmöglichkeiten mit darin dargestellten Beziehungskonstellationen und Figuren. Neben den

überwiegend projektiven Anteilen dieses Vorgehens ist es möglich, auch interaktionelle Aspekte zu beobachten. Die „kritischen Szenen" der Eltern enthalten darüber hinaus Problemsituationen aus ihren Herkunftsfamilien. Insofern können aus dem Lieblingsmärchen Hinweise auf familiäre Problemkonstellationen über die Generationen hinweg erhalten werden.

22.3.5 Handpuppenspiel

Betont wird beim Handpuppenspiel die symbolische Interaktion. Das Kind oder der Jugendliche wird dazu aufgefordert, direkt mithilfe von Handpuppen auf Fantasieebene mit Familienmitgliedern zu kommunizieren. Die Handpuppen – wie sie aus dem Kasperltheater bekannt sind – fungieren hierbei als Träger zugeschriebener Bedeutungen, so etwa das Krokodil mit seinen verschlingenden Aspekten. Auch der Therapeut hat die Möglichkeit, in eine Rolle via einer Figur zu schlüpfen.

22.3.6 Familienchoreografie

Inszenierung von Beziehungskonstellationen
Dieses Verfahren geht auf Papp et al. (1973) zurück. Im Unterschied zur Skulptur steht bei der Choreografie die Inszenierung von Beziehungskonstellationen im Mittelpunkt. Die Familie wird gebeten, eine Szene zu spielen, in der sich sowohl die Beziehungen als auch das Problem der Familie ausdrücken. Im Mittelpunkt stehen demnach Beziehungsmuster in Familien, die mit dem Symptom zu tun haben.

Fallbeispiel
In einer Familie mit einer schweren Anorexie – die 21-jährige Patientin ist seit sieben Jahren anorektisch – spielt die 84-jährige Großmutter väterlicherseits eine sehr wichtige Rolle. Sie wohnt über der Kernfamilie der Patientin und kontrolliert die Familie so stark, dass die Eltern etwa bis heute keine Freunde einladen und besuchen können, ohne dass die Großmutter zumindest Bescheid weiß, wenn nicht sogar beansprucht, dabei zu sein. Dieses über Jahre bestehende Muster führte zu massiven Spannungen, die jedoch von allen Beteiligten verleugnet wurden. Dabei spielte eine wesentliche Rolle, dass die Großmutter immer wieder beteuerte, sie mache alles aus Liebe zu ihren Angehörigen. Die Anorexie der Patientin wurde mit den extremen auto- und fremdaggressiven Aspekten u. a. als ein Ausdruck dieser Spannungen verstanden. Nach einigen Sitzungen gelang es, dass die Mutter der Patientin ihrer Schwiegermutter erstmals in einer sehr erregten Weise sagen konnte, wie sehr sie sich unterdrückt und kontrolliert fühlte. Daraufhin berichtete die Großmutter von ihrer Einsamkeit, dann faltete sie jäh die Hände, änderte ihre Körperhaltung, sank in sich zusammen, schloss die Augen, senkte den Kopf und meinte, sie werde mit ihrer Situation selber fertig und brauche keine Hilfe. Im gleichen Moment schossen die Mutter der Patientin und die Patientin selbst wie zwei Raketen hoch und begannen im Chor zu schreien, genau das sei das Verhalten, das sie so belaste und kontrolliere.

Für diese Familie war es nützlich, dass die Großmutter auch von ihrer Einsamkeit und Angst, allein zu sein, gesprochen hatte. So konnte überlegt werden, welche Möglichkeiten der Integration es geben könnte – eine Aufgabe, die übrigens während ihrer Kindheit und Jugend die Patientin als „Lieblingsenkelin der Oma" innehatte. Gleichzeitig wurde aber auch die Identifikation der Patientin mit der Mutter deutlich, die sie in ein unlösbares Dilemma zwischen Großmutter und Mutter brachte. Für die Therapie der Patientin brachte dies den Fortschritt, dass die Patientin anders mit den Problemen zwischen Eltern- und Großelterngeneration umgehen konnte, in die sie verstrickt war.

Mängel und Vorzüge dieses Verfahrens
Die Familienchoreografie erhebt relativ hohe Ansprüche an die Familienmitglieder. Zwar begrenzt sie sprachliche Äußerungen, was gerade bei schwer verbalisierbaren Problemen von Vorteil sein kann, andererseits setzt sie ein hohes Maß an Einsicht in die Zusammenhänge zwischen der Störung und dem Beziehungsmuster voraus. Dies führt dazu, dass der Therapeut das

Problem klären und den Familienmitgliedern gewissermaßen „Regieanweisungen" geben muss. Kurze Feststellungen über Funktionen und Rolle des einzelnen Familienmitglieds müssen erfolgen. Immerhin können dadurch Zusammenhänge erlebbar werden, die verbal nicht hergestellt werden können.

Maladaptive Zirkel – etwa auch Eskalationsmuster – können unterbrochen und durch adäquatere Muster ersetzt werden.

22.4 Projektiv orientierte Skulpturverfahren

Im Mittelpunkt dieser Verfahren steht die Projektion unbewusster Inhalte, die im Zusammenhang mit der familiären Umwelt stehen. Sie sind insofern als Skulpturverfahren zu bezeichnen, als es ein Ziel der Verfahren ist, auch die Familie und die Beziehungen zwischen den Familienmitgliedern darzustellen.

22.4.1 Szenotest

Konfliktlagen von Kindern aufdecken
Der Szenotest hat nach Staabs (1985) die Intention, Informationen über individuelle Konfliktlagen von Kindern und ihren Beziehungen zur Umwelt zu erhalten. Der Ansatz von Staabs ist deshalb eher als individuumzentriert zu bezeichnen.

Vorgehen: Inszenierung unbewusster Konflikte
Den Probanden – kleine Kinder, Schulkinder und Jugendliche, aber auch Erwachsene – wird ein Materialkasten vorgelegt, in dem sich verschiedene Puppenfiguren, Tiere, Bäume und Gebrauchsgegenstände befinden. Sie bekommen die Aufgabe, irgendetwas, was ihnen gerade durch den Sinn geht, auf der Spielfläche aufzubauen, „etwa so wie ein Regisseur auf einer Bühne eine Szene inszeniert" (Staabs, 1985, S. 17). Anschließend bespricht der Therapeut zusammen mit dem Probanden die Szene, die

dieser erstellt hat. Der Proband soll dabei erzählen, um welche Szene es sich handelt, welche Bedeutung die einzelnen Figuren, Bäume, Tiere etc. darin haben.

Auswertung
Die nach Staabs (1985) wichtigste Seite dieses Tests ist das „häufige und deutliche Vorkommen von Darstellungen aus dem Unbewussten". Im Mittelpunkt der Auswertung steht deshalb das Gespräch des Therapeuten mit dem Probanden, in dem dieser die verschiedenen Aspekte der dargestellten Situation durcharbeitet, sowie die Interpretation formaler Charakteristika der dargestellten Situation. Als allgemeine Leitlinie des Gesprächs gilt es deshalb herauszufinden, inwieweit der Proband sich darüber im Klaren ist, ob das in der Szene Dargestellte der Wirklichkeit entspricht oder nicht.

Tiefenpsychologische Interpretation
Auch Charakteristika des äußeren Aufbaus der Szene werden tiefenpsychologisch interpretiert, so z. B. inwieweit die Versuchsperson den Raum, der ihr zur Verfügung steht, genutzt hat und in welcher Art und Weise dies geschah. Von besonderer Bedeutung ist dabei, dass der Szenotest die Gestaltung des Aufbaus in drei Dimensionen ermöglicht.

Dieses „figürliche Raumspiel" (Staabs, 1985, S. 27), d. h. die Koordination der drei Dimensionen, lässt nach Ansicht des Autors Rückschlüsse auf die Haltung des Probanden zu.

Fallbeispiel
Bei dem folgenden kurzen Fallbeispiel handelt es sich um eine isolierte Szene eines 18-jährigen Jugendlichen.

Der Jugendliche wuchs vaterlos auf und lebte in einer sehr engen Beziehung zu seiner Mutter, die er als sehr dominant erlebt. Erste Kontakte zu Mädchen, die der Patient in der Pubertät knüpft, werden von seiner Mutter missbilligt. Sie reagiert mit Entwertungen der Beziehung und zieht sich sehr stark zurück. Schließlich verliebt er sich mit 16 Jahren in eine Mitschülerin, von der er jedoch zurückgewiesen wird. Diese Enttäuschung führt bei ihm ebenfalls zu einem Rückzug aus allen sozialen Beziehungen, in der Schule verschlechtern sich seine Leistungen rapide. Seine depressive Reaktion wird von zeitweiser Suizidalität begleitet.

Im Szenotest stellt der Jugendliche eine Szene unter dem Titel „Der Unfall". Er stellt zunächst einen Mann und eine Frau hin, anschließend legt er einen Jungen vor sich auf den Boden. Er erklärt: „Das ist der Sohn der beiden." Als weitere Person führt er einen Arzt ein: „Der kümmert sich um den Jungen, denn er hat eine Vergiftung. Er war mit seinen Eltern in einem Restaurant und hat als Einziger vegetarisches Essen zu sich genommen, das jedoch vergiftet war. Der Junge wird jedoch überleben." Etwas abseits platziert er zwei kleine Kinder und kommentiert: „Denen geht es am besten, denn sie haben noch alles (ihr Leben) vor sich."

Dem 18-jährigen Jugendlichen ist es nur möglich, eine sehr isolierte Szene darzustellen. Die Szene wirkt auf die Therapeutin kalt und leer, Lebendig-Dynamisches findet in seinem Erleben keinen Platz. In seiner regressiv wirkenden Wunschidentifikation mit den beiden kleinen Kindern hätte er am liebsten deren Gestalt und Position eingenommen, die noch alles vor sich haben, frei von Verantwortung und Pflichten. Seine hilflosen alten Eltern stehen tatenlos vor dem vergifteten Sohn. Sie bieten ihm keinen Rückhalt, sind keine adäquaten Identifikationsobjekte auf der Suche nach männlicher Identität. Seine Vergiftung kann als hier nicht gelebte Sexualität verstanden werden, da sie von „vegetarischem Essen" (= Fleischlosigkeit) herrührt. Hilfe kann er nur noch vom Arzt erwarten, der auch einen erwünschten Vaterersatz darstellen könnte. Dies kann als Wunsch nach einer väterlichen Identifikationsfigur verstanden werden, die ihn aus der engen Zweierbeziehung mit der Mutter befreien könnte.

22.4.2 Verzauberte Familie

Unbewusste Einstellungen zu Familienbeziehungen aufdecken

Hierbei handelt es sich um einen projektiven Zeichentest für Kinder (Kos & Biermann, 1984). Aus Zeichnungen und den Äußerungen des Kin-

des sollen seine projizierten unbewussten Einstellungen im Zusammenhang mit den Familienbeziehungen exploriert werden.

Vorgehen: Darstellung von Objektrepräsentanzen

Dem Kind wird gesagt, ein Zauberer käme und verzaubere eine Familie. Das Kind hat die Aufgabe darzustellen, was dabei passiert, in welche Gegenstände, Tiere etc. die Familienmitglieder verzaubert werden. Anschließend soll das Kind berichten, was es gezeichnet hat. Während der Durchführung werden Gestik, Mimik und Äußerungen des Kindes genau notiert.

Auswertung

Auswertung und Interpretation erfolgen auf dem theoretischen Boden eines an der psychoanalytischen Theorie der kindlichen Entwicklung orientierten Diagnoseschemas. Neben den Inhalten der Zeichnung und den Berichten, die das Kind dazu gibt, werden auch formale Gesichtspunkte wie z. B. die Raumordnung oder die Größenverhältnisse berücksichtigt. Für die Auswertung der „verzauberten Familie" liegt ein Manual vor.

Fallbeispiel

Ein 13-jähriger Junge zeigt dissoziale Symptome wie Lügen und Stehlen. Der Junge hat seinen Eltern über einen längeren Zeitraum hinweg, den sie nicht näher bestimmen können, inzwischen eine große Geldsumme gestohlen (ca. 300–400 €). Das Erziehungsverhalten der Eltern schwankt zwischen Strenge und Verwöhnung. Eindeutige Regeln gibt es in der Familie nicht. Heftige Auseinandersetzungen zwischen Vater und Sohn bestimmen den Alltag.

Die vier Familienmitglieder werden von dem Jungen (D) als Tiere dargestellt: Vater = Wolf, Mutter = Koalabär, Schwester = Biber, D = Bär.

Zunächst zeichnet D einen Baum. Im rechten oberen Bereich der Krone platziert er den Wolf. Ihm gegenüber, etwas tiefer, findet der Koalabär seinen Platz. Darunter setzt er den Biber. Der Bär sitzt rechts unten am Stammansatz und versucht hinaufzuklettern. Dies deutet er mit einem Pfeil an in die Richtung des Wolfes. Alle Tiere haben trotz unterschiedlicher Benennung die gleiche

Physiognomie, sehen aus wie Schafe. Nur D ist mehr Wolf als Schaf. Die Kontur des Körpers ist deutlich hervorgehoben.

Aus der Sicht des Therapeuten räumt D dem Vater durch die höchste Position auf dem Baum die Vorrangstellung innerhalb der Familie ein. Die weiblichen Familienmitglieder sind auf der linken Seite des Baumes angesiedelt. Die Mutter klammert sich an einem dünnen Ast fest (sie leidet unter einer chronischen Krankheit). Die Schwester ist in D's Wahrnehmung ein „fleißiger" Biber (sie erzielt sehr gute Schulleistungen). D befindet sich als Einziger noch am Fuße des Baumes, ringt im Sinne eines ödipalen Konfliktes mit dem Vater und um eine angemessene Position innerhalb des Familiengefüges. D zeichnet sich als „Wolf im Schafspelz", denn er hat einiges zu verbergen.

22.4.3 Imagination von Landschaften

Beziehungsaspekte von Familienmitgliedern untereinander
Ein wenig an das katathyme Bilderleben erinnert die Imagination von Landschaften (Müssig, 1992). Im Vordergrund stehen Beziehungsaspekte der Familienmitglieder untereinander. Diese werden aufgefordert, sich zu entspannen und jeder für sich eine Landschaft auszumalen, die seiner Persönlichkeit entspricht. Leicht einsichtig ist das projektive Moment des Verfahrens, das Aufschluss über individuelle Aspekte wie Stimmungslage oder Wünsche in der Familiensituation geben kann.

Klärung von Beziehungsaspekten – Förderung der Empathie
Die Beziehungsaspekte können betont werden, indem die Fantasien der Mitglieder über den anderen einbezogen und jeweils mit den eigenen Vorstellungen verglichen werden. Dieses Vorgehen hat insofern therapeutische Relevanz, als Beziehungsaspekte geklärt und die Empathie füreinander gefördert werden können.

Hier können keine standardisierten Durchführungs- und Auswertungskriterien angegeben

werden. Wie sinnvoll das Verfahren eingesetzt werden kann und wie wirksam es im therapeutischen Prozess ist, hängt sehr vom richtigen Zeitpunkt und seiner Atmosphäre ab, die angstfrei sein muss.

22.4.4 Imagination von Farben

Die Verbindung einer Farbe mit einem bestimmten Inhalt kann nach Müssig (1984, 1992) Hinweis auf einen vom Inhalt dissoziierten Affekt sein. Dem liegt die Hypothese zugrunde, dass Farben mit Gefühlen assoziiert sind. Dieser Sachverhalt kann in der Familientherapie nutzbar gemacht werden, indem alle Familienmitglieder gebeten werden, „ihre" Farbe zu einem belasteten Thema anzugeben.

Die Durchführung und Auswertung dieses Verfahrens hängen naturgemäß ganz von Geschick und Erfahrung des Therapeuten ab, zu welchem Zeitpunkt und wie der erschlossene dissoziierte Affekt gedeutet wird.

22.5 Anwendungen

Die Grundidee, Familienbeziehungen sichtbar zu machen, fand, wie die Beschreibung der verschiedenen Verfahren zeigt, kreative Umsetzungen. Dementsprechend finden die Familienskulptur und ihre abgeleiteten Verfahren auch in verschiedenen Bereichen Anwendung. Hier sind nur einige Anwendungen genannt:

1. im therapeutischen Bereich zur Diagnostik, in Paar- und Familientherapien, Einzeltherapien und in stationären Therapien, etwa im Rahmen von Gruppentherapien,
2. in der Forschung,
3. in Aus- und Fortbildungen, etwa im Rahmen von Einzel- oder Gruppensupervisionen oder der Selbsterfahrung,
4. im schulisch-didaktischen Bereich, etwa zur Klärung von gruppendynamischen Prozessen in Klassen oder zur didaktischen Umsetzung literarischer Stoffe im Unterricht.

Asen und Fonagy (2017) geben zahlreiche Hinweise, wie die z. T. oben skizzierten Methoden in Familiengesprächen angewendet werden können, um die Mentalisierung in Familiengesprächen zu fördern und „Mentalisierungsschleifen" in Gang gesetzt werden können

> **Fazit**
>
> Die Familientheorie und -therapie hat einen reichen Fundus an praxisorientierten Verfahren entwickelt. Die wichtigsten Aspekte beziehen sich auf die Klärung der Familienstruktur, der Beziehungskonflikte und deren intrapsychischer Repräsentanzen.
>
> Die Konfundierung von diagnostischen und therapeutischen Aspekten bewirkt ein Spannungsfeld, das sich zwischen generalisierbaren Aussagen und individuellen Erfordernissen erstreckt. Die Diagnostik würde es erfordern, wissenschaftliche „Maßstäbe" an die Verfahren anzulegen, um valide und reliable Ergebnisse zu erhalten. Dies würde aber standardisierte Vorgehensweisen erforderlich machen, die dem klinisch arbeitenden und interessierten Therapeuten den „Reiz" der Verfahren nehmen würden.
>
> Gleichwohl können Skulpturverfahren und andere nichtverbale Methoden sehr wirksame therapeutische Interventionen sein. Die Forschung könnte sich dementsprechend stärker auf die Fragen konzentrieren, wodurch und in welchem Maße die Verfahren wirksam sind, d. h., sie können ihrerseits zum Gegenstand der Psychotherapieforschung gemacht werden; hier scheint ein großer Bedarf zu liegen. Ein wesentlicher Aspekt scheint zu sein, dass sie, entsprechend eingebettet, Mentalisierungsprozesse (Kap. 19) fördern können (Asen & Fonagy, 2017).

Literatur

Andolfi, M. (1982). *Familientherapie. Das systemische Modell und seine Anwendung*. Lambertus.

Arnold, S., Engelbrecht-Philipp, G., & Joraschky, P. (1987). Die Skulpturverfahren. In M. Cierpka (Hrsg.), *Familiendiagnostik* (S. 190–212). Springer.

Asen, E., & Fonagy, P. (2017). Mentalizing family violence part 2: Techniques and interventions. *Family Process, 56*, 22–44.

Berg, H. v. d., Bökmann, M., Ludewig, R., & Ludewig, K. (1989). (Re-)Konstruktionen familiärer Geschichte unter Verwendung des Familienbrettes. Familiendynamik 14:127–146.

Bettelheim, B. (1980). *Kinder brauchen Märchen*. dtv.

Bing, E. (1970). The conjoint family drawing. *Family Process, 9*, 173–194.

Bischof, G. B., & Helmeke, K. B. (2005). Family sculpture procedures. In M. Cierpka, V. Thomas, & D. Sprenkle (Hrsg.), *Family assessment, multiple perspectives* (S. 257–281). Hogrefe.

Bjerstedt, A. (1956). *Interpretations of sociometric choice status*. Gleerup.

Caby, A., & Caby, F. (2014). Systeme visualisieren: Das Familienbrett und andere kreative Darstellungen. In T. Levold & M. Wirsching (Hrsg.), *Systemische Therapie und Beratung. Das große Lehrbuch* (S. 241–246). Carl Auer.

Coppersmith, E. (1980). The family floor plan. A tool for training-assessment and intervention in family therapy. *Journal of Marital and Family Therapy, 6*, 141–145.

Cromwell, R. E., Olson, D. H., & Fournier, D. G. (1976). Tools and techniques for diagnosis and evaluation in marital and family therapy. *Family Process, 15*, 1–49. [dt. 1984; Instrumente und Techniken zur Diagnose und Evaluation in Ehe- und Familientherapie. In: Brunner E (Hrsg) Interaktion in der Familie. Springer, Berlin Heidelberg New York Tokyo, S 105–132.

Cromwell, R. E., Fournier, D. G., Kvebaek (1980). The Kvebaek Family Sculpture Technique. A diagnostic research tool in family therapy. Pilgrimage Jonesboro/ TN.

Dieckmann, H. (1974). Das Lieblingsmärchen. Prax Psychother 19:26–37.

Duhl, F. J., Duhl, B. S., & Kantor, D. (1973). Learning, space and action in family therapy, a primer of sculpture. In D. A. Bloch (Hrsg.), *Techniques of family psychotherapy* (S. 47–63). Grune & Stratton.

Geddes, M., & Medway, J. (1977). The symbolic drawing of the family life space. *Family Process, 16*, 219–228.

Gehring, T. (1998). *The family system test (FAST). A clinical and research tool for the planning and evaluation of family intervention*. Habilitationsschrift, Universität Basel.

Gehring, T., & Marti, D. (1993). The family system test: Differences in perception of family structures between clinical and nonclinical children. *Journal of Child Psychology and Psychiatry, 34*(3), 363–378.

Haley, J. (1976). *Problem solving therapy*. Jossey-Bass.

Hubschmidt, T. (1983). Der Wohnungsgrundriss – ein diagnostisches und therapeutisches Instrument in der Familientherapie. Familiendynamik 3:221–234.

Irwin, E., & Malloy, E. (1975). Family puppet interview. *Family Process, 14*, 179–191.

Jefferson, C. (1978). Some notes of the use of family sculpture in therapy. *Family Process, 17*, 69–76.

Kast, V. (1988). *Familienkonflikte im Märchen. Eine psychologische Deutung*. Walter.

Kos M., & Biermann G. (1984). Die verzauberte Familie. Reinhardt, München Basel.

Kruse, F. O. (1984). Interaktionsdiagnostik in der Familie. In G. Jüttemann (Hrsg.), *Neue Aspekte klinisch-psychologischer Diagnostik* (S. 102–123). Hogrefe.

Kvebaek, D. J. (1973). *Sculpture test. A diagnostic aid in family therapy*. Unpublished technical report of the Modum Bads Nervesanatorium, Vikersund, Norway.

Ludewig K, Pflieger K, Wilker U, & Jakobskötter G (1983) Entwicklung eines Verfahrens zur Darstellung von Familienbeziehungen. Familiendynamik 8:221–235.

Ludewig K., & Wilkens J. (2000). Das Familienbrett. Hogrefe.

Madanes, C., Dukes, J., & Harbin, H. (1980). Family ties of heroin addicts. *Archives of General Psychiatry, 37*, 889–894.

Moreno, J. L. (1964). *Sociometry. Experiment*. Beacon House.

Müssig, R. (1981). Die Lieblingsmärchen der Familienmitglieder in der Familientherapie. In G. Biermann

(Hrsg.), *Handbuch der Kinderpsychotherapie* (Bd. 4, S. 437–453). Reinhardt.

Müssig, R. (1984). Imaginationstherapie – eine Methode der Familientherapie. Kind und Umwelt 42:2–22.

Müssig, R. (1992). *Familien-Selbst-Bilder. Gestaltende Verfahren in der Paar- und Familientherapie*. Reinhardt.

Nehnevajsa, I. (1972). Soziometrie. In: König R (Hrsg) Handbuch der empirischen Sozialforschung 2. Grundlegende Methoden und Techniken der empirischen Sozialforschung. Enke, Stuttgart.

Ogden, G., & Zevin, A. (1970). *When family needs therapy*. Beacon.

Papp, P., Siverstein, O., & Carter, E. (1973). Family sculpting in preventive work within well families. *Family Process, 12*, 197–212.

Papp, P., Scheinmann, M., & Malpas, J. (2013). Breaking the mold: Sculpting impasses in couple therapy. *Family Process, 53*, 33–45.

Schmitt, A. (2006). Vom praktischen und (meta)theoretischen Nutzen von Familienbrett und Fingerpuppen. In: *Familiendynamik, 4*, 391–408.

Schulz, A. (2013). Soziometrie mit Paaren und Familien. In C. Stadler (Hrsg.), *Soziometrie. Messung, Darstellung, Analyse und Intervention in sozialen Beziehungen* (S. 149–169). Springer.

Schweitzer, J., & Weber, G. (1982). Beziehung als Metapher. Die Familienskulptur als diagnostische, therapeutische und Ausbildungstechnik. Familiendynamik 7:113–128.

Simon, R. M. (1972). Sculpting the family. *Family Process, 11*, 49–57.

Staabs, G. v. (1985). Der Sceno-Test, Beitrag zur Erfassung unbewusster Problematik und charakterologischer Struktur in Diagnostik und Therapie (1. Aufl 1964). Huber.

Christina Hunger-Schoppe, Niels Braus,
Johanna Wichmann und Robin Gräfenkämper

▶ Diagnostische Familieninterviews im Dienst konstruktiver Dialoge!

▶ Es gibt vielzählige und gut evaluierte Selbst- und Fremdberichtsverfahren (Kap. 24, 25, 26). Im Vordergrund steht dabei v. a. die Stimulierung konstruktiver Diskurse auf Basis einer tragfähigen therapeutischen Beziehung: oberstes Ziel ist es gerade zu Beginn einer Familientherapie, mit der Familie in Dialog zu kommen und komplexe, meist konfliktträchtige Interaktionsprozesse alltagsnah im diagnostischen Raum fassbar machen zu können. Informelle, rezeptive und erfahrungsbasierte Interviews ermöglichen einen Gesprächsverlauf in enger Anlehnung an die von der Familie eingebrachten Kommunikations- sowie Interaktionsmuster. Auch in der Praxis standardisierter Familieninterviews sind diagnostische Handlungen und Schluss- folgerungen ein beständig *sozial-kollektives, denkstil-relatives, fachspezifisch und nur temporär gültiges Unterfangen*.

C. Hunger-Schoppe (✉) · N. Braus · J. Wichmann
R. Gräfenkämper
Fakultät für Gesundheit, Lehrstuhl für Klinische
Psychologie und Psychotherapie,
Universität Witten/Herdecke, Witten, Deutschland
e-mail: christina.hunger-schoppe@uni-wh.de;
niels.braus@uni-wh.de;
johanna.wichmann@uni-wh.de;
robin.graefenkaemper@uni-wh.de

© Springer-Verlag Berlin Heidelberg 2024
G. Reich et al. (Hrsg.), *Handbuch der Familiendiagnostik*, Psychotherapie: Praxis,
https://doi.org/10.1007/978-3-662-66879-5_23

▶ **Wichtig** Diagnostische Familieninterviews eignen sich für die klinische Praxis und im Forschungsalltag. Oberstes Ziel ist es, mit den Familien in Dialog zu kommen und nicht eindeutige Wahrheiten zu produzieren, noch dazu meist aus Perspektive der Diagnostiker:innen. Handlungsleitend ist der Aufbau einer tragfähigen Beziehung und Evozierung komplexer Interaktionsprozesse im diagnostischen Raum.

23.1 Formen und Strukturiertheitsgrade in der Familiendiagnostik

Das *informelle Interview (IW)* ist das spontanste Verfahren. Es findet absichtslos statt und wird in der Familiendiagnostik wenig stringent an- gewendet. In der klinisch-stationären Diagnostik kommt es häufiger vor, wenn bei spontanen Kurz- besuchen der Therapeut*innen auf Station diese z. B. in der Küche mit Patient*innen und deren Familien in ein Gespräch über die Zubereitung einer türkischen Nachspeise involviert und im gemeinsamen Tun ganz alltagsnah Problemlöse- fertigkeiten der Familie als Ganzes erfahren wer- den, die im Therapeut*innenzimmer so konkret nicht explizit geworden wären.

Rezeptive Interviews zeichnen sich durch eine initiale Frage seitens der Diagnostiker*innen aus, in deren Folge der Interviewverlauf primär den

Gesprächsinhalten sowie -strukturen und damit der Lebenswelt der Familie folgt. Die Diagnostiker*innen gehen in die Rolle der Zuhörenden, die durch nonverbale und ermunternde Reaktionen die Zweiseitigkeit der Kommunikation aufrechterhalten. Derartige Interviews finden sich häufig gerade zu Beginn einer Familiendiagnostik (vgl. Kap. 5). Dabei kann es sich um eine erste diagnostische Sitzung handeln, eingeleitet durch eine einfache Frage mit Blick auf das Anliegen der Familie. Schließlich eröffnen rezeptive Interviewfragen häufig fortlaufende Therapiesitzungen z. B. durch die Frage: „Was hat sich seit letzter Sitzung in Ihrem Alltag verändert?".

▶ **Wichtig** Die Instruktion einzelner „Familienaufgaben" im Strukturierten Familieninterview (SFI) stellt eine Sonderform des rezeptiven Interviews dar.

Erfahrungszentrierte Interviews sind in der Grundlagenliteratur als problemzentrierte Interviews (Witzel, 2000) bekannt. Dabei geht es in der Familiendiagnostik um problem- wie auch lösungsorientierte Narrative. Somit ist eine Interviewführung angemessener, die beidseitig alltagsnahe Erfahrungen erfasst. Erfahrungszentrierte Interviews orientieren sich an einem Leitfaden, sind halbstrukturiert und erlauben den Diagnostiker*innen eine Übersicht über alle im Gespräch zu erfragenden Themenbereiche. Die jeweiligen Fragen folgen keiner vorgegebenen Reihenfolge, sondern passen sich flexibel dem seitens der Familie entwickelten Gesprächsverlauf an. Zwar werden mehr theoretische Konzepte in das Interview eingebracht, diese jedoch nicht explizit benannt, um möglichst wenig suggestiv auf das Gespräch einzuwirken.

▶ **Wichtig** Der telefonische Erstkontakt (TEK), das Erstgespräch (EG) und das Camberwell-Familieninterview (CFI) sind Formen des erfahrungszentrierten Interviews.

In *standardisierten Interviews* kontrollieren Diagnostiker*innen am stärksten die Gesprächsstruktur. Die Reihenfolge der Fragen und die Frageformulierung werden konstant gehalten.

Die Antwortformate können vorgegeben sein. Die Familie bzw. einzelne Familienmitglieder antworten auf eine Frage in die eine oder andere Richtung, und unabhängig von ihrer Antwort folgt die nächste Frage entlang der Vorgaben des Leitfadens. Protokolliert werden weniger narrative Aussagen als vielmehr deren kategoriale Kodierungen.

23.2   Telefonischer Erstkontakt und Erstgespräch

Wann beginnt Familientherapie *(Zeitperspektive)*? Und mit welchem Fokus *(Priming)*? Oftmals wird das Erstgespräch als Therapiebeginn gesetzt. Dabei wird nicht selten ein problemorientierter Fokus gewählt. Familiendiagnostiker*innen sind jedoch ebenso häufig auch an einer *Ressourcen- und Kompetenz- sowie Zielaktualisierung* interessiert. Wie wichtig diese wird, machen Studien zur Zielklarheit und zum Zielkonsens sowie deren positiver Assoziation mit dem Therapieergebnis deutlich (Cooper & Law, 2018). Auch Familien bzw. einzelne Familienmitglieder beschäftigen sich bereits im Vorab mit der Frage, was sie sich für sich selbst bzw. für andere Positives von der Therapie erhoffen und welche positiven Erwartungen andere Personen wie z. B. das Jugendamt, die Schule oder das Familiengericht an die Familientherapie knüpfen. Gerade zu Beginn einer Familientherapie erleben sich die Familienmitglieder in einem Zustand hoher *Suggestibilität* und Offenheit für neue Informationen. An diesen Zustand gilt es möglichst frühzeitig anzuknüpfen. Im Anschluss an allgemeine Aspekte des Erstkontakts und Erstgesprächs (Kap. 4) sowie konkrete Überlegungen zur Durchführung des Erstgesprächs (Kap. 5, 6, 8) soll daher in diesem Kapitel auf die Möglichkeit der standardisierten Rahmung von Erstkontakt und Erstgespräch eingegangen werden.

▶ **Wichtig** Die frühzeitige *Enkulturation* von Familien in einen Wirklichkeitsraum, der allen in die Therapie involvierten Personen inkl. Familie(nmitgliedern), Diagnostiker*innen und reflektierendem Team abverlangt, sowohl problem- als auch lösungsaktualisierend zu denken, zu fühlen und zu handeln (vgl. (Kap. 9, Abschn. 3.3, Setting, Abb. 7), ermöglicht eine ausgewogene Gesprächsführung.

Telefonischer Erstkontakt

Um den Zustand der Suggestibilität und Offenheit für neue Informationen zu nutzen, entwickelte Prior (2010) ein lösungsaktualisierendes Vorgehen für den telefonischen Erstkontakt (TEK). Der TEK erlaubt ein standardisiertes Vorgehen und dient der Familie und den Therapeut*innen zur informierten Einstimmung auf das Erstgespräch. Er wird im Folgenden zur ausbalancierten Gesprächsführung um problemaktualisierende Aspekte (Kap. 4) ergänzt.

Der TEK unterteilt sich in zwei Gesprächsabschnitte (Gesamtdauer: ca. 20–30 min). Im *1. Gesprächsabschnitt* (ca. 5–10 min) werden die anrufenden Personen zunächst darum gebeten, eine Überschrift bzw. ein Stichwort für ihr Anliegen an die Familientherapie zu formulieren. Diagnostisch gilt es zu entscheiden, ob das Anliegen der Familie im Kompetenzbereich der Familientherapeut*innen liegt. Ebenso geht es um eine erste positive Zielformulierung. Sollte diese nicht initial formuliert werden, unterstützt der*die Familientherapeut*in bereits an dieser Stelle mit einer ersten Kurzintervention zur positiven Zielformulierung.

Im *2. Gesprächsabschnitt* (ca. 10–15 min) wird den anrufenden Personen auf Wunsch Einblick in die Struktur und Inhalte des Erstgesprächs angeboten. Es werden die interessierenden Fragen zur *Zielbegehung (Lösungsaktualisierung)*, zur *Ortsbegehung (Problemaktualisierung)* und zu möglichen *Veränderungen bis zum Erstgespräch* veröffentlicht, ganz i.S. klassischer Aspekte der Auftragskonstruktion (Hunger, 2021).

Der TEK schließt mit dem Hinweis der Kontaktaufnahme zu allen anderen für das Erstgespräch bedeutsamen Familienmitgliedern, sofern diese nicht anwesend waren, entweder durch Zusendung der Terminbestätigung inkl. der Einblicke in die Struktur und Inhalte des Erstgesprächs und/oder durch eine erweiterte telefonische Kontaktaufnahme. Somit werden alle Familienmitglieder gleichberechtigt und viel-

gerichtet parteilich informiert im Erstgespräch gesehen (ca. 5 min).

Die Terminbestätigung inkl. des Informationsschreibens für den Erstkontakt kann ergänzt werden um spezifische Informationen wie z. B. zur Person des bzw. der Diagnostiker:in, zur Videografierung der Familientherapie und zum zeitlichen Ablauf des diagnostischen Prozesses. Eine Vorlage für die familiendiagnostische Praxis ist bei Prior (2010) einsehbar.

Erstgespräch

Das Besondere einer Therapievorbereitung inkl. TEK zeigt sich in der Möglichkeit zur erneut standardisierten Durchführung des Erstgesprächs (EG) (ca. 90–120 min). Allgemeinere Formen des EG sowie Leitfragen für die Anfangs-, Mittel- und Endphase sind in Kap. 5 zu finden. Das EG folgt den Aspekten der Ziel- und Ortsbegehung sowie den möglicherweise bis zum EG erlebten Veränderungen der bereits im TEK veröffentlichten Gesprächsstruktur. Somit wird eine beidseitig informierte Standardisierung des EG möglich, die eine verstärkte Konzentration der Familientherapeut*innen auf den Aufbau einer tragfähigen Beziehung erlaubt. Das EG schließt mit gemeinsam mit der Familie erarbeiteten Anregungen zu neugierigen Taten. Ziel ist der handlungsorientierte Transfer bedeutsamer Aspekte aus dem EG in den familiären Alltag (Tab. 23.1).

▶ **Wichtig** Ziel des Zusammenspiels von telefonischem Erstkontakt (TEK) und Erstgespräch (EG) ist die möglichst frühzeitige Vermittlung zentraler Foki für die Familientherapie durch Anknüpfen an die hohe Suggestibilität der Familienmitglieder für neue Informationen während des TEKs hin zur Bahnung einer möglichst dialogischen Gesprächsstruktur zwischen Patient:innen und Diagnostiker:innen auf Augenhöhe im EG.

Auswertung

Die im TEK und EG erlangten Informationen sind augenscheinvalide direkt im Anschluss an das jeweilige Interview und in Interaktion mit der Familie bzw. einzelnen Familienmitgliedern auswertbar. Im Therapieverlauf können die Lösungs-

Tab. 23.1 Halbstrukturierter Gesprächsleitfaden für das Erstgespräch. (In Anlehnung an Prior, 2010). Eine Vorlage für die familiendiagnostische Praxis kann bei der Erstautorin angefragt werden

Zielbegehung (Lösungsaktualisierung)	
Ziel(e)	
• Positive, spezifische Merkmale des Ziels	
• Aktives Zutun der Familienmitglieder	
- Erfolgreiche Taten	
- Nicht-Erfolgreiche Taten	
- Neu Auszuprobierende Taten	
(Vermutete) Ziele nicht anwesender Personen	
Skalierung (0 = gar nichts, 10 = voll und ganz)	
• Bereits Erreichtes	
• Noch zu Erreichendes	
Ortsbegehung (Problemaktualisierung)	
• **In welchen Kontexten treten die Symptome auf?**	• **In welchen treten Sie nicht auf?**
• **Wie erklären sich die Familienmitglieder das Auftreten der Symptome in einigen nicht aber allen Situationen?**	
Veränderungen seit Erstkontakt	
• **Veränderungen seit telefonischem Erstkontakt?**	
Transfer in den Alltag	
• **Anregungen zu neugierigen Taten?**	
Therapeutische Beziehungsgestaltung: gemeinsame Reflektion & Selbstreflektion	
• **Was gibt Sicherheit in der therapeutischen Beziehung?**	
- Was hilft der Familie(nmitglieder)?	- Was hilft uns als Therapeut:innen?
- Was hindert die Familie(nmitglieder)?	- Was hindert uns als Therapeut:innen?

und Problemaktualisierungen stets erneut der augenscheinlichen Evaluation dessen dienen, inwiefern sich die Familie bereits aus Problembereichen heraus und in Lösungsszenarien hinein begibt (Kap. 4, 5, 6, 7).

Bewertung

Der TEK und das EG sind eingängig und in ihrer Anwendung leicht nachvollziehbar. Die Auswertung erfolgt augenscheinvalide. Eine teststatistische Überprüfung, z. B. der Zielformulierungen, wird erst durch Ergänzung mit anderen Testverfahren wie z. B. dem Goal Attainment Scaling (Schlosser, 2004) oder Berner Inventar für Therapieziele (Hasler et al., 2002; Holtforth et al., 2004) möglich. Ein Manual, das bei der Erstautorin in Anlehnung an Prior (2010) angefragt werden kann, ermöglicht eine um-

fassend halbstrukturierte Interviewdurchführung, die sich auf bedeutsame familiendiagnostische Aspekte konzentriert und dabei die Bedürfnisse der Familie vielgerichtet parteilich im Blick behält. Darüber hinaus können der TEK und das EG jederzeit um spezifische und für die weitere familiendiagnostische Abklärung bedeutsame Aspekte ergänzt werden.

▶ **Wichtig** Das TEK und EG bestechen im Rahmen der Familiendiagnostik durch ihre leichte Verständlichkeit, Anwendungsfreundlichkeit und Augenscheinvalidität. Sie eignen sich sowohl für die Praxis als auch für die Forschung, v. a. bei Ergänzung um teststatistisch abgesicherte Verfahren. Je nach Einsatz zu Therapiebeginn als auch über den therapeutischen Prozess kann v. a. die Zielerreichung gut evaluiert werden.

23.3 Soziale Netzwerkdiagnostik

Ziel der Sozialen Netzwerkdiagnostik (SozNet) ist die Erfassung intimer Beziehungsgefüge in Form von ressourcen- und problemaktualisierenden Netzwerken (ca. 1,5 Stunden, je nach Anzahl der erfragten sozialen Netzwerke). Soziale Netzwerke werden dabei als ein unter einem spezifischen Erkenntnisinteresse vorgenommener Ausschnitt der sozialen Beziehungen einer Person zu anderen Personen unter Berücksichtigung der Beziehungen dieser Personen untereinander verstanden (Hass & Petzold, 1999). Dabei zählt die Quantität zu den strukturellen Aspekten und die Qualität zu den funktionalen Aspekten sozialer Netzwerke (Tab. 23.2).

Ressourcen- und problemaktualisierende Netzwerke

Die SozNet ist ein halbstrukturiertes bis standardisiertes Interviewverfahren, das mit der Familie als Ganzes („Wir" bzw. „Familie") ebenso wie mit einzelnen Familienmitgliedern („Ich") durchgeführt werden kann. In der Arbeit mit ressourcenaktualisierenden *Unterstützungsnetzwerken* wird auf struktureller Ebene zunächst erfragt, welche Menschen(gruppen) die Familie bzw. das jewei-

Tab. 23.2 Strukturelle und funktionale Aspekte sozialer Netzwerke. (In Erweiterung von Hunger et al., 2019b)

Kategorien		Beispiele		
Leitfragen		**Unterstützungsnetzwerk** „Welche Menschen(gruppen) unterstützen Sie, mit alltäglichen Situationen vertrauensvoll und sicher umzugehen?"	**Angstnetzwerk** „Welche Menschen(gruppen) lösen bei Ihnen Angst aus bzw. stehen für angstauslösende Situationen ‚Pate'?"	**Cravingnetzwerk** „Welche Menschen(gruppen) lösen bei Ihnen Alkoholverlangen aus bzw. stehen für Alkoholverlangen auslösende Situationen ‚Pate'?"
Strukturelle Aspekte	Größe	„Wer gehört dazu, und wer nicht?"		
	Demografie	„Wie alt ist [Person]?" „Welches Geschlecht hat [Person]?"		
	Beziehungsart	„In welcher Beziehung stehen Sie zu [Person]?"		
	Beziehungsdauer	„Seit wann kennen Sie [Person]?"		
	Kontakthäufigkeit	„Wie oft sehen und/oder sprechen Sie mit [Person]?"		
Funktionale Aspekte	Positive soziale Unterstützung	„Wie sehr erleben Sie, dass [Person] sich um Sie sorgt?"		
	Soziale Negativität	„Wie sehr fühlen Sie sich von [Person] kritisiert?"		
	Systemerleben	„Wie sehr erleben Sie sich im Einklang mit [Person], d. h., dass sie gut im Kontakt bleiben können, auch wenn nicht immer alles harmonisch läuft?"		

lige Familienmitglied darin unterstützen, mit alltäglichen Situationen vertrauensvoll und sicher umzugehen. Alternativ werden Menschen(gruppen) erfragt, die für bestimmte Situationen, die bei den interviewten Personen Vertrauen und Sicherheit hervorrufen, „Pate" stehen. Dazu wird ein Blatt mit drei konzentrischen Kreisen vorgelegt, in dessen Mitte das Wort „Wir" bzw. „Familie" oder „Ich" steht (Abb. 23.1). Die Familie bzw. das Familienmitglied wird gebeten, Holzsteine stellvertretend für die Menschen(gruppen), die sie sehr unterstützen, mit alltäglichen Situationen vertrauensvoll und sicher umzugehen, in den ersten Kreis, Menschen(gruppen), die sie nicht so sehr, aber auch etwas, unterstützen, in den zweiten Kreis, Menschen(gruppen), die sie ein bisschen unterstützen, in den dritten Kreis und Menschen(gruppen), die gar nicht unterstützen, obwohl sich die Familie bzw. das Familienmitglied diese Unterstützung wünscht, außerhalb der Kreise zu platzieren. Zu allen genannten Menschen(gruppen) werden der Vorname/Gruppenname, Alter, Beziehung zu der Familie bzw. dem Familienmitglied, Dauer der Beziehung und Kontakthäufigkeit erfragt. Zu den genannten Menschengruppen werden die Anzahl der Gruppenmitglieder, die Altersspanne und das

mittlere Alter erfasst. Zur Exploration der funktionalen Aspekte wählt die Familie bzw. das Familienmitglied die drei Menschen(gruppen) aus, die als am bedeutsamsten erlebt werden. Zu diesen drei Menschen(gruppen) werden anschließend Detailfragen zu der im Kontakt mit diesen Menschen(gruppen) erfahrenen sozialen Unterstützung (1 = gar nicht; 4 = sehr), zur sozialen Negativität (1 = gar nicht; 4 = sehr) und zum Systemerleben (1 = überhaupt nicht; 6 = voll und ganz) gestellt (Abb. 23.1a, Tab. 23.2). In gleicher Weise, jedoch invertiert für die Anordnung der konzentrischen Kreise, wird in problemaktualisierenden *Angst- und Cravingnetzwerken* vorgegangen (Abb. 23.1b, c, Tab. 23.2) (Hunger et al., 2019b).

Auswertung

Die strukturellen Aspekte der SozNet sind augenscheinvalide i.S. einer szenischen Anordnung des Beziehungsgefüges direkt im Anschluss an das Interview und in Interaktion mit der Familie bzw. einzelnen Familienmitgliedern auswertbar. Die funktionalen Aspekte werden händisch oder computerbasiert anhand von Mittelwerten zur sozialen Unterstützung, zur sozialen Negativität und zum Systemerleben angegeben. Die SozNet

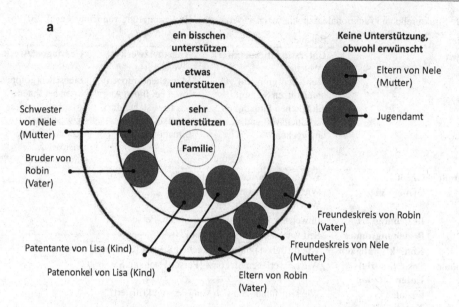

(Gruppen von) Menschen, die darin unterstützen, mit alltäglichen Situationen vertrauensvoll und sicher umzugehen, u./o. solche Situationen repräsentieren

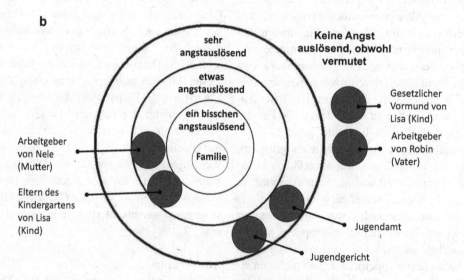

(Gruppen von) Menschen, die in alltäglichen Situationen Angst auslösen u./o. solche Situationen repräsentieren

Abb. 23.1 Soziale Netzwerke: (**a**) Unterstützungs-, (**b**) Angst-, (**c**) Cravingnetzwerke (Hunger et al., 2019b). Eine Vorlage für die familiendiagnostische Praxis sowie zur App-basierten Anwendung kann bei der Erstautorin angefragt werden

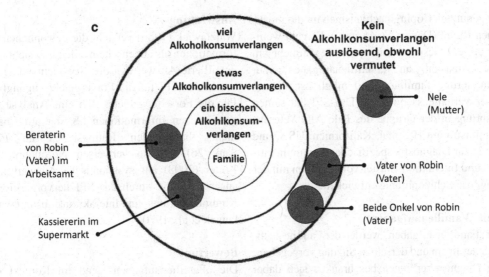

c

viel Alkoholkonsumverlangen

etwas Alkoholkonsumverlangen

ein bisschen Alkohlkonsum- verlangen

Familie

Kein Alkohlkonsumverlangen auslösend, obwohl vermutet

Nele (Mutter)

Beraterin von Robin (Vater) im Arbeitsamt

Kassiererin im Supermarkt

Vater von Robin (Vater)

Beide Onkel von Robin (Vater)

(Gruppen von) Menschen, die in alltäglichen Situationen Alkoholkonsumverlangen auslösen u./o. solche Situationen repräsentieren

Abb. 23.1 (Fortsetzung)

wurde bereits in mehreren Forschungsprojekten zu sozialen Angststörungen (Hunger et al., 2019a) und Alkoholkonsumstörungen (Braus et al., 2019) erfolgreich eingesetzt. Für weitere Forschungszwecke liegen Syntaxen zur Mittelwertbildung sowie für Korrelations- und Regressionsanalysen vor, die bei der Erstautorin angefragt werden können.

Bewertung

Die SozNet ist eingängig und in ihrer Anwendung und Auswertung leicht nachvollziehbar. Sie eignet sich sowohl für die Praxis als auch für die Forschung. Gleichwohl ist ihre teststatistische Überprüfung noch nicht umfassend abgeschlossen. Ein Manual, das bei der Erstautorin angefragt werden kann, ermöglicht eine halbstrukturierte bis standardisierte Interviewdurchführung, die sich an den Bedürfnissen der Familie bzw. einzelner Familienmitglieder orientiert. Ressourcen- und problemaktualisierende Netzwerkfoki sind frei wählbar und können das bereits validierte Unterstützungs-, Angst- und Cravingnetzwerk je nach Interesse z. B. um Resi-

lienz-, Depressions- oder ganz allgemein soziale Konfliktnetzwerke ergänzen.

▶ **Wichtig** Die SozNet besticht durch ihre Einfachheit und Komplexitätsreduktion bei gleichzeitigem Komplexitätserhalt. Sie ist leicht verständlich sowie eingängig in der Anwendung und lässt sich flexibel zur ressourcen- sowie problemaktualisierenden Erfassung sozialer Netzwerke einsetzen. Je nach Einsatz zu Therapiebeginn als auch über den Therapieprozess können Veränderungen in den sozialen Netzwerken gut nachvollzogen werden.

23.4 Strukturiertes Familieninterview

Das strukturierte Familieninterview (Structured Family Interview, SFI) (Watzlawick, 1966) dient dem *Enactment* (vgl. Kap. 25) und damit einer möglichst realitätsnahen Inszenierung des Problemgeschehens, seiner Konstellationen und der genutzten Copingmechanismen im diagnostischen Raum (Dauer: ca. 45 min.). Es geht weniger um ein Gesprächsinterview als vielmehr um eine Auswahl an „Familienaufgaben" zur Stimulierung familiärer und möglichst alltagsnaher Verhaltenssequenzen. Das SFI hat seinen Ursprung in der Gruppe des Palo Alto Veterans Administration Hospital, Kalifornien, USA, und wurde zur Diagnostik spezifischer Kommunikations- und Interaktionsmuster von Familien mit der Diagnose Schizophrenie entwickelt.

Fünf „Familienaufgaben"

Die „Familienaufgaben" werden der Familie nacheinander in ein und derselben Sitzung vorgegeben. Die Diagnostiker*innen beschränken sich dabei v. a. auf die Instruktion der Familie, diskutieren nicht mit und verlassen für die Videografierung der „Familienaufgabe" den Raum. (1) *Hauptprobleme* werden zunächst der Reihe nach aus Sicht jedes Familienmitglieds erfragt: „Was sind Ihrer Meinung nach die Hauptprobleme in Ihrer Familie?". Anschließend werden alle Familienmitglieder aufgefordert, die Probleme zu diskutieren, mit dem Versuch einer gemeinsamen Problemlösung. (2) *Gemeinsame Planung* umfasst die Aufforderung, eine Familienunternehmung zu organisieren: „Planen Sie etwas, was Sie als Familie gemeinsam tun können!". (3) *Kennenlernen* umfasst die Reflexion der Eltern darüber, wie sie sich kennenlernten und was der Grund dafür sein könnte, dass sie sich einst begegneten: „Wie kommt es, dass unter den Millionen von Menschen gerade Sie beide sich trafen?". Dabei werden die Kinder zuvor aus dem Raum geschickt. (4) *Sprichwort* fordert die Eltern auf, folgende Aussage zu diskutieren: „Ein rollender Stein setzt kein Moos an!". Die Kinder können bei gegebener Zeit wieder in den Raum geholt werden und mitdiskutieren. (5) *Hauptfehler* erfordern von jedem Familienmitglied, den Hauptfehler der Person aufzuschreiben, die links neben ihm oder ihr sitzt. Anschließend erraten die Familienmitglieder einzeln die richtige Zuordnung der Hauptfehler zu den jeweiligen Personen (Watzlawick, 1966).

Auswertung

Watzlawick (1966) versteht die gewonnenen Informationen als augenscheinvalide und sieht eine detaillierte Auswertung des SFI nicht vor. Dies macht das SFI für die Praxis leicht zugänglich. Für die Forschung bietet sich eine Analyse der gewonnenen Informationen i.S. der auf Enactments basierenden Ratingskalen an (vgl. Kap. 26). Ebenso verweisen Nordmann und Kötter (2008) auf systematische Auswertungsansätze für die durch das SFI hervorgerufenen Kommunikations- und Interaktionsmuster (Watzlawick et al., 1970).

Bewertung

Die „Familienaufgaben" sind im Kontext der 1970er-Jahre gut gewählt. Sie zeigen sich eher problem- als ressourcen- und lösungsorientiert. Dabei wird der Einbezug der Familie als Ganzes ebenso wie getrennt für das Elternsystem möglich. Wünschenswert ist eine Erweiterung der „Familienaufgaben" um ressourcen- und lösungsorientierte Instruktionen ebenso wie um spezifische Instruktionen für das Geschwistersystem. Die gewonnenen Informationen ergänzen allgemeine Aussagen in Form von Familiennarrativen um explizite Verhaltensbeobachtungen.

▶ **Wichtig** Das SFI ist bis heute bedeutsam in der Entwicklung von *Enactments* zur Stimulierung problemzentrierter familiärer Kommunikations- und Interaktionsmuster. Es kann die familientherapeutische Praxis als auch Forschung bereichern. In beiden Fällen ist eine reliable und valide Auswertung der Familienaufgaben wünschenswert. Diese sollte in erster Linie in gemeinsamer Rückbindung mit der Familie erfolgen. Bei genügend personalen und finanziellen Ressourcen, z. B. durch Einbezug junger Kolleg*innen in familientherapeutischer Aus- und Weiterbildung, können darüber hinaus spezifischere Auswertungsfoki und die Anwendung von Ratingskalen (vgl. Kap. 26) realisiert werden.

23.5 Camberwell-Familieninterview

Das Camberwell-Familieninterview (Camberwell Family Interview, CFI) (Köttgen et al., 1984a, b, c; Vaughn & Leff, 1976) dient der Erfassung von Ereignissen sowie Aktivitäten der Familie einerseits und Gefühlen sowie Haltungen der Familie andererseits. Im Gegensatz zum SFI stehen keine Enactments, sondern vielmehr Narrative im Vordergrund, die i.S. eines Familieninterviews, jedoch stärker strukturiert als das TEK sowie EG und weniger szenisch als die SozNet, erfragt werden. Das CFI kann als halbstrukturiertes Interviewverfahren mit den einzelnen Familienmitgliedern nacheinander geführt werden (ca. 3 Stunden) oder als weniger strukturiertes Verfahren bei gleichzeitiger Beteiligung aller Familienmitglieder (ca. 1 Stunde). Das CFI hat seinen Ursprung in der Gruppe rund um das Maudsley Hospital in London und wurde ähnlich wie das SFI zur Diagnostik spezifischer Kommunikations- und Interaktionsmuster von Familien mit der Diagnose Schizophrenie entwickelt. Aufgrund seiner theoretischen Konzeption und seiner Ergebnisse im Bereich der Expressed Emotion (EE) hatte das CFI bedeutsamen Einfluss auf die Erforschung der Schizophrenie genommen. So gehen das Vulnerabilitäts-Stress-Modell zur Entstehung der Schizophrenie ebenso wie die damit assoziierten und inzwischen weit verbreiteten psychoedukativen Behandlungskonzepte auf den systemtherapeutischen Ansatz der Maudsley-Gruppe zurück (Nordmann & Kötter, 2008).

Ereignisse sowie Aktivitäten

Das CFI erfragt mit Blick auf die vergangenen drei Monate *(Zeitkriterium)* die konkrete Häufigkeit z. B. der Inanspruchnahme partnerschaftlicher Zeiten in Form von Restaurant- und/oder Kinobesuchen oder z. B. der Involvierung verschiedener Familienmitglieder in haushaltsbezogene Aufgaben *(Ereignis- und Aktivitätshäufigkeit)*. Die zu erfassenden Informationen sind detailliert festgelegt, nicht jedoch die von den Diagnostiker*innen konkret zu stellenden Fragen zur Generierung dieser Informationen.

Somit wird eine Anpassung der Interviewdurchführung an idiosynkratische Charakteristika der Familie i.S. der *konzeptuellen vs. objektiven Äquivalenz* möglich (Helfrich, 2003).

Gefühle sowie Haltungen

Das CFI nutzt zur Erfassung von Gefühlen sowie Haltungen v. a. para- und nonverbale Reaktionen der Familie bzw. einzelner Familienmitglieder, z. B. die Intonation, Stimmqualität, Mimik und Gestik während des Interviews. Somit werden neben den Kommunikations- und Interaktionsinhalten das „Wie" der Inhaltsvermittlung und damit die Beziehungsaspekte einbezogen (Watzlawick et al., 2011). Emotionale Reaktionen werden durch die konkrete Beantwortung der ebenso konkret gestellten Fragen zu den spezifischen Ereignissen und Aktivitäten im Familienalltag evoziert.

Auswertung

Video- bzw. audiografierte Aufnahmen dienen der Häufigkeitsauswertung der berichteten Ereignisse und beobachteten Gefühle. Die ursprünglich vielzähligen Auswertungsskalen des CFI wurden im Laufe der Jahre auf drei Skalen zur Bildung eines Expressed-Emotion-Index (EEI) reduziert. *Kritische Äußerungen* basieren einerseits auf Veränderungen in der stimmlichen und verbalen Stilistik der Familie(nmitglieder), wenn diese über das Familienmitglied mit der Diagnose Schizophrenie sprechen (z. B. Stimmlautstärke, Tonhöhe, Geschwindigkeit, Wiederholung von Wörtern oder Sätzen), und andererseits auf klaren gefühlsmäßigen Äußerungen z. B. von Verärgerung oder Abneigung über Eigenschaft dieser Person. *Emotionale Überinvolvierung* wird anhand des konkreten familiären Verhaltens während des Interviews wie auch auf Basis von im Interview berichteten Verhaltensweisen erfasst. Eine starke emotionale Überinvolvierung zeigt sich in extrem aufopferungsvollen Aktivitäten der Familie(nmitglieder) wie z. B. in der unhinterfragten und scheinbar unbegrenzten finanziellen Versorgung aller monetären, wenn auch übertriebenen Bedürfnisse des Familienmitglieds mit der Diagnose Schizophrenie. Niedrige Werte für *Wärme* basieren auf dem Vorhandensein von Sympathie und Empathie, während hohe Werte zusätzlich Stolz, Freude und Interesse an dem Familienmitglied mit Diagnose Schizophrenie widerspiegeln. Alle Subskalen zeigen nach intensivem Training befriedigende Interrater-Reliabilitäten (.70) und eine reliable Zuordnung von Familien in die Gruppe der hoch versus niedrig emotional expressiven Familien (High-EE, Low-EE) (Mueser et al., 1992).

Weiterentwicklungen

Zur ökonomischeren Anwendung des CFI wurde die Fünf-Minuten-Sprech-Stichprobe (Five Minutes Speech Sample, FMSS) entwickelt (Magaña et al., 1986; Stark & Buchkremer, 1992). Das interviewte Familienmitglied wird gebeten, fünf Minuten lang seine oder ihre Gedanken und Gefühle mit Blick auf das Familienmitglied mit der Diagnose Schizophrenie zu äußern. Die Auswertung der FMSS folgt den Vorgaben zur Bildung des Expressed-Emotion-Index (EEI). Die FMSS hat ein hohes Potenzial als kurzes und informatives Interview, v. a. die affektiven Dimensionen der Eltern-Kind-Beziehung zu erfassen (Weston et al., 2017). Jedoch zeigt sich das FMSS weniger sensitiv für die Erfassung von High-EE-Familien im Vergleich zum CFI (Band et al., 2016; Wearden et al., 2000).

Bewertung

Das CFI ist ein äußerst sorgfältig konstruiertes Interviewverfahren. Seine Dimensionen zur Einschätzung der familiären Ausprägung an Expressed Emotions (EE) sind bis heute für die klinische Praxis sowie für die Forschung gerade im Bereich der Schizophrenie, aber auch anderer psychischer Störungen (Band et al., 2016; O'Driscoll et al., 2019; Rein et al., 2006) essenziell. Aufgrund seiner ausgeprägteren Sensitivität zur Erfassung der emotionalen Überinvolvierung ist das CFI trotz seiner im Vergleich zur FMSS geringeren Ökonomie vorzuziehen. Dabei ist einschränkend anzumerken, dass das CFI v. a. auf Narrative vs. realitätsnahe Probleminszenierungen (Enactments) (vgl. Kap. 26) setzt.

▶ **Wichtig** Das CFI ist bis heute von hoher Bedeutsamkeit in der Erforschung der Schizophrenie. Der Ansatz der Maudsley-Gruppe hat zur Abkehr von ausschließlich ätiologisch orientierten Fragestellungen und Hinwendung zu Verlaufsdeterminanten der Störung beigetragen. In der Familientherapie unterstützt die CFI-Forschung die Etablierung eines neuen Ansatzes, in dem es weniger um die Auflösung scheinbar pathogener Beziehungskonstellationen als vielmehr um die Prävention von Rück- bzw. Vorfällen durch Schaffung eines förderlichen Familienklimas sowie adäquater familiärer Copingmechanismen geht.

23.6 Fazit

Es existieren einige gut konzipierte Interviewverfahren, die vom telefonischen Erstkontakt (TEK) über das Erstgespräch (EG) bis hin zur Exploration des Beziehungsgefüges entlang ressourcen- bzw. lösungs- und problemaktualisierenden sozialen Netzwerken (SozNet) gerade in der frühen Diagnostikphase einer Familientherapie dienen. Stärker analytische Verfahren erfassen verschiedene Dimensionen familiärer Kommunikations- und Interaktionsmuster in Form des Strukturierten Familieninterviews (SFI) und Camberwell-Familieninterviews (CFI), inkl. seiner Weiterentwicklung der Fünf-Minuten-Sprech-Stichprobe (FMSS). Sie reichen von halboffenen rezeptiven Interviews mit hohen Freiheitsgraden auf Seite der Familie(nmitglieder) bis hin zu standardisierten Interviewverfahren mit hohen Freiheitsgraden auf Seite der Diagnostiker*innen. Alle vorgestellten Interviewverfahren eignen sich je nach Bedarf für die familientherapeutische Praxis wie auch Forschung. Aufgrund zugänglicher Manuale ist eine hohe Objektivität in der Interviewdurchführung gewährleistet. Zukünftige Studien sind notwendig, um i.S. der qualitativen Sozialforschung die Reliabilität und Validität der klassischen Interviewverfahren, d. h. SFI und CFI, wie auch der innovativen Interviewverfahren, d. h. TEK, EG und SozNet, weiterhin zu verbessern.

Literatur

Band, R., Chadwick, E., Hickman, H., Barrowclough, C., & Wearden, A. (2016). Assessing the reliability of the five minute speech sample against the Camberwell family interview in a chronic fatigue syndrome sample. *Comprehensive Psychiatry, 67*, 9–12. https://doi.org/10.1016/j.comppsych.2016.02.006

Braus, N., Schweitzer, J., & Hunger, C. (2019). *Soziale Netzwerke bei Personen mit psychischen und Verhaltensstörungen durch Alkohol (SozNet-A)*. Master thesis, Department of Psychology at the University of Heidelberg and Institute of Medical Psychology at the University Hospital Heidelberg.

Cooper, M., & Law, D. (2018). *Working with goals in psychotherapy and counselling*. Oxford University Press.

Hasler, G., Mörgeli, H., Grosse Holtforth, M., & Buddeberg, C. (2002). Erfassung von Veränderungen in psychiatrisch-psychotherapeutischen Kurztherapien aus Sicht der Patienten. Erste Erfahrungen mit dem Berner Inventar für Therapieziele (BIT). *Zeitschrift für Klinische Psychologie, Psychiatrie und Psychotherapie, 50*(1), 91–100.

Hass, W., & Petzold, H. G. (1999). Die Bedeutung der Forschung über soziale Netzwerke, Netzwerktherapie und soziale Unterstützung für die Psychotherapie: diagnostische und therapeutische Perspektiven. In H. G. Petzold & M. Märtens (Hrsg.), *Wege zu effektiven Psychotherapien. Psychotherapieforschung und Praxis.: Modelle, Konzepte, Settings* (S. 193–272). Leske & Budrich.

Helfrich, H. (2003). Methodologie kulturvergleichender Forschung. In A. Thomas (Hrsg.), *Kulturvergleichende Psychologie* (2. Aufl., S. 111–138). Hogrefe.

Holtforth, M. G., Reubi, I., Ruckstuhl, L., Berking, M., & Grawe, K. (2004). The value of treatment-goal themes for treatment planning and outcome evaluation of psychiatric inpatients. *International Journal of Social Psychiatry, 50*(1), 80–91. https://doi.org/10.1177/0020764004040955

Hunger, C. (2021). *Systemische Therapie*. Kohlhammer.

Hunger, C., Geigges, J., Braus, N., & Schweitzer, J. (2019a). *Soziale Netzwerke von Patienten mit sozialer Angststörung*: 37. Symposium der Fachgruppe Klinische Psychologie und Psychotherapie der Deutschen Gesellschaft für Psychologie (DGPs, 29.5.–1.6.), Erlangen.

Hunger, C., Geigges, J., & Schweitzer, J. (2019b). Soziale Netzwerkdiagnostik (SozNet-D): Die Erfassung und praktische Arbeit mit strukturellen und funktionalen Aspekten sozialer Beziehungen. In A. Eickhorst & A. Röhrbein (Hrsg.), *Systemische Methoden in der Familienberatung und -therapie: Was passt in unterschiedlichen Lebensphasen und Kontexten?* (S. 269–280). Vandenhoeck & Ruprecht.

Köttgen, C., Sönnichsen, I., Mollenhauer, K., & Jurth, R. (1984a). Families' high-expressed-emotions and relapses in young schizophrenic patients: Results of the Hamburg Camberwell-Family-Interview Study: II. *International Journal of Family Psychiatry, 5*(1), 71–82.

Köttgen, C., Sönnichsen, I., Mollenhauer, K., & Jurth, R. (1984b). The family relations of young schizophrenic patients: Results of the Hamburg Camberwell Family Interview Study: I. *International Journal of Family Psychiatry, 5*(1), 61–70.

Köttgen, C., Sönnichsen, I., Mollenhauer, K., & Jurth, R. (1984c). Group therapy with the families of schizophrenic patients: Results of the Hamburg Camberwell-Family-Interview Study: III. *International Journal of Family Psychiatry, 5*(1), 83–94.

Magaña, A. B., Goldstein, M. J., Karno, M., Miklowitz, D. J., Jenkins, J., & Falloon, I. R. H. (1986). A brief method for assessing expressed emotion in relatives of psychiatric patients. *Psychiatry Research, 17*(3), 203–212. https://doi.org/10.1016/0165-1781(86)90049-1

Mueser, K. T., Bellack, A. S., & Wade, J. H. (1992). Validation of a short version of the Camberwell Family Interview. *Psychological Assessment, 4*(4), 524–529. https://doi.org/10.1037/1040-3590.4.4.524

Nordmann, E., & Kötter, S. (2008). Standardisierte Formen des Familieninterviews. In M. Cierpka (Hrsg.), *Handbuch der Familiendiagnostik* (S. 381–392). Springer.

O'Driscoll, C., Sener, S. B., Angmark, A., & Shaikh, M. (2019). Caregiving processes and expressed emotion in psychosis, a cross-cultural, meta-analytic review. *Schizophrenia Research, 208*, 8–15. https://doi.org/10.1016/j.schres.2019.03.020

Prior, M. (2010). *Therapie und Beratung optimal vorbereiten*. Carl-Auer.

Rein, Z., Perdereau, F., Curt, F., Jeammet, P., Fermanian, J., & Godart, N. (2006). Expressed emotion and anorexia nervosa: The validation of the five-minute speech sample in reference to the Camberwell Family Interview. *International Journal of Eating Disorders, 39*(3), 217–223. https://doi.org/10.1002/eat.20245

Schlosser, R. W. (2004). Goal attainment scaling as a clinical measurement technique in communication disorders: A critical review. *Journal of Communication Disorders, 37*(3), 217–239. https://doi.org/10.1016/j.jcomdis.2003.09.003

Stark, F. M., & Buchkremer, G. (1992). Das Fünfminuteninterview: Eine Kurzfassung zur Erfassung des Expressed Emotion Status = The five-minute speech sample: A brief method for assessing expressed emotion. *Der Nervenarzt, 63*(1), 42–45.

Vaughn, C., & Leff, J. (1976). The measurement of expressed emotion in the families of psychiatric patients. *British Journal of Social & Clinical Psychology, 15*(2), 157–165. https://doi.org/10.1111/j.2044-8260.1976.tb00021.x

Watzlawick, P. (1966). A structured family interview. *Family Process, 5*(2), 256–271. https://doi.org/10.1111/j.1545-5300.1966.00256.x

Watzlawick, P., Beavin, J. H., Sikorski, L., & Mecia, B. (1970). Protection and scapegoating in pathological families. *Family Process, 9*(1), 27–39. https://doi.org/10.1111/j.1545-5300.1970.00027.x

Watzlawick, P., Beavin, J. H., & Jackson, D. D. (2011). *Menschliche Kommunikation: Formen, Störungen, Paradoxien* (12. Aufl.). Hans Huber.

Wearden, A. J., Tarrier, N., Barrowclough, C., Zastowny, T. R., & Rahill, A. A. (2000). A review of expressed emotion research in health care. *Clinical Psychology Review, 20*(5), 633–666. https://doi.org/10.1016/S0272-7358(99)00008-2

Weston, S., Hawes, D. J., & Pasalich, D. (2017). The five minute speech sample as a measure of parent–child dynamics: Evidence from observational research. *Journal of Child and Family Studies, 26*(1), 118–136. https://doi.org/10.1007/s10826-016-0549-8

Witzel, A. (2000). Das problemzentrierte Interview. [The problem-centered interview]. *Forum Qualitative Sozialforschung/Forum: Qualitative Social Research (Online Journal), 1.* http://www.qualitative-research.net/index.php/fqs/article/view/%201132/2519. Zugriffsdatum: 08.02.2024

Familiendiagnostische Beobachtungsmethoden – die Analyse der familiären Interaktion (deutschsprachig)

Christoph de Oliveira Käppler und Michael Stasch

> Das vorliegende Kapitel befasst sich mit den Möglichkeiten und dem Stellenwert von familiendiagnostischen Beobachtungsmethoden. Zunächst wird im Rahmen eines Überblicks über Grunddimensionen der Familiendiagnostik eine Einordnung von Beobachtungsverfahren vorgenommen. Ein weiterer Abschnitt beschreibt konkrete Vorgehensweisen bei beobachtungsgestützten Untersuchungen von Familienbeziehungen am Beispiel praxisbewährter Verfahren.

24.1 Einordnung von Beobachtungsverfahren in den Kontext familiendiagnostischer Methoden

Wollte man die (klinische) Familiendiagnostik zunächst in ihrem konzeptuellen Kerngehalt näher bestimmen, so könnte man dies damit umschreiben, dass sie maßgeblich von einem kontextbezogenen oder relationalen Grundverständnis ausgeht (Kaslow, 1996; Wynne et al., 1992). Dies bedeutet insbesondere, dass psychi-

sche Auffälligkeiten/Störungen nicht allein in einer Person, sondern auch in den Interaktionen von sich entwickelnden Individuen (Jensen & Hoagwood, 1997) konzeptuell verankert werden.

Diese Grundposition wird zugleich durch empirische Forschungsbefunde gestützt, welche die Zusammenhänge von Familienbeziehungen und individueller Gesundheit aufzeigen, auch wenn diese nicht – wie in historischen Vorläuferkonzepten zuweilen propagiert – durch einfache (oder gar störungsspezifische) Wirkmuster, sondern durch komplexe Wechselwirkungen gekennzeichnet sind (Cierpka & Reich, 2010; Denton, 1990; Gehring & Màrti, 1993; Hahlweg, 1996; Kaslow, 1993; Kreppner & Ullrich, 2002; Mattejat, 1985a, b; Reich, 2020). Insofern erscheint es wünschenswert und notwendig, die Verbindungen zwischen familienbezogenen diagnostischen Befunden und der (Entwicklungs-) Psychopathologie bzw. den betreffenden Klassifikationssystemen – sowohl empirisch als auch theoretisch – weiter auszuarbeiten (Denton, 1990; Gehring & Marti, 1994; Smets, 1985).

Hierbei stellt neben der Frage nach Strukturmerkmalen von Familiensystemen auch die Untersuchung familiärer Interaktionen eine zentrale Aufgabe dar (Kötter & Nordmann, 2003).

Zunächst sollen im Sinne einer übergreifenden Einordnung von Beobachtungsverfahren in das Spektrum verschiedener Formen familiendiagnostischen Vorgehens drei wesentliche Dimensionen unterschieden werden (s. Abb. 24.1).

C. de Oliveira Käppler
TU Dortmund, Dortmund, Deutschland
e-mail: christoph.kaeppler@tu-dortmund.de

M. Stasch (✉)
Praxis für Psychotherapie, Psychoanalyse, Paar- und Familientherapie, Heidelberg, Deutschland
e-mail: praxis@psychotherapie-stasch.de

© Springer-Verlag Berlin Heidelberg 2024
G. Reich et al. (Hrsg.), *Handbuch der Familiendiagnostik*, Psychotherapie: Praxis,
https://doi.org/10.1007/978-3-662-66879-5_24

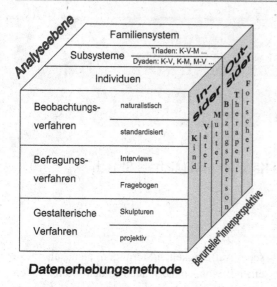

Datenerhebungsmethode

Abb. 24.1 Übersicht zu Beobachtungsverfahren im Kontext familiendiagnostischer Vorgehensweisen

Es handelt sich hierbei um:

- die Art der Datenerhebungsmethodik,
- die Beurteiler*innenperspektive sowie
- die Analyseebene.

Diese drei Dimensionen werden im Folgenden erläutert.

Datenerhebungsmethodik
Hinsichtlich der Art und Weise der Datengewinnung lassen sich familiendiagnostische Methoden im Wesentlichen in drei Verfahrensgruppen einteilen:

- Zunächst können Beobachtungsmethoden herangezogen werden, mit deren Hilfe familiäre Interaktionen direkt in den Blick genommen werden können. Hierbei kann weiter unterschieden werden, ob die betreffenden Beobachtungen in einem natürlichen Setting (etwa im häuslichen Umfeld) oder in eigens hierfür gestalteten standardisierten Situationen (etwa in einer therapeutischen Institution) realisiert werden. Ein diesbezügliches Beispiel jüngeren Datums wäre etwa die Untersuchung der Eltern-Säuglings-Interaktion an-

hand des Lausanne Triadic Play (LPT, Kap. 20, Abschn. 24.3.1).

- Zum zweiten lässt sich eine Gruppe von Selbstberichtsmethoden bestimmen, welche zumeist in Form von Interview- und Fragebogenverfahren Anwendung finden.
- Als dritter Bereich sind gestalterische bzw. bildhaft-metaphorische Verfahren zu nennen, welche vereinfacht in die Gruppe der Skulptur- und projektiven Verfahren gegliedert werden können (Kap. 22).

Bei den beiden letztgenannten Verfahrensgruppen sind jedoch in aller Regel ebenfalls Beobachtungsanteile – in mehr oder weniger systematisierter Form – beteiligt.

Beurteiler*innenperspektive
Als zweiter wichtiger Gesichtspunkt ist zu unterscheiden, aus wessen Perspektive die Familienbeziehungen beurteilt werden (sollen). Es geht hier um die Frage nach unterschiedlichen potenziellen Datenquellen (Hampson et al., 1989; Olson, 1977).

Handelt es sich hierbei um ein dem zu beurteilenden Familiensystem selbst zugehöriges Mitglied, so spricht man von der **Insider-Perspektive,** die sich im Fall einer Familie auf die Sichtweise von Eltern und Kindern bezieht.

Hinsichtlich der **Outsider- oder Außenperspektive** der Beurteilung kommen u. a. weitere Bezugspersonen aus dem sozialen Umfeld wie Nachbarn, Freunde, Lehrer, Berufskolleg*innen etc. sowie aus dem professionellen Kontaktumfeld (Therapeut*innen oder Forscher*innen) infrage.

Es versteht sich von selbst und ist anhand empirischer Studien belegt worden, dass sich die verschiedenen (Selbst- und Fremd-)Beurteiler*innenperspektiven durchaus unterscheiden (können) und daher nicht aufeinander reduzierbar bzw. gegenseitig ersetzbar sind, sondern in einem Ergänzungsverhältnis stehen.

Dabei spielen hinsichtlich aller Perspektiven – ob Insider oder Outsider – auch immer Beobachtungsaspekte eine mehr oder weniger akzentuierte Rolle.

Analyseebene

Die Analyse von Familienbeziehungen kann auf mindestens drei Ebenen erfolgen, wie es bereits von Cromwell und Peterson (1983) vorgeschlagen wurde. Diese Unterteilung wird auch im vorliegenden Handbuch verwendet (vgl. Kap. 3).

Die Analyseeinheit kann sich auf ein oder mehrere Individuen und ihre Sichtweisen oder Positionen innerhalb der Familie beziehen.

Des Weiteren kann die Familie in Form von Subgruppen oder -systemen betrachtet werden, wobei familiäre Beziehungen sowohl **intragenerational,** also innerhalb derselben Generation (Eltern- bzw. Paarsubsystem, Geschwistersubsystem), als auch in **intergenerationaler** Perspektive (Eltern-Kind-Beziehungen) sowie gemäß bestimmter Charakteristika (gleich- oder gegengeschlechtlich) betrachtet werden können. Bei entsprechender Familiengröße können weitere Substrukturen wie triadische, tetradische etc. Konstellationen eigens in den Fokus genommen werden.

Schließlich kann die Familie als Ganzes, als Familiensystem, welches sich aus dem Beziehungsgefüge aller Beteiligten ergibt, Fokus der Beobachtung und darauf aufbauender Analysen sein.

In Ergänzung der drei genannten Dimensionen können familienbezogene Assessmentstrategien auch nach dem Einsatzschwerpunkt in Forschung und/oder klinischer Praxis unterschieden werden.

Während im Forschungskontext besonders auf messmethodische Maßstäbe im Sinne der klassischen Gütekriterien geachtet wird, sind es im klinisch-therapeutischen Kontext (darüber hinaus) Gesichtspunkte der Ökonomie und Praktikabilität, die den Ausschlag für einen Einsatz geben (vgl. dazu Heekerens, 1990, 1997). So sollen bei den in Abschn. 24.3 vorgestellten Verfahrensbeispielen auch die letztgenannten Gesichtspunkte bevorzugt berücksichtigt werden.

24.2 Grundlegende Aspekte bei familiendiagnostischen Beobachtungsverfahren

▶ **Definition** Beobachtungsmethoden können als primäre Option hinsichtlich einer angemessenen Erfassung der Komplexität von Interaktionen einer Familie angesehen werden (Cromwell et al., 1976).

Systematische Beobachtungen lassen sich dabei in mehrere Vorgehensschritte bzw. -phasen gliedern:

1. Vorbereitung und Durchführung der Datenerhebung
2. Datenaufbereitung
3. Datenanalyse
4. Interpretation und Integration der Befunde

Auf diese Aspekte soll nun im Folgenden näher eingegangen werden.

24.2.1 Vorbereitung und Durchführung der Datenerhebung

Die für den erfolgreichen Einsatz von Beobachtungsverfahren entscheidende Phase der Vorbereitung und Durchführung der Datenerhebung lässt sich auf die (Merk-)Formel (jeweils möglichst vor Beginn) zu klärender Fragen bringen:

▶ **Wichtig Wer** soll **wen** im Hinblick auf **was, wie, wann** und **wo** beobachten?

Wer?

Die Frage, wer beobachten soll, d. h. die Frage nach der Perspektive der Beobachter*in oder der Datenquelle, wurde bereits oben im Rahmen der Darstellung des familiendiagnostischen Datenwürfels (Abb. 24.1) und dessen zweiter Dimension thematisiert. Die dort getroffene Differenzierung in die Wahrnehmungsperspektive von Insidern (dem Familiensystem direkt zugehörigen Personen) und Outsidern (mit dem Familiensystem in Kontakt stehenden Personen) kennzeichnet zugleich die Unterscheidung, ob die Familie bzw. deren Mitglieder von außenstehenden Personen beobachtet werden sollen (Fremdbeobachtung als Regelfall üblicher Vorgehensweisen) oder ob sich die Familienmitglieder selbst und gegenseitig beobachten können (Selbstbeobachtung, wofür in Abschn. 24.3 ein aktuelles Beispiel gegeben wird).

Natürlich handelt es sich hierbei nicht um sich ausschließende, sondern um einander ergänzende Perspektiven, stellen doch Selbstbeobachtungen und -beurteilungen eine wichtige Basis zum Verständnis von (fremdbeobachtbaren) Verhaltensweisen und Interaktionen dar. Darüber hinaus können Selbstbeurteilungen und Fremdbeurteilungen einander zur gegenseitigen Validierung dienen, wenn auch die empirische Befundlage diesbezüglich eher Unterschiede als Konvergenzen aufweist (s. hierzu auch Abschn. 24.4).

Wen?

Auch die Frage, wer beobachtet werden soll, wurde mit der dritten Dimension der Würfeldarstellung bereits angesprochen. Es geht um Überlegungen, welche „Systemebene" in der Familie in den Fokus genommen werden soll:

- einzelne Familienmitglieder,
- bestimmte Beziehungskonstellationen und Interaktionen in Dyaden oder Triaden,
- das Familiensystem als Ganzes.

Auch hierbei handelt es sich nicht um einander ausschließende Alternativen. Es muss jedoch auf die Unmöglichkeit hingewiesen werden, alle Ebenen eines komplexen Familiensystems zugleich als Gegenstand einer gelingenden Beobachtung wählen zu können, weshalb es in dieser Hinsicht strukturierender Vorüberlegungen bedarf. Andererseits ist eine Verengung auf die

Beobachtung einzelner Elemente im Familiensystem wie die Fokussierung auf die Indexpatient*in suboptimal und wird dem eingangs skizzierten kontextuellen oder systemischen Störungsverständnis nicht gerecht.

Was?

Bei dieser zentralen Ausgangsfrage jeglicher Beobachtung – sei es im klinischen oder im Forschungskontext – geht es um die Bestimmung des Beobachtungsinhalts. Welche Fragestellung bzw. Ausgangshypothese soll mit welcher Zielsetzung untersucht werden?

Hierbei werden auch grundsätzliche Fragen nach den begrifflichen und theoretischen Hintergründen sowie den Erkenntnisinteressen berührt, welche die Beobachtung selbst beeinflussen (können) und einer entsprechenden (Vorab-)Reflexion bedürfen.

▶ **Wichtig** Bei der Wahl von Beobachtungsinhalten muss es sich prinzipiell um der Beobachtung zugängliche Merkmale handeln, etwa um sichtbare Verhaltensweisen, verbale Äußerungen, aber auch nonverbale Aspekte wie Blickkontakt, Körperhaltung, Stimmlautstärke etc.

Der Gegenstandsbereich von Beobachtungen bezieht sich sozusagen auf die „Außenseite" menschlicher Verhaltens- und Ausdrucksformen. Sollen auch Rückschlüsse auf die Innenperspektive menschlichen Erlebens und Verhaltens gezogen werden bzw. soll ein Zusammenhang zwischen Innen- und Außenperspektive postuliert werden, so kann dies nicht allein Gegenstand der Beobachtung selbst sein. Es handelt sich dann vielmehr um darüber hinausgehende Interpretationen, gelegentlich auch Spekulationen. Empfehlenswerter erscheint in solchen Fällen daher der ergänzende Einsatz von Verfahren, die auf direktere Weise erlauben, etwas über die Innenperspektive der beobachteten Personen zu erfahren, etwa durch den zusätzlichen Einsatz von Interview und Fragebögen.

Wie?

Nach der konzeptuellen Klärung sowie der entsprechenden Formulierung von Hypothesen stellt sich die Frage, auf welche Weise diese nun adäquat untersucht werden können. Von der Wahl einer geeigneten methodischen Vorgehensweise bzw. Operationalisierung wird die Qualität des gesamten Beobachtungsprozesses und darauf basierender Befunde tangiert. Es geht hierbei im engeren Sinne um die Definition von Beobachtungseinheiten bzw. deren „Auflösungsgrad" anhand von Gesichtspunkten der Beobachtungsbreite und -tiefe:

- Wie viele Zielkriterien sollen erfasst werden?
- Wie detailliert sollen die einzelnen Kriterien jeweils erfasst werden?

In der Regel ist hierbei ein Prozess der Abwägung bzw. Kompromissbildung erforderlich, bei dem eine Balance zwischen einer hinreichenden Breite und einer noch bewältigbaren Detailliertheit gesucht wird.

▶ **Wichtig** In jedem Fall erscheint es von besonderer Bedeutung, die Definition und Operationalisierung von Beobachtungseinheiten in möglichst klarer und expliziter Weise vorzunehmen – einerseits, um potenzielle Zweifel im Vorgehen weitestgehend zu reduzieren, und andererseits, um auf diese Weise den Prozess und die darauf basierenden Befunde für andere möglichst transparent und nachvollziehbar machen zu können.

Wann?

Bei der Frage nach den zeitlichen Aspekten ist zunächst einmal zu klären, welche Zeitintervalle beobachtet werden sollen und welcher Umfang für die Beobachtung veranschlagt werden soll oder muss. Dies hängt wiederum davon ab, mit welcher Häufigkeit oder sog. Basisrate die Merkmalsbereiche auftreten.

- Handelt es sich um relativ häufig vorkommende, sich wiederholende Ereignisse, kann eine enger umrissene Zeitstichprobe definiert werden, in der die zu beobachtenden Aspekte vermutlich zu erfassen sind („Time-Sampling"-Ansatz).
- Eine Beobachtung kann jedoch auch kriterienabhängig erfolgen, indem eine Erfassung jeweils nur beim Auftreten eines bestimmten (seltenen) Ereignisses vorgenommen wird („Event-Sampling"-Ansatz).

Auch hier schließen sich die beiden genannten Ansatzpunkte für beobachtungsbasierte Untersuchungen nicht grundsätzlich aus, sondern können sich je nach Fragestellung und Zielsetzung sinnvoll kombinieren lassen (Käppler, 1994).

Eine weitere Frage zur zeitlichen Struktur betrifft den Gesichtspunkt, ob die Beobachtung zeitgleich (synchron) erfolgt, also während des Geschehens selbst, z. B. hinter einer Einwegscheibe, oder zeitlich versetzt, z. B. anhand einer Videoaufzeichnung. Dies berührt zugleich Überlegungen, ob die Möglichkeit zu unmittelbaren Reaktionen auf das aktuelle Geschehen bzw. zum Feedback gegeben sein soll und wie umfangreich und detailliert die Beobachtungsinhalte erfasst werden können (etwa nur durch die mit einer Aufzeichnung gegebene Möglichkeit einer wiederholbaren Betrachtung).

Wo?

Diese Frage betrifft die Wahl einer bestimmten Beobachtungssituation oder eines für die zu untersuchende Fragestellung geeigneten Settings. Wie auf der ersten Achse des Datenwürfels bereits dargestellt, können Beobachtungen dabei im natürlichen Lebensumfeld einer Familie erfolgen („home observation", etwa eine freie Beobachtung am Mittagstisch oder entsprechende Videoaufzeichnungen, s. Abschn. 24.3). Dem vergleichsweise hohen Aufwand und möglichen Reaktivitätseffekten (s. Abschn. 24.4) stehen befürwortend eine hohe externe bzw. ökologische Validität bei einer solchen Vorgehensweise gegenüber.

Zu Beobachtungszwecken können jedoch auch eigens dafür geschaffene oder gestaltete Situationen dienen. Der Grundgedanke besteht darin, dass die interessierenden Inhalte in solchen

Situationen simuliert bzw. die betreffenden familiären Interaktionen stimuliert und somit einer Beobachtung zugänglich gemacht werden können (Beispiele s. Abschn. 24.3). Dem Vorteil eines (selbst) definierbaren Grades der Standardisierung und damit einer höheren internen Validität im Sinne kontrollierter (Labor-)Bedingungen steht hier die fragliche Generalisierbarkeit der Befunde, d. h. der Repräsentativität für das Alltagsgeschehen bzw. der externen oder ökologischen Validität gegenüber.

Beobachtungsverfahren – ja oder nein?

Die vorausgehende Beantwortung der in den vorangegangenen Abschnitten betrachteten Fragen bestimmt die Gesamtkonzeption des Einsatzes von familiendiagnostischen Beobachtungsverfahren. Dies betrifft zunächst die grundlegende Entscheidung, ob Beobachtungsverfahren im vorliegenden Zusammenhang überhaupt eine geeignete methodische Vorgehensweise darstellen oder ob nicht zumindest ergänzend weitere Untersuchungsverfahren aus dem familiendiagnostischen Spektrum heranzuziehen sind. Wird diese Grundsatzfrage im Hinblick auf Beobachtungsverfahren positiv beantwortet, so ist im nächsten Schritt eine geeignete Auswahl eines oder mehrerer Verfahren zu treffen, ihre Zielsetzung klar zu bestimmen, die Durchführung genau zu planen und anschließend umzusetzen. Die sich an die Durchführung einer solchermaßen fundierten Beobachtung anschließenden Schritte werden in den folgenden Abschnitten erläutert.

24.2.2 Datenaufbereitung

Im Hinblick auf das weitere Vorgehen hinsichtlich der Datenaufbereitung sind verschiedene Konstellationen zu unterscheiden.

Ohne reproduzierbare Aufzeichnungen

Findet keine technisch gestützte Aufzeichnung des beobachteten Geschehens statt, ist also keine Wiederholungs- bzw. Reproduziermöglichkeit gegeben, so kann keine systematische Datenerhebung vorgenommen werden.

- Nicht selten erfolgt stattdessen lediglich eine intuitive Aus- oder Bewertung, was sicher nicht den Wunschfall darstellt.
- Zusätzlich kann im Anschluss auch eine systematisierte Globaleinschätzung, etwa anhand von Ratingskalen (s. u.), vorgenommen werden.
- Gegebenenfalls muss eine systematische Datenerhebung begleitend, d. h. synchron, etwa mithilfe eines Zeichensystems (s. u.), erfolgen, wobei jedoch die engen diesbezüglichen Kapazitätsgrenzen der begleitenden Beobachter*in zu berücksichtigen sind.

Mit reproduzierbaren Aufzeichnungen

Liegen hingegen Aufzeichnungen der Beobachtungen vor, so eröffnet sich ein weites Spektrum von Möglichkeiten und Notwendigkeiten der Datenaufbereitung als Zwischenschritt auf dem Weg zu einer eingehenderen Analyse der Beobachtungsdaten.

Zunächst ist hier entscheidend, in welcher Form die Beobachtungsdaten vorliegen, da dies deren weitere Bearbeitungsmöglichkeiten bestimmt. Liegt das Beobachtungsgeschehen in audiovisueller digitaler Form vor bzw. kann digitalisiert werden, stehen heutzutage computergestützte Programme zur weiteren Bearbeitung zur Verfügung, die das Management der Datenfülle erleichtern und den Bearbeitungsaufwand reduzieren (z. B. Noldus, 1991; Steininger, 2010). Ähnliches gilt für textbasiertes Ausgangsmaterial nach erfolgter Transkription, wofür ebenfalls Software herangezogen werden kann (z. B. MAXqda oder Atlas.ti).

▶ **Wichtig** In jedem Fall wird es bei der Datenaufbereitung darum gehen, das Beobachtungsgeschehen in gewisser Hinsicht zu strukturieren, in seinem Informationsgehalt auf wesentliche Gesichtspunkte zu reduzieren und unter Wahrung der Kerninhalte zusammenzufassen.

Die Vorgehensweise richtet sich dabei nach dem angestrebten Abstraktionsgrad (s. Beispiele in Abschn. 24.3 zu Ratingverfahren, Zeichensystemen und Kategoriensystemen). Bei der

Datenaufbereitung können sowohl inhaltliche wie formale Kriterien im Vordergrund stehen.

24.2.3 Datenanalyse

Die weiterführende Datenauswertung kann entweder eher qualitativ ausgerichtet oder an quantitativ-statistischen Analysemethoden oder einer Kombination beider orientiert sein.

Berücksichtigung von Dynamik und sequenziellem Charakter

Auf der quantitativen Seite gibt es neben den klassischen Verfahren, welche vorwiegend auf der Aggregation der Daten zu Mittelwerten basieren, mittlerweile auch Vorgehensweisen, die der Dynamik und sequenziellen Charakteristik von Beobachtungsdaten besser gerecht werden, etwa zeitreihenanalytische Methoden oder Multi-Level-Analysen.

Ein relativ neuer Ansatz in der prozessorientierten Forschung ist die **State-Space-Grid-Analyse (SSG)**. Die SSG-Analyse ist eine empirische Auswertungs- und Visualisierungsmethode, die prozessorientierte Forschung jenseits traditioneller qualitativer und quantitativer Ansätze in ganzen, dynamischen Systemen ermöglicht und ursprünglich in der entwicklungspsychologischen Forschung angewendet wurde (Howerter et al., 2012). Die SSG-Methode erzeugt eine zweidimensionale Visualisierung und Quantifizierung der Wechselbeziehungen zwischen Variablen über einen zeitlichen Verlauf. SSGs können dyadisches interaktives Verhalten in Echtzeit beschreiben und erlauben, longitudinal verfolgt, eine Bewertung, wie Veränderungen über längere Zeiträume auftreten. Die zugrunde liegenden Daten können sowohl mikro- als auch makroanalytisch gewonnen sein. Die SSG-Analyse ist also in erster Linie eine Auswertemethodik, welche die komplexe Dynamik von Mehrpersonensystemen im Vergleich zu linearen, statistischen Modellen angemessener abbildet. In der Psychotherapieforschung können SSGs beispielsweise die indirekten, emergenten dynamischen Wirkungen von Interventionen, Übergangsphasen und die gegenseitige Interaktion von Patient und Umwelt dokumentieren, die einem Veränderungsprozess zugrunde liegen. In der Familienforschung sind die Arbeiten der Forschergruppe um Miriam Brinberg von der Ohio State University (Brinberg et al., 2017, 2018) wegweisend. Die Monografie von Hollenstein (2013) bietet einen reichhaltigen Eindruck der SSG-Methodik.

Berücksichtigung von Interdependenzen

Zusätzliche Fortschritte bei der Auswertung bzw. Analyse sind von Differenzierungen zu erwarten, die der Problematik der nicht unabhängigen, sondern interdependenten Aussagen im Bereich der Familiendiagnostik methodisch Rechnung tragen können. So versucht man im Rahmen des „Social Relations Model (SRM)" (Cook, 1998; Cook & Kenny, 2005; Kenny, 1994; Kenny et al., 2006) die (Inter-)Aktionen von Familienmitgliedern in verschiedene Varianzquellen zu zerlegen. Dabei werden unterschiedliche Einflussgrößen bestimmt, um den individuell kennzeichnenden Anteil zur Charakterisierung einer spezifischen dyadischen Beziehung herausfiltern zu können:

- „Actor"-Effekte: Wie beurteilt die betreffende Person andere Personen in der Familie im Allgemeinen?
- „Partner"-Effekte: Wie wird die beurteilte Person von anderen Familienmitgliedern durchschnittlich eingeschätzt?
- „Family"-Effekte: Wie wird in der Familie allgemein beurteilt, ein betreffendes Merkmal im Durchschnitt eingeschätzt?

Solche „sophistizierten" Analysemöglichkeiten dürften jedoch dem Einsatz im Forschungskontext vorbehalten sein, wenn auch deren Grundgedanken für den klinischen Tätigkeitsbereich ebenfalls sinnvoll und anregend sein können, indem Aussagen einzelner Familienmitglieder so in ihrer Bedeutung oder Gewichtung angemessener eingeordnet werden können.

24.2.4 Interpretation und Integration der Befunde

▶ **Wichtig** Alle aufbereiteten Daten bedürfen einer Integration und abschließenden Interpretation.

Bei diesem letzten Schritt sind sowohl die konkreten Auswertungsergebnisse wie auch weitere Informationen aus dem Untersuchungskontext einzubeziehen. Insbesondere im klinischen Zusammenhang kann eine adäquate Einordnung und Würdigung der Beobachtungsergebnisse nur im Kontext anderer Untersuchungsbefunde und Informationen gelingen. Es empfiehlt sich hierbei das sog. Konsenskriterium, das nahelegt, eine Interpretation zusammen mit Kolleginnen und gegebenenfalls auch mit den untersuchten Personen in einer Art Feedback-Verfahren, beispielsweise in der Art eines Reflecting Team (nach Andersen, 1990), vorzunehmen, um sich weitgehend vor voreiligen Schlüssen oder gar Fehlschlüssen bewahren zu können.

24.3 Ausgewählte Verfahrensbeispiele und ihre Anwendung

Vor dem Hintergrund der bisher dargestellten Grundlagen – der Einordnung von Beobachtungsmethoden im familiendiagnostischen Würfel sowie der wesentlichen Vorgehensschritte beim Einsatz von Beobachtungsverfahren – werden im Folgenden einzelne Verfahrensbeispiele und ihre Anwendungsmöglichkeiten dargestellt. Auf eine umfangreiche Auflistung international verfügbarer Beobachtungsverfahren, deren Entwicklung zumeist auch in vergangenen Dekaden liegt, wird an dieser Stelle bewusst verzichtet, da diese Informationen an den betreffenden Stellen, bspw. bei Kötter u. Nordmann (2003) oder auch bei Touliatos et al. (2001) – zugänglich sind. Es werden vielmehr kurz Beispiele für Beobachtungs-

verfahren vorgestellt, die im deutschen Sprachraum verfügbar bzw. verbreitet sind sowie dem Kriterium einer gewissen (klinischen) Praktikabilität genügen.

24.3.1 Datenerhebung

Beobachtungen im natürlichen Kontext

▶ **Wichtig** Es besteht prinzipiell die Möglichkeit, Beobachtungen direkt im alltäglichen Lebensumfeld der Familie, also unter naturalistischen Bedingungen der Familie durchzuführen. Hierbei kann zwischen einer Insider- und einer Outsider-Perspektive unterschieden werden (s. auch Abb. 24.1).

Die Outsider-Perspektive oder Fremdbeobachtung durch Therapeut*innen oder andere Professionelle im natürlichen Umfeld lässt sich etwa im Rahmen von Hausbesuchen realisieren. Bei dieser relativ selten genutzten Form des diagnostischen oder im nächsten Schritt auch interventiven Vorgehens lassen sich oft Informationen gewinnen, die sonst mit anderen Methoden nicht eruierbar sind, etwa der Eindruck der räumlichen Rahmenbedingungen des Familienlebens. Dem unschätzbaren Vorteil der unmittelbaren ökologischen Validität und Alltagsrelevanz stehen jedoch nachteilig gegenüber:

- der relativ hohe Aufwand,
- der Eingriff in die Privatsphäre,
- mögliche Auswirkungen der teilnehmenden Beobachtung wie reaktive Effekte auf das Beobachtungsgeschehen und damit auf die Resultate der Untersuchung (s. Abschn. 24.4).

Diese Nachteile können zumindest teilweise umgangen werden durch Selbstbeobachtungsmethoden im Alltagskontext, die – im Vergleich zu klassischen Tagebuchverfahren – unter Zuhilfenahme moderner Technik besonders vorteilhaft eingesetzt werden können. Zwei Beispiele sollen dies illustrieren.

FASEM: simultane, geschehensnahe Befragung

Eine Arbeitsgruppe an der Universität Fribourg hat das Family-Self-Monitoring-System (FASEM, s. Perrez et al., 1998) entwickelt, das simultane Datenerhebungen bei allen Familienmitgliedern mittels Taschencomputern ermöglicht. Auf ein akustisches Signal hin werden mehrmals über den Tag verteilt („time sampling") und über längere Erhebungszeiträume (beispielsweise eine Woche) von jedem Familienmitglied zeitgleich Fragen zu individuellen (u. a. eigenes Befinden) und familiären Aspekten (u. a. wahrgenommenes Befinden der anderen Familienmitglieder, konflikthafte Interaktionen, Lösungsversuche etc.) beantwortet. Auf diese Weise werden geschehensnahe und noch nicht weiterverarbeitete Informationen erhoben, die nicht bereits von Retrospektionseffekten tangiert sind (Käppler et al., 2001; Käppler & Rieder, 2001). Das Verfahren ermöglicht eine Abbildung dynamischer Prozesse, z. B. sich in komplexer Wechselwirkung verändernde Stimmungslagen, sowie vielfältige Perspektivenvergleiche, z. B. zur Untersuchung des gegenseitigen Einfühlungsvermögens/der Empathie in Familien (s. Wilhelm, 2004).

Videokonsultation und Marte-meo-Ansatz

Eine weitere Variante der familiären Selbstbeobachtung besteht in der Nutzung von Videoaufnahmen im Familienalltag, wie sie als sog. Videokonsultation/Video-Home-Training ausgearbeitet wurden (Hawellek, 1995; Leist, 1998). Hierbei kann als Beobachtungssetting beispielsweise die Situation am heimischen Esstisch vereinbart werden, bei der eine der Familie zur Verfügung gestellte Kleinkamera (früher: Camcorder, jetzt wohl eher Smartphone) mitläuft. Diese Aufnahmen können zunächst von professioneller Seite – im Team – und dann gemeinsam mit der Familie analysiert werden. Unmittelbar daran anschließend werden geeignete Interventionsmaßnahmen in die Wege geleitet, welche dann unter Fortführung der Methodik wiederum begleitevaluiert werden können. Exemplarisch hierfür soll der „Marte-meo"-Ansatz etwas eingehender dargestellt werden.

▶ **Definition** Marte meo (lat.: aus eigener Kraft) wurde von Maria Aarts (Aarts, 2002) ursprünglich aus der aufsuchenden Arbeit mit autistischen Kindern entwickelt und wird heute bei einem breiten Spektrum unterschiedlicher kindlicher Probleme angewandt. Das makroanalytische Verfahren will die intuitive Elternkompetenz fördern, stellt aber zugleich auch ein familien- und interaktionsdiagnostisches Instrument dar.

Bei diesem Verfahren werden die Eltern gebeten, Videos von spiel- und aufgabenorientierten Situationen, beispielsweise Hausaufgaben, mitzubringen, oder die Aufnahmen werden in der Praxis/Beratungsstelle gemacht. Die Videoaufzeichnungen werden dann gemeinsam angeschaut, um Entwicklungsmöglichkeiten aufzuzeigen. Die Eltern werden ermutigt, die beobachteten Interaktionen anhand der folgenden Fragen zu beschreiben:

- Wie treffend werden Signale des Kindes verstanden und seine Initiativen erkannt?
- Werden die Initiativen angemessen bestätigt und benannt?
- In welcher Weise wird auf Initiativen eingegangen?
- Folgen die Eltern dem Verhalten, dem Tempo und den Initiativen des Kindes?
- Wie ist der Rhythmus oder das Wechselspiel zwischen Eltern und Kind?
- Werden Initiativen des Kindes strukturiert?
- Können die Eltern (an-)leiten?
- Strukturieren die Eltern ihr eigenes Tun mit einem Anfang und einem Ende?
- Wie gut stellen sich die Eltern auf besondere Entwicklungsbedürfnisse ein?
- Wie sind die Kontaktaufnahme und die gemeinsame Affektabstimmung?

Wie allgemein in der systemisch orientierten Beratung und Therapie gehen auch beim Marte-meo-Verfahren Diagnostik und Beratung ineinander über. Diagnostik wird als eine fortlaufende Informationsgewinnung mit kontinuierlicher Rückkopplung an die Klienten verstanden. Die Grundorientierung ist ressourcenorientiert und setzt am Potenzial der Eltern an. Kompetente Aspekte werden bei der gemeinsamen Auswertung hervorgehoben, aufgezeigt und gestärkt, ohne zu belehren (Bünder et al., 2006). Auch „Problemfamilien" verfügen über ein Repertoire an günstigen und weniger günstigen Verhaltensweisen, guten oder weniger guten „Filmszenen".

► Das Marte-meo-Modell geht grundlegend davon aus, dass es beschreibbare elterliche Kompetenzen gibt, die zu einer förderlichen psychosozialen Entwicklung von Kindern beitragen (Retzlaff, 2008).

Standardisierte Beobachtungssituationen

Die zweite Kategorie von Beobachtungsverfahren bezieht sich auf eigens zum Zwecke der Beobachtung geschaffene Situationen. Diese werden anhand bestimmter Merkmale standardisiert, die konkrete Durchführung mit der Familie wird durch entsprechende Instruktionen strukturiert und initiiert.

Zur Stimulierung solcher Beobachtungssituationen gibt es verschiedene Möglichkeiten (Cromwell et al., 1976):

- Problemlöseaufgaben,
- Entscheidungsaufgaben,
- Konfliktlösungsaufgaben,
- multiple Aufgabenstellungen.

Dabei handelt es sich um ein Spektrum von eher unspezifischen Instruktionen, z. B. eine freie Spielsituation mit dem Kind, bis hin zu problemspezifischen Aufgabenstellungen, z. B. eine Hausaufgabensituation. Die Situationen variieren also entsprechend ihrem Konfliktinduzierungspotenzial.

Lausanne Triadic Play: Zusammenspiel Mutter-Vater-Säugling

Ein Beispiel für eine semistandardisierte Untersuchungsmethode ist das Lausanner Triadische Spiel (Lausanne Triadic Play, LTP; Corboz-Warnery et al., 1993; Fivaz-Depeursinge et al.,

1996; Kap. 20). Es betrachtet systematisch das Zusammenspiel einer Triade, bestehend aus Mutter-Vater-Säugling. Hierfür wird eine junge Familie gebeten, an einem Spiel teilzunehmen. Dieses Spiel zu dritt wird so aufgezeichnet, dass die Eltern sowie auch der Säugling von vorne zu erkennen sind (Splitscreen-Technik). Das Spiel ist in vier Spielabschnitte gegliedert:

1. Zuerst spielt ein Elternteil mit dem Säugling, während der zweite Elternteil dieses Spiel lediglich beobachtet.
2. Danach folgt der zweite Elternteil und der erste Elternteil ist der Beobachter.
3. Im dritten Spielabschnitt spielen alle drei zusammen.
4. Im vierten Spielabschnitt unterhalten sich nur die Eltern, und der Säugling bzw. das Kleinkind beschäftigt sich mit sich allein.

Die Eltern bestimmen selbst, wie sie die jeweiligen Spielabschnitte und auch die Übergänge zwischen den verschiedenen Phasen gestalten. Das LTP umfasst in der Regel einen Zeitrahmen von 8–15 min je nach Alter des Kindes. Die Triangulierungsprozesse werden abschließend anhand von vier Untersuchungsaspekten ausgewertet:

- Beteiligung,
- Organisation,
- Aufmerksamkeitsfokus,
- affektiver Kontakt.

Die beobachteten Interaktionsformen lassen sich schließlich den unterschiedlichen klinischen Formen sog. familiärer Allianzen zuordnen:

- kooperative,
- angespannte, kollusive und
- gestörte Allianzen.

Heranziehung weiterer Verfahren

Unterstützend können zur Gestaltung einer Beobachtungssituation auch bekannte Vorgehensweisen aus anderen familiendiagnostischen Verfahrensbereichen herangezogen werden.

Familien-System-Test

Empfehlenswert ist beispielsweise in dieser Hinsicht der Familien-System-Test (FAST; Gehring, 1998; s. Kap. 23). Er lässt sich nach der individuellen Applikation auch in einer gemeinsamen Sitzung mit der ganzen Familie durchführen, wobei die Interaktionen während des Einigungsprozesses auf eine gemeinsame Repräsentation der Familienstruktur beobachtet werden können.

Genogramm

Eine weitere Möglichkeit besteht darin, ein Genogramm (McGoldrick & Gerson, 2016; Kap. 14) unter Einbezug der Familienmitglieder erstellen zu lassen, ggf. auch mit entsprechenden Gestaltungselementen wie Fotos.

Rollenspiele

Darüber hinaus besteht die Option von diagnostischen Rollenspielen, wie sie in der Familiendiagnostik etwa zum Erkennen der interindividuellen Verschränkung von Verhaltensketten genutzt werden. Als besonders hilfreiche Variante kann auch ein Rollentausch instruiert werden (z. B. wechseln Mutter und Tochter die Rolle in der Situation des Zu-spät-nach-Hause-Kommens).

▶ **Wichtig** Hierbei kann auf besondere Weise – auch für die Betroffenen selbst – sichtbar werden, wie sich die einzelnen Familienmitglieder wechselseitig erleben. Zudem wird die Fähigkeit zum Perspektivenwechsel geprüft und gefördert, und es entsteht nicht selten eine humorvolle Auflockerung verfahrener Problemsituationen.

24.3.2 Datenaufbereitung und -auswertung

Für die Kodierung und Auswertung der generierten Daten sind verschiedene Strategien möglich, die sowohl für naturalistische als auch für standardisierte/instruierte Beobachtungen herangezogen werden können.

Es kann dabei je nach angestrebtem Differenzierungsgrad zwischen makroanalytischen (molaren) und mikroanalytischen (molekularen) Vorgehensweisen unterschieden werden (im Hinblick auf eine ausführliche Übersicht sei wiederum auf Kötter & Nordmann, 2003 verwiesen). Hierunter zählen mit aufsteigenden Feindifferenzierungsmöglichkeiten:

- Ratingverfahren,
- Zeichen- und Kategoriensysteme sowie
- inhaltsanalytische Auswertungsstrategien.

Ratingskalen

▶ **Definition** Bei Ratingskalen wird auf eine Protokollierung des Verhaltens verzichtet. Das Geschehen wird stattdessen auf einige Zielparameter fokussiert, deren jeweiliger Ausprägungsgrad eingeschätzt werden soll (Mees, 1977).

Üblicherweise betrachtet ein Beobachter die gesamte Beobachtungssequenz und schätzt anschließend – auf Basis der gewonnenen Eindrücke – die Ausprägungen einzelner Dimensionen ein.

Solche Ratingverfahren sind sehr ökonomisch, erlauben allerdings keine differenzierten Analysen des Gesprächs- oder Interaktionsverlaufs. Um eine gewisse Reliabilität und Validität zu erhalten, sind auf der Grundlage eines ausreichenden Trainings und des Einsatzes mehrerer unabhängiger Beobachter die Beurteilerübereinstimmungen (Interrater-Reliabilität) zu prüfen (Wirtz & Caspar, 2002). Im Folgenden seien zwei konkrete Beispiele aus dem familiendiagnostischen Bereich genannt:

GARF-Skala (Skala zur Globalen Erfassung des Funktionsniveaus von Beziehungen)

Die GARF-Skala ist im deutschsprachigen DSM-IV enthalten und steht somit allen Klinikern und Forschern zur Verfügung (Cierpka & Stasch, 2003; Sass et al., 2001). Mit der GARF-Skala können Kliniker*innen das Funktionieren einer Familie oder einer anderen Beziehungseinheit auf einem hypothetischen Kontinuum von 0 bis 100, also von sehr kompetentem Funktionieren bis hin zu schwer gestörten Abläufen in Beziehungen, beurteilen. Für die folgenden vier Dimensionen existiert jeweils eine 100-Punkte-Skala, mit der ein Beziehungssystem beurteilt werden kann:

- Problemlösung:
  - Bewältigung von Zielen, Regeln, alltäglichen Arbeiten
  - Anpassungsfähigkeit bei Stress, Konfliktlösung
  - Kommunikationsfertigkeiten
- Organisation:
  - Einhaltung von interpersonellen Rollen und Subsystemgrenzen
  - Umgang mit Macht, Kontrolle und Verantwortung
  - Hierarchisches Funktionieren
- Emotionales Klima:
  - Tonfall und Spielraum von Emotionen
  - Qualität der Fürsorge, Empathie, Engagement und Bindung
  - Teilen von Werten
  - Affektive Verantwortlichkeit
  - Qualität sexuellen Funktionierens
- Gesamteinschätzung

Die GARF-Skala ist leicht zu handhaben und für den klinischen Routinebetrieb geschaffen. Um sich mit dem Verfahren vertraut zu machen, findet man in der Veröffentlichung von Cierpka & Stasch (2003) deutschsprachige Fallbeispiele sowie Leitfragen zur GARF-Durchführung. Die GARF-Skala hat sich in der Psychotherapieforschung bewährt (Cierpka et al., 1994; Wiegand-Grefe et al., 2002; Zander et al., 2001) und lässt sich neben der Erforschung von paar- und familientherapeutischen Interventionen auch für die Messung interpersonell bezogener Veränderungen nach Einzelpsychotherapien einsetzen (Stasch et al., 2007).

Marburger Familiendiagnostische Skalen (MFS)

Die Marburger Familiendiagnostischen Skalen (Remschmidt & Mattejat, 1993) erheben Einschätzungen anhand folgender Kriterien:

- Gesprächsbeteiligung in Familiensitzungen – verschiedene Themen- und Problembereiche,
- Kommunikationsqualität,
- gerichtete Interaktionen,
- Beziehungsdynamik.

Insgesamt ermöglichen sie die Dokumentierung eines Gesamteindrucks. Die Beziehungsdynamik lässt sich dabei auch grafisch veranschaulichen, indem Bindungs- und Abgrenzungstendenzen mit Pfeilen bzw. Puffern unterschiedlicher Strichstärke dargestellt werden (Remschmidt & Mattejat, 1998).

Zeichensysteme

Mit Zeichensystemen wird das Auftreten bestimmter, vorher festgelegter Ereignisse protokolliert. Aus dem gesamten Verhaltensstrom werden nur ausgewählte Aspekte fokussiert, und es wird die Häufigkeit von deren Auftreten registriert (Mees, 1977).

AS-Kodierungssystem

Als Beispiel sei hier das von Doane et al. (1981) entwickelte AS-Kodierungssystem („Affective Style") erwähnt, das verschiedene verbalen Kategorien umfasst:

- persönliche Kritik,
- Schuldzuweisung,
- kritisches Gedankenlesen,
- milde Kritik,
- neutrales Gedankenlesen und
- Unterstützung.

Göttinger Familieninteraktionsskalen

Die Göttinger Familieninteraktionsskalen (G-FIS) (Reich, 2003, 2015; Reich & Buss, 2002) sind neben dem KPI (s. unten) eines der wenigen mikroanalytischen Zeichensysteme, die auch im deutschsprachigen Raum Verwendung finden. Die G-FIS sind eine überarbeitete Version der amerikanischen Family Interaction Scales (FIS) (Riskin & Faunce, 1970a, b, c). Die FIS bestehen aus mehreren Skalen, die vorwiegend aus einfachen, bipolaren Kategorien aufgebaut sind.

Diese erfordern keine weitreichenden Schluss-folgerungen über beobachtbares Verhalten, sog. „low order observational data" (Riskin & Faunce, 1972). Sie beziehen sich mehr auf den Vorgang und die formellen Aspekte der Interaktion als auf deren Inhalt, obwohl sie teilweise aus dem Kontext abgeleitet werden.

▶ **Definition** Grundeinheit jeder Kodierung mit den FIS sind die einzelnen Sprecheinheiten („speeches") der Interaktionsteilnehmer entsprechend sog. ereignisbezogener Handlungs-segmentierung. Basale Untersuchungseinheit ist die dyadische Beziehung (Sender-Empfänger = A_B), z. B. Mutter (M)_Vater (V). Hierdurch kann man die beiden Beziehungsrichtungen einer Dyade (M_V und V_M) vergleichen oder beide Werte zum vollständigen Dyadenindex (V_M) verbinden.

Zudem können weitere familiäre Subsysteme, die Gesamtfamilie und die Familien-Therapeuten-Interaktion, also das therapeutische System, untersucht werden. Die G-FIS umfassen folgende Variablen:

- Dauer des Sprechaktes (optional)
- Wer spricht zu wem?
- Unterbrechung
- Überlappung
- Einmischung
- Verhaltensaufforderung
- Ironie/Sarkasmus
- Deutlichkeit
- Thema
- Stellungnahme
- Übereinstimmung
- Affektive Intensität
- Beziehung
- Affektive Resonanz

Der Originalversion wurden einige Variablen hinzugefügt, durch die inhaltliche Aspekte der Interaktion in dysfunktionalen Familiensystemen prüfbar werden. Diese sind um die Dimensionen Scham und Schuld zentriert:

- Beschuldigung
- Selbstbeschuldigung
- Rechtfertigung
- Selbstrechtfertigung
- Beschämung/Bloßstellung
- Selbstbeschämung/Selbstbloßstellung
- Abwertung
- Selbstabwertung
- Einschüchterung/Drohung

Die G-FIS haben sich im Forschungskontext bewährt, sie sind allerdings auch in der Lage, klinisch bedeutsame Interaktionsphänomene valide abzubilden (Jeong, 2005; Reich, 2003; Reich & Buss, 2002; Stasch & Reich, 2000).

Kategoriensysteme
Mithilfe eines Kategoriensystems versucht die Untersucher*in, ein möglichst lückenloses Verhaltensprotokoll herzustellen, wobei der zeitliche Ablauf des protokollierten Verhaltens erhalten bleibt (Fieguth, 1977). Die gewonnenen Daten ermöglichen dann später neben einer reinen Häufigkeitsauswertung auch eine funktionale Interaktionsanalyse des beobachteten Verhaltens.

Kategoriensystem zur Beobachtung partnerschaftlicher Interaktion
Ein Beispiel ist das Kategoriensystem zur Beobachtung partnerschaftlicher Interaktion (KPI, Hahlweg et al., 1984). Ihm kommt insofern eine besondere Bedeutung zu, als es im deutschen Sprachraum entwickelt wurde und international Beachtung gefunden hat. So wurde die Reliabilität des KPI in internationalen Studien für gut befunden (vgl. Hahlweg, 1986). Auch die Validität wurde in mehreren Studien bestätigt, indem das Verfahren zwischen Paaren mit hoher und niedriger Ehequalität zu diskriminieren vermag und sich zugleich als sensitiv für Veränderungen im Laufe einer Ehetherapie erweist (Hahlweg et al., 1989).

▶ **Definition** Das Kategoriensystem zu partnerschaftlicher Interaktion ermöglicht mit 12 Hauptkategorien und 27 Subkategorien eine weitgehend vollständige Protokollierung verbalen

Tab. 24.1 Die Verbalkategorien des KPI

Kategorie	Subkategorie
Positive Kategorien:	
Sprecherqualitäten	
Selbstöffnung	Direkter Ausdruck von Gefühlen, direkter Ausdruck von Wünschen, Bedürfnissen und Interessen
Positive Lösung	Konstruktive Lösungsvorschläge, Kompromissvorschläge
Zuhörerfertigkeiten	
Akzeptanz	Paraphrasieren, Interesse, Feedback, Verständnis für den anderen
Zustimmung	Direkte inhaltliche Zustimmung, Annahme von Verantwortung, zustimmende Einwürfe
Negative Kategorien:	
Sprecherfertigkeiten	
Kritik	Abwertung des Partners, spezifische Kritik
Negative Lösung	Forderung nach Unterlassung, scheinbarer Lösungsvorschlag
Zuhörerfertigkeiten	
Nichtübereinstimmung	Direkte oder indirekte Nichtübereinstimmung, „Ja-aber"-Sätze, ablehnende Einwürfe, Abblocken
Rechtfertigung	Rechtfertigung des eigenen Verhaltens, Ablehnung der Verantwortung
Neutrale Kategorien:	
Sprecherfertigkeiten	
Problembeschreibung	Sachliche Problembeschreibung, sachliche Fragen
Metakommunikation	Gesprächssteuerung und Klärung, Themenvorschlag
Zuhören	
Restkategorie	

und nonverbalen Verhaltens sowohl auf Seiten des Sprechers als auch des Zuhörers.

Die verbalen Hauptkategorien sind unterteilt in positive, negative und neutrale Kategorien (Tab. 24.1). Die verbalen Kategorien werden dabei jeweils mit einer „nonverbalen Qualifizierung" (Hahlweg et al., 1988, S. 166) versehen, die sich auf die getrennte Beurteilung von Gesicht, Tonfall und Körperhaltung stützt, wofür jeweils positive und negative Ankerreize definiert sind.

Unterstützung durch Computerprogramme
Abschließend sei noch darauf hingewiesen, dass für Zeichen- und Kategoriensysteme mittlerweile auch, wie oben bereits erwähnt, computer-

gestützte Auswertungsprogramme zur Verfügung stehen, die zur Reduktion des erheblichen Aufwandes beitragen (z. B. Noldus, 1991; Steininger, 2010).

Inhaltsanalytische Auswertungsverfahren
Feinanalysen können auch auf der Ebene kommunikativer Inhalte vorgenommen werden. Auf diese Möglichkeit wird hier jedoch nur der Vollständigkeit halber hingewiesen, da es sich nahezu ausschließlich um eine im Forschungskontext anzuwendende Vorgehensweise handelt (s. hierzu Mayring, 2003). Auch für die inhaltsanalytische Auswertung bestehen Möglichkeiten softwaregestützer Hilfen, wie etwa die bereits erwähnten bewährten Programme MAXqda oder Atlas.ti.

24.4 Kritische Bewertung des aktuellen Standes sowie Weiterentwicklungen bei familiendiagnostischen Beobachtungsverfahren

Wie in diesem Kapitelbeitrag deutlich wurde, ist ein professioneller Einsatz von familiendiagnostischen Beobachtungsverfahren ein komplexes Unterfangen, wie es jedoch dem Untersuchungsgegenstand entspricht und ihm daher auf besondere Weise gerecht zu werden vermag.

Es stehen für eine beobachtungsbasierte Familiendiagnostik zwar eine ganze Reihe von Verfahren zur Verfügung. Sie tragen jedoch den in Abschn. 24.1 dargestellten (Kern-)Dimensionen des Familien-Assessments nicht in befriedigendem Maße Rechnung, etwa was den möglichen Einbezug unterschiedlicher Beobachtungsperspektiven und Analyseebenen betrifft. Zugleich entsprechen sie oft in geringem Ausmaß den Anforderungen hinsichtlich ihrer Praxistauglichkeit einschließlich der damit verbundenen ökonomischen Gesichtspunkte (im Hinblick auf verfügbare personelle und zeitliche Ressourcen).

Fehlerquellen

Beim Einsatz von Beobachtungsverfahren sind grundsätzlich mögliche Fehlerquellen („Fallen") zu beachten, von denen im Folgenden die wichtigsten kurz genannt werden sollen. Zu den bekannten systematischen Beobachterfehlern gehören:

- sog. Halo-Effekt: die unzulässige Generalisierung von Einzelaspekten im Hinblick auf die Gesamtbeurteilung;
- Primacy- oder Recency-Effekte: besondere Gewichtung erster oder letzter Eindrücke;
- Kontrast- und Ähnlichkeitsfehler: besonderes Augenmerk bei der Beobachtung auf bestätigende und Ausblendung widersprechender Informationen.

Reaktivität

Darüber hinaus ergibt sich das schon mehrfach erwähnte Problem der Reaktivität von Beobachtungsverfahren. Damit wird die Rückwirkung der Methode bzw. der Tatsache der Beobachtung auf das Beobachtungsgeschehen bezeichnet. Dies ist insbesondere bei teilnehmender Beobachtung eine Gefahr. Der Effekt kann jedoch auch bei Aufzeichnungen mit technischen Hilfsmitteln (z. B. Videomitschnitt) nicht gänzlich ausgeschlossen werden, er dürfte aber eher nur zu Beginn einer Aufnahme bestehen und sollte und sich im Verlauf der Untersuchung verringern. Nonreaktive Untersuchungsverfahren, wie sie in der Forschung gelegentlich herangezogen werden, d. h. Verfahren, die sich ohne Kenntnis der Beobachteten einsetzen lassen, eignen sich für den familiendiagnostischen Zusammenhang aus datenschutzrechtlichen und ethischen Gründen nicht.

Soziale Erwünschtheit

Nicht zuletzt ist auch die soziale Erwünschtheit zu berücksichtigen. Diese Verhaltenstendenz beruht auf der Tatsache, dass Personen in der Regel dazu neigen, sich gegenüber anderen positiv bzw. in erwarteter Weise darzustellen. Das Phänomen der sozialen Erwünschtheit ist jedoch kein spezifisches Problem von Beobachtungsverfahren, sondern tritt allgemein bei diagnostischen Untersuchungsinstrumenten auf.

Verlässlichkeit der Beobachtungsverfahren

Bei aller notwendigen Berücksichtigung der genannten potenziellen Fehlerquellen und damit verbundenen interpretativen Einschränkungen, die generell für Beobachtungen – nicht nur im familiendiagnostischen Kontext – gelten, sind Beobachtungsverfahren diagnostisch doch sehr ergiebig und z. T. unerlässlich.

▶ **Wichtig** In aller Regel werden bei Beobachtungsverfahren typische Muster von Interaktionen und familiären Beziehungsstrukturen deutlich sichtbar und können somit diagnostisch erfasst und verwertet werden.

Vereinfacht ausgedrückt: Wenn eine Familie sich besonders positiv darstellen möchte und auch in gewisser Weise auf die Tatsache einer Beobachtung reagiert, so wird es ihr dennoch nicht gelingen, plötzlich andere Interaktionsformen oder familiäre Beziehungsmuster, die ihr sonst in keiner Weise zu eigen sind, zu realisieren. Prototypische Muster – insbesondere mit Konfliktgehalt – treten zumeist klar und oft innerhalb kurzer Zeit hervor, weshalb von manchen Fachvertretern auch kurze Beobachtungssequenzen für aussagekräftige Analysen als ausreichend erachtet werden.

Ergebnisse bei wechselnden Perspektiven und Verfahren

Ein weiterer, kritisch zu diskutierender Gesichtspunkt ist die Übereinstimmung der Befunde bei Verwendung verschiedener familiendiagnostischer Verfahren. Hierbei ergeben sich in entsprechenden Vergleichsstudien, beispielsweise zwischen Beobachtungs- und Selbstberichtsmethoden bzw. Insider- und Outsider-Perspektive, selbst wenn die Erfassung derselben Konstrukte angestrebt wird, eher geringe korrelative Zusammenhänge (z. B. Hampson et al., 1989, Ausnahmen: Jeong, 2005; Reich, 2003). Beobachtungs- und Selbstberichtsmethoden sind demnach als sich ergänzende methodische Zugänge anzusehen, da sie Perspektiven- und Situationsdifferenzen aufzeigen, die in der Familiendiagnostik zutage treten können und weder ignoriert noch durch Standardisierung herausgemittelt werden dürfen (Jeong, 2005; Mattejat, 1993).

▶ **Wichtig** Das notwendige Ergänzungsverhältnis von Selbst- und Fremdbericht kann geradezu als kennzeichnend für das familiendiagnostische Feld angesehen werden, indem auftretende Differenzen zwischen den verschiedenen Wahrnehmungsperspektiven diagnostisch als besonders aussagekräftig gelten, etwa im Hinblick auf Missverständnisse und daraus entstehende Konflikte, und somit auch konzeptuell weiterführen können (Spiel et al., 2002).

So wäre in Erweiterung von Cromwell u. Peterson (1983) insgesamt ein „multitrait-multimethod-multilevel-multiperspective"-Konzept der Familiendiagnostik zu propagieren, d. h.:

- die gleichzeitige Erfassung zahlreicher relevanter Familienaspekte, also mehrerer Dimensionen bzw. Konstrukte,
- mit den verschiedenen Methoden Selbstbericht und Beobachtung
- sowie auf mehreren Ebenen, und zwar individuell, dyadisch, gesamtfamiliär (vgl. Stasch & Reich, 2005) und
- aus Sicht verschiedener Personen – innerhalb (insbesondere auch unter Einbezug der Kinder; vgl. Kap. 2 und 3) sowie außerhalb der Familie.

Fazit

Resümierend lässt sich feststellen, dass Beobachtungsmethoden in der Familiendiagnostik insgesamt eine große Bedeutung zukommt. Die noch vielfach vorhandenen methodischen Probleme sowie der vergleichsweise hohe Aufwand rechtfertigen einen Verzicht auf den Einsatz solcher Verfahren keinesfalls, stellen sie doch eine wertvolle Ergänzung anderer familiendiagnostischer Zugangsweisen dar und können – wenn sie in Zukunft systematisch weiterentwickelt werden – einen wesentlichen Beitrag zur Verbesserung des Verständnisses von Beziehungen in Familie und Partnerschaft leisten.

Literatur

Aarts, M. (2002). *Marte meo. Ein Handbuch*. Marte meo Production.

Andersen, T. (1990). *Das reflektierende Team*. Modernes Lernen.

Brinberg, M., Fosco, G. M., & Ram, N. (2017). Examining inter-family differences in intra-family (parent–adolescent) dynamics using grid-sequence analysis. *Journal of Family Psychology, 31*(8), 994–1004.

Brinberg, M., Ram, N., Hülür, G., Brick, T. R., & Gerstorf, D. (2018). Analyzing dyadic data using grid-sequence analysis: Interdyad differences in intradyad dynamics. *Journals of Gerontology Series B: Psychological Sciences and Social Sciences, 73*(1), 5–18.

Bünder, P., Helfer, A., & Sirringhaus-Bünder, A. (2006). *Praxisbuch Marte meo*. Verein für systemische Beratung.

Cierpka, M., & Reich, G. (2010). Familien- und paartherapeutische Behandlung von Anorexie und Bulimie. In G. Reich & M. Cierpka (Hrsg.), *Psychotherapie der Essstörungen* (3., völlig neu bearb. Aufl., S 164–198) Thieme.

Cierpka, M., & Stasch, M. (2003). Die GARF-Skala. Ein Beobachtungsinstrument zur Einschätzung der Funktionalität von Beziehungssystemen. *Familiendynamik, 28*(2), 176–200.

Cierpka, M., Zander, B., Seide, L., et al. (1994). Multizentrische Studie zur Versorgungsrelevanz und Effektivität der Familientherapie – der aktuelle Stand. *System Familie, 7*(3), 173–177.

Cook, W. L. (1998). Integrating models of interdependence with treatment evaluations in marital therapy research. *Journal of Family Psychology, 12*, 529–542.

Cook, W. L., & Kenny, D. A. (2005). The actor-partner interdependence model: A model of bidirectional effects in developmental studies. *International Journal of Behavioral Development, 29*, 101–109.

Corboz-Warnery, A., Fivaz-Depeursinge, E., Gertsch-Bettens, C., & Fayez, N. (1993). The Lausanne triadic play. *Infant Mental Health Journal, 14*, 298–316.

Cromwell, R. E., & Peterson, G. W. (1983). Multisystem – Multimethod family assessment in clinical contexts. *Family Process, 22*, 147–163.

Cromwell, R. E., Olson, D. H., & Fournier, D. G. (1976). Tools and techniques for diagnosis and evaluation in marital and family therapy. *Family Process, 15*, 1–49. [dt. 1984; Instrumente und Techniken zur Diagnose und Evaluation in Ehe- und Familientherapie. In: Brunner E (Hrsg) Interaktion in der Familie. Springer, Berlin, Heidelberg, New York, Tokyo, S 105–132].

Denton, W. (1990). A family systems analysis of DSM-III-R. *Journal of Marital and Family Therapy, 16*, 113–125.

Doane, J. A., West, K. L., Goldstein, M. J., Rodnick, E. H., & Jones, J. E. (1981). Parental communication deviance and affective style as predictors of subsequent schizophrenia spectrum disorders in vulnerable adolescents. *Archives of General Psychiatry, 38*, 679–685.

Fieguth, G. (1977). Die Entwicklung eines kategoriellen Beobachtungssystems. In U. Mees & H. Selg (Hrsg.), *Verhaltensbeobachtung und Verhaltensmodifikation*. Klett.

Fivaz-Depeursinge, E., Frascarolo, F., & Corboz-Warnery, A. (1996). Assessing the triadic alliance between fathers, mothers and infants at play. In J. P. McHale & P. A. Cowan (Hrsg.), *Understanding how family-level dynamics affect children's development: Studies of two-parent families. New directions for child development* (S. 27–44). Jossey-Bass.

Gehring T (1998) *The Family System Test (FAST). A clinical and research tool for the planning and evaluation of family intervention*. Habilitationsschrift, Universität Basel

Gehring, T., & Marti, D. (1993). The family system test: Differences in perception of family structures between clinical and nonclinical children. *Journal of Child Psychology and Psychiatry, 34*(3), 363–378.

Gehring, T., & Marti, D. (1994). Debate and argument: Children's family constructs and classification of mental disorders: Different measurement approaches may yield different results. *Journal of Child Psychology and Psychiatry, 35*, 551–553.

Hahlweg, K. (1986). *Partnerschaftliche Interaktion. Empirische Untersuchungen zur Analyse und Modifikation von Beziehungsstörungen*. Röttger.

Hahlweg, K. (1996). Interaktionelle Aspekte psychischer Störungen. In A. Ehlers & K. Hahlweg (Hrsg.), *Enzyklopädie der Psychologie: Klinische Psychologie, Bd 1: Grundlagen der Klinischen Psychologie* (S. 585–648). Hogrefe.

Hahlweg, K., Reimer, L., Kohli, G., Vollmer, M., Schindler, L., & Revenstorf, D. (1984). Development and validity of a new system to analyse interpersonal communication (KPI). In K. Hahlweg & N. S. Jacobson (Hrsg.), *Marital interaction. Analysis and modification* (S. 182–198). Guilford.

Hahlweg, K., Feinstein, E., & Müller, U. (1988). Analyse familiärer und partnerschaftlicher Kommunikation. In M. Cierpka (Hrsg.), *Familiendiagnostik* (S. 153–169). Springer.

Hahlweg, K., Goldstein, M. J., Nuechterlein, K. H., Magana, A. B., Mintz, J., Doane, J. A., Miklowitz, D. J., & Snyder, K. S. (1989). Expressed emotion and parent-relative interaction in families of recent onset schizophrenics. *Journal of Consulting and Clinical Psychology, 57*, 11–18.

Hampson, R., Beavers, W. R., & Hulgus, Y. F. (1989). Insiders' and outsiders' views of family: The assessment of family competence and style. *Journal of Family Psychology, 3*, 118–136.

Hawellek, C. (1995). Das Mikroskop des Therapeuten. Zu den Möglichkeiten der Videokonsultation bei Eltern-Kind-Problemsystemen. *Systhema, 1*, 6–28.

Heekerens, H. P. (1990). Familiendiagnostik und Evaluationsforschung. *Prax Kinderpsychol Kinderpsychiat, 39*, 2–5.

Heekerens, H. P. (1997). Familiendiagnostik ungeklärt, Diagnose unklar. *Prax Kinderpsychol Kinderpsychiatr, 46*, 489–498.

Hollenstein, T. (2013). *State space grids. Depicting dynamics across development* (1. Aufl.). Springer.

Howerter, A., Hollenstein, T., Boon, H., Niemeyer, K., & Brule, D. (2012). State-space grid analysis: Applications for clinical whole systems complementary and alternative medicine research. *Forschende Komplementärmedizin, 19*(1), 30–35.

Jensen, P. S., & Hoagwood, K. (1997). The book of names. *Development and Psychopathology, 9*, 231–249.

Jeong, Y.-S. (2005). *Familienbeziehungen und Essstörungen. Ein Vergleich unterschiedlicher Methoden zur Erfassung der Familienfunktionalität und deren Beziehung zu Art und Schwere der Störung.* Tectum.

Käppler, C. (1994). *Psychophysiologische Bedingungsanalyse von Blutdruckveränderungen im alltäglichen Lebenskontext.* Peter Lang.

Käppler, C., & Rieder, S. (2001). Does the retrospection effect hold as a stable phenomenon? – First results from a trans-cultural self-monitoring study of mood and cognitive states in Brazil and Germany. In J. Fahrenberg & M. Myrtek (Hrsg.), *Progress in ambulatory assessment* (S. 113–122). Hogrefe and Huber.

Käppler, C., Brügner, G., & Fahrenberg, J. (2001). Pocketcomputer-unterstütztes Assessment mit Monitor: Befindlichkeit im Alltag, Methodenakzeptanz und die Replikation des Retrospektionseffektes. *Zeitschrift für Differentielle und Diagnostische Psychologie, 22*(4), 249–266.

Kaslow, F. W. (1993). Relational diagnosis: An idea whose time has come? *Family Process, 32*, 255–259.

Kaslow, F. W. (Hrsg.). (1996). *Handbook of relational diagnosis and dysfunctional family patterns.* Wiley.

Kenny, D. A. (1994). *Interpersonal perception. A social relations analysis.* Guilford.

Kenny, D. A., Kashy, D. A., & Cook, W. L. (2006). *Dyadic data analysis.* Guilford.

Kötter, S., & Nordmann, E. (2003). Die Analyse der familiären Interaktion. Familiendiagnostische Beobachtungsmethoden. In M. Cierpka (Hrsg.), *Handbuch der Familiendiagnostik* (2. Aufl., S. 437–468). Springer.

Kreppner, K., & Ullrich, M. (2002). Zur Bedeutung der Transitionskompetenz in Familien für das Vermeiden oder das Entstehen von Pathologien im Verlauf der individuellen Entwicklung. In B. Rollett & H. Werneck (Hrsg.), *Klinische Entwicklungspsychologie der Familie* (S. 32–45). Hogrefe.

Leist, M. (1998). Video-Home-Training. Ein ressourcenorientiertes Angebot für verhaltensauffällige Kinder und ihre Familien. *Verhaltenstherapie u. Psychosoziale Praxis, 1*, 69–88.

Mattejat, F. (1985a). *Familie und psychische Störungen.* Enke.

Mattejat, F. (1985b). *Pathogene Familienmuster.* Enke.

Mattejat, F. (1993). Subjektive und objektive Familiendiagnostik. In U. Knölker & M. Schulte-Markwort (Hrsg.), *Subjektivität in der kinder- und jugend-*

psychiatrischen Diagnostik, Therapie und Forschung: Wissenschaftshistorische, philosophische, psychologische, psychoanalytische und kinder- und jugendpsychiatrische Aspekte (S. 112–131). Hänsel-Hohenhausen.

Mayring, P. (2003). *Qualitative Inhaltsanalyse. Grundlagen und Techniken* (8. Aufl.). Beltz.

McGoldrick, M., & Gerson, R. (2016). *Genogramme in der Familienberatung* (4. Aufl.). Huber.

Mees, U. (1977). Einführung in die systematische Verhaltensbeobachtung. In U. Mees & H. Selg (Hrsg.), *Verhaltensbeobachtung und Verhaltensmodifikation.* Klett.

Noldus, L. P. (1991). The Observer: A software system for observation and analysis of observational data. *Behavior, research methods. Instruments and Computers, 23*, 415–429.

Olson, D. H. (1977). Insiders' and outsiders' views of relationships. In G. Levinger & H. Rausch (Hrsg.), *Close relationships* (S. 115–136). University of Massachusetts Press.

Perrez, M., Berger, R., & Wilhelm, P. (1998). Die Erfassung von Belastungserleben und Belastungsverarbeitung in der Familie: Self-Monitoring als neuer Ansatz. *Psychologie in Erziehung und Unterricht, 45*, 19–35.

Reich, G. (2003). *Familienbeziehungen von Patientinnen mit Bulimia nervosa. Eine Vergleichsstudie zu Patientinnen mit Anorexia nervosa und einer nichteßgestörten Kontrollgruppe.* Asanger Verlag.

Reich, G. (2015). GIS – Göttinger Familien Interaktionsskalen. In D. Richter, E. Brähler, & J. Ernst (Hrsg.), *Diagnostische Verfahren für Beratung und Therapie von Paaren und Familien* (S. 223–225). Hogrefe.

Reich, G. (2020). Paar- und Familientherapie in der Psychosomatik. In U. T. Egle, C. Heim, B. Strauß, & R. von Känel (Hrsg.), *Psychosomatik – neurobiologisch fundiert und evidenzbasiert. Ein Lehr- und Handbuch* (S. 701–707). Kohlhammer.

Reich, G., & Buss, C. (2002). Familienbeziehungen bei Bulimia und Anorexia nervosa. *Familiendynamik, 27*, 231–258.

Remschmidt, H., & Mattejat, F. (1993). Interaktion in Familien mit psychisch gestörten Kindern und Jugendlichen: Ergebnisse zur Inter-Rater-Reliabilität der Marburger Familiendiagnostischen Skalen (MFS). *Z Klin Psychol, 22*, 170–191.

Remschmidt, H., & Mattejat, F. (1998). *Familiendiagnostisches Lesebuch.* Enke.

Retzlaff, R. (2008). *Spiel-Räume. Lehrbuch der systemischen Therapie mit Kindern und Jugendlichen.* Klett-Cotta, Stuttgart.

Riskin, J. M., & Faunce, E. E. (1970a). Familieninteraktions-Skalen. In P. Watzlawick, & J. H. Weakland (Hrsg.), (1980) Interaktion (S. 155–184). Huber.

Riskin, J. M., & Faunce, E. E. (1970b). Family interaction scales I. Theoretical framework and method. *Archives of General Psychiatry, 22*, 504–512.

Riskin, J. M., & Faunce, E. E. (1970c). Family interaction scales II. Discussion of methodology and substantive findings. *Archives of General Psychiatry, 22,* 527–537.

Riskin, J. M., & Faunce, E. E. (1972). An evaluative review of family interaction research. *Fam Process, 11,* 365–455.

Sass, H., Wittchen, H. U., & Zaudig, M. (2001). *Diagnostisches und statistisches Manual psychischer Störungen DSM-IV.* Hogrefe.

Smets, A. C. (1985). *System and symptoms. Family cohesion and adaptability as correlates of childhood psychopathology.* Repro Geneeskunde.

Spiel, C., et al. (2002). Here it works – There it doesn't. Argumente für die differentielle Betrachtung familiärer Interaktionsmuster. In B. Rollett & H. Werneck (Hrsg.), *Klinische Entwicklungspsychologie der Familie* (S. 167–184). Hogrefe.

Stasch, M., & Reich, G. (2000). Interpersonale Beziehungsmuster in Familien mit einem bulimischen Mitglied. Eine Interaktionsanalyse. *Prax Kinderpsychol Kinderpsychiat, 49*(3), 157–175.

Stasch, M., & Reich, G. (2005). Instrumente zur Erfassung familiärer Beziehungen und deren Veränderungen. Vorschläge für eine Kernbatterie zu Qualitätsmanagement und Prozessforschung in der Paar- und Familientherapie. Psychotherapie, Psychosomatik. *Medizinische Psychologie (PPMP), 55,* 113–114.

Stasch, M., Schmal, H., Hillenbrand, E., & Cierpka, M. (2007). Fokusorientierte Interventionen mit der OPD in der stationären Psychotherapie. Effekte auf Ergebnis und Verlauf der Behandlung. *Z Psychosom Med Psychother, 53*(4), 309–323.

Steininger, C. (2010). Videogestützte Interaktionsbeobachtung von Familien. *Prax Kinderpsychol Kinderpsychiat, 59*(3), 174–192.

Touliatos, J., Perlmutter, B. F., & Straus, M. A. (2001). *Handbook of family measurement techniques* (Bd. 3). Sage Publications.

Wiegand-Grefe, S., Zander, B., & Cierpka, M. (2002). Paar- und Familientherapie – ein effektives Behandlungsverfahren? *Familiendynamik, 27,* 130–145.

Wilhelm, P. (2004). *Empathie im Alltag von Paaren. Akkuratheit und Projektion bei der Einschätzung des Befindens des Partners.* Huber.

Wirtz, M., & Caspar, F. (2002). *Beurteilerübereinstimmung und Beurteilerreliabilität. Methoden zur Bestimmung und Verbesserung der Zuverlässigkeit von Einschätzungen mittels Kategoriensystemen und Ratingskalen.* Hogrefe.

Wynne, L. C., Shields, L. G., & Sirkin, M. I. (1992). Illness family theory and family therapy. Conceptual issues. *Family Process, 31,* 3–18.

Zander, B., et al. (2001). Effektivität eines systemischen Behandlungsmodells in der stationären Kinder- und Jugendpsychiatrie. *Prax Kinderpsychol Kinderpsychiat, 50,* 325–341.

Christina Hunger-Schoppe, Nina Immel,
Constance Boyde und Silvia Scholz

▶ Ratingverfahren dienen dem *Multimodalitätsprinzip* und ergänzen v. a. Selbst-, Fremdberichts- sowie apparative Diagnostiken um die Perspektive unabhängiger, meist professioneller Beobachter*innen. Nicht direkt Beobachtbares (latente Merkmale) soll anhand direkt beobachtbaren Verhaltens (z. B. [non-]verbale Kommunikation) eingeschätzt werden.

- Erfassung von Verhalten, welches nur schwer oder gar nicht versprachlicht werden kann, z. B. Emotionen bei Mentalisierungsproblemen oder Störungen der Affektverarbeitung.
- Beitrag zu einer multimethodalen Diagnostik.

Vorteile von Ratingverfahren
- Erfassung des interessierenden Verhaltens direkt, z. B. des kommunikativen Austauschs in einer Konfliktsituation, vs. Erfassung von u. a. Kognitionen über das gezeigte Verhalten.
- Erfassung von nicht bewussten Verhaltensweisen, z. B. Mimik und Gestik, auf der Mikroebene.

25.1 Auswahl der vorgestellten Ratingverfahren

Alle vorgestellten Ratingverfahren ermöglichen die Beurteilung von Familien gemäß theoretischer Konzepte, die sich empirisch als messbar und klinisch als nützlich herausgestellt haben. Als Grundlage für die Bewertung dienen entweder klinische Interviews oder videografierte „Enactments" (Hunger, 2021). Wichtig zu betonen ist, dass alle dargestellten Ratingverfahren keine Wahrheiten i. S. objektiver Fakten darstellen. Vielmehr reflektieren sie Auffassungen von Beobachter*innen (Rater*innen), die vor dem Hintergrund eines theoretischen (Störungs-) Modells aus dem Verhalten einer betroffenen Familie abgeleitet werden und stets die soziale Konstruktion von Familien seitens einer aktuell einflussreichen Erkenntnistheorie innerhalb einer gegebenen Epoche widerspiegeln.

C. Hunger-Schoppe (✉) · N. Immel · C. Boyde · S. Scholz
Fakultät für Gesundheit, Lehrstuhl für Klinische Psychologie und Psychotherapie,
Universität Witten/Herdecke, Witten, Deutschland
e-mail: christina.hunger-schoppe@uni-wh.de;
nina.immel@uni-wh.de;
constance.boyde@uni-wh.de;
silvia.scholz@uni-wh.de

© Springer-Verlag Berlin Heidelberg 2024
G. Reich et al. (Hrsg.), *Handbuch der Familiendiagnostik*, Psychotherapie: Praxis,
https://doi.org/10.1007/978-3-662-66879-5_25

Rationale zur Auswahl der Ratingverfahren

Zur Sichtung der familientherapeutischen Prozessmodelle inkl. Ratingskalen wurden Expert*innen der systemischen Familientherapie im englisch- und deutschsprachigen Raum angefragt sowie eine Literaturrecherche in PsycINFO zu den Begriffen „Family Therapy & Process Model", „Family Therapy & Mechanisms of Change" sowie „Family & Rating" durchgeführt. Dadurch wurden die bei Thomas (2008) bereits vorgestellten Ratingverfahren, das Circumplex Model, Beavers Model und McMaster Model of Family Functioning um das Structural Family Systems Model Integrated Family Assessment and Intervention Model und das Global Assessment of Relational Functioning ergänzt.

Beispiel

Evozierung familiärer Kommunikation im diagnostischen und therapeutischen Raum („Enactments")

Ziel ist eine möglichst realistische Einschätzung problematischer (non-)verbaler Kommunikations- und Interaktionsmuster im diagnostischen bzw. therapeutischen Raum (Hunger, 2021). Dazu können folgende Fragen genutzt werden:

- Wie nah bzw. distanziert erleben Sie sich als Familie(nmitglieder)?
- Wie würden Sie als Familie 100 € zusammen ausgeben?
- Wie sieht ein typischer Abend in Ihrer Familie aus?
- Wie viel Zeit verbringen Sie als Familienmitglieder miteinander, und wer mit wem wozu?
- Was ändert sich in Ihrer Familie, wenn ein Familienmitglied kurzzeitig weg ist (z. B. Krankheit, Schulausflug, Urlaub)?
- Was macht Sie als Familie aus? Welche Stärken und welche Schwächen begleiten Sie?
- Wie planen Sie einen Familienausflug?

- Welche Bedeutung hat gefühlsmäßige Nähe für Sie?
- Was bereitet Ihnen in Ihrer Familie die größten Sorgen? ◀

25.2 Circumplex Model of Marital and Family Systems

Erkenntnistheorie

Das Circumplex-Modell basiert auf einer Zusammenschau von über 200 familientherapeutischen Konzepten (Olson et al., 1980; Olson et al., 1979; Olson et al., 2019). *Kohäsion* als eine Dimension gilt als Ausmaß emotionaler Verbindung (losgelöst, verstrickt) innerhalb einer Familie (Olson et al., 1983). *Adaptabilität* als eine weitere Dimension entspricht der Anpassungsfähigkeit bzw. dynamischen Veränderungsfähigkeit (flexibel, rigide) einer Familie mit Blick auf die in ihr herrschenden Machtstrukturen, Rollendefinitionen und Beziehungsregeln bei entwicklungsbedingten Herausforderungen (z. B. Auszug der Kinder) ebenso wie bei sich verändernden Umweltbedingungen (z. B. Krisen, Pandemien). Kohäsion und Adaptabilität zeigen sich jeweils kurvilinear, d. h., sowohl extrem hohe wie auch extrem niedrige Ausprägungen werden als pathologisch angesehen und eine mittlere Ausprägung gilt als salutogenetisch, d. h. gesundheitsförderlich. Die später ergänzte Dimension der *Kommunikation* dient als Indikator des systembezogenen Funktionsniveaus und damit der Bewegung bzw. Verortung einer Familie auf den beiden anderen Dimensionen. Ein positiver Kommunikationsstil beinhaltet i. S. kongruenter Kommunikation das Senden von klaren Botschaften, Empathie, unterstützenden Aussagen und Angeboten effizienter Problemlösestrategien (Olson et al., 1983).

Aus dem Circumplex-Modell lassen sich drei Hypothesen ableiten: Ausgeglichene Familien zeigen sich (1) funktionaler (z. B. glücklich, erfolgreich), (2) zugewandter kommunizierend (z. B.

weniger Streiteskalation) und (3) effektiver in der Anpassung an anstehende Entwicklungsaufgaben. Familien mit einer angemessen flexiblen sowie aufeinander bezogenen und damit positiven Kommunikation (im Zentrum des Modells) erscheinen gesünder als Familien mit chaotisch verstrickten oder losgelösten sowie rigide verstrickten oder losgelösten und damit negativen Beziehungsangeboten (an der Peripherie des Modells). Die Idee von Gesundheit entspringt der Annahme, dass Familien im Zentrum des Modells es leichter haben, ihre Ausprägung von Kohäsion und Adaptabilität zu verändern, d. h. flexibel interagieren zu können, im Vergleich zu Familien in der Peripherie des Modells. Das Beispiel einer jungen Familie mag dies verdeutlichen: Als das Paar sich kennenlernte (1: „serious dating"), zeigte es sich sehr aufeinander bezogen und gleichzeitig aufgrund der noch nicht erfolgten Rollenverteilung sehr flexibel. Im ersten Ehejahr (2: „newlywed") war die Art der Familienführung schon etwas stärker verhandelt und das Miteinander nicht mehr so ausgeprägt flexibel wie vor der Eheschließung. Gleichwohl verbrachte das junge Ehepaar maximal viel Zeit miteinander, u. a. am stärksten ausgeprägt und miteinander verwoben in ihren Flitterwochen. Am Ende des zweiten Ehejahres (3: „early marriage") regulierte sich das Kohäsions- und Adaptabilitätserleben auf ein verstärkt balanciertes Niveau. Mit Geburt des ersten Kindes (4: „family with infant") zeigte sich die junge Familie deutlich auf sich bezogen und zunehmend flexibler, u. a. aufgrund der notwendigen Anpassungsleistungen rund um das Neugeborene. Als das Kind schließlich älter wurde (5: „family with 4-year-old") pendelte sich die Familie auf einer ausbalancierten Kohäsion und Adaptabilität ein (Abb. 25.1) (Olson et al., 2019).

Empirie

Das Circumplex-Modell wird über die Olson Clinical Rating Scale (OCRS) (Thomas &

Olson, 1994; Thomas & Ozechowski, 2000) erfasst (Tab. 25.1). Die meisten Studien zur OCRS beschäftigen sich mit der Validierung, u. a. in verschiedenen Ländern. Faktorenanalysen zeigen sehr gute Konstruktvaliditäten und die OCRS ist gut in der Lage, zwischen klinischen und nichtklinischen Stichproben zu differenzieren (Thomas, 2008). Interessant erscheint, dass die drei zentralen Annahmen des Circumplex-Modells, wie oben beschrieben, wenig untersucht wurden. Die meisten klinisch-psychologischen bzw. familientherapeutischen Studien bis in das Jahr 2000 beschäftigten sich v. a. mit Familien mit interkulturellem Hintergrund, unterschiedlicher ethnischer Zugehörigkeit und mit Jugendlichen mit psychischer Störung (Thomas, 2008).

Mit der Family Adaptability and Cohesion Evaluation Scale (FACES-IV) (Olson, 2011) liegt ein international anerkannter und ökonomischer Selbstberichtsfragebogen vor, der Ratings videografierter familiärer Diskussionen mit der OCRS durch unabhängige Beurteiler*innen in der Forschung ersetzen kann (vgl. Kap. 26). Vermutlich wurde deswegen die Ratingskala in den letzten 10 Jahren weniger häufig eingesetzt. Dabei sei auch auf die eingeschränkte Aussagekraft von ausschließlich selbstberichtsbasierten Erhebungen hingewiesen, wenn diese deutlich von fremdberichtsbasierten Erhebungen abweichen können.

Training

Zur Schulung der OCRS wurde ein Trainingsprogramm entwickelt, bestehend aus einem Manual inkl. Beschreibung der Dimension Kohäsion, Adaptabilität und Kommunikation, dazu Videomaterial mit Ausschnitten von Spielfilmen, die extreme Familientypen im Circumplex-Modell darstellen, und Videomaterial mit klinischen Beispielen.

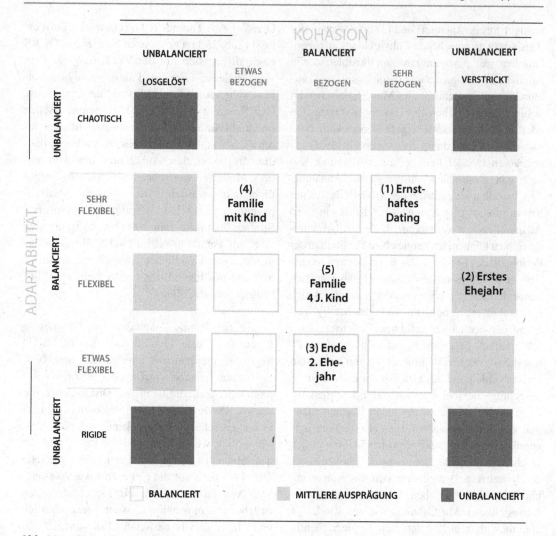

Abb. 25.1 Circumplex-Modell. (Nach Olson et al., 2019, S. 206, mit freundlicher Genehmigung)

▶ **Wichtig** Das Circumplex-Modell fällt durch seine Klarheit und Leichtigkeit zur familiendiagnostischen Einschätzung auf. Die OCRS ist ein reliables und valides Beobachtungsinstrument. In Verbindung mit dem Selbstberichtsfragebogen FACES (vgl. Kap. 27) ergibt sich ein mehrperspektivisches familiendiagnostisches Selbst-Fremdbericht-Inventar.

Tab. 25.1 Ratingskalen innerhalb der systemischen Familientherapie

Titel und Autoren	Theorie, Dimensionen, Versionen und Normierung
Olson Clinical Rating Scale (OCRS) (Olson, 1988; Olson & Killorin, 1985; Thomas & Olson, 1993, 1994; Thomas & Ozechowski, 2000)	**Theorie:** *Circumplex-Modell* **Untersuchungsebene:** *Familie als Ganzes* **Dimensionen:** (1) *Kohäsion*: emotionale Bindung; familiäres Einfühlungsvermögen; Paarbeziehung; Eltern-Kind-Beziehungen; intrafamiliäre Grenzen wie z. B. Zeitgestaltung, physische und emotionale Raumaufteilung, Entscheidungsprozesse; extrafamiliäre Grenzen wie z. B. Freunde, Interessen, Aktivitäten; allgemeine Kohäsion; (2) *Adaptabilität*: Familienführung (Kontrolle), Disziplin, Verhandlungsstil, Rollenverteilung, Regeln, allgemeine Adaptabilität; (3) *Kommunikation*: Zuhörerfähigkeiten, Ausdrucksfähigkeiten, Selbstöffnung, Klarheit und Kontinuität, Respekt, Aufmerksamkeit, allgemeine Kommunikation **Skala:** *Kohäsion* und *Adaptabilität* sind bipolar, d. h., sehr niedrige (1, 2) und sehr hohe Werte (7, 8) reflektieren niedrige Funktionsgrade und mittlere Werte (3–6) hohe Funktionsgrade der Familie. Die bipolare Anordnung spiegelt den kurvilinearen Charakter des Circumplex-Modells wider. *Kommunikation* ist linear, d. h. sehr niedrige Werte (1, 2) zeigen negative Kommunikation und sehr hohe Werte (5, 6) positive Kommunikation an, wobei der allgemeine Wert für Kommunikation nicht ins Circumplex-Modell eingetragen, sondern nur mit der Position der Familie verglichen wird. **Versionen:** 20 Items (ca. 15 min Einschätzung nach 30 min Familieninterview). Interne Konsistenz: Kohäsion: $r = 0{,}95$, Adaptabilität: $r = 0{,}94$, Kommunikation: $r = 0{,}97$; Interrater-Korrelation: Kohäsion: $r = 0{,}80\text{–}0{,}83$, Adaptabilität: $r = 0{,}70\text{–}0{,}75$; Kommunikation: $r = 0{,}81\text{–}0{,}86$; Test-Retest-Reliabilität: fehlt **Normpopulation:** 70 heterosexuelle Paare; Alter: M = 36 Jahre, SD = 8, Bandbreite 19–58 Jahre; v. a. weiße, gut gebildete Paare mittleren Einkommens (Thomas & Ozechowski, 2000)
Beavers Interaction Scales (Beavers & Hampson, 1990a, b; Tienari et al., 2005)	**Theorie:** *Beavers-Modell* **Untersuchungsebene:** *Familie als Ganzes* **Dimensionen:** (1) *Familienkompetenz*: Familienstruktur wie z. B. offene Machtverteilung, elterliche Koalition, Verbundenheit; Realitätsbezug; zielgerichtete Verhandlungsfähigkeit; Autonomie wie z. B. Klarheit im Ausdruck, Verantwortungsbewusstsein, Grenzendurchlässigkeit; Familienaffekt wie z. B. Spannweite von Gefühlen, Gefühlslage und -ton, unlösbare Konflikte, Empathie; allgemeine Familienkompetenz; (2) *Familienstil*: Abhängigkeitsbedürfnisse, Konflikt zwischen Erwachsenen, körperliche Nähe, soziales Auftreten; Ausdruck gefühlsmäßiger Nähe; Aggressivität; allgemeiner Familienstil **Skala:** *Familienkompetenz* und *Familienstil* sind linear, d. h., sehr niedrige Werte (1) zeigen geringe Kompetenzen und sehr hohe Werte (5) hohe Kompetenzen an. Beide Werte werden in das Beavers-Modell eingetragen. **Versionen:** 21 Item: Familienkompetenz: 13 Items, Familienstil: 8 Items (ca. 15 min Einschätzung nach 15 min Familieninterview). Interne Konsistenz: Familienklima: $r = 0{,}94$, Familienstil: $r = 0{,}84$; Interrater-Korrelation: Familienklima: $r = 0{,}94$, Familienstil: $r = 0{,}79$; Test-Retest-Reliabilität: fehlt **Normpopulation:** 1800 klinische sowie nichtklinische Familien, jedoch nicht durchgängig repräsentativ (Beavers & Hampson, 2000) **Weiterentwicklungen:** Oulu Family Rating Scale (OPAS) (Tienari et al., 2005) mit den Dimensionen (1) *kritisch-zerstörerischer Familienkonflikt*, mit Markieritem „Intensiv-explosiver Affekt" (Cronbach's $\alpha = 0{,}93$); (2) *eingeengt-dysphorischer Familienkonflikt*, mit Markieritem „Flach-leerer Affekt" (Cronbach's $\alpha = 0{,}88$)
McMaster Clinical Rating Scale (MCRS) (Epstein et al., 1983; Epstein et al., 1978)	**Theorie:** *McMaster Model of Family Functioning* **Untersuchungsebene:** *Familie als Ganzes* **Dimensionen:** (1) *Problemlösung*; (2) *Kommunikation*; (3) *Rollen*; (4) *Emotionalität*; (5) *Affektive Beziehungsaufnahme*; (6) *Verhaltenskontrolle*; (7) *Allgemeiner Funktionsgrad* **Skala:** *Problemlösung, Kommunikation, Rollen, Emotionalität, Affektive Beziehungsaufnahme, Verhaltenskontrolle* und *Allgemeiner Funktionsgrad* sind linear, d. h., sehr niedrige Werte (1) zeigen starke Störungen an und sehr hohe Werte (7) geringfügige bis keine Störungen. **Versionen:** 7 Items (ca. 5 min nach 30 min Familieninterview). Interne Konsistenz: fehlt aus Konstruktionsgründen; Interrater-Korrelation: $r = 0{,}68\text{–}0{,}88$; Test-Retest-Reliabilität: $r = 0{,}81\text{–}0{,}87$ **Normpopulation:** fehlt

(Fortsetzung)

Tab. 25.1 (Fortsetzung)

Titel und Autoren	Theorie, Dimensionen, Versionen und Normierung
Structural Family Systems Rating Scale (SFSR) (Mitrani et al., 2005; Szapocznik et al., 1991)	**Theorie:** *Structural Family Systems Model* **Untersuchungsebene:** *Familie als Ganzes* **Dimensionen:** (1) *Struktur*; (2) *Flexibilität*; (3) *Resonanz*; (4) *Entwicklungsstand*; (5) *Identifizierte Patient*innenschaft*; (6) *Konfliktlösung* **Skala:** *Struktur*; *Flexibilität*; *Resonanz*; *Entwicklungsstand*; *Identifizierte Patient*innenschaft* und *Konfliktlösung* sind linear, d. h., sehr niedrige Werte (1) zeigen starke familiäre Dysfunktion bzw. Pathologie und sehr hohe Werte (5) sehr gute familiäre Funktion und Salutogenese an. **Versionen:** 22 Items (ca. 20 min nach 30 min Familieninterview). Interne Konsistenz: Cronbach's α > 0,87, für Familiäres Funktionsniveau Gesamtwert; Interrater-Korrelation: $r = 0,63–0,94$; Test-Retest-Reliabilität: $r =$ fehlt **Normpopulation:** fehlt
Integrative Family Assessment and Intervention Model – Practitioner Skills (IFAIM-PS) {de Melo, 2012 #2390}	**Theorie:** *Integrative Family Assessment and Intervention Model* **Untersuchungsebene:** *Therapeut*innen* **Dimensionen:** (1) *Aufnahme- und Beurteilungsfähigkeit*; (2) *Grundfertigkeiten*; (3) *Unterstützung von Veränderungen* **Skala:** *Aufnahme- und Beurteilungsfähigkeit*; *Grundfertigkeiten*; *Unterstützung von Veränderungen* sind linear, d. h., sehr niedrige Werte (1) zeigen geringe Fähigkeiten und sehr hohe Werte (5) sehr gute Fertigkeiten an. **Versionen:** 40 Items: Aufnahme- und Beurteilungsfähigkeit: 12 Items, Grundfertigkeiten: 17 Items, Unterstützung von Veränderung: 11 Items (ca. 60 min nach Ansicht oder Lektüre einer familientherapeutischen Sitzung). Interne Konsistenz: Cronbach's α > 0,85, für Aufnahme- und Beurteilungsfähigkeit; α > 0,86, für Grundfertigkeiten; α > 0,88, für Unterstützung von Veränderung; Interrater-Korrelation: $r = 0,63–0,80$ für Aufnahme- und Beurteilungsfähigkeit, $r = 0,76$ für Grundfertigkeiten, $r = 0,70–0,80$ für Unterstützung von Veränderung; Test-Retest-Reliabilität: $r =$ fehlt **Normpopulation:** fehlt

25.3 Beavers Family Systems Model

Erkenntnistheorie

Im Vergleich zum Circumplex-Modell basiert das Beavers Family Systems Model (Beavers, 1981, 1982) auf Erkenntnissen langjähriger klinischer Erfahrungen. Ziel war es, ein möglichst ökonomisches familiendiagnostisches Modell zur Unterscheidung zwischen gesunden und klinisch auffälligen Familien zu entwickeln. Die *Familienkompetenz* beschreibt die Anpassungsfähigkeit von Familien bei entwicklungsbedingten Herausforderungen ebenso wie bei sich verändernden Umweltbedingungen. Sie ist eng verwandt mit der Dimension der Adaptabilität im Circumplex-Modell. Kompetente Familien zeichnen sich dadurch aus, dass sie die individuellen Belange der verschiedenen Familienmitglieder ebenso wie der Familie als Ganzes in offener und direkter Kommunikation miteinander verhandeln und zu für alle Beteiligten annehmbaren Entscheidungen gelangen können. Der *Familienstil* bezieht sich auf das Konzept der zentrifugalen und zentripetalen Kräfte (Kap. 13 und 15). Sowohl zentripetale Tendenzen (z. B. Geburt eines Kindes) als auch zentrifugale Tendenzen (z. B. Auszug junger Erwachsener) können optimal sein. Eine zu starke Ausprägung zentrifugaler Kräfte in familienzyklisch zentripetalen Phasen können in eine der im Circumplex-Modell vergleichbar beschriebenen chaotischen Struktur münden. Eine zu starke Ausprägung zentripetaler Kräfte in familienzyklisch zentrifugalen Phasen kann gleichfalls eine rigide Struktur sich entwickeln lassen. Ein gemischter Familienstil beschreibt eine gelingende Flexibilität zur Anpassung an beide Kräfte, die über die familiäre Entwicklungsgeschichte hinweg sehr unterschiedlich in der Familie wirken. In der Kombination beider Dimensionen beschreibt das Beavers-Modell fünf familiäre Kompetenz-Kategorien (optimale, adäquate, durchschnittliche, affektiv-instabile, schwer gestörte Familien) im Zusammenhang mit den familiären Stil-Kategorien (zentripetal, gemischt, zentrifugal). Es erlaubt somit die Er-

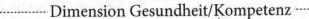

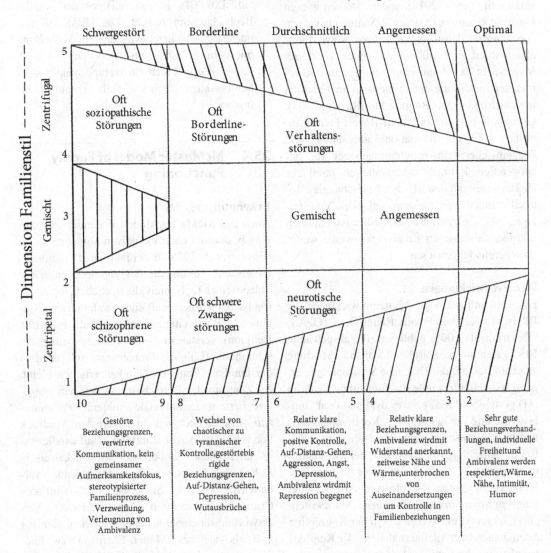

Dimension Gesundheit/Kompetenz

| | Schwergestört | Borderline | Durchschnittlich | Angemessen | Optimal |

Abb. 25.2 Das Beavers-Modell

fassung von Aspekten der familiären *und* individuellen Entwicklung (Abb. 25.2).

Empirie

Das Beavers-Modell wird über die Beavers Interaction Scales (BIS) (Beavers & Hampson, 1990a, b) als zweiteiliges Beobachtungsinstrument abgebildet, das die Familienkompetenzskalen (FKS) und Familienstilskalen (FSS) umfasst (Tab. 25.1). Die frühen Studien zu den BIS zeigten, dass diese gut zwischen Familien mit vs. ohne Kind in sta-

tionärer Behandlung bzw. internalisierenden vs. externalisierenden Störungen diskriminierten (Beavers & Hampson, 1990b; Lewis et al., 1976): Familien mit kompetenten und vom Stil her ausgewogenen Kommunikations- und Interaktionsmustern profitierten verstärkt von therapeutischen Angeboten (Hampson & Beavers, 1996). Ab den 2000er-Jahren werden die BIS weniger häufig eingesetzt, u. a. weil inkonsistente Ergebnisse in den Vordergrund traten: Einige Studien zeigten keinen Zusammenhang z. B. von häuslicher Gewalt und elterlichem Kommunikations- und Interaktionsstil (Lewis, 2018), andere Studien wiesen hingegen einen spezifischen Zusammenhang von eher zentripetalen Kommunikations- sowie Interaktionsstilen in Familien mit einem Kind mit Magersucht vs. einem eher zentrifugalen Kommunikations- sowie Interaktionsstil in Familien mit einem Kind mit Bulimie hin (Raspin, 2004). Gleichfalls liegt mit dem Self-Report Family Inventory (SFI) ein international anerkannter und ökonomischer Selbstberichtsfragebogen vor, der aufwendige Ratings videografierter familiärer Diskussionen mit den BIS durch unabhängige Beurteiler*innen ersetzen kann (vgl. Kap. 26) (Steiniger, 2002a, b). Auf die Nachteile ausschließlich selbstberichtsbasierter Erhebungen wurde weiter oben bereits hingewiesen.

Weiterentwicklungen

Eine zukunftsträchtige Weiterentwicklung der BIS ist mit der Oulu Family Rating Scale (OPAS) (Tienari et al., 2005) publiziert, die ausgewählte BIS-Skalen um spezifische Skalen zur Erfassung von Familien mit der Diagnose Schizophrenie ergänzt. Gleichfalls wurde die fünfstufige Skala in „(1) gesund" vs. „(5) schwer dysfunktional" umbenannt, und die erwartbaren Kommunikations- und Interaktionsmuster wurden zusätzlich spezifiziert. Auffällig ist, dass die beiden Hauptdimensionen *Kritisch-expansive Familien,* Markieritem „intensiv-explosiver Affekt", und *Eingeengt-dysphorische Familien,* Markieritem „flach-leerer Affekt" vergleichbar der Konzeption externalisierender vs. internalisierender Konfliktverarbeitung der Familie als Ganzes erscheinen.

Training

Zur Schulung der FKS und FSS wurde ein Trainingsprogramm entwickelt, bestehend aus einem Manual inkl. Beschreibung der Dimension Familienkompetenz und Familienstil. Die Kriterien der OPAS inkl. Beispielen für beobachtbares Verhalten der Familie je nach Ausprägung auf der Ratingskala sind umfassend ausformuliert und frei zugänglich (Tienari et al., 2005).

▶ **Wichtig** Das Beavers-Modell fällt durch seinen Bezug zu mehrpersonalem sowie individuellem

Störungsgeschehen in der Familiendiagnostik auf. Das BIS ist ein reliables und valides Beobachtungsinstrument. Die OPAS ist eine interessante Weiterentwicklung. In Verbindung mit dem Selbstberichtsfragebogen SFI (vgl. Kap. 26) ergibt sich ein mehrperspektivisches familiendiagnostisches Selbst-Fremdbericht-Inventar.

25.4 McMaster Model of Family Functioning

Erkenntnistheorie

Auch das McMaster Model of Family Functioning basiert auf einer induktiven Vorgehensweise (Epstein et al., 1978), in der familiäre Funktionalität als ein Zusammenspiel von intrafamiliären Subsystemen (z. B. individuell, ehelich, dyadisch, triadisch, mehrpersonal) und extrafamiliären Systemen (z. B. erweiterte Familie, Schule, Industrie, Religion) verstanden wird. *Problemlösung* beschreibt die Fähigkeit, Probleme so zu lösen, dass die familiäre Funktionsfähigkeit erhalten bleibt. Im Zentrum der Betrachtung stehen handlungsorientierte und emotionale Probleme. *Kommunikation* bezeichnet den (non-)verbalen Ausdruck von Informationen, v. a. mit Fokus auf handlungsorientierte und emotionale Ausdrucksweisen. *Rollen* beschreiben sich wiederholende Verhaltensmuster zur Sicherung der familiären Grundbedürfnisse und den Grad der Verantwortungsübernahme bei der Rollenausführung z. B. als Vater bzw. Mutter, Ehemann bzw. Ehefrau, erwachsenes Kind, Tochter bzw. Sohn. Familiäre Konflikte entspringen missglückten Balancierungsversuchen zwischen dem „I" und „me" eines Familienmitglieds im Kontakt mit seiner Familie und den „others" außerhalb der Familie ebenso wie zwischen dem „we" einer Familie als Ganzes mit seiner Umwelt, z. B. der Gemeinde (Mead, 1934). *Emotionalität* bezeichnet die Fähigkeit einer Familie, Gefühle in angemessener Art und Weise (Qualität) als auch Stärke (Quantität) auszudrücken. *Affektive Beziehungsaufnahme* bezieht sich auf das Ausmaß, in dem Familienmitglieder mit Interesse und Neugier aufeinander zugehen und miteinander interagieren. *Ver-*

haltenskontrolle dient der Interaktionsgestaltung i. S. positiven und zugewandten vs. schädigenden Verhaltens mit einem besonderen Fokus auf v. a. körperlicher, physischer und sozialer Unversehrtheit (Epstein et al., 1993). Dabei erscheint die affektive Beziehungsaufnahme und Verhaltenskontrolle den Dimensionen der Kohäsion und Adaptabilität des Circumplex-Modells konzeptionell ähnlich.

Empirie

Das McMaster Model of Family Functioning wird über die McMaster Clinical Rating Scale (MCRS) (Epstein et al., 1983; Epstein et al., 1978) abgebildet (Tab. 25.1). Sie unterscheidet gut zwischen klinischen sowie nichtklinischen Gruppen (Miller et al., 1994) und erscheint besonders geeignet zur Erfassung des Funktionsgrads von Familien mit kleinen Kindern (Maziade et al., 1987, 1986). Besonders spannend ist eine Studie, die differenziert über den Zusammenhang von depressiver Symptomatik seitens der Patient*innen als auch von Persönlichkeitsstörungen seitens der Patient*innen sowie Partner*innen mit der allgemeinen Einschätzung des familiären Funktionsniveaus anhand der MCRS berichtet (Sheets & Miller, 2010). Ab den 2000er-Jahren lassen sich wie auch bei der BIS kaum Studien zur MCRS finden, und stattdessen wird sich verstärkt mit der Validierung der MCRS in Kombination mit dem Selbstberichtsfragenbogen FAD (Barney & Max, 2005; Wang & Zhao, 2013) beschäftigt (vgl. Kap. 26). Mit dem FAD liegt inzwischen ein international anerkannter und ökonomischer Selbstberichtsfragebogen vor, der Ratings videografierter Familieninterviews durch unabhängige Beurteiler*innen ersetzen kann Auf die Einschränkungen ausschließlich selbstberichtsbasierter Erhebungen wurde weiter oben bereits hingewiesen.

Training

Zur Schulung der MCRS liegt ein Manual vor, welches sich autodidaktisch angeeignet werden kann (Epstein & Bishop, 1981). Die Dimensionen sind gut definiert, Kommunikations- und Interaktionsmuster zur Beschreibung klinisch auffälliger vs. nicht auffälliger Familien sind ebenfalls ausformuliert und allgemeine Regeln für die Bewertung der Dimensionen angegeben.

▶ **Wichtig** Das McMaster-Modell fällt durch seine Einfachheit und Aneignungsfreundlichkeit zur familiendiagnostischen Einschätzung sowohl mit Bezug zu mehrpersonalem sowie individuellem Störungsgeschehen auf. Die MCRS ist ein bisher eingeschränkt überprüftes, z. T. reliables sowie valides Beobachtungsinstrument, jedoch das einzige Instrument mit Test-Retest-Reliabilitäten. In Verbindung mit dem Selbstberichtsfragebogen FAD (vgl. Kap. 27) ergibt sich ein mehrperspektivisches familiendiagnostisches Selbst-Fremdbericht-Inventar.

25.5 Structural Family Systems Model

Erkenntnistheorie

Das Structural Family Systems Model basiert auf den frühen Ansätzen der strukturellen Familientherapie (Minuchin & Nichols, 1998). Es ist wie das Circumplex-Modell ein sehr klinisch bezogener Ansatz, originär gemeindenah und v. a. Familien in Armut sowie mit Substanzkonsumstörungen in den Blick nehmend. Ziel ist die Erfassung des familiären Funktionsniveaus wie auch der Symptomveränderung v. a. zur Wirksamkeitsbestimmung familientherapeutischer Interventionen (Lebow, 1981). *Struktur* beschreibt die familiäre Organisation über z. B. Hierarchien, Beziehungen sowie Verstrickungen auch in der familiären Kommunikation. *Flexibilität* entspricht der Anpassungsfähigkeit einer Familie an sich verändernde Umgebungsbedingungen. *Resonanz* beschreibt die Durchlässigkeit einer Familie hinsichtlich ihrer intra- sowie extrafamiliären Grenzen, d. h., wie offen vs. rigide verhält sich eine Familie z. B. in der Verhandlung von Nähe und Distanz, Kommunikations- und Interaktionsanteilen. Der *Entwicklungsstand* bezieht sich auf die Angemessenheit der familiären Kommunikations- und Interaktionsmuster in Anhängigkeit z. B. von Alter, Geschlecht und Familienstatus der Familienmitglieder insgesamt sowie innerhalb der familiären Subsysteme. *Identifizierte Patient*innenschaft* beschreibt das Ausmaß, in dem eine Familie ein ihr zugehöriges Mitglied exklusiv und als einziges familiäres Problem konstruiert. Die Fähigkeit zur *Konfliktlösung* zeigt sich in einer ausgewogenen Abwägung der unterschiedlichen Bedürfnisse und Interessen der Familienmitglieder und der Idee, dass nie eine Person alles, jede Person bestenfalls aber das für das Familiensystem Bestmögliche erhält. Die Dimensionen sind unabhängig voneinander, jedoch in Assoziation miteinander gedacht. Hohe Ausprägungen spiegeln ein sehr gutes familiäres Funktionsniveau und niedrige Ausprägungen ein geringes familiäres Funktionsniveau wider.

Empirie

Das Structural Family Systems Model wird über die Structural Family Systems Rating Scale (SFSR) (Mitrani et al., 2005; Szapocznik et al., 1991) abgebildet (Tab. 25.1). Sie unterscheidet gut zwischen Effekten struktureller Familieninterventionen, individuellen Therapien und Wartelistegruppen (Szapocznik et al., 1991). Bis heute wird sie kontinuierlich eingesetzt, v. a. in der Evaluation der strukturellen Familientherapie (Horigian et al., 2015; Santisteban et al., 2003), mit besonderem Fokus auf ökosystemische Ansätze (Feaster et al. 2010a, b) und auch zur Erfassung negativer Effekte (Szapocznik & Prado, 2007). Die SFSR ist vielfach in kulturbezogenen Studien eingesetzt (Feaster, Burns, et al., 2010; Santisteban et al., 2003), bei psychischen und v. a. Substanzkonsumstörungen sowie Demenz (Horigian et al., 2015; Mitrani et al., 2005) und körperlichen Erkrankungen wie HIV (Mitrani et al., 2012). Dabei sind die meisten Studien v. a. im Umfeld der Autor*innen der Originalpublikation zur SFSR und deren forschungsbezogenen Netzwerken zu finden.

Weiterentwicklungen

Eine sorgfältig gedachte Weiterentwicklung der SFSR ist mit der Structural Family Systems Rating Scale für pflegende Angehörige (SFSR-DC) (Mitrani et al., 2005) publiziert. In einem dreistufigen Forschungsprozess wurden 1) Items zur Auswahl für Ratings spezifisch erwartbarer Kommunikations- und Interaktionsmuster in Familien mit einem an Demenz erkrankten Familienmitglied entwickelt, 2) Subskalen gebildet und kreuzvalidiert und 3) eine multidimensionale Skala mit 27 Items entwickelt. Die SFSR-DC umfasst die Skalen 1) Problematische Führung, 2) Verstrickung, 3) Auflösung, 4) Familiäre Fehlanpassung, 5) Identifizierte Patient*innenschaft, 6) Konfliktlösung, 7) Soziale Unterstützung und 8) Affektausdruck. Auf der fünfstufigen Ratingskala zeigen hohe Ausprägungen ein sehr gutes familiäres Funktionsniveau an.

Training

Zur Schulung der SFSR in ihrer originären wie auch weiterentwickelten Form liegen gut nachvollziehbare Manuale vor (Mitrani et al., 2005; Szapocznik et al., 1991). Sehr genau werden die Familienaufgaben im Rahmen des „Enactments", der Ratingprozess und das Auswertungsvorgehen beschrieben. Ankerbeispiele dienen der Konkretisierung erwartbarer Kommunikations- und Interaktionsmuster je nach Ausprägungsgrad auf den interessierenden Dimensionen.

▶ **Wichtig** Das Structural Family Systems Model besticht durch seine Übersichtlichkeit zur familiendiagnostischen Einschätzung. Die SFSR ist ein psychometrisch recht gut überprüftes Beobachtungsinstrument. Die SFSR-DC ist eine interessante Weiterentwicklung und ergänzt störungsspezifisch die Anwendung der SFSR auf Familien mit besonderen Bedürfnissen.

25.6 Integrated Family Assessment and Intervention Model

Erkenntnistheorie

Das Integrative Family Assessment and Intervention Model (IFAIM) ist ein multisystemischer (Henggeler & Schaeffer, 2019), kooperativer sowie stärkenbasierter (White et al., 2020, 2021), gemeindenaher Ansatz (de Melo & Alarcão, 2011). Ähnlich wie das Structural Family Systems Model dient das IFAIM der Diagnostik von Familien mit multiplen Problemen wie z. B. Armut, Arbeitslosigkeit und häuslicher Gewalt. Das IFAIM integriert klinische, erzieherische, soziale, kommunale und forensische Aspekte. Ziel ist es, resilienzorientiert Familien mit multiplen Problemen Orientierung in der emotionalen sowie verhaltensbasierten Auseinandersetzung mit vordergründig ambivalenten Kontexten von Zwang sowie Verhandlung, Kontrolle sowie Unterstützung und Forderung sowie Verständnis zu ermöglichen (Brymer & Phillips, 2006; F. Walsh, 2016; T. Walsh, 2006).

Das IFAIM konzentriert sich v. a. auf die Therapeut*innenperspektive und bietet drei voneinander unabhängig konzipierte, jedoch in theoretischer Verwandtschaft stehende Skalen an. *Aufnahme- und Beurteilungsfähigkeiten* umfassen die Kompetenz zur Familiendiagnostik auf Basis einer systemischen, kollaborativen, stärken- und lösungsorientierten Grundhaltung: z. B. durch respektvolles Einholen der Einwilligung der Familie zur Mitarbeit; durch die Klärung individueller Rollen der jeweiligen Familien- und Teammitglieder bis hin zur Rolle des Therapiesystems als Ganzem gegenüber externen Professionellen und der Gemeinde; durch die zirkuläre Ressourcen- und Problemdiagnostik; und insbesondere durch den Schutz vulnerabler Familienmitglieder v. a. bei häuslicher Gewalt. *Grundfertigkeiten* beziehen sich auf grundlegende systemtherapeutische Fähigkeiten im Kontext der Kybernetik 2. Ordnung: eine aktiv gelebte Konstrukt-, Beziehungs- und Veränderungsneutralität; Einbezug familiärer Sprachgewohnheiten; Unterstützung der Familie hin zu einer offen und transparent geführten Kommunikation sowie Interaktion mit direkter sowie klarer Ansprache der Familienmitglieder untereinander und gegenüber externen sozialen Systemen; kontinuierliche Orientierung an den gemeinsam ausgehandelten Familienzielen und deren Monitoring. Die *Unterstützung von Veränderungen* umfasst die ressourcenorientierte Begleitung der Familie; die Antizipation möglicher Hindernisse auf dem Weg der Zielerreichung; die zuversichtliche Begleitung bei Stagnationen und das Einbringen von Skepsis

bei zu schnellen Veränderungsschritten; insgesamt die Wiederherstellung der familiären Ordnung durch flexible Grenzsetzungen im Familiensystem wie auch der Familie im Kontakt mit ihrer Umwelt.

Empirie

Das Integrative Family Assessment and Intervention Model (IFAIM) wird über Practitioner Skills Scales (IFAIM-PS) (de Melo et al., 2012) abgebildet (Tab. 25.1). Die Skalen bestehen aus mehreren Subdimensionen, wobei für die Familiendiagnostik die Arbeit mit den Gesamtwerten der drei Skalen ausreichend erscheint. Das IFAIM ebenso wie die IFAIM-PS sind neben psychometrischen Publikationen v. a. in detaillierten Fallstudien zur gemeindenahen Implementierung (de Melo & Alarcão, 2011, 2012) publiziert.

Training

Hervorzuheben ist die Manualisierung zum Training von Therapeut*innen in der gemeindenahen Familientherapie und deren Evaluation in einem Mixed-Method-Ansatz, der sehr deutlich die Herausforderungen familientherapeutisch-gemeindenaher Arbeit zeigt (de Melo & Alarcão, 2014). Zur Schulung der IFAIM-PS sind deren Skalen und Inhalte sehr gut publiziert (de Melo & Alarcão, 2011). Das Ratingmanual umfasst genaue Beschreibungen und Beispiele zur Beurteilung jedes Items auf der fünfstufigen Antwortskala (de Melo & Alarcão, 2009). Ein besonderer Fokus liegt auf der gemeindenahen Implementierung von IFAIM, wozu ebenfalls ein Trainingsprogramm vorliegt (de Melo & Alarcão, 2010).

▶ **Wichtig** Das Family Assessment and Intervention Model fällt durch seinen innovativen, grundständig ressourcen- sowie lösungsorientierten gemeindenahen Ansatz auf. Es erweitert den familiendiagnostischen Blick um die Fertigkeiten und Kompetenzen eines interdisziplinären Behandler*innenteams. Problematische Kommunikations- und Interaktionsmuster der Familienmitglieder untereinander wie auch der Familie als Ganzes im Kontakt mit externen Professionellen sowie der Gemeinde werden in den Blick genommen. Die IFAIM-PS sind reliabel und valide und in Studien rund um die Autor*innen der Originalpublikation vielfach genutzt.

25.7 Global Assessment of Relational Functioning

Erkenntnistheorie

Zur Erfassung des familiären Funktionsniveaus einer Familie bzw. eines sozialen Systems unabhängig von einer spezifischen Therapieschule dient die Global Assessment of Relationship Functioning Scale (GARF) (Stasch & Cierpka, 2006). Schon seit den 1980er-Jahren bemüht sich auch die Division 43 Family Psychology der American Psychological Association (APA) um die Etablierung einer beziehungsorientierten Diagnostik. Die GARF kann als Pendant zu der individuumzentrierten Global Assessment of Functioning Scale (GAF) (Aas, 2010) gesehen werden. Sie hat eine internationale Verbreitung durch die Publikationen zum Diagnostischen und Statistischen Manual Mentaler Störungen, vierte Version (DSM-IV) erfahren. Leider wurde die Skala im DSM-5 nicht mehr aufgenommen. Anhand der GARF wird das Ausmaß eingeschätzt, in dem eine Beziehung die affektiven und/oder lebenspraktischen Bedürfnisse eines sozialen Systems erfüllt. Im Instruktionsteil der GARF ist zu beachten, dass spezifiziert werden muss, um welches Beziehungssystem es sich bei der Einschätzung handelt: z. B. um ein Paar, eine Familie oder ein professionelles Netzwerk. Die *Problemlösung* beschreibt die Fähigkeit, Ziele und Regeln auszuhandeln, Routinetätigkeiten zu bewältigen, mit Stress und Belastungen umgehen zu können sowie die familiäre Kommunikations- und Konfliktlösefähigkeit. Die *Organisation* beschreibt die Aufrechterhaltung von interpersonellen Rollen und Subsystemgrenzen, das Funktionieren in Hierarchien, Koalitionen sowie die Verteilung von Macht, Kontrolle und Verantwortung. Das *emotionale Klima* umfasst die Qualität der Sorge für andere, Empathie sowie Bindung, gegenseitige Wertschätzung, wechselseitiges affektives Verständnis, Respekt sowie Achtung und die Qualität der sexuellen Beziehung. Hohe Ausprägungen indizieren ein hohes familiäres Funktionsniveau, niedrige Ausprägungen eine starke familiäre Dysfunktionalität.

Empirie

Die GARF ist international das wahrscheinlich am häufigsten eingesetzte Instrument zur Erfassung des familiären Funktionsniveaus (Stasch & Cierpka, 2006). Sie ist psychometrisch sehr gut validiert (Committee on the Family of the Group for the Advancement of Psychiatry, 1996; Dausch et al., 1996; Mello et al., 2007; Stein et al., 2009). Mit der GARF können klinische Einschätzungen von Familien mit leichten bis schweren und multiplen psychischen Störungen (Carrà et al., 2016; Tantirangsee et al., 2015) geleistet werden. Dabei kann die Störung primär bei einem Erwachsenen (Heru, 2010; Wiegand-Grefe et al., 2016), einem Kind (Deshpande et al., 2015) oder der Familie als Ganzes konstruiert werden. Die GARF wird international eingesetzt (Falceto et al., 2012), u. a. im Rahmen von Psychiatrien mit familientherapeutischen Sektionen (Denton et al., 2010) und auch in der Arbeit mit Straßenkindern und Familien in prekären Lebenslagen wie z. B. Armut (Maciel et al., 2013). Meist wird die GARF querschnittlich zur Eingangsdiagnostik genutzt, zunehmend auch zur Evaluation ambulanter und stationärer Psychotherapien (Hunger et al., 2020; Stasch et al., 2007). Zusätzliche Prominenz erlangt die GARF gerade in den letzten Jahren mit Blick auf allgemeinpsychologische Fragestellungen (Piccolo et al. 2016).

Training

Zur Schulung der GARF kann die Skala vollständig und frei zugänglich eingesehen werden (Stasch & Cierpka, 2006). Die Subskalen sind gut ausformuliert und erwartbare Kommunikations- und Interaktionsmuster jeder Einstufung auf der Ratingskala umfangreich beschrieben.

▶ **Wichtig** Die GARF ist international die von allen vorgestellten Instrumenten am meisten verbreitete Ratingskala. Dies liegt sicherlich auch an ihrer theoriefreien und von Schulen unabhängigen Konstruktion. Die GARF besticht auf den ersten Blick durch ihre freie Verfügbarkeit, internationale Bekanntschaft und unkomplizierte sowie ökomische Anwendbarkeit. Leider ist die GARF im Gegensatz zum DSM-IV im DSM-5 nicht mehr repräsentiert.

25.8 Güte der Instrumente

Aus den Prozessmodellen heraus haben sich verschiedene Ratingskalen entwickelt. Sie liegen als Fremdeinschätzungen vor. Das Circumplex-Modell, das Beavers-Modell und das McMaster-Modell bieten zusätzlich Selbsteinschätzungen an (vgl. Kap. 26). Darüber hinaus sind einige von ihrem Ursprung her als Selbsteinschätzungen entwickelte Instrumente in der Validierung als Fremdeinschätzung (Hunger, 2018; Hunger et al., 2017; Hunger et al., 2016). Die vorgestellten Ratingskalen verfügen über eine hohe bis zufriedenstellende psychometrische Güte (Objektivität, Reliabilität, Validität) und ermöglichen eine zu-

verlässige Einschätzung der gleichen Familie durch unabhängige Beurteiler*innen (Interrater-Reliabilität). Sowohl die Fremd- als auch die Selbstberichtsversionen der Prozessmodelle ermöglichen valide Aussagen über starke Ausprägungen auf den Antwortskalen und ein besonders dysfunktionales oder funktionales familiäres Funktionsniveau. Einschränkend ist anzumerken, dass die Prozessmodelle noch nicht erschöpfend empirisch abgesichert sind. Das Circumplex-Modell macht dies deutlich: Der kurvilineare Zusammenhang von Kohäsion und Adaptabilität, vermittelt über Kommunikation, mit dem familiären Funktionsniveau zeigt sich v. a. bei Einschätzung unabhängiger Beobachter*innen auf der OCRS, nicht jedoch im Selbstbericht auf dem FACES (Thomas & Olson, 1993, 1994). Ein revidiertes Modell diskriminiert daher zwischen den verschiedenen Perspektiven und postuliert für Selbsteinschätzungen einen linearen Zusammenhang und für Fremdeinschätzungen einen kurvilinearen Zusammenhang von Kommunikation und Kohäsion. Die Dimension der Adaptabilität bleibt dabei unberücksichtigt (Thomas & Ozechowski, 2000) (Abb. 25.3). Es wird deutlich, wie wichtig zukünftige Studien zu einer verstärkt empirischen Absicherung der Prozessmodelle beitragen können.

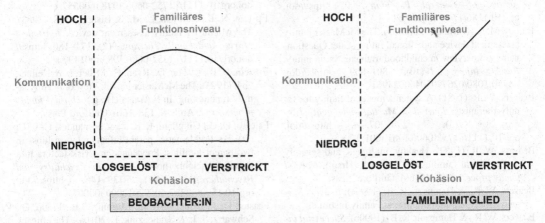

Abb. 25.3 Revidiertes Circumplex-Modell zur Unterscheidung von Fremd- und Selbsteinschätzungen. (Nach Thomas & Ozechowski, 2000; S. 531, mit freundlicher Genehmigung)

Fazit

Es erscheint als gewinnbringend, die Prozessmodelle kontextsensibel zu nutzen: Das Beavers-Modell, das McMaster-Modell und das Structural Family Systems Model erscheinen stark sensitiv zur Identifikation klinischer Fälle. Das Circumplex-Modell, das Integrated Family Assessment and Intervention Model und das Global Assessment of Relational Functioning können ebenso gut in der Arbeit mit nicht-klinischen Fällen genutzt werden. Jedes der vorgestellten Modelle hat die familiendiagnostische Forschung deutlich stimuliert. Alle haben dazu beigetragen, Familientherapien erfolgreicher mitzugestalten. Neben dem möglichen Nutzen für die Forschung sollte das mit den Modellen gewonnene Wissen betroffenen Familien angeboten und im therapeutischen Prozess i. S. relationaler Forschung (McNamee, 2017) eingebracht werden.

Literatur

Aas, M. (2010). Global Assessment of Functioning (GAF): Properties and frontier of current knowledge. *Annals of General Psychiatry, 9*. https://doi.org/10.1186/1744-859X-9-20

Barney, M. C., & Max, J. E. (2005). The McMaster family assessment device and clinical rating scale: Questionnaire vs interview in childhood traumatic brain injury. *Brain Injury, 19*(10), 801–809. https://doi.org/10.1080/02699050400024961

Beavers, W. R. (1981). A systems model of family for family therapists. *Journal of Marital and Family Therapy, 7*(3), 299–307. https://doi.org/10.1111/j.1752-0606.1981.tb01382.x

Beavers, W. R. (1982). Healthy, midrange, and severely dysfunctional families. In F. Walsh (Hrsg.), *Normal family processes* (S. 45–66). Guilford Press.

Beavers, W. R., & Hampson, R. B. (1990a). *Beavers Systems Model manual*. Southwest Family Institute.

Beavers, W. R., & Hampson, R. B. (1990b). *Successful families: Assessment and intervention*. Norton.

Beavers, W. R. & Hampson, R. B. (2000). The Beavers System Model of Family Functioning. *Journal of Family Therapy, 22*, 128–143

Brymer, L. K., & Phillips, J. M. (2006). Contextual meanings in action: Integration of social work and family therapy in child protective services. *Journal of Systemic Therapies, 25*(2), 13–23. https://doi.org/10.1521/jsyt.2006.25.2.13

Carrà, G., Johnson, S., Crocamo, C., Angermeyer, M. C., Brugha, T., Azorin, J.-M., et al. (2016). Psychosocial functioning, quality of life and clinical correlates of comorbid alcohol and drug dependence syndromes in people with schizophrenia across Europe. *Psychiatry Research, 239*, 301–307. https://doi.org/10.1016/j.psychres.2016.03.038

Committee on the Family of the Group for the Advancement of Psychiatry. (1996). Global assessment of relational functioning scale (GARF): I Background and rationale. *Family Process, 35*(2), 155–172. https://doi.org/10.1111/j.1545-5300.1996.00155.x

Dausch, B. M., Miklowitz, D. J., & Richards, J. A. (1996). Global Assessment of Relational Functioning Scale (GARF): II Reliability and validity in a sample of families of bipolar patients. *Family Process, 35*(2), 175–189. https://doi.org/10.1111/j.1545-5300.1996.00175.x

Denton, W. H., Nakonezny, P. A., & Burwell, S. R. (2010). Reliability and validity of the global assessment of relational functioning (GARF) in a psychiatric family therapy clinic. *Journal of Marital and Family Therapy, 36*(3), 376–387.

Deshpande, S. S., Ganapathy, V., & Bendre, N. (2015). Psychosocial morbidities in children with medically unexplained pain symptoms: A study from India. *ASEAN Journal of Psychiatry, 16*(1), 18–27.

Epstein, N. B., & Bishop, D. S. (1981). Problem centered systems therapy of the family. *Journal of Marital and Family Therapy, 7*(1), 23–31. https://doi.org/10.1111/j.1752-0606.1981.tb01348.x

Epstein, N. B., Bishop, D. S., & Levin, S. (1978). The McMaster model of family functioning. *Journal of Marriage and Family Counseling, 4*(4), 19–31. https://doi.org/10.1111/j.1752-0606.1978.tb00537.x

Epstein, N. B., Baldwin, L. M., & Bishop, D. S. (1983). The McMaster family assessment device. *Journal of Marital and Family Therapy, 9*(2), 171–180. https://doi.org/10.1111/j.1752-0606.1983.tb01497.x

Epstein, N. B., Bishop, D., Ryan, C., Miller, I., & Keitner, G. I. (1993). The McMaster model: View of healthy family functioning. In F. Walsh (Hrsg.), *Normal family processes* (2. Aufl., S. 138–160). Guilford Press.

Falceto, O. G., Giugliani, E. R. J., & Fernandes, C. L. C. (2012). Problematic parent-infant relationships in two-parent families: Prevalence and risk factors in a Brazilian neighborhood. *Trends in Psychiatry and Psychotherapy, 34*(3), 139–146. https://doi.org/10.1590/S2237-60892012000300005

Feaster, D. J., Brincks, A. M., Mitrani, V. B., Prado, G., Schwartz, S. J., & Szapocznik, J. (2010a). The efficacy of structural ecosystems therapy for HIV medication adherence with African American women. *Journal of Family Psychology, 24*(1), 51–59.

Feaster, D. J., Burns, M. J., Brincks, A. M., Prado, G., Mitrani, V. B., Mauer, M. H., & Szapocznik, J. (2010b). Structural ecosystems therapy for HIV+

African-American women and drug abuse relapse. *Family Process, 49*(2), 204–219.

Hampson, R. B., & Beavers, W. R. (1996). Measuring family therapy outcome in a clinical setting: Families that do better or do worse in therapy. *Family Process, 35*(3), 347–361. https://doi.org/10.1111/j.1545-5300.1996.00347.x

Henggeler, S. W., & Schaeffer, C. M. (2019). Multisystemic Therapy®: Clinical procedures, outcomes, and implementation research. In B. H. Fiese, M. Celano, K. Deater-Deckard, E. N. Jouriles, & M. A. Whisman (Hrsg.), *APA handbook of contemporary family psychology: Family therapy and training* (Bd. 3, S. 205–220). American Psychological Association.

Heru, A. (2010). Improving marital quality in women with medical illness: Integration of evidence-based programs into clinical practice. *Journal of Psychiatric Practice, 16*(5), 297–305. https://doi.org/10.1097/01.pra.0000388625.91039.ea

Horigian, V. E., Feaster, D. J., Brincks, A., Robbins, M. S., Perez, M. A., & Szapocznik, J. (2015). The effects of Brief Strategic Family Therapy (BSFT) on parent substance use and the association between parent and adolescent substance use. *Addictive behaviors, 42*, 44–50.

Hunger, C. (2018). Das Drei-Ebenen-Modell der Familien- und Systemdiagnostik: Überblick und Erhebungsverfahren [Sonderheft In Memoriam Manfred Cierpka]. *Psychotherapeut, 63*(5), 381–392.

Hunger, C. (2021). *Systemische Therapie*. Kohlhammer.

Hunger, C., Krause, L., Hilzinger, R., Ditzen, B., & Schweitzer, J. (2016). When significant others suffer: German validation of the Burden Assessment Scale (BAS). *PLoS ONE, 11*(10), e0163101. https://doi.org/10.1371/journal.pone.0163101

Hunger, C., Bornhäuser, A., Link, L., Geigges, J., Voss, A., Weinhold, J., & Schweitzer, J. (2017). The Experience in Personal Social Systems Questionnaire (EXIS.pers): Development and psychometric properties. *Family Process, 56*(1), 154–170. https://doi.org/10.1111/famp.12205

Hunger, C., Hilzinger, R., Klewinghaus, L., Deusser, L., Sander, A., Mander, J., et al. (2020). Comparing cognitive behavioral therapy and systemic therapy for social anxiety disorder: Randomized controlled pilot trial (SOPHO-CBT/ST). *Family Process, 59*(4), 1389–1406. https://doi.org/10.1111/famp.12492

Lebow, J. (1981). Issues in the assessment of outcome in family therapy. *Family Process, 20*(2), 167–188. https://doi.org/10.1111/j.1545-5300.1981.00167.x

Lewis, A. C. (2018). *Utility of a model of family functioning to predict early adolescent internalizing and externalizing behaviors: Relations to child maltreatment and maternal depressive symptoms*. (78). ProQuest Information & Learning, Available from EBSCOhost APA PsycInfo database.

Lewis, J. M., Beavers, W. R., Gossett, J. T., & Philipss, V. A. (1976). *No single thread: Psychological health in family systems*. Brunner/Mazel.

Maciel, M. R., Mello, A. F., Fossaluza, V., Nobrega, L. P., Cividanes, G. C., Mari, J. J., & Mello, M. F. (2013). Children working on the streets in Brazil: Predictors of mental health problems. *European Child & Adolescent Psychiatry, 22*(3), 165–175. https://doi.org/10.1007/s00787-012-0335-0

Maziade, M., Côté, R., Boudreault, M., Thivierge, J., & Boutin, P. (1986). Family correlates of temperament continuity and change across middle childhood. *American Journal of Orthopsychiatry, 56*(2), 195–203. https://doi.org/10.1111/j.1939-0025.1986.tb02719.x

Maziade, M., Bernier, H., Thivierge, J., & Côté, R. (1987). The relationship between family functioning and demographic characteristics in an epidemiological study. *The Canadian Journal of Psychiatry/La Revue canadienne de psychiatrie, 32*(7), 526–533.

McNamee, S. (2017). Relationale Forschung – Praxis verändern. *Familiendynamik, 42*(3), 240–245.

Mead, G. (1934). *Mind, self and society*. University of Chicago Press.

Mello, A. F., Blay, S. L., & Kohn, R. (2007). Global Assessment of Relational Functioning scale (GARF): A validity study in patients with recurrent major depression in Brazil. *Transcultural Psychiatry, 44*(1), 55–64. https://doi.org/10.1177/1363461507074969

de Melo, A. T., & Alarcão, M. (2009). *Scoring manual for the Scales for the Assessment of IFAIM's practitioners' skills*. Unpublished manuscript.

de Melo, A. T., & Alarcão, M. (2010). The Integrated Family Assessment and Intervention Model (IFAIM): Evaluation of a proposal to be implemented in centers for family support and parental counseling. *Psicologia: Revista da Associação Portuguesa Psicologia, 24*(2), 197–218. https://doi.org/10.17575/rpsicol.v24i2.313

de Melo, A. T., & Alarcão, M. (2011). Integrated family assessment and intervention model: A collaborative approach to support multi-challenged families. *Contemporary Family Therapy: An International Journal, 33*(4), 400–416. https://doi.org/10.1007/s10591-011-9168-0

de Melo, A. T., Alarcão, M., & Pimentel, I. (2012). Validity and reliability of three rating scales to assess practitioners' skills to conduct collaborative, strength-based, systemic work in family-based services. *American Journal of Family Therapy, 40*(5), 420–433. https://doi.org/10.1080/01926187.2011.627316

de Melo, A. T., & Alarcão, M. (2012). Implementation of a community-based family-centered program in Portugal: A multiple case study evaluation. *Journal of Community Psychology, 40*(6), 665–680. https://doi.org/10.1002/jcop.20524

de Melo, A. T., & Alarcão, M. (2014). Training professionals in community settings: Change processes and outcomes in a child protection context. *Psychologica, 57*(2), 53–72. https://doi.org/10.14195/1647-8606_57-2_3

de Melo, A. T., Alarcão, M., & Pimentel, I. (2012). Validity and reliability of three rating scales to assess practitioners' skills to conduct collaborative, strength-based, systemic work in family-based services. *American Journal of Family Therapy, 40*(5), 420–433. https://doi.org/10.1080/01926187.2011.627316

Miller, I. W., Kabacoff, R. I., Epstein, N. B., Bishop, D. S., Keitner, G. I., Baldwin, L. M., van der Spuy, H. I., & j. (1994). The development of a clinical rating scale for the McMaster model of family functioning. *Family Process, 33*(1), 53–69. https://doi.org/10.1111/j.1545-5300.1994.00053.x

Minuchin, S., & Nichols, M. P. (1998). Structural family therapy. In F. M. Dattilio (Hrsg.), *Case studies in couple and family therapy: Systemic and cognitive perspectives* (S. 108–131). Guilford Press.

Mitrani, V. B., Feaster, D. J., McCabe, B. E., Czaja, S. J., & Szapocznik, J. (2005). Adapting the structural family systems rating to assess the patterns of interaction in families of dementia caregivers. *The Gerontologist, 45*(4), 445–455. https://doi.org/10.1093/geront/45.4.445

Mitrani, V. B., McCabe, B. E., Burns, M. J., & Feaster, D. J. (2012). Family mechanisms of structural ecosystems therapy for HIV-seropositive women in drug recovery. *Health Psychology, 31*(5), 591–600.

Olson, D. (2011, January). Faces IV and the circumplex model: Validation study. *Journal of Marital and Family Therapy, 37*(1), 64–80. https://doi.org/10.1111/j.1752-0606.2009.00175.x

Olson, D. H. (1988). Circumplex Model of family systems: VIII Family assessment and intervention. *Journal of Psychotherapy & the Family, 4*(1), 7–49

Olson, D. H. & Killorin, E. (1985). Clinical Rating Scale for the Circumplex Model of marital and family systems. Minnesota, USA: University of Minnesota, Department of Family Social Science

Olson, D. H., Sprenkle, D. H., & Russell, C. S. (1979). Circumplex Model of marital and family systems: I Cohesion and adaptability dimensions, family types, and clinical applications. *Family Process, 18*(1), 3–28. https://doi.org/10.1111/j.1545-5300.1979.00003.x

Olson, D. H., Russell, C. S., & Sprenkle, D. H. (1980). Circumplex Model of marital and family systems: II. Empirical studies and clinical intervention. *Advanced Family Intervention, 1*, 120–179.

Olson, D. H., Russell, C. S., & Sprenkle, D. H. (1983). Circumplex Model of marital and family systems: VI Theoretical update. *Family Process, 22*(1), 69–83. https://doi.org/10.1111/j.1545-5300.1983.00069.x

Olson, D. H., Waldvogel, L., & Schlieff, M. (2019). Circumplex Model of marital and family systems: An update. *Journal of Family Theory & Review.* https://doi.org/10.1111/jftr.12331

Piccolo, L. d. R., de Salles, J. F., Falceto, O. G., Fernandes, C. L., & Grassi-Oliveira, R. (2016). Can reactivity to stress and family environment explain memory and executive function performance in early and middle childhood? *Trends in Psychiatry and Psychotherapy, 38*(2), 80–89. https://doi.org/10.1590/2237-6089-2015-0085

Raspin, C. G. (2004). *Eating disorders and family patterns: Classifying families using the beavers family systems model* (Unpublished Dissertation). Southern Methodist University/ProQuest.

Santisteban, D. A., Coatsworth, J. D., Perez-Vidal, A., Kurtines, W. M., Schwartz, S. J., LaPerriere, A., & Szapocznik, J. (2003). Efficacy of brief strategic family therapy in modifying Hispanic adolescent behavior problems and substance use. *Journal of Family Psychology, 17*(1), 121–133. https://doi.org/10.1037/0893-3200.17.1.121

Sheets, E. S., & Miller, I. W. (2010). Predictors of relationship functioning for patients with bipolar disorder and their partners. *Journal of Family Psychology, 24*(4), 371–379. https://doi.org/10.1037/a0020352

Stasch, M., & Cierpka, M. (2006). Beziehungsdiagnostik mit der GARF-Skala: Ein Plädoyer für die interpersonelle Perspektive nicht nur in der Mehrpersonen-Psychotherapie. *Psychotherapie im Dialog, 11*(1), 56–63.

Stasch, M., Schmal, H., Hillenbrand, E., & Cierpka, M. (2007). Fokusorientierte Interventionen mit der OPD in der stationären Psychotherapie: Effekte auf Ergebnis und Verlauf der Behandlung = The use of OPD-based focused interventions in inpatient psychotherapy: Effects on outcome and course of treatment. *Zeitschrift für Psychosomatische Medizin und Psychotherapie, 53*(4), 309–323. https://doi.org/10.13109/zptm.2007.53.4.309

Stein, M. B., Hilsenroth, M., Pinsker-Aspen, J. H., & Primavera, L. (2009). Validity of DSM-IV axis V global assessment of relational functioning scale: A multimethod assessment. *Journal of Nervous and Mental Disease, 197*(1), 50–55. https://doi.org/10.1097/NMD.0b013e3181923ca1

Steiniger, C. (2002a). *Familienkompetenzskalen.* Lehmanns.

Steiniger, C. (2002b). *Familienstilskalen.* Lehmanns.

Szapocznik, J., & Prado, G. (2007). Negative effects on family functioning from psychosocial treatments: A recommendation for expanded safety monitoring. *Journal of Family Psychology, 21*(3), 468–478. https://doi.org/10.1037/0893-3200.21.3.468

Szapocznik, J., Hervis, O., Rio, A. T., Mitrani, V. B., Kurtines, W., & Faraci, A. M. (1991). Assessing change in family functioning as a result of treatment: The Structural Family Systems Rating scale (SFSR). *Journal of Marital and Family Therapy, 17*(3), 295–310. https://doi.org/10.1111/j.1752-0606.1991.tb00897.x

Tantirangsee, N., Assanangkornchai, S., & Marsden, J. (2015). Effects of a brief intervention for substance use on tobacco smoking and family relationship functioning in schizophrenia and related psychoses: A randomised controlled trial. *Journal of Substance Abuse Treatment, 51*, 30–37. https://doi.org/10.1016/j.jsat.2014.10.011

Thomas, V. (2008). Prozessmodelle und Ratingskalen. In M. Cierpka (Hrsg.), *Handbuch der Familiendiagnostik.* Springer.

Thomas, V., & Olson, D. H. (1993). Problem families and the Circumplex Model: Observational assessment using the Clinical Rating Scale (CRS). *Journal of Marital and Family Therapy, 19*(2), 159–175. https://doi.org/10.1111/j.1752-0606.1993.tb00975.x

Thomas, V., & Olson, D. H. (1994). Circumplex model: Curvilinearity using Clinical Rating Scale (CRS) and Faces III. *The Family Journal, 2*(1), 36–44. https://doi.org/10.1177/1066480794021006

Thomas, V., & Ozechowski, T. J. (2000). A test of the Circumplex Model of marital and family systems using the Clinical Rating Scale. *Journal of Marital and Family Therapy, 26*(4), 523–534. https://doi.org/10.1111/j.1752-0606.2000.tb00321.x

Tienari, P., Wynne, L. C., Sorri, A., Lahti, I., Moring, J., Nieminen, P., et al. (2005). Observing relationships in Finnish adoptive families: Oulu Family Rating Scale. *Nordic Journal of Psychiatry, 59*(4), 253–263. https://doi.org/10.1080/08039480500227683

Walsh, F. (2016). *Strengthening family resilience* (3. Aufl.). Guilford Press.

Walsh, T. (2006). Two sides of the same coin: Ambiguity and complexity in child protection work. *Journal of Systemic Therapies, 25*(2), 38–49. https://doi.org/10.1521/jsyt.2006.25.2.38

Wang, J., & Zhao, X. (2013). Family functioning assessed by self-reported and observer-reported ratings of depressed patients and their partners. *Journal of Nervous and Mental Disease, 201*(5), 384–388. https://doi.org/10.1097/NMD.0b013e31828e115a

White, M. K., Epston, D., & Balkenhol, M. (2020). *Die Zähmung der Monster* (8. Aufl.). Carl-Auer.

White, M. K., Loth, W., & Hildenbrand, A. (2021). *Landkarten der narrativen Therapie* (2. Aufl.). Carl-Auer.

Wiegand-Grefe, S., Alberts, J., Petermann, F., & Plass, A. (2016). Familienfunktionalität und familiäre Beziehungen im Perspektivenvergleich. Effekte einer manualisierten Intervention für Familien mit einem psychisch kranken Elternteil = Differential perspectives on family functioning and interfamilial relationships: The effect of a manualized intervention program on children of mentally ill parents. *Kindheit und Entwicklung: Zeitschrift für Klinische Kinderpsychologie, 25*(2), 77–88. https://doi.org/10.1026/0942-5403/a000192

Wretman, C. J. (2016). Saving Satir: Contemporary perspectives on the change process model. *Social Work, 61*(1), 61–68. https://doi.org/10.1093/sw/swv056

Deutschsprachige Fragebogeninventare im Kontext Paar- und Familiendiagnostik

Corina Aguilar-Raab und Friederike Winter

▶ Dieses Kapitel gibt einen Überblick über bestehende validierte deutschsprachige Selbstberichtfragebögen zur Paar- und Familiendiagnostik. Es werden wichtige zugrunde liegende Theorien erläutert und eine Auswahl aktueller Fragebögen zur Nutzung im Anwendungs- und Forschungskontext genauer beleuchtet. Abschließend werden kritische Aspekte standardisierter Fragebögen vor allem mit Bezug zu Settings, in denen mit mehreren Personen gearbeitet wird, diskutiert.

26.1 Einleitung

Der Einsatz von Fragebögen im Rahmen der Diagnostik gewinnt aufgrund der Standardisierung und Objektivierung eine hohe Bedeutung im Rahmen präventiver und klinisch-

C. Aguilar-Raab (✉)
Institut für Medizinische Psychologie,
Universitätsklinikum Heidelberg,
Heidelberg, Deutschland

Lehrstuhl für Klinische Psychologie, Interaktions- und Psychotherapieforschung, Universität Mannheim, Fakultät für Sozialwissenschaften,
Mannheim, Deutschland
e-mail: corina.aguilar-raab@med.uni-heidelberg.de

F. Winter
Institut für Medizinische Psychologie,
Universitätsklinikum Heidelberg,
Heidelberg, Deutschland
e-mail: friederike.winter@med.uni-heidelberg.de

psychologischer Interventionen, und zwar nicht nur mehr in der Forschung, sondern auch zunehmend unter Praktiker*innen. Dies liegt sicher nicht allein daran, dass der Einsatz psychometrischer, valider Verfahren über die Krankenkassen abgerechnet werden kann oder die Nutzung zunehmend (technisch) leichter zu realisieren ist. Vielmehr kann so der eigene klinische Eindruck unterstrichen, modifiziert sowie die Aufmerksamkeit in Bereiche gelenkt werden, die sonst nicht genauer exploriert würden.

▶ **Wichtig** Bei der Arbeit mit und der Erforschung von Paaren und Familien beinhaltet das diagnostische Vorgehen und insbesondere der Einsatz von Fragebögen einige Herausforderungen: Im Vordergrund stehen nicht Individuen, sondern mindestens zwei, meist mehr als zwei Personen und deren Beziehungen zueinander.

Der Komplexitätsgrad bezogen auf das Miteinander wird im Rahmen der Operationalisierung durch die standardisierte Erfassung über psychometrische Fragebögen zwangsläufig reduziert, was mit Nach-, aber auch mit Vorteilen einhergeht: Einerseits kann so nicht dem eigentlichen vollumfänglichen Geschehen des Miteinanders von mehreren Menschen Rechnung getragen werden und möglicherweise bleiben wertvolle Informationen unberücksichtigt. Andererseits ermöglicht es, einen besonders relevanten Fokus zu setzen, der die Erfassung in zeit-

© Springer-Verlag Berlin Heidelberg 2024
G. Reich et al. (Hrsg.), *Handbuch der Familiendiagnostik*, Psychotherapie: Praxis,
https://doi.org/10.1007/978-3-662-66879-5_26

licher und ökonomischer Hinsicht praktisch umsetzbar(er) macht. Etwa ein Fokus, der im praktischen Kontext durch stetige (Wieder-)Herstellung über Monitoring- und Feedback-Schleifen das Arbeitsbündnis festigt (Brattland et al., 2019).

Wer entscheidet, was relevant ist? Verschiedene Perspektiven bieten eine Antwort auf diese Frage.

1. Zunächst ist es wichtig, zwischen Innen- und Außenperspektive zu unterscheiden. Im klinischen Kontext wird häufig der klinisch-erfahrenen Außenperspektive der Rater*innen mehr Gewicht zugesprochen. Es wird hier angenommen, dass die Beurteilung und Interpretation durch Hinzuziehen vergleichbarer Situationen (Abwägen und Relativieren durch Wissen, Kompetenz, Erfahrung) auf breiteren, womöglich gar objektiveren (belastbareren) Aspekten fußt als die Innensicht der Betroffenen. Leider ergibt sich hierbei häufig die Schwierigkeit einer vorliegenden Diskrepanz zwischen Innen- und Außenperspektive, wobei die Innenperspektive im klinischen Bereich (therapeutisch) überwiegend berücksichtigt sein sollte (da es vor allem um subjektive Einschätzungen des eigenen Erlebens und Verhaltens des/der Betroffenen geht). In der therapeutischen Arbeit mit mehreren Personen kommt erschwerend hinzu, dass ein*e Rater*in einem sozialen System mit mehreren Perspektiven gegenübersteht. Das führt zu einem zweiten kritischen Aspekt.

2. Welche Perspektive der Innensicht ist relevant(er), beispielsweise die Eltern- oder die Kinderperspektive auf die Familienbeziehungen? Wie können verschiedene Perspektiven sinnvoll miteinander verknüpft bzw. in ihren jeweiligen Besonderheiten bei der Diagnostik berücksichtigt werden? Die aktuelle Forschungslandschaft zeigt, dass trotz der therapeutischen Arbeit mit mehreren Personen in der Regel auf Individuumsebene ausgewertet wird (Sanderson et al., 2009) oder die Daten mehrerer Personen beispielsweise über Mittelwertbildung aggregiert werden (Cierpka, 2008). Auf diese Weise geht genau das verloren, was jedoch im Kontext der Paar-

und Familienberatung und -therapie von besonderer Relevanz ist. Über die Anwendung komplexer statistischer Verfahren hinaus wie Mehrebenenmodelle, die die abhängige Datenstruktur berücksichtigen, braucht es auch im praktischen Sinne innovative Ideen, wie die verschiedenen Perspektiven der Beteiligten berücksichtigt werden können, ohne hohen Aufwand und ohne statistisch versierte Kenntnisse.

3. Übergeordnet kommt noch ein weiterer Aspekt hinzu: Ein diagnostischer Fragebogen erfasst das, wonach gefragt wird. Testentwickler*innen legen fest, welche Dimensionen durch welche Frage- oder Aussageformulierungen abgebildet werden sollen (was natürlich im Sinne der Gütekriterien, der Messgenauigkeit und der Treffsicherheit der Konstrukterfassung mehr oder weniger gesichert werden kann). Oft basieren die Fragebogenentwicklung und die eingeschlossenen inhaltlichen Dimensionen auf Theorien, die wiederum aus praktischen Beobachtungen abgeleitet wurden (Kreislaufprozess von Induktion - Deduktion).

26.2 Zugrunde liegende Theorien bzw. Modelle in der Paar- und Familiendiagnostik: Welches sind die entscheidenden Dimensionen im interpersonellen Kontext?

26.2.1 Modelle bezogen auf Struktur-, Funktions- und Prozessmerkmale von Paaren und Familien

„Struktur (= S.) [engl. structure; lat. structura Bau, Ordnung], die S. ist der formale Aufbau von Ordnungsverhältnissen in einem Zusammenhang" (Dorsch Lexikon der Psychologie, 2021).

Vor dem Hintergrund dieses Zitats ist der kleinste gemeinsame Nenner von Struktur im Paar- und Familienkontext die Art und Weise, wie sich die Mitglieder eines sozialen Systems im Hinblick auf ihre Interaktionen miteinander organisieren, und ob sich hierbei Hinweise von Dysfunktionalität und Pathologie ergeben.

Strukturelle Aspekte nach Minuchin

▶ **Definition** Nach Minuchin (1974), auf den der strukturelle Familientherapieansatz zurückgeht (Kap. 13), beinhaltet die (Familien-)Struktur die Art und Weise, wie ein Familiensystem und seine Interaktionsmuster organisiert sind, und zwar rund um die Aspekte *Führung* (Autorität, Verantwortung), formelle und informelle *Organisation* der Subsysteme (Verbindungen – wer unterstützt wen, wer ist wem am nächsten? Triangulationen etc.) und *Kommunikationsfluss* (quantitativ, qualitativ und die Richtung) (Kerig & Lindahl, 2001).

Wichtig ist dabei die Erfassung der angemessenen (Un-)Durchlässigkeit von Grenzen nach außen und innen. Dynamische Grenzziehungen können demnach zu wenig oder zu viel sein (z. B. zu starre oder zu diffuse Grenzen und zu wenig Anpassungs-/Veränderungsbereitschaft), wenn etwa eine Mutter und ihre adoleszente Tochter symbiotisch eine Art Mädchenfreundschaft betreiben, die eine Subgrenzziehung und Distanzierung zwischen Eltern und Tochter quasi verunmöglicht. Einige der auch deutschsprachig validierten Fragebögen greifen diese Aspekte mehr oder weniger auf, wie fortfolgend noch deutlich wird. Die Structural Family Interaction Scale (SFIS) (Perosa et al., 1981) erfasst die strukturellen Aspekte sensu Minuchin über die Dimensionen *Verstrickung, Rigidität, Überbehütung und Konfliktvermeidung*. Sie hat bisher kaum Einzug in die deutschsprachige Forschung und Anwendung gefunden, sodass wir an dieser Stelle auf eine ausführliche Beschreibung verzichten.

Funktions- und Prozessmerkmale

Bei Sinn- und Zweckgemeinschaften sind diese durch den jeweils spezifischen Sinn oder Zweck definiert. Bei Paaren und Familien wird dieses häufig nicht explizit unter Mitgliedern verhandelt oder ausgelotet. Stattdessen geht es einerseits um natürliche Entwicklungsprozesse und Bedürf-

nisse einzelner Mitglieder. Andererseits braucht es Ausgleichs- und dynamische Gleichgewichtsprozesse zur Erhaltung des sozialen Systems selbst (Zugehörigkeit, Systemgrenzen etc.) und zur Aufrechterhaltung der Aufgabenbewältigung. Welche *Aufgaben* – neben der *Lebensunterhaltung* – etwa eine Familie hat, ist abhängig von zeitlich-kulturellen und gesellschaftlichen Rahmenbedingungen sowie vom System selbst definierter (meist nicht expliziter) Zielhorizonte. Eine Partnerschaft kann den Zweck erfüllen, gemeinsam den Hof zu bestellen oder leidenschaftliche Nähe zu leben. Nicht alle Aspekte familiären oder partnerschaftlichen Funktionierens werden in den Modellen, die Grundlage für viele operationalisierte Erfassungsinstrumente sind, aufgegriffen. Diese beziehen sich in der Regel auf eine Mischung aus affektiv-emotionalen und instrumentellen Aspekten des Zusammenlebens. Dazu gehört auf einer übergeordneten Ebene der Grad der Flexibilität und die Anpassungsleistung im Umgang mit Veränderungsprozessen im Zeitverlauf (vgl. Abb. 26.1). Im Folgenden werden einige Modelle und einige dazu passende Fragebögen in dieser Hinsicht beleuchtet.

Entwicklungs-Kohäsions-Modell

Helm Stierlin hat das Konzept der *bezogenen Individuation* (Stierlin, 1994) im deutschsprachigen Bereich ausgearbeitet (Kap. 13 und 14). Die Entwicklung einzelner Familienmitglieder (insbesondere der Kinder) kann demnach besonders gut gelingen, wenn individuelle Autonomie bei gleichzeitiger Bezogenheit oder Bindung möglich ist. Im verwandten Entwicklungs-Kohäsions-Modell (Mattejat, 1993) wird ebenfalls davon ausgegangen, dass günstige familiäre Entwicklungsbedingungen vorliegen, wenn die Familienmitglieder individuelle Autonomie bei vorhandener emotionaler Verbundenheit erreichen können.

▶ **Wichtig** Der Fragebogen Subjektives Familienbild (SFB) von Mattejat und Scholz (1994) kann hierzu als beziehungsdiagnostisches Instrument ab 12 Jahren eingesetzt werden. Er zeichnet sich dadurch aus, dass jedes Familienmitglied oder jedes Mitglied

Abb. 26.1 Foki familiendiagnostischer Modelle

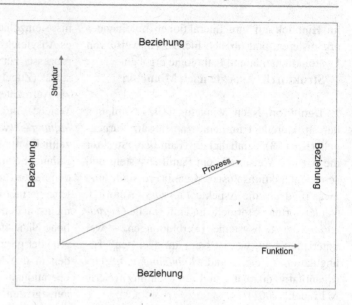

anderer sozialer Beziehungen die möglichen
Zweierbeziehungen des sozialen Systems auf
den Subskalen emotionale Verbundenheit
(Valenz) und individuelle Autonomie (Potenz)
beurteilt, und zwar anhand beschriebener
interpersoneller Verhaltensweisen entlang des
semantischen Differenzials.

So kann ein Kind in einer Eltern-Kind-Triade
folgende Perspektiven beurteilen:

- Ich verhalte mich meiner Mutter/meinem
  Vater gegenüber.
- Meine Mutter verhält sich mir/meinem Vater
  gegenüber.
- Mein Vater verhält sich mir gegenüber/meiner
  Mutter gegenüber.

In diesem Beispiel kann das Kind das Verhalten
als (polar, einzuschätzen über ein 7-stufiges
Antwortformat)   verständnisvoll-intolerant,
interessiert-uninteressiert, warmherzig-kühl (Valenz), entschieden-unentschlossen, selbstständig-
unselbstständig oder sicher-ängstlich (Potenz)
beurteilen.

Zudem kann die Divergenz zwischen der
Wunsch-Familie und der realen Familie eingeschätzt werden.

Der Fragebogen basiert auf einem
Entwicklungs-Kohäsions-Modell, weist aber einige Parallelitäten zum Circumplex-Modell

gemäß dem Kiesler-Kreis auf (Kap. 25). Das reliable und valide Instrument ist zeitökonomisch
(ca. 10 min Bearbeitungsdauer). Es deutet darauf
hin, dass gute Entwicklungsbedingungen für
Kinder und Jugendliche bestehen, wenn es einen
Spielraum für die Entwicklung individueller
Autonomie bei gleichzeitiger emotionaler Verbundenheit gibt. Aktuelle Befunde legen nahe,
dass beispielsweise bulimische Patientinnen im
Vergleich zu gesunden Schwestern vor Krank-
heitsbeginn signifikant niedriger emotionale
Verbundenheit in ihren Familien wahrnahmen
und dies als bedeutsamer Risikofaktor insbesondere für die Entwicklung einer Bulimie
interpretiert werden kann (Huemer et al., 2012).
Aktuell wird außerdem diskutiert, wie das Auswertungsvorgehen modifiziert bzw. erweitert
werden sollte, um elaboriert den diagnos-
tisch-klinischen Prozess sinnvoll zu unterstützen
(Strack et al., 2019).

Familienklima

Das soziale Klima bezieht sich auf den Rahmen,
der Beziehungen und persönliches Wachstum ermöglicht. Die Wechselwirkung zwischen Person
und Umwelt steht als quasi sozialpsychologische
Ausgangsidee im Vordergrund. Dabei reiht sich
die Erfassung des Familienklimas in die Erfassung
von Klima in verschiedenen sozialen Kontexten
(etwa gesellschaftliches Klima, Klima in Bildungs-

kontexten, in Versorgungs- und institutionalisierten Kontexten) ein (Lanz & Maino, 2014).

▶ **Wichtig** Die Family Environment Scale (FES; Moos, 1990) ist ein 90 Items umfassender Selbsteinschätzungsfragebogen, der über drei Dimensionen und zehn Subskalen die sozialen und umweltbezogenen Eigenschaften einer Familie erfasst.

Die Subskalen Kohäsion (*cohesion*), offener (emotionaler) Ausdruck (*expressiveness*) und Konflikt (*conflict*) gehören zur *Beziehungsdimension*, während Unabhängigkeit/Selbstständigkeit (*independence*), Ziel-Erreichungs/Leistungs-Orientierung (*achievment orientation*), intellektuelle Orientierung (*intellectual orientation*), aktive-freizeitliche Orientierung (*active-recreational orientation*) und moralisch-religiöse Werte (*moral-religious emphasis*) zur Dimension *Persönliches Wachstum/Entwicklung* gehören.

Die dritte Gruppe bezieht sich auf die Dimension der *Systemerhaltung* und beinhaltet Organisation (*organization*) und Kontrolle (*control*).Das Interessante an diesem Fragebogen ist die Erfassung von drei Einschätzungsvarianten – der Einschätzung der Real-Familie, der Ideal-Familie und der Erwartungs-Familie.

Es existiert eine deutsche Version mit 49 Items (4-stufige Antwortvorgaben von „stimmt nicht" bis „stimmt genau") (FKS Familienklimaskalen (Review). Engfer, A., Schneewind, K.A. & Hinderer, J. (1977) [9000854] (Schneewind, 1987), bei der die drei beschriebenen Dimensionen faktoriell bestätigt wurden. Sie zeigt im Hinblick auf Reliabilität und Validität zufriedenstellende Werte. Eine Kurzversion für Jugendliche (K-FKS-J) mit 30 Items zur Erfassung von 5 Subskalen (Emotionales Klima, Aktive Freizeitgestaltung, Organisation, Kontrolle und Intellektuell-kulturelle Orientierung) liegt ebenfalls als reliables und valides Instrument vor (einsetzbar ab ca. 12 Jahren) (Roth 2006).

Der Einsatz im klinischen Bereich aufgrund seines Diskriminierungsvermögens mit Blick auf klinisch versus nichtklinisch auffällige Familien gilt als bestätigt (Moos, 1990). Beispielsweise schätzen bulimische Patientinnen im Vergleich zu gesunden Kontrollprobandinnen ihre Familien als normativ-autoritativ und weniger als emotional-positiv ein. Der Zusammenhalt und die gegenseitige Unterstützung waren ebenfalls geringer ausgeprägt (Holzinger, 2015). Ein ungünstiges Familienklima kann als bedeutsamer Risikofaktor für die Entwicklung von psychischen Auffälligkeiten von Kindern und Jugendlichen gewertet werden (Ravens-Sieberer et al., 2007).

26.2.2 McMaster Model of Family Functioning – ein multidimensionaler Ansatz

Das McMaster Model of Family Functioning beschreibt einen multidimensionalen Funktionsansatz (Epstein et al., 1978) basierend auf der Systemtheorie (Kap. 25).

Das Modell hat den Anspruch, wichtige Dimensionen im Sinne des klinischen Kontextes bzw. Problemverhaltensweisen oder -muster zu definieren, nicht jedoch alle möglichen Dimensionen zu benennen. Im Rahmen der Diagnostik geht es daher um die Beurteilung des Funktionsniveaus entlang der definierten Dimensionen unter Berücksichtigung aller Familienmitglieder:

1. Problemlösung: Umgang mit Problemen, die die Funktionalität (potenziell) untergraben – Problemerkennung, -lösung, Maßnahmeneinsatz zur Lösung, Bewertung der Problemlösung.
2. Rollen: Klarheit und Angemessenheit der Rollenverteilung und Verantwortlichkeiten.
3. Kommunikation: direktes und klares, vor allem verbales, Miteinander-Kommunizieren.
4. Affektive Responsivität: in qualitativer und quantitativer Hinsicht angemessener affektiver Ausdruck unter Rückgriff auf die gesamte Palette möglicher emotionaler Färbungen.
5. Affektive Beteiligung: affektives, empathisches Zuwenden und Wertschätzung der Familie insgesamt gegenüber den Aktivitäten, Interessen und Anliegen der einzelnen Mitglieder.
6. Verhaltenskontrolle: flexibles Kontrollieren/Steuern von Verhalten im Ausdruck von Bedürfnissen und im Hinblick auf die Regulation zwischenmenschlichen Miteinanders.

Zusätzlich werden typische (wiederkehrende) dysfunktionale Interaktionsmuster fokussiert, die sich auf eine oder mehrere der genannten Dimensionen beziehen können, die das Funktionsniveau beeinträchtigen und daher in therapeutischen Interventionen adressiert werden sollten.

Neben dem Selbsteinschätzungsfragebogen Family Assessment Device (FAD) (Epstein et al., 1983) existiert ein Ratingverfahren, die McMaster Clinical Rating Scale (MCRS, Kap. 25) (Miller et al., 1994), das von klinisch geschulten Ratern nach einem Familieninterview eingesetzt werden kann, um die klinische Perspektive abzudecken. Darüber hinaus liegt ein McMaster Structured Interview of Family Functioning (McSIFF) vor, welches ein strukturiertes Familieninterview-Vorgehen entlang der sechs Dimensionen ermöglicht. Diese verschiedenen Perspektiven werden als sich ergänzende Informationsquellen verstanden, um ein umfassendes Bild des familiären Funktionsniveaus zu erhalten. FAD und MCRS korrelieren moderat miteinander und unterstreichen neben anderen Ergebnissen die Validität des Instruments.

▶ **Wichtig** Das Family Assessment Device beinhaltet 60 Items entlang der 6 Subskalen, die von allen Familienmitgliedern beantwortet werden sollen (einsetzbar ab 12 Jahren), plus eine zusätzliche Globaleinschätzung des generellen Familienfunktionsniveaus mittels weiterer 12 Items. Eine ultrakurze Version mit 3 Items zur Erfassung des generellen familiären Funktionsniveaus in Anlehnung an den FAD wurde in deutscher und englischer Sprache validiert (Boterhoven de Haan et al., 2015; Spitzer et al., 2022).

Ein Beispielitem ist etwa: „We don't talk to each other when we are angry" („Wir sprechen nicht miteinander, wenn wir wütend sind"), mit jeweils vierstufigem Antwortformat zum Grad der Zustimmung. Der FAD wurde bereits in ca. 27 Sprachen übersetzt (Baños, 2018), unter anderem ins Deutsche (51 Items; Beierlein et al., 2017), und in verschiedenen Studien im Hinblick auf seine Gütekriterien überprüft (Miller et al.,

1985). Es ist zeitökonomisch (15–20 min) und einfach anzuwendenden, weist eine prädiktive Validität für verschiedene klinischen Outcome-Variablen auf und differenziert sehr gut zwischen klinischen und nichtklinischen Familien (z. B. Epstein et al., 2003; vgl. Tab. 26.1).

26.2.3 Circumplex-Modell nach Olson

▶ **Wichtig** Nach Olsons Circumplex Model of Marital and Family Systems (Sprenkle & Olson, 1978) umfasst familiäres Funktionieren die Dimensionen Kohäsion und Flexibilität, wobei Kommunikation als zusätzliche, unterstützende dritte Dimension aufgenommen wurde. Durch sie kann der jeweilige Ausprägungsgrad von Kohäsion und Flexibilität verändert werden (Kap. 25).

Der Begriff *Kohäsion* beinhaltet, wie Familien Getrenntheit/Losgelöstheit und Zusammengehörigkeit/Zugehörigkeit ausbalancieren, und zwar in fünf Stufen von „unverbunden/losgelöst" bis „übermäßig verbunden/verstrickt". Die mittleren drei – „etwas verbunden", „verbunden", „sehr verbunden" – definieren ein optimales Funktionsniveau, während die Extreme „losgelöst" und „übermäßig verbunden/verstrickt" ein unbalanciertes Funktionsniveau anzeigen, bei dem die Familienmitglieder entweder keinen oder kaum Raum für Autonomie und Unabhängigkeit haben oder sie derart unverbunden sind, dass es keinen emotionalen Bindungs- und Verbindlichkeitsbezug zueinander gibt. In den drei mittleren balancierteren Bereichen sind Familien so aufgestellt, dass sie genügend Individualität und Autonomie bei gleichzeitig angemessener Verbundenheit zulassen.

Flexibilität umreißt, inwiefern und inwieweit die Führung, die Rollenbeziehungen und Beziehungsregeln flexibel angepasst bzw. verändert werden können, oder, anders ausgedrückt, wie Familien zwischen Stabilität und Veränderung rangieren. Auch hier werden fünf Stufen von „rigide/unflexibel" bis „chaotisch/hyperflexibel"

Tab. 26.1 Fragebogeninstrumente Familien

Familiendiagnostik Titel und Abkürzung, Autor*innen (en), Jahr	Erfassung von/ Ziele der Erfassung	Dimensionen/ Faktoren	Itemanzahl	Angaben zu Itemkennwerten/ Reliabilität	Angaben zur Validität	Normen/ Cut-off-Werte	Anwendungsökonomie
Brief Assessment of Family Functioning Scale (BAFFS) Spitzer et al., 2021	Ultrakurze Erfassung des allgemeinen familiären Funktionsniveaus	3 Items zu: Gefühle ausdrücken, miteinander nicht gut auskommen, gegenseitiges Vertrauen	3 Items	*Interne Konsistenz:* $\alpha = 0{,}71$	*Konvergente Validität:* $r = 0{,}51$ mit Depression und $r = 0{,}44$ mit Ängstlichkeit	Keine Normierung	Ca. 1 min
Evaluation of Social Systems Scale (EVOS), Aguilar-Raab et al., 2015	Wahrgenommene Beziehungsqualität und kollektive Wirksamkeit eines sozialen Systems	2 Dimensionen: Beziehungsqualität, kollektive Wirksamkeit	13 Items	*Interne Konsistenz:* $\alpha = 0{,}87$ (Gesamtskala)	*Konvergente Validität:* $r = 0{,}30$–$0{,}60$ (mit Fragebogen zur Lebenszufriedenheit FLZ), $r = 0{,}72$ (mit Fragebogen zur Arbeit im Team) *Diskriminative Validität:* $r = -0{,}83$ (mit Familienbogen-A) *Messinvarianz* über verschiedene Kontexte	Keine Normierung	Ca. 10 min
Experience in Personal Social Systems Questionnaire (EXIS) Hunger et al., 2017	Erleben der eigenen Situation innerhalb eines sozialen Systems	4 Dimensionen: Zugehörigkeit, Autonomie, Einklang, Zuversicht	12 Items	*Interne Konsistenz:* $\alpha = 0{,}78$–$0{,}83$ (für Subskalen)	Positive Korrelationen mit aktueller Psychotherapie und Arbeitstätigkeit	Keine Normierung	Ca. 10 min
Family Assessment Device (FAD), Epstein et al., 1983	McMaster-Modell des familiären Funktionierens (Dys-)Funktionalität und Ressourcen, wahrgenommene Familienprobleme, Erfassung der familiären Funktionalität, Familie als Ganzes	6 Dimensionen: Problemlösung, Kommunikation, Rollen, Emotionalität, affektive Beziehungsaufnahme, Verhaltenskontrolle + 1 Skala zum generellen Funktionsniveau	60 Items + 12 (3) Items	*Interne Konsistenz:* $\alpha = 0{,}78$ 10. *Retest-Reliabilität:* $r = 0{,}79$ (6 Wochen)	Keine Korr. zwischen den Familienmitgliedern, sehr gute Inhaltsvalidität, gute Kriteriumsvalidität, sehr gute Diskriminationsfähigkeit zwischen Gruppen Kurzversion korreliert hoch mit der Vollversion $r = 0{,}97$	$N = 503$ Erwachsene, verschiedene klinische Populationen	30 min; sehr gute klinische Anwendbarkeit, u. a. zur Behandlungsevaluation

(Fortsetzung)

Tab. 26.1 (Fortsetzung)

Familiendiagnostik

Titel und Abkürzung, Autor*innen (en), Jahr	Erfassung von/ Ziele der Erfassung	Dimensionen/ Faktoren	Itemanzahl	Angaben zu Itemkennwerten/ Reliabilität	Angaben zur Validität	Normen/ Cut-off-Werte/Werte	Anwendungsökonomie
Familien-bögen (FB), Cierpka & Frevert, 1994	Erfüllung der Familienfunktion hinsichtlich Bewältigungsaufgaben in Krisensituationen, normativen Entwicklungsaufgaben der Familie im Zeitverlauf aus 3 Perspektiven erfasst: individuell (FB-S), dyadisch (FB-Z), gesamtfamiliär (FB-A) Profil über die Probleme der Familie	7 Skalen des Familienmodells: Aufgabenerfüllung, Rollenverhalten, Kommunikation, Emotionalität, affektive Beziehungsaufnahme, Kontrolle, Werte und Normen (Weiterentwicklung des „Family Categories Schema")	3 Module mit je 28 Items	*Interne Konsistenz:* FB-A: $\alpha = 0{,}46$–$0{,}75$ FB-Z: $\alpha = 0{,}44$–$0{,}61$; FB-S niedriger (nur an Erwachsenen) 50 Items korrelieren mit ihrer Skala mind. zu $r = 0{,}30$; 24 Items liegen mit Trennschärfe unter $r_{iic} = 0{,}29$; Skalen-Interkorrelation: $r = 0{,}28$–$0{,}63$ (FB-A); Varianzaufklärung der Skalen (für einen gemeinsamen Faktor) bei 52,5 % (FB-A), 60,1 % (FB-Z), 47,3 % (FB-S)	Übereinstimmung zwischen den beiden Partnern in allen 3 Bögen (mithilfe von kanonischen Korrelationen und Cronbach's Alpha); diskriminative Validität; kanonische Korrelationen zwischen den Skalen des FB und dem Fragebogen zur Einschätzung von Partnerschaft und Familie (EPF, Klann et al., 1992); sehr gute Inhaltsvalidität; gute Diskriminationsfähigkeit zwischen Gruppen	Referenzwerte ($N = 218$) für die lebenszyklische Phase 3 und 4 für den allgemeinen Familien-, den Zweierbeziehungs- und Selbstbeurteilungsbogen; für 4. Phase werden im Zweierbeziehungsbogen für alle Dyaden der Kernfamilie Referenzwerte gebildet; für Phasen 1, 2, 5 liegen Referenzwerte für den Zweierbeziehungsbogen für Frauen und Männer vor, Skalenrohwerte, T-Werte	Je nach Zusammenstellung der Module 20 bis 50 min; Schablone/PC-Programm-Software; sehr gute klinische Anwendung; Kurzversion in Arbeit

				Interne Konsistenz / Retest-Reliabilität	Validität	Normierung	Anwendung
Familien-klimaskalen (FKS) Moos & Moos, 1981; deutschsprachige Validierung: Schneewind, 1987	Familienklima, Erfassung perzeptiver (subjektiv erlebter) Familienumwelt und dabei Real- und Idealerwartung (3 Versionen: gegenwärtig, Idealversion, Erwartung); Erfassung der Familie als Ganzes	3 Dimensionen mit 10 Subskalen: Beziehung: Kohäsion, Offenheit, Konfliktneigung; Persönlichkeitsreifung: Selbstständigkeit, Leistungsorientierung, intellektuelle + kulturelle Orientierung, aktive Freizeitgestaltung, moralisch-religiöse Normen + Werte; Systemerhaltung: Organisation, Kontrolle	115 Items, Kurzform mit 49 Items	*Interne Konsistenz:* α = 0,45–0,86; *Retest-Reliabilität:* r = 0,40–0,60 (3 Jahre)	Korrelationen zwischen den Skalen r = 0,00–0,57; keine Korr. zwischen den Familienmitgliedern; sehr gute Inhaltsvalidität; gute Kriteriumsvalidität; sehr gute Diskriminationsfähigkeit zwischen Gruppen	Normierung in Normal-population $N = 570$ Familien und versch. klinische Populationen	Ca. 30 min; gute klinische Anwendung
Family Adaptability and Cohesion Evaluation Scale (FACES) I–IV; Olsen, 1986	Circumplex-Modell des ehelichen und des Familiensystems, Erfassung von Kohäsion und Adaptabilität; Erfassung der Familie als Ganzes bzw. Partnerschaft; Erfassung der entsprechenden Befriedigung und Wünsche	2 Dimensionen: 1. Kohäsion mit 6 Subskalen (emotionale Bindung, Familiengrenzen, Zeiteinteilung, Freundschaften, Entscheidungsfindung, Interessen/Freizeitgestaltung) 2. Adaptabilität mit 4 Subskalen (Kontrolle/Führung, Disziplin, Rollenaufteilung, Regeln)	20 Items	*Interne Konsistenz:* α = 0,77 (Kohäsion); α = 0,62 (Adaptabilität); *Retest-Reliabilität:* r = 0,80–0,83 (4–5 Wochen)	Korrelation zwischen den beiden Skalen r = 0,03; Korrelation zwischen den Familienmitgliedern bei Koh. r = 0,42, bei Adap. r = 0,20; sehr gute Inhaltsvalidität; gute Kriteriumsvalidität; gute Diskriminationsfähigkeit von Gruppen	Normierung an $N = 2453$ Erwachsene; $N = 412$ Adoleszente; klinische Population = medikamentenabhängige Problemfamilien	20 min; gute klinische Anwendung durch Berücksichtigung der Entwicklungsperspektive; veränderungssensitiv; informelle deutsche Übersetzung vorhanden (FACES III);

(Fortsetzung)

Tab. 26.1 (Fortsetzung)

Familiendiagnostik

Titel und Abkürzung, Autor*innen (en), Jahr	Erfassung von/Ziele der Erfassung	Dimensionen/Faktoren	Itemanzahl	Angaben zu Itemkennwerten/Reliabilität	Angaben zur Validität	Normen/Cut-off-Werte	Anwendungsökonomie
Selbstbericht-Familien-Inventar, (SFI), Beavers & Hampson, 1990	Beavers-Modell des familiären Funktionierens, Erfassung des familiären Funktionierens über Familienkompetenz und Funktionsstil bei Familie als Ganzes	2 Dimensionen auf 5 Subskalen: Gesundheit/Kompetenz, Konflikt/Problemlöseverhalten, Kohäsion, Führung, emotionaler Ausdruck	36 Items	*Interne Konsistenz:* α = 0,84–0,93 *Retest-Reliabilität:* r = 0,85	Sehr gute Inhaltsvalidität, gute Kriteriumsvalidität, gute Diskriminationsfähigkeit zwischen Gruppen	N = 336 Familien, davon N = 180 „normale" Familien, N = 156 klinisch auffällige Familien	15 min.; gute klinische Anwendung (Veränderungsmessung möglich; Thomas, 1995)
Systemic Clinical Outcome and Routine Evaluation (SCORE), Stratton et al., 2010	Ergebnisveränderung, Erfassung der Funktionalität von Paar- und Familienbeziehungen; Erfassung der Familie als Ganzes (ab 12 Jahren)	3 Dimensionen: Stärken + Adaptabilität, Überforderung durch Schwierigkeiten, dysfunktionale Kommunikation	40 Items; Kurzform mit 28 Items (irische Stichprobe; Cahill et al., 2010) bzw. 15 Items	*Interne Konsistenz:* α = 0,93 *Retest-Reliabilität:* r = 0,89	Gute Konstruktvalidität (28-Item-Version)		Deutsche Übersetzung in Arbeit; je nach Version bis zu 15 min

unterschieden, wobei hier ebenfalls die mittleren drei – „etwas flexibel", „flexibel" und „sehr flexibel" – für die balancierten Funktionsniveaus sprechen und die Extreme für eine stärkere Funktionseinschränkung. Familien mit moderaten Werten oszillieren zwischen Veränderung und Stabilität auf funktionale Weise, während im Unterschied dazu Extremwerte darauf hinweisen, dass Familien überwiegend und für einen erweiterten Zeitraum entweder in Stabilität/Rigidität oder Chaos/zu starken/häufigen Veränderungen feststecken.

Kommunikation bezieht sich auf Zuhör- und Ausdrucksfähigkeiten wie z. B. Einfühlungsvermögen und beinhaltet darüber hinaus, ob Gefühle und affektives Beziehungserleben geteilt werden oder ob das kommunikative Miteinander von Respekt und Achtung geprägt ist. Kohäsiv und flexibel ausbalancierte Familien zeigen nach Olson in der Regel ein „sehr gutes" Kommunikationsverhalten.

Neben einem Ratingverfahren für (klinische) Beobachter können diese drei Aspekte mittels der vielfach eingesetzten Family Adaptability and Cohesion Evaluation Scale in der aktuellen Version FACES IV erfasst werden (Olson, 2008), die in der Selbstbeurteilungsversion 41 Items umfasst, ab einem Alter von 12 Jahren eingesetzt werden kann und neben zahlreichen Übersetzungen auch in deutscher Sprache vorliegt (Bröning et al., 2017).

Die Erfassung zielt auf eine klinische Beurteilung zur Unterstützung der Behandlungsplanung und Nutzung im Rahmen von Familieninterventionsforschung. Ein Beispielitem ist etwa: „We feel connected to each other" („Wir fühlen uns miteinander verbunden"; 5-stufiges Antwortformat von 1 „not at all" bis 5 „very much"). Es wird je ein Kohäsions-, Flexibilitäts- und ein Gesamtwert gebildet. Es kann jeweils zusätzlich eine Skala zur Einschätzung familiärer Kommunikation und familiärer Zufriedenheit (Olson, 1995) eingesetzt werden.

Die Reliabilität und Validität können für die vierte Version als belegt gelten. Auch konnte nachgewiesen werden, dass die FACES im Sinne der klinischen Anwendung zwischen funktionalem und dysfunktionalem familiärem Funktionsniveau differenziert. Familien, die im mittleren Bereich von Kohäsion und Flexibilität (jeweils drei ausgewogene Ausprägungsgrade) liegen, weisen ein höheres Funktionsniveau auf als solche im unausgewogenen bzw. unbalancierten Bereich. Die Extreme „unverbunden/losgelöst" sowie „chaotisch/hyperflexibel" zeichnen sich empirisch stärker ab als die extremen Gegenläufer „übermäßig verbunden/verstrickt" sowie „rigide/unflexibel" und bedürfen womöglich weiterer Forschung. Außerdem zeichnen sich auf der Dimension Kohäsion kulturelle Unterschiede ab – in Großbritannien und in Italien waren ausgewogene Kohäsion mit positiven Funktionsniveau assoziiert, während Verstrickung nur in Großbritannien im Vergleich zu Italien mit positivem Funktionsniveau korrelierte (Manzi et al., 2006).

26.2.4 Beavers Systems Model of Family Functioning

▶ **Wichtig** Das Systems Model of Family Functioning nach Beavers (Beavers & Hampson, 2000; Beavers, 1981) beschreibt familiäres Funktionieren anhand der Dimensionen *Familienkompetenz* und *Familienstil* (Kap. 25).

Familienkompetenz beinhaltet die strukturelle Seite der Familienorganisation sowie die Komponente adaptiver Flexibilität. Unter Familienstil wird die qualitative Färbung der familiären Interaktionen verstanden (Kap. 25).

Neun Bereiche familiären Funktionierens werden differenziert, wobei drei dem funktionalen und sechs dem dysfunktionalen Bereich zugeordnet sind und Letztere klinische Interventionen erforderlich machen:

– „Optimale" Familien weisen wenig Konflikte bzw. eine hohe Konfliktlösekompetenz auf. Das Miteinander ist geprägt von gegenseitigem Respekt und Austausch. Es gibt klare Grenzen und jedes Mitglied hat eigene Entfaltungsspielräume.
– „Adäquate" Familien sind charakterisiert durch eine hohe Kontroll-Orientierung. Hier

werden Konflikte womöglich durch Einschüchterung geregelt. Es besteht eine klare oder auch traditionelle Geschlechterrollenaufteilung und es herrscht ein weniger vertrauensvolles, nahes Miteinander vor.

– (3), (4) und (5) umschreiben den mittleren Funktionsbereich und zeichnen sich durch ein erhöhtes Risiko aus, dass Kinder und Jugendliche dieser Familien psychische Auffälligkeiten entwickeln. Hier halten Macht- und Kontrollprobleme an, häufig entstehen familiäre Spaltungsprozesse (gute/unschuldige vs. böse/schuldige Mitglieder).

– (6) und (7) werden als Borderline-Familien bezeichnet und weisen in ihren Interaktionen häufig chaotische Machtkämpfe auf mit wechselnden Dominierungsversuchen unterschiedlicher Mitglieder. Die Kompetenz, Bedürfnisse wahrzunehmen und zu erfüllen, ist meist gering ausgeprägt.

– (8) und (9) umschreiben stark dysfunktionale Familien, die wenig miteinander kommunizieren, keine gemeinsame Ausrichtung aufweisen und emotional wenig bis gar nicht aufeinander bezogen sind. Es besteht ein chaotischer Stil. Konflikte um Macht und Kontrolle werden hier nur verdeckt ausgetragen.

Das Selbstbericht-Familien-Inventar (SFI) (Goodrich et al., 2012) erfasst die familiäre Kompetenz über die Operationalisierung von fünf Subskalen: *Gesundheit/Kompetenz* (z. B. individuelle Verantwortlichkeit), *Konflikt* (z. B. Problemlöseverhalten), *Zusammenhalt* (z. B. Zufriedenheit durch Kohäsion), *Führung* (z. B. elterliche Führungskonsistenz) und *emotionale Ausdrucksfähigkeit* (z. B. emotionale Wahrnehmung und positiver emotionaler Ausdruck). Der Fragebogen – welcher die Ratingversion für die Außenperspektive ergänzt – beinhaltet 36 Items (3-stufiges Antwortformat: „yes, fits our family very well"; „some, fits our family some", „no, does not fit our family") und kann ab 11 Jahren eingesetzt werden. Der SFI ist ein reliables und valides Instrument und diskriminiert ebenfalls gut zwischen klinisch auffälligen und nichtauffälligen Familien (Beavers & Hampson, 1990).

26.2.5 Prozessmodell sensu Cierpka: Familienbögen

Beziehungen entwickeln sich über die Zeit. Hierbei durchlaufen nicht nur einzelne Mitglieder eines sozialen Systems verschiedene Phasen, sondern auch die jeweiligen Subsysteme und das Gesamtsystem. Im Prozessmodell wird über fünf lebenszyklischen Phasen familiäres Funktionieren beschrieben und erklärt (Kap. 10). Diese Phasen können als kritische Wendepunkte in einen familiären Entwicklungsprozess verstanden werden. Die nötigen Veränderungen und Bewältigungsversuche infolge bestehender Herausforderungen werden hierdurch angezeigt.

▶ **Wichtig** Die Familienbögen (FB) (Cierpka & Frevert, 1994) erfassen wahrgenommene Familienprobleme aus der individuellen, dyadischen und gesamtfamiliären Perspektive und verfügen damit über drei Versionen (FB-S: Selbst; FB-Z: Zweierbeziehung; FB-A: Allgemeiner Familienbogen), die einzeln oder kombiniert eingesetzt werden können.

Mit sieben Subskalen – Aufgabenerfüllung, Rollenverhalten, Kommunikation, Emotionalität, Affektive Beziehungsaufnahme, Kontrolle, Werte und Normen – wird die Funktionalität einzelner Individuen, aller möglichen Dyaden und auch der Familie als Ganzes eingeschätzt. Die Items werden mit einem vierstufigen Format beantwortet (0 – „stimmt überhaupt nicht" bis 3 – „stimmt genau") eingeschätzt. Zudem können die Perspektiven der einzelnen Familienmitglieder bzw. Partner verglichen werden. Diskrepante Einschätzungen können Klärungsbedarf anzeigen. Auch die Stärken von Familien werden sichtbar.

Die FB weisen zufriedenstellende Gütekriterien auf und diskriminieren zwischen klinischen und nichtklinischen Familiensystemen. Es existiert eine Kurzversion (FB-K) der FB-A Version mit 14 Items; sie erfasst emotionale Verbundenheit und die Bereitschaft zur Kommunikation mit ebenfalls sehr guten Nachweisen bezüglich der Güte (Sidor & Cierpka, 2016).

26.2.6 Jüngere Fragebogenentwicklungen zur Familiendiagnostik und Veränderungsmessung: SCORE, EXIS und EVOS

▶ **Wichtig** Der Systemic Clinical Outcome and Routine Evaluation Index of Family Functioning and Change (SCORE) (Stratton et al., 2010) erfasst das familiäre Funktionsniveau und dessen Veränderung im Verlauf der (systemischen) Familientherapie.

Der SCORE (Kap. 7) basiert auf einem systemischen Therapieverständnis bezogen auf die Bedeutung von Interaktionsprozessen im Kontext naher Beziehungen. Interaktionsprozesse können zu einer Quelle von Stress werden und eine wichtige Ressource im Sinne therapeutischer Veränderungsprozesse sein. Mit drei Subskalen werden (1) Stärke/Widerstandsfähigkeit/Adaptabilität, (2) Überforderung/Überwältigung durch Schwierigkeiten und (3) unterbrochene Kommunikation erfasst.

In seiner ursprünglichen Version umfasst er 40 Items, mit der Kurzversion liegt ein 15 Items langes ökonomisches Instrument vor (5-stufiges Antwortformat von „trifft voll und ganz zu" bis „trifft überhaupt nicht zu") (Stratton et al., 2014). Der Fragebogen wurde in zahlreiche Sprachen übersetzt; eine validierte deutsche Fassung liegt vor und kann ab einem Alter von 7 Jahren eingesetzt werden (Jewell et al., 2013). Ein Beispielitem ist: „Wir finden leicht neue Wege im Umgang mit Schwierigkeiten." Eine Vielzahl von Studien belegt die Güte des Instruments und weist u. a. auf die Änderungssensitivität hin (z. B. Carr & Stratton, 2017).

▶ **Wichtig** Der Experience in Social Systems Questionnaire (EXIS) (Hunger et al., 2017) basiert auf einem Systemmodell mit Fokus auf dem Individuum, das sein eigenes Erleben bezogen auf seine Beziehung zu bzw. in einem zu definierenden sozialen System (Familie, Partnerschaft, Arbeitsbeziehungen etc.) einschätzen soll.

Bei der Entwicklung standen Interventionen im Vordergrund, die auf ein Individuum fokussieren, obwohl es therapeutisch um das soziale System bzw. um den sozialen Kontext des Betroffenen geht, insbesondere die Arbeit der Familienaufstellungen. Hierbei wurden die vier Dimensionen *Zugehörigkeit, Autonomie, Einklang, Zuversicht* operationalisiert und faktoriell bestätigt, die mittels insgesamt 12 Items erfasst werden (6-stufiges Antwortformat von 1 „überhaupt nicht" bis 6 „voll und ganz"; Beispielitem: „In den vergangenen zwei Wochen erlebte ich, … dass ich mich zugehörig fühlte."). Es liegt eine Validierungsstudie für die deutsche und englische Version vor für die Einschätzung privater wichtiger Beziehungen (vgl. Kap. 10).

▶ **Wichtig** Die Evaluation of Social Systems Scale (EVOS) (Aguilar-Raab et al., 2015) erfasst kontext*un*spezifisch wichtige Dimensionen verschiedener sozialer Kontexte. Die Skala eignet sich für verschiedene diagnostische Interventionsbereiche, auch über den Familienkontext hinaus (neue private Beziehungskonstellationen, Arbeitsbeziehungen etc.).

Dabei stützt sie sich auf ein konstruktivistisches Denkmodell, in dem keine normative Einordnung von „gesund-gestört", „funktional-dysfunktional", „balanciert-unbalanciert" etc. stattfindet. EVOS umfasst neun Items plus ein Übereinstimmungsrating („Ich denke, dass wir (die Systemmitglieder) diese Items ähnlich beantworten."), wobei jedes Item eine relevante Dimension sozialer Systeme erfasst ((1) Kommunikation, Kohäsion, Geben/Nehmen, emotionale Atmosphäre; (2) Ziele vereinbaren, Ressourcen erkennen, Entscheidungen, Lösungsräume erweitern, Adaptabilität) und auf einem 4-stufigen Format von „nicht gut" bis „gut" beantwortet wird (Beispielitem: „Wie wir miteinander reden, finde ich …").

Es liegen verschiedene Validierungsstudien vor, bei denen neben der faktoriellen Validität insbesondere die Änderungssensitivität und Messinvarianz nachgewiesen wurden, d. h., das gleiche Konstrukt wird für die Beurteilung verschiedener sozialer Beziehungen in gleicher Weise gemessen. Es wurde außerdem für die Anwendung bei Jugendlichen getestet und kann ab 11 Jahren eingesetzt werden, auch liegt eine Ratingversion mit EVOS-E vor.

26.3 Zusammenfassung: Familiendiagnostische Modelle und die Erfassung relevanter Dimensionen des Familienkontexts

Die beschriebenen Modelle und darauf basierenden Fragebogeninstrumente (s. Tab. 26.1) weisen einige gemeinsame Nenner auf: Struktur und Funktion scheinen die wichtigen Aspekte innerhalb der Familiendiagnostik zu sein, die jedoch teils unterschiedlich operationalisiert werden. Die affektiv-emotionale Komponente taucht außerdem in allen Modellen und Instrumenten auf, wird dabei meist der Seite der Funktionalität zugeschrieben. Der Aspekt von Kompetenz oder Stil könnte ebenfalls zur Funktion bzw. zu einer Art Funktionsniveau gezählt werden.

Die Überlappungen der Konstrukte wie etwa in FACES und FAD spiegeln sich in zum Teil hohen Korrelationen wider, während der FAD eine höhere Sensitivität gegenüber der Detektion von klinischen-belasteten Familien aufweist als beispielweise der FACES (Drumm et al., 2000).

Die Familienklimaskala und das subjektive Familienbild bilden neben der Einschätzung des Real- auch den Ideal- und Erwartungshorizont ab, was für die klinische Arbeit einen interessanten Mehrwert und eine Besonderheit darstellt.

Die Adaptabilität sowie Veränderungs- und Anpassungsfähigkeit werden in den Instrumenten überwiegend aufgegriffen, wobei nur in den Familienbögen der Entwicklungsprozessverlauf einer Familie erfasst wird.

Die überwiegende Anzahl der Instrumente fokussiert auf das „Wir", das familiäre System als Ganzes (mit Ausnahme von EXIS). Wie findet die Idee des *Wie*, d. h. der Beziehungsqualität, Platz im Kontext von Struktur und Funktion? Wo-

möglich ist die Beziehungsqualität ein übergeordneter, ein Meta-Faktor, der durch die Art und Weise von Struktur und Funktion charakterisiert ist. Es bleibt aus, eine empirisch-wissenschaftliche Evidenz für den Mehrwert verschiedener Konstruktdefinitionen in Abgrenzung von- und zueinander zu liefern, insbesondere in der Prädiktion von bestimmten gesundheitlichen Outcomes.

Die vorgestellten Fragebögen können neben dem Status auch Prozesse abbilden, z. B. im Rahmen einer Therapie. Zur Veränderung von Behandlungsstrategien innerhalb des therapeutischen Prozesses ist dies besonders bedeutsam.

Alle vorgestellten Skalen zielen auf eine normativ-diagnostische Aussage über die einzuordnende Familie, mit Ausnahme des EVOS, der nicht nur trans-kontextuell Beziehungsqualität erfasst, sondern ressourcenorientiert nach der subjektiven Einschätzung bestimmter Dimensionen des Miteinanders fragt, ohne spezifischen Valenzbezug.

Die Instrumente sind im Hinblick auf ihre Güte mindestens zufriedenstellend; ein Großteil der Instrumente wurde außerdem anhand klinischer Stichproben im Hinblick auf seine Diskriminierungsfähigkeit überprüft.

Für den klinisch-diagnostischen Prozess stellt sich die Kernfrage der Auswertung über mehrere Perspektiven:

- Werden am Ende lediglich die Werte einzelner Familienmitglieder gemittelt, bekommen wir möglicherweise eine Einordnung gegenüber anderen Familien, können aber wenig therapeutisch-handlungsleitenden Ideen gewinnen.
- Wie sind Diskrepanzen zwischen den Familienmitgliedern zu bewerten, z. B. bezüglich eines klinisch auffälligen bzw. nicht-klinischen Status einer Familie? Sind Familien, deren Mitglieder sich unterschiedlicher bewerten, auffälliger als diejenigen, die einen Konsens zustande bringen? Führen negative emotionale System-Zustände eher zu einem Konsens als positive, da sie in der Regel hervorstechen?

Für Praktiker*innen gilt es, weiter zu beachten, ob die Items für die Altersklasse der Kinder geeignet sind oder, ob ggf. Differenzwerte zwischen Familienmitgliedern hilfreicher sind für die Praxis als die Orientierung an festgelegten Normwerten.

Für die Forschung ist zentral, ob

- alle für die jeweilige Fragestellung relevanten Dimensionen erfasst werden
- das Instrument für die jeweilige Fragestellung ausreichend differenziert,
- das Instrument auch veränderungssensibel ist

26.4 Fragebögen zur Paardiagnostik

Die ausgewählten deutschsprachig vorliegenden Fragebögen unterscheiden sich hinsichtlich der zu messenden Konstrukte und Perspektiven. Ähnlich wie bei den Instrumenten zur Familiendiagnostik bilden die Fragebögen verschiedene Foki ab. Einerseits gibt es Fragebögen zur Erfassung der individuellen Zufriedenheit mit der Beziehung, andererseits zur Messung der beobachtbaren Interaktionen oder der Anpassung an bzw. des Umgangs mit Stress. Teilweise werden diese Fragebögen durch ein Globalitem zur Zufriedenheit ergänzt.

In die erste Kategorie fällt die deutsche Version der Relationship Assessment Scale (RAS; Hassebrauck, 1991), ein mit 7 Items zeitökonomisches Instrument zur Erfassung der Beziehungszufriedenheit.

Für den Fragebogen wurden in der deutschen Validierungsstudie akzeptable bis exzellente Gütekriterien berichtet (siehe Tab. 26.2). Teilweise weicht die deutsche Übersetzung von der englischen Version ab (z. B. Item 5 „partner meeting expectations" versus „Wie sehr erfüllt die Beziehung Ihre ursprünglichen Erwartungen?") und fokussiert damit auf die individuelle Perspektive auf das gesamte System des Paares.

In die zweite Kategorie fällt das Dyadische Coping-Inventar (Bodenmann 2008; Gmelch et al., 2008), das den Umgang eines Paares mit Stress auf sechs Dimensionen misst: die Ein-

schätzung von Selbst- und Partner-Perspektive auf supportives, delegiertes, negatives und gemeinsames dyadisches Coping sowie der Stressäußerung und des dyadischen Copings. Der Fragebogen bildet die eigene Perspektive, die Perspektive der Partner*innen sowie die Perspektive als Paar insgesamt ab. Ein Beispiel-Item für die Dimension „Gemeinsames dyadisches Coping" ist: „Wir helfen uns gegenseitig, das Problem in einem neuen Licht zu sehen." Die Dimensionen können zu einer Gesamtskala zusammengefasst werden. Es wurden akzeptable bis gute Güterkriterien für die sechs Dimensionen gefunden (siehe Tab. 26.1). Der Fragebogen ist umfassend validiert worden und eignet sich auch durch seine kurze Bearbeitungszeit für Forschungsfragen im Bereich Stress und Partnerschaft. Die deutsche Version der Dyadic Adjustment Scale (Dinkel & Balck, 2006) misst die Beziehungsqualität im Sinne einer Beziehungsanpassung auf den Subskalen Zufriedenheit, Kohäsion und Konsens (die im englischen Original beschriebene Dimension „Affektiver Konsens" konnte in der deutschsprachigen Validierung nicht bestätigt werden). Im angloamerikanischen Forschungskontext ist der Fragebogen das wohl am meisten angewendete Instrument zur Paardiagnostik. Für die deutsche Version sind gute Gütekriterien berichtet (vgl. Tab. 26.1). Es ist anzumerken, dass sich die Items stark unterscheiden: Während manche nach Item „Übereinstimmung" fragen (z. B. wie oft stimmt man mit seinem Partner hinsichtlich Lebensphilosophie überein), fokussieren andere Items, wie oft man selbst über bestimmte Beziehungsfragen nachdenkt (z. B. wie oft man es bereut, zusammengezogen zu sein) oder wie oft bestimmte Interaktionen stattfinden (z. B. man zusammen lacht). Zusätzlich beinhaltet der Fragebogen zwei Items, die die generelle Zufriedenheit mit der Beziehung und eine Einschätzung über die Zukunft der Beziehung erfragen.

Im deutschsprachigen Raum weiter verbreitet ist der Partnerschaftsfragebogen (Hahlweg, 1979), welcher zusammen mit zwei weiteren Verfahren (Problemliste zur Erfassung der wesentlichen Konfliktbereiche in der Partnerschaft sowie Fragebogen zur Lebensgeschichte

Tab. 26.2 Fragebogeninstrumente Paare

Paardiagnostik

Titel und Abkürzung, Autor*innen, Jahr	Erfassung von/ Ziele der Erfassung	Dimensionen/ Faktoren	Itemanzahl	Angaben zu Itemkennwerten/ Reliabilität	Angaben zur Validität	Normen/ Cut-off-Werte	Anwendungs-ökonomie
Relationship Assessment Scale (RAS), Hendrick, Dicke & Hendrick, 1988, deutschsprachige Validierungen: Dinkel & Balck 2005; Hassebrauck, 1991; Sander & Boecker, 1993	Beziehungszufriedenheit	Einfaktorielle Skala zur Messung von Beziehungszufriedenheit	7 Items	*Interne Konsistenz:* $\alpha = 0{,}89$ *Retest-Reliabilität:* (6–8 Monate): $r = 0{,}78$–$0{,}86$;	*Konvergente Validität:* $r = 0{,}87$ (mit DAS Subskala Zufriedenheit) *Diskriminative Validität:* signifikante Unterschiede zwischen Paaren mit geringen versus hohen DAS-Werten ($p < 0{,}001$)	Keine Normierung	Ca. 2 min
Dyadic Adjustment Scale (DAS), Spanier 1976; deutschsprachige Validierung: Dinkel & Balck, 2006; Hank et al., 1990	Beziehungsqualität (bzw. Beziehungsanpassung)	3 Dimensionen: Konsens, Zufriedenheit, Kohäsion	32 Items, Kurzform mit 12 Items	*Interne Konsistenz:* $\alpha = 0{,}90$ (Kurzversion: $\alpha = 0{,}78$)	*Konvergente Validität:* $r = 0{,}86$–$0{,}88$ (mit Marital Adjustment Scale, MAT); $r = 0{,}37$–$0{,}98$ mit den 4 Subskalen der Originalversion Spanier (1976)	Keine Normierung	Ca. 10 min, Kurzversion ca. 5 min
Dyadisches Coping-Inventar, (DCI), Gmelch et al. 2008	Bewältigung von Stresserleben in der Partnerschaft	6 Dimensionen: Stressäußerung, supportives, delegiertes negatives und gemeinsames dyadisches Coping (jeweils Subskala für Selbst und Partner), Evaluation des dyadischen Copings	37 Items	*Interne Konsistenz:* $\alpha = 0{,}71$–$0{,}92$ (für Subskalen), $\alpha = 0{,}92$–$0{,}93$ (Gesamtskala) *Retest-Reliabilität:* $r = 0{,}64$–$0{,}80$ (2 Wochen)	*Konvergente Validität:* $r = 0{,}66$–$0{,}75$ (mit PFB, DAS) *Diskriminative Validität:* $r = 0{,}41$ (individuelles Coping; COPE) *Kriteriumsvalidität:* $r = 0{,}16$–$0{,}44$ (mit Befindensmaßen) und $r = 0{,}43$–$0{,}49$ mit FACES	Normierung an $N = 2399$ Paaren: DCI < 111 (unter­durchschnittlich); DCI $= 111$–145 (durchschnittlich); DCI > 145 (überdurchschnittlich), Alters- und Gender-Cut-off-Werte	Ca. 15 min

| Fragebogen zur Partnerschaftsdiagnostik (PFB), Hahlweg, 1979, 2016; Hinz, Ströbel-Richter & Brähler, 2001; Kliem et al., 2012a, b | Bestimmung der partnerschaftlichen Qualität (PFB); Erfassung der wesentlichen Konfliktbereiche in der Partnerschaft (PL); Anamneseerhebung (FLP) | 3 Dimensionen: Streitverhalten, Zärtlichkeit, Gemeinsamkeit/ Kommunikation Weiterführende Instrumente: Problemliste (PL), Fragebogen zur Lebensgeschichte und Partnerschaft (FLP) | 30 Items + 1 Globalitem (Glücklichkeit mit Beziehung), Kurzform mit 10 Items | *Interne Konsistenz:* $\alpha = 0{,}93$ (Gesamtskala); $\alpha = 0{,}88$ (Streitverhalten); $\alpha = 0{,}91$ (Zärtlichkeit); $\alpha = 0{,}85$ (Gemeinsamkeit); $\alpha = 0{,}84$ (Kurzform) *Retest-Reliabilität:* $r = 0{,}68\text{–}0{,}83$ (6 Monate) | *Konvergente Validität:* $r = -0{,}67\text{–}0{,}77$ (DAS), $r = 0{,}72$ (Quality of Marriage Index, QMI) *Kriteriumsvalidität:* $r = 0{,}23\text{–}0{,}30$ der Subskalen Zärtlichkeit und Gemeinsamkeit/ Kommunikation mit Therapieerfolg nach 1 Jahr | Für den PFB Normierung an einer Stichprobe von $N = 532$ Personen, davon $n = 235$ zufriedene Partner und $n = 299$ Partner in Eheberatung | Da. 10 min; Kurzversion ca. 3 min |
| Paardiagnostik mit dem Gießen-Test, Brähler & Brähler, 1993; Hinz et al., 2009 | Erfassung der Selbst- und Fremdeinschätzung in der Partnerschaft, Beurteilung von Aspekten der Beziehungsstruktur eines Paares | 5 Dimensionen: soziale Resonanz, Dominanz, Kontrolle, Grundstimmung, Durchlässigkeit | 40 bipolare Fragen | *Interne Konsistenz:* $\alpha = 0{,}44\text{–}0{,}74$ (für Subskala) *Retest-Reliabilität:* $r = 0{,}53\text{–}0{,}67$ (Selbsteinschätzung, $N = 241$, 2 Jahre); $r = 0{,}26\text{–}0{,}84$ (Fremdeinschätzung, prä-post Paarkurztherapie) | Zahlreiche Untersuchungen an (vorwiegend klinischen) Stichproben stützen die faktorielle und Kriteriumsvalidität | Standardwerte, T-Werte, Prozentränge für die 5 Skalen von 1989; Normierung an $N = 202$ Paaren | Einzel- oder Paartestung, pro Fragebogen ca. 15 min |

(Fortsetzung)

Tab. 26.2 (Fortsetzung)

Paardiagnostik

Titel und Abkürzung, Autor*innen, Jahr	Erfassung von/ Ziele der Erfassung	Dimensionen/ Faktoren	Itemanzahl	Angaben zu Itemkennwerten/ Reliabilität	Angaben zur Validität	Normen/ Cut-off-Werte	Anwendungs-ökonomie
Paarklimaskalen (PKS), Schneewind & Kruse, 2002	Erfassung unterschiedlicher Aspekte der Gestaltung von dyadischen Beziehungen (Ehepaare, hetero- und homosexuelle, nichteheliche Lebensgemeinschaften)	Kurzversion: 3 Dimensionen: Verbundenheit, Unabhängigkeit, Anregung/Aktivität Langversion: 9 Dimensionen: Zusammenhalt, Offenheit, Konfliktneigung, Selbstständigkeit, Leistungsorientierung, kulturelle Orientierung, aktive Freizeitgestaltung, Organisation, Kontrolle	54 Items, Kurzform mit 24 Items	*Interne Konsistenz:* $\alpha = 0{,}72$–$0{,}89$ (Kurzform); $\alpha = 0{,}63$–$0{,}82$ (Langform) *Retest-Reliabilität:* $r = 0{,}62$–$0{,}68$ (Kurzform); $r = 0{,}58$–$0{,}79$ (Langform)	*Konvergente Validität:* mittels versch. Verfahren zur Kennzeichnung von Paarbeziehungen (z. B. Dyadisches Coping-Inventar); *Kriteriumsvalidität:* Vorhersage der Ehezufriedenheit sowie Trennung/ Scheidung	Sten-Werte auf der Basis von $N = 490$ Personen, die in einer Paarbeziehung leben (Teil einer repräsentativen Stichprobe von $N = 618$); geschlechts- und altersspezifische Normen vorhanden	Kurz- und Langform ca. 5 bzw. 15 min; Anwendung in Einzel-, Paar-, Familientherapie/-beratung

Anpassung an bzw. des Umgangs mit Stress

und Partnerschaft) entwickelt wurde. Die Items der drei Dimensionen Zärtlichkeit, Streitverhalten und Gemeinsamkeit/Kommunikation erfragen die Häufigkeit bestimmter Verhaltensweisen (z. B. „Er nimmt mich in den Arm"). Darüber hinaus fragt ein Item nach der globalen aktuellen Glückseinschätzung für die Beziehung. Für den Fragebogen wurden exzellente Gütekriterien berichtet (siehe Tab. 26.1).

Auf ähnliche Weise messen die Paarklimaskalen (Schneewind & Kruse, 2002) verschiedene Aspekte der dyadischen Beziehungsgestaltung. Die Kurzform umfasst die drei Dimensionen Verbundenheit, Unabhängigkeit und Anregung/Aktivität, während die Langform sechs weitere Faktoren beinhaltet. Es wurden akzeptable Gütekriterien berichtet (siehe Tab. 26.1).

Die Paardiagnostik mit dem Gießen-Test (Brähler & Brähler, 1993) zeichnet sich dadurch aus, dass sie eine Selbst- und Fremdeinschätzung der Partnerschaft bezogen auf Aspekte der Beziehungsstruktur vornimmt. Die Skala beinhaltet die fünf Dimensionen soziale Resonanz, Dominanz, Kontrolle, Grundstimmung und Durchlässigkeit. Durchlässigkeit wird z. B. mit dem Item „Ich habe den Eindruck, ich gebe im Allgemeinen viel … sehr wenig von mir preis" (Bewertung auf einer 7-stufigen Skala) bewertet. Es wurden akzeptable Gütekriterien berichtet (siehe Tab. 26.1).

Fazit

Die meisten paardiagnostischen Fragebögen operationalisieren die Beziehungsqualität über eine Kombination der Häufigkeit bestimmter Interaktionen und der globalen Zufriedenheit mit der Beziehung. Die Fragebögen umfassen unterschiedliche Faktoren: von Stressäußerung über Zärtlichkeit, Coping bis zu sozialer Resonanz. Selten wird eine klare Differenzierung der individuellen Perspektiven vorgenommen: auf das Selbst, den Partner und die gesamte Beziehung.

Zusätzliche globale Fragen nach der Zufriedenheit mit der Beziehung sind meist auf ein Item reduziert, was eine zeitökonomische Messung ermöglicht, aber eventuell wenig differenziert. Daher eignet sich die Nutzung der RAS besser zur Erfassung der Beziehungszufriedenheit, während die anderen Bögen mit leicht unterschiedlichen Foki zur Messung der interaktionsbezogenen Beziehungsqualität einsetzbar sind.

26.5 Diskussion und Ausblick

Die deutschsprachigen validierten Fragebögen unterscheiden sich sowohl im Hinblick auf die zugrunde liegenden Modelle und die jeweiligen Foki als auch auf die Form der Operationalisierung.

Für den Familienkontext gilt:

- Überwiegend steht die Familie als Ganzes im Vordergrund
- Es wird zwischen Struktur und Funktion bzw. Beziehungsqualität unterschieden.
- Die meisten Modelle stehen unverbunden nebeneinander, weisen einige Überlappungen auf.
- Der jeweilige Mehrwert einzelner Modelle ist nicht überprüft.
- Es fehlt eine Meta-Theorie zu den verschiedenen Aspekten familiären Miteinanders und zu unterschiedlichen familiären Konstellationen.
- Untersuchungen zum Einfluss zeitlich-kultureller und genderbezogener Aspekte fehlen.

Für den Paarkontext existieren gut validierte Fragebögen. Neben der Zufriedenheit mit der Beziehung werden Beziehungsqualität und reale Interaktionen eingeschätzt und diese vor allem mit dem Blick auf Konflikte, (Kommunikations-)

Probleme bzw. Problemlösungen, bezogen auf den Umgang mit Stress und emotionaler (Selbst-) Offenbarung oder Responsivität operationalisiert. Sie liefern wichtige Hinweise für die Notwendigkeit einer (paartherapeutischen) Behandlung und deren Planung.

Der diagnostische Einsatz von Fragebögen im Kontext der therapeutischen Arbeit mit mehreren Personen hat Grenzen, nicht nur aufgrund der Komplexitätsreduktion:

- Der Quantifizierung liegt in der Regel eine Normativität zugrunde.
- Items können bestimmte, in der Gesellschaft mehrheitlich geteilte Anschauungen über Beziehungen oder Lebenspraxis zum Zeitpunkt der Fragebogenentwicklung implizieren. Hierdurch wird Diversität reduziert.
- Fragebögen halten eventuell nicht Schritt mit den gelebten Familien- und Beziehungsformen.
- Cut-offs sind kritisch zu betrachten, da von einem Kontinuum interpersoneller Aspekte auszugehen ist.
- Aussagen zu einem Zeitpunkt korrelieren nicht zwangsläufig mit einer wiederholten Datenerhebung im Alltag. Das spricht für wiederholte Befragungen über unterschiedliche Situationen hinweg – und legt Vorteile adaptiven Testens nahe. Was ist die Referenz beim Ausfüllen eines Fragebogens:
  - Wird innerlich gemittelt?
  - Wie werden die unterschiedlichen Perspektiven der Mitglieder eines sozialen Systems diagnostisch gewichtet?
  - Wie ist das Verhältnis eines Mitglieds zum Gesamtsystem?
  - An welche Situationen erinnert sich der*die Antwortende?
  - Steht ein Mitglied oder ein besonders emotional gefärbtes Ereignis im Vordergrund?
  - Welche gewichtigen Faktoren sind kontextspezifisch oder transkontextuell hervorzuheben?
  - Was sind wichtige vermittelnde Faktoren? (Alter etc.)
- Auf statistischer Ebene ist die Berücksichtigung abhängiger Datenstrukturen in Form von Mehrebenenmodellen wünschens-

wert (z. B. Georgiades et al., 2008) – zudem das Hinzuziehen unterschiedlicher Informationsquellen (d. h., beispielsweise quantitative mit qualitativen Erhebungsmethoden zu kombinieren).

Fazit

Neuere Fragebogenentwicklungen sollten u. a. folgende Aspekte berücksichtigen:

- die Co-Regulation von Emotionen und Belastungen in sozialen Beziehungen (z. B. Zaki & Williams, 2013),
- die Ressourcen in Familien- und Paarbeziehungen wie etwa Empathie oder Prosozialität (siehe z. B. Zaki, 2020),
- die Dimensionen psychischer Funktionseinheiten (z. B. Wahrnehmung, Gedächtnis, Motivation, Lernen), wie sie in der allgemeinen Psychologie differenziert werden,
- die Anwendung operationalisierter psychodynamischer Diagnostik auf Mehrpersonensysteme (vgl. Kap. 15) unter Berücksichtigung
- systemtheoretischer Überlegungen zur prozessualen Dynamik des Miteinander-Wirksamwerdens.

Literatur

Aguilar-Raab, C., Grevenstein, D., & Schweitzer, J. (2015). Measuring social relationships in different social systems: The construction and validation of the Evaluation of Social Systems (EVOS) Scale. *PLoS ONE, 10*(7). https://doi.org/10.1371/journal.pone.0133442

Baños, J. H. (2018). McMaster Family Assessment Device. In J. S. Kreutzer, J. DeLuca, & B. Caplan (Hrsg.), Encyclopedia of Clinical Neuropsychology (S. 2096–2098). Springer International Publishing.

Beavers, W. R. (1981). A systems model of family for family therapists. *Journal of Marital and Family Therapy, 7*(3), 299–307. https://doi.org/10.1111/j.1752-0606.1981.tb01382.x

Beavers, W. R., & Hampson, R. B. (1990). Successful families: Assessment and intervention. W W Norton & Co., New York

Beavers, R., & Hampson, R. B. (2000). The Beavers Systems Model of Family Functioning. *Journal of Family Therapy, 22*(2), 128–143. https://doi.org/10.1111/1467-6427.00143.

Beierlein, V., Bultmann, J. C., Möller, B., von Klitzing, K., Flechtner, H.-H., Resch, F., Herzog, W., Brähler, E., Führer, D., Romer, G., Koch, U., & Bergelt, C. (2017). Measuring family functioning in families with parental cancer: Reliability and validity of the German adaptation of the Family Assessment Device (FAD). *Journal of Psychosomatic Research, 93*, 110–117. https://doi.org/10.1016/j.jpsychores.2016.11.007

Bodenmann, G. (2008). *Dyadisches Coping Inventar: Testmanual [dyadic coping inventory: Test manual].* Huber.

Boterhoven de Haan, K. L., Hafekost, J., Lawrence, D., Sawyer, M. G., & Zubrick, S. R. (2015). Reliability and validity of a short version of the general functioning subscale of the McMaster family assessment device. *Family Process, 54*(1), 116–123. https://doi.org/10.1111/famp.12113

Brähler, E., & Brähler, C. (1993). Paardiagnostik mit dem Gießen-Test. Bern, Huber.

Brattland, H., Koksvik, J. M., Burkeland, O., Klöckner, C. A., Lara-Cabrera, M. L., Miller, S. D., Wampold, B., Ryum, T., & Iversen, V. C. (2019). Does the working alliance mediate the effect of routine outcome monitoring (ROM) and alliance feedback on psychotherapy outcomes? A secondary analysis from a randomized clinical trial. *Journal of Counseling Psychology, 66*(2), 234–246. https://doi.org/10.1037/cou0000320

Bröning, S., Baldus, C., Thomsen, M., Sack, P.-M., Arnaud, N., & Thomasius, R. (2017). Children with elevated psychosocial risk load benefit most from a family-based preventive intervention: Exploratory differential analyses from the German "Strengthening Families Program 10–14" adaptation trial. *Prevention Science, 18*(8), 932–942. https://doi.org/10.1007/s11121-017-0797-x

Cahill, P., O'Reilly, K., Carr, A., Dooley, B., & Stratton, P. (2010). Validation of a 28-item version of the Systemic Clinical Outcome and Routine Evaluation in an Irish context: The score-28. *Journal of Family Therapy, 32*(3), 210–231. https://doi.org/10.1111/j.1467-6427.2010.00506.x.

Carr, A., & Stratton, P. (2017). The score family assessment questionnaire: A decade of progress. *Family Process, 56*(2), 285–301. https://doi.org/10.1111/famp.12280

Cierpka, M., & Frevert, G. (1994). *Die Familienbögen. Ein Inventar zur Einschätzung von Familienfunktionen.* Hogrefe.

Cierpka, M. H. (2008). *Handbuch der Familiendiagnostik.* Springer.

Dinkel, A., & Balck, F. (2005). An evaluation of the german relationship assessment scale. Swiss Journal of Psychology/Schweizerische Zeitschrift für Psychologie/Revue Suisse de Psychologie, 64(4), 259–263. https://doi.org/10.1024/1421-0185.64.4.259

Dinkel, A., & Balck, F. (2006). Psychometrische Analyse der deutschen Dyadic Adjustment Scale = Psychometric analysis of the German Dyadic Adjustment Scale. *Zeitschrift für Psychologie mit Zeitschrift für angewandte Psychologie und Sprache & Kognition, 214*(1), 1–9. https://doi.org/10.1026/0044-3409.214.1.1

Dorsch Lexikon der Psychologie. (2021). Struktur. https://dorsch.hogrefe.com/stichwort/struktur. Zugegriffen am 28.11.2023.

Drumm, M., Carr, A., & Fitzgerald, M. (2000). The Beavers, McMaster and Circumplex Clinical Rating Scales: A study of their sensitivity, specificity and discriminant validity. *Journal of Family Therapy, 22*(2), 225–238. https://doi.org/10.1111/1467-6427.00148

Engfer, A., Schneewind, K. A. & Hinderer, J. (1977) [9000854]

Epstein, N. B., Bishop, D. S., & Levin, S. (1978). The McMaster model of family functioning. *Journal of Marital and Family Therapy, 4*(4), 19–31. https://doi.org/10.1111/j.1752-0606.1978.tb00537.x

Epstein, N. B., Baldwin, L. M., & Bishop, D. S. (1983). The McMasters family assement device*. *Journal of Marital and Family Therapy, 9*(2), 171–180. https://doi.org/10.1111/j.1752-0606.1983.tb01497.x

Epstein, N. B., Ryan, C. E., Bishop, D. S., Miller, I. W., & Keitner, G. I. (2003). The McMaster Model: A view of healthy family functioning. In *Normal family processes: Growing diversity and complexity* (3. Aufl., S. 581–607). The Guilford Press. https://doi.org/10.4324/9780203428436_chapter_21

Georgiades, K., Boyle, M. H., Jenkins, J. M., Sanford, M., & Lipman, E. (2008). A multilevel analysis of whole family functioning using the McMaster family assessment device. *Journal of Family Psychology, 22*(3), 344–354. https://doi.org/10.1037/0893-3200.22.3.344

Gmelch, S., Bodenmann, G., Meuwly, N., Ledermann, T., Steffen-Sozinova, O., & Striegl, K. (2008). Dyadisches Coping Inventar (DCI) : Ein Fragebogen zur Erfassung des partnerschaftlichen Umgangs mit Stress (Dyadic Coping Inventory (DCI). A questionnaire assessing dyadic coping in couples. *Zeitschrift für Familienforschung, 20*(2), 185–202.

Goodrich, K. M., Selig, J. P., & Trahan, D. P. (2012). The self-report family inventory:An exploratory factor analysis. *Measurement and Evaluation in Counseling and Development, 45*(4), 245–256. https://doi.org/10.1177/0748175612449173

Hahlweg, K. (1979). Konstruktion und Validierung des Partnerschaftsfragebogens PFB. *Zeitschrift für Klinische Psychologie, 8*, 17–40.

Hahlweg, K. (2016). Fragebogen zur Partnerschaftsdiagnostik. Hogrefe Testzentrale.

Hank, G., Hahlweg, K., & Klann, N. (1990). Diagnostische Verfahren für Berater. Weinheim: Beltz.

Hassebrauck, M. (1991). Zufriedenheit in Paarbeziehungen – Deutsche Fssung der Relationship Assessment Scale von Hendrick (Relationship Assessment Scale (RAS; Hendrick, S.S., 1988) – German version).

Hendrick, S. S. (1988). A generic measure of relationship satisfaction. Journal of Marriage and the Family, 50(1), 93–98. https://doi.org/10.2307/352430.

Hinz, A., Stöbel-Richter, Y., Brähler, E., & Kubinger, K. D. (2009). Selbst- und Fremdbild bei der Paardiagnostik mit dem Gießen-Test (Self-rating and rating of partners in couple diagnostics with the Giessen Test). Zeitschrift für Medizinische Psychologie, 18(2), 81–87.

Holzinger, K. (2015). Bindungsrepräsentation und Familienklima bei Patientinnen mit Bulimia nervosa und gesunden Kontrollprobandinnen. Ulm University.

Horn, A. B., & Maercker, A. (2016). Intra- and inter-personal emotion regulation and adjustment symptoms in couples: The role of co-brooding and co-reappraisal. BMC psychology, 4(1), 51–51. https://doi.org/10.1186/s40359-016-0159-7

Huemer, J., Haidvogl, M., Mattejat, F., Wagner, G., Nobis, G., Fernandez-Aranda, F., Collier, D. A., Treasure, J. L., & Karwautz, A. F. K. (2012). Perception of Autonomy and Connectedness Prior to the Onset of Anorexia Nervosa and Bulimia Nervosa. Zeitschrift für Kinder- und Jugendpsychiatrie und Psychotherapie, 40(1), 61–68. https://doi.org/10.1024/1422-4917/a000150

Hunger, C., Bornhäuser, A., Link, L., Geigges, J., Voss, A., Weinhold, J., & Schweitzer, J. (2017). The Experience in Personal Social Systems Questionnaire (EXISpers): Development and psychometric properties. Family Process, 56(1), 154–170. https://doi.org/10.1111/famp.12205

Jewell, T., Carr, A., Stratton, P., Lask, J., & Eisler, I. (2013). Development of a children's version of the score index of family function and change. Family Process, 52(4), 673–684. https://doi.org/10.1111/famp.12044

Kerig, P. K., & Lindahl, K. M. (2001). Family Observational Coding Systems: Resources for Systemic Research. Lawrence Elrbaum Associates, Inc., Publishers.

Klann, N., Hahlweg, K., & Hank, G. (1992). Deutsche Validierung des 'Marital Satisfaction Inventory' (MSI) von Snyder (1981). [German validation of Snyder's Marital Satisfaction Inventory]. System Familie, 5(1), 10–21. http://www.redibw.de/db/ebsco.php/search.ebscohost.com/login.aspx%3fdirect%3dtrue%26db%3dpdx%26AN%3d0062631%26site%3dehostlive.

Kliem, S., Job, A.-K., Kröger, C., Bodenmann, G., Stöbel-Richter, Y., Hahlweg, K., & Brähler, E. (2012a). Entwicklung und Normierung einer Kurzform des Partnerschaftsfragebogens (PFB-K) an einer repräsentativen deutschen Stichprobe. Zeitschrift für Klinische Psychologie und Psychotherapie, 41(2), 81–89. https://doi.org/10.1026/1616-3443/a000135.

Kliem, S., Kröger, C., Stöbel-Richter, Y., Hahlweg, K., & Brähler, E. (2012b). Die faktorielle Struktur des Partnerschaftsfragebogens. Zeitschrift für Klinische Psychologie und Psychotherapie, 41(2), 109–113. https://doi.org/10.1026/1616-3443/a000138.

Lanz, M., & Maino, E. (2014). Family environment scale. In A. C. Michalos (Hrsg.), Encyclopedia of quality of life and well-being research (S. 2170–2173). Springer. https://doi.org/10.1007/978-94-007-0753-5_999

Manzi, C., Vignoles, V. L., Regalia, C., & Scabini, E. (2006). Cohesion and enmeshment revisited: Differentiation, identity, and well-being in two European cultures. Journal of Marriage and Family, 68(3), 673–689. https://doi.org/10.1111/j.1741-3737.2006.00282.x

Mattejat, F., & Scholz, M. (1994). Das subjektive Familienbild (SFB). Leipzig-Marburger Familientest. Handanweisung. Hogrefe.

Miller, I. W., Epstein, N. B., Bishop, D. S., & Keitner, G. I. (1985). The McMaster family assessment device: Reliabilty and validity. Journal of Marital and Family Therapy, 11(4), 345–356. https://doi.org/10.1111/j.1752-0606.1985.tb00028.x

Miller, I. W., Kabacoff, R. I., Epstein, N. B., Bishop, D. S., Keitner, G. I., Baldwin, L. M., & van der Spuy, H. I. J. (1994). The Development of a clinical rating scale the McMaster model of family functioning. Family Process, 33(1), 53–69. https://doi.org/10.1111/j.1545-5300.1994.00053.x

Minuchin, S. (1974). Families & family therapy. Harvard U. Press.

Moos, R. H. (1990). Conceptual and empirical approaches to developing family-based assessment procedures: Resolving the case of the family environment scale. Family Process, 29(2), 199–208. https://doi.org/10.1111/j.1545-5300.1990.00199.x

Moos, R. H., & Moos, B. S. (1981). Family Environment Scale. Manual. Paolo Alto: Consulting Psychologists.

Olson, D. H. (1995). Family Satisfaction Scale. Life Innovations.

Olson, D. H. (2008). Faces IV manual. PREPARE-ENRICH, LLC.

Olsen, D. H. (1986). Circumplex Model VII: Validation studies and FACES III. Family Process, 25(2), 337–351.

Perosa, L., Hansen, J., & Perosa, S. (1981). Development of the structural family interaction scale. Family Therapy, 8(2), 77–90.

Ravens-Sieberer, U., Wille, N., Bettge, S., & Erhart, M. (2007). Psychische Gesundheit von Kindern und Jugendlichen in Deutschland. Bundesgesundheitsblatt – Gesundheitsforschung – Gesundheitsschutz, 50(5), 871–878. https://doi.org/10.1007/s00103-007-0250-6

Remschmidt, H., & Mattejat, F. (1993). Interaktion in Familien mit psychisch gestörten Kindern und Jugendlichen: Ergebnisse zur Inter-Rater-Reliabilität der Marburger Familiendiagnostischen Skalen (MFS) = Interactions in families with psychiatrically disturbed children and adolescents: Results on the interrater reliability of the Marburg Family Scales (MFS). Zeitschrift Für Klinische Psychologie, 22(2), 170–191.

Roth, M., (2006). Entwicklung und Überprüfung einer Kurzform der Familienklimaskalen für Jugendliche (K-FKS-J) Online: https://doi.org/10.1024//0170-1789.23.2.225

Sander, J., & Böcker, S. (1993). RELATIONSHIP ASSESSMENT SCALE VON HENDRICK - DEUTSCHE FASSUNG. In. Spanier, G. B. (1976). Measuring dyadic adjustment: New scales for assessing the quality of marriage and similar dyads. *Journal of Marriage and the Family, 38*(1), 15–28. https://doi.org/10.2307/350547.

Sanderson, J., Kosutic, I., Garcia, M., Melendez, T., Donoghue, J., Perumbilly, S., Franzen, C., & Anderson, S. (2009). The measurement of outcome variables in couple and family therapy research. *American Journal of Family Therapy, 37*(3), 239–257. https://doi.org/10.1080/01926180802405935

Schneewind, K. A. (1987). Die Familienklimaskalen (FKS). In M. Cierpka (Hrsg.), *Familiendiagnostik* (S. 232–255). Springer.

Schneewind, K. A., & Kruse, J. (2002). Paarklimaskalen. Hogrefe Testzentrale.

Thomas, V. (1995). The clinical report: Integrating family assessment instruments into family counseling practice. *The Family Journal, 3*(4), 284–297. https://doi.org/10.1177/1066480795034002.

Sidor, A., & Cierpka, M. (2016). Der Familienbogen (FB-K) – eine Kurzversion des Allgemeinen Familienbogens, seine Reliabilität und Validität/The Family Questionnaire (FB-K) – A Short Version of the General Family Questionnaire and its Reliability and Validity. *Praxis der Kinderpsychologie und Kinderpsychiatrie, 65*(1), 40–56. https://doi.org/10.13109/prkk.2016.65.1.40

Spanier, G. B. (1976). Measuring dyadic adjustment: New scales for assessing the quality of marriage and similar dyads. *Journal of Marriage and the Family, 38*(1), 15–28. https://doi.org/10.2307/350547.

Spitzer, C., Lübke, L., Göbel, P., Müller, S., Krogmann, D., Brähler, E., . . . Kölch, M. (2021). Die Erfassung des allgemeinen familiären Funktionsniveaus: Psychometrische Evaluation der deutschen Version der Brief Assessment of Family Functioning Scale. *Psychother Psych Med, (71)*, 1–7. https://doi.org/10.1055/a-1692-8763.

Spitzer, C., Lübke, L., Göbel, P., Müller, S., Krogmann, D., Brähler, E., Reis, O., Lincke, L., & Kölch, M. (2022). Die Erfassung des allgemeinen familiären Funktionsniveaus: Evaluation der deutschen Version der Brief Assessment of Family Functioning Scale. *Psychother Psych Med, 72*, 292–298.

Sprenkle, D. H., & Olson, D. H. L. (1978). Circumplex Model of Marital Systems: An empirical study of clinic and non-clinic couples. *Journal of Marital and Family Therapy, 4*(2), 59–74. https://doi.org/10.1111/j.1752-0606.1978.tb00513.x

Stierlin, H. (1994). *Individuation und Familie. Studien zur Theorie und therapeutischen Praxis.* Suhrkamp Taschenbuch.

Strack, M., Flesch, R., & Reich, G. (2019). Welche Variablen lässt das Subjektive Familienbild zu? *Neuropsychiatrie, 33*(3), 141–150. https://doi.org/10.1007/s40211-018-0298-6

Stratton, P., Bland, J., Janes, E., & Lask, J. (2010). Developing an indicator of family function and a practicable outcome measure for systemic family and couple therapy: The Score. *Journal of Family Therapy, 32*(3), 232–258. https://doi.org/10.1111/j.1467-6427.2010.00507.x

Stratton, P., Lask, J., Bland, J., Nowotny, E., Evans, C., Singh, R., Janes, E., & Peppiatt, A. (2014). Detecting therapeutic improvement early in therapy: Validation of the Score-15 index of family functioning and change. *Journal of Family Therapy, 36*(1), 3–19. https://doi.org/10.1111/1467-6427.12022

Zaki, J. (2020). Integrating empathy and interpersonal emotion regulation. *Annual Review of Psychology, 71*(1), 517–540. https://doi.org/10.1146/annurev-psych-010419-050830

Zaki, J., & Williams, W. C. (2013). Interpersonal emotion regulation. *Emotion, 13*(5), 803–810. https://doi.org/10.1037/a0033839

Stichwortverzeichnis

A

Abstammung, Kenntnis der 190
Abwehr, interpersonelle 278
Abwehrprozesse 241
Abwesenheit 47
Adaptabilität 32, 442
Adoleszenz 156, 164
Adoption 186
Adoptionspflege 186
Adoptiveltern 187
Adoptivfamilie 188
Adult Attachment Interview 348
Affektive Beziehungsaufnahme 448
Alleinerziehende 176, 177
Alleinlebende 175
Alleinstehende 175
Allparteilichkeit 52, 62
Als-ob-Modus 344
Altern 259
Ambulante Hilfen 141
Angstschwelle 43
Anmeldung 41–43, 45
Äquivalenz-Modus 342, 343
Arbeitsbeziehung
   Komoponenten 68
Arbeitsbündnis 62
Arbeitslosigkeit 201
Arbeitsmigration 196
Armut 135, 174
AS-Kodierungssystem (Affective Style) 432
Attachment Q Sort (AQS) 336
Attachment Story Completions Task (ASCT) 336
Audiovisuelle Aufzeichnungen (Video) 96
   Einverständniserklärung 97
Aufnahme- und Beurteilungsfähigkeiten 451
Aufsuchende Hilfen 140
Auftragskonstruktion 131
Ausstoßungsmodus 246
Auszugsverhalten der Kinder 157
Autonomie, Aushandeln von 156

Autopoiesis 25
Autoritätsverteilung 386

B

BaDo-Fragebogen zum Schrei-,
   Schlaf- und Essverhalten 356
Basisdokumentation, Modulsystem 100
Basisdokumentationssystem 98
Beavers Family System Model 446, 469
Beavers Interaction Scales (BIS) 447
Bedeutungsgebung 226
Beelterung 164
   intuitive 152
   Verlängerung der 159
Beobachtungsmethoden
   Beobachterperspektive 423
   Beobachtungsinhalt 424
   computergestützte Auswertungsprogramme 434
   Datenaufbereitung 426
   Insider-Perspektive 422
   Mikroanalyse und Makroanalyse 427
   naturalistische 431
   Operationalisierung von Beobachtungseinheiten 425
   Outsider-Perspektive 422
   Ratingskalen 431
   standardisierte 431
   Substrukturen 423
   Systemebene 424
Beobachtungsverfahren
   Dimensionen 421
   Fehlerquellen 435
Berufstätigkeit von Frauen 172
Beziehungsdiagnostik
   psychodynamische 12
Beziehungsdynamik 51
Beziehungsmuster, repetitive 216
Beziehungsressourcen 73
Beziehungsstagnation 248
Beziehungswissen 273

© Springer-Verlag Berlin Heidelberg 2024
G. Reich et al. (Hrsg.), *Handbuch der Familiendiagnostik*, Psychotherapie: Praxis,
https://doi.org/10.1007/978-3-662-66879-5

Beziehungswünsche, zentrale 276
Beziehungszufriedenheit 179
Bezogene Individuation 220, 461
Bindung 236
　　desorganisiert-desorientierte 332
　　Earned-Secure-Interviews 334
　　sichere 331
　　unsicher-ambivalente 331
　　unsicher-vermeidende 331, 332
Bindungsdesorganisation und Trauma 333
Bindungserfahrungen 330
Bindungsmodell 328
　　dismissive 335
　　enmeshed-preoccupied 335
　　unresolved 335
Bindungsmodus 246
Bindungsstile 350
Bindungsstrategien 331, 333
Bindungstheorie 327
Biobehaviorales Switch-Modell 349
Biografien, berufliche 173
Biopsychosoziales System 215

C
Camberwell Family Interview (CFI) 417
Child Behavior Checklist (CBCL) 356
Child-Adult-Relationship Experimental
　　Index (CARE) 356
Circumplex Model of Marital and Family
　　Systems 442, 464
　　Kiesler-Kreis 462
cultural formulation 204

D
Deckerinnerungen 371
Delegation 224, 225, 235, 246
Depression
　　mütterliche 153
　　väterliche 153
Diagnostik
　　in der Eltern-Säuglings/Kleinkind
　　　　Psychotherapie 353
　　indikationsorientierte 13
　　systemische 214
　　Unterscheidung von Therapie 12
Diagnostische Fenster 2, 4
Dimensionales Modell der Diagnostik 26
Diversität 195
Drei-Ebenen-Modell 21
Dreieck 222
Drei-Phasen-Modell 173
DSM-5 204
Dyaden 21, 28, 29
Dyadic Adjustment Scale 473

Dyadisches Coping-Inventar 473
Dysfunktionelle Muster 16
Dysfunktionelle Prozesse 10

E
Einladung 42
Einsicht, emotionale 66
Elterndyade 148
Eltern-Säuglings-Kleinkind-Psychotherapie (ESKP) 355
Elternschaft 28, 150
　　rechtliche 189
　　soziale 189
emerging adulthood 150, 171
Emotional Availability Scales (EAS) 357
Emotionales Klima 452
Emotionalität 448
Entwicklung, gesunde und abweichende 329
Entwicklungsaufgaben 318
Entwicklungshemmung 59, 70
Entwicklungs-Kohäsions-Modell 461
Entwicklungsstand 449
Erfahrungen, verinnerlichte 24, 28
Erstgespräch 51, 411
　　Phasen 54
　　Rahmenbedingungen 53
　　Standardisierung 411
Erstgesprächsphase 67
Erstinterviewbericht 96
Erstkontaktgestaltung 43
Erwachsenenbindungsinterview (AAI) 333
Erzählfokus 371
Erzählkollektive 370
Erziehungsstil 319
Erziehungsstil-Inventar 323
Ethologie 328
Evaluation of Social Systems Scale (EVOS) 471
Evozierung familiärer Kommunikation 442
Experience in Social Systems Questionnaire (EXIS) 471
expressed emotion 219, 224
Expressed-Emotion-Index (EEI) 418

F
Familiäre Interaktion 421
Familie
　　als Erzählgemeinschaft 367
　　als Kollektiv 172
　　als Rückzugsort 172
　　Hierarchien 387
　　Lebensentwürfe 17
　　Lebensstil 242
　　mit Zwillingen 163
　　Utopie 17
Familie in Kreisen 395
Familienbeziehungen als Ressource 73

Familienbögen (FB) 470
Familienbrett 386
Familienchoreografie 401
Familiendiagnostik 10
    Beziehungsdiagnostik 11
    Definition 18
    dimensionales Modell 15
    drei Ebenen 19
    Handlungsanweisung für Therapie 13
    Handlungsorientierung 10
    Innen- und Außenperspektive 460
    klinische 10
    Konstruktionen der Familie 14
    Konstruktionen der Therapeuten 14
    ressourcenorientiert 16
    Statusdiagnostik 11
    Transparenz 13
    Veränderungsdiagnostik 11
    Verlaufsdiagnostik 11
Familienentwicklung
    Geburt des ersten Kindes 152
    Geburt des zweiten Kindes 153
    mit erwachsenen Kindern 157
    mit Jugendlichen 155
    mit Vorschul- und Schulkindern 154
    Paar ohne Kinder 150
    Phasen 148
Familienfeier 201
Familiengefühl 239
Familiengeheimnisse 251, 373, 374
Familienhierarchie 219
Familienideal 168, 175
Familienklima 462
Familienklimaskalen (FKS) 463
Familienkompetenz 446
Familienkompetenzskalen (FKS) 447
Familienkonflikte 261, 291
Familienkreis 385
Familienmedizin
    systemische 215
Familienmythen 249, 373
Familiennarrative 249
Familienorganisation 469
Familienpuppeninterview 399
Familienrealität 168
Familienrepräsentanzen 239
Familienskulptur 381
    emotionale Nähe und Distanz 383
    Hierarchie 383
Familienstil 446, 469
Familienstilskalen (FSS) 447
Familienstruktur 18, 34, 44, 188, 216, 381, 385, 388,
        445, 461
    Migranten- oder Flüchtlingsfamilie 197
    Nähe und Distanz 387
Familien-Strukturkarte 218
Familiensystem
    binukleares 177
    gegenwärtiges horizontales 234
    vertikales historisches 234

Familien-System-Test (FAST) 393
Familienszene 293
Familientherapie 10, 11, 24, 28, 41, 45, 131, 190, 217,
        329, 383, 396
    als Hilfe zur Erziehung 143
    als Verführung 289
    Anliegen 411
    aufsuchende 141
    Effektivität und Effizienz 76
    Hypothesenbildung 48
    Kontraindikationen 80
    mehrgenerationale 248
    mehrsprachige 207
    mentalisierungsbasierte 351
    nach Satir 224
    psychodynamische 66, 233
    strukturelle 24, 449
    systemische 67, 223, 445, 471
    Übertragung 287
    verhaltens- und problemorientierte 67
    Zeitperspektive 410
    Zugang für Migranten- und Flüchtlingsfamilien 208
Familienzeichnung nach Bing 400
Familienzyklisch zentrifugale Phasen 446
Familienzyklisch zentripetale Phasen 446
Family Adaptability and Cohesion Evaluation Scale
        (FACES) 443, 469
Family Assessment Device (FAD) 464
Family Environment Scale (FES) 463
Family Interaction Scales (FIS) 432
Family-Self-Monitoring-System (FASEM) 429
Feinfühligkeitsskala 330
Filiale Reife 260
Flexibilität 449, 464
    adaptive 469
Fragebogen zur Messung frühkindlicher
        Temperamentsmerkmale (IBQ) 356
Fremde Situation 328, 331
Frühe Hilfen 354
Frühkindliche Regulationsstörungen 353
Führung 461
Fünf-Minuten-Sprech-Stichprobe (Five Minutes Speech
        Sample, FMSS) 418
Funktionale Verhaltensanalyse 303

G
GARF-Skala 431
Gefährtenschaft, nachelterliche 163
Gegenidentifizierung 242
Gegenübertragung 290
    Analyse der 292
Gegenwarts-Unbewusstes 272
gender pay gap 172
Generationengrenze 217
Generationenhierarchie 217
Generationsgrenzen 386
Generationsübergreifende Muster 225
Genogramm 235, 261
Genogrammarbeit 266

Gerechtigkeit
  interpersonale 244
Gerechtigkeitsgefühl 244
Geschlechtsrolle 157
Geschwister 29, 256, 275
  als eigenes Subsystem 286
  gesunde 257
  kranke 257
Geschwistersystem 154
Gesprächsführung 43, 53, 69
  systemische 227
  Techniken 228
Global Assessment of Relational Functioning (GARF)
  Scale 95, 452
Globalisierung 196
Göttinger Familieninteraktionsskalen (GIS) 432
Grenzen 216
  intergenerationale 247
  interpersonelle 218
  Regulation 219
Grenzsituation, uneindeutige 220
Großeltern 160, 171, 257
  und Enkel 160
Grundbedürfnisse
  psychische 311
  Verletzung der 311
Grundfertigkeiten 451

H
Handpuppenspiel 401
Haushaltsformen 170
Häusliche Gewalt 134
Hierarchie in Familien 387
Homöorhetische Kräfte 329
Honorarfrage 63
Hypothese 48
Hypothesenbildung 16

I
ICD-11 204
Identifikationsprozesse 242
Identifizierte Patientenschaft 450
Identifizierung als aktive Aneignung 240
Identität 370
Identitätsbildung 133
Imagination
  von Farben in Familien 404
  von Landschaften in Familien 404
Indikation
  adaptive 77
  differenzielle 77
Individualisierung 167, 168
Individuation
  adoleszente 253
  bezogene 245
Infant Toddler Social and Emotional Assessment
  (ITSEA) 356
Innere Landkarte 276

Integrative Eltern-Säuglings-/Kleinkindberatung bzw.
  -psychotherapie (IESKP) 355
Integrative Family Assessment and Intervention Model
  (IFAIM) 450
Interaktionsprozesse, komplexe familiäre 306
Interkulturell 202

J
Joining 54, 56

K
Kartenspiel um Rollen 396
Kategoriensystem zur Beobachtung partnerschaftlicher
  Interaktion (KPI) 433
Kennenlerngespräch 43
Kind
  Eltern- und Partnersubstitut 284
  Geschwistersubstitut 284
  Stellvertreter der eigenen Person 284
  Substitut der negativen Identität 284
  Substitut des idealen Selbst 284
  umstrittener Bundesgenosse 285
Kinderfreundschaften 155
Kinderwunsch 151
Kinderzahl 170, 174
Klassifikationsschemata
  psychiatrische 9
Kleinfamilie 167–170, 175
Koevolution 25
Kognitionen
  dysfunktionale 310
  irrationale 310
Kognitives Schema 309
Kohäsion 32, 223, 442, 463, 464
Kollektives Gedächtnis 249
Kollusion 281, 282
Kommunikation 442, 448, 461, 469
  netzförmige 53
  sternförmige 53
  widersprüchliche 224
Kommunikationstheorien 235
Komplementarität, starre 222
Kompromissbildungen, psychosoziale 273
Konfabulationen 371
Konflikt 463
Konflikte
  ödipale 274
  symmetrische 221
  transgenerational tradierte 353
  unbewusste 66
Konfliktlösung 450
Konfliktlösung, Fähigkeit zur 150
Konfliktumleitung 223
Konsequenz (C) 304
Konstruktion der Wirklichkeit 227
Konstruktivismus, sozialer 213
Kontextualismus 127
Kontextuelle Zusammenhänge 16

Kontingenz (K) 305
Körperkonzept 157
Korruption der Beziehungen 244
Kotherapeut 49
Kotherapie 55
Kvebaek-Skulpturtest 388
Kybernetik 235
Kybernetik 1. Ordnung 22
Kybernetik 2. Ordnung 451

L
Lausanner Triadisches Spiel, Lausanne Triadic Play
        (LTP) 430
Lausanne Triadic Play (LTP) 358
Lebensformen
    Pluralität 18
Lebensformen, konventionelle und nichtkonventionelle
        147
Lebenswelten 167, 170, 190
Lebenszyklus, Destandardisierung 159
Legenden 374
Legendenbildung 370
Leistungsanforderungen, schulische 155
Lieblingsmärchen in der Familientherapie 400
Loyalitätsbindungen 225, 243
Loyalitätstransfer 253

M
Marburger Familiendiagnostische Skalen (MFS) 432
Marte-meo-Ansatz 429
maternal care variables 330
McMaster Clinical Rating Scale (MCRS) 449, 464
McMaster Model of Family Functioning 448, 463
McMaster Structured Interview of Family Functioning
        (McSIFF) 464
Mehrgenerationenperspektive 233
Mehrgenerationensitzung 258
Mehrpersonen-Setting
    Komplexität 51
Mentalisieren 342, 349
    als Prozess 341
    außengerichtetes 346
    Definition 342
    des Selbst 346
    diagnostische Beurteilung 347
    emotionales 347
    explizites 345
    implizites 345
    innengerichtetes 346
    kognitives 347
    Spielen mit der Realität 344
    und soziale Interaktion 343
Mentalisierendes Arbeiten 344
Mentalisierung 276
Mentalisierungsbasierte Familientherapie (MBT-F) 341
Mentalisierungsfähigkeit und Beziehungsqualität 350
Mentalisierungsqualität 349
Meta-Kommunikation 224

Migrationshintergrund 163
Multikulturell 202
Multilokale Mehrgenerationenfamilie 171
Mutterrolle 173
Mystifizierung 224
Mythisierung 370

N
Nachscheidungskonflikte 183
Namensgebung 255
Nationalsozialismus 237
Nesthocker 158
Neutralität 52
Nichteheliche Lebensgemeinschaft 178

O
Objektbeziehung 273
    verinnerlichte 275
Objektrepräsentanz 273
Offener (emotionaler) Ausdruck 463
Olson Clinical Rating Scale (OCRS) 443
Operationalisierte Psychodynamische
        Diagnostik (OPD) 293
    Konflikte 294
    Struktur 295
Organisation 452, 461
Organismusvariable 305
Oulu Family Rating Scale (OPAS) 448

P
Paarbeziehung 252, 275
    als Vertrag 280
    Drei-Ebenen-Modell 280
Paarbindung 150
Paardiagnostik mit dem Gießen-Test 477
Paarklimaskalen 477
Paartherapie 164
    Indikation 82
    Übergang von der Familientherapie 90
Parentifizierung 223, 224, 247
Parteilichkeit, vielgerichtete 52, 62
Partner
    enttäuschende Elternfiguren 282
    Stellvertreter der eigenen Person 282
Partnerschaft 28
    Qualität 158
Partnerschaft, gleichgeschlechtliche 180
Partnerschaftsfragebogen 473
Partnerwahl 253
Persönliches Wachstum 463
Pflegefamilie 188
Plananalyse 311
Pluralisierung 168
Pluralität der Familienformen 127
Practitioner Skills Scales (IFAIM-PS) 451
Problem
    präsentiertes 59

Problemerkennung und -lösung 69
Problemlösestil 227
Problemlösung 448, 452
Problemsystem 12, 89, 215
Problemverhalten 303
Projektive Identifizierung 279
Pseudofeindschaft 222
Pseudoharmonie 222
Pseudomentalisieren 344
Psychiatrie 13, 142
Psychoedukation 162
Psychosomatik 25
Psychotherapie 142, 237
    kulturelle Diversität 195
    Ressourcenorientierung 225
Psychotherapierichtlinien 63
Puppeninterview 397

R
Reaktion (R) 303
Realität, soziale 168
Reflective Functioning Scale 348
Regeln 216
Regenbogenfamilie 180
Reihumtechnik 52
Relationship Assessment Scale (RAS) 473
Resonanz 449
Ressourcen 60, 72
Ressourcenorientierung 213, 225
Rolle des kranken Kindes 255
Rollen 448
Rollenstruktur 386
Rollenumkehr 223
Rollenzuweisung 235
Rückkehr des Verdrängten 243, 282

S
Salutogenese 225
Säuglinge, exzessiv schreiende 355
Säuglings-Kleinkind-Eltern-Psychotherapie
        (SKEPT) 355
Scheidung 180
    Langzeitwirkung 182
    Phasen 180
Scheidungsfamilie
    Kinder 181
Schwiegerfamilie 253
SCORE-15-Fragebogen 101, 471
SCORE-System 87
Selbst- und Fremdbericht, Ergänzungsverhältnis 436
Selbstbericht-Familien-Inventar (SFI) 470
Selbst-Objekt-Differenzierung 162
Selbstorganisation 26, 32
Selbstrepräsentanz 273

Self-Report Family Inventory (SFI) 448
Separationsängste 155, 158
Sinngebungskontexte 133
Skulpturtest nach Kvebaek 387
So-tun-als-ob 369
Soziale Netzwerkdiagnostik (SozNet) 412
Soziale Ungleichheit 174
Sozialer Konstruktionismus 139
Sozialhistorische Einflüsse 237
Sozialpädagogische Familienhilfe 42
Soziogramm 385
Soziologische Perspektive 23
Soziomatrix 385
Soziometrie 384
Sozioökonomischer Status 136
Spezifität
    versus Unspezifität 14
Spiegeltechnik 52
Spillover-Effekt 155
State-Space-Grid-Analyse (SSG) 427
Stationäre Hilfen 142
Stationsersetzende Behandlung 142
Sterben und Tod 161
STIC-System 87, 99
Stieffamilie 184
    Typen 184
Stiefkinderadoption 186
Stiefmutter 185
Stiefvater 185
Stigmatisierung 136
Stimulus (S) 304
Störungsorientierung 16
Structural Family Interaction Scale (SFIS) 461
Structural Family Systems Model 449
Structural Family Systems Rating Scale für pflegende
        Angehörige (SFSR-DC) 450
Structural Family Systems Rating Scale (SFSR) 450
Structured Family Interview (SFI) 415
Strukturniveau der Familie 31
Subjektives Familienbild (SFB) 461
Subkultur 203
Symptombildung als Ressource 72
Symptome als Lösungsversuche 234
System
    Definition 23
Systemerhaltung 463
Systemic Clinical Outcome and Routine Evaluation
        Index of Family Functioning and Change
        (SCORE) 471
Systemische Familienarbeit 137
Systemische Familiendiagnostik 127
Systemische Gesprächsführung 227, 292
Systemische Therapie 76, 213
Systemisches Fragen 53
Systemtheorie 235
    allgemeine 22

Szenische Informationen 42
Szenokasten 396
Szenotest 402

T
Telefonischer Erstkontakt (TEK) 411
Teleologischer Modus 343
    und Körper-Modus 343
Therapeuten-Familien-System 1, 12
Therapeutische Diagnostik 348
Therapievereinbarung 63
Therapieverfahren 77
Therapieziele 86
Tradierung von Affekten 236
Transgenerationale Perspektive 233
Transkulturell 202
Transnationale soziale Räume 203
Trauer 248
Traumata, transgenrational tradierte 353
Traumatische Situation 204
Traumatisierungen 241
Trennung von den Eltern 327
Trennungsbereitschaft von jungen Paaren 154
Triaden 29
Triadeninterview 359
Triangulation 223
Triangulierung 223, 430
Tri-Q-Sort 359

U
Übertragung 287
    der familiären Abwehr 289
    intrafamiliäre 234, 288
    transfamiliäre 288

Überweiser 46
Unterstützung von Veränderungen 451

V
Vater
    und kindliche Entwicklung 154
Vaterrolle 148, 173
Verdienste und Schulden ·
    in Beziehungen 244
Vergangenheits-Unbewusstes 272
Verhalten-in-Situationen 304
Verhaltensanalyse, funktionale 303
Verhaltenskontrolle 448
Verhaltenspläne 312
Verhaltensziele 312
Verlust 248
Vertrauen 244
    epistemisches 244
Verzauberte Familie 403
Videoaufzeichnung 46
Videokonsultation/Video-Home-Training 429
Vorinformation 49

W
Wahrheit, biografische 369
Widerstand 46
Wiederholungszwang
    intrafamiliärer 234
Wohnungsgrundriss 396

Z
Zero to Three Diagnostic Classification 0–5 361
Zirkuläre Fragen 57, 228

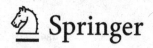
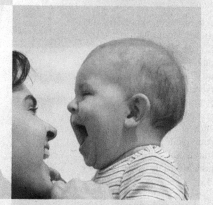
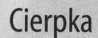

Printed in the United States
by Baker & Taylor Publisher Services